ATLAS DER PALPATIONSANATOMIE

BAND 2

ATLAS DER PALPATIONS

Illustriert von
Sylwia Boryczko

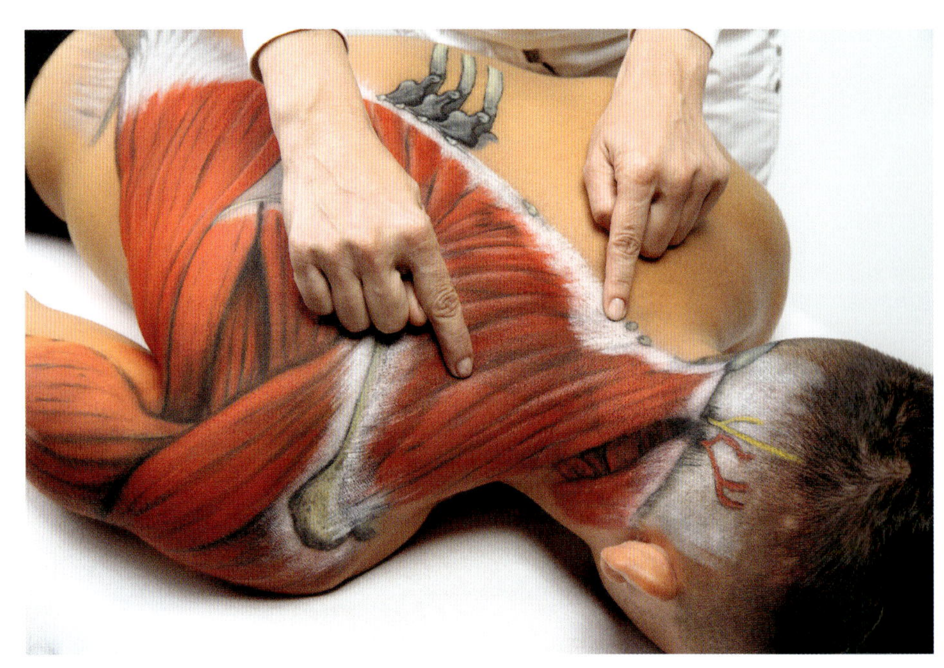

Anna Gawryszewska
Marcin Fluder
Rafał Marciniak

ANATOMIE

Die menschliche Anatomie begreifen durch die Kunst des Bodypaintings

Wissenschaftliche Redaktion
Anna Laurowski

BAND 2

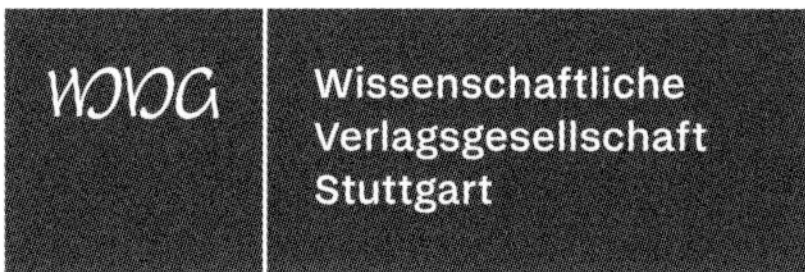

Zuschriften an:
lektorat@dav-medien.de

Titel der polnischen Originalausgabe:
Atlas anatomii palpacyjnej, tom 2
ISBN 978-83-7846-136-4

Bibliografische Information der Deutschen Nationalbibliothek
Die Deutsche Nationalbibliothek verzeichnet diese Publikation in der Deutschen Nationalbibliografie; detaillierte bibliografische Daten sind im Internet unter http://dnb.d-nb.de abrufbar.

Hinweis
Im Sinne einer besseren Lesbarkeit wird teilweise auf die gleichzeitige Verwendung männlicher und weiblicher Sprachformen verzichtet. Alle Formen schließen Personen jeglichen Geschlechts ein.

1. Auflage 2025
ISBN 978-3-8047-4580-3

Maybachstr. 8, 70469 Stuttgart
www.wissenschaftliche-verlagsgesellschaft.de

Printed in Poland

Wissenschaftliche Redaktion: Anna Laurowski
Übersetzung: Błażej Gadziński
Lateinische Nomenklatur: Remigiusz Halikowski
Illustrationen (Bodypainting, Fotos): Sylwia Boryczko
Fotomodelle: Jakub Rajtar, Anna Gawryszewska, Marcin Fluder
Dokumentationsfotos: Małgorzata Siarkiewicz
Buchgestaltung und Satz: Maciej Szłapka
Umschlagabbildung: Sylwia Boryczko
Umschlaggestaltung: eber; deblik, Berlin

Druck und Bindung: DIMOGRAF Sp. z o.o., Bielsko-Biała, Polen

INHALTSVERZEICHNIS

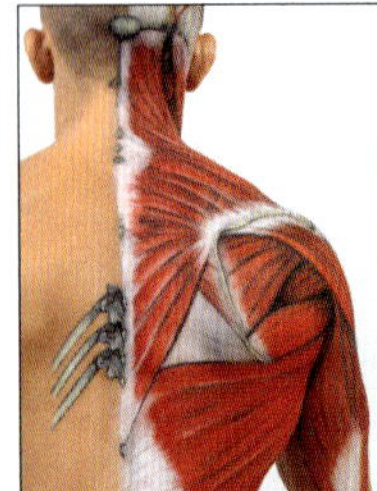

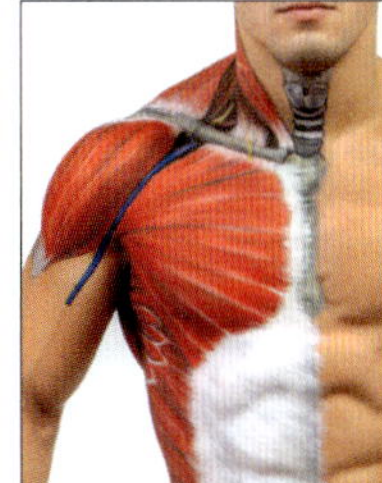

4. VENTRALER THORAX

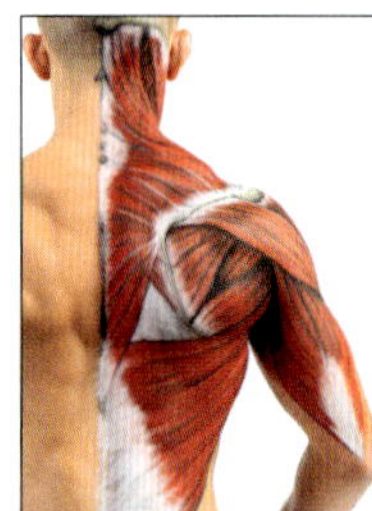

5. RÜCKEN

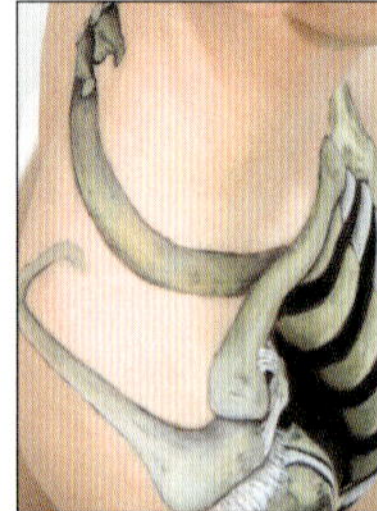

6. SCHULTERGÜRTEL

7. LATERALER THORAX. ACHSELHÖHLE

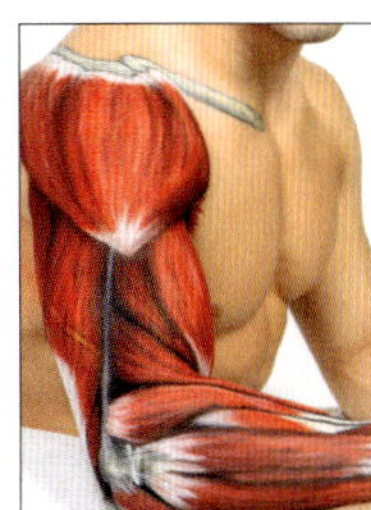

8. OBERARM

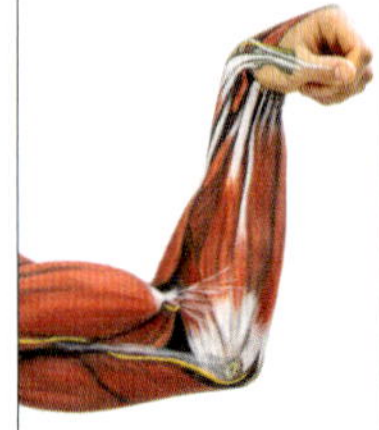

9. ELLENBOGEN

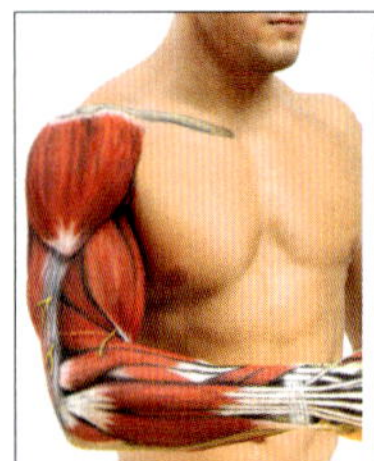

10. PROXIMALER UNTERARM

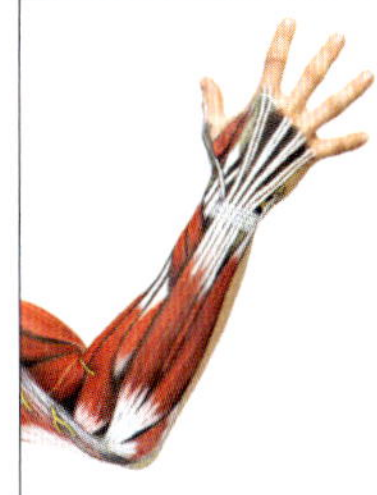

11. DISTALER UNTERARM

12. HANDGELENK

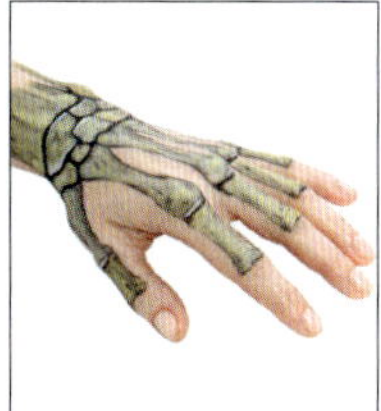

13. HAND

VORWORT

Kenntnisse und Fähigkeiten auf dem Gebiet der Palpationsanatomie sind notwendige Elemente für die richtige Beurteilung des Bewegungsapparates und für die richtige Diagnosestellung. Auch die Behandlung mit manuellen Techniken muss auf der korrekten Identifizierung und gezielten Beeinflussung der bestimmten anatomischen Strukturen basieren. Die Palpationsanatomie ist kein eigenständiges Fachgebiet im Bereich der Grundlagenmedizin. Es ist eine natürliche Erweiterung der angewandten und topografischen Anatomie. Kenntnisse auf diesem Gebiet sind nicht nur für Physiotherapeuten und Manualtherapeuten notwendig, sondern auch für Ärzte. Umgeben von modernen diagnostischen bildgebenden Verfahren vergessen wir oft, dass wir keine radiologischen Bilder des Patienten behandeln, sondern den Patienten selbst. Um eine korrekte klinische Schlussfolgerung zu ziehen, ist es notwendig, eine gründliche Anamnese und klinische Untersuchung des Patienten durchzuführen. Ohne Kompetenz auf dem Gebiet der Palpationsanatomie ist die Behandlung ungenau und daher ineffektiv und manchmal sogar gefährlich für den Patienten.

Der zweite Band des *Atlas der Palpationsanatomie*, den Sie in die Hand nehmen, zeigt die Untersuchung der oberen motorischen Einheit, wobei der Schwerpunkt hauptsächlich auf Hals, Nacken, Brust und oberen Gliedmaßen liegt, natürlich ausgehend vom Schultergürtel. Die Autoren sind Experten auf diesem Gebiet und gleichzeitig Praktiker, die das im *Atlas* präsentierte Wissen in ihrer täglichen Arbeit mit Patienten anwenden. Eine sehr anschauliche Verbindung von künstlerischer Zeichenkunst mit einer präzisen Angabe der gesuchten Strukturen und einer systematischen Beschreibung der Palpationstechnik ist der unbestreitbare Wert beider Bände des *Atlas*. Der Inhalt dominiert nicht die präzise abgebildeten Strukturen und erlaubt Ihnen, sich auf das Wesentliche der bereitgestellten Informationen zu konzentrieren. Dieses Werk ist das beste Beispiel dafür, dass ein Bild immer mehr vermittelt als ein Wort.

Dr. med. Przemysław Bławat,
Facharzt für Thoraxchirurgie

EINFÜHRUNG

Der *Atlas der Palpationsanatomie* entstand als Zusammenarbeit des Autorenteams und war als zweibändiges Werk konzipiert. Die Autoren präsentieren den zweiten Band des *Atlas*, der reichhaltiges Bildmaterial, Beschreibungen der Palpation der vorgestellten Strukturen und die Nomina der untersuchten Strukturen in deutscher (sofern gebräuchlich) und lateinischer Sprache enthält. Die Autoren hoffen, dass, ebenso wie der erste Band, auch der zweite Band von großem Interesse für diejenigen sein wird, die ihr Wissen vertiefen und ihre Fähigkeiten in der Palpationsanatomie verbessern möchten. Der *Atlas* richtet sich an Osteopathen, Physiotherapeuten, Ärzte und Studenten der Medizin sowie der Physiotherapie. Die Autoren sind davon überzeugt, dass gute anatomische Kenntnisse zusammen mit der Fähigkeit, anatomische Strukturen zu finden, sowohl für Osteopathen als auch für Physiotherapeuten und Ärzte eine unverzichtbare Grundlage für diagnostische und therapeutische Verfahren darstellen.

Anna Gawryszewska D.O.
Marcin Fluder D.O.
Rafał Marciniak D.O.

LITERATUR

Agur A.M.R., Dalley A.F., *Grant's. Atlas of Anatomy*, wyd. 13, Wolters Kluwer/Lippincot Williams & Wilkins, New York–Stuttgart.

Bochenek A., *Anatomia człowieka. Anatomia ogólna, kości, stawy i więzadła, mięśnie*, t. 1, wyd. 10, PZWL, Warszawa.

Bochenek A., *Anatomia człowieka. Układ naczyniowy*, t. 3, wyd. 8, PZWL, Warszawa.

Bochenek, A., *Anatomia człowieka. Układ nerwowy obwodowy*, t. 5, wyd. 3, PZWL, Warszawa.

Clemente C.D., *Anatomy Dissector*, wyd. 3, Wolters Kluwer/Lippincot Williams & Wilkins, New York–Stuttgart.

Gould D.J., Franklin S.R., MacPherson B.R., Thieme Dissector, wyd. 1, Thieme, New York–Stuttgart.

Sobotta, red. Putz R., Pabst R., *Atlas anatomii człowieka. Tułów, narządy wewnętrzne, kończyna dolna*, t. 2, wyd. 3 polskie, Elsevier Urban & Partner, Wrocław 2006.

Schuenke M., Schulte E., Schumacher U., *Prometeusz. Atlas anatomii człowieka*, t. 1–3 (nomenklatura angielska), MedPharm Polska, Wrocław 2016/2020.

Stecco C., *Atlas funkcjonalny układu powięziowego człowieka*, wyd. 1 polskie, Calilea Press, Poznań 2016.

Willard F.H. et al., *The thoracolumbar fascia: anatomy, function and clinical considerations*, „Journal of Anatomy" 2012, 221(6), s. 507–536.

Willard F.H. et al., *A descriptorion of the lumbar interfascial triangle and its relation with the lateral raphe: anatomical constituents of load transfers through the lateral margin of the thoracolumbar fascia*, „Journal of Anatomy" 2012, 221(6), s. 568–576.

VERZEICHNIS DER LATEINISCHEN ABKÜRZUNGEN

a. – arteria	art. – articulatio
v. – vena	lig. – ligamentum
m. – musculus	mm. – musculi
n. – nervus	nn. – nervi
sup. – superior	inf. – inferior
ant. – anterior	post. – posterior
med. – mediale	lat. – laterale

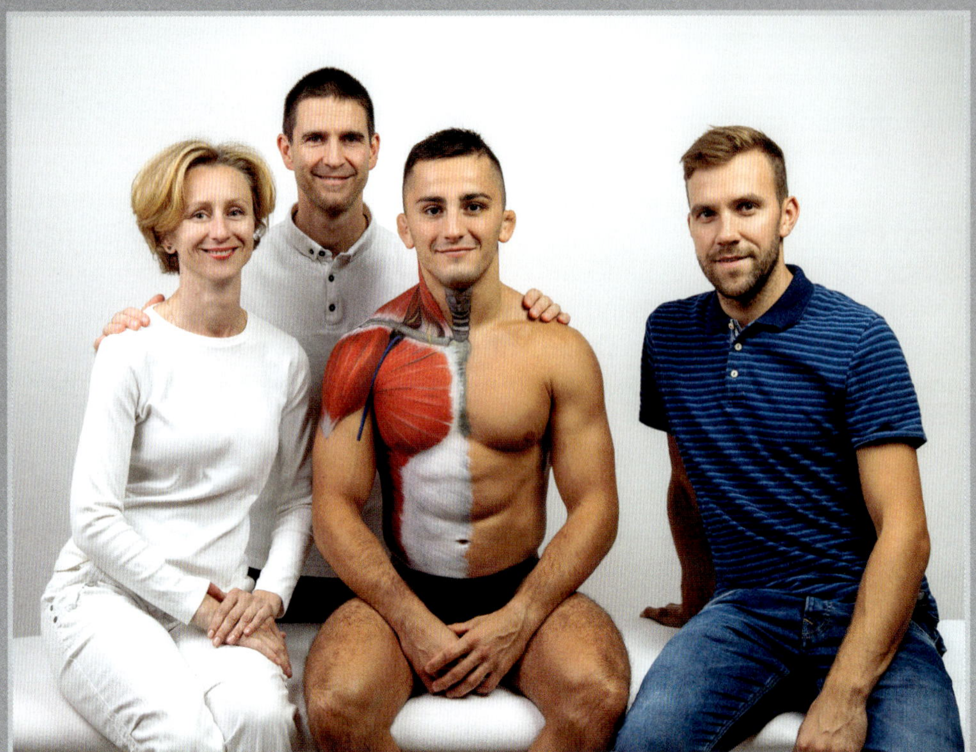

Anna Gawryszewska
Marcin Fluder
Jakub Rajtar
Rafał Marciniak

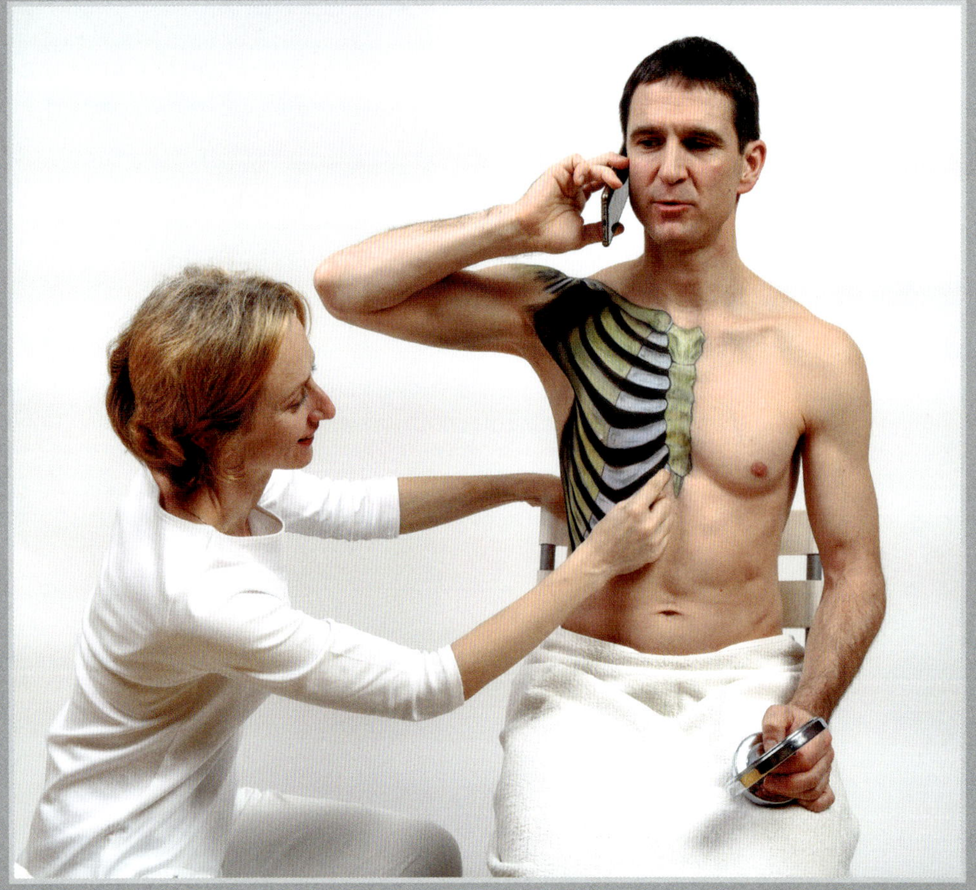

Anna Gawryszewska
Marcin Fluder

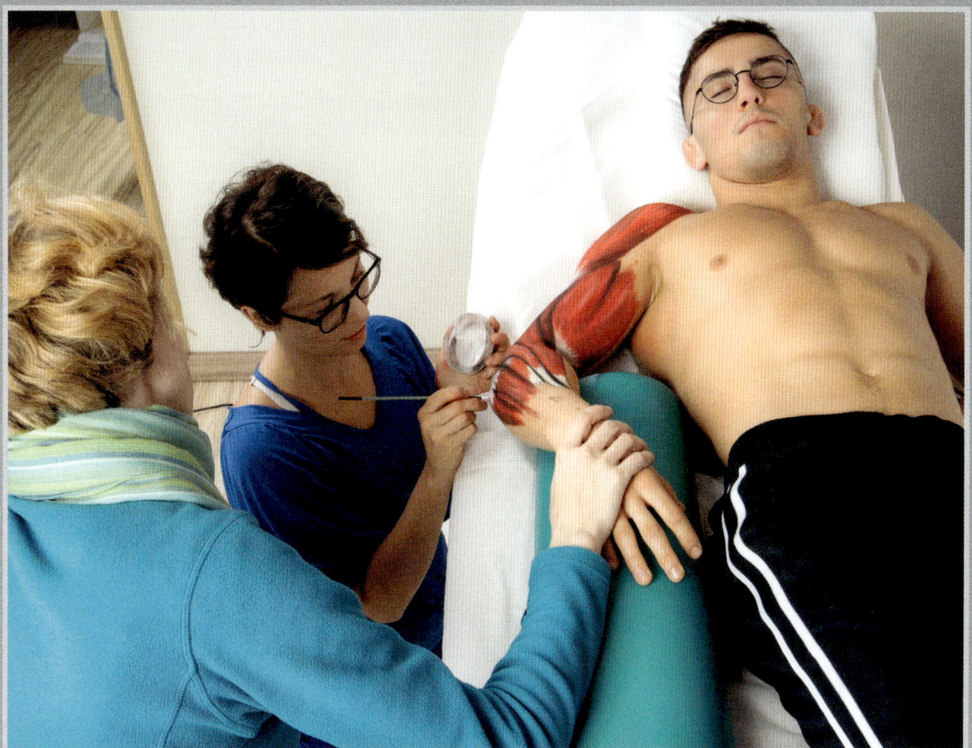

Anna Gawryszewska
Sylwia Boryczko
Jakub Rajtar

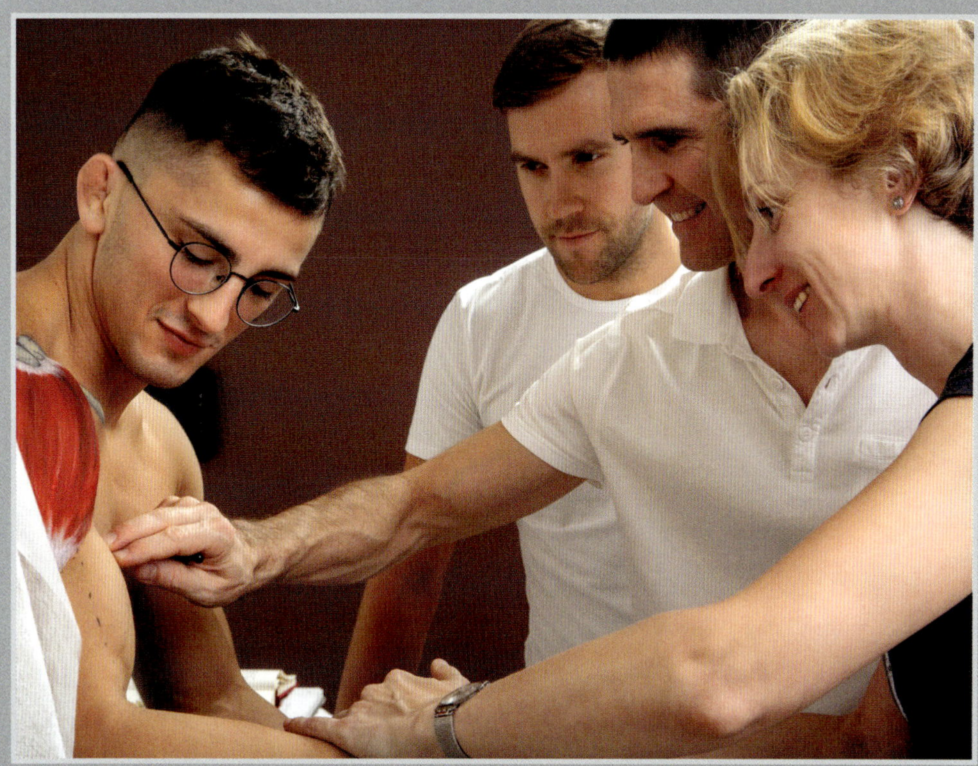

Anna Gawryszewska, Marcin Fluder, Rafał Marciniak, Jakub Rajtar

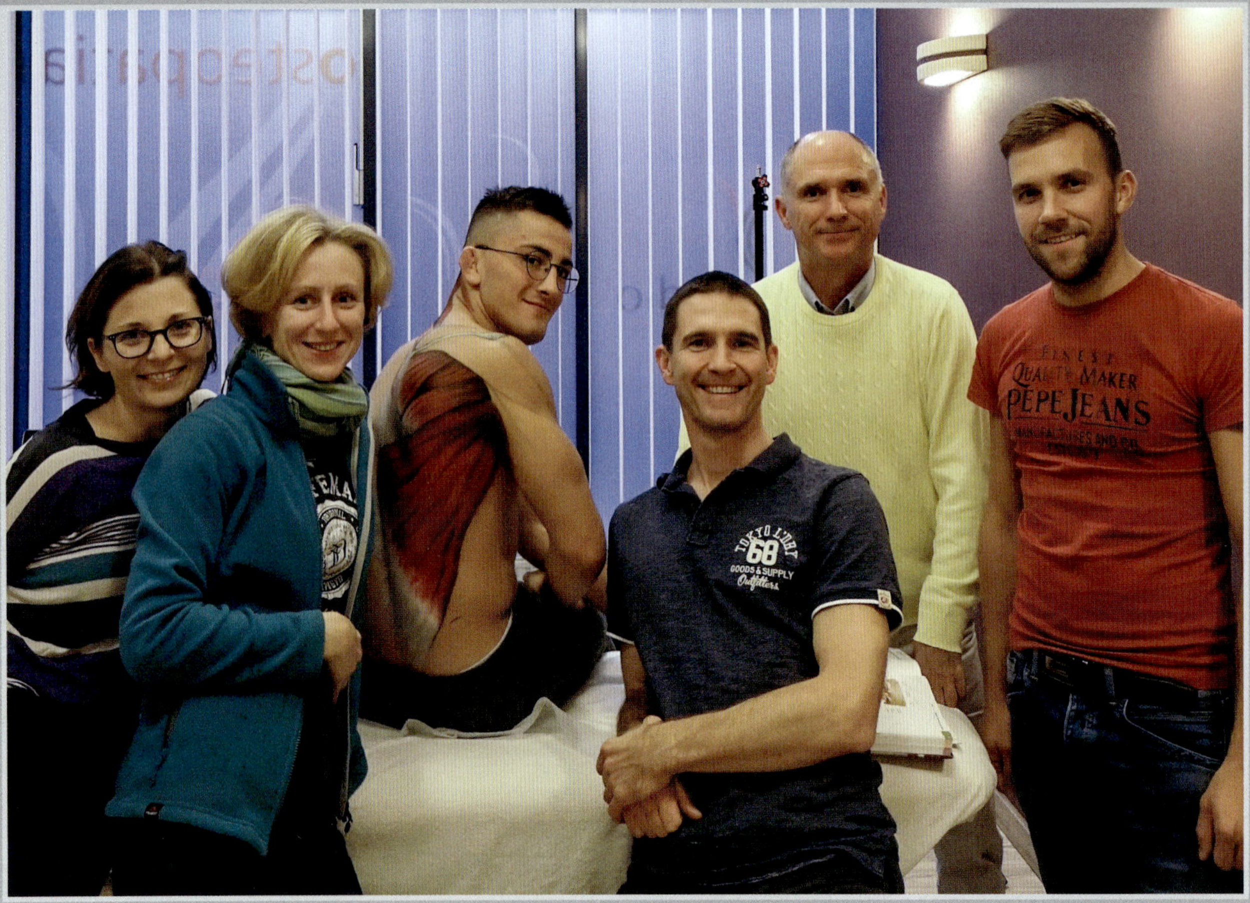

Sylwia Boryczko
Anna Gawryszewska
Jakub Rajtar
Marcin Fluder
Dariusz Sapota
(Medpharm Polska)
Rafał Marciniak

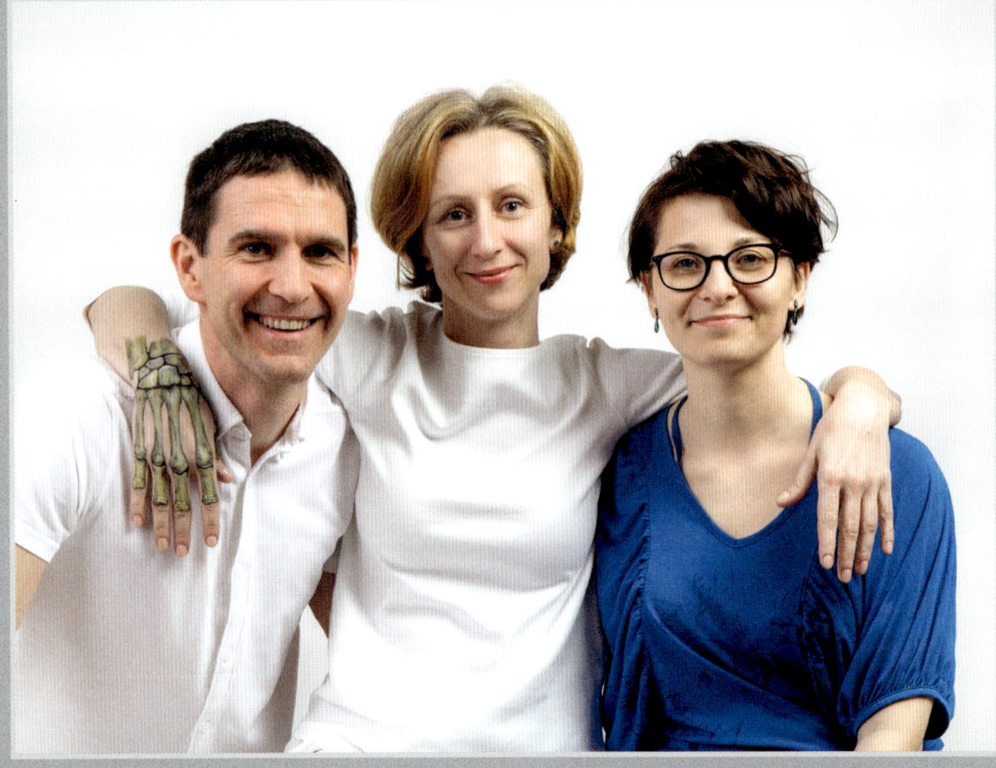

Sylwia Boryczko
Anna Gawryszewska
Marcin Fluder

ATLAS der PALPATIONSANATOMIE

BAND 2

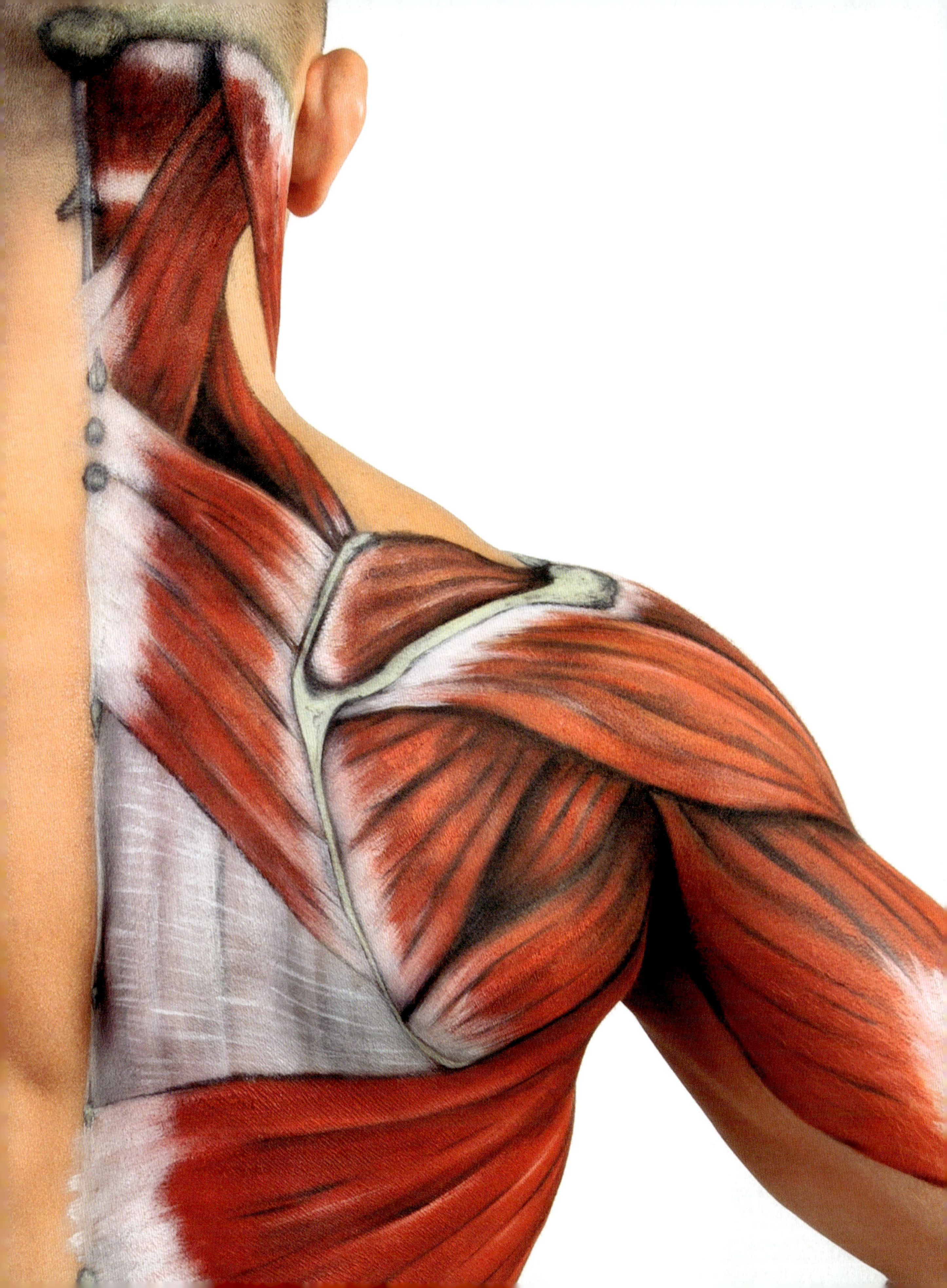

1 NACKEN ANSÄTZE AM HINTERHAUPT

1.1. Protuberantia occipitalis externa
1.2. Linea nuchae superior – Teil 1
1.3. Linea nuchae superior – Teil 2
1.4. Crista occipitalis externa
1.5. Ligamentum nuchae
1.6. Dornfortsatz von C2
1.7. Hinterhöcker von C1
1.8. Dornfortsätze (nacheinanderfolgend)
1.9. Dornfortsäze von C6–Th1
1.10 Dornfortsatz von C2, Querfortsatz von C1
1.11. Gelenkfortsätze (einseitige Palpation)
1.12. Gelenkfortsätze (beidseitige Palpation)
1.13. M. trapezius (absteigender Teil)
1.14. M. semispinalis capitis
1.15. M. splenius capitis
1.16. M. splenius cervicis (zum Vergleich siehe Abb. S. 51)
1.17. M. sternocleidomastoideus (Palpation des hinteren Randes)
1.18. Größerer Okzipitalnerv
1.19. Größerer Okzipitalnerv (M. semispinalis capitis)
1.20. Größerer Okzipitalnerv (Linea nuchae superior)
1.21. Größerer Okzipitalnerv (Kopfhaut)
1.22. A. occipitalis

1.1. Protuberantia occipitalis externa

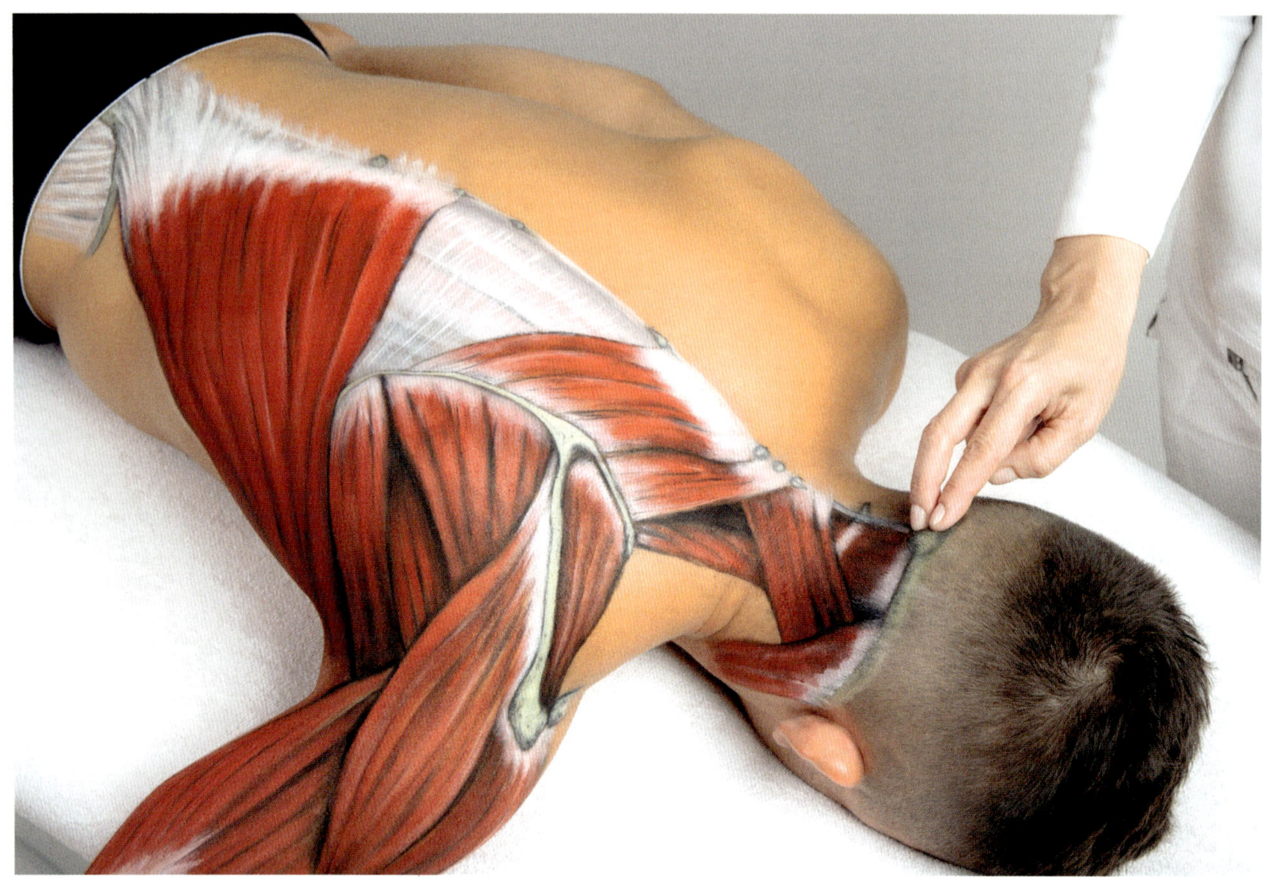

Ausgangsposition des Patienten

Bauchlage.

Ausgangsposition der Therapeutin

Stehend, auf der Kopfhöhe des Patienten.

Ausführung der Palpation

Die Therapeutin lokalisiert eine knöcherne Vorwölbung in der Mittellinie der Squama occipitalis. Sie palpitiert und bewertet die Protuberantia occipitalis externa mit dem Zeige- und Mittelfinger. Der M. trapezius wurde nicht abgebildet.

1.2. Linea nuchae superior – Teil 1

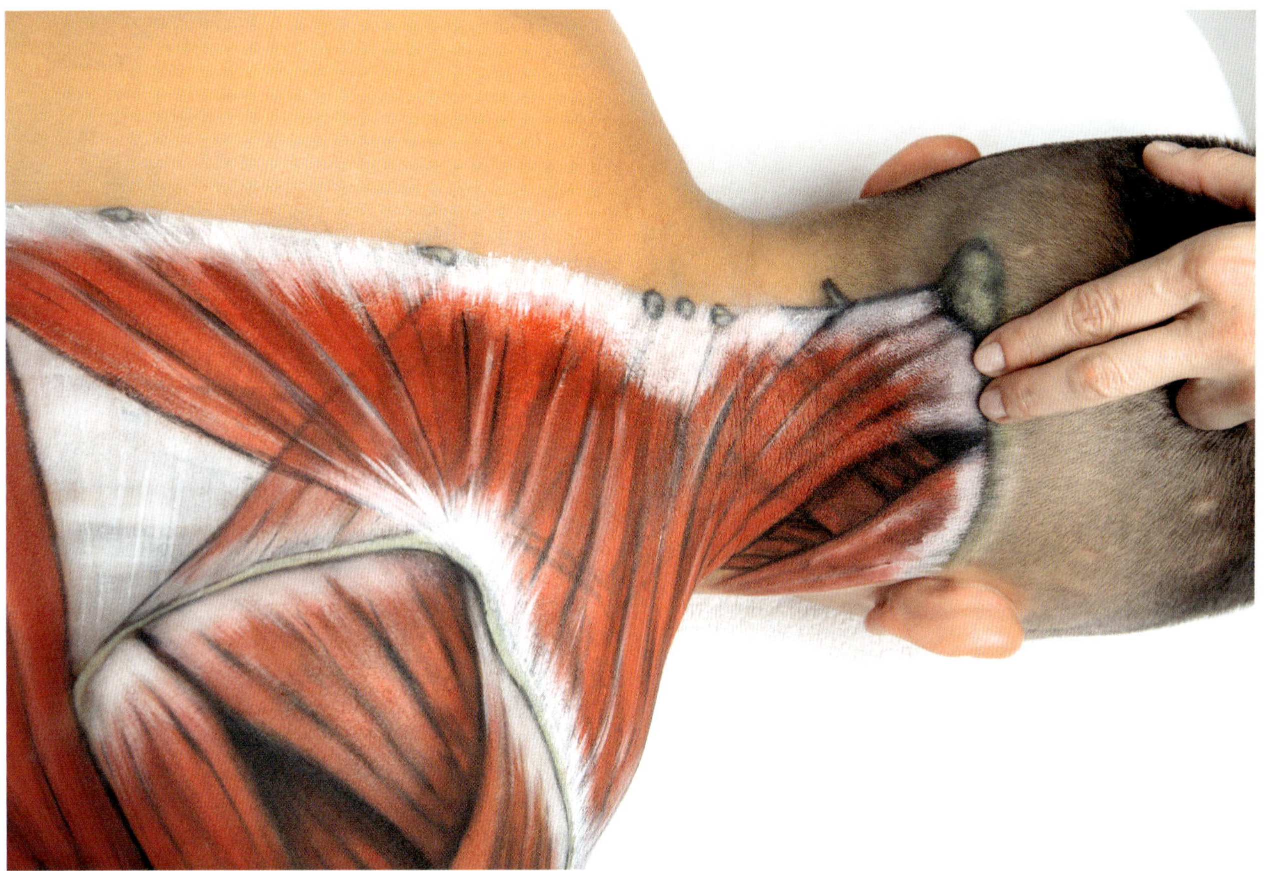

Ausgangsposition des Patienten

Bauchlage.

Ausgangsposition der Therapeutin

Stehend oder sitzend, von der Kopfseite des Patienten.

Ausführung der Palpation

Die Therapeutin palpiert und bewertet die Linea nuchae superior und den Ursprung des M. trapezius. Sie palpiert von der Protuberantia occipitalis externa kommend in die Richtung des Ursprungs des M. sternocleidomastoideus.

1.3. Linea nuchae superior – Teil 2

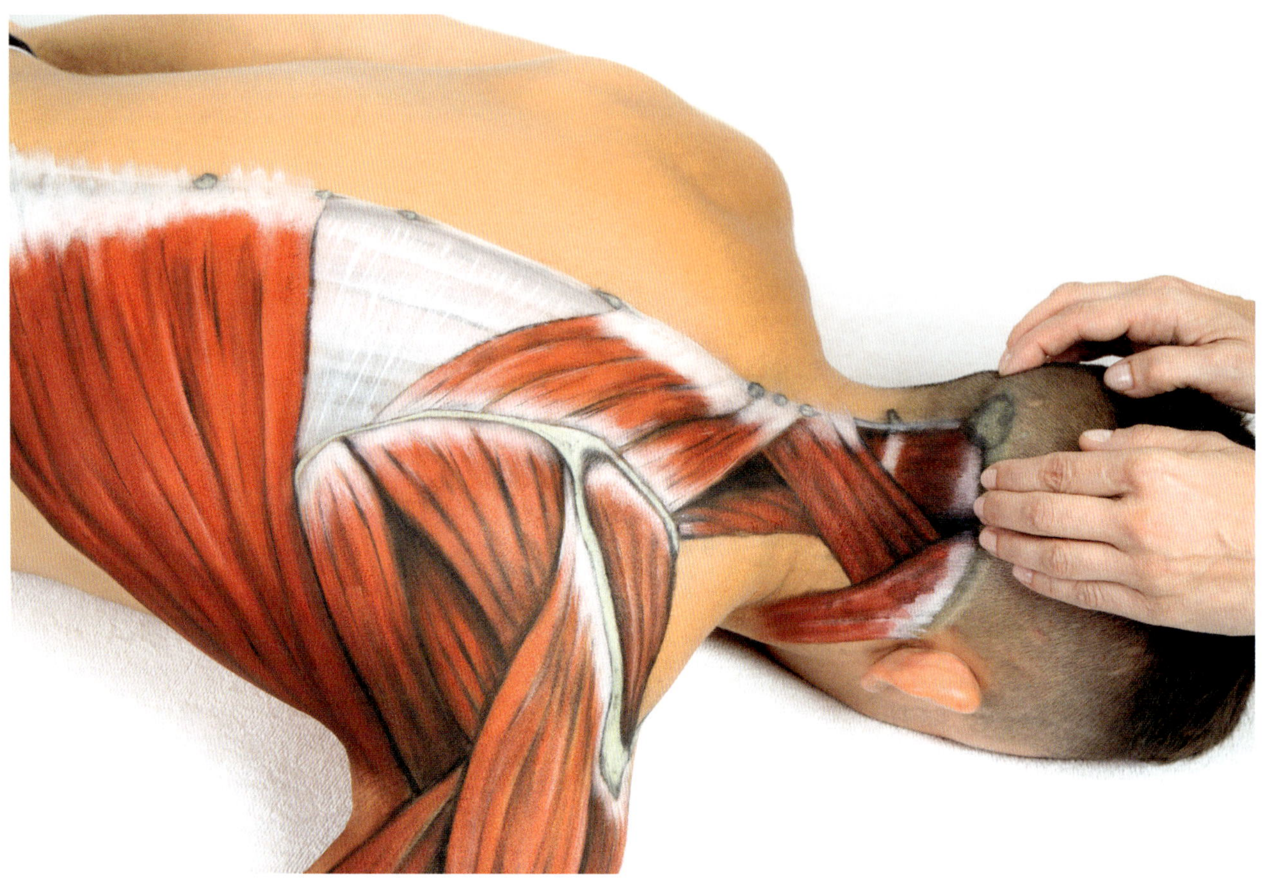

Ausgangsposition des Patienten

Bauchlage.

Ausgangsposition der Therapeutin

Stehend oder sitzend, von der Kopfseite des Patienten.

Ausführung der Palpation

Die Therapeutin palpiert und bewertet beidseitig die Linea nuchae superior von der Mittellinie (Protuberantia occipitalis externa) nach lateral. Der M. trapezius wurde nicht abgebildet.

1.4. Crista occipitalis externa

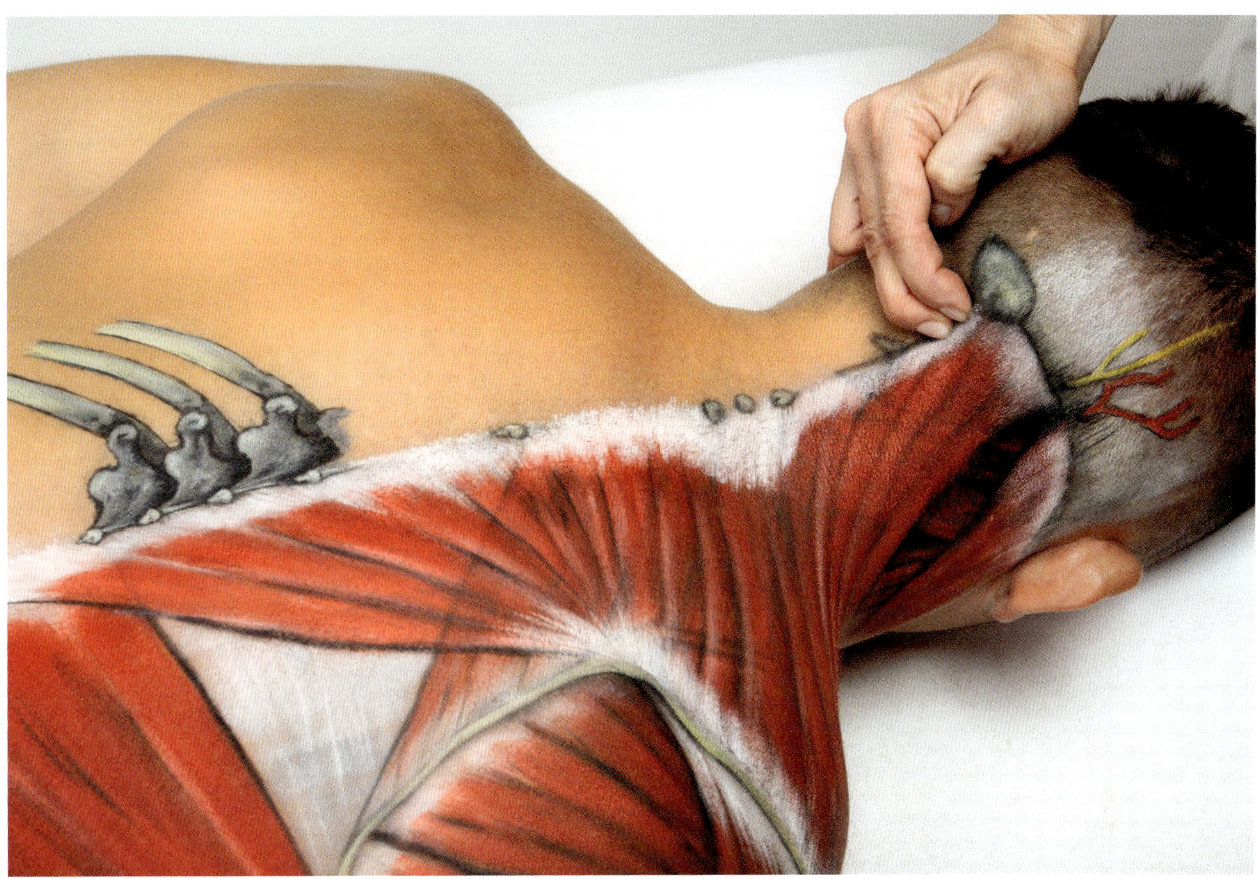

Ausgangsposition des Patienten

Bauchlage.

Ausgangsposition der Therapeutin

Stehend, auf der Kopfhöhe des Patienten.

Ausführung der Palpation

Die Therapeutin palpiert die Crista occipitalis externa auf der Außenfläche der Squama occipitalis. Sie rutscht mit den Fingern von der Protuberantia occipitalis externa und setzt die Palpation in der Mittellinie des Körpers weiter nach kaudal fort.

1.5. Ligamentum nuchae

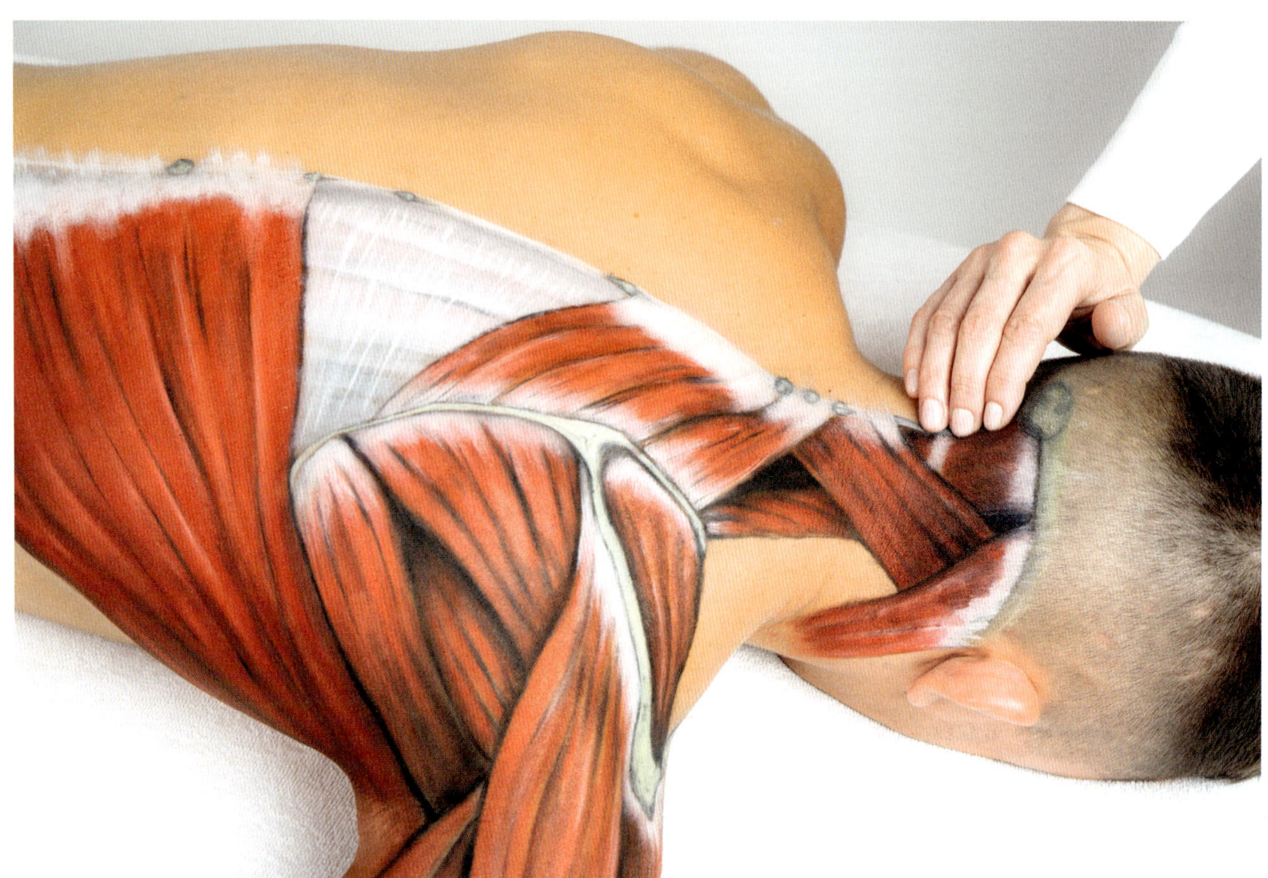

Ausgangsposition des Patienten

Bauchlage.

Ausgangsposition der Therapeutin

Stehend, auf der Kopfhöhe des Patienten.

Ausführung der Palpation

Die Therapeutin palpiert und bewertet das Ligamentum nuchae auf der Fläche der Dornfortsätze der HWS. Der M. trapezius wurde nicht abgebildet.

1.6. Dornfortsatz von C2

Processus spinosus

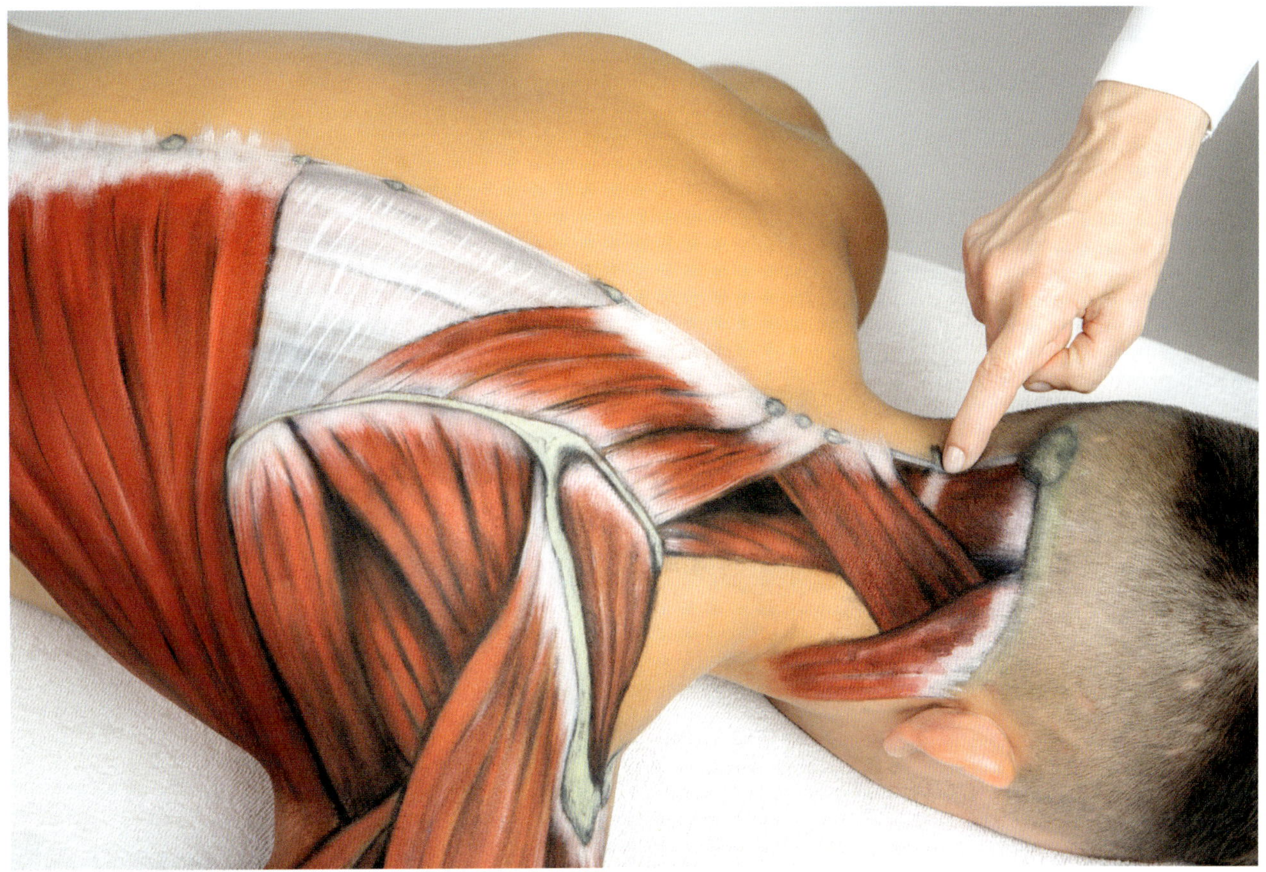

Ausgangsposition des Patienten

Bauchlage.

Ausgangsposition der Therapeutin

Stehend, auf der Kopfhöhe des Patienten.

Ausführung der Palpation

Die Therapeutin lokalisiert den Dornfortsatz von C2. Er ist als die größte Prominenz unterhalb des Okziputs tastbar. Der M. trapezius wurde nicht abgebildet.

1.7. Hinterhöcker von C1

Tuberculum posterius

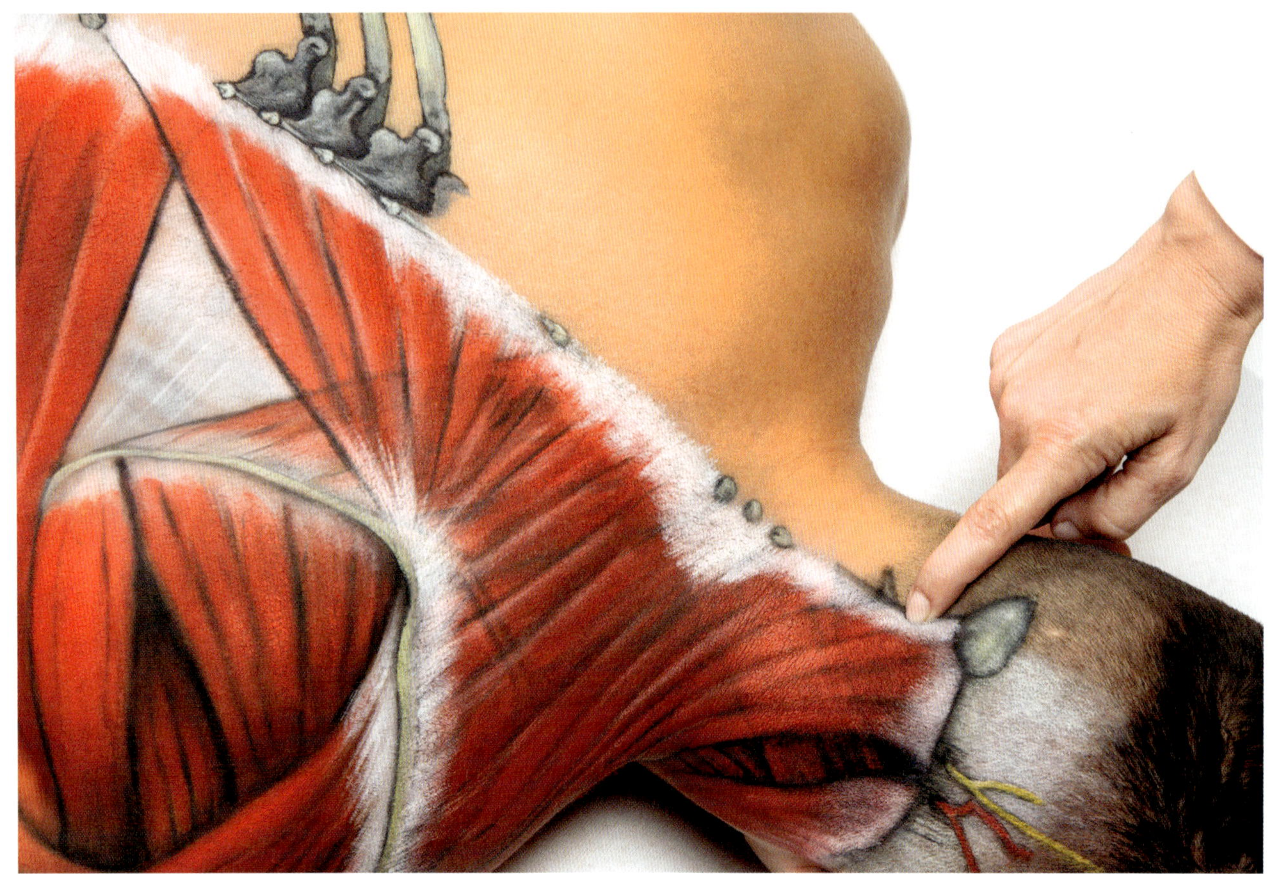

Ausgangsposition des Patienten

Bauchlage.

Ausgangsposition der Therapeutin

Stehend, auf der Kopfhöhe des Patienten.

Ausführung der Palpation

Die Therapeutin palpiert den knöchernen Widerstand des hinteren Bogens und des Tuberculum posterius von C1 zwischen der Squama occipitalis und dem Dornfortsatz von C2.

1.8. Dornfortsätze (nacheinanderfolgend)

Processus spinosi

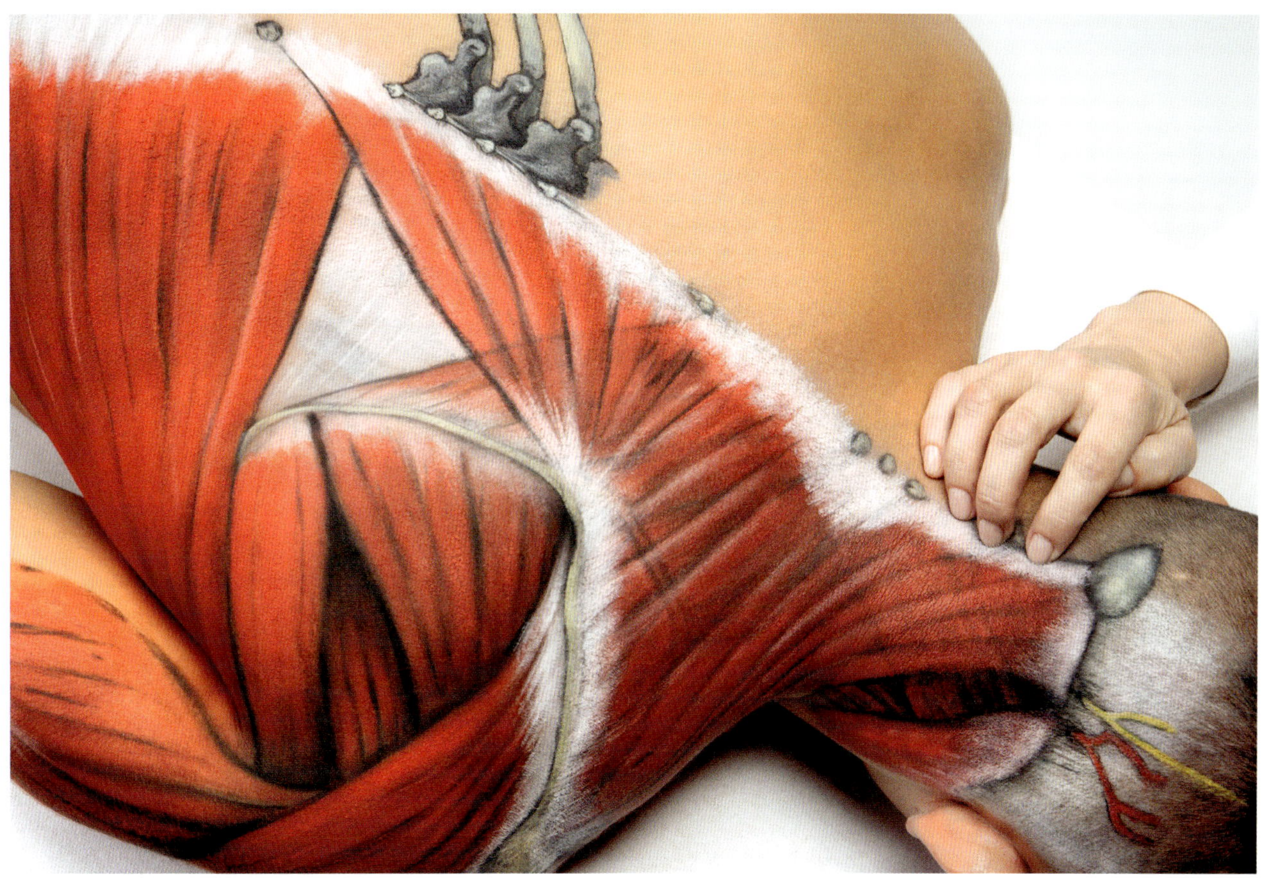

Ausgangsposition des Patienten

Bauchlage.

Ausgangsposition der Therapeutin

Stehend, auf der Kopfhöhe des Patienten.

Ausführung der Palpation

Die Therapeutin palpiert und bewertet die hintere Fläche der Dornfortsätze der HWS im Verlauf des Lig. nuchae.

1.9. Dornfortsäze von C6–Th1

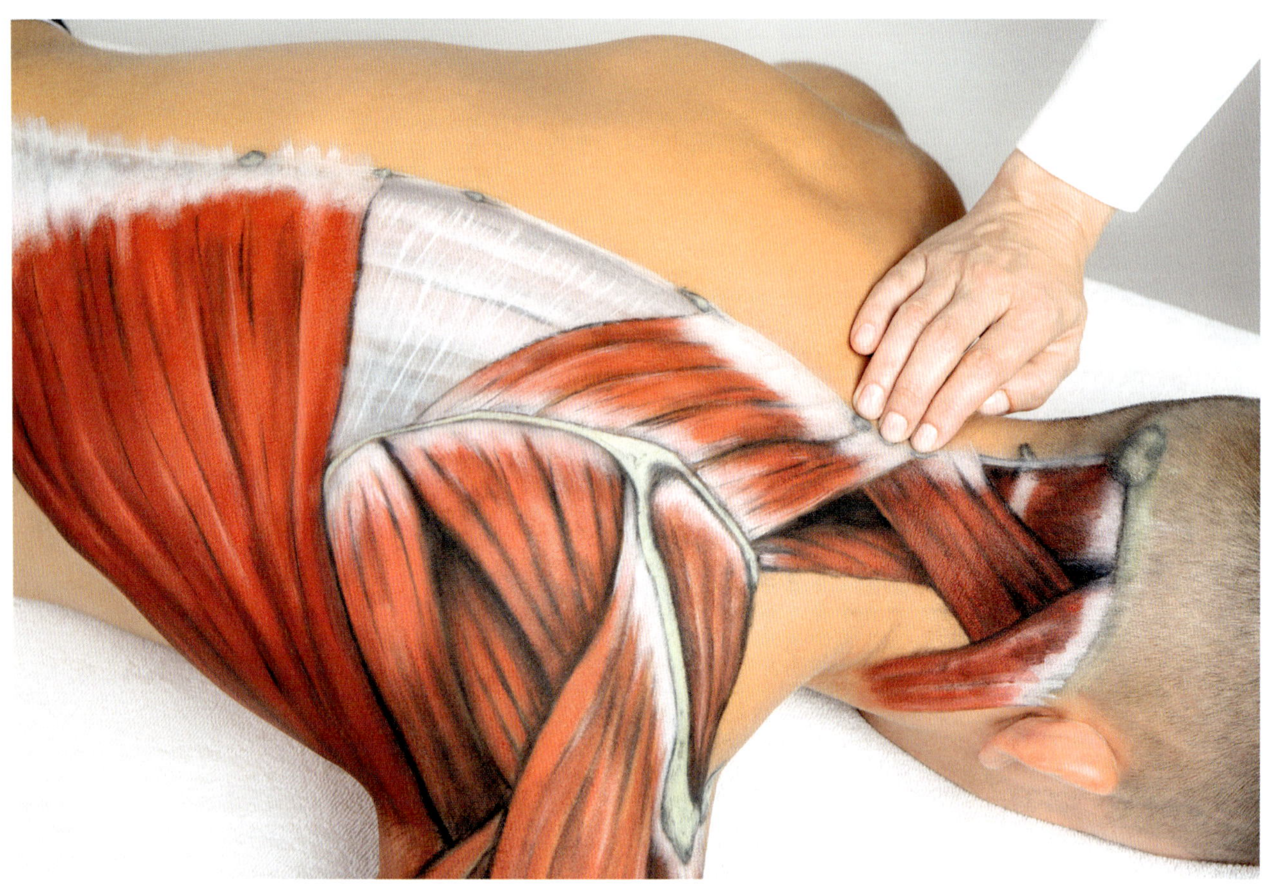

Ausgangsposition des Patienten

Bauchlage.

Ausgangsposition der Therapeutin

Sitzend, von der Kopfseite des Patienten.

Ausführung der Palpation

Die Therapeutin palpiert und bewertet die Dornfortsätze von C6, C7 und Th1. Der M. trapezius wurde nicht abgebildet.

1.10. Dornfortsatz von C2, Querfortsatz von C1

Processus spinosus C2, Processus tranversus C1

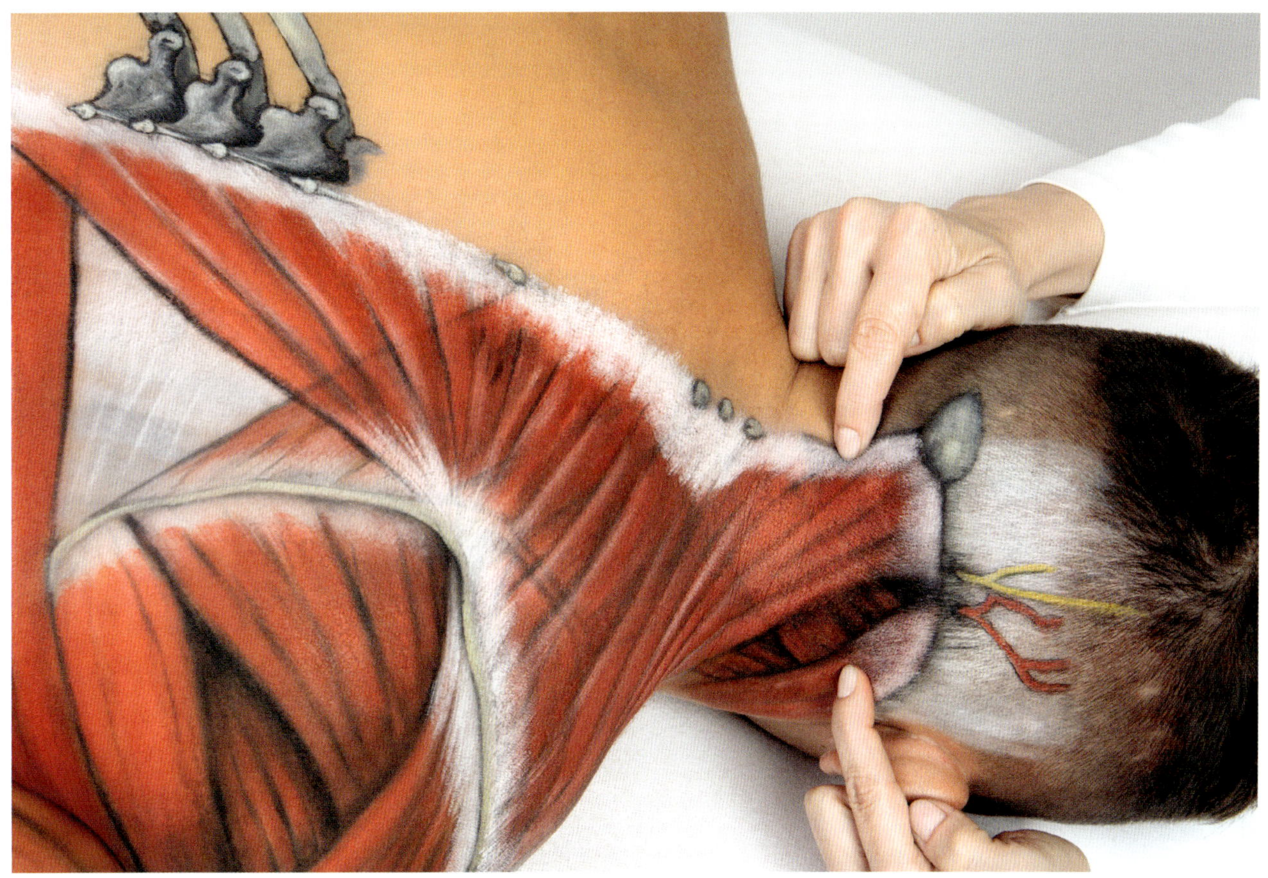

Ausgangsposition des Patienten

Bauchlage.

Ausgangsposition der Therapeutin

Sitzend, auf der Kopfhöhe des Patienten.

Ausführung der Palpation

Die Therapeutin lokalisiert den Dornfortsatz von C2 und den Querfortsatz von C1. Auf diese Weise wird der Verlauf des M. obliquus inferior festgelegt. Zwischen dem 1. und 2. HWK verläuft der größere Okzipitalnerv (N. occipitalis major). Der Querfortsatz von C1 befindet sich zwischen dem Kieferwinkel (Angulus mandibulae) und dem Mastoid (Processus mastoideus) des Os temporale. Die Palpation wird durch den M. sternocleidomastoideus durchgeführt.

1.11. Gelenkfortsätze (einseitige Palpation)

Processus articulares

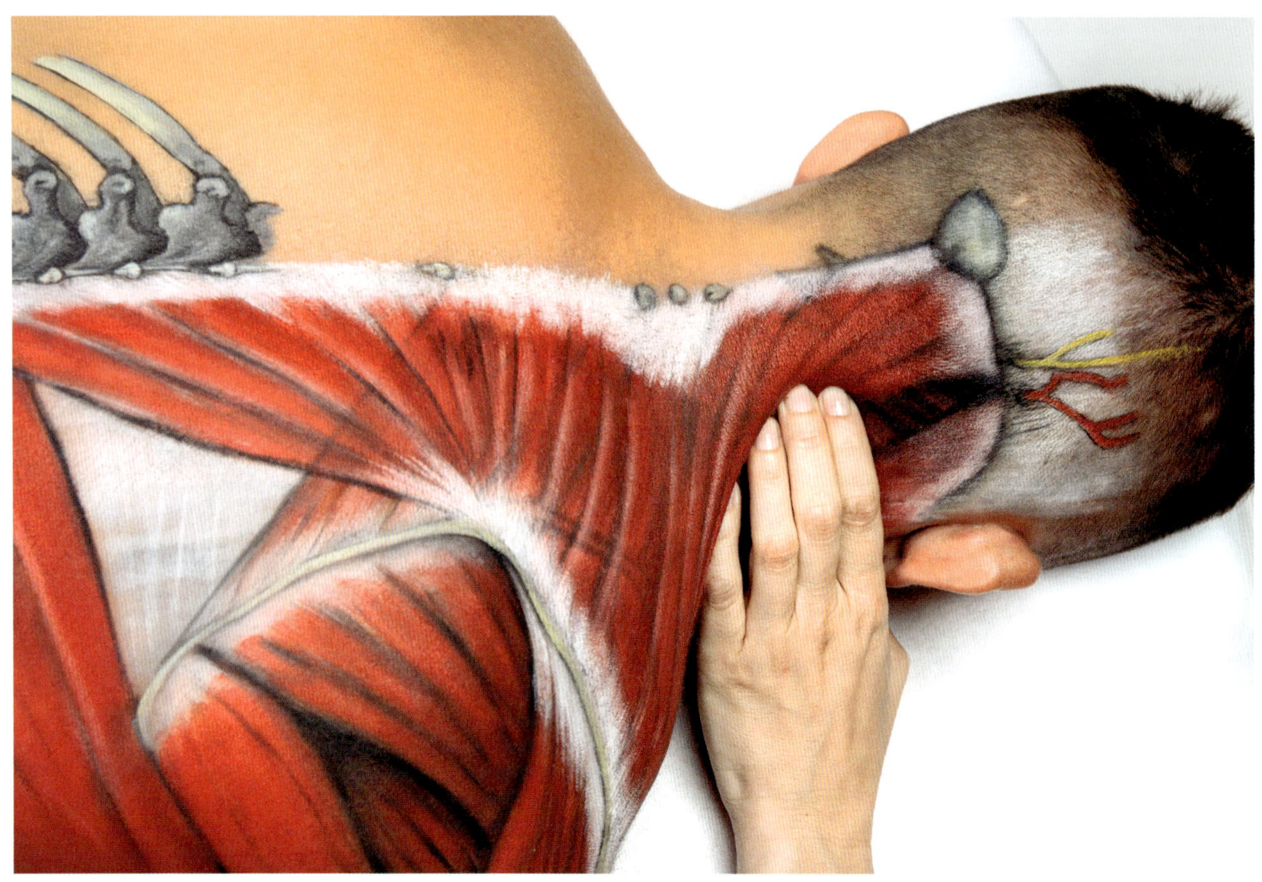

Ausgangsposition des Patienten

Bauchlage.

Ausgangsposition der Therapeutin

Sitzend, von Kopfseite des Patienten.

Ausführung der Palpation

Die Finger liegen am lateralen Rand des M. trapezius und werden nach innen verschoben. Man versucht den knöchernen Widerstand der hinteren Fläche der Gelenkfortsätze zu ertasten.

1.12. Gelenkfortsätze (beidseitige Palpation)

Processus articulares

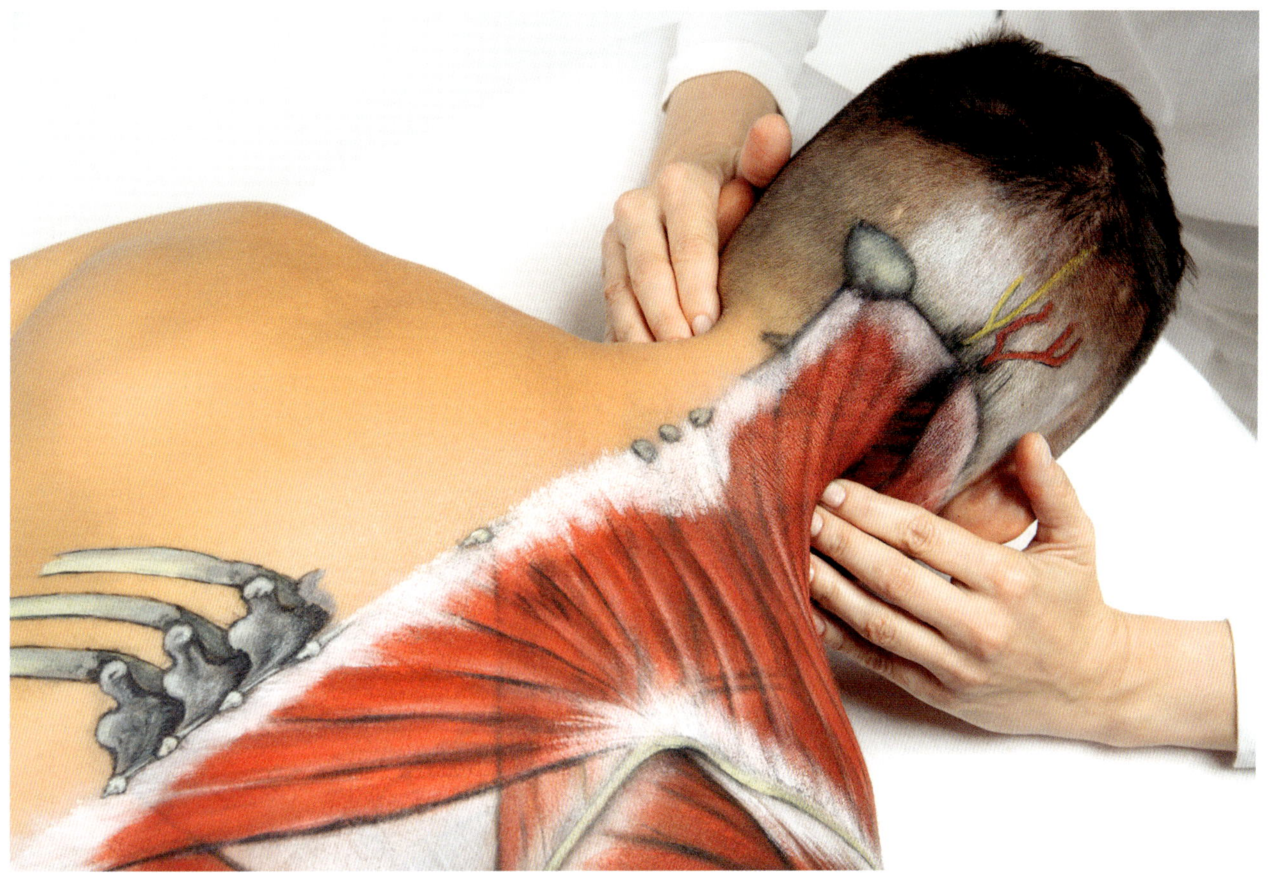

Ausgangsposition des Patienten

Bauchlage.

Ausgangsposition der Therapeutin

Sitzend oder stehend, auf Kopfhöhe des Patienten.

Ausführung der Palpation

Die Therapeutin umfasst von beiden Seiten die Muskelmasse des M. erector spinae und des M. trapezius. Die Finger sind nach kaudal und medial gerichtet. Sie palpiert den knöchernen Widerstand der Gelenkfortsätze der HWS. Die Form der Gelenkfortsätze wird bilateral verglichen.

1.13. M. trapezius (absteigender Teil)

M. trapezius – Pars descendens

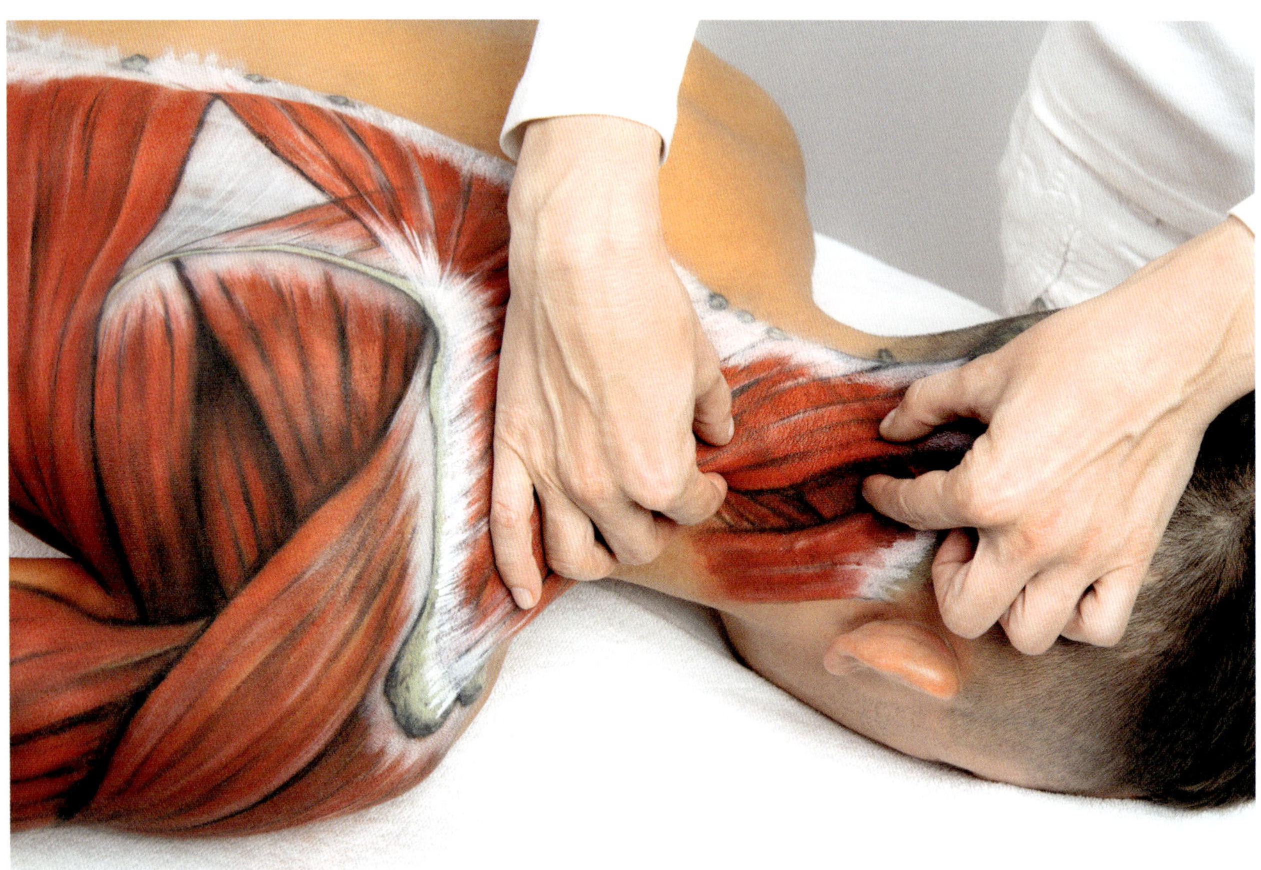

Ausgangsposition des Patienten

Bauchlage.

Ausgangsposition der Therapeutin

Stehend, auf der Kopfhöhe des Patienten. Die Finger liegen lateral der zervikalen Dornfortsätze.

Ausführung der Palpation

Die Therapeutin palpiert und bewertet den M. trapezius im Nackenbereich. Sie umfasst mit beiden Händen den freien Rand des Muskels.

1.14. M. semispinalis capitis

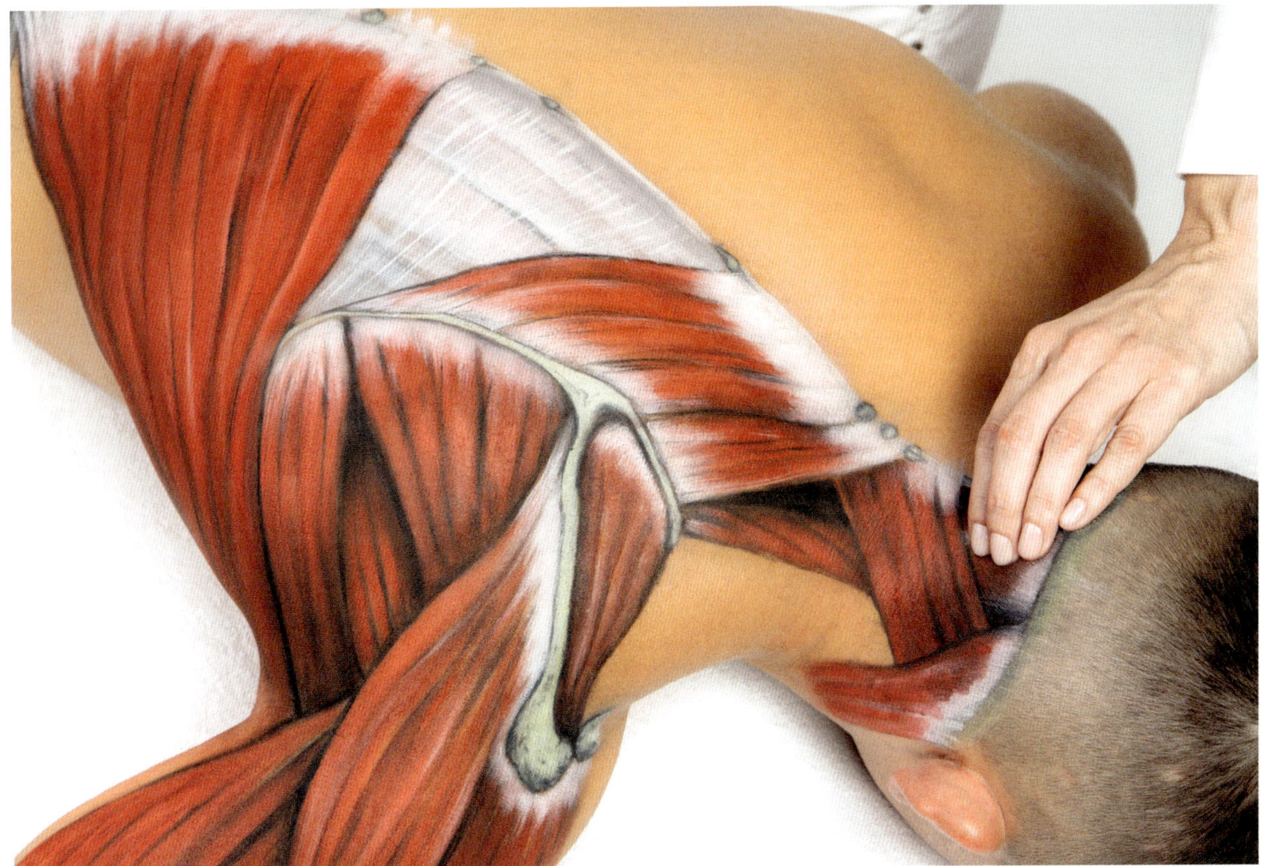

Ausgangsposition des Patienten

Bauchlage.

Ausgangsposition der Therapeutin

Stehend, auf der Kopfhöhe des Patienten. Die Finger liegen kaudal der Linea nuchae superior, lateral der zervikalen Dornfortsätze.

Ausführung der Palpation

Die Therapeutin palpiert und bewertet den M. semispinalis capitis quer zum Faserverlauf. Die Beurteilung wird durch den M. trapezius durchgeführt. Der M. trapezius wurde nicht abgebildet.

1.15. M. splenius capitis

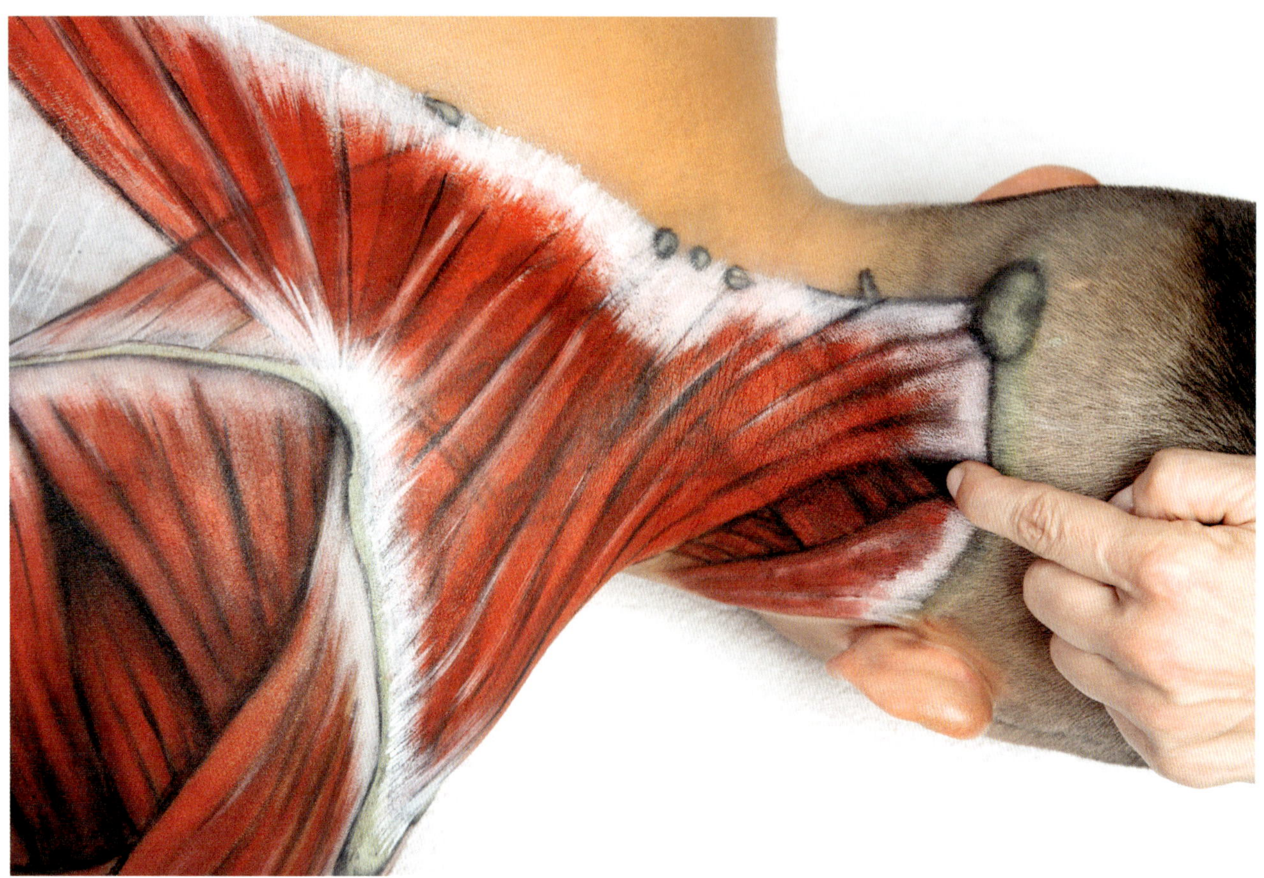

Ausgangsposition des Patienten

Bauchlage.

Ausgangsposition der Therapeutin

Sitzend, von der Kopfseite des Patienten. Der Zeigefinger liegt kaudal der Linea nuchae superior, ventral des freien Randes des M. trapezius und dorsal des hinteren Randes des M. sternocleidomastoideus.

Ausführung der Palpation

Die Therapeutin palpiert und bewertet den M. splenius capitis quer zum Faserverlauf an der Spitze des sog. lateralen Halsdreiecks. Die Kopfrotation des Patienten zur Seite der Untersuchung bietet die Möglichkeit die Richtigkeit der Palpation zu überprüfen.

1.16. M. splenius cervicis

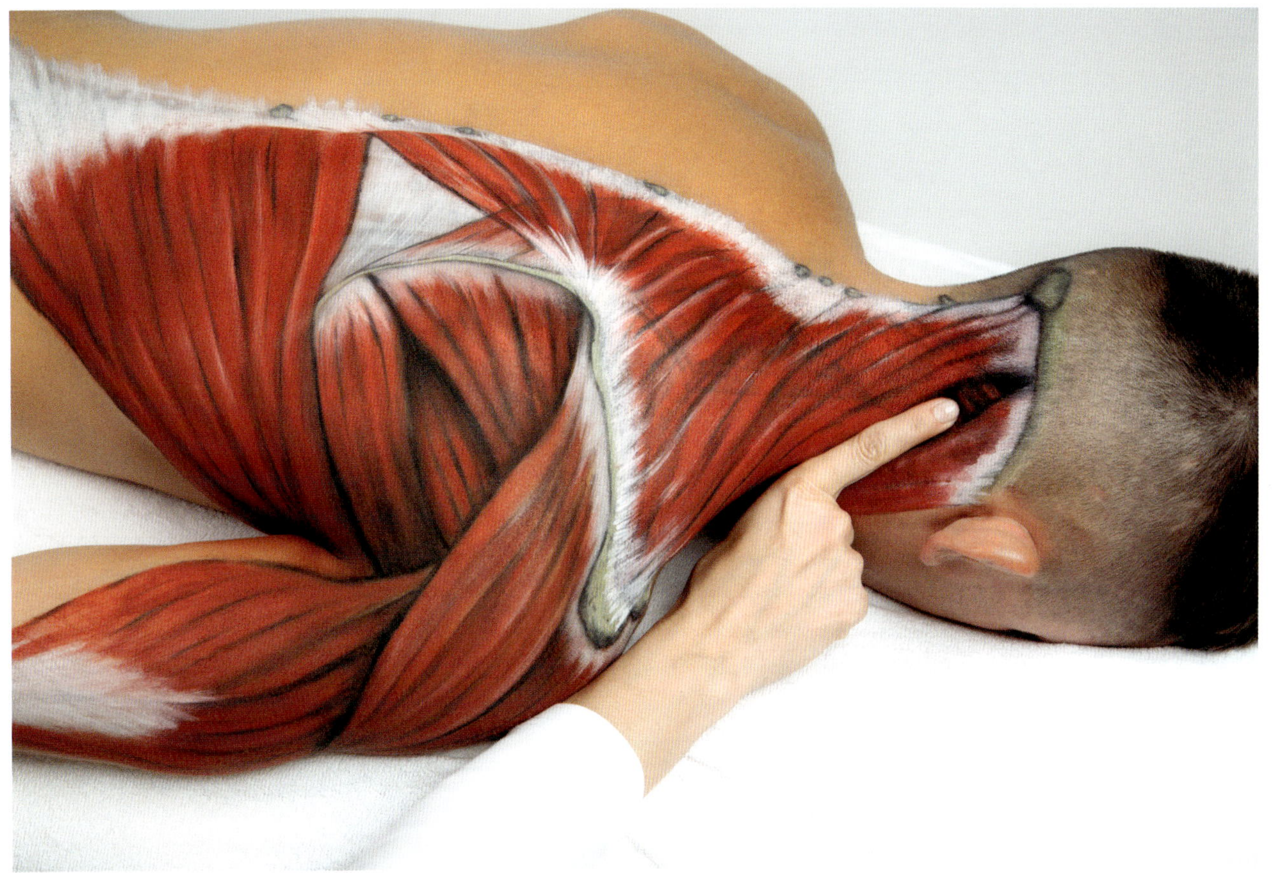

Ausgangsposition des Patienten

Bauchlage.

Ausgangsposition der Therapeutin

Sitzend, auf der Schulterhöhe des Patienten. Der Zeigefinger liegt zwischen dem M. trapezius und dem M. sternocleidomastoideus im oberen Nackenbereich.

Ausführung der Palpation

Die Therapeutin palpiert und bewertet den M. splenius cervicis quer zum Faserverlauf kaudal des M. splenius capitis. Die Kopfrotation des Patienten zur Seite der Untersuchung bietet die Möglichkeit die Richtigkeit der Palpation zu überprüfen.

1.17. M. sternocleidomastoideus (Palpation des hinteren Randes)

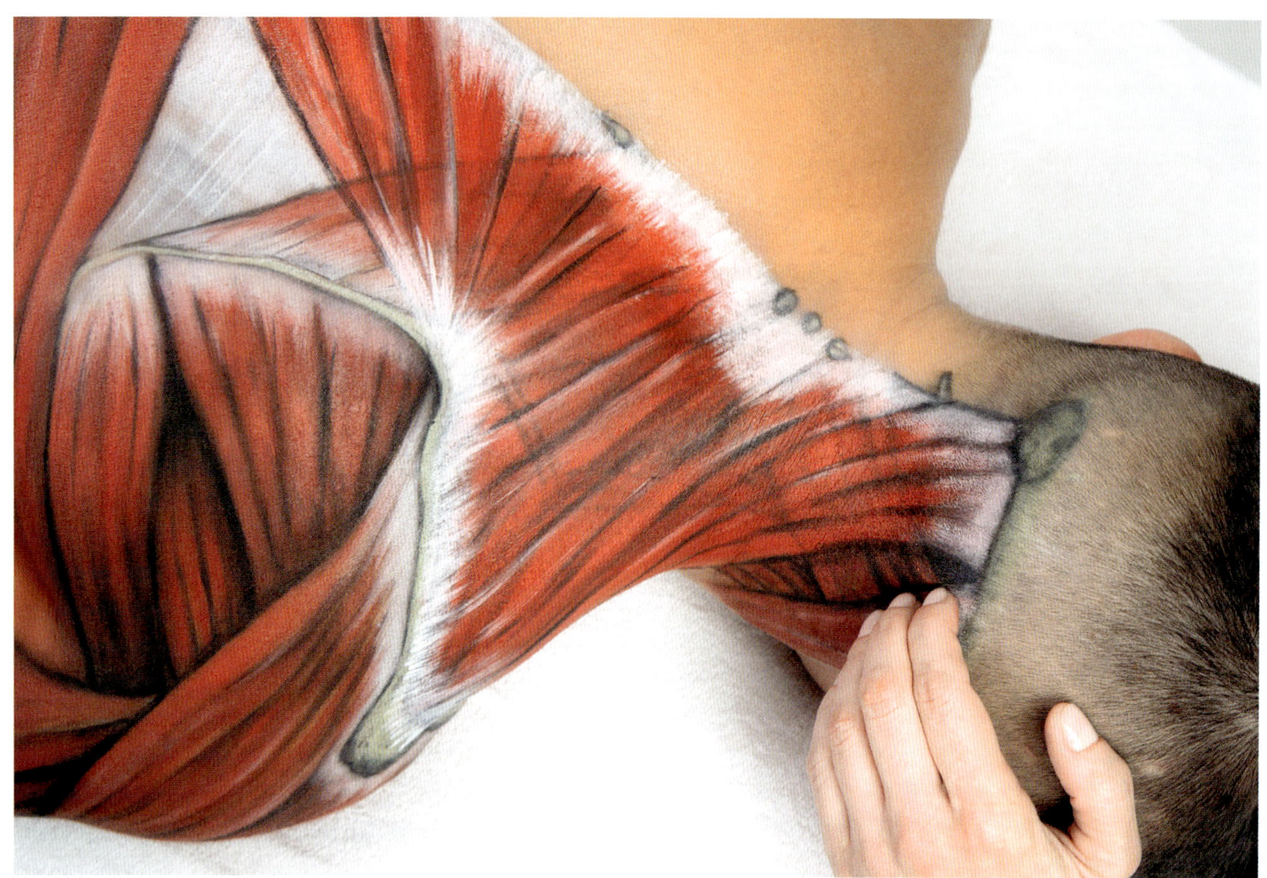

Ausgangsposition des Patienten

Bauchlage.

Ausgangsposition der Therapeutin

Sitzend, von der Kopfseite des Patienten.

Ausführung der Palpation

Die Therapeutin palpiert und bewertet den hinteren Rand des M. sternocleidomastoideus kaudal der Linea nuchae superior.

1.18. Größerer Okzipitalnerv

N. occipitalis major

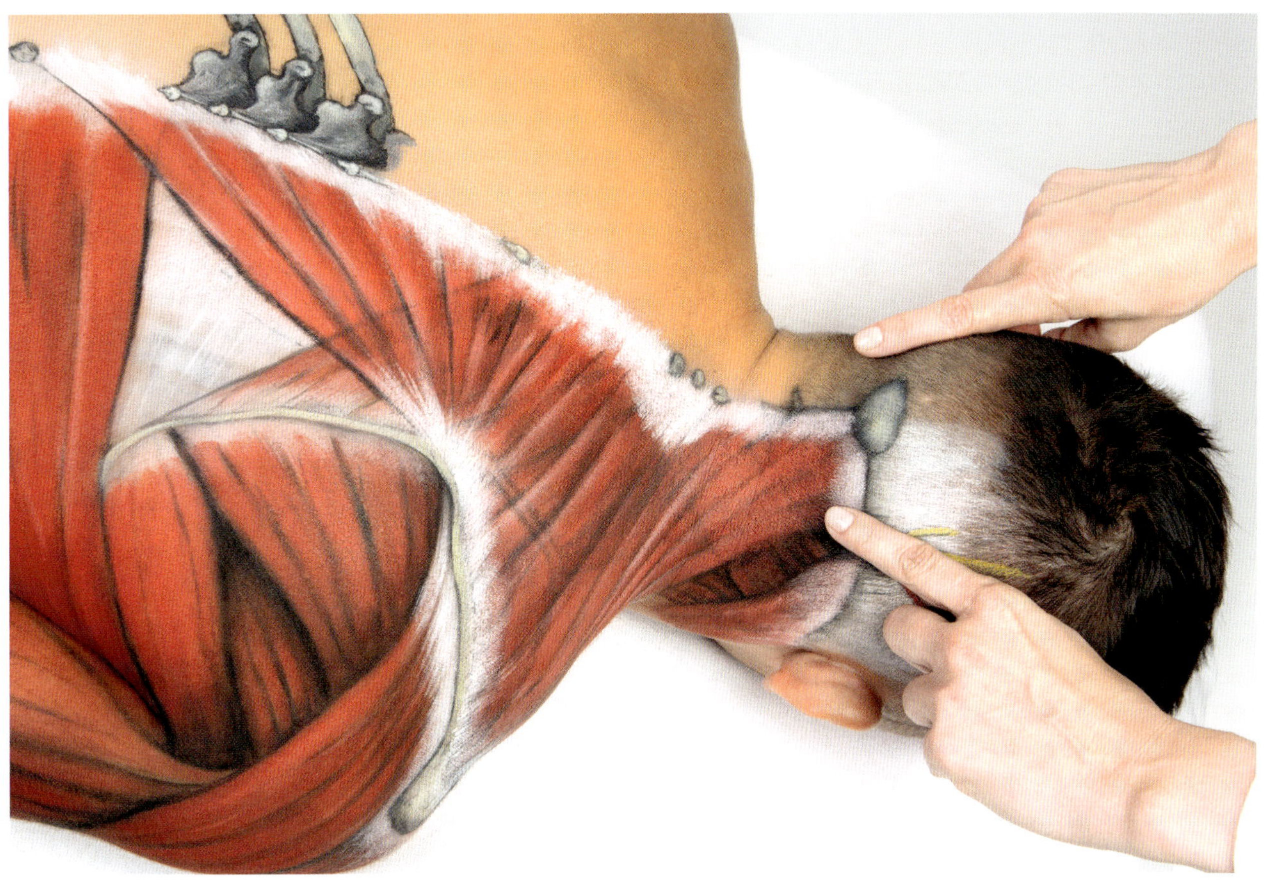

Ausgangsposition des Patienten

Bauchlage.

Ausgangsposition der Therapeutin

Sitzend, von der Kopfseite des Patienten.

Ausführung der Palpation

Die Therapeutin lokalisiert den Verlauf des N. occipitalis major links und rechts lateral der Protuberantia occipitalis externa.

1.19. Größerer Okzipitalnerv (M. semispinalis capitis)

N. occipitalis major (M. semispinalis capitis)

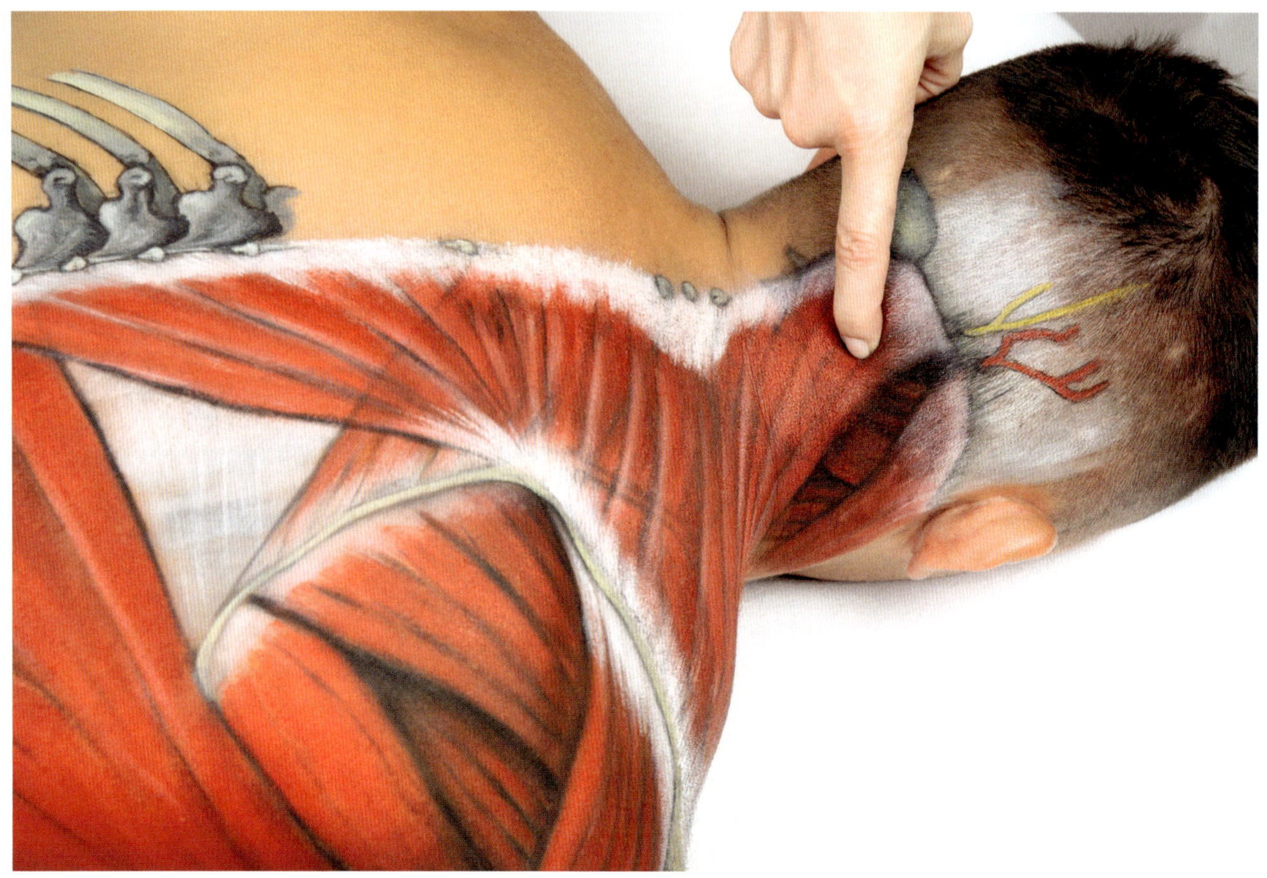

Ausgangsposition des Patienten

Bauchlage.

Ausgangsposition der Therapeutin

Stehend, auf der Kopfhöhe des Patienten, auf der Gegenseite der Palpation. Der Zeigefinger liegt mittig zwischen dem Dornfortsatz von C2 und der hinteren Fläche des Querfortsatzes von C1.

Ausführung der Palpation

Die Therapeutin provoziert den N. occipitalis major, der unter dem M. obliquus capitis inferior austritt. Der mediale Ast des N. occipitalis major durchbohrt den M. semispinalis capitis und die Sehne des M. trapezius.

1.20. Größerer Okzipitalnerv (Linea nuchae superior)

N. occipitalis major

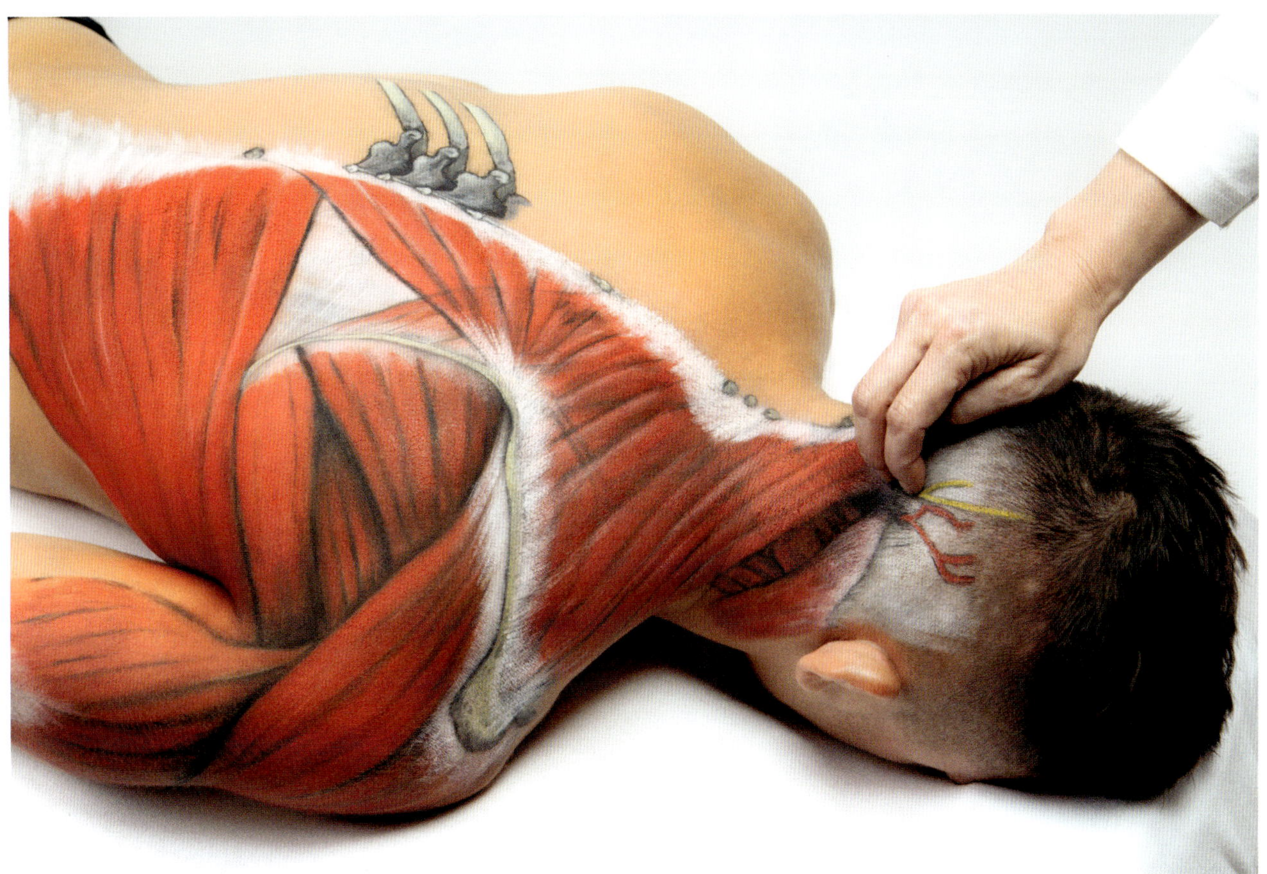

Ausgangsposition des Patienten

Bauchlage.

Ausgangsposition der Therapeutin

Stehend, auf der Kopfhöhe des Patienten, auf der Gegenseite der Palpation.

Ausführung der Palpation

Die Therapeutin palpiert und bewertet den N. occipitalis major quer zu seinem Verlauf, auf der Höhe der Linea nuchae superior.

1.21. Größerer Okzipitalnerv (Kopfhaut)

N. occipitalis major

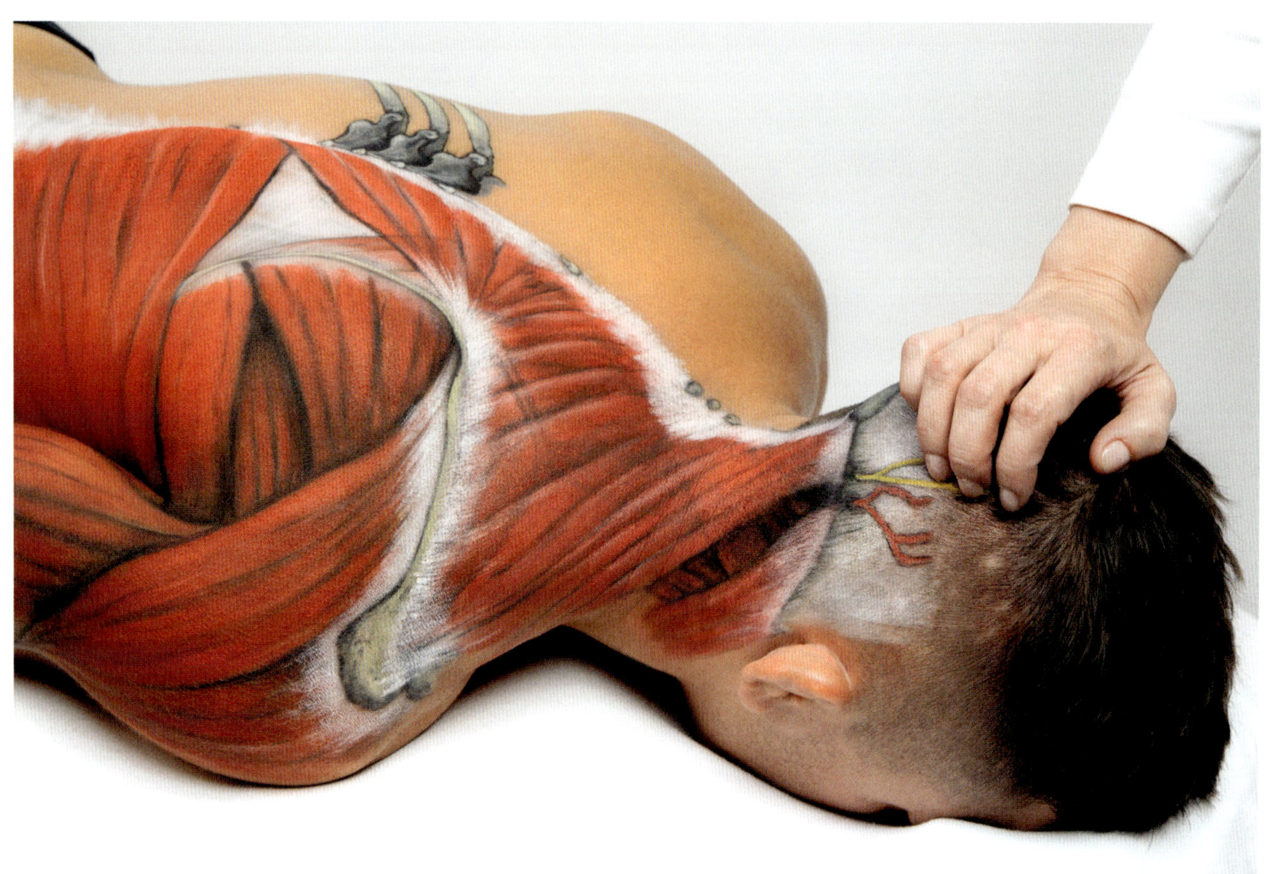

Ausgangsposition des Patienten

Bauchlage.

Ausgangsposition der Therapeutin

Stehend, auf der Kopfhöhe des Patienten, auf der Gegenseite der Palpation.

Ausführung der Palpation

Die Therapeutin palpiert und bewertet den N. occipitalis major durch die Kopfhaut des Patienten.

1.22. A. occipitalis

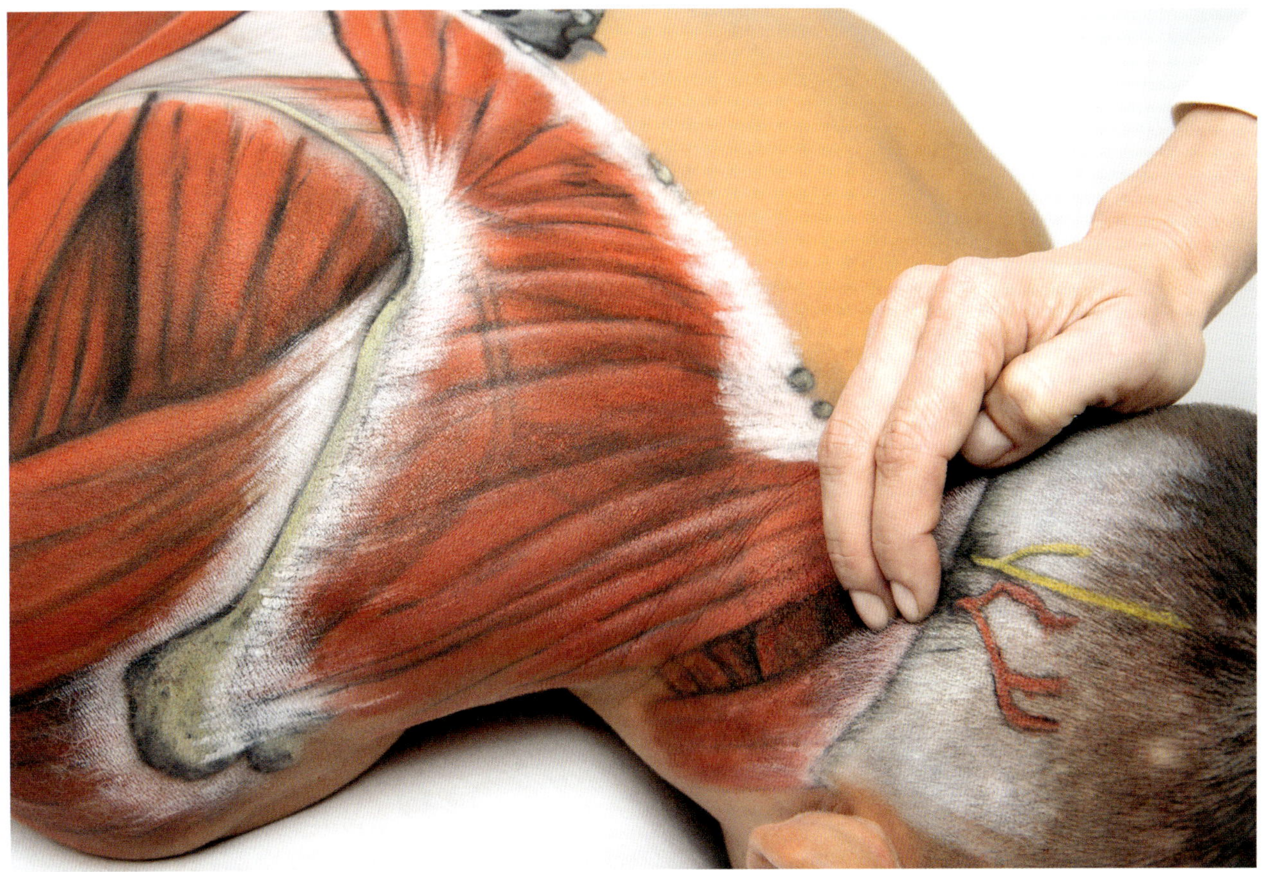

Ausgangsposition des Patienten

Bauchlage.

Ausgangsposition der Therapeutin

Stehend, auf der Kopfhöhe des Patienten, auf der Gegenseite der Palpation.

Ausführung der Palpation

Die Therapeutin palpiert den Puls an der A. occipitalis dorsal des Processus mastoideus des Schläfenbeins.

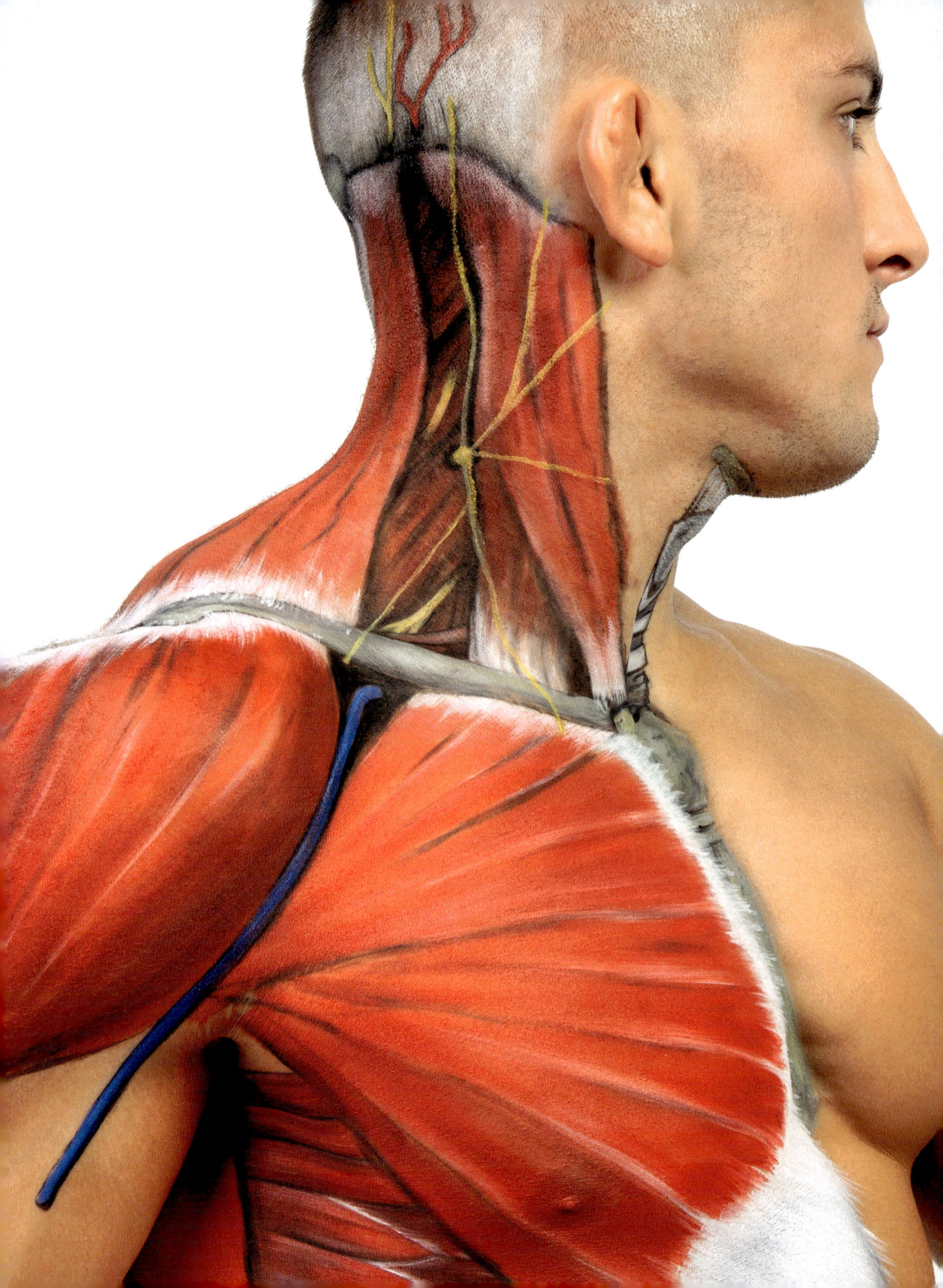

2 HALS UND NACKEN

2.1. Absteigender Teil des M. trapezius
2.2. Aufteigender Teil des M. trapezius (Ansatz am Schlüsselbein)
2.3. M. trapezius (seitliche Halsgegend)
2.4. Processus mastoideus
2.5. M. sternocleidomastoideus
2.6. M. sternocleidomastoideus (seitliche Halsgegend)
2.7. M. sternocleidomastoideus (Ansatz am Schlüsselbein)
2.8. M. sternocleidomastoideus (vorderer Rand)
2.9. M. sternocleidomastoideus (dreieckige Lücke zwischen lateralem und medialem Kopf)
2.10. Querfortsatz von C1
2.11. Querfortsätze von C1–C4
2.12. Querfortsätze von C1–C6
2.13. Verlauf des M. omohyoideus
2.14. Unterer Muskelbauch des M. omohyoideus
2.15. A. subclavia
2.16. M. scalenus anterior
2.17. Trunci Plexus brachialis
2.18. M. scalenus medius
2.19. M. levator scapulae – Teil 1
2.20. M. levator scapulae – Teil 2
2.21. M. levator scapulae – Ursprung und Ansatz
2.22. Ansatz des M. levator scapulae
2.23. N. accessorius
2.24. M. splenius cervicis (zum Vergleich siehe Abb. S. 19)
2.25. Erbscher Punkt
2.26. N. transversus colli
2.27. N. auricularis magnus
2.28. N. occipitalis minor
2.29. Supraklavikuläre Nerven – Teil 1
2.30. Supraklavikuläre Nerven – Teil 2
2.31. Zungenbeinkörper – Teil 1
2.32. Zungenbeinkörper – Teil 2
2.33. Große Zungenbeinhörner – Teil 1
2.34. Große Zungenbeinhörner – Teil 2
2.35. Membrana thyrohyoidea
2.36. Obere Inzisur des Thyroids – Teil 1
2.37. Obere Inzisur des Thyroids – Teil 2
2.38. Schildknorpel – Teil 1
2.39. Schildknorpel – Teil 2
2.40. Prominentia laryngea – Teil 1
2.41. Prominentia laryngea – Teil 2
2.42. Ringknorpel – Teil 1
2.43. Ringknorpel – Teil 2
2.44. Lig. cricothyroideum
2.45. A. carotis communis, A. carotis externa
2.46. Schilddrüse

2.1. Absteigender Teil des M. trapezius

M. trapezius, Pars descendens

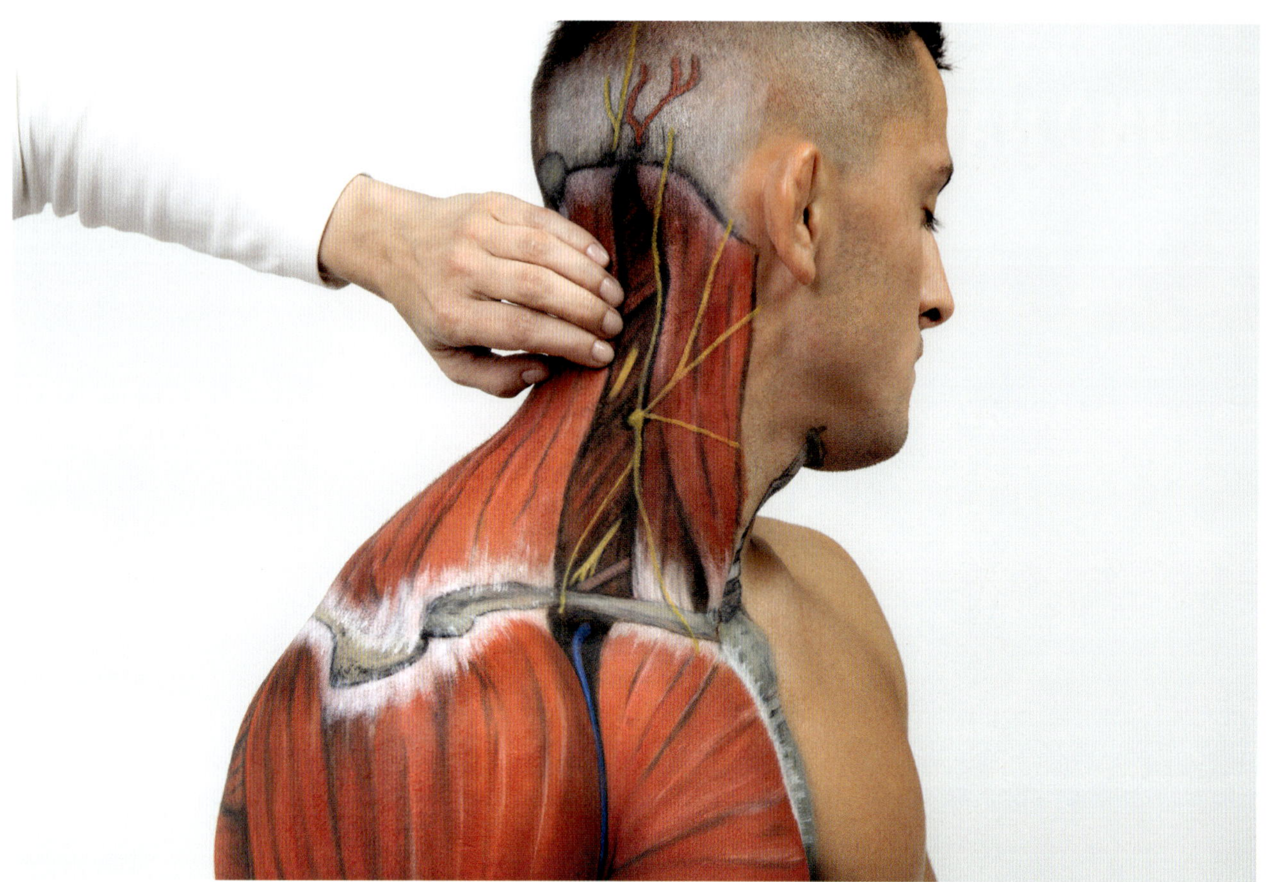

Ausgangsposition des Patienten

Sitzend, der Kopf zur Gegenseite gedreht.

Ausgangsposition der Therapeutin

Stehend, hinter dem Patienten.

Ausführung der Palpation

Die Therapeutin palpiert und bewertet den freien Rand des M. trapezius in seinem oberen Teil.

2.2. Aufsteigender Teil des M. trapezius (Ansatz am Schlüsselbein)

M. trapezius, Pars ascendens

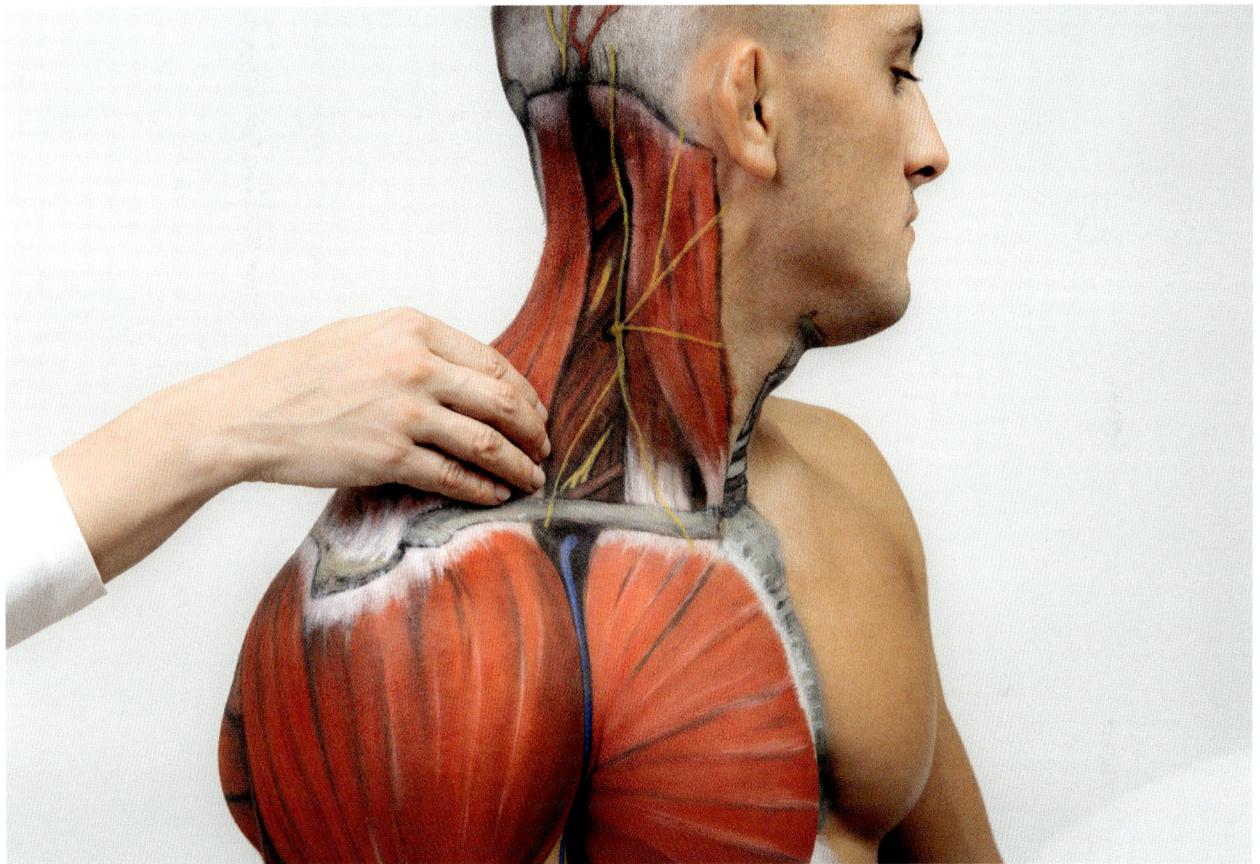

Ausgangsposition des Patienten

Sitzend, der Kopf zur Gegenseite gedreht.

Ausgangsposition der Therapeutin

Stehend, hinter dem Patienten.

Ausführung der Palpation

Die Therapeutin palpiert und bewertet den freien Rand des M. trapezius in seinem unteren Verlauf. Sie palpiert in die Richtung der Ansatzstelle am lateralen Drittel der Klavikula.

2.3. M. trapezius (seitliche Halsgegend)

M. trapezius, Pars descendens (Trigonum colli laterale)

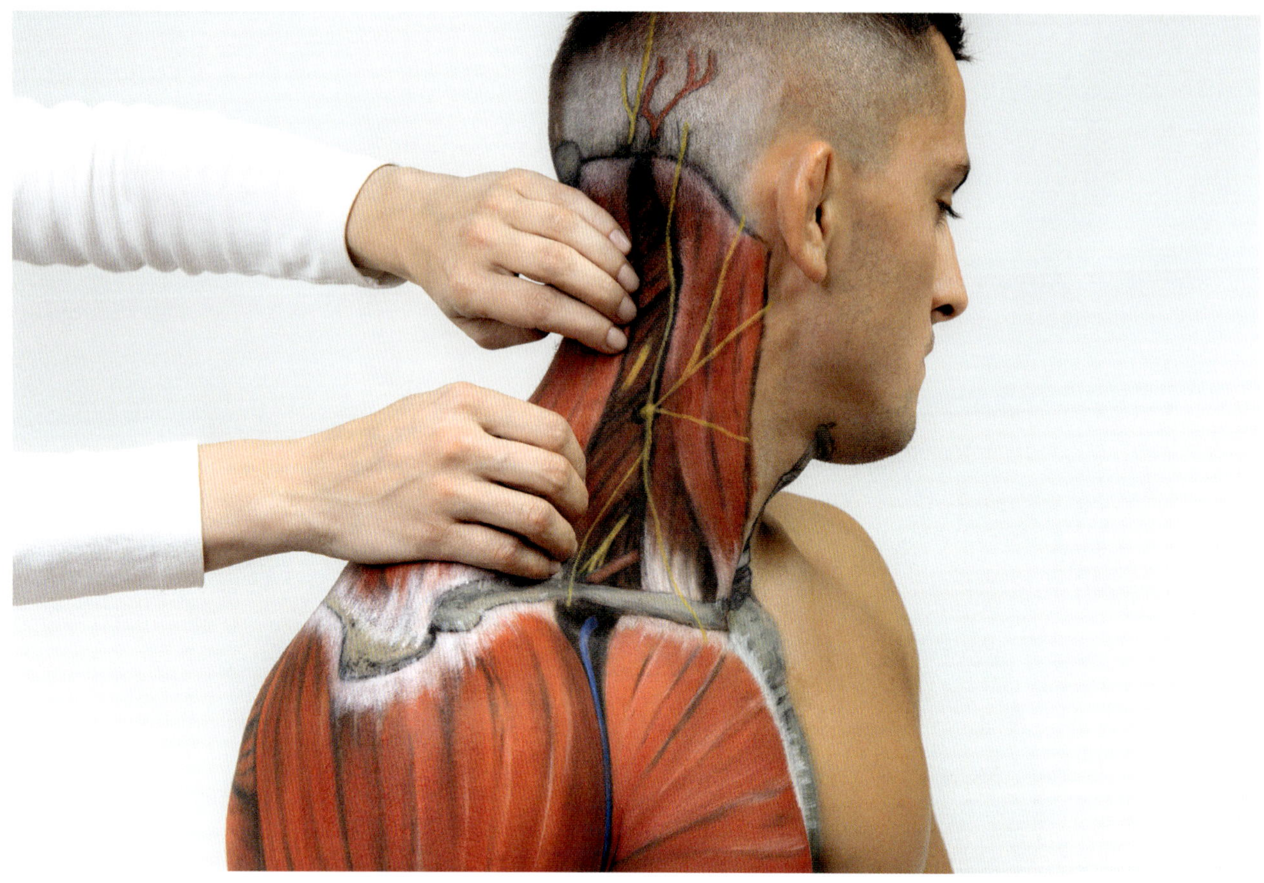

Ausgangsposition des Patienten

Sitzend, der Kopf zur Gegenseite gedreht.

Ausgangsposition der Therapeutin

Stehend, hinter dem Patienten. Man umfasst mit beiden Händen den freien Rand des absteigenden Teils des M. trapezius.

Ausführung der Palpation

Die Therapeutin palpiert und bewertet den M. trapezius. Der freie Rand des Muskels bildet die hintere Abgrenzung der sog. seitlichen Halsgegend (Trigonum colli laterale).

2.4. Processus mastoideus

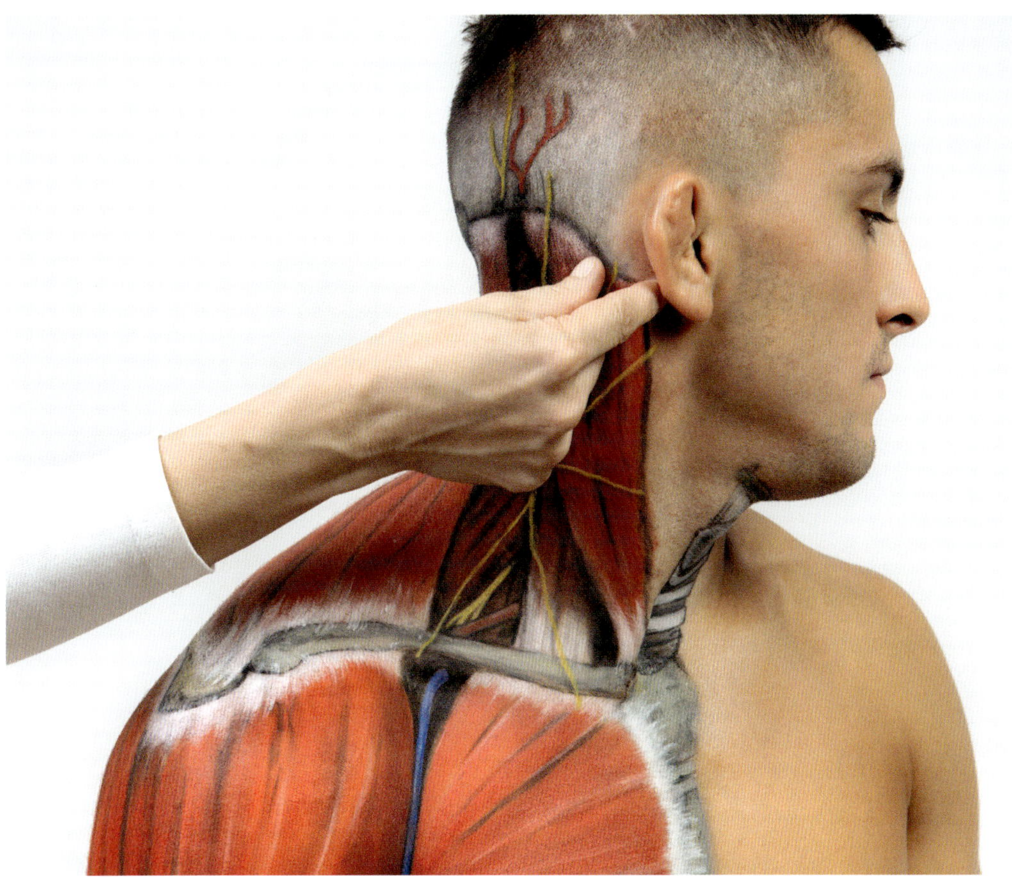

Ausgangsposition des Patienten

Sitzend, der Kopf zur Gegenseite gedreht.

Ausgangsposition der Therapeutin

Stehend, hinter dem Patienten.

Ausführung der Palpation

Die Therapeutin palpiert und bewertet das Mastoid am Ursprung des M. sternocleidomastoideus.

2.5. M. sternocleidomastoideus

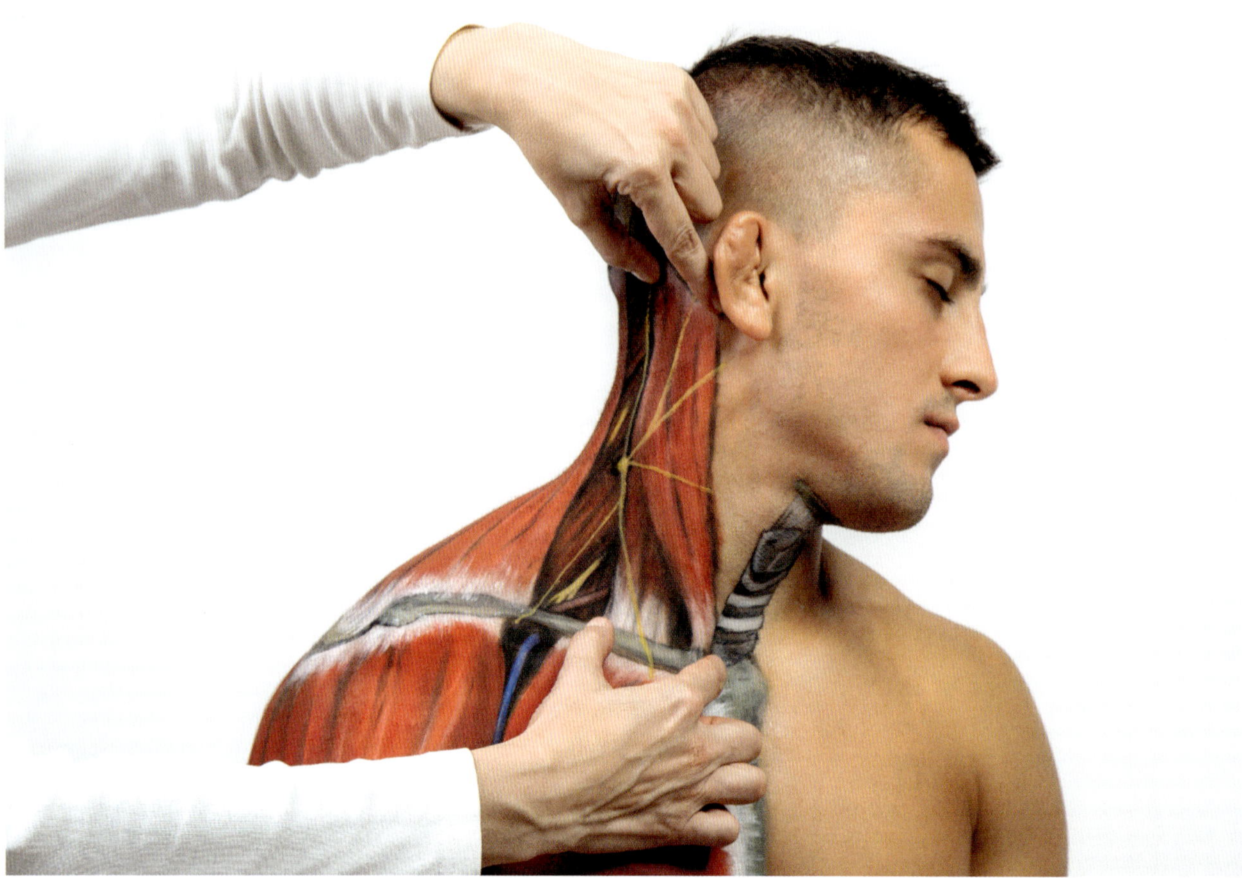

Ausgangsposition des Patienten

Sitzend, der Kopf zur Gegenseite gedreht.

Ausgangsposition der Therapeutin

Stehend, seitlich des Patienten.

Ausführung der Palpation

Mit den Fingern der linken Hand umfasst die Therapeutin den Rand des sehnigen Ursprungs des M. sternocleidomastoideus distal von Mastoid und Linea nuchalis superior. Mit den Fingern der rechten Hand umfasst sie die Ränder des Caput laterale/claviculare und des Caput mediale/sternale. Auf diese Weise werden Ursprung und Ansatz des Muskels lokalisiert.

2.6. M. sternocleidomastoideus (seitliche Halsgegend)

M. sternocleidomastoideus (Trigonum colli laterale)

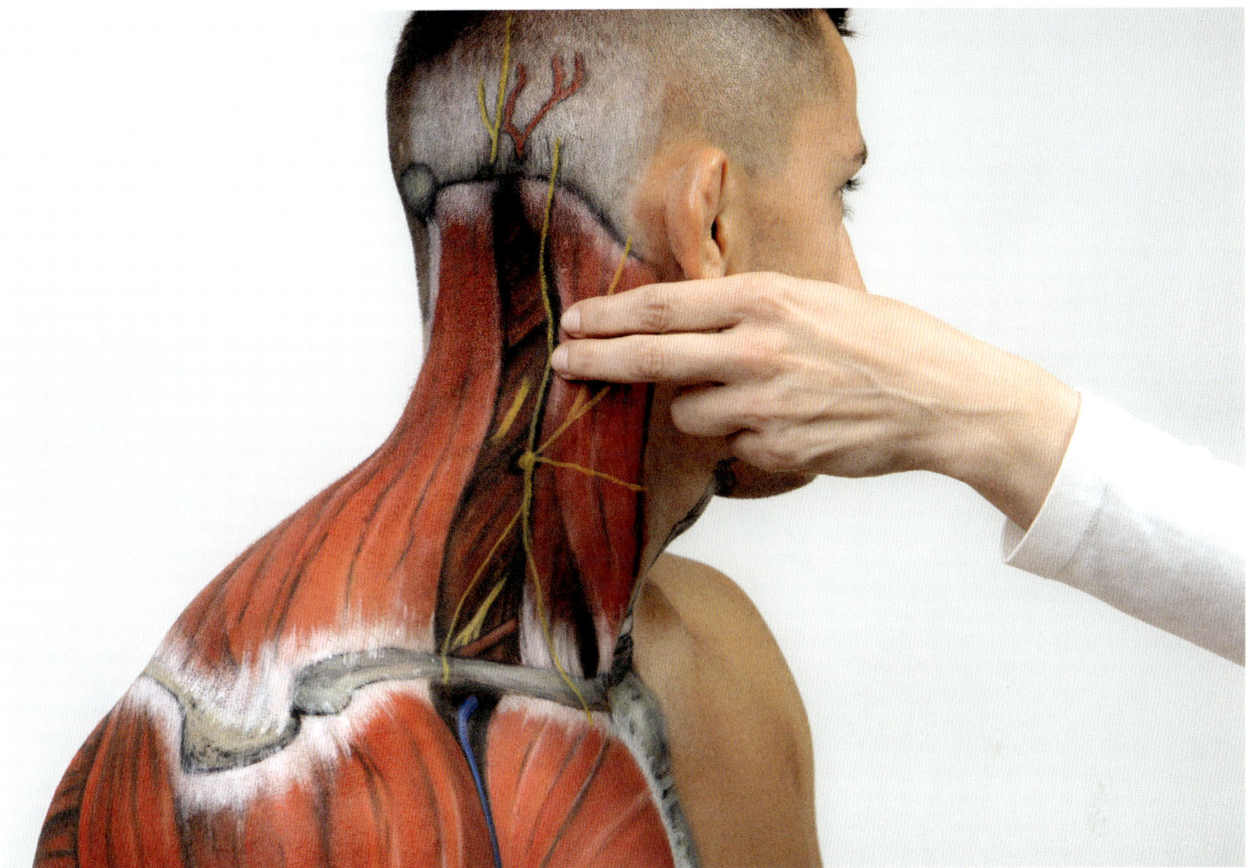

Ausgangsposition des Patienten

Sitzend, der Kopf zur Gegenseite gedreht.

Ausgangsposition der Therapeutin

Stehend, vor dem Patienten.

Ausführung der Palpation

Die Therapeutin palpiert und bewertet den hinteren Rand des M. sternocleidomastoideus in seinem oberen Teil. Der hintere Rand des Muskels bildet die vordere Abgrenzung der sog. seitlichen Halsgegend (Trigonum colli laterale).

2.7. M. sternocleidomastoideus (Ansatz am Schlüsselbein)

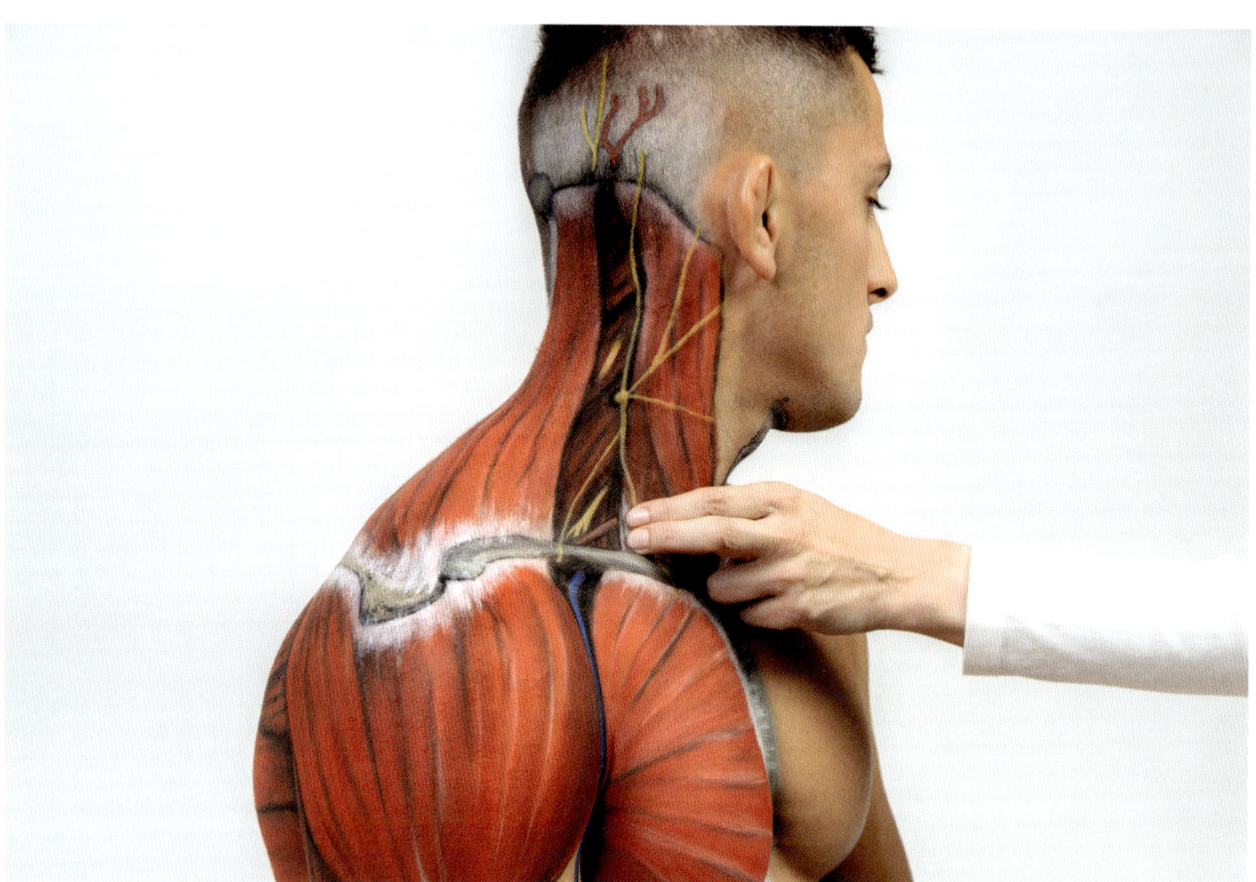

Ausgangsposition des Patienten

Sitzend, der Kopf zur Gegenseite gedreht.

Ausgangsposition der Therapeutin

Stehend, vor dem Patienten.

Ausführung der Palpation

Die Therapeutin palpiert und bewertet den hinteren Rand des klavikulären Teils des M. sternocleidomastoideus.

2.8. M. sternocleidomastoideus (vorderer Rand)

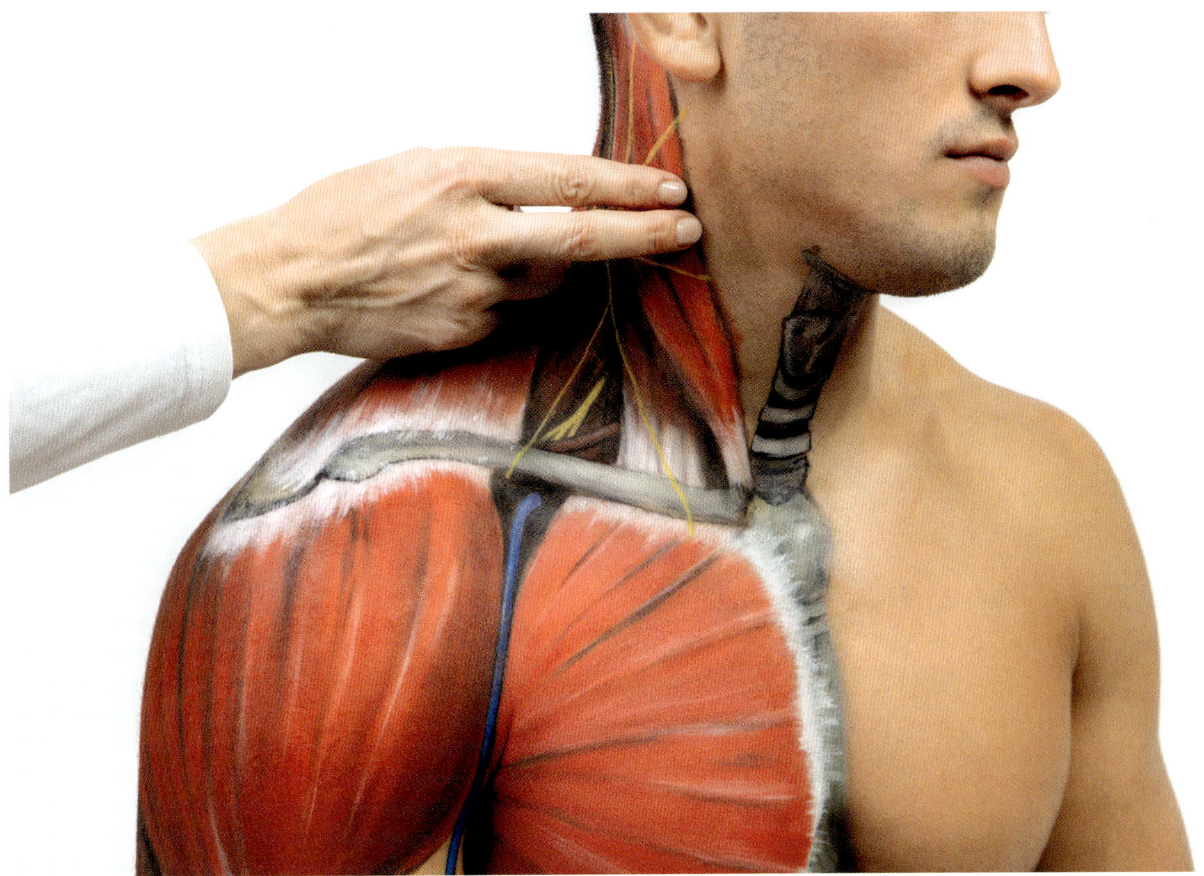

Ausgangsposition des Patienten

Sitzend.

Ausgangsposition der Therapeutin

Stehend, seitlich des Patienten.

Ausführung der Palpation

Die Therapeutin palpiert und bewertet den vorderen Rand des M. sternocleidomastoideus.

2.9. M. sternocleidomastoideus (dreieckige Lücke zwischen lateralem und medialem Kopf)

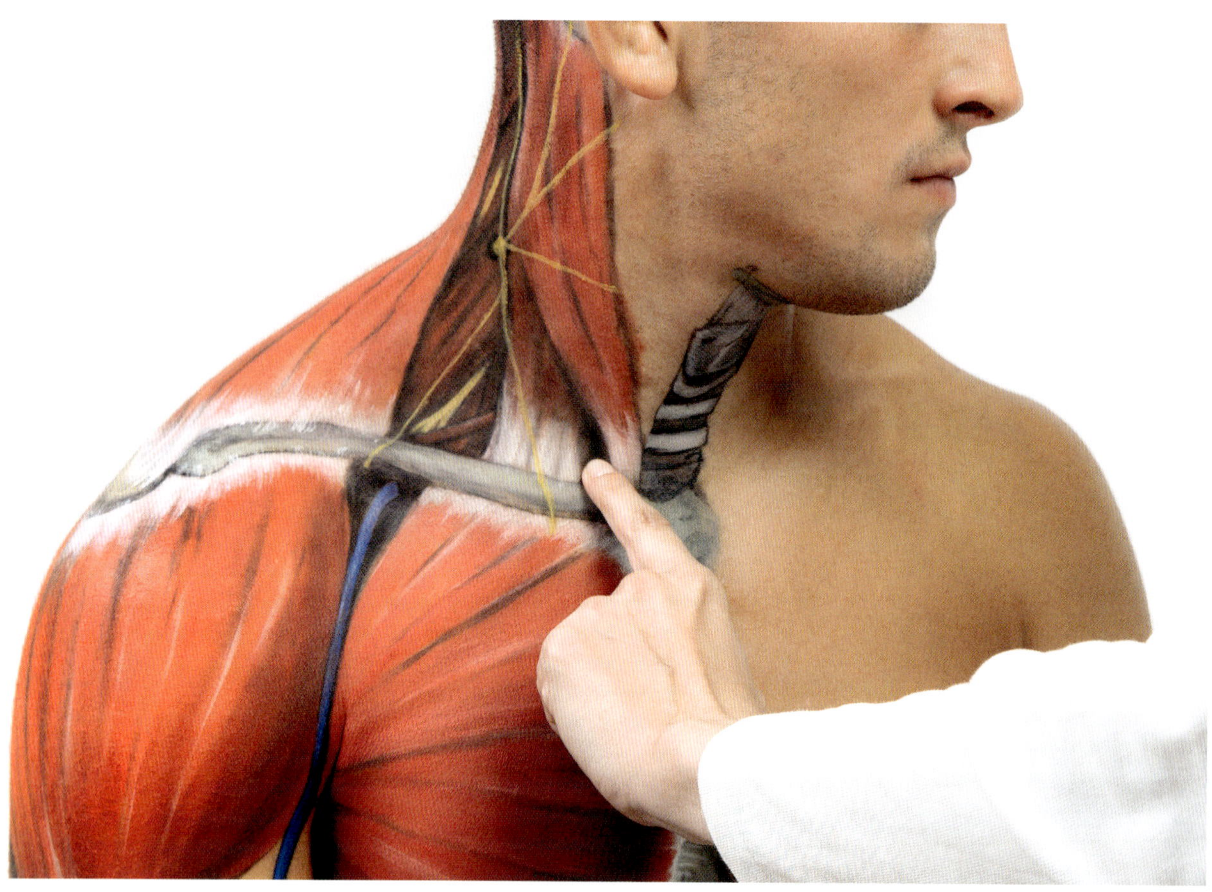

Ausgangsposition des Patienten

Sitzend, der Kopf zur Gegenseite gedreht.

Ausgangsposition der Therapeutin

Stehend, vor dem Patienten.

Ausführung der Palpation

Die Therapeutin palpiert und bewertet die Lücke zwischen dem hinteren Rand des sternalen Teils und dem vorderem Rand des klavikulären Teils des M. sternocleidomastoideus. Beide Ränder bilden zusammen mit dem oberen Rand des Schlüsselbeins eine Lücke, die sog. Fossa supraclavicularis minor. In der Tiefe dieser Lücke kann der Puls an der A. carotis communis ertastet werden.

2.10. Querfortsatz von C1

Processus transversus von C1

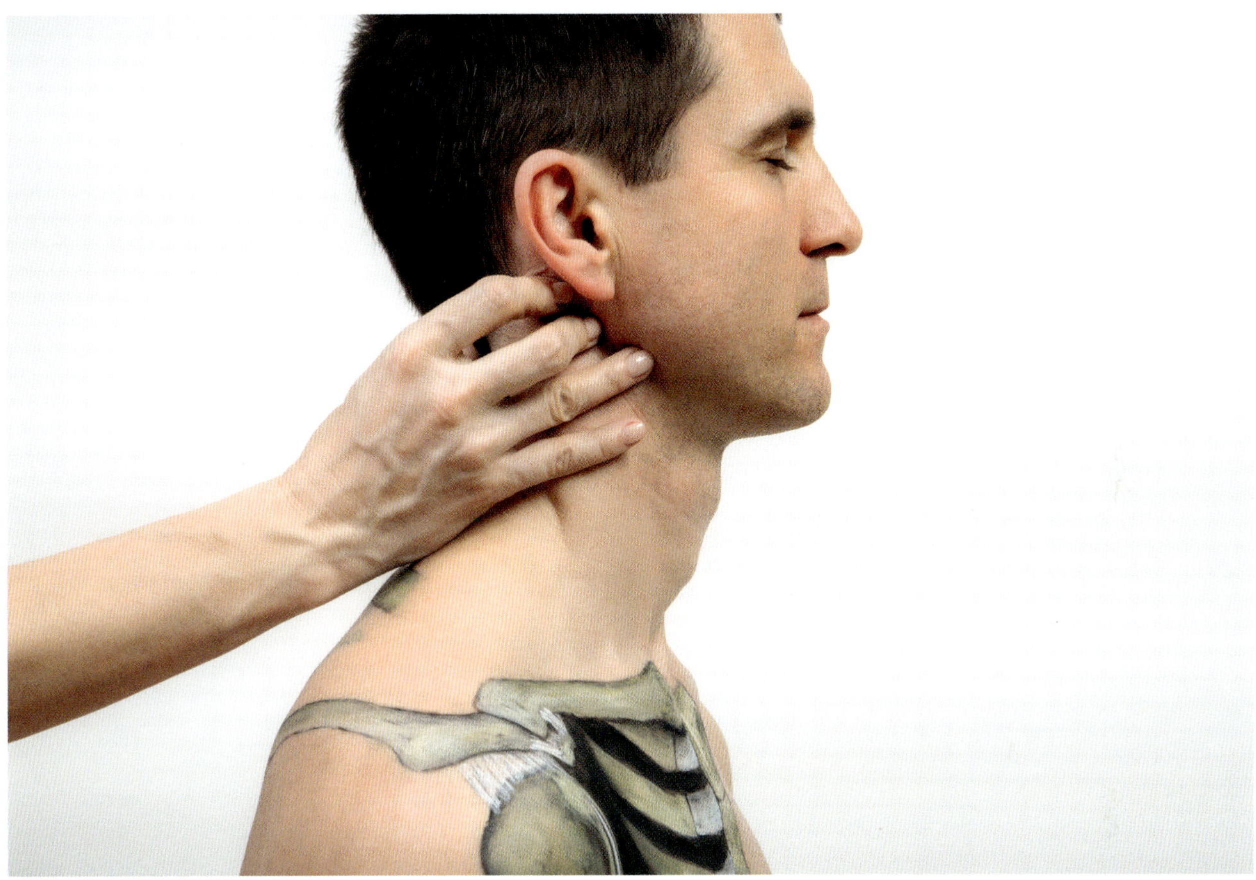

Ausgangsposition des Patienten

Sitzend.

Ausgangsposition der Therapeutin

Stehend, hinter dem Patienten.

Ausführung der Palpation

Die Therapeutin bestimmt die Lage des Querfortsatzes von C1. Sie legt den Zeigefinger an das Mastoid und den Ringfinger an den Kieferwinkel. Der Mittelfinger zeigt die Höhe von C1 an. Sie palpiert durch den M. sternocleidomastoideus hindurch. Die Palpation aus der Rückenlage erfordert eine umgekehrte Fingerhaltung.

2

2.11. Querfortsätze von C1–C4

Processus transversi von C1–C4

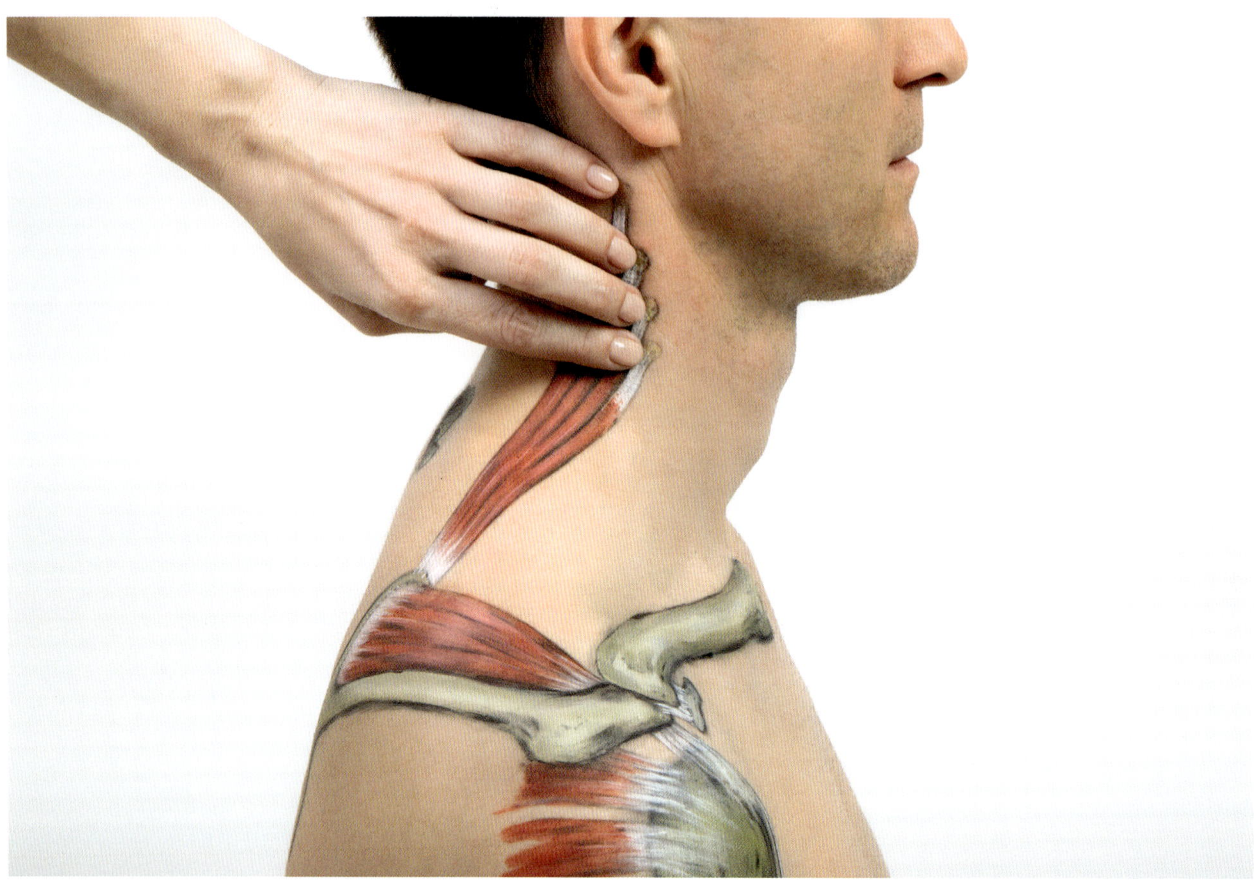

Ausgangsposition des Patienten

Sitzend.

Ausgangsposition der Therapeutin

Stehend, hinter dem Patienten.

Ausführung der Palpation

Die Therapeutin bestimmt die gedachte Linie zwischen den Querfortsätzen der HWK von C1 bis C4. An den hinteren Höckern (Tuberculi dorsales) der Querfortsätze von C1 bis C4 setzt der M. levator scapulae an.

2.12. Querfortsätze von C1–C6

Processus transversi von C1–C6

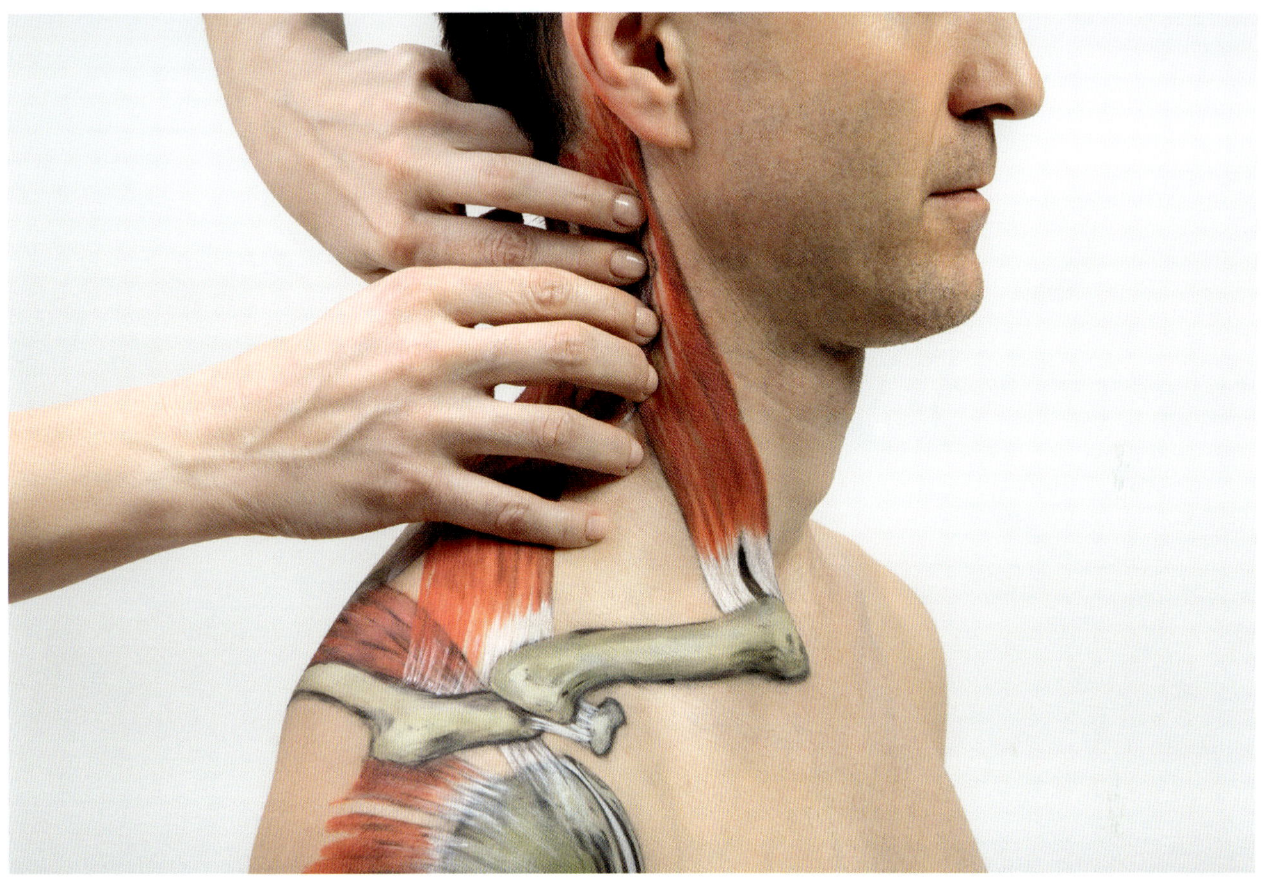

Ausgangsposition des Patienten

Sitzend.

Ausgangsposition der Therapeutin

Stehend, hinter dem Patienten.

Ausführung der Palpation

Die Therapeutin palpiert die Querfortsätze der HWS. Die gedachte Linie, die die einzelnen Querfortsätze verbindet, teilt die sog. seitliche Halsgegend (Trigonum colli laterale) in zwei Teile. Im vorderen Teil der seitlichen Halsgegend kann man den M. scalenus anterior, den M. scalenus medius und den M. omohyoideus palpatorisch ertasten. Im hinteren Teil bewertet man den M. levator scapulae und die Mm. spleni (M. splenius capitis u. M. splenius cervicis).

2.13. Verlauf des M. omohyoideus

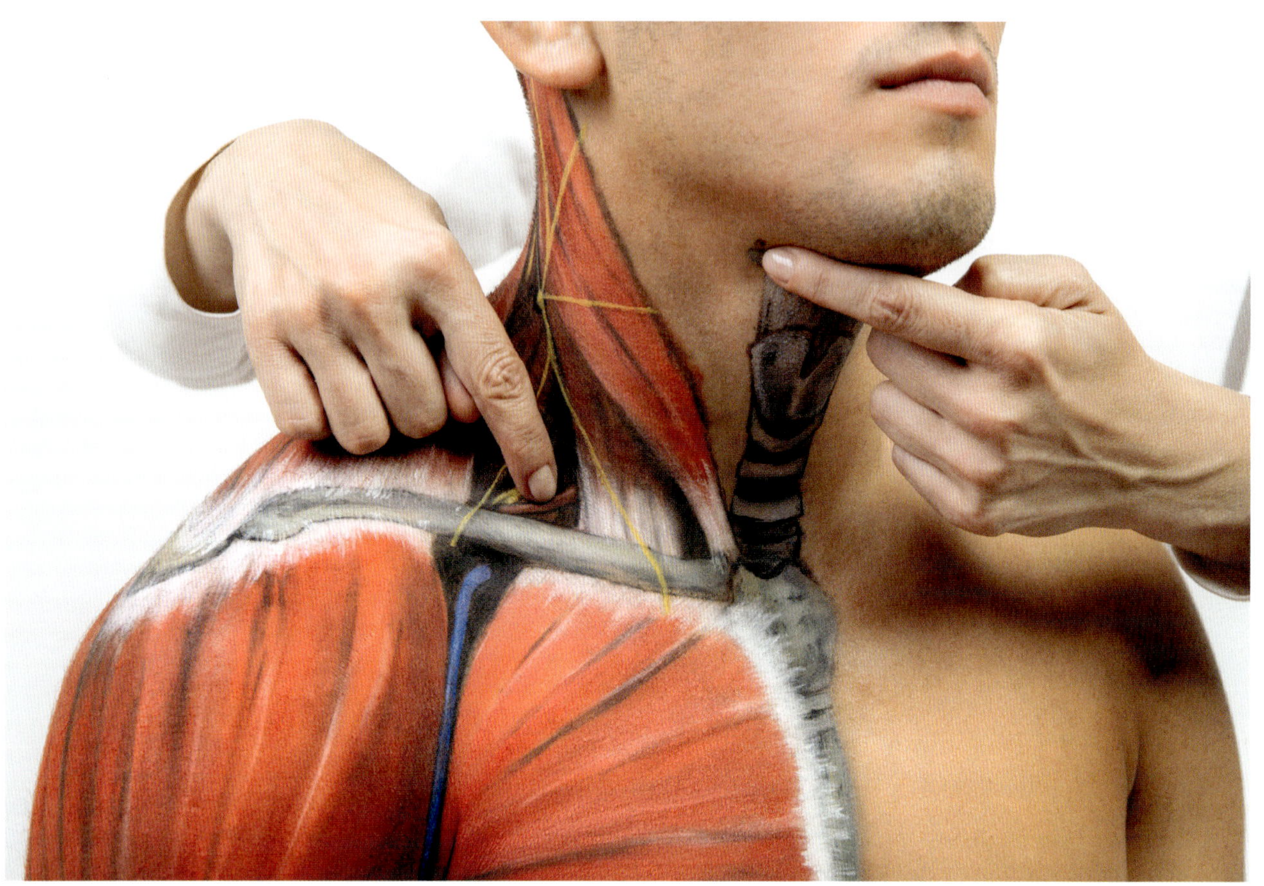

Ausgangsposition des Patienten

Sitzend.

Ausgangsposition der Therapeutin

Stehend, hinter dem Patienten.

Ausführung der Palpation

Die Therapeutin bestimmt den Verlauf des M. omohyoideus zwischen dem Zungenbein und der Fossa supraclavicularis. Der Zeigefinger der rechten Hand liegt auf dem unteren Muskelbauch des M. omohyoideus.

2.14. Unterer Muskelbauch des M. omohyoideus

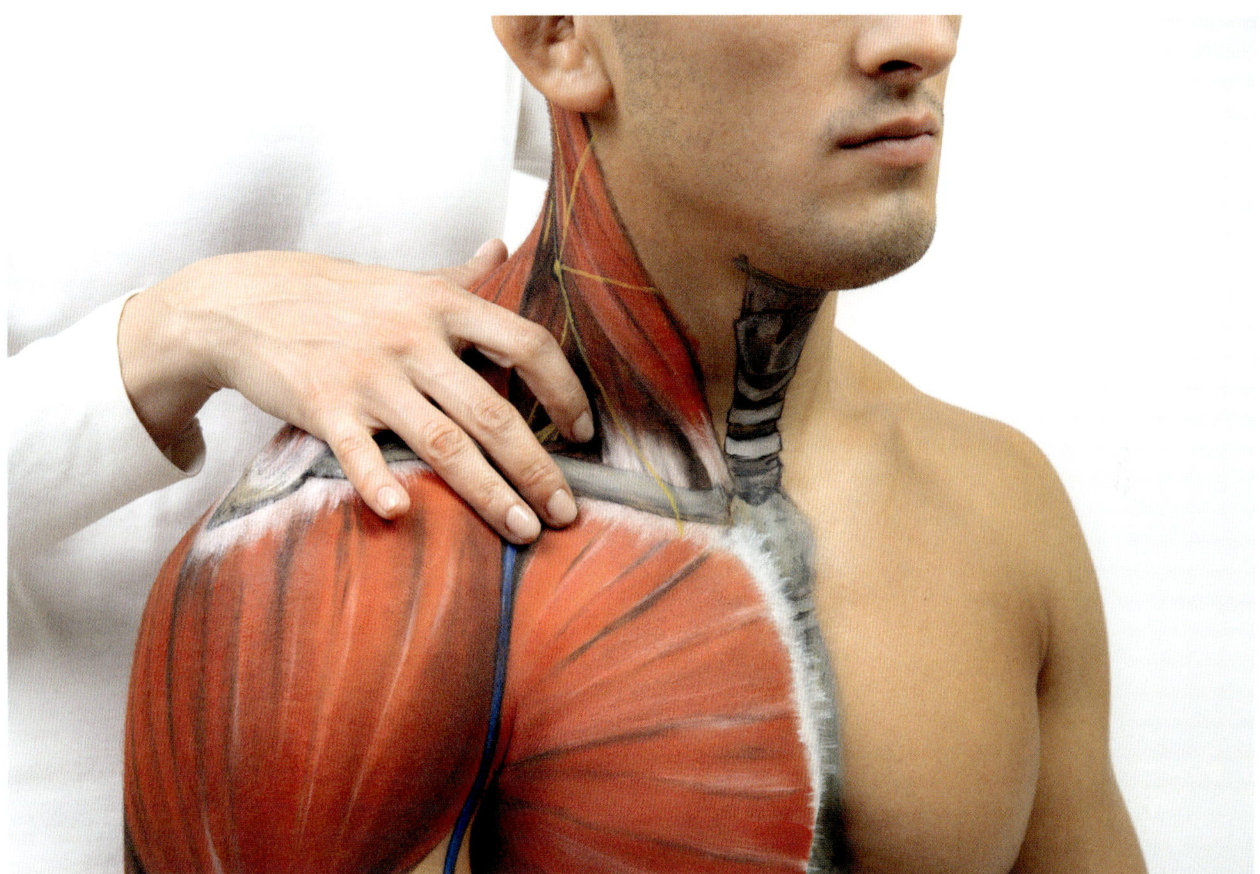

Ausgangsposition des Patienten

Sitzend.

Ausgangsposition der Therapeutin

Stehend, hinter dem Patienten.

Ausführung der Palpation

Die Therapeutin palpiert und bewertet den unteren Muskelbauch des M. omohyoideus in der Fossa supraclavicularis. Sie ertastet einen schmalen, oberflächlich gelegenen Muskel, der hinter dem M. sternocleidomastoideus nach oben verläuft.

2.15. A. subclavia

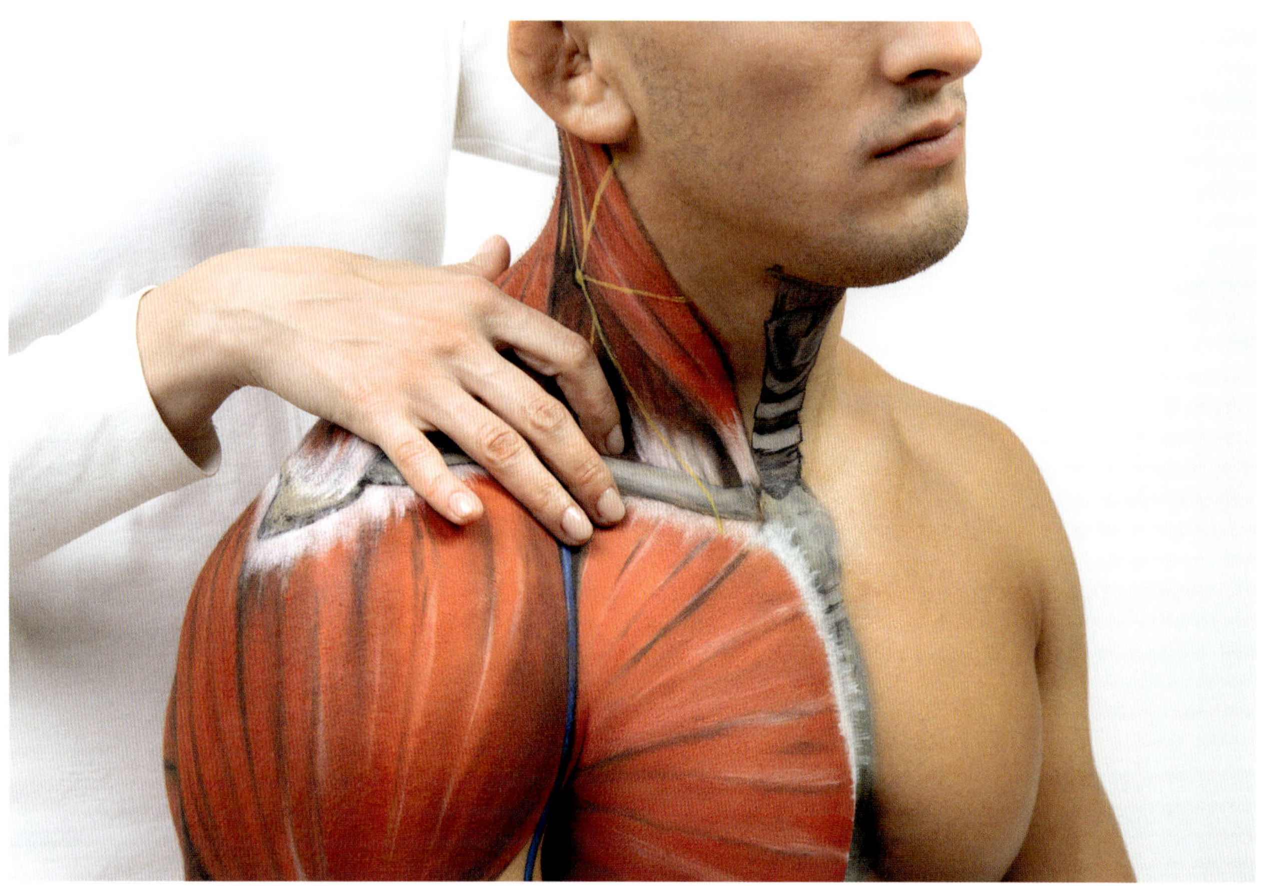

Ausgangsposition des Patienten

Sitzend, der Kopf zu der untersuchten Seite geneigt.

Ausgangsposition der Therapeutin

Stehend, hinter dem Patienten. Der Zeigefinger liegt im Verlauf des hinteren Randes des M. sternocleidomastoideus.

Ausführung der Palpation

Die Therapeutin versucht den Puls der A. subclavia zu ertasten. Der Zeigefinger befindet sich in der Fossa supraclavicularis und ist zur Oberfläche der ersten Rippe gerichtet, die die Basis der sog. hinteren Skalenuslücke bildet.

2.16. M. scalenus anterior

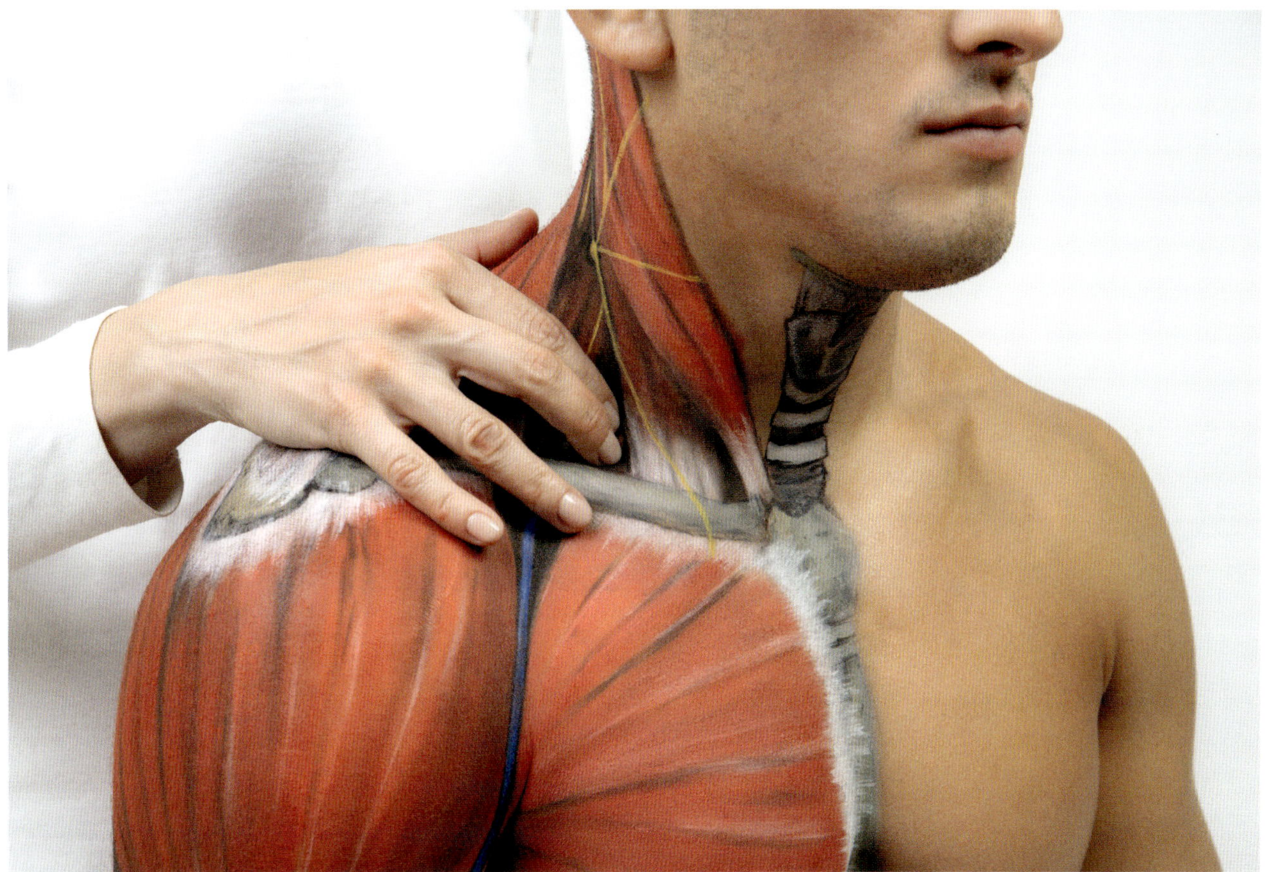

Ausgangsposition des Patienten

Sitzend.

Ausgangsposition der Therapeutin

Stehend, hinter dem Patienten. Die Finger liegen in der Fossa supraclavicularis, dorsal des M. sternocleidomastoideus.

Ausführung der Palpation

Die Therapeutin palpiert den M. scalenus anterior ventral der A. subclavia. Die Bewertung wird mit den Fingern nach kaudal und medial gerichtet quer zum Faserverlauf durchgeführt. Über dem Muskel kann man versuchen den Verlauf des N. phrenicus zu ertasten.

2.17. Trunci Plexus brachialis

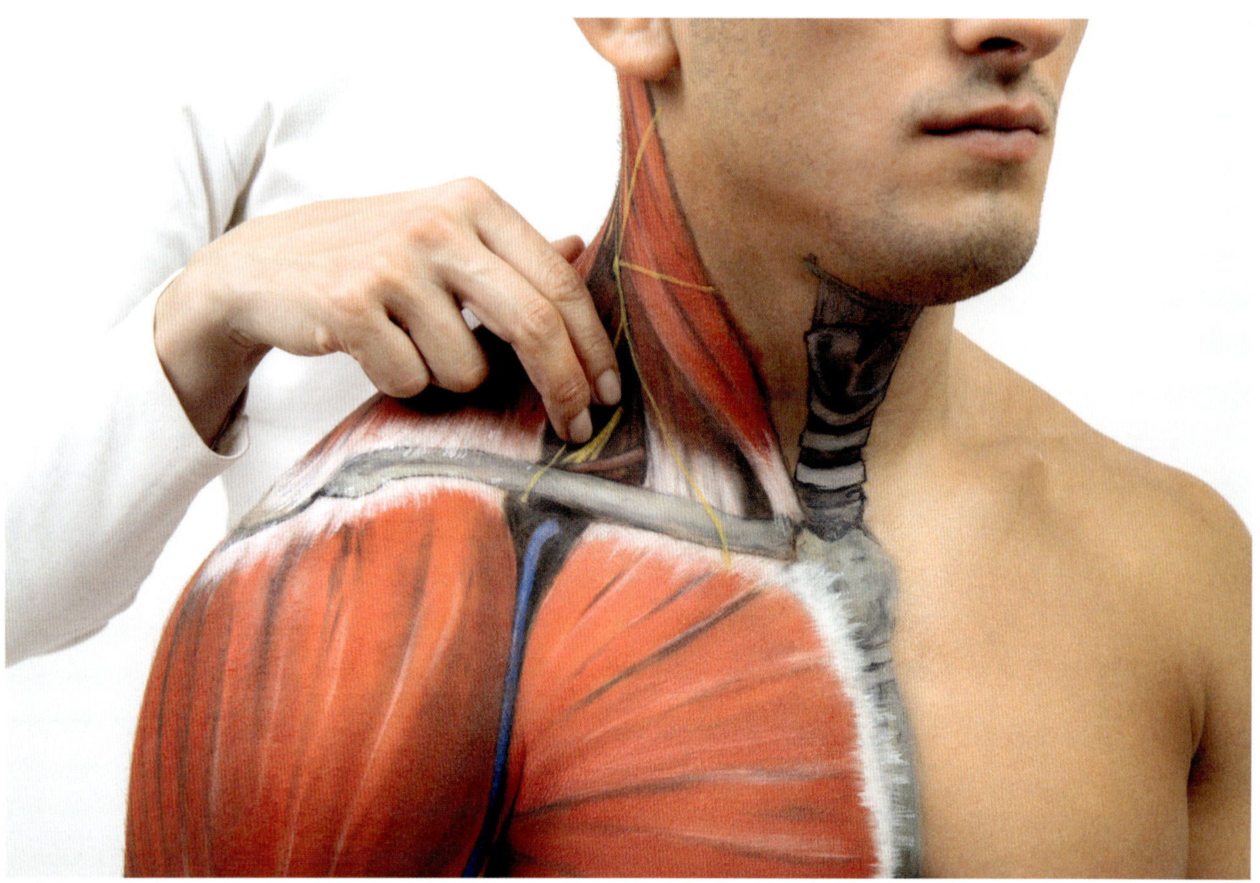

Ausgangsposition des Patienten

Sitzend.

Ausgangsposition der Therapeutin

Stehend, hinter dem Patienten.

Ausführung der Palpation

Die Therapeutin provoziert die Trunci des Brachialplexus dorsal des M. scalenus anterior. Untersucht wird die Region zwischen dem M. scalenus anterior und dem M. scalenus medius (die sog. hintere Skalenuslücke).

2.18. M. scalenus medius

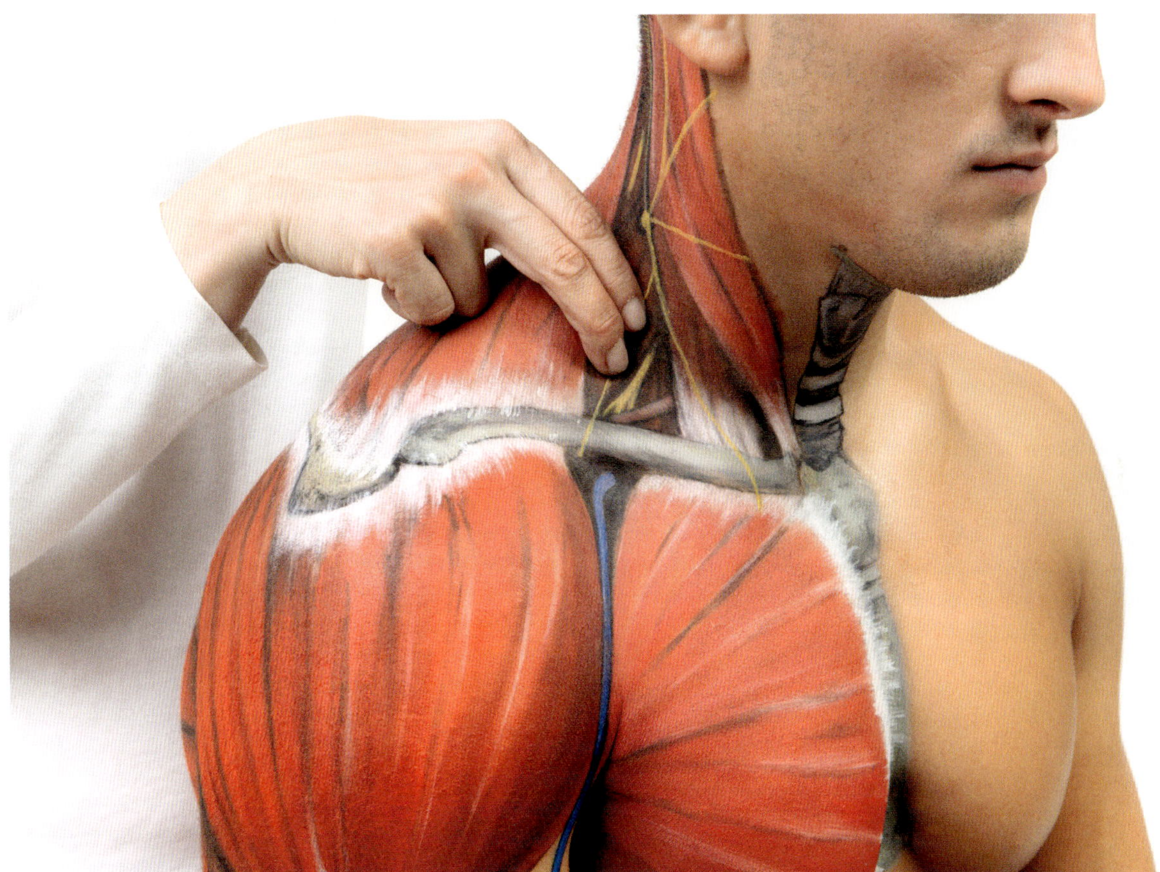

Ausgangsposition des Patienten

Sitzend.

Ausgangsposition der Therapeutin

Stehend, hinter dem Patienten.

Ausführung der Palpation

Die Therapeutin palpiert und bewertet den M. scalenus medius, dorsal des M. scalenus anterior und der Trunci des Brachialplexus. Die Untersuchung wird quer zum Faserverlauf durchgeführt. Die Finger werden schrittweise nach kaudal medial versetzt.

2.19. M. levator scapulae – Teil 1

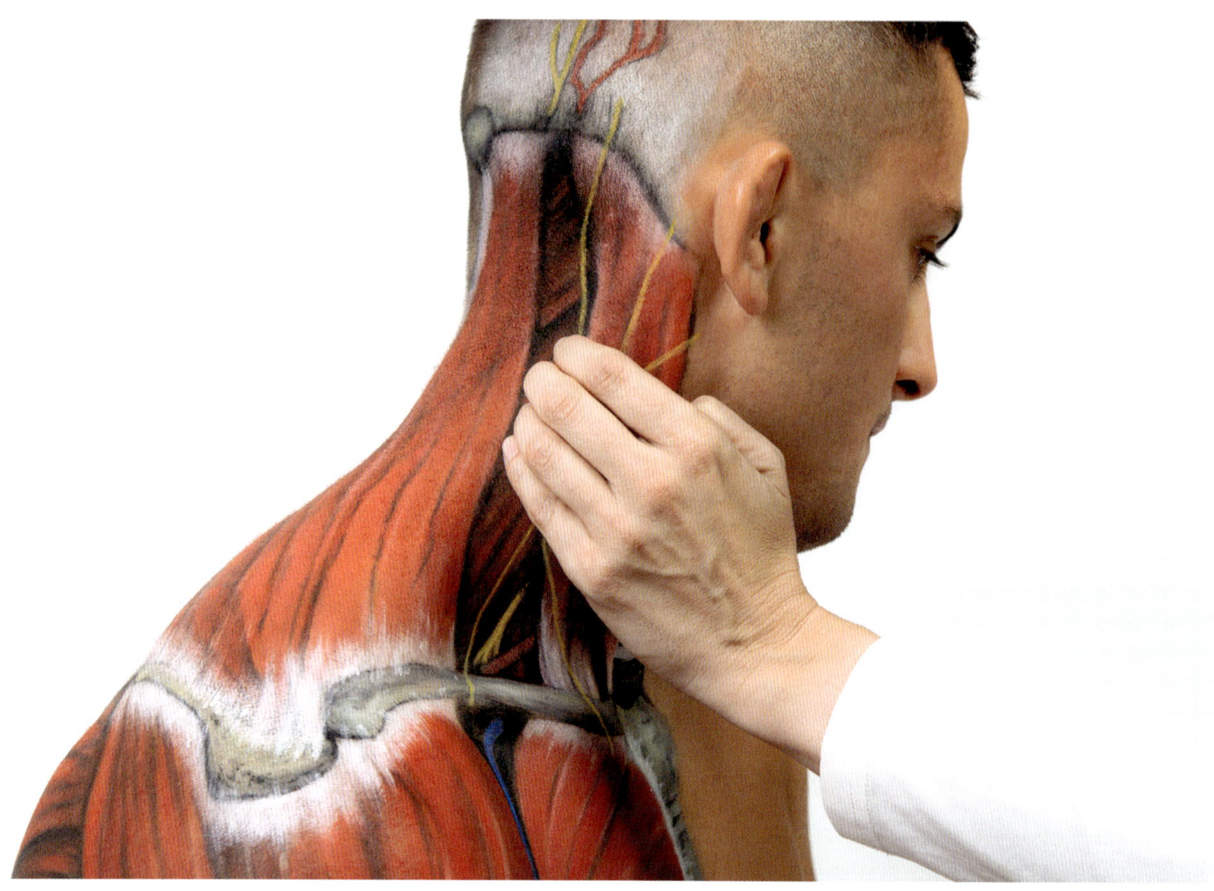

Ausgangsposition des Patienten

Sitzend, der Kopf zur Gegenseite gedreht.

Ausgangsposition der Therapeutin

Stehend, seitlich des Patienten auf der Gegenseite der untersuchten Struktur. Die Therapeutin legt die Finger entlang der Linie zwischen den Querfortsätzen der oberen HWK und dem Angulus superior der Skapula.

Ausführung der Palpation

Die Therapeutin palpiert und bewertet den M. levator scapulae zwischen dem M. sternocleidomastoideus und dem M. trapezius.

2.20. M. levator scapulae – Teil 2

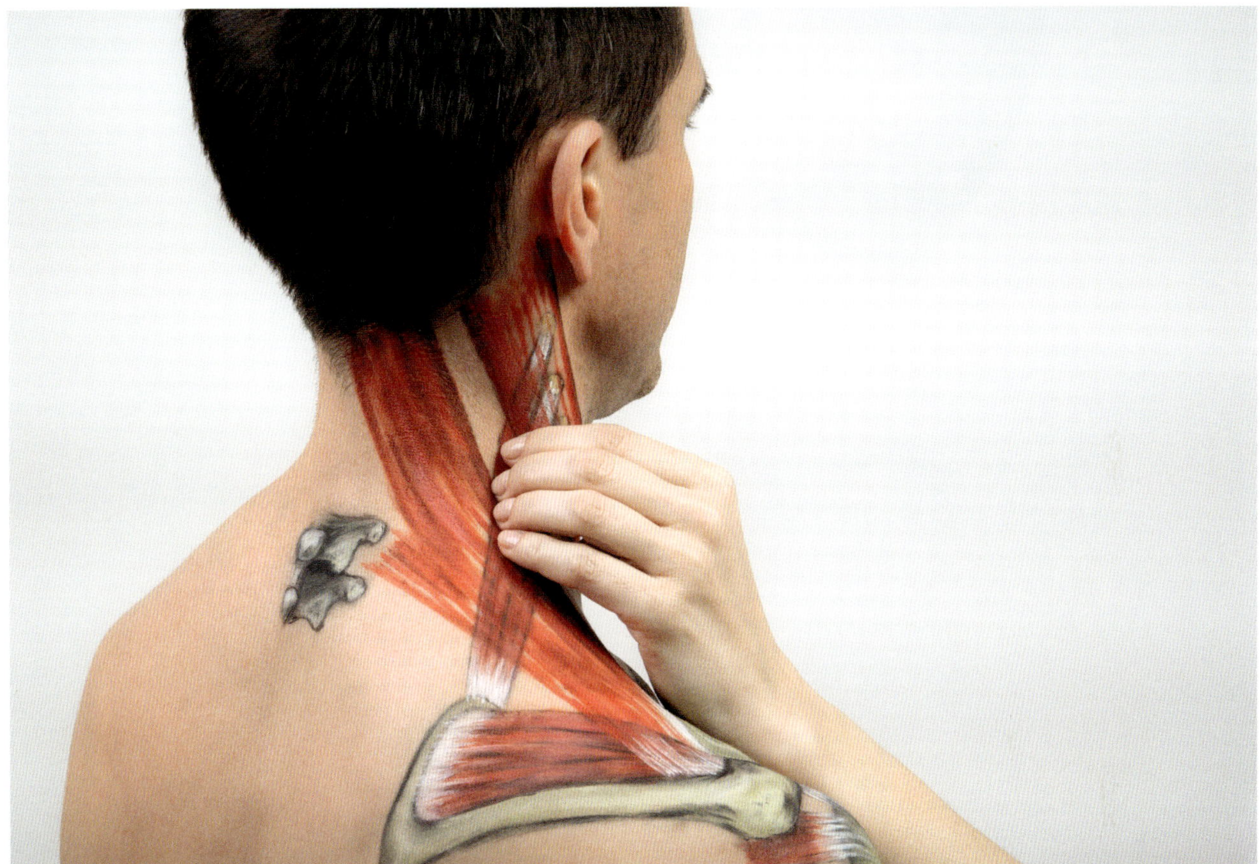

Ausgangsposition des Patienten

Sitzend.

Ausgangsposition der Therapeutin

Stehend, seitlich des Patienten auf der Seite der untersuchten Struktur. Die Therapeutin legt die Finger entlang der Linie zwischen den Querfortsätzen der oberen HWK und dem Angulus superior der Skapula.

Ausführung der Palpation

Die Therapeutin palpiert und bewertet den hinteren Rand des M. levator scapulae im Bereich zwischen dem M. sternocleidomastoideus und dem M. trapezius. Die oben genannten Strukturen wurden schematisch dargestellt; der M. trapezius wurde als eine durchsichtige Struktur abgebildet.

2.21. M. levator scapulae – Ursprung und Ansatz

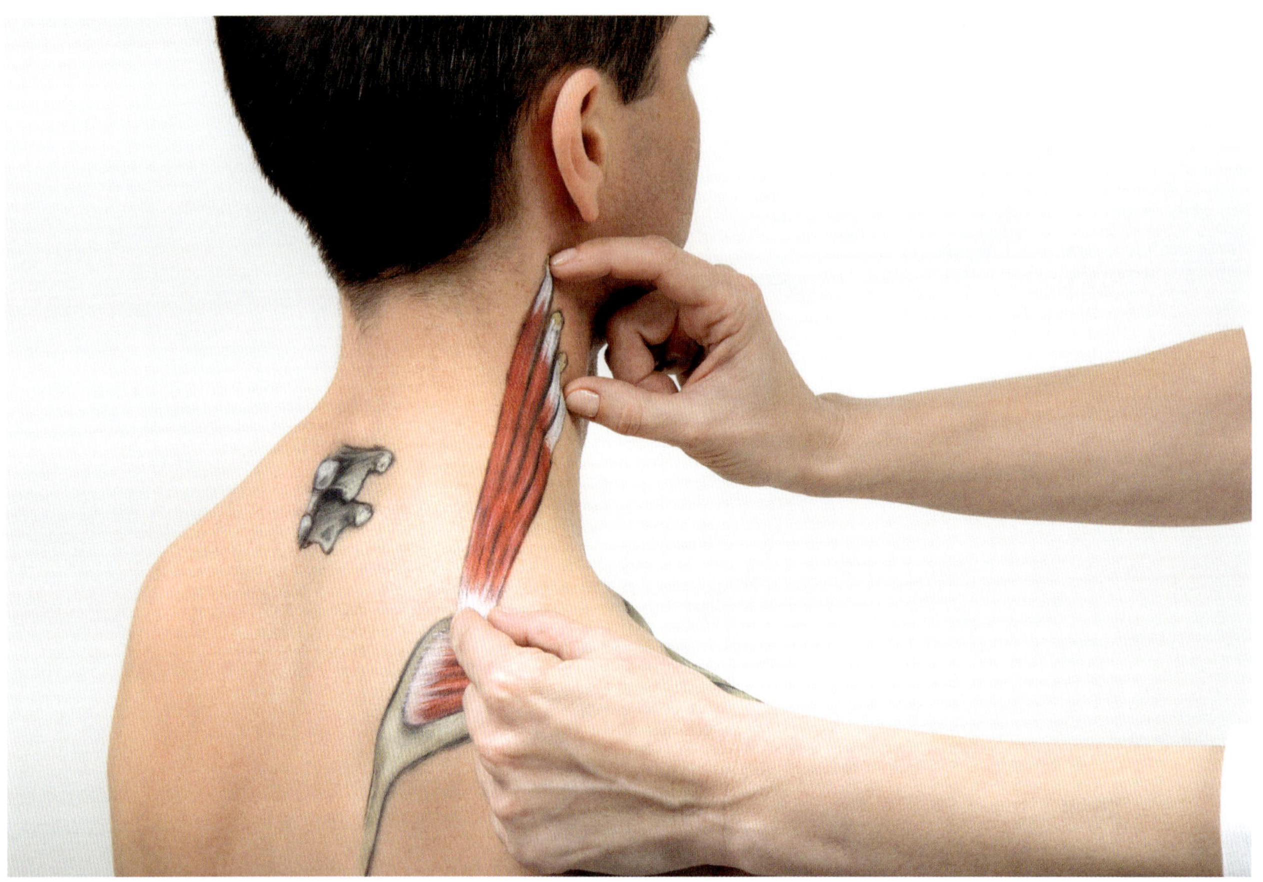

Ausgangsposition des Patienten

Sitzend.

Ausgangsposition der Therapeutin

Stehend, seitlich des Patienten auf der untersuchten Seite.

Ausführung der Palpation

Die Finger der rechten Hand liegen an den Querfortsätzen der Wirbel C1 und C4; die Finger der linken Hand befinden sich am Angulus superior der Skapula. Die Therapeutin umfasst den Ursprung und den Ansatz des Muskels.

2.22. Ansatz des M. levator scapulae

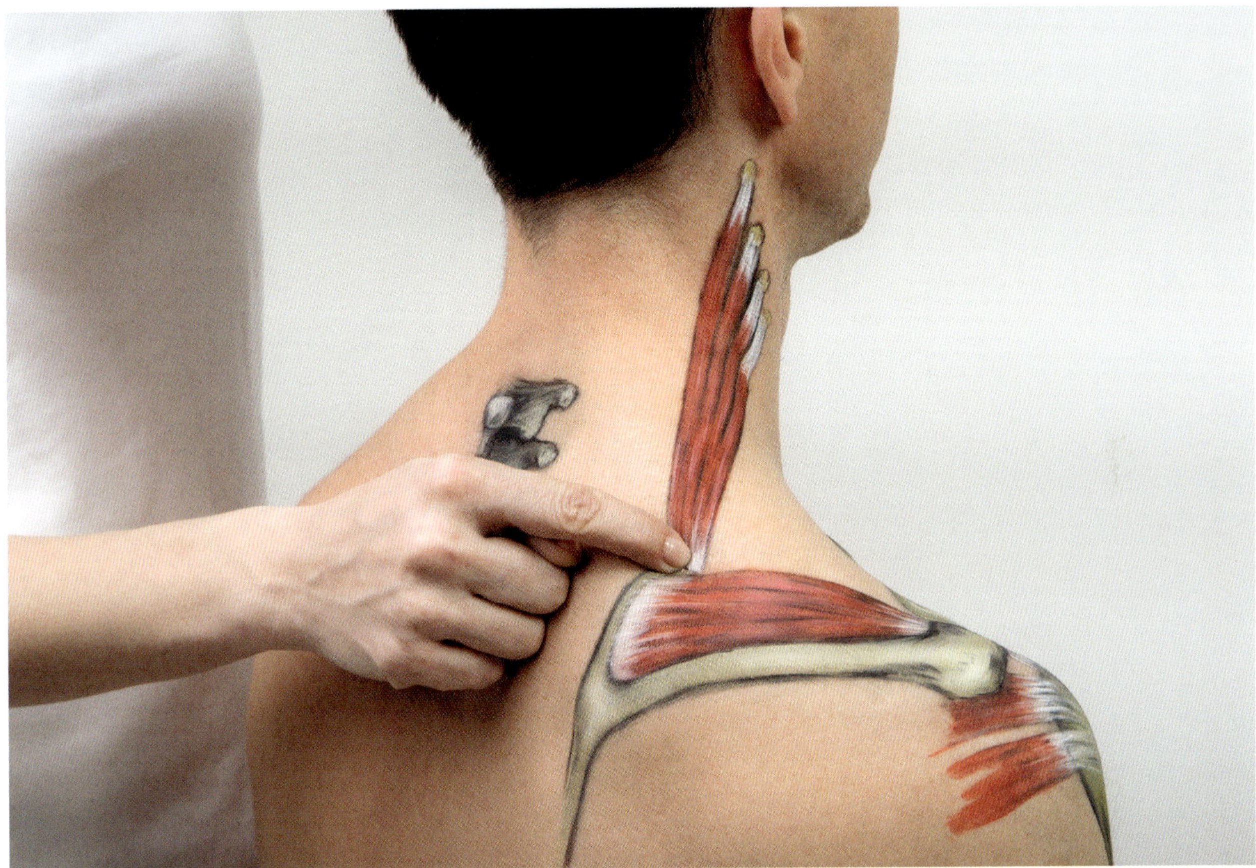

Ausgangsposition des Patienten

Sitzend.

Ausgangsposition der Therapeutin

Stehend, hinter dem Patienten.

Ausführung der Palpation

Die Therapeutin lokalisiert den Ansatz des M. levator scapulae am Angulus superior der Skapula.

2.23. N. accessorius

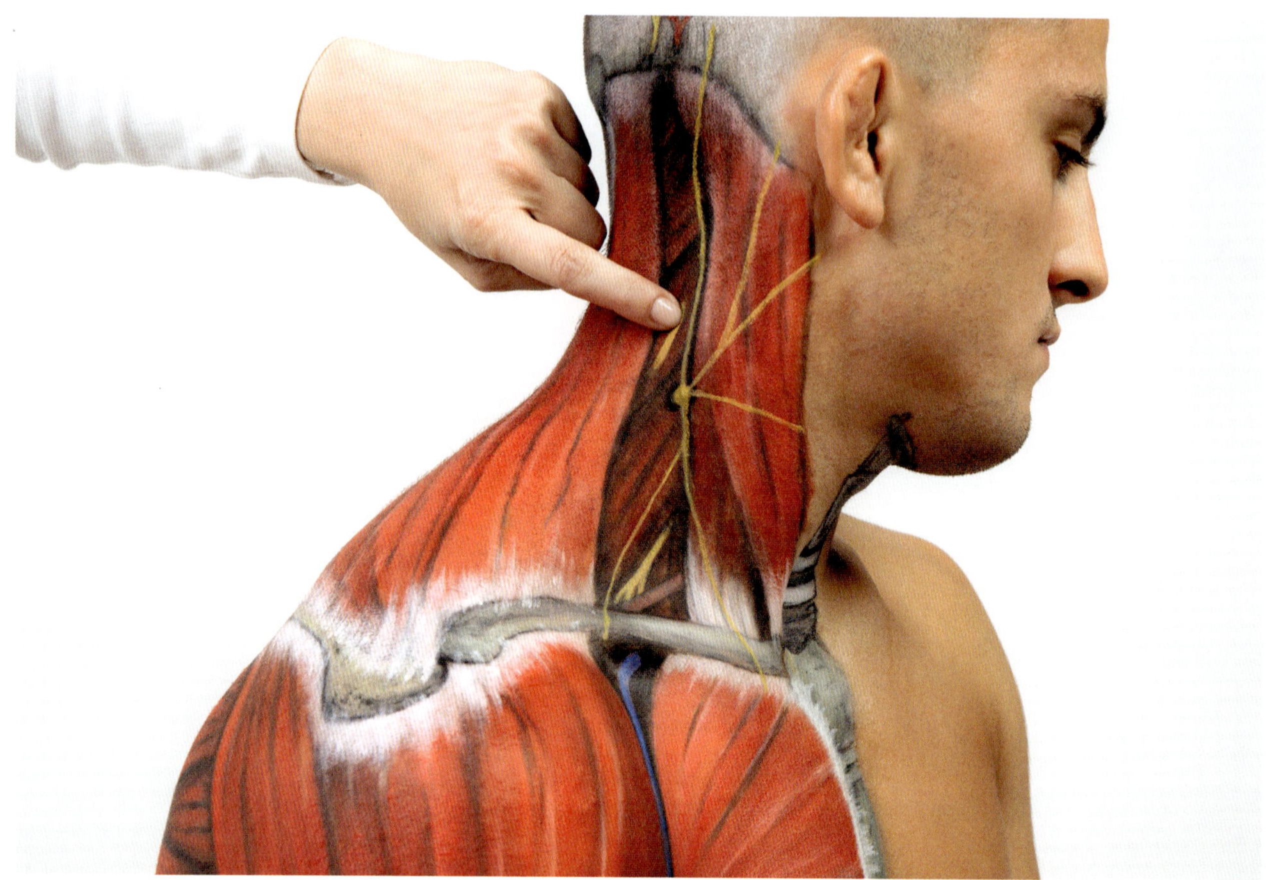

Ausgangsposition des Patienten

Sitzend, der Kopf zur Gegenseite gedreht.

Ausgangsposition der Therapeutin

Stehend, hinter dem Patienten.

Ausführung der Palpation

Die Therapeutin lokalisiert den N. accessorius auf der Oberfläche des M. levator scapulae. Sie findet den Nerv in dem von dem M. sternocleidomastoideus und dem M. trapezius abgegrenzten Bereich.

2.24. M. splenius cervicis

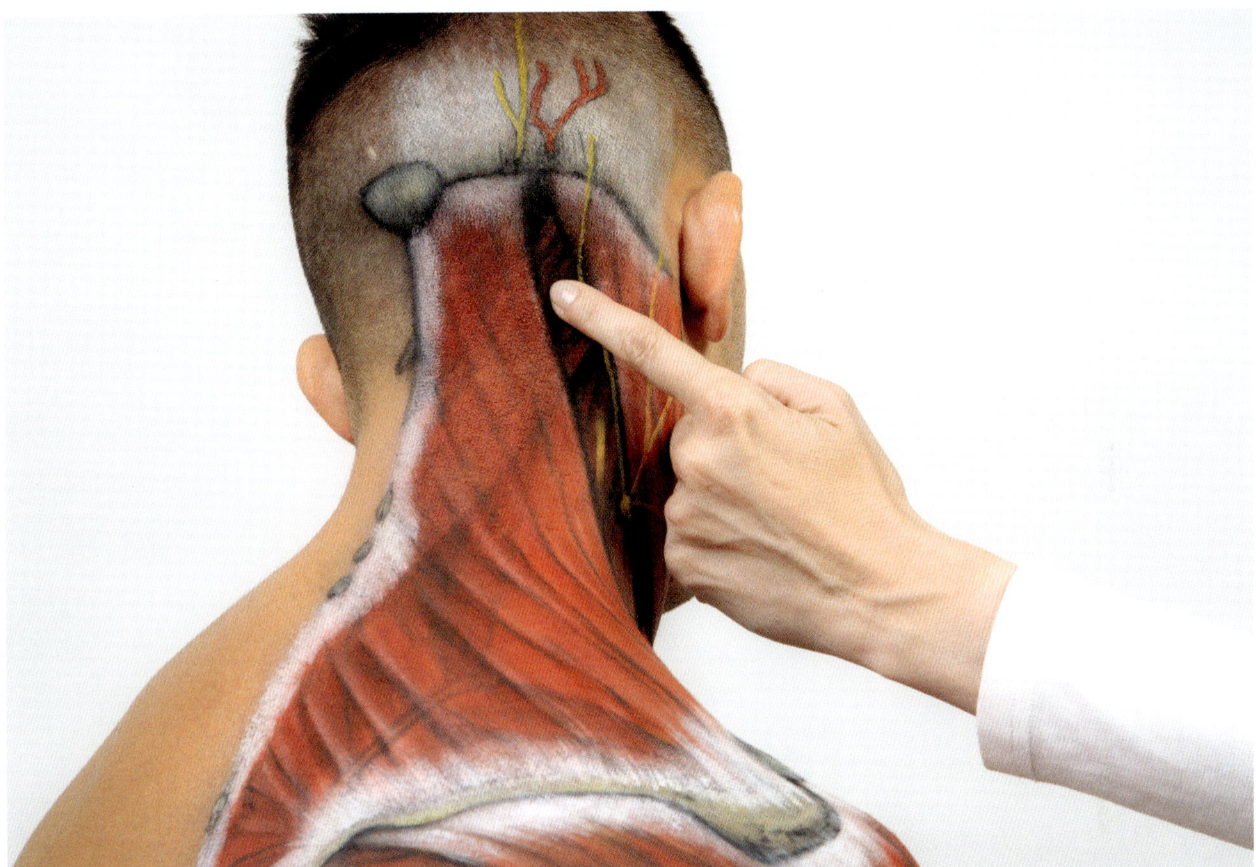

Ausgangsposition des Patienten

Sitzend, der Kopf zur Gegenseite gedreht und geneigt.

Ausgangsposition der Therapeutin

Stehend, seitlich des Patienten, auf der Seite der Palpation. Sie legt einen Finger in den oberen Bereich der sog. seitlichen Halsgegend (Trigonum colli laterale) kranial des Ursprungs des M. levator scapulae.

Ausführung der Palpation

Die Therapeutin palpiert und bewertet den M. splenius cervicis. Der Befund wird durch Extension und Rotation in die Richtung der Palpation bestätigt.

2.25. Erbscher Punkt

Punctum nervosum

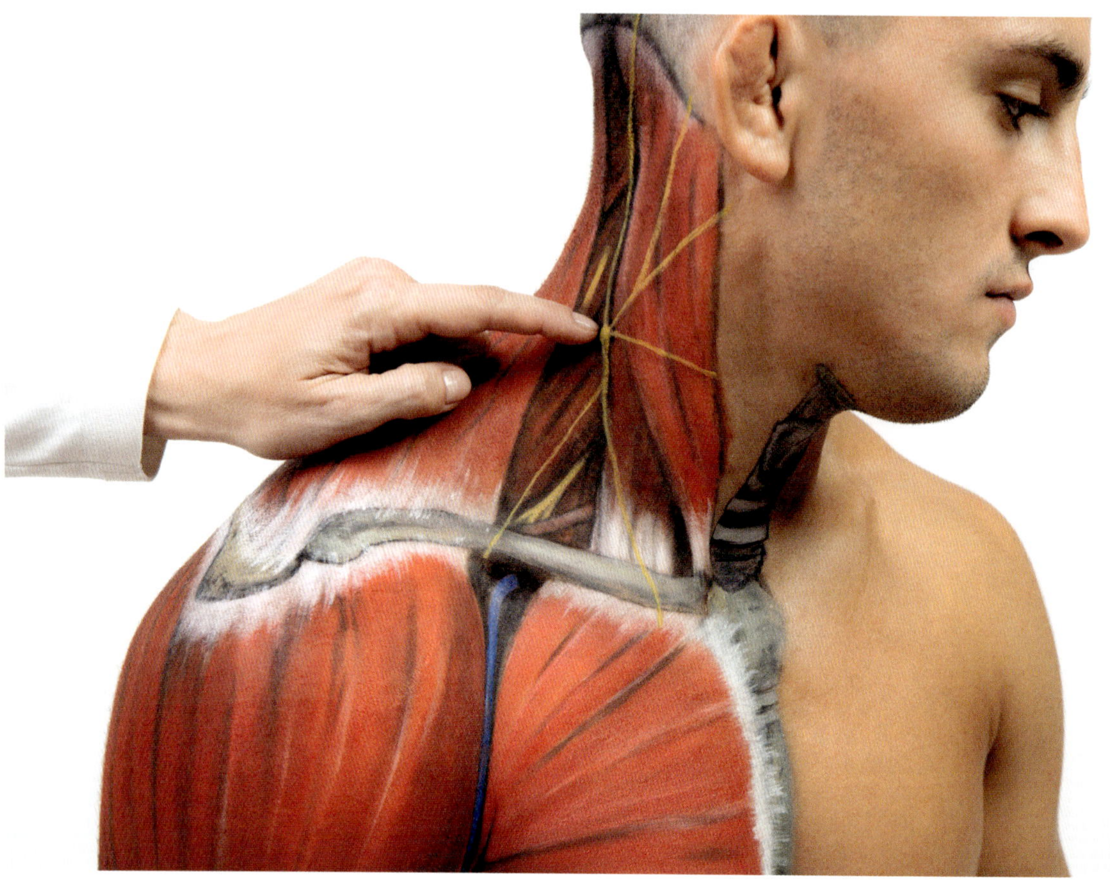

Ausgangsposition des Patienten

Sitzend, der Kopf zur Gegenseite gedreht.

Ausgangsposition der Therapeutin

Stehend, hinter dem Patienten.

Ausführung der Palpation

Die Therapeutin lokalisiert den sog. Erbschen Punkt (Erb–Punkt), der die Austrittstelle der Hautnerven aus dem Zervikalplexus darstellt. Die Palpation und die Bewertung werden im mittleren Verlauf des M. sternocleidomastoideus an seinem hinteren Rand durchgeführt.

2.26. N. transversus colli

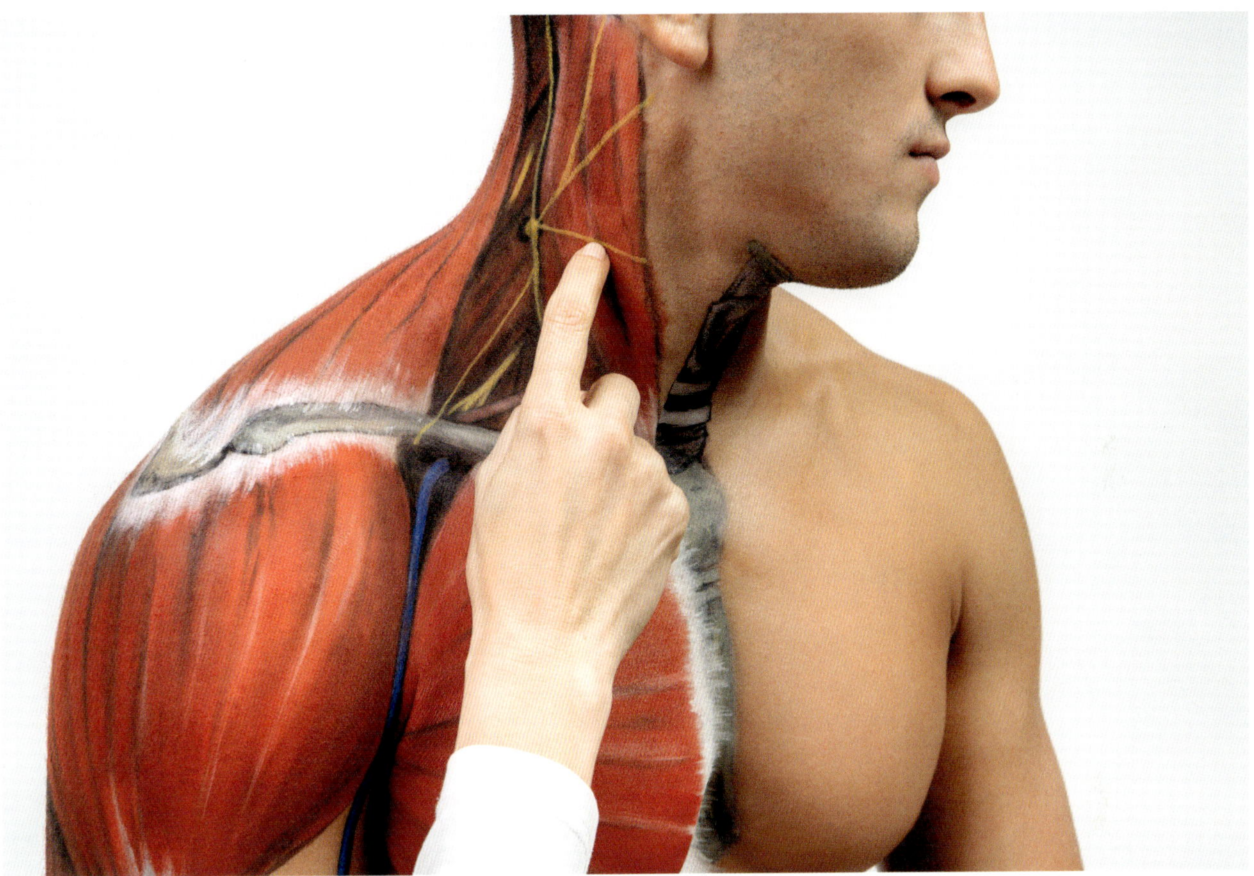

Ausgangsposition des Patienten

Sitzend, der Kopf zur Gegenseite gedreht.

Ausgangsposition der Therapeutin

Stehend, seitlich des Patienten, auf der Seite der Palpation.

Ausführung der Palpation

Die Therapeutin palpiert den N. transversus colli quer zu seinem Verlauf auf der Oberfläche des gespannten M. sternocleidomastoideus.

2.27. N. auricularis magnus

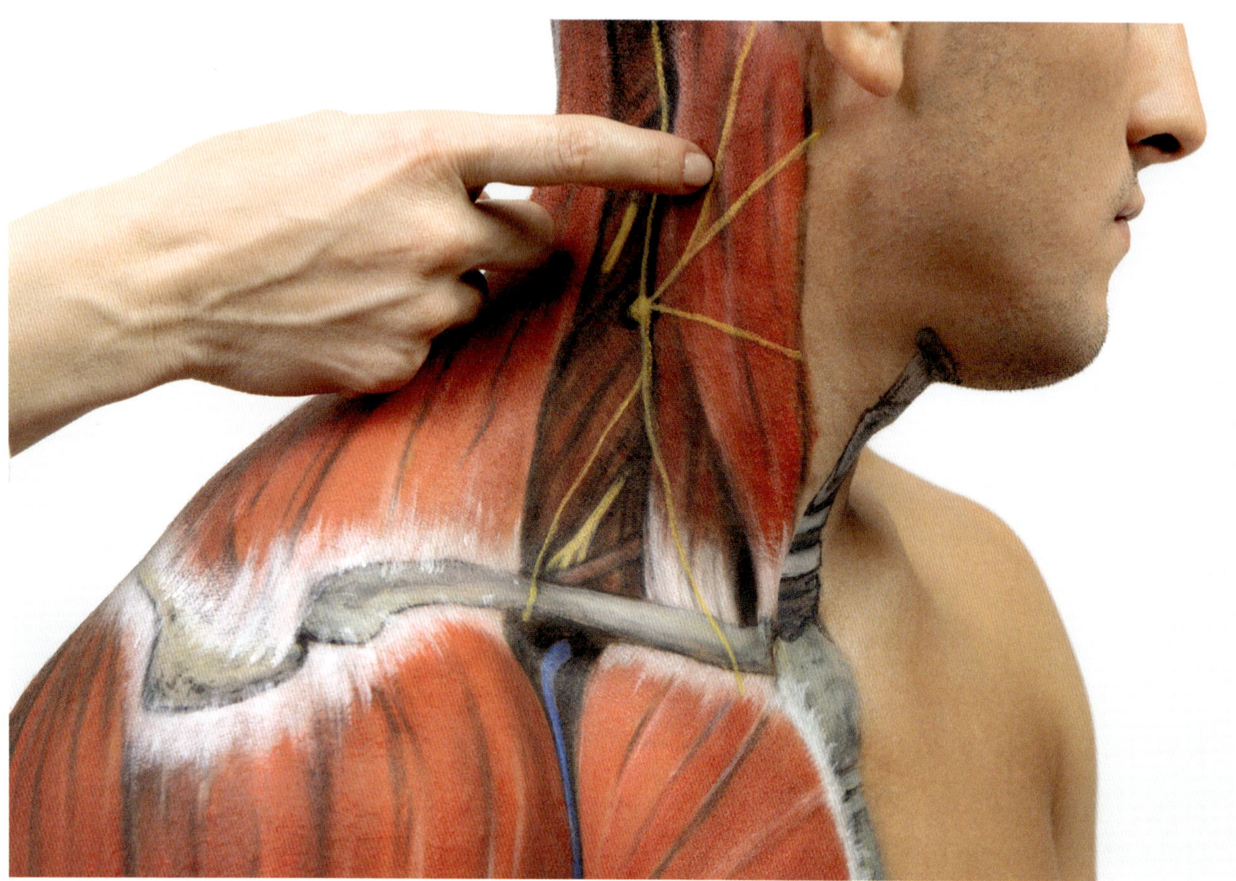

Ausgangsposition des Patienten

Sitzend, der Kopf zur Gegenseite gedreht.

Ausgangsposition der Therapeutin

Stehend, hinter dem Patienten.

Ausführung der Palpation

Die Therapeutin palpiert den N. auricularis magnus quer zu seinem Verlauf, zwischen dem Erbschen Punkt und dem Processus Mastoideus des Os temporale oder dem Kieferwinkel. Der Befund des Nervs kann bei angespanntem M. sternocleidomastoideus durchgeführt werden.

2.28. N. occipitalis minor

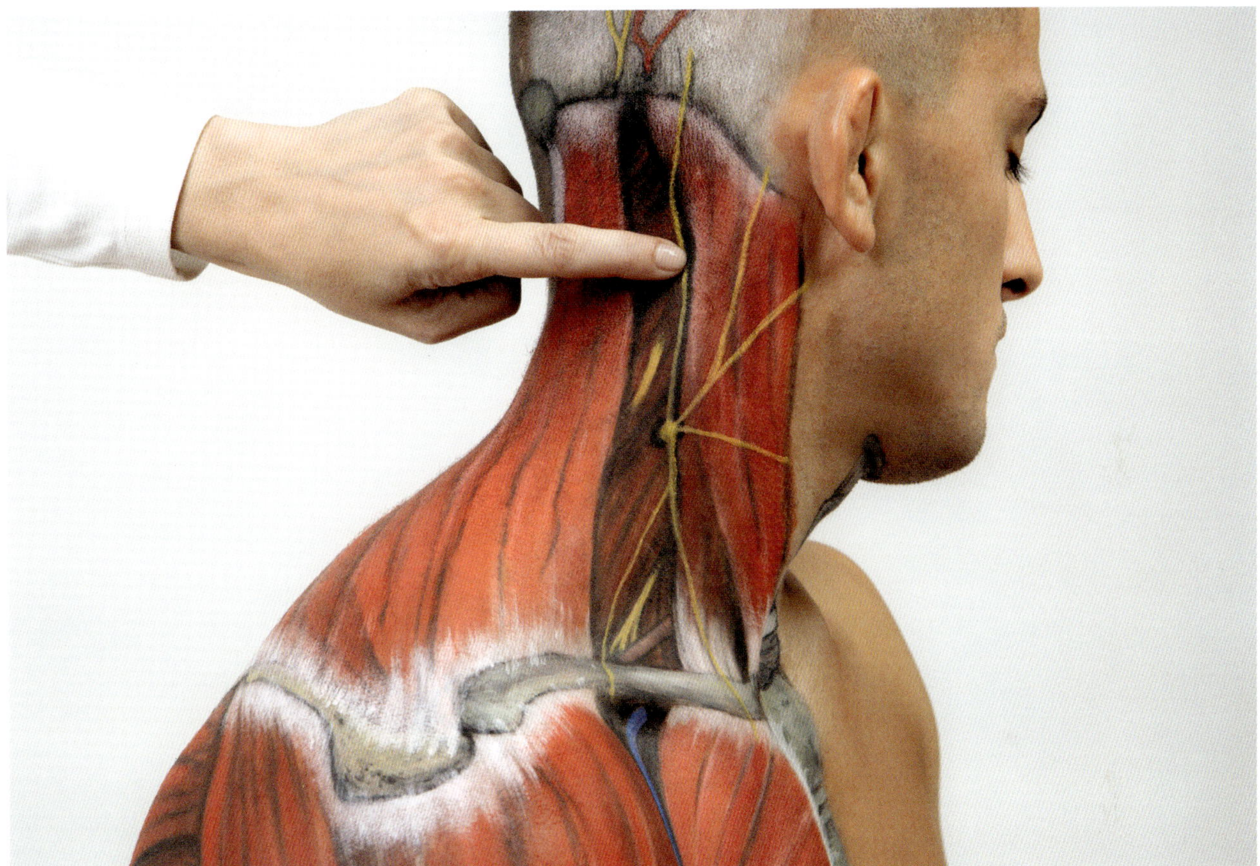

Ausgangsposition des Patienten

Sitzend, der Kopf zur Gegenseite gedreht.

Ausgangsposition der Therapeutin

Stehend, hinter dem Patienten.

Ausführung der Palpation

Die Therapeutin lokalisiert den N. occipitalis minor, der kranial vom Erb-Punkt entlang des hinteren Randes des M. sternocleidomastoideus verläuft.

2.29. Supraklavikuläre Nerven – Teil 1

Nn. supraclaviculare

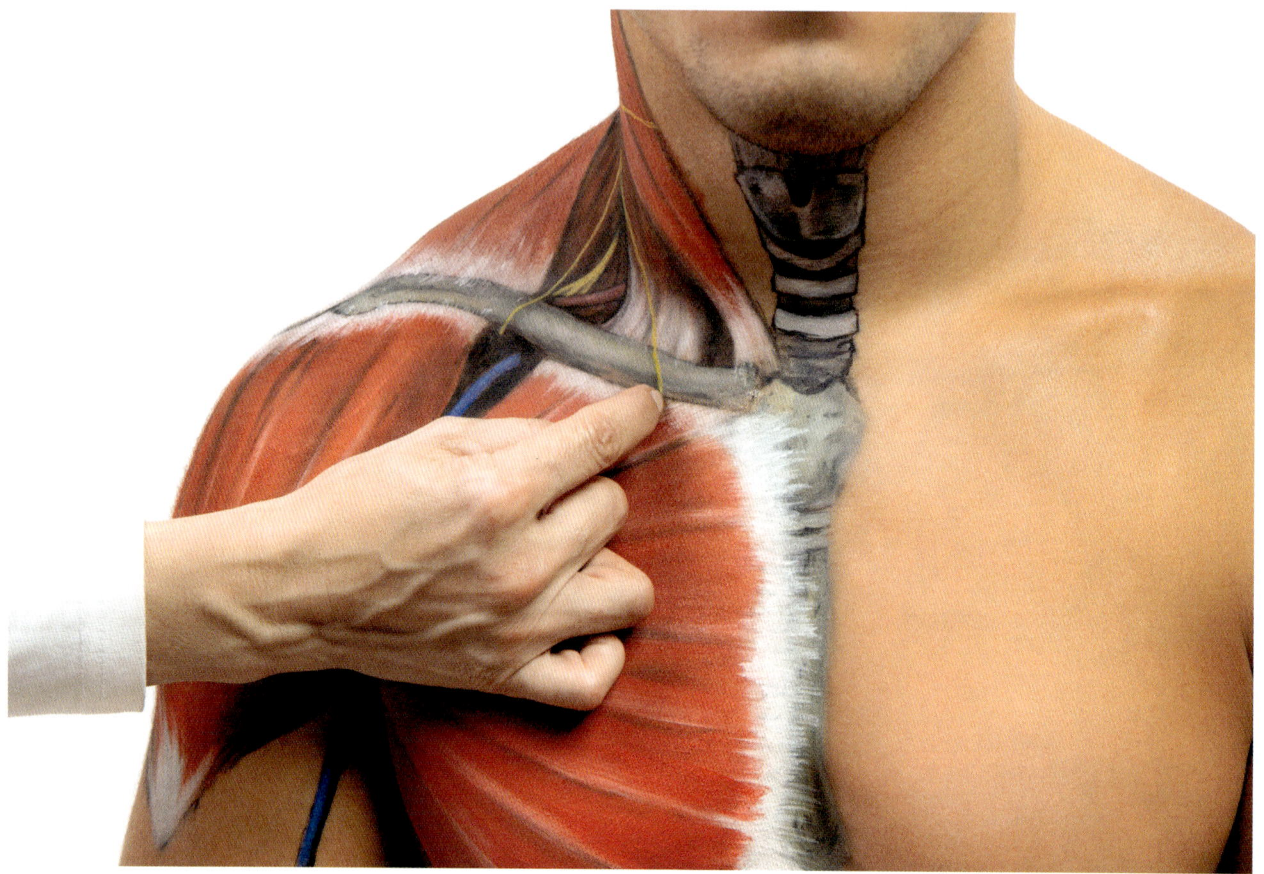

Ausgangsposition des Patienten

Sitzend.

Ausgangsposition der Therapeutin

Stehend, seitlich des Patienten, auf der Seite der Palpation.

Ausführung der Palpation

Die Therapeutin palpiert den N. supraclavicularis medialis über der Oberfläche der Klavikula. Sie setzt den Fingernagel quer zum Nervverlauf und verschiebt ihn entlang der Klavikula. Ebenso werden die Nn. supraclaviculares intermedii und die Nn. supraclaviculares posteriores bewertet.

2.30. Supraklavikuläre Nerven – Teil 2

Nn. supraclaviculare

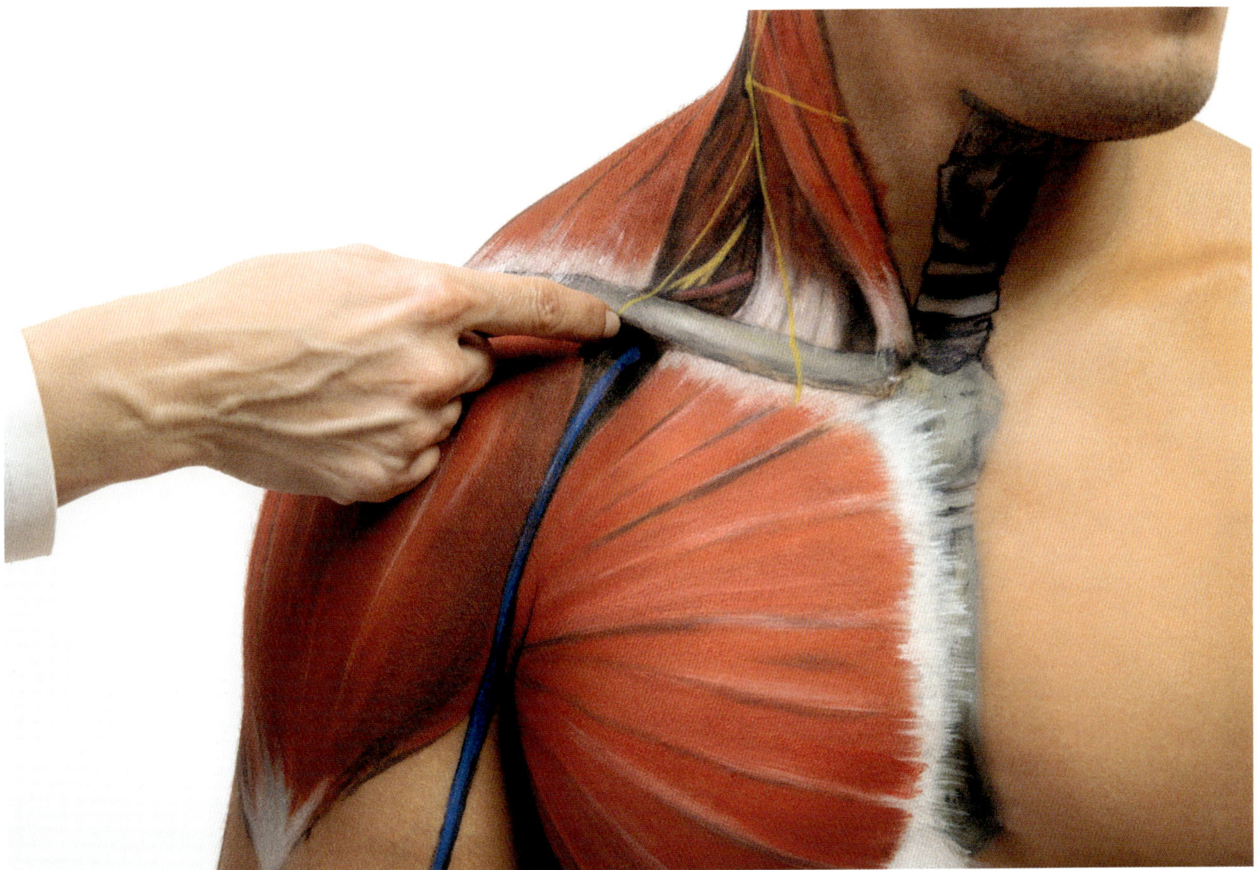

Ausgangsposition des Patienten

Sitzend.

Ausgangsposition der Therapeutin

Stehend, seitlich des Patienten, auf der Seite der Palpation.

Ausführung der Palpation

Die Therapeutin palpiert den intermediären Ast des N. supraclavicularis über der ventralen Seite der Klavikula. Zu diesem Zweck legt sie den Fingernagel quer zum Verlauf des Nervs und verschiebt den Finder entlang der Klavikula.

2.31. Zungenbeinkörper – Teil 1

Corpus ossis hyoidei

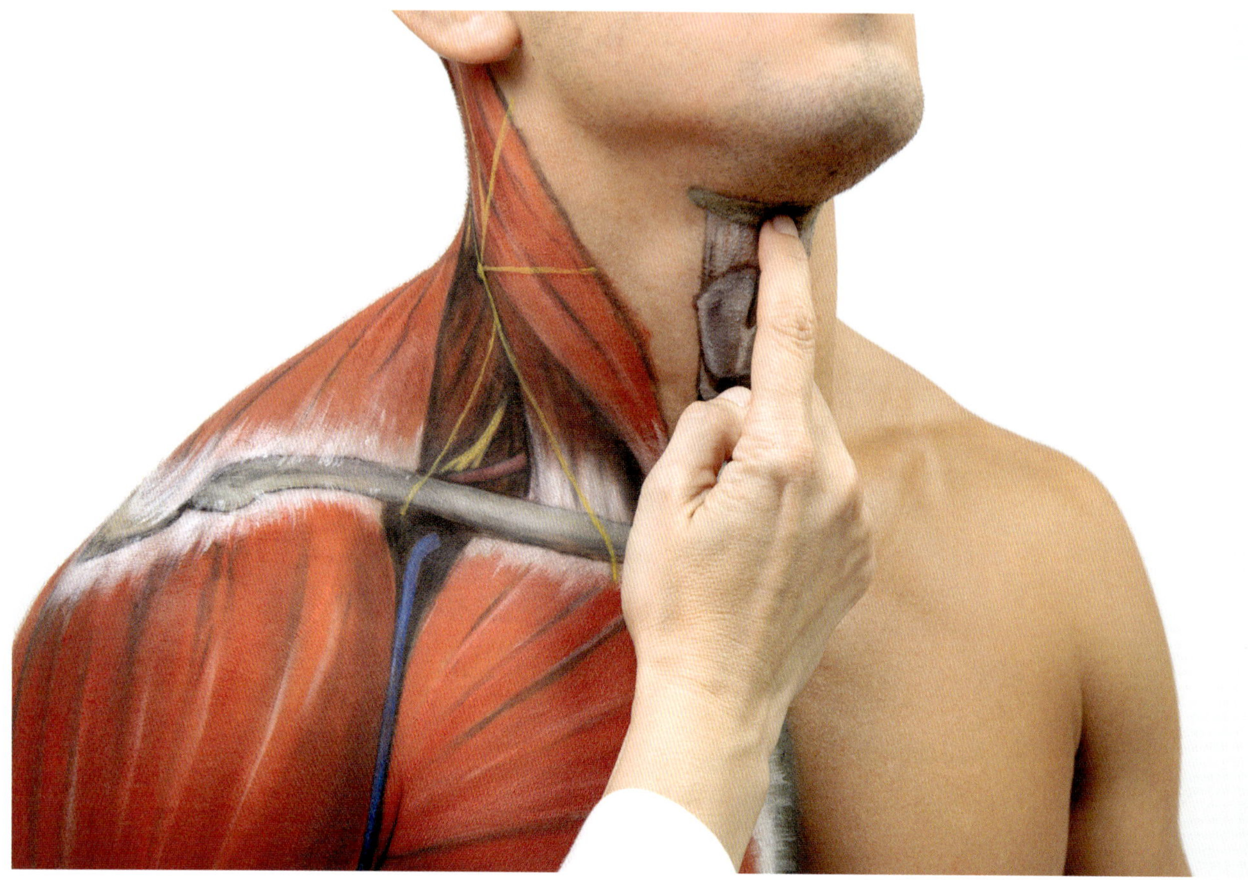

Ausgangsposition des Patienten

Sitzend, der Kopf nach hinten geneigt.

Ausgangsposition der Therapeutin

Stehend, seitlich des Patienten, auf der Seite der Palpation.

Ausführung der Palpation

Die Therapeutin palpiert und bewertet den Körper des Zungenbeins. Sie legt einen Finger mittig unterhalb des Kieferrandes (Margo mandibulae).

2.32. Zungenbeinkörper – Teil 2

Corpus ossis hyoidei

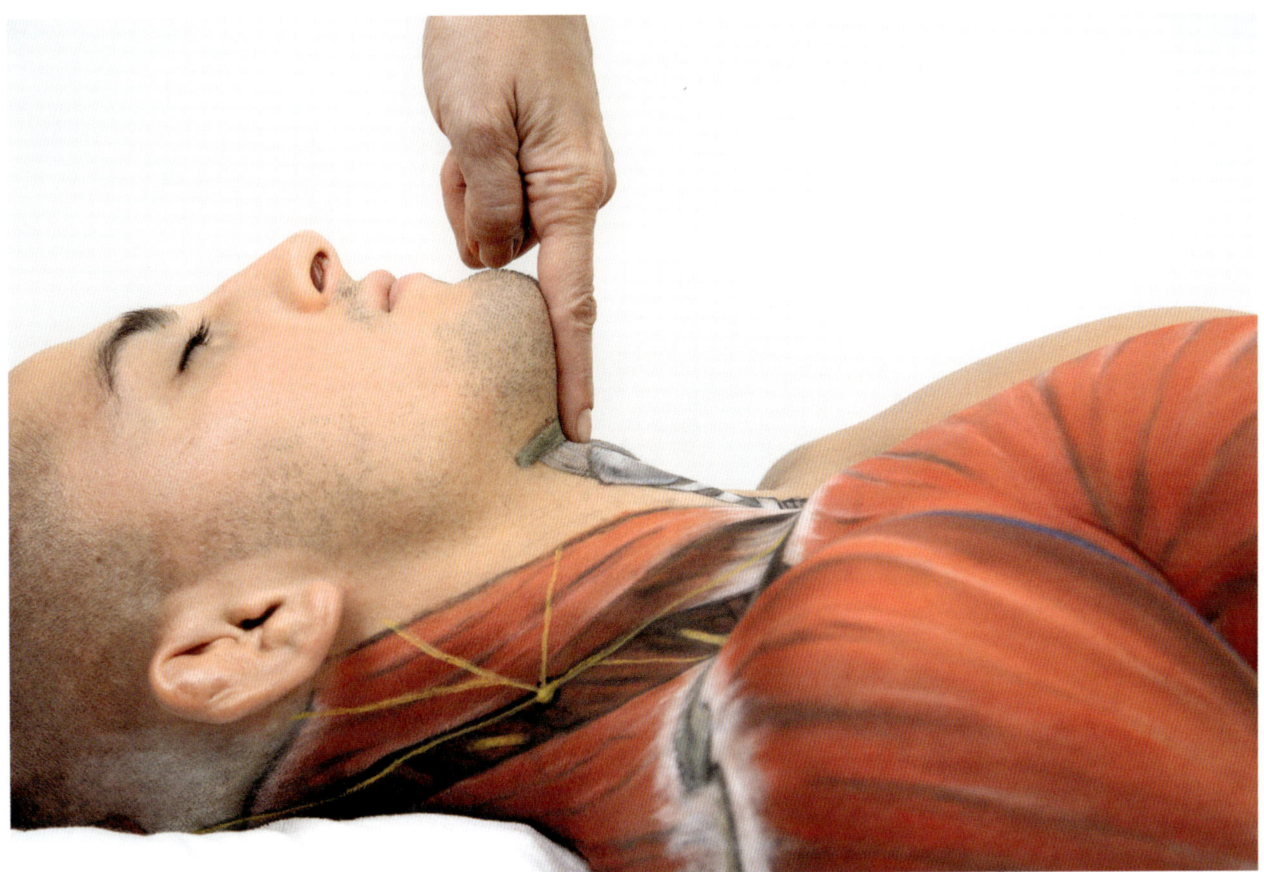

Ausgangsposition des Patienten

Rückenlage.

Ausgangsposition der Therapeutin

Die Therapeutin steht am Kopfteil der Behandlungsbank; der Zeigefinger senkrecht gestreckt unterhalb der Symphyse der Mandibula.

Ausführung der Palpation

Die Therapeutin palpiert und bewertet die ventrale Fläche des Zungenbeinkörpers.

2.33. Große Zungenbeinhörner – Teil 1

Cornua majora ossis hyoidei

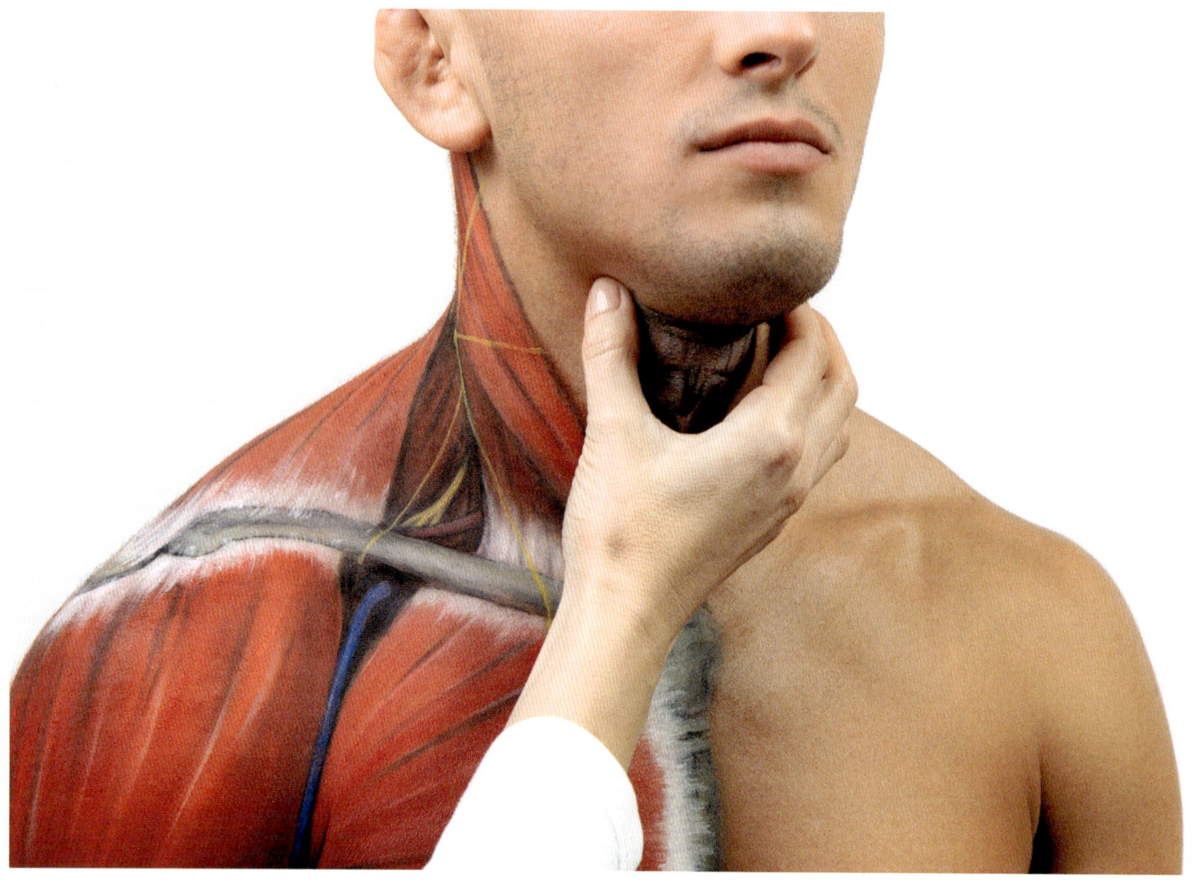

Ausgangsposition des Patienten

Sitzend.

Ausgangsposition der Therapeutin

Stehend, seitlich des Patienten, auf der Seite der Palpation.

Ausführung der Palpation

Die Therapeutin palpiert und bewertet die großen Hörner des Hyoids. Sie spreizt den Daumen und den Zeigefinger nach lateral und dorsal, um die Handhaltung an die Form des Zungenbeins anzupassen.

2.34. Große Zungenbeinhörner – Teil 2

Cornua majora ossis hyoidei

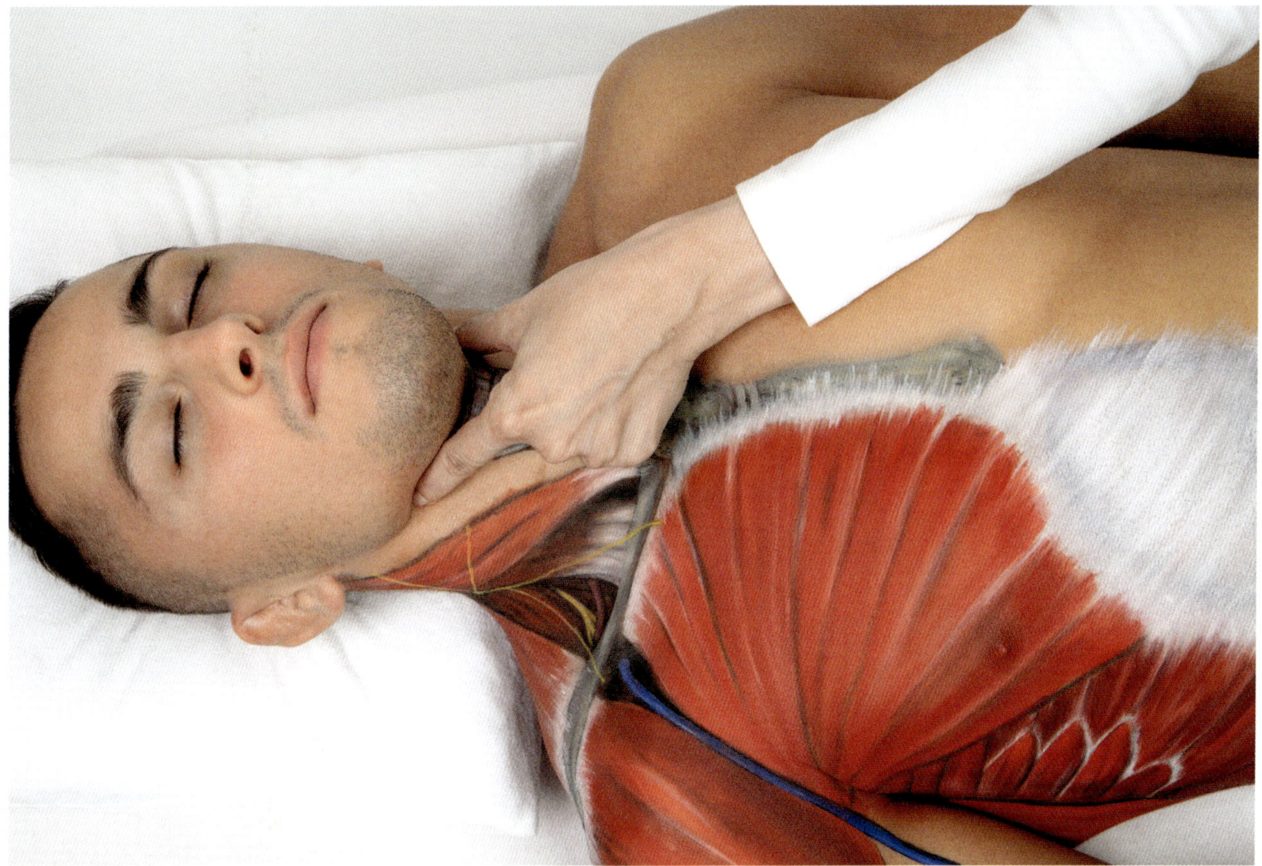

Ausgangsposition des Patienten

Rückenlage.

Ausgangsposition der Therapeutin

Stehend, seitlich des Patienten. Sie lokalisiert den Zungenbeinkörper.

Ausführung der Palpation

Die Therapeutin palpiert die großen Hörner des Hyoids. Sie spreizt den Daumen und den Zeigefinger nach lateral und dorsal in Bezug auf den Zungenbeinkörper. Sie bewertet die räumliche Lage des Hyoids, die von der Spannung der supra- und infrahyoidalen Muskeln abhängig ist.

2.35. Membrana thyrohyoidea

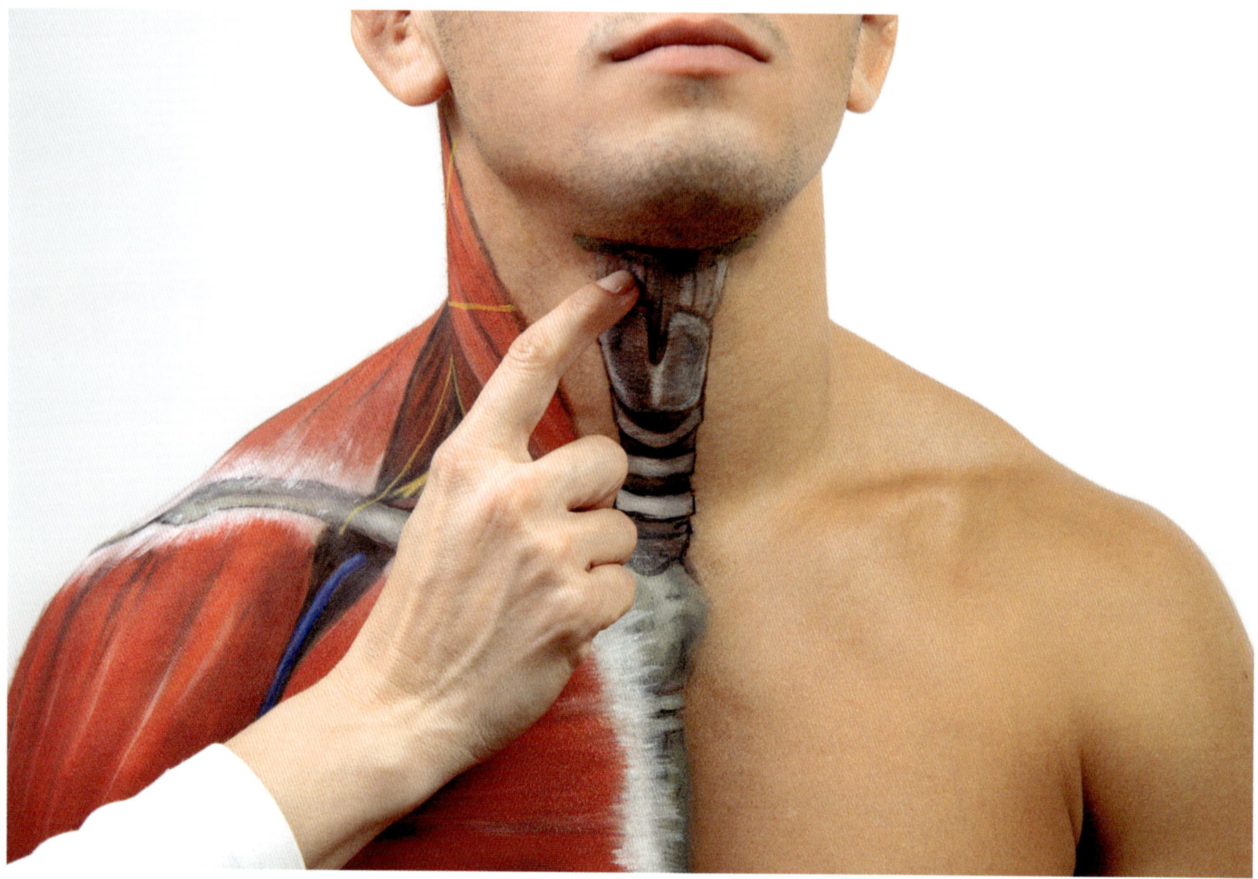

Ausgangsposition des Patienten

Sitzend.

Ausgangsposition der Therapeutin

Stehend, seitlich des Patienten, auf der Seite der Palpation.

Ausführung der Palpation

Die Therapeutin palpiert und bewertet die Membrana thyrohyoidea unterhalb des Zungenbeinkörpers. Sie palpiert durch die infrahyoidalen Muskeln hindurch. Die infrahyoidalen Muskeln wurden nicht abgebildet.

2.36. Obere Inzisur des Thyroids – Teil 1

Incisura thyroidea superior

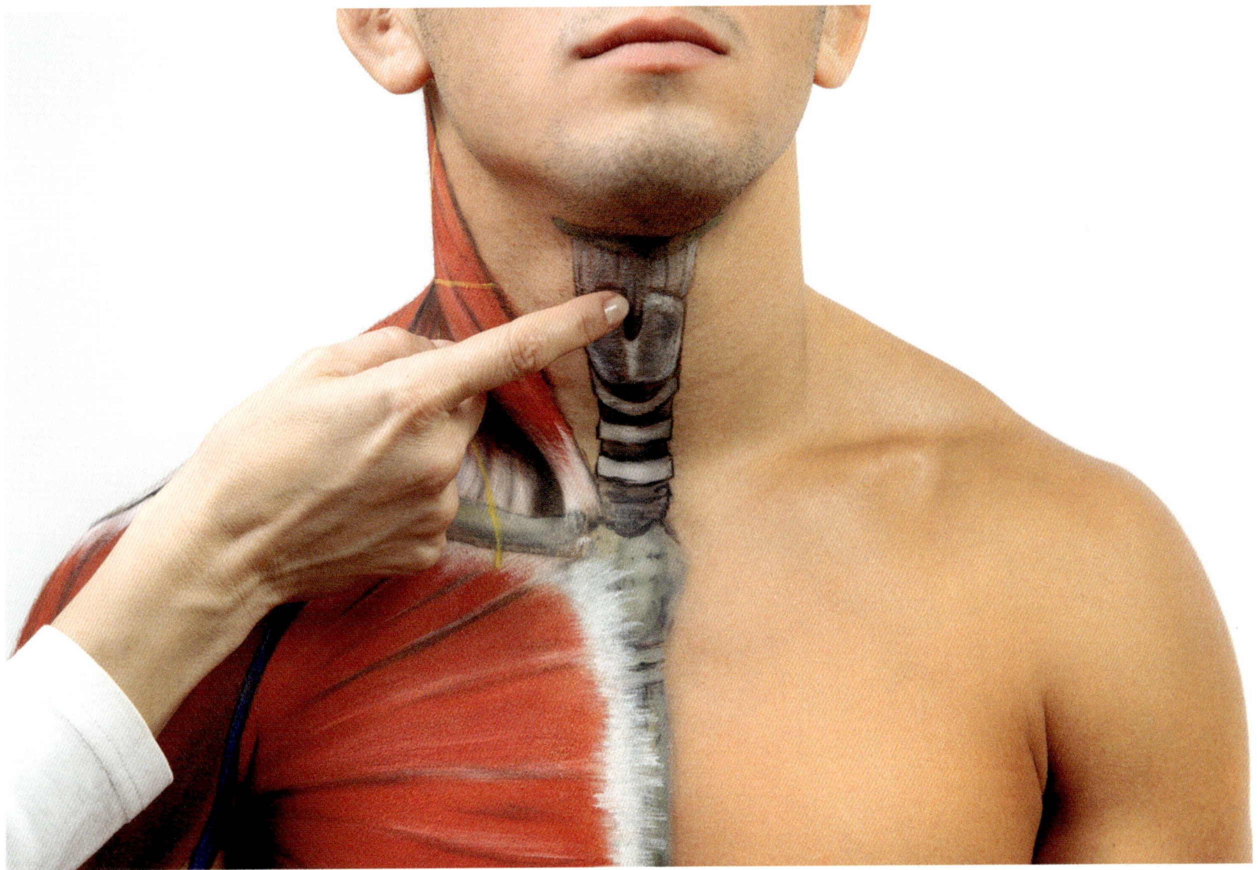

Ausgangsposition des Patienten

Sitzend.

Ausgangsposition der Therapeutin

Stehend, seitlich des Patienten, auf der Seite der Palpation.

Ausführung der Palpation

Die Therapeutin palpiert den Schildknorpel. In seinem oberen Teil, in der Mittellinie erspürt sie die obere Inzisur des Thyroids.

2.37. Obere Inzisur des Thyroids – Teil 2

Incisura thyroidea superior

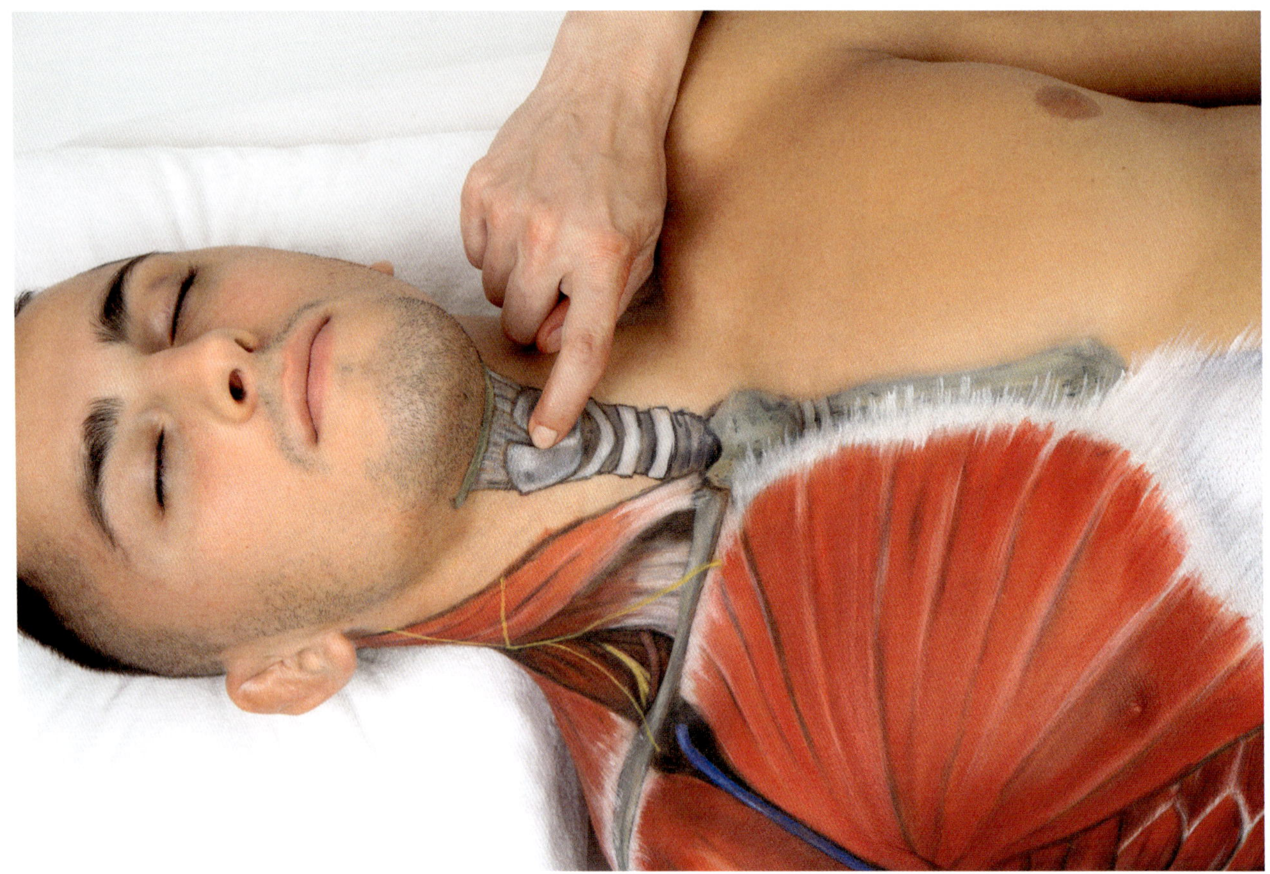

Ausgangsposition des Patienten

Rückenlage.

Ausgangsposition der Therapeutin

Stehend, seitlich des Patienten.

Ausführung der Palpation

Die Therapeutin palpiert den Schildknorpel. In seinem oberen Teil, in der Mittellinie erspürt sie die obere Inzisur des Thyroids.

2.38. Schildknorpel – Teil 1

Cartilago thyroidea

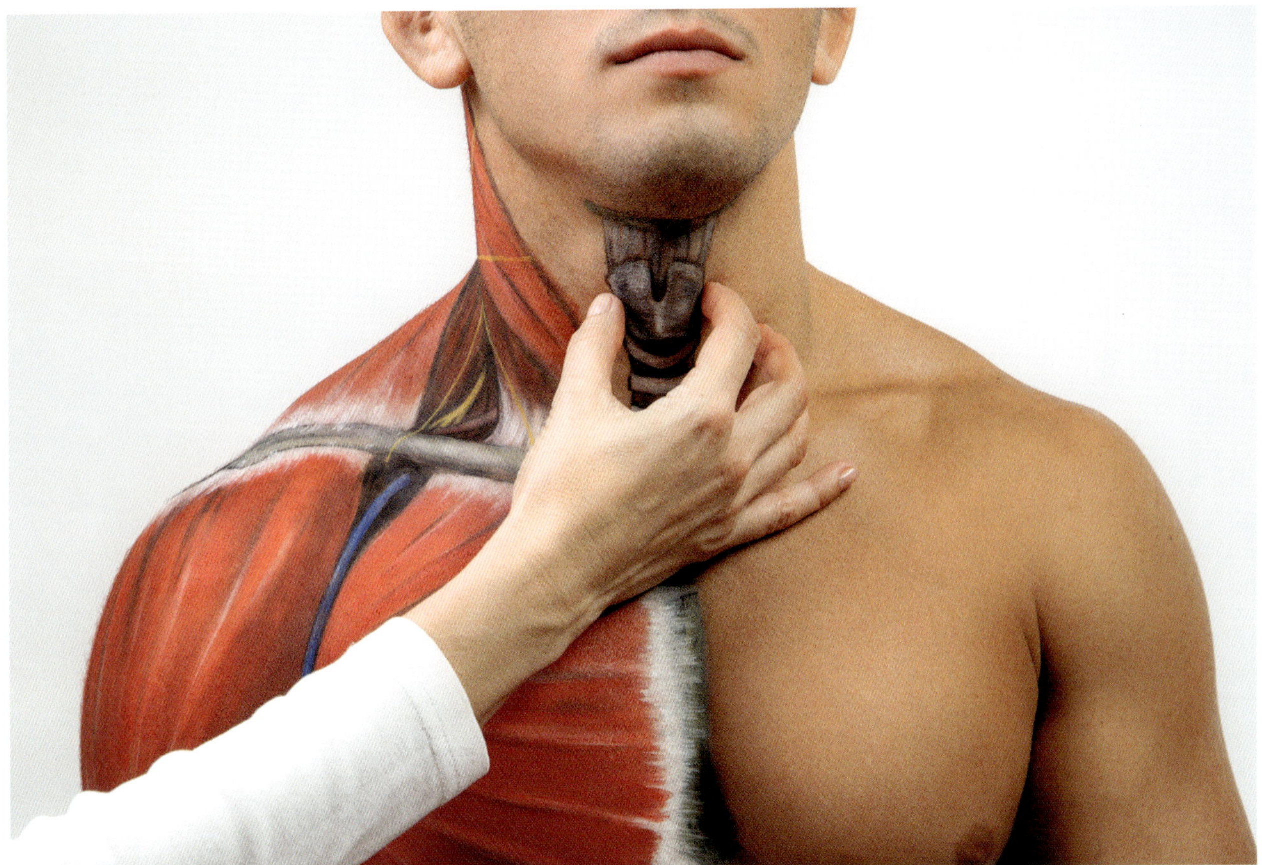

Ausgangsposition des Patienten

Sitzend.

Ausgangsposition der Therapeutin

Stehend, seitlich des Patienten, auf der Seite der Palpation.

Ausführung der Palpation

Die Therapeutin umfasst den Schildknorpel. Sie bewertet seine lateralen Anteile (Laminae dextra u. sinistra) über die infrahyoidale Muskeln kommend (auf dem Bild nicht dargestellt).

2.39. Schildknorpel – Teil 2

Cartilago thyroidea

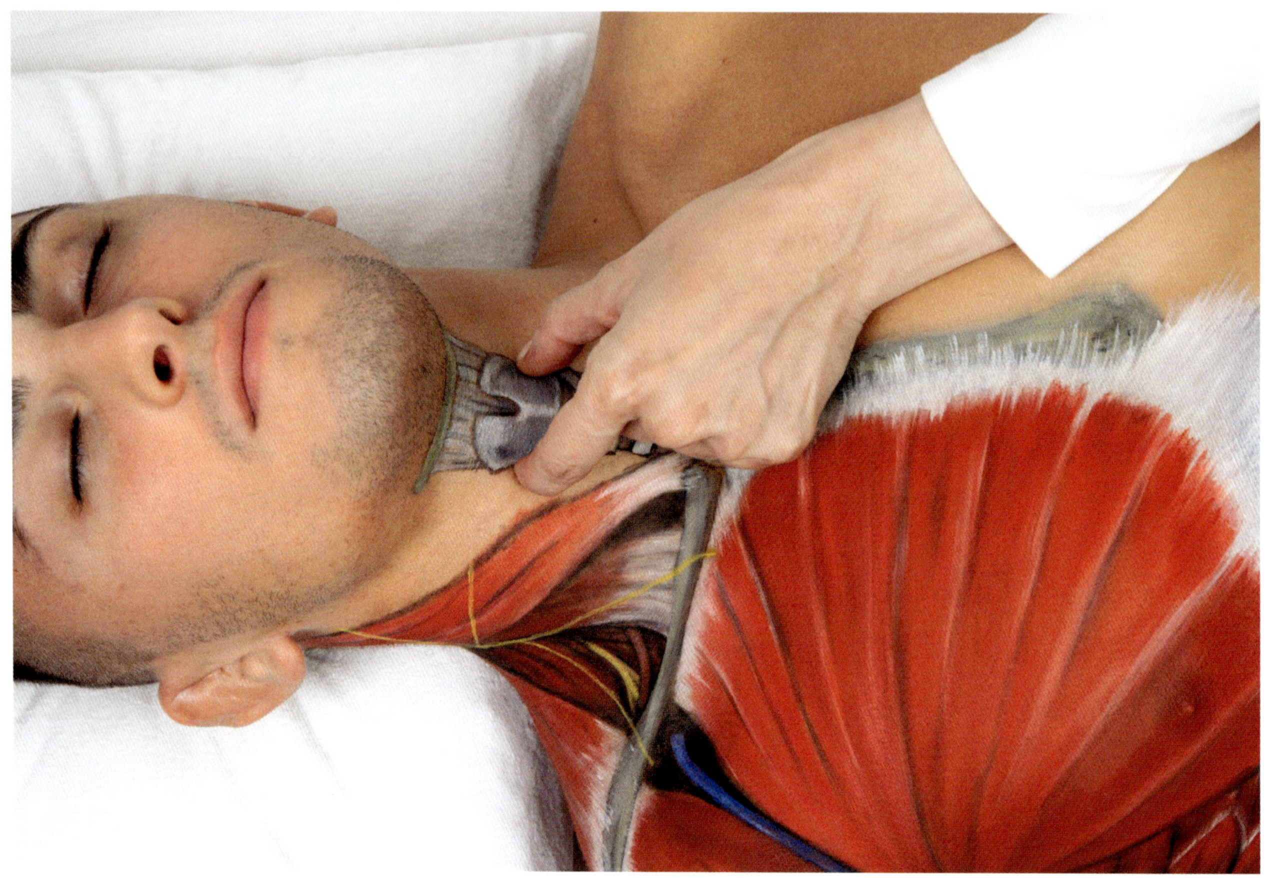

Ausgangsposition des Patienten

Rückenlage.

Ausgangsposition der Therapeutin

Stehend, seitlich des Patienten.

Ausführung der Palpation

Die Therapeutin umfasst den Schildknorpel. Sie bewertet seine lateralen Anteile (Laminae dextra u. sinistra) über die infrahyoidale Muskeln kommend (auf dem Bild nicht dargestellt).

2.40. Prominentia laryngea – Teil 1

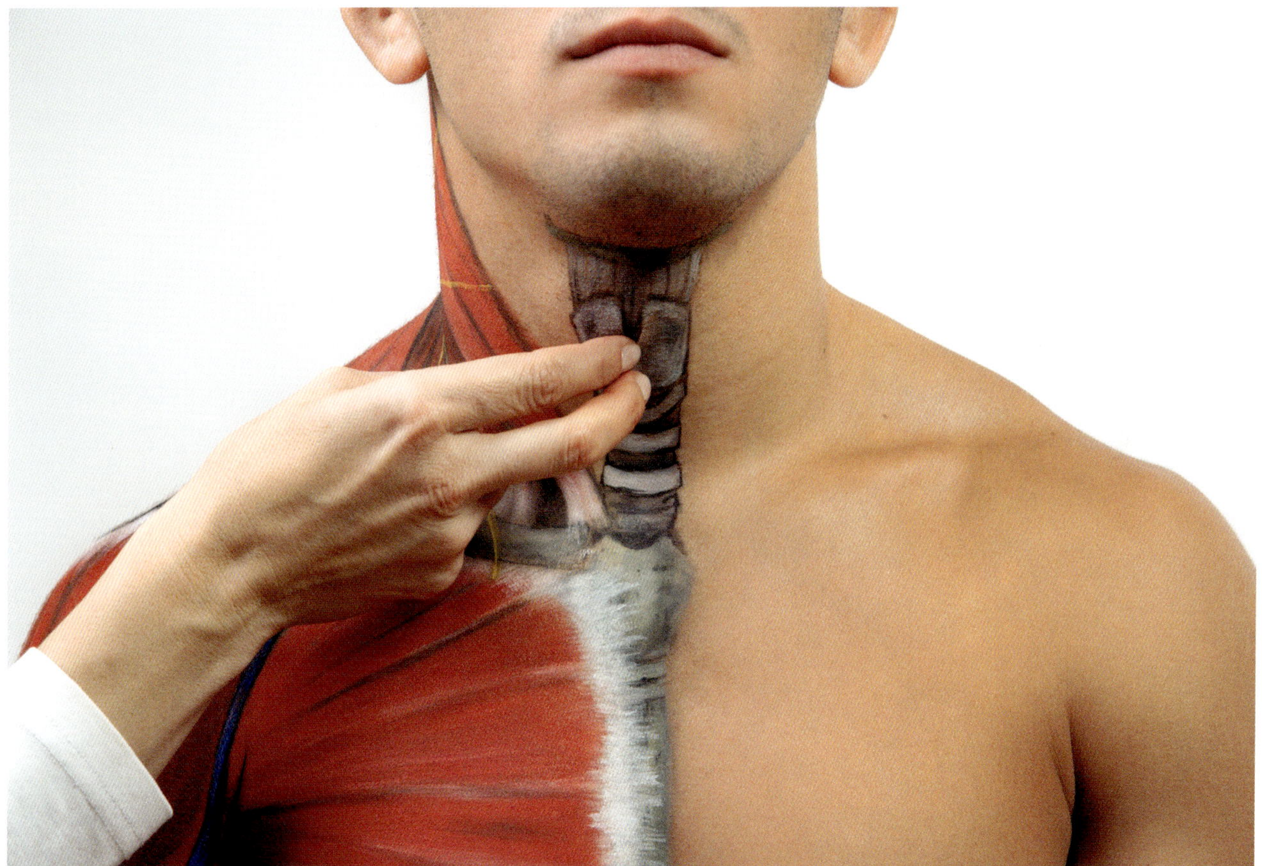

Ausgangsposition des Patienten

Sitzend.

Ausgangsposition der Therapeutin

Stehend, seitlich des Patienten, auf der Seite der Palpation.

Ausführung der Palpation

Die Therapeutin palpiert und bewertet den vorderen Teil des Schildknorpels in der Mittellinie des Halses.

2.41. Prominentia laryngea – Teil 2

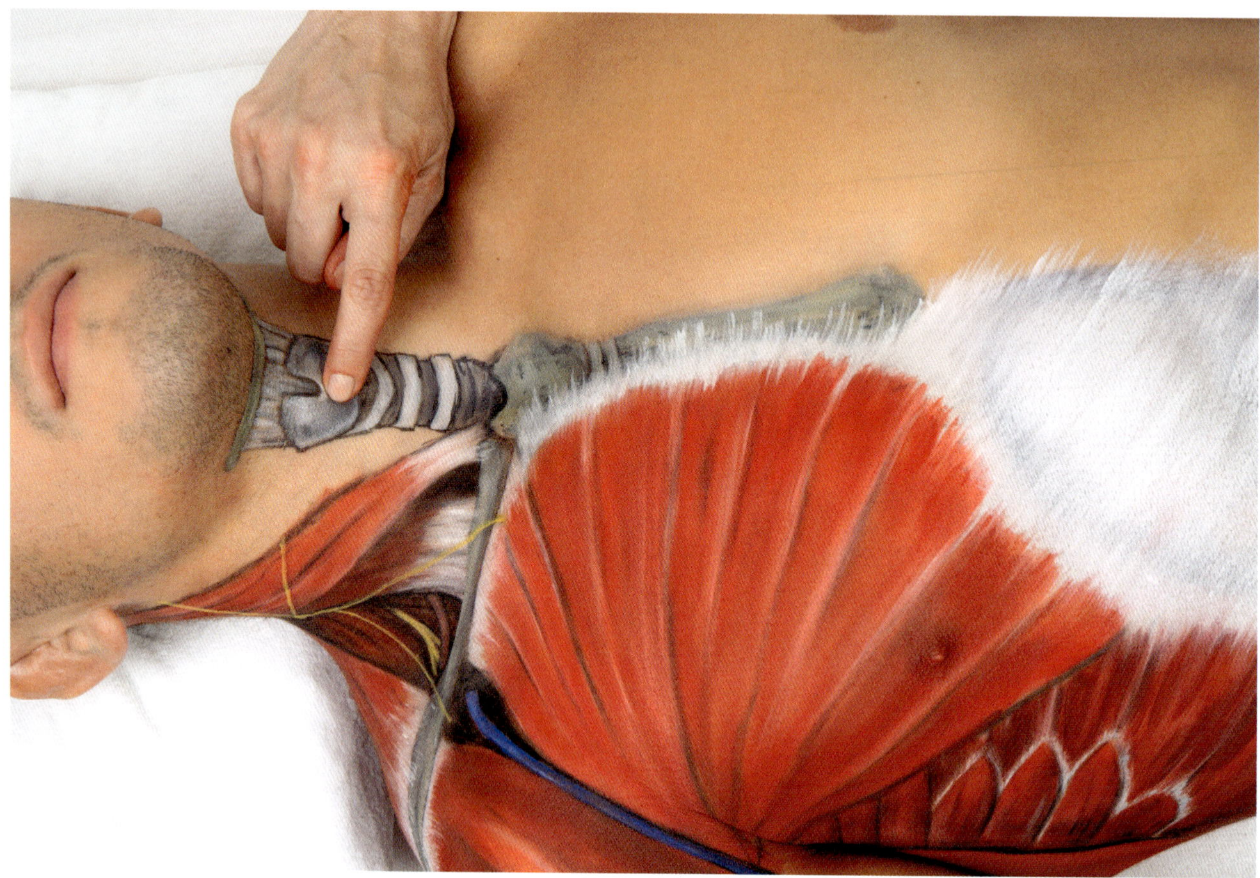

Ausgangsposition des Patienten

Rückenlage.

Ausgangsposition der Therapeutin

Stehend, seitlich des Patienten.

Ausführung der Palpation

Die Therapeutin palpiert und bewertet den vorderen Teil des Schildknorpels in der Mittellinie des Halses.

2.42. Ringknorpel – Teil 1

Cartilago cricoidea

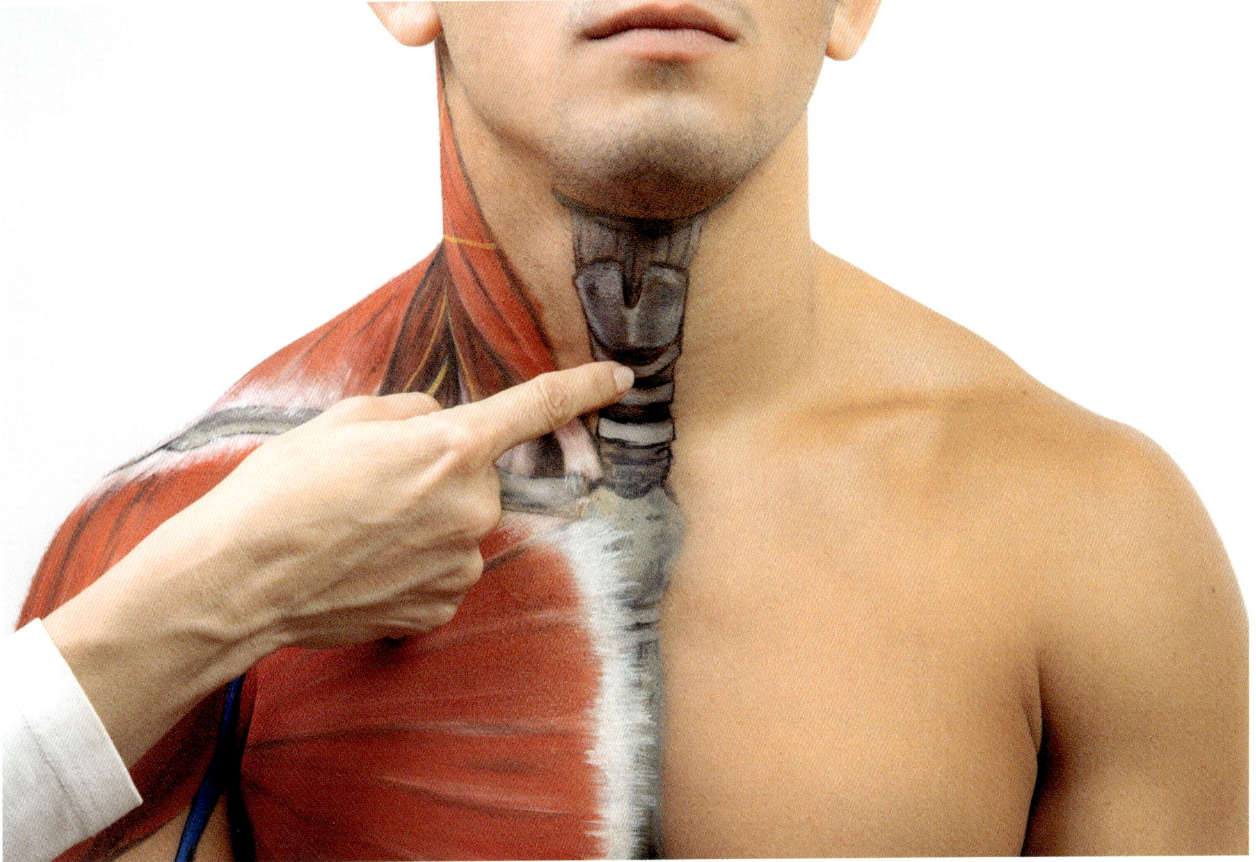

Ausgangsposition des Patienten

Sitzend.

Ausgangsposition der Therapeutin

Stehend, seitlich des Patienten, auf der Seite der Palpation.

Ausführung der Palpation

Die Therapeutin palpiert den Ringknorpel kaudal des Schildknorpels. Sie ertastet eine, dem Namen entsprechend, ringförmige, horizontal gelegene Struktur.

2.43. Ringknorpel – Teil 2

Cartilago cricoidea

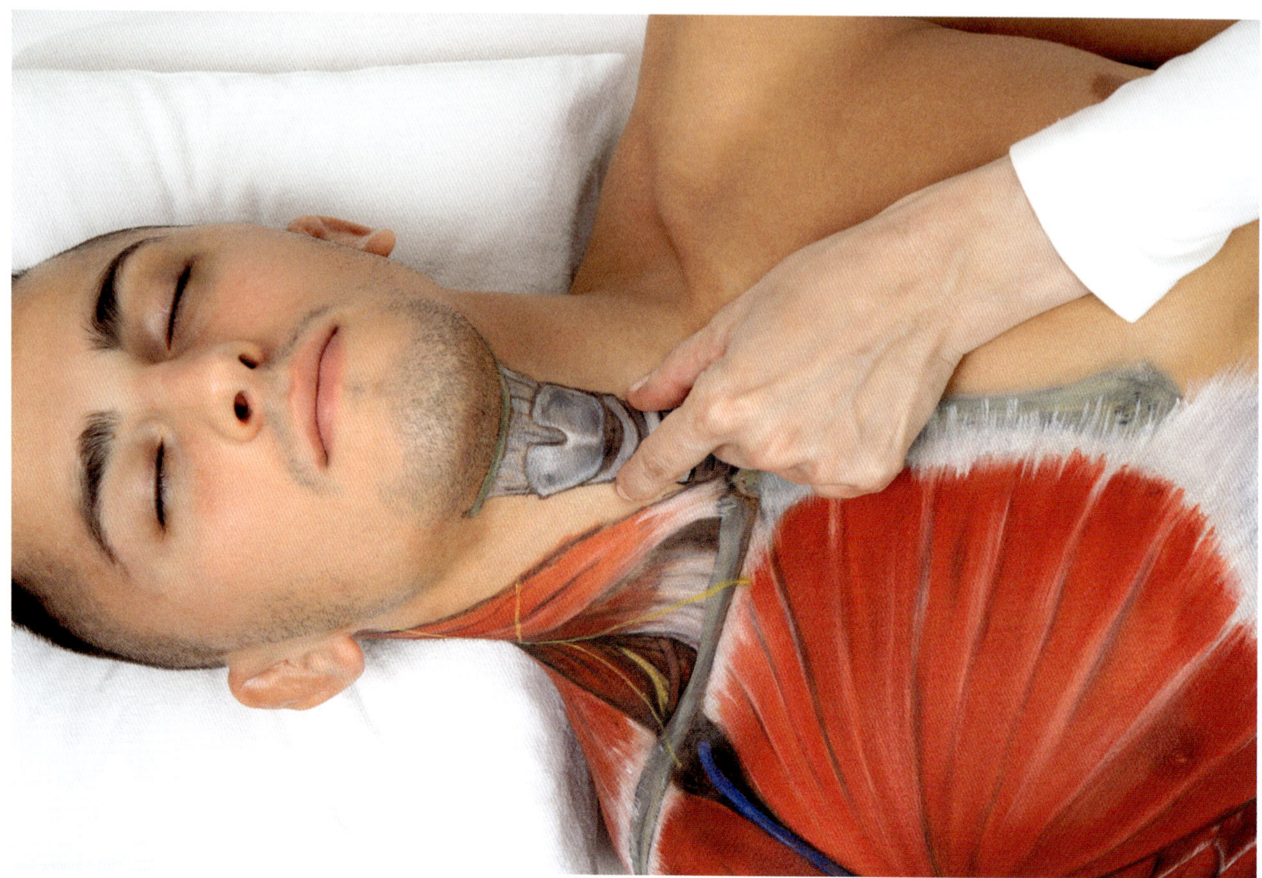

Ausgangsposition des Patienten

Rückenlage.

Ausgangsposition der Therapeutin

Stehend, seitlich des Patienten.

Ausführung der Palpation

Die Therapeutin palpiert den Ringknorpel kaudal des Schildknorpels. Sie ertastet eine, dem Namen entsprechend, ringförmige, horizontal gelegene Struktur.

2.44. Lig. cricothyroideum

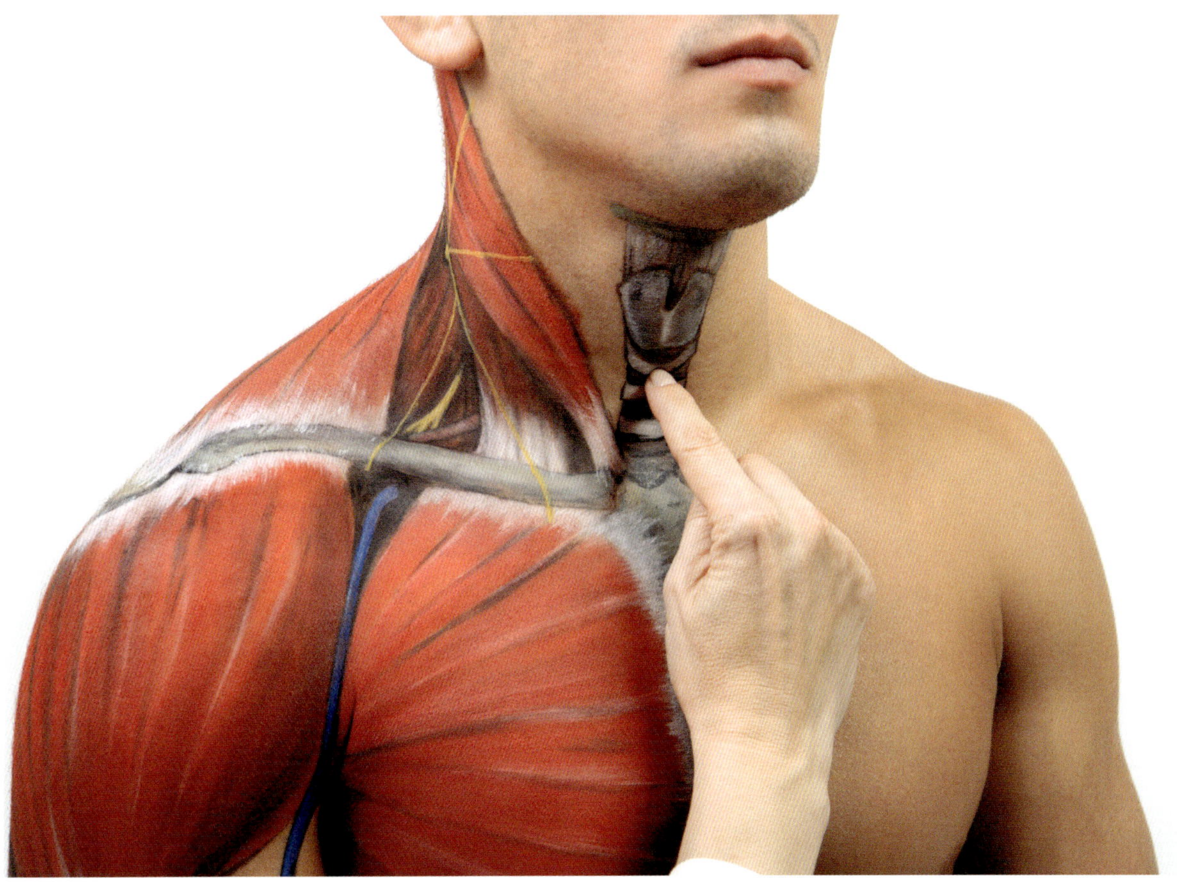

Ausgangsposition des Patienten

Sitzend.

Ausgangsposition der Therapeutin

Stehend, seitlich des Patienten, auf der Seite der Palpation.

Ausführung der Palpation

Die Therapeutin palpiert und bewertet das zwischen dem Schildknorpel und dem Ringknorpel gelegene Lig. cricothyroideum.

2.45. A. carotis communis, A. carotis externa

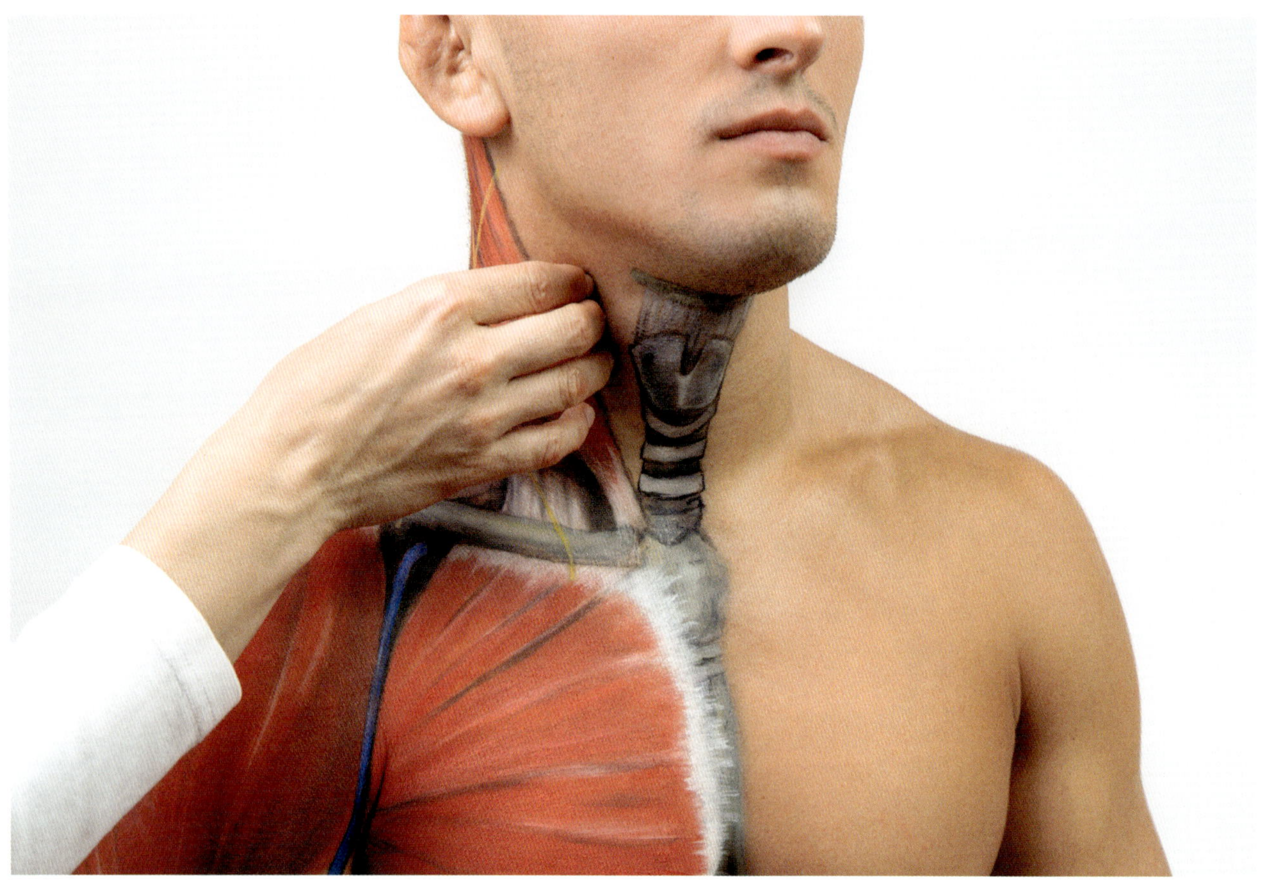

Ausgangsposition des Patienten

Sitzend.

Ausgangsposition der Therapeutin

Stehend, seitlich des Patienten, auf der Seite der Palpation.

Ausführung der Palpation

Die Therapeutin ertastet den Puls der A. carotis communis. Sie legt die Finger auf Höhe des Schildknorpels an die Innenseite des vorderen Randes des M. sternocleidomastoideus. In der beschriebenen Lage teilt sich typischerweise die A. carotis communis in die A. carotis externa und A. carotis interna.

2.46. Schilddrüse

Glandula thyroidea

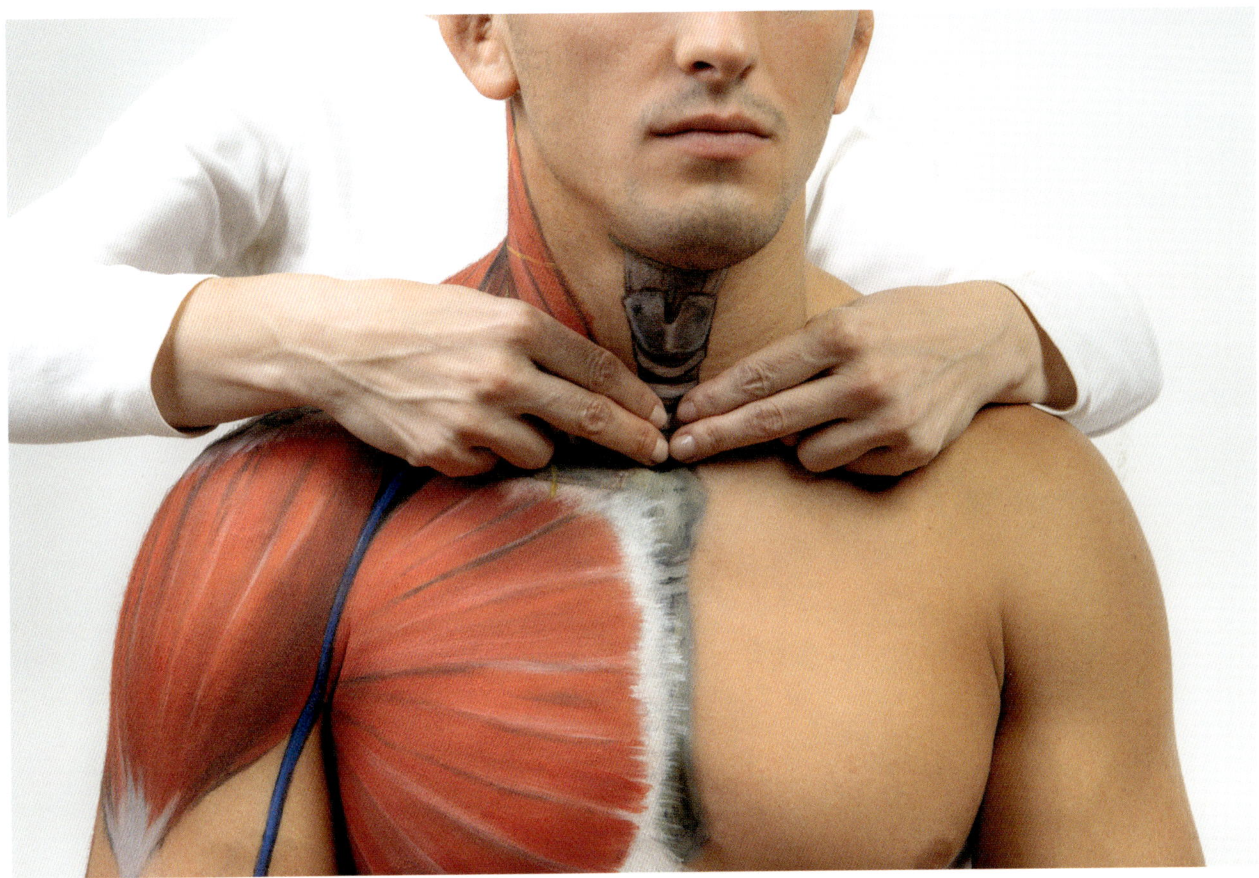

Ausgangsposition des Patienten

Sitzend.

Ausgangsposition der Therapeutin

Stehend, hinter dem Patienten. Die Zeige- und Mittelfinger beider Hände liegen in der Mittellinie kranial der Incisura jugularis des Sternums.

Ausführung der Palpation

Die Therapeutin palpiert und bewertet die Beschaffenheit der Schilddrüse, indem sie die Finger oberflächlich zwischen den beiden Mm. sternocleidomastoidei schiebt. Größe, Druckschmerzhaftigkeit, Textur und Verschieblichkeit der Schilddrüse werden ertastet.

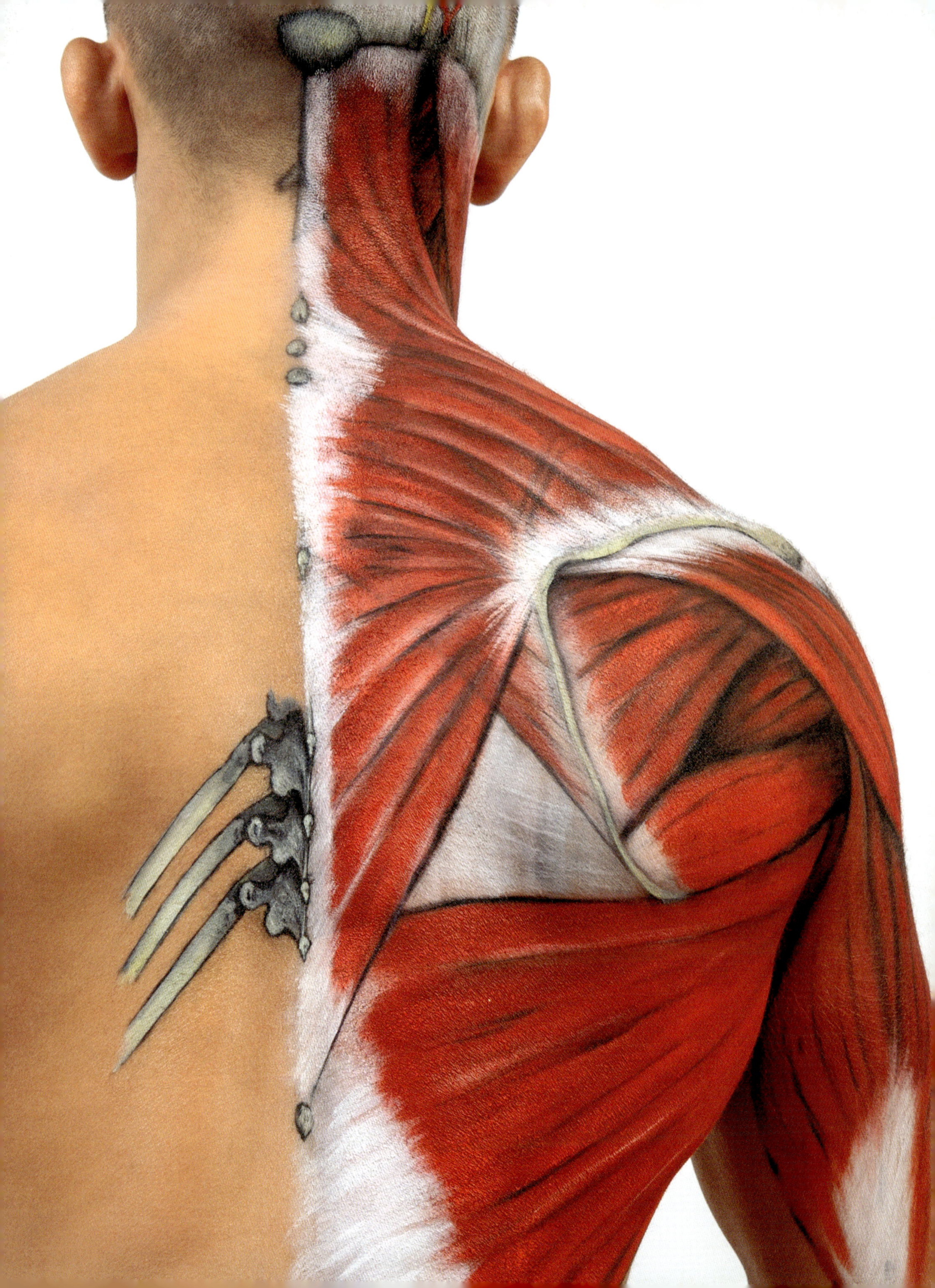

3 BRUSTWIRBELSÄULE

3.1. Dornfortsätze C6–Th1

Processus spinosi C6–Th1

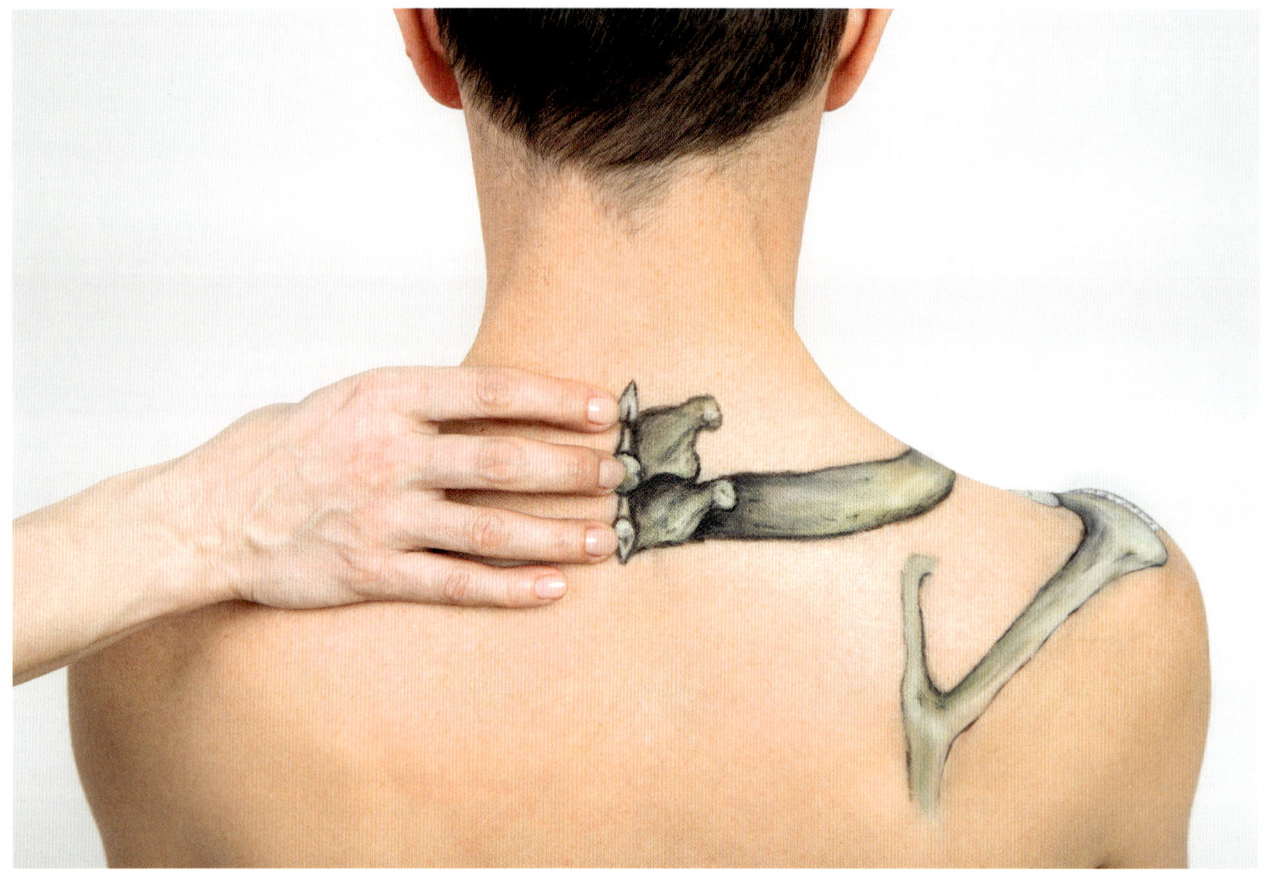

Ausgangsposition des Patienten

Sitzend.

Ausgangsposition der Therapeutin

Stehend, seitlich des Patienten.

Ausführung der Palpation

Die Therapeutin lokalisiert die drei am meisten hervorstehenden (am prominentesten) Dornfortsätze auf der Höhe des zervikothorakalen Übergangs und legt ihre Fingerkuppen über sie.

3.2. Dornfortsätze C6–Th1 (Flexion)

Processus spinosi C6–Th1

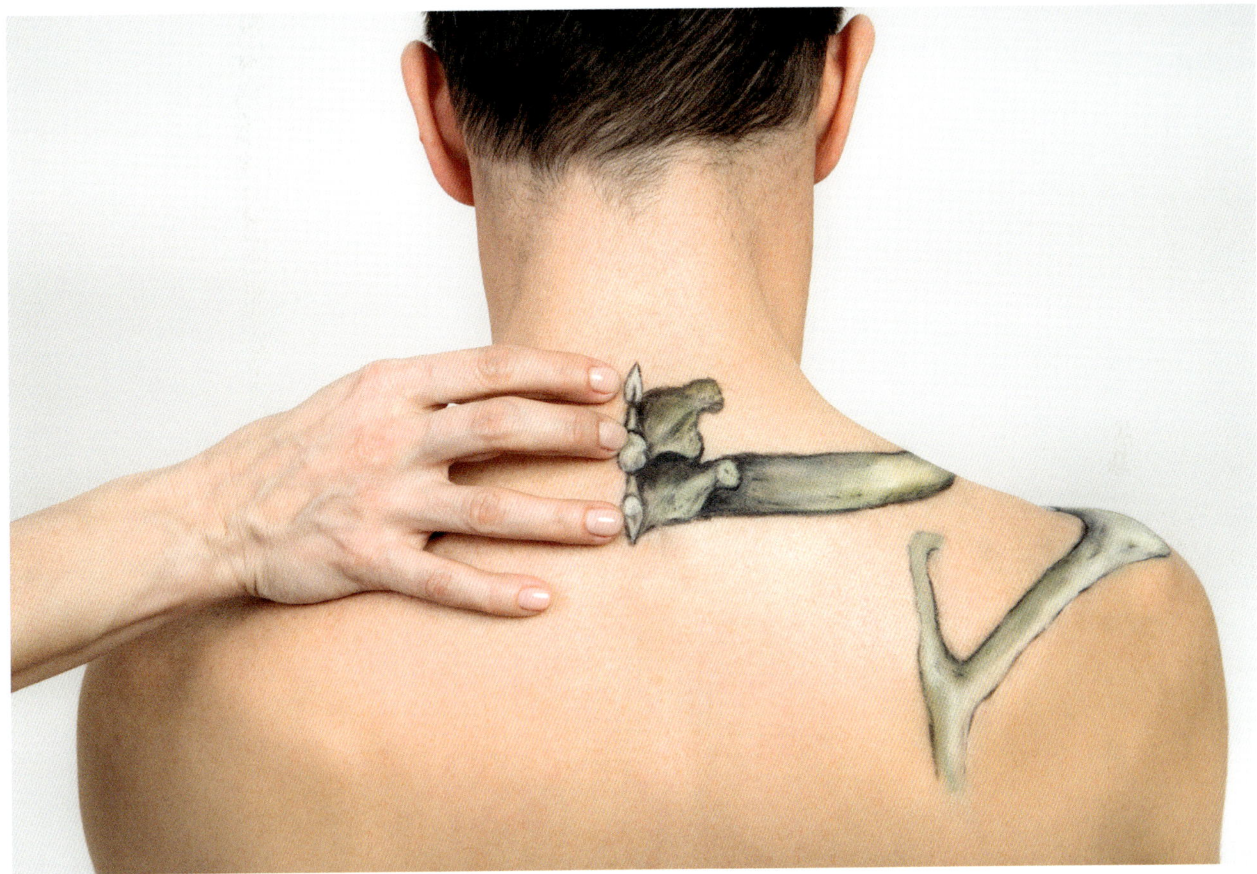

Ausgangsposition des Patienten

Sitzend, die HWS gebeugt.

Ausgangsposition der Therapeutin

Stehend, seitlich des Patienten.

Ausführung der Palpation

Die Therapeutin palpiert und bewertet die Beweglichkeit der HWS und des ersten Wirbels der BWS bei der Flexionsbewegung.

3.3. Dornfortsätze C6–Th1 (Extension)

Processus spinosi C6–Th1

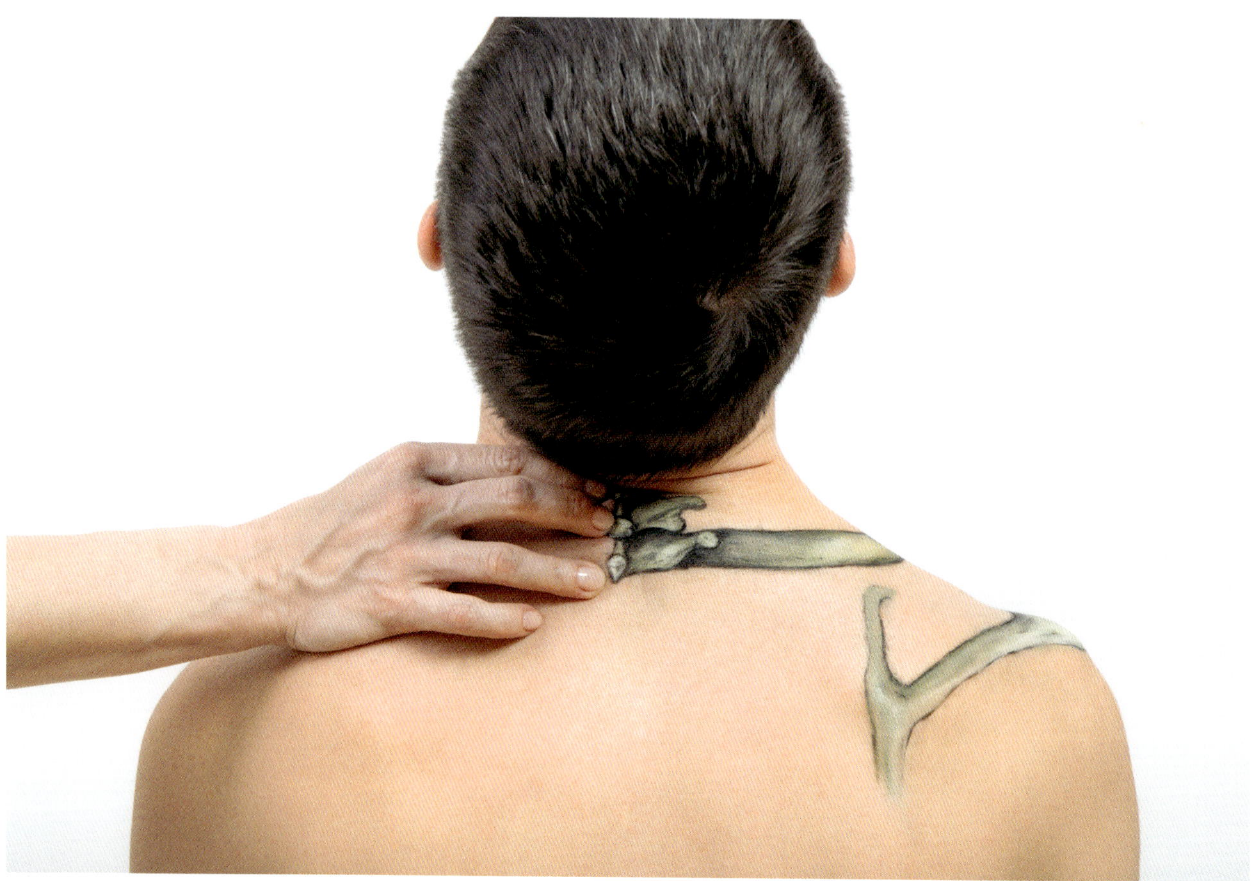

Ausgangsposition des Patienten

Sitzend, die HWS in Extension.

Ausgangsposition der Therapeutin

Stehend, seitlich des Patienten.

Ausführung der Palpation

Die Therapeutin palpiert und bewertet die Beweglichkeit der HWS und des ersten Wirbels der BWS bei der Extensionsbewegung. Bei der Aufrechterhaltung der physiologischen Beweglichkeit entfernt sich der Dornfortsatz von C6 nach ventral weg vom Finger.

3.4. Dornfortsatz C7

Processus spinosus C7

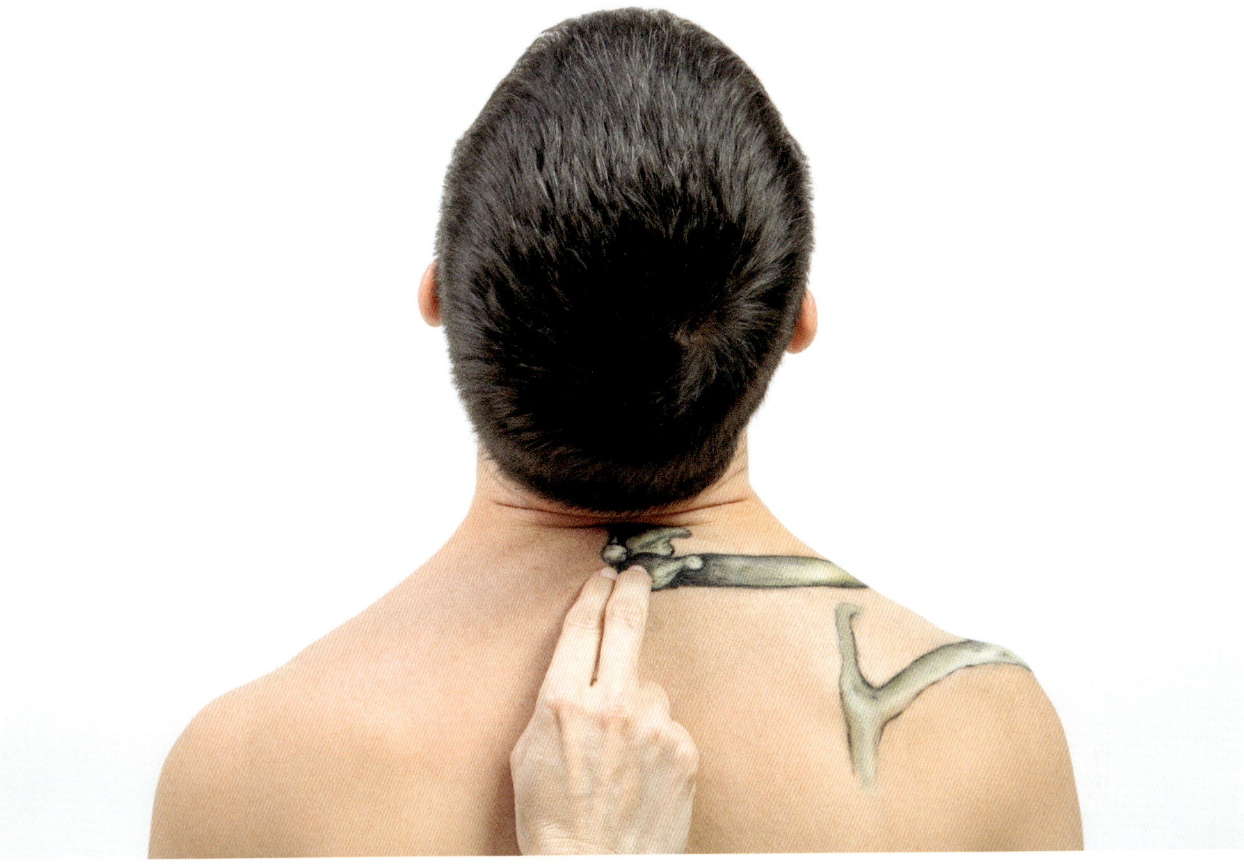

Ausgangsposition des Patienten

Sitzend, die HWS in Extension.

Ausgangsposition der Therapeutin

Stehend, seitlich des Patienten.

Ausführung der Palpation

Die Therapeutin lokalisiert den Dornfortsatz von C7. Sie legt die Finger in den Raum zwischen die Dornfortsätze von C7 und Th1. Bei der Extensionsbewegung der HWS bleibt der Dornfortsatz von C7 spürbar.

3.5. Dornfortsatz Th1

Processus spinosus Th1

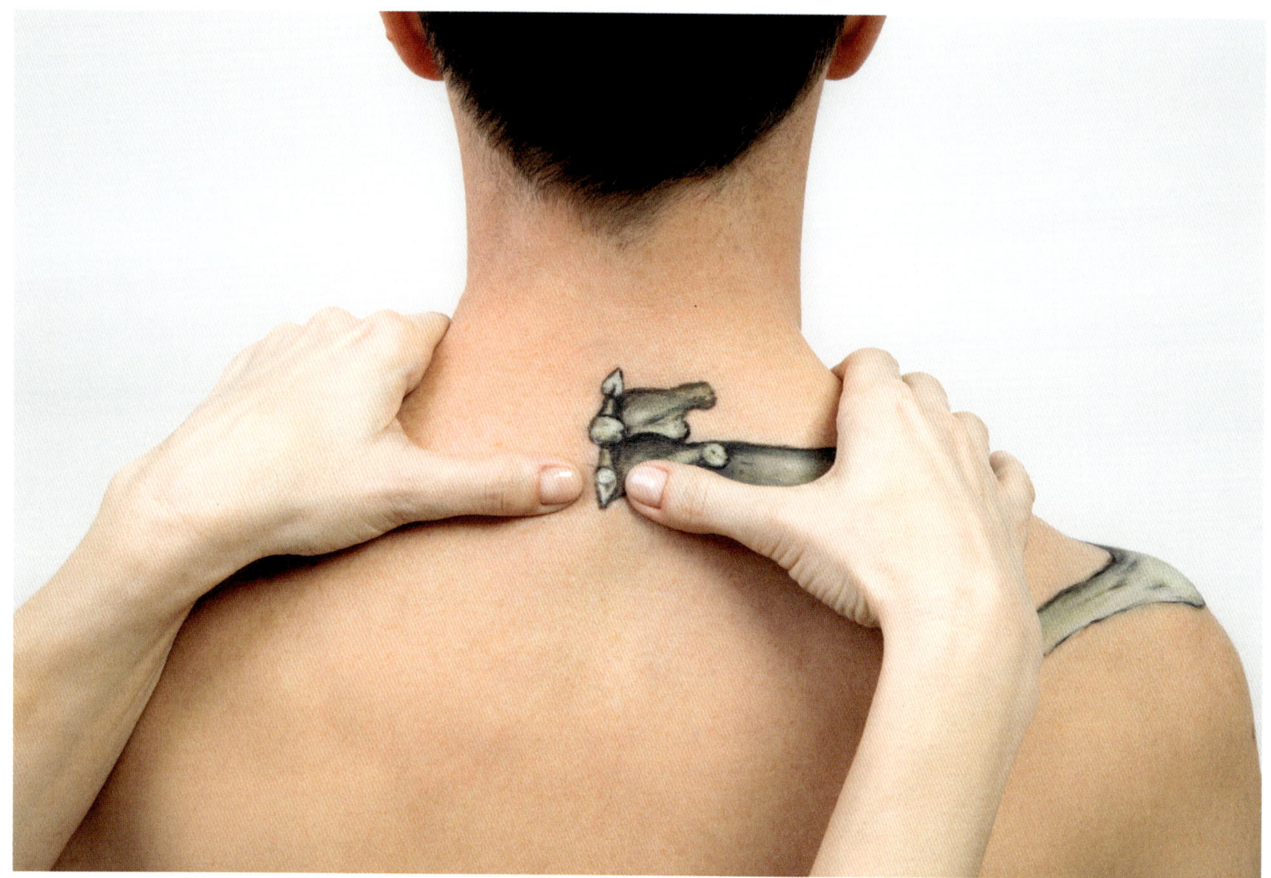

Ausgangsposition des Patienten

Sitzend.

Ausgangsposition der Therapeutin

Stehend, hinter dem Patienten.

Ausführung der Palpation

Die Therapeutin lokalisiert den Dornfortsatz von Th1. Sie rutscht mit den Fingern vom Dornfortsatz von C7 ein Segment tiefer. Die beiden Dornfortsätze (von C7 und Th1) sind häufig unmittelbar übereinander spürbar.

3.6. Querfortsätze Th1

Processus transversi Th1

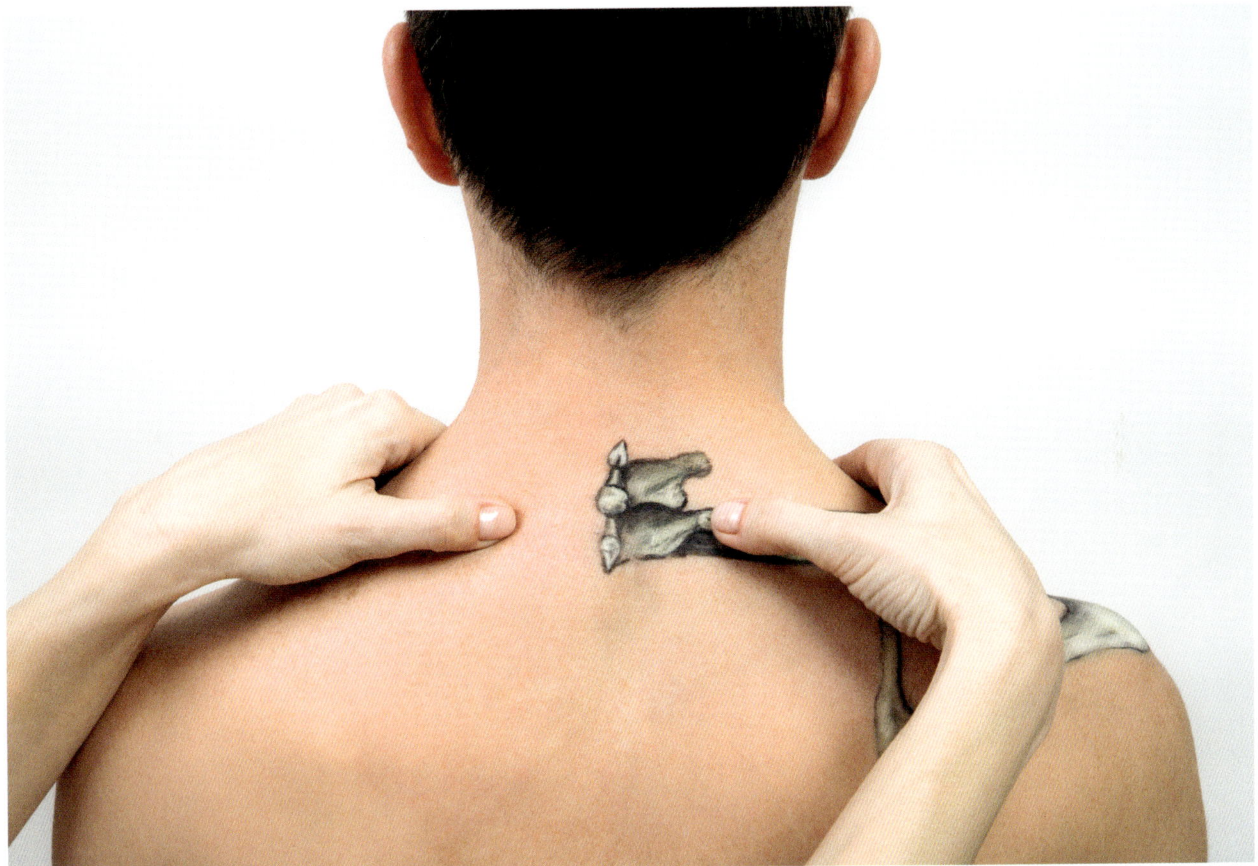

Ausgangsposition des Patienten

Sitzend.

Ausgangsposition der Therapeutin

Stehend, hinter dem Patienten.

Ausführung der Palpation

Die Therapeutin lokalisiert die Querfortsätze von Th1, indem sie die Finger von dem Dornfortsatz von Th1 nach lateral verschiebt. Der erste BWK ist am breitesten von allen Brustwirbeln.

3.7. Querfortsatz von Th1, erste Rippe

Processus transversus Th1, Costa prima

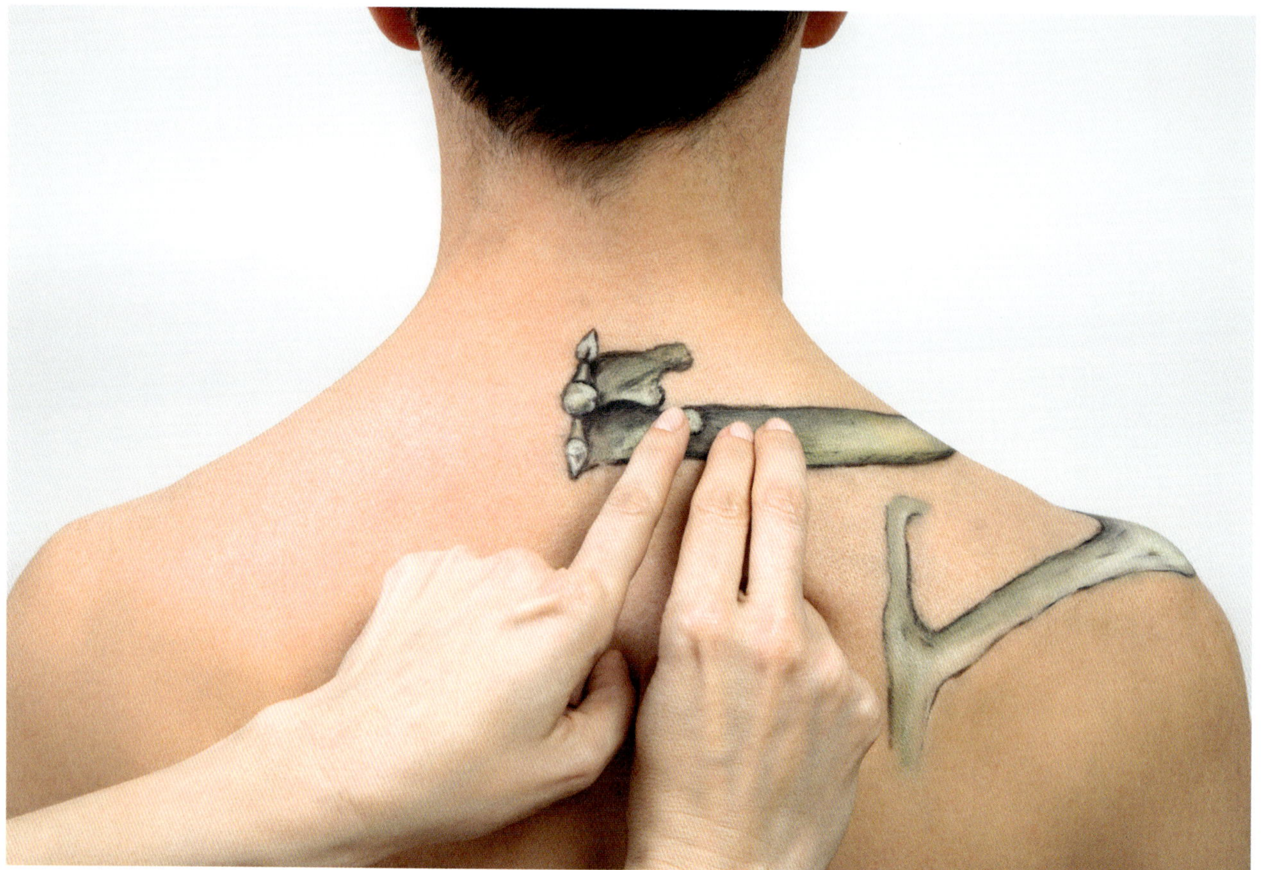

Ausgangsposition des Patienten

Sitzend.

Ausgangsposition der Therapeutin

Stehend, hinter dem Patienten. Der Zeigefinger der linken Hand befindet sich auf dem Querfortsatz von Th1.

Ausführung der Palpation

Die Therapeutin lokalisiert den Rippenwinkel der ersten Rippe. Sie gleitet mit den Fingern vom Querfortsatz von Th1 nach lateral. Sie palpiert durch den mittleren Anteil des M. trapezius hindurch.

3.8. Costotransversalgelenk (Th1, erste Rippe)

Art. costotransversalis

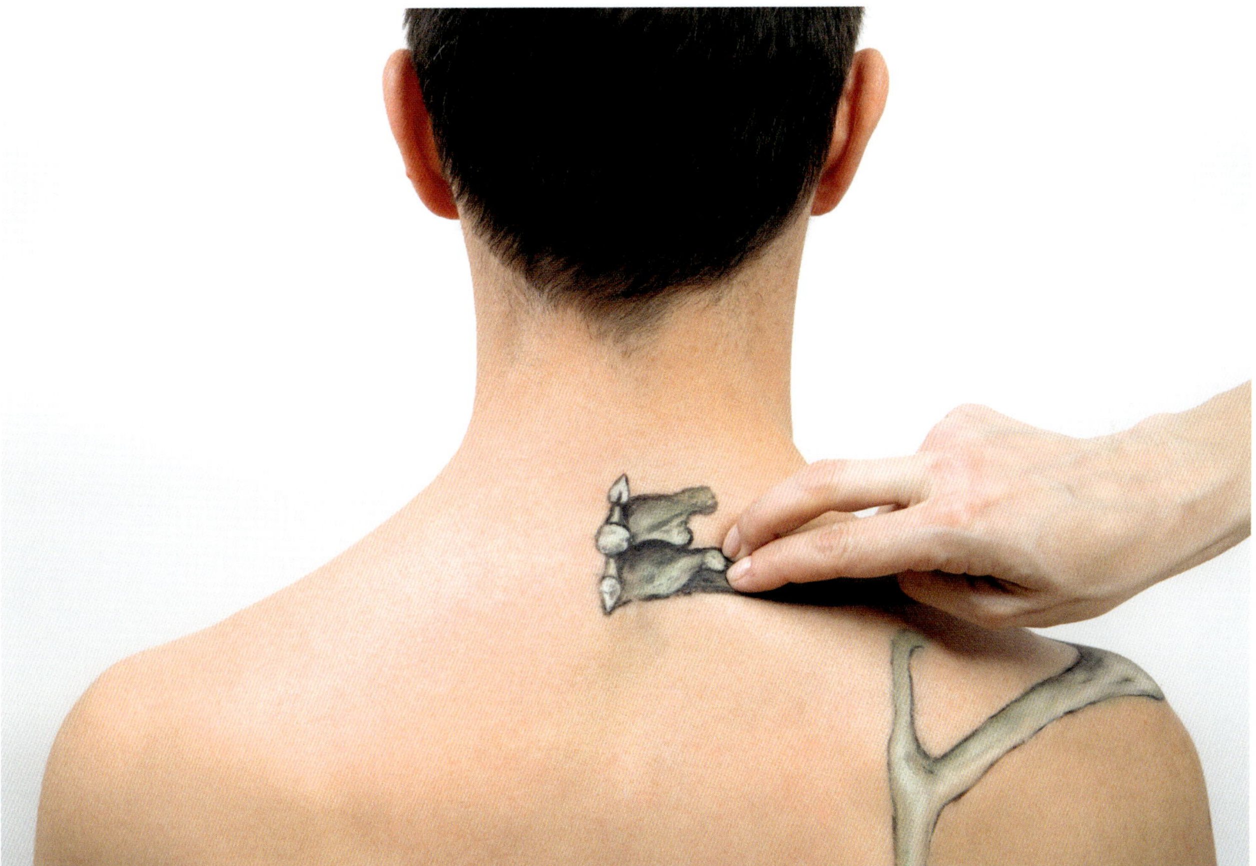

Ausgangsposition des Patienten

Sitzend.

Ausgangsposition der Therapeutin

Stehend, seitlich des Patienten.

Ausführung der Palpation

Die Therapeutin palpiert die erste Rippe lateral vom Querfortsatz des ersten Brustwirbels. Die Finger liegen am Übergang zwischen dem Querfortsatz von Th1 und dem Tuberkel der ersten Rippe.

3.9. Erste Rippe (Rippenwinkel)

Costa prima, Angulus costae

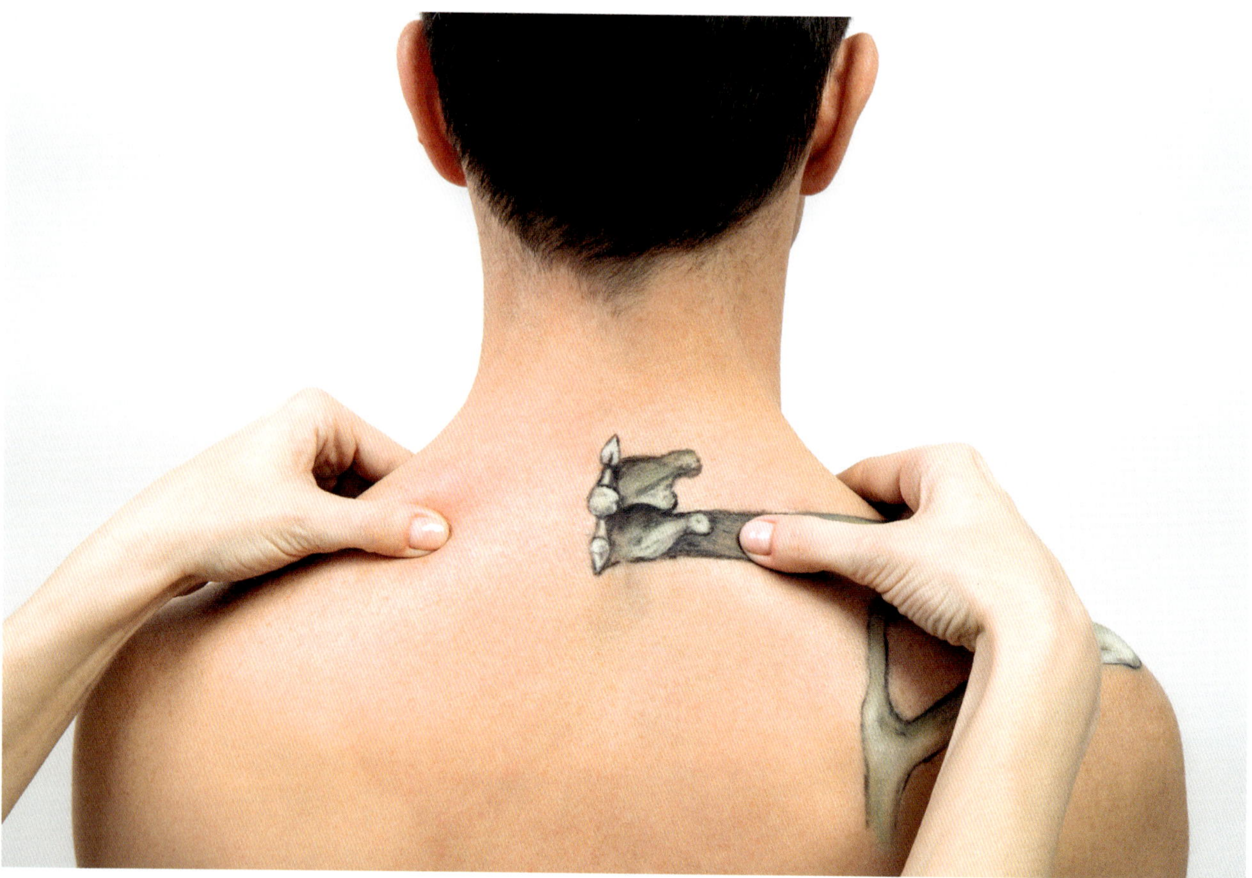

Ausgangsposition des Patienten

Sitzend.

Ausgangsposition der Therapeutin

Stehend, hinter dem Patienten.

Ausführung der Palpation

Die Therapeutin palpiert und bewertet die erste Rippe auf beiden Seiten. Sie übt Druck auf die Rippenwinkel nach ventral kaudal aus.

3.10. Erste Rippe

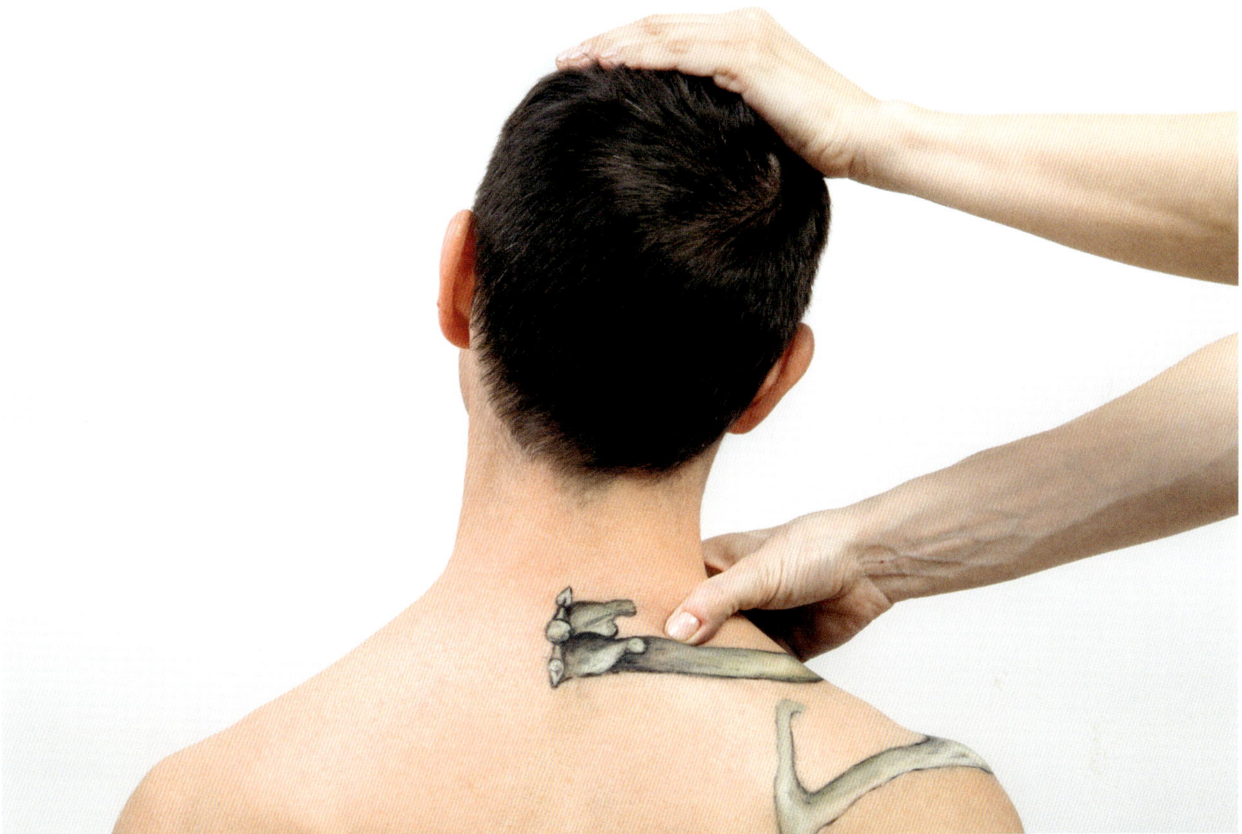

Ausgangsposition des Patienten

Sitzend.

Ausgangsposition der Therapeutin

Stehend, seitlich des Patienten. Die linke Hand liegt auf dem Kopf (Vertex) des Patienten, der Daumen der rechten Hand befindet sich auf der kranialen Fläche der ersten Rippe.

Ausführung der Palpation

Die Therapeutin palpiert die erste Rippe mit dem Daumen. Sie bewertet das Sinken der Rippe bei der Kopfneigung des Patienten zur untersuchten Seite.

3.11. M. trapezius (querender Teil)

M. trapezius – Pars transversa

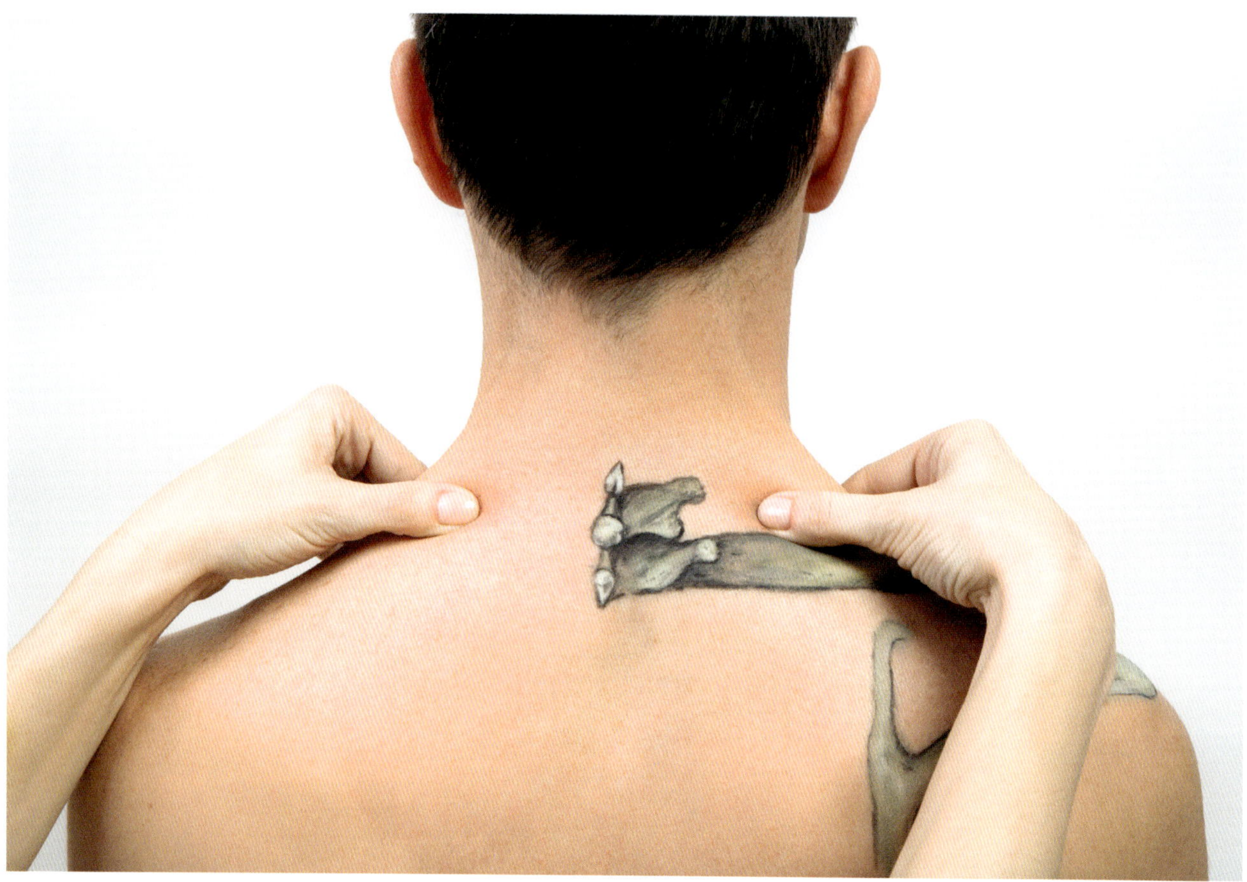

Ausgangsposition des Patienten

Sitzend.

Ausgangsposition der Therapeutin

Stehend, hinter dem Patienten.

Ausführung der Palpation

Die Daumen der Therapeutin liegen rechts und links oberhalb der ersten Rippe. Sie ertastet die Fasern des horizontalen Teils des M. trapezius.

3.12. Erste Rippe, oberer Schulterblattwinkel

Costa prima, Angulus superior scapulae

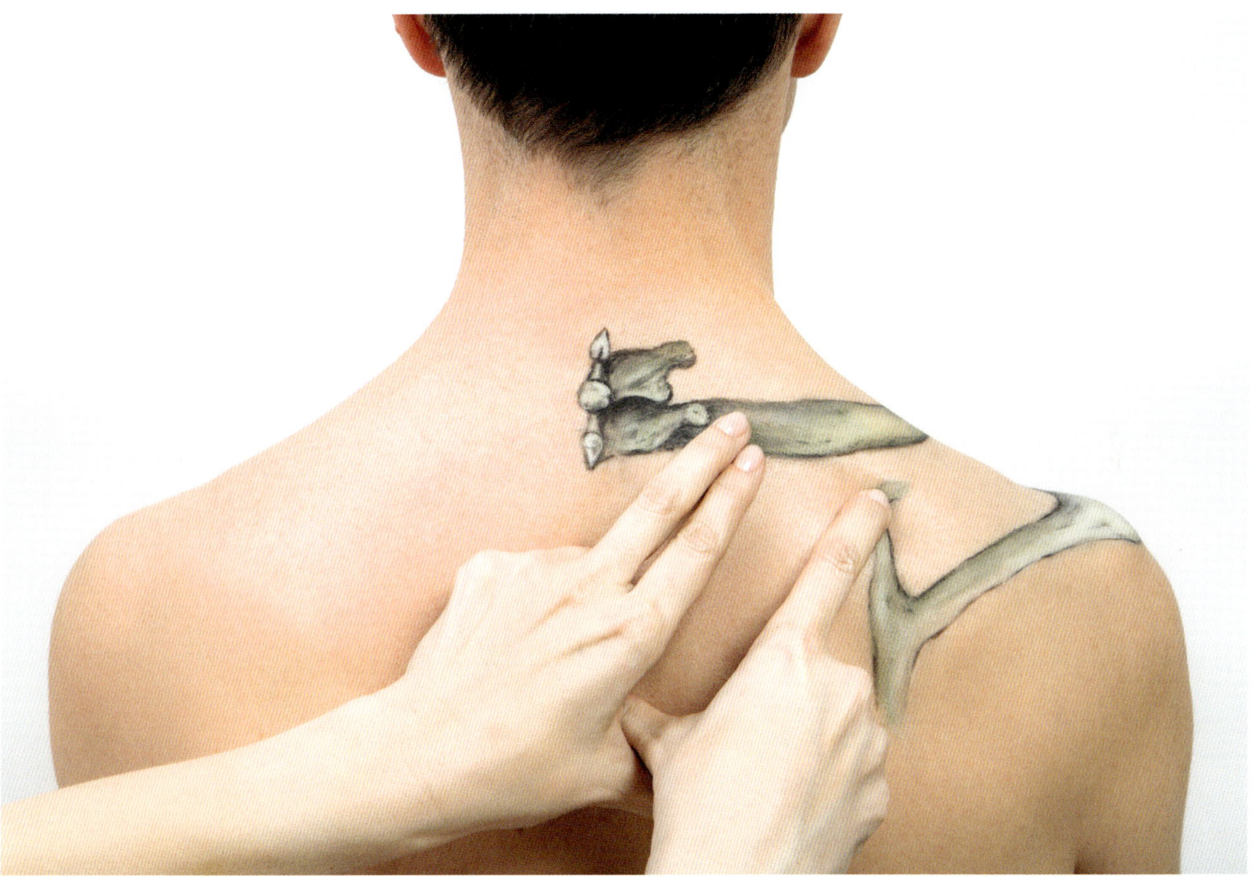

Ausgangsposition des Patienten

Sitzend.

Ausgangsposition der Therapeutin

Stehend, hinter dem Patienten. Der Zeigefinger der rechten Hand liegt am Angulus superior der Skapula.

Ausführung der Palpation

Die Therapeutin palpiert die kraniale Oberfläche der ersten Rippe. Der Zeigefinger der rechten Hand liegt am Angulus superior der Skapula, um die beiden knöchernen Strukturen voneinander unterscheiden zu können.

3.13. Obere Schulterblattwinkel – Teil 1

Anguli superiores scapularum

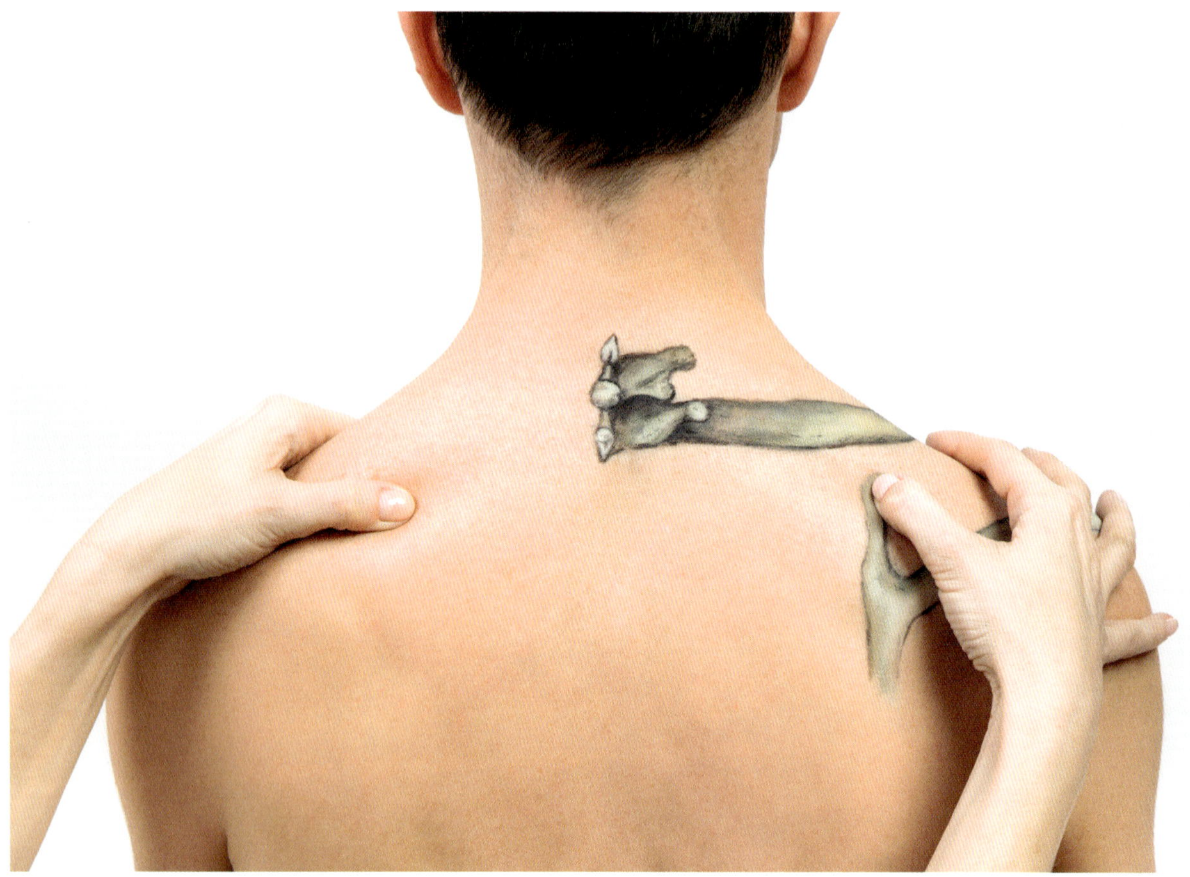

Ausgangsposition des Patienten

Sitzend.

Ausgangsposition der Therapeutin

Stehend, hinter dem Patienten.

Ausführung der Palpation

Die Therapeutin palpiert und bewertet die kaudal der ersten Rippe gelegenen oberen Schulterblattwinkel. Die Höhe der oberen Schulterblattwinkel wird u.a. von der Körperhaltung des Patienten, der Position des oberen Gliedmaßes und der Spannung der an der Skapula ansetzenden Muskeln mitbestimmt.

3.14. Obere Schulterblattwinkel – Teil 2

Anguli superiores scapularum

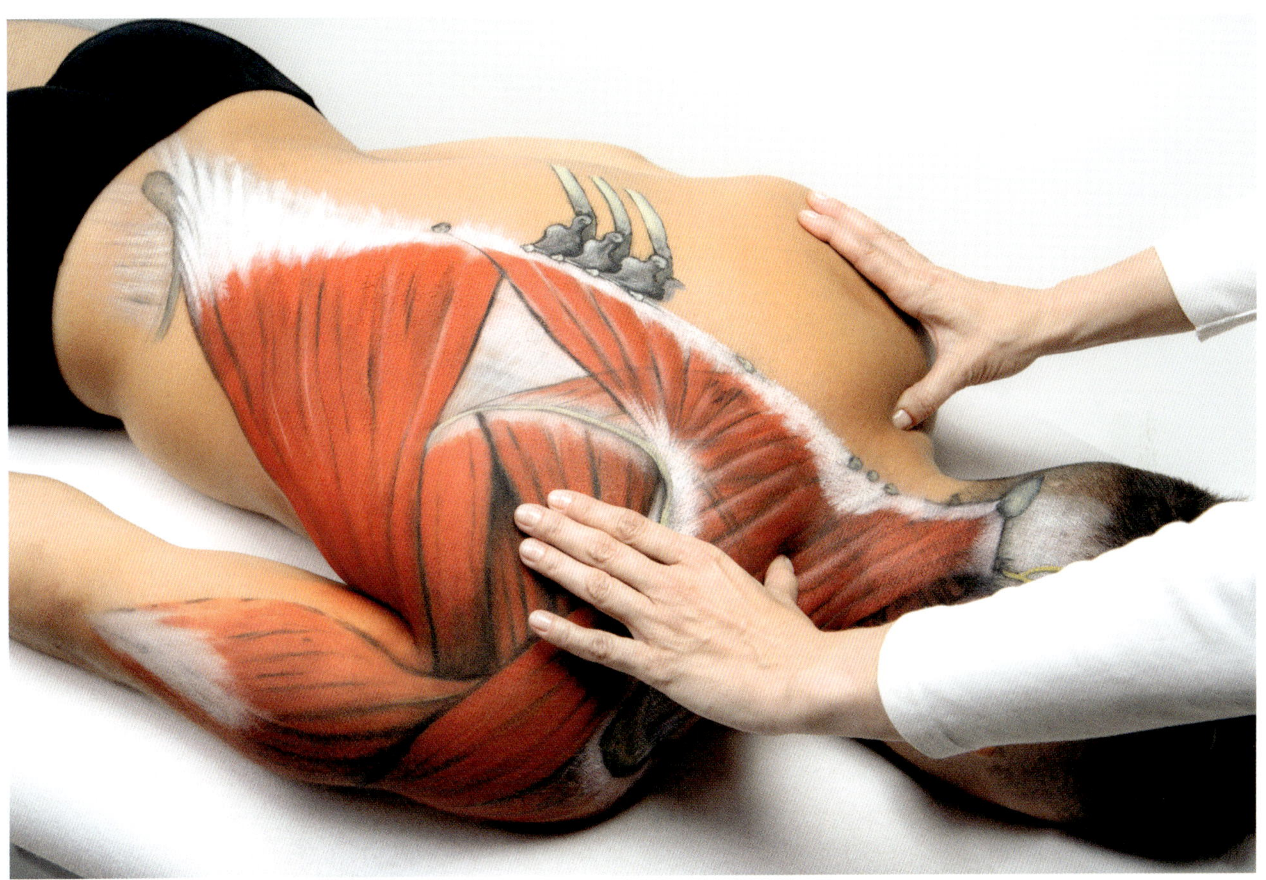

Ausgangsposition des Patienten

Bauchlage.

Ausgangsposition der Therapeutin

Sitzend oder Stehend, am Kopfteil der Behandlungsbank.

Ausführung der Palpation

Die Therapeutin lokalisiert und palpiert die oberen Schulterblattwinkel. Erhöhte Spannung und aufgebaute Muskelmasse im mittleren Teil des M. trapezius kann das Auffinden des Angulus superior der Skapula und des an ihm anheftenden sehnigen Ansatzes des M. levator scapulae erschweren.

3.15. Dornfortsatz von Th2, oberer Schulterblattwinkel

Processus spinosus Th2, Angulus superior scapulae

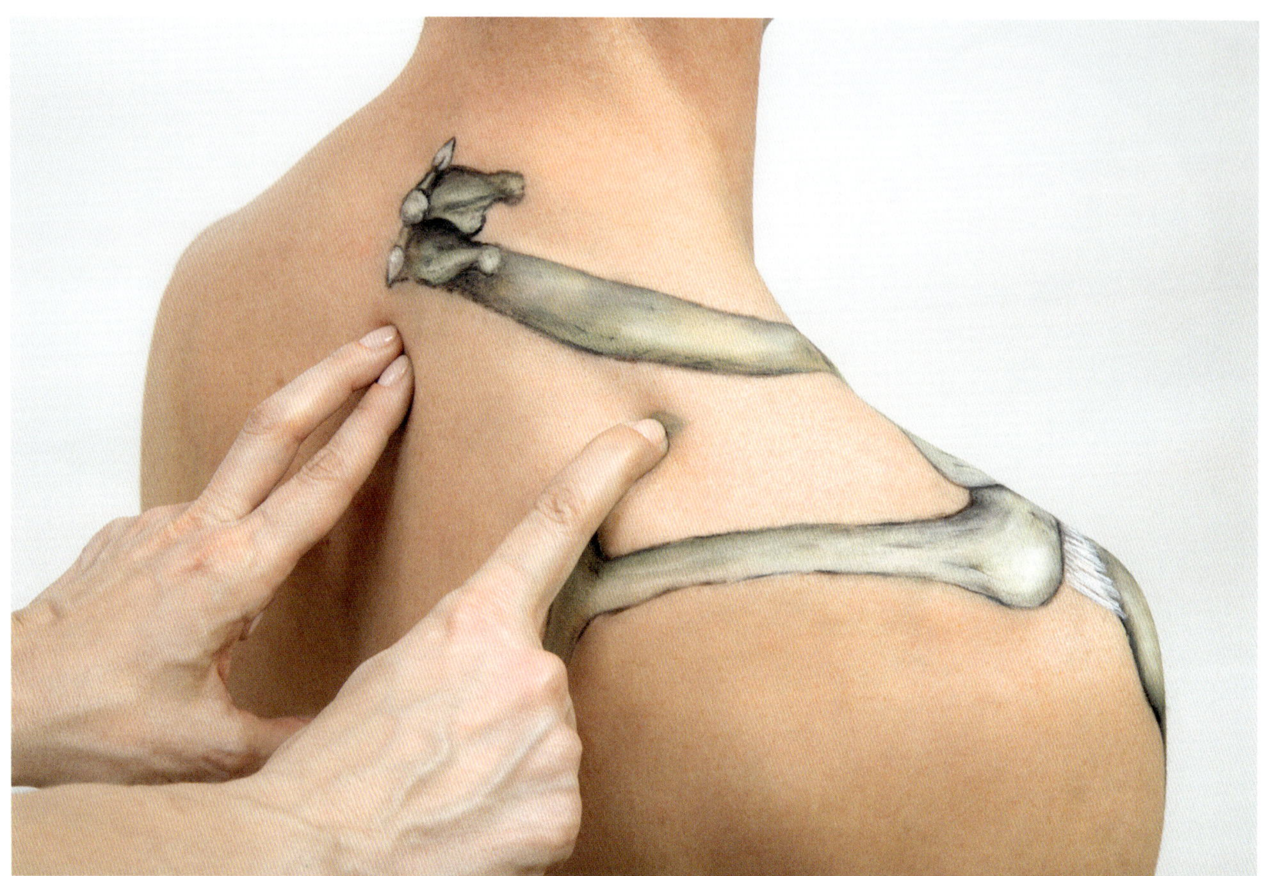

Ausgangsposition des Patienten

Sitzend.

Ausgangsposition der Therapeutin

Stehend, hinter dem Patienten. Der Zeigefinger der rechten Hand befindet sich am Angulus superior der Skapula.

Ausführung der Palpation

Die Therapeutin palpiert den Dornfortsatz von Th2. Der Angulus superior der Skapula befindet sich typischerweise auf der Höhe des zweiten Brustwirbels.

3.16. Oberer Schulterblattwinkel, Dornfortsatz von Th2 (Lagebestimmung) – Teil 1

Angulus superior scapulae, Processus spinosus Th2

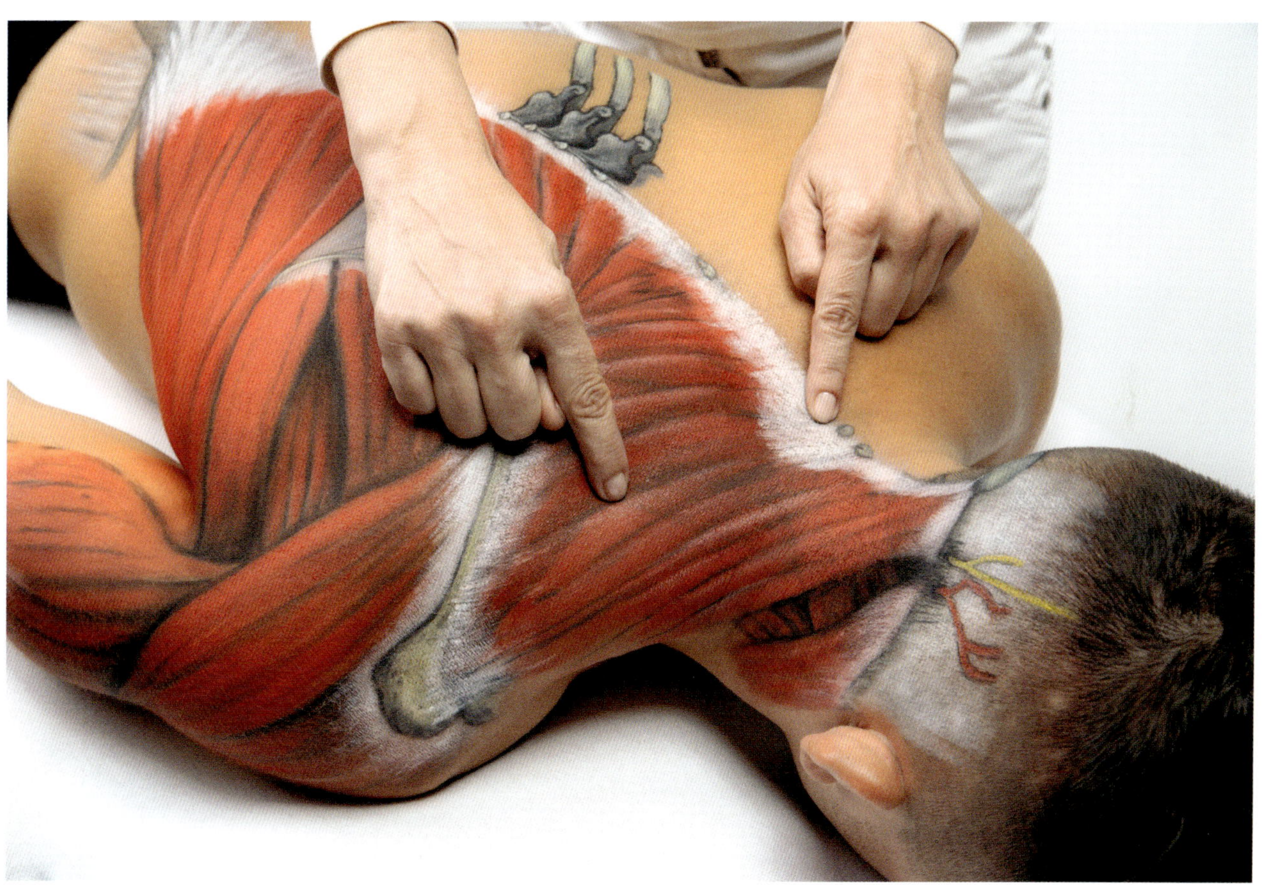

Ausgangsposition des Patienten

Bauchlage.

Ausgangsposition der Therapeutin

Stehend, seitlich des Patienten von der Gegenseite der Palpation.

Ausführung der Palpation

Die Therapeutin lokalisiert den Angulus superior der Skapula auf der Höhe des Dornfortsatzes von Th2. Sie ertastet den Angulus durch die Muskelmasse des M. trapezius und die Anheftung des M. levator scapulae.

3.17. Oberer Schulterblattwinkel, Dornfortsatz von Th2 (Lagebestimmung) – Teil 2

Angulus superior scapulae, Processus spinosus Th2

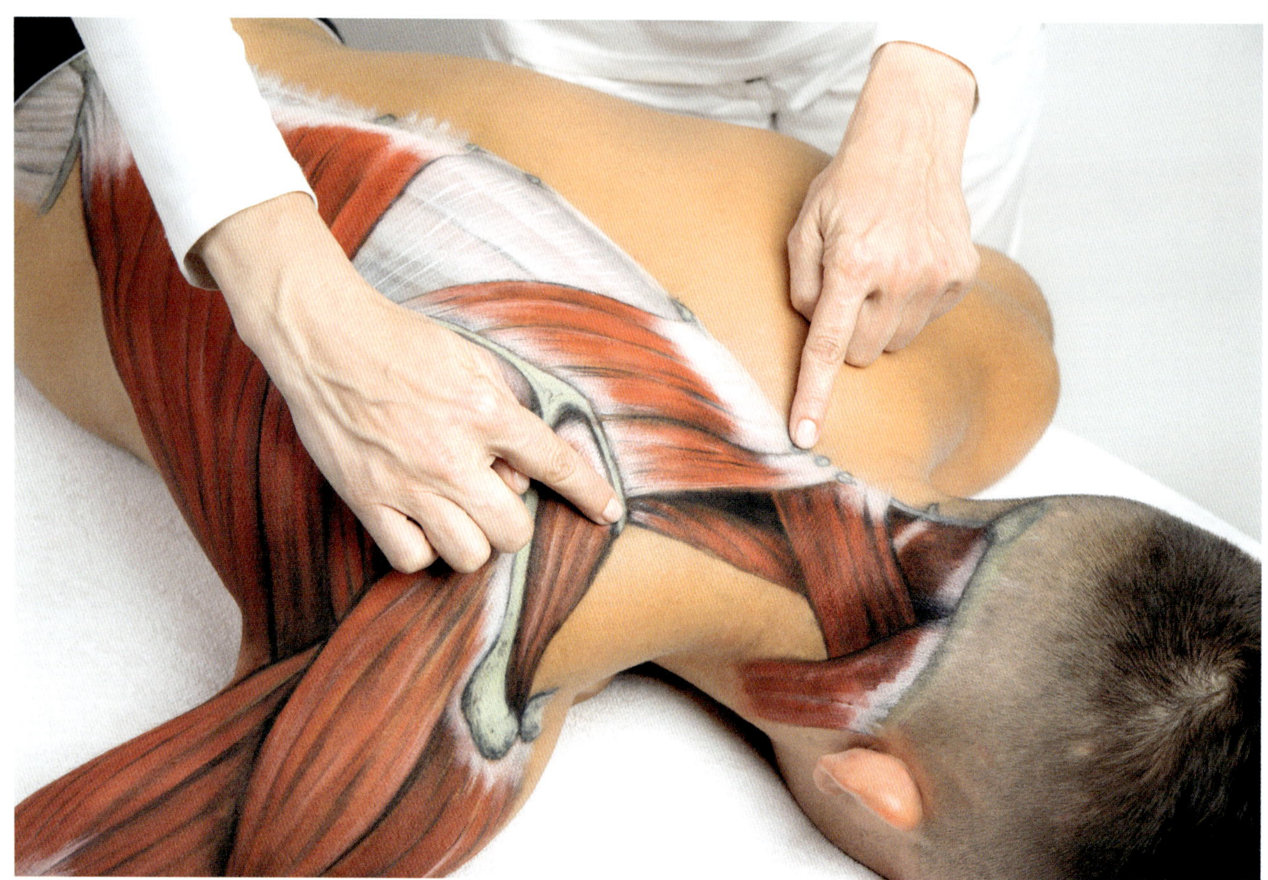

Ausgangsposition des Patienten

Bauchlage.

Ausgangsposition der Therapeutin

Stehend, seitlich des Patienten von der Gegenseite der Palpation.

Ausführung der Palpation

Die Therapeutin lokalisiert den Angulus superior der Skapula auf der Höhe des Dornfortsatzes des zweiten BWK. Sie ertastet den Angulus durch die Muskelmasse des M. trapezius und die Anheftung des M. levator scapulae. Der M. trapezius wurde zur besseren Veranschaulichung nicht abgebildet.

3.18. Dornfortsatz von Th4, Basis des Schulterblattkamms

Processus spinosus Th4, Trigonum spinae

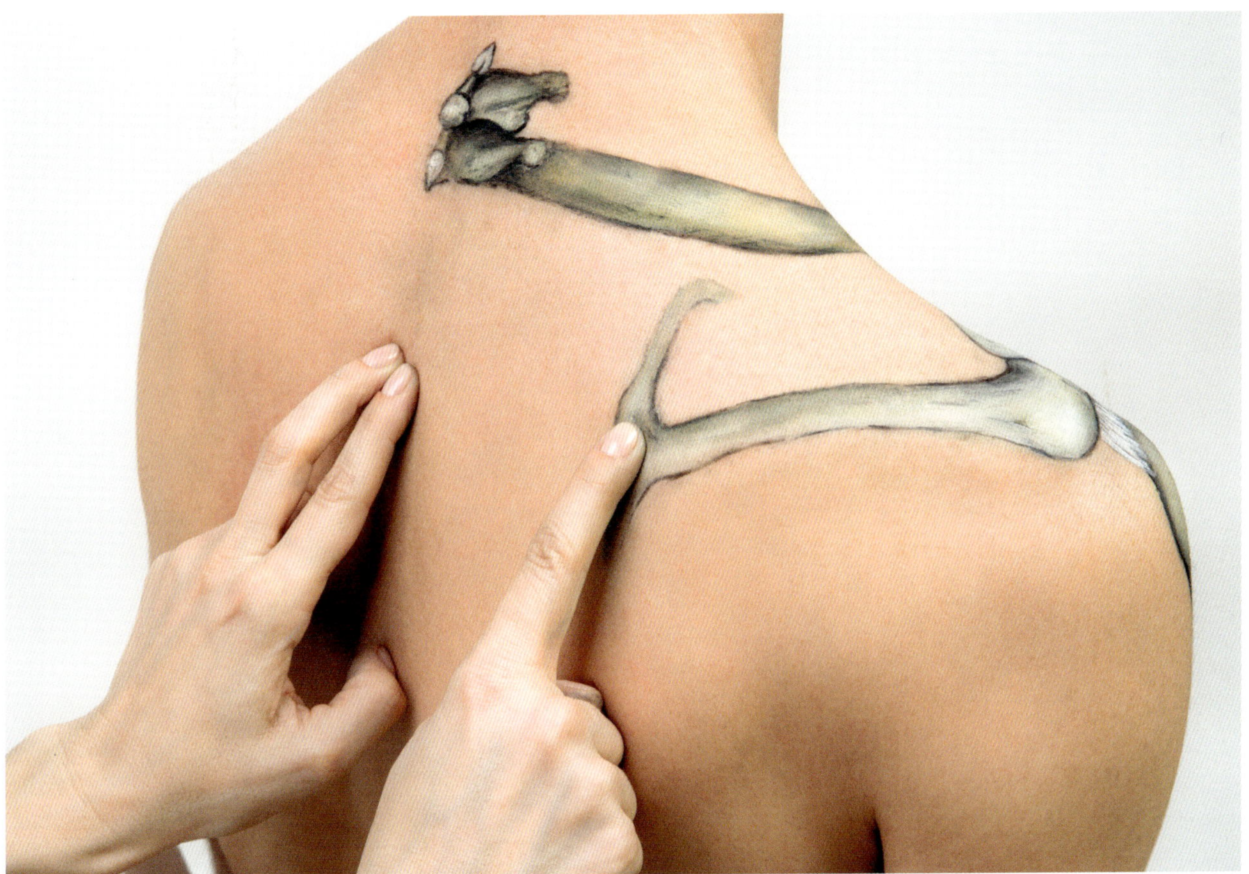

Ausgangsposition des Patienten

Sitzend.

Ausgangsposition der Therapeutin

Stehend, hinter dem Patienten. Der Zeigefinger befindet sich an der Basis der Spina scapulae (sog. Trigonum spinae).

Ausführung der Palpation

Die Therapeutin palpiert den Dornfortsatz von Th4. Auf der Höhe des Dornfortsatzes von Th4 befindet sich typischerweise die Basis der Spina scapulae.

3.19. Basis des Schulterblattkamms, Dornfortsatz von Th4

Trigonum spinae, Processus spinosus Th4

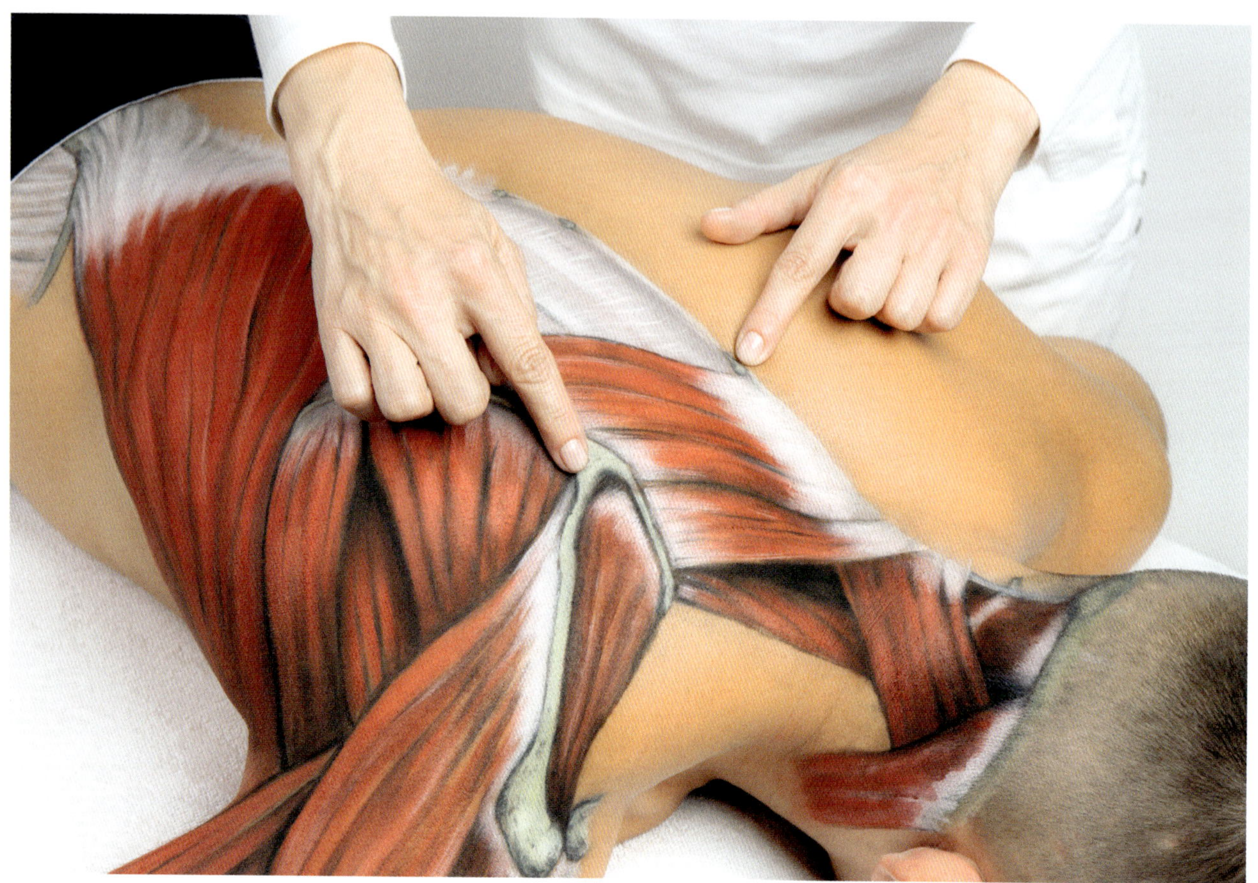

Ausgangsposition des Patienten

Bauchlage.

Ausgangsposition der Therapeutin

Stehend, seitlich des Patienten von der Gegenseite.

Ausführung der Palpation

Die Therapeutin palpiert den Dornfortsatz des vierten BWK. Auf der Höhe des Dornfortsatzes von Th4 befindet sich typischerweise die Basis der Spina scapulae.

3.20. Dornfortsatz Th4

Processus spinosus Th4

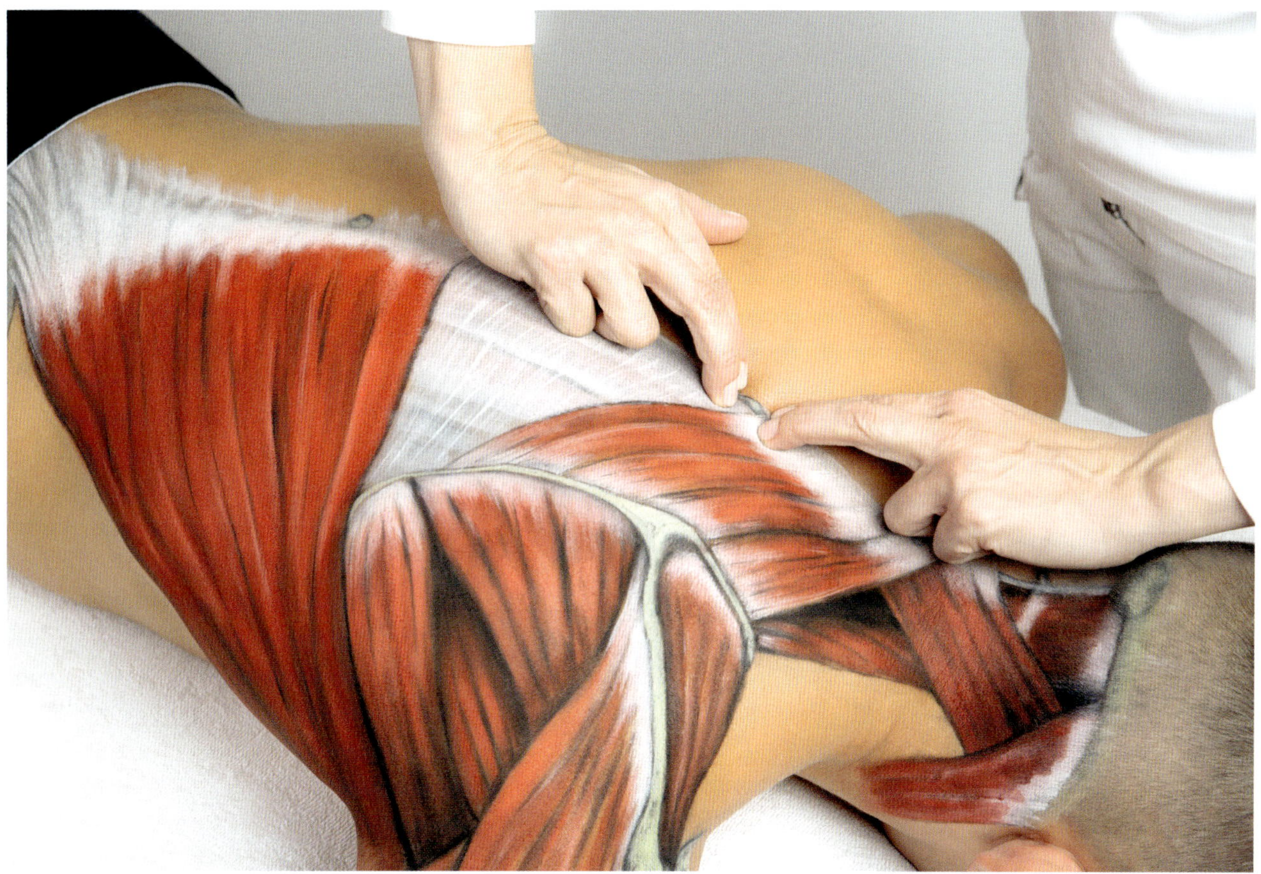

Ausgangsposition des Patienten

Bauchlage.

Ausgangsposition der Therapeutin

Stehend, auf der Schulterhöhe des Patienten.

Ausführung der Palpation

Die Therapeutin palpiert den Dornfortsatz des vierten BWK, indem sie die Finger der beiden Hände in die Interspinalräume des darüber und darunter liegenden Dornfortsatzes setzt. Mittels der beschriebenen Handhaltung kann man die nachfolgenden Dornfortsätze palpieren. Der M. trapezius wurde zur besseren Veranschaulichung nicht abgebildet.

3.21. Dornfortsätze der BWS

Vertebrae thoracicae – Processus spinosi

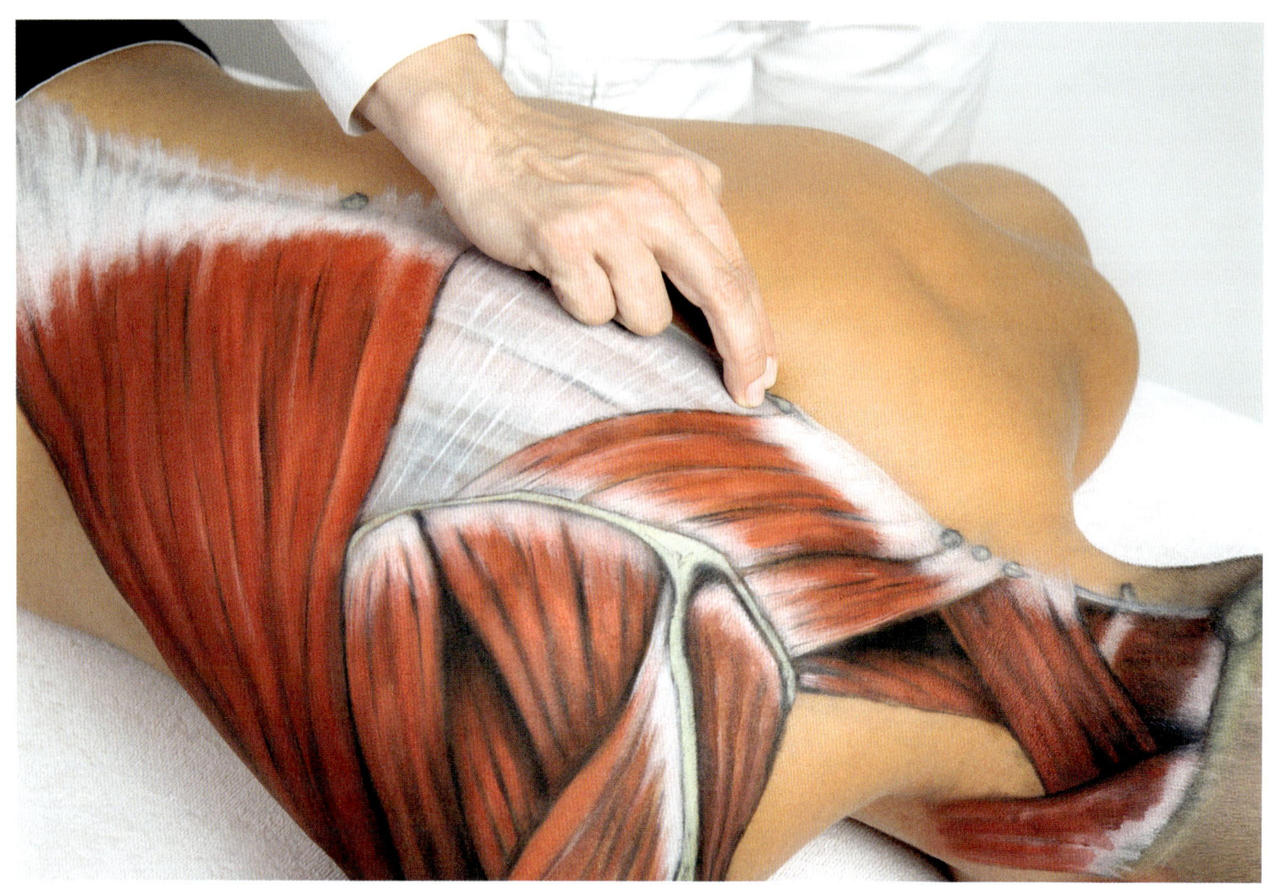

Ausgangsposition des Patienten

Bauchlage.

Ausgangsposition der Therapeutin

Stehend, seitlich des Patienten.

Ausgangsposition der Therapeutin

Mit dem Zeige- und Mittelfinger palpiert und bewertet die Therapeutin die nachfolgenden Dornfortsätze und die interspinalräume der BWS. Der M. trapezius wurde zur besseren Veranschaulichung nicht abgebildet.

3.22. Unterer Schulterblattwinkel, Dornfortsatz von Th7

Angulus inferior scapulae, Processus spinosus Th7

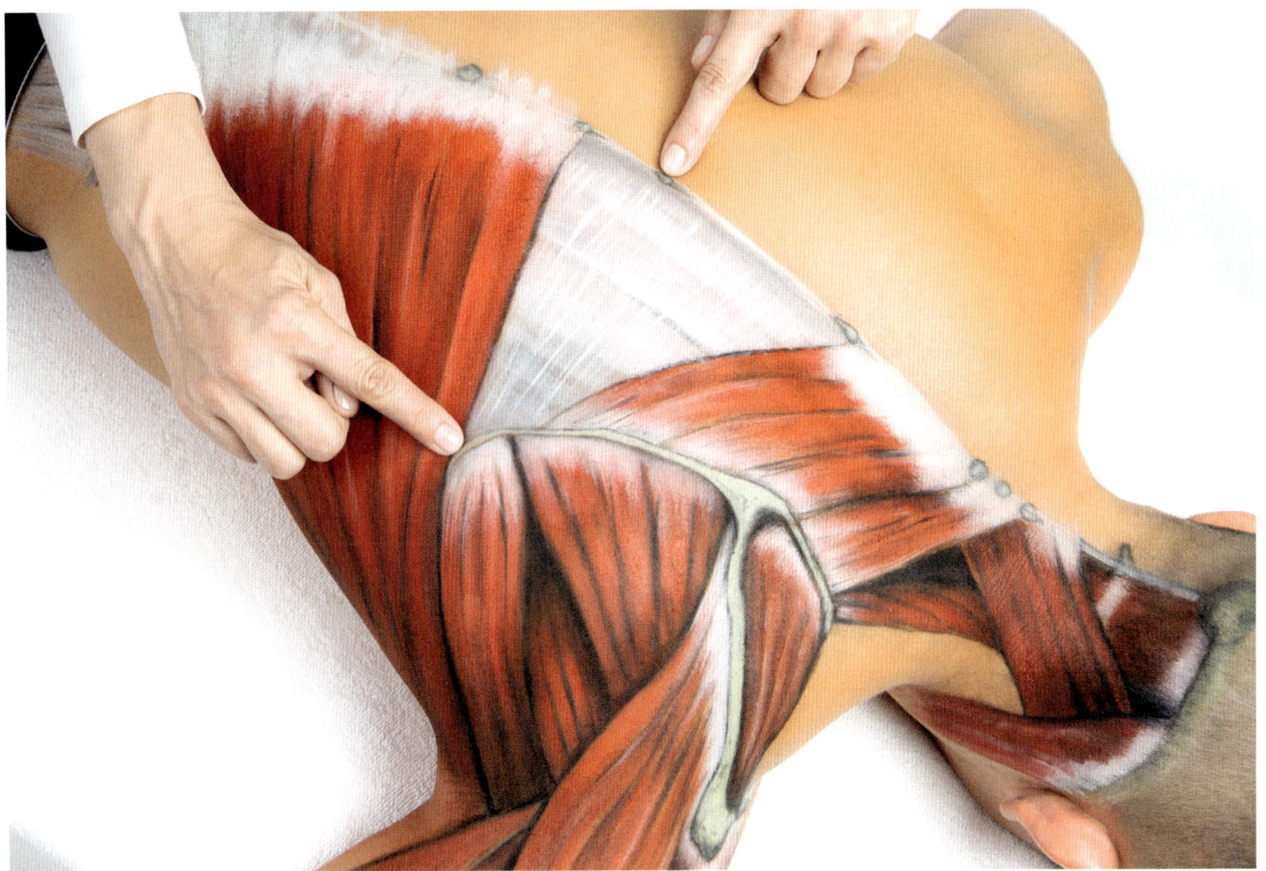

Ausgangsposition des Patienten

Bauchlage.

Ausgangsposition der Therapeutin

Stehend, auf der Beckenhöhe des Patienten, von der Gegenseite der Palpation.

Ausführung der Palpation

Die Therapeutin lokalisiert den Angulus inferior der Skapula auf der Höhe des Dornfortsatzes des siebten BWK. Am Angulus inferior setzt häufig der M. latissimus dorsi an. Der M. trapezius wurde für bessere Veranschaulichung nicht abgebildet.

3.23. Dornfotzsätze (nacheinander liegend)

Processus spinosi

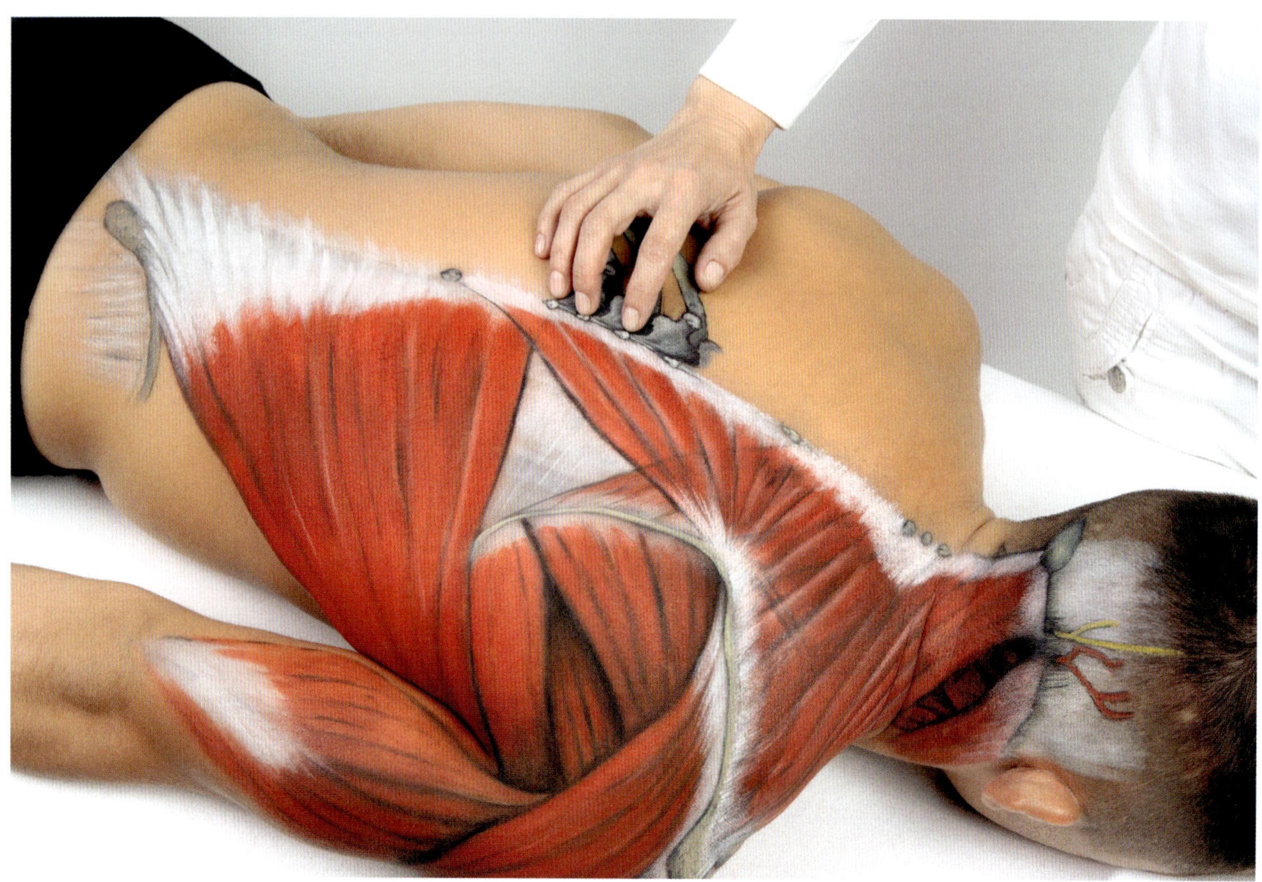

Ausgangsposition des Patienten

Bauchlage.

Ausgangsposition der Therapeutin

Stehend, seitlich des Patienten. Drei Finger einer Hand liegen an den Spitzen der Dornfortsätze der BWS.

Ausführung der Palpation

Die Therapeutin bewertet palpatorisch die Spitzen der Dornfortsätze der BWS. Sie überprüft, ob die nachfolgenden Dornfortsätze eine gerade Linie bilden.

3.24. Dornfotzsätze von Th7–Th8–Th9

Processus spinosi Th7–Th8–Th9

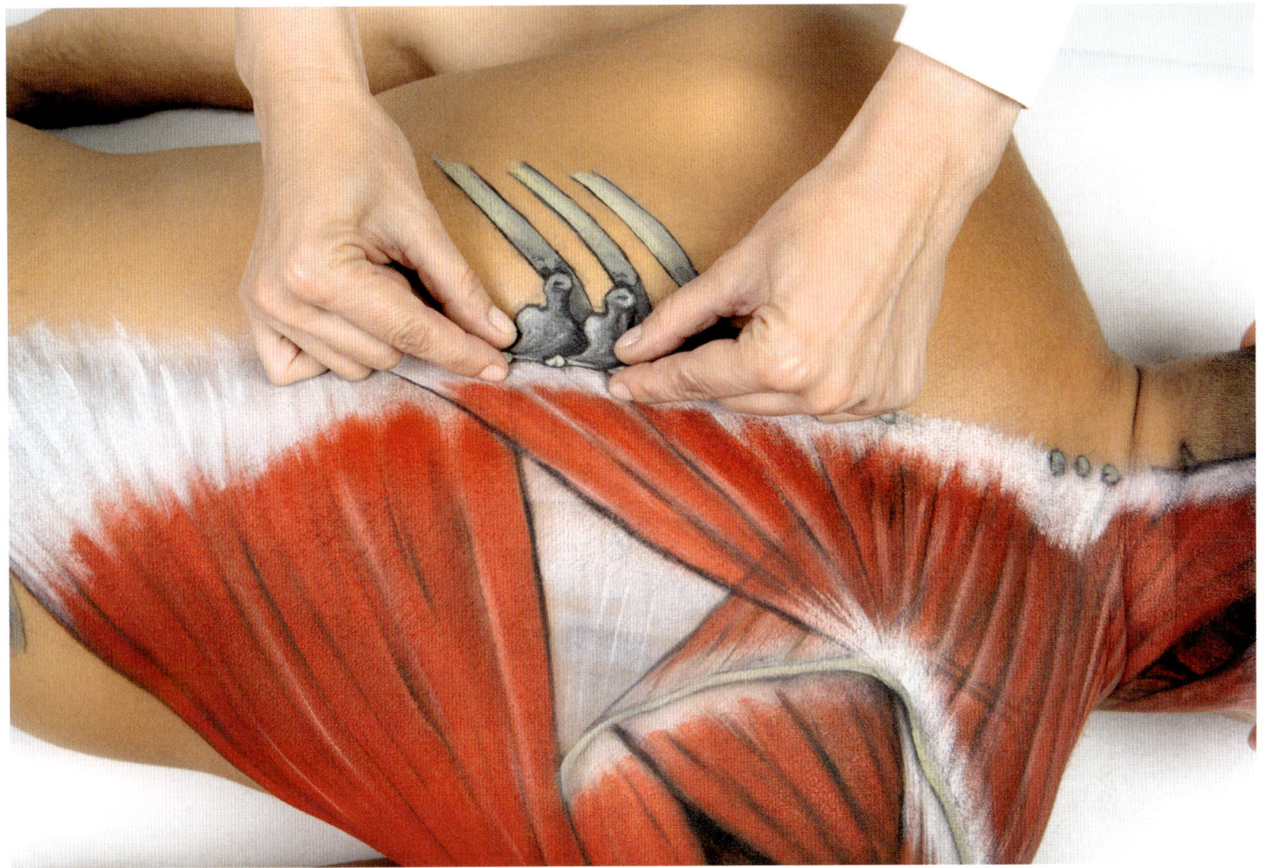

Ausgangsposition des Patienten

Bauchlage.

Ausgangsposition der Therapeutin

Stehend, seitlich des Patienten.

Ausführung der Palpation

Mit dem Daumen und dem Zeigefinger beider Hände palpiert und bewertet die Therapeutin die lateralen Flächen der thorakalen Dornfortsätze. Mithilfe dieser Handhaltung kann sie die nachfolgenden Dornfortsätze überprüfen.

3.25. Dornfotzsatz Th8

Processus spinosus Th8

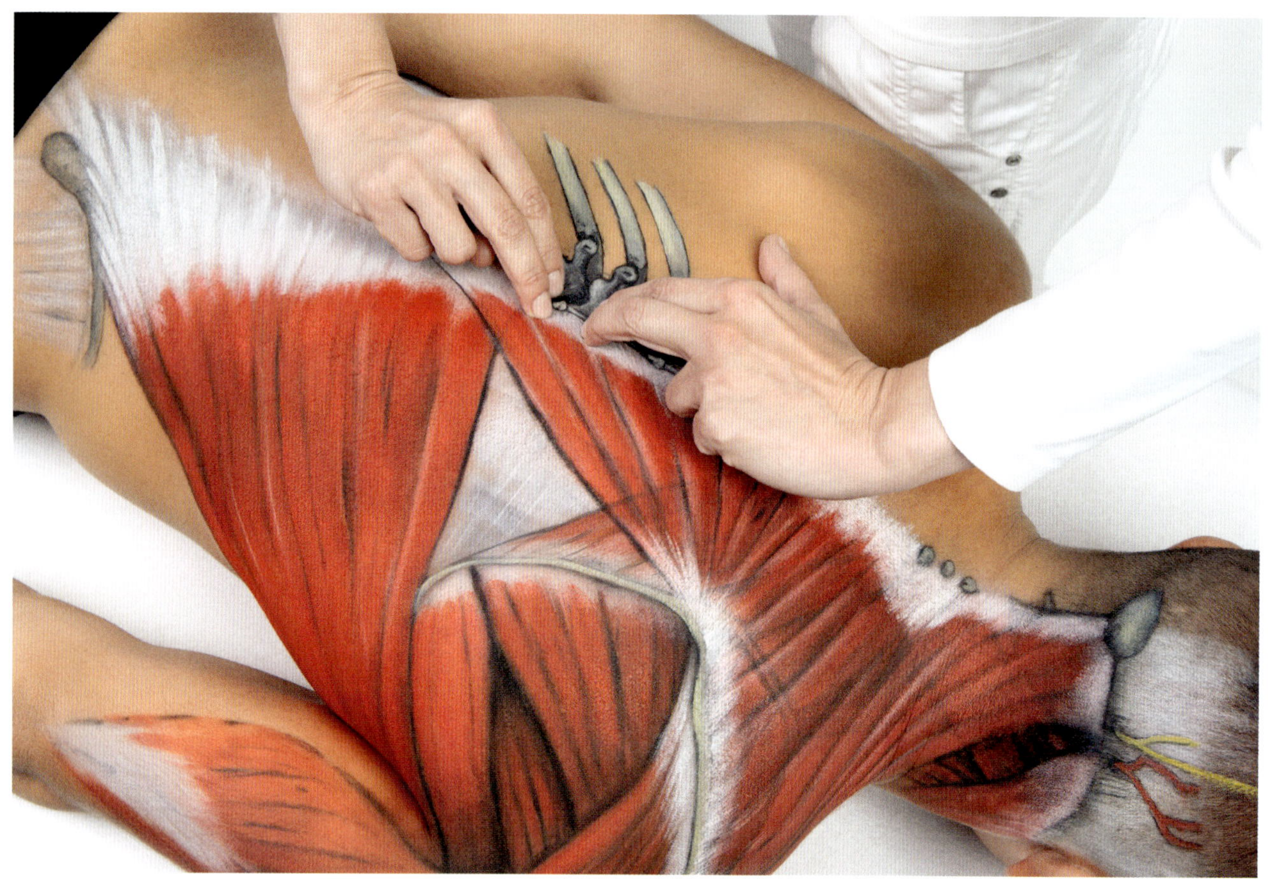

Ausgangsposition des Patienten

Bauchlage.

Ausgangsposition der Therapeutin

Stehend, seitlich des Patienten.

Ausführung der Palpation

Mit den Fingern beider Hände bewertet die Therapeutin palpatorisch die Interspinalräume unterhalb und oberhalb des Dornfortatzes des achten BWK. Mithilfe der dargestellten Handhaltung kann sie die nachfolgenden Dornfortsätze überprüfen. Die Therapeutin nimmt die Lage und die respiratorische Beweglichkeit der Wirbel wahr.

3.26. Querfortsätze von Th8 (Lagebestimmung)

Processus transversi Th8

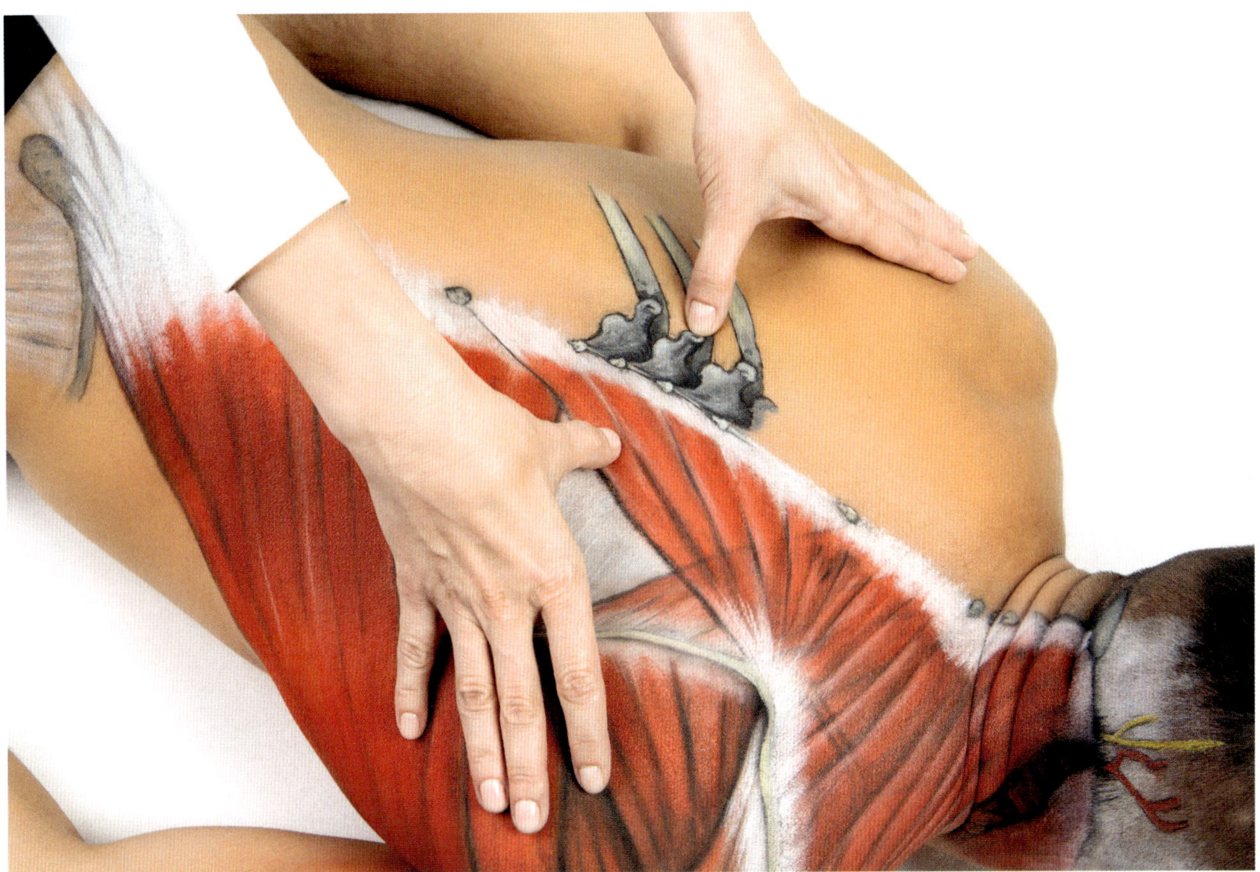

Ausgangsposition des Patienten

Bauchlage.

Ausgangsposition der Therapeutin

Stehend, seitlich des Patienten. Die Daumen liegen auf beiden Seiten lateral des Dornfortsatzes von Th7.

Ausführung der Palpation

Die Therapeutin lokalisiert die Querfortsätze des siebten BWK. Zuerst wird der Dornfortsatz des siebten BWK palpiert. Danach werden die Daumen voneinander nach lateral entfernt, bis ein knöcherner Widerstand der Rippenwinkel tastbar ist. Danach richtet man die Daumen nach medial, um durch die Muskelmasse des Rückenstreckers (Errector spinae) durchzudringen. Man nimmt an, dass sich die Querfortsätze der Wirbel Th7–Th9 auf der Höhe des Dornfortsatzes des darüber liegenden Wirbels befinden.

3.27. Querfortsatz von Th8, Dornfortsatz von Th7

Processus transversus Th8, Processus spinosus Th7

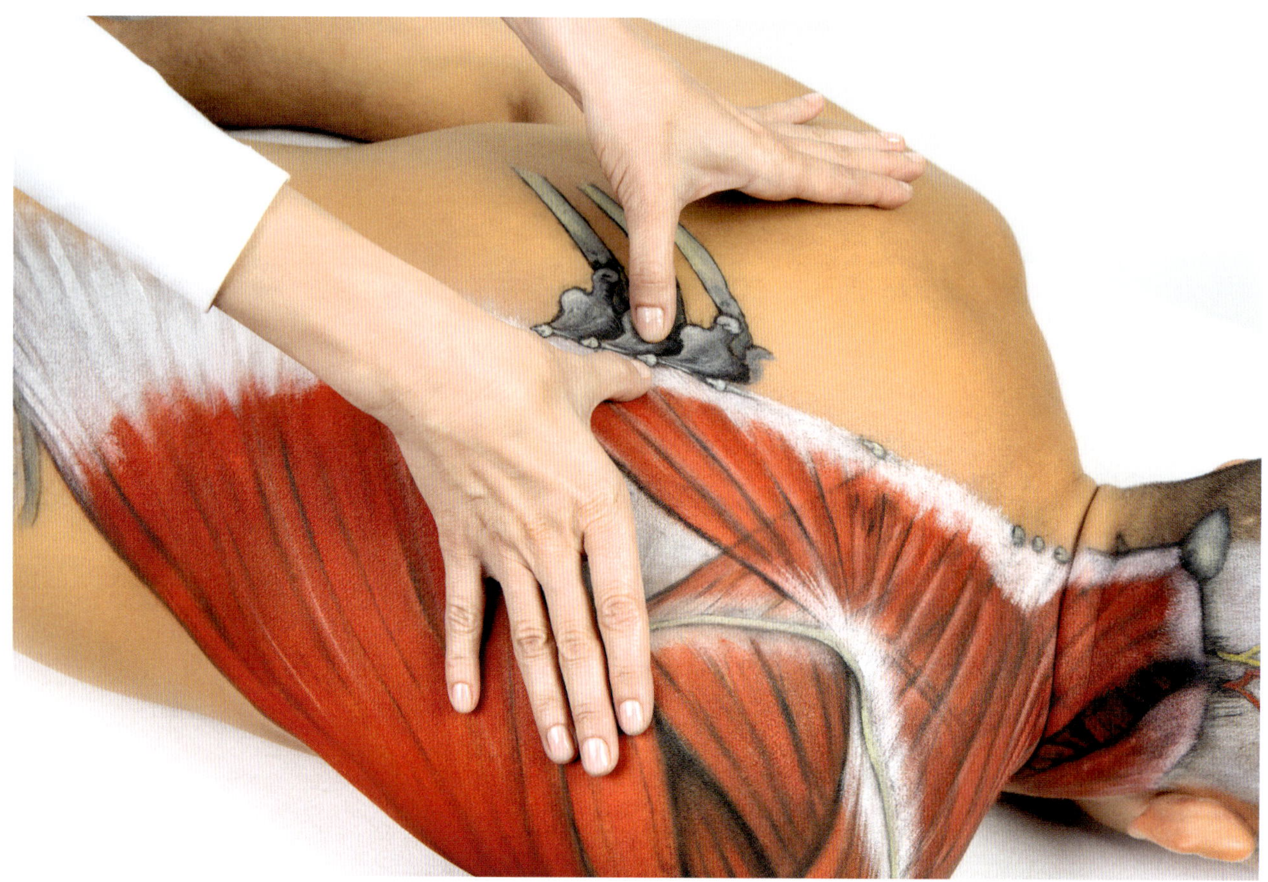

Ausgangsposition des Patienten

Bauchlage.

Ausgangsposition der Therapeutin

Stehend, seitlich des Patienten.

Ausführung der Palpation

Die Therapeutin bewertet die Lage des Donfortsatzes von Th7 in Bezug auf den Querfortsatz von Th8. Man nimmt an, dass sich die Querfortsätze der Wirbel Th7–Th9 auf der Höhe des Dornfortsatzes des darüber liegenden Wirbels befinden.

3.28. Brustwirbel von Th8 (Dornfortsatz, Querfortsatz)

Vertebra Th8 (Processus transversus, Processus spinosus)

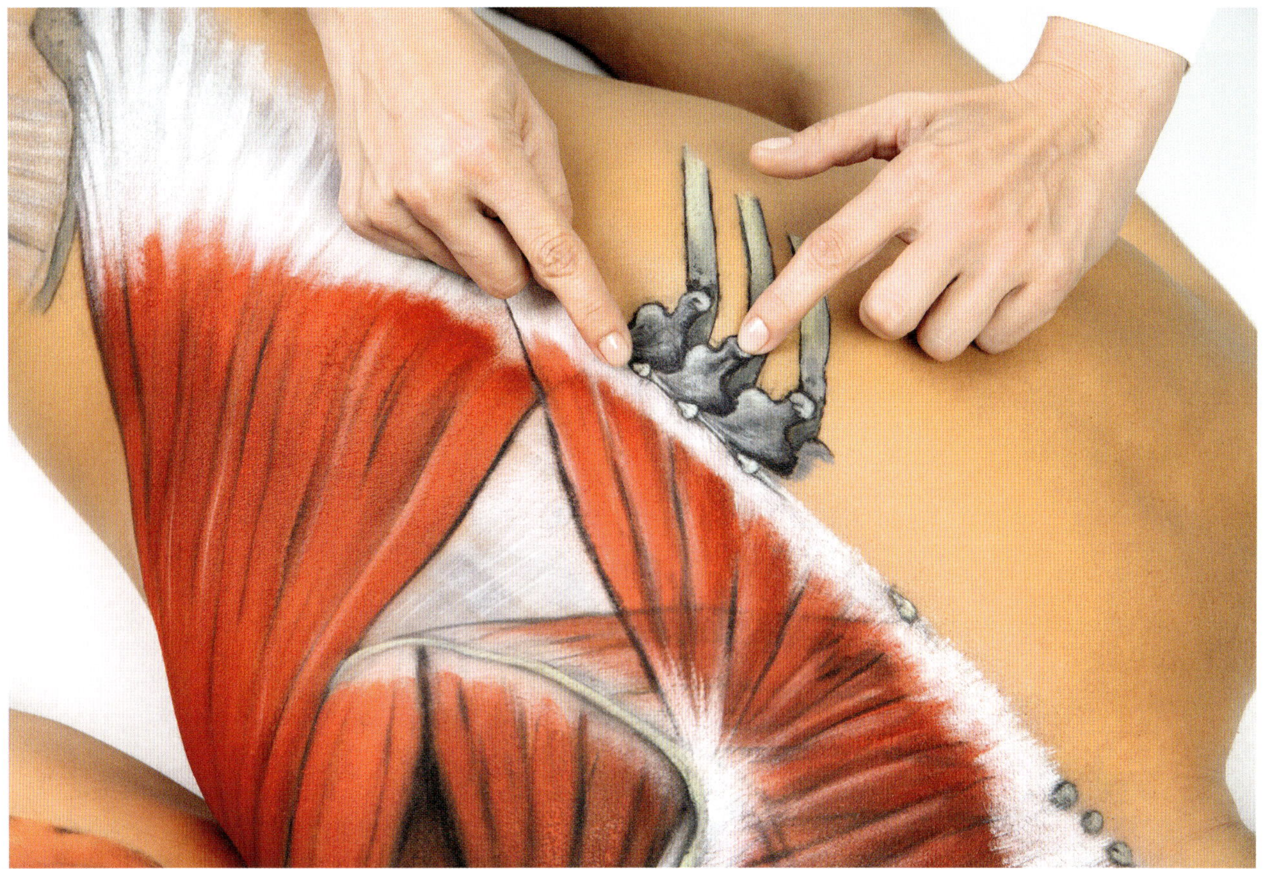

Ausgangsposition des Patienten

Bauchlage.

Ausgangsposition der Therapeutin

Stehend, seitlich des Patienten.

Ausführung der Palpation

Die Therapeutin palpiert den Dorn- und Querfortsatz von Th8. Der Querfortsatz des achten BWK befindet sich auf der Höhe des Dornfortsatzes des siebten BWK.

3.29. Kostotransversalgelenk von Th9

Art. costotranversalis Th9

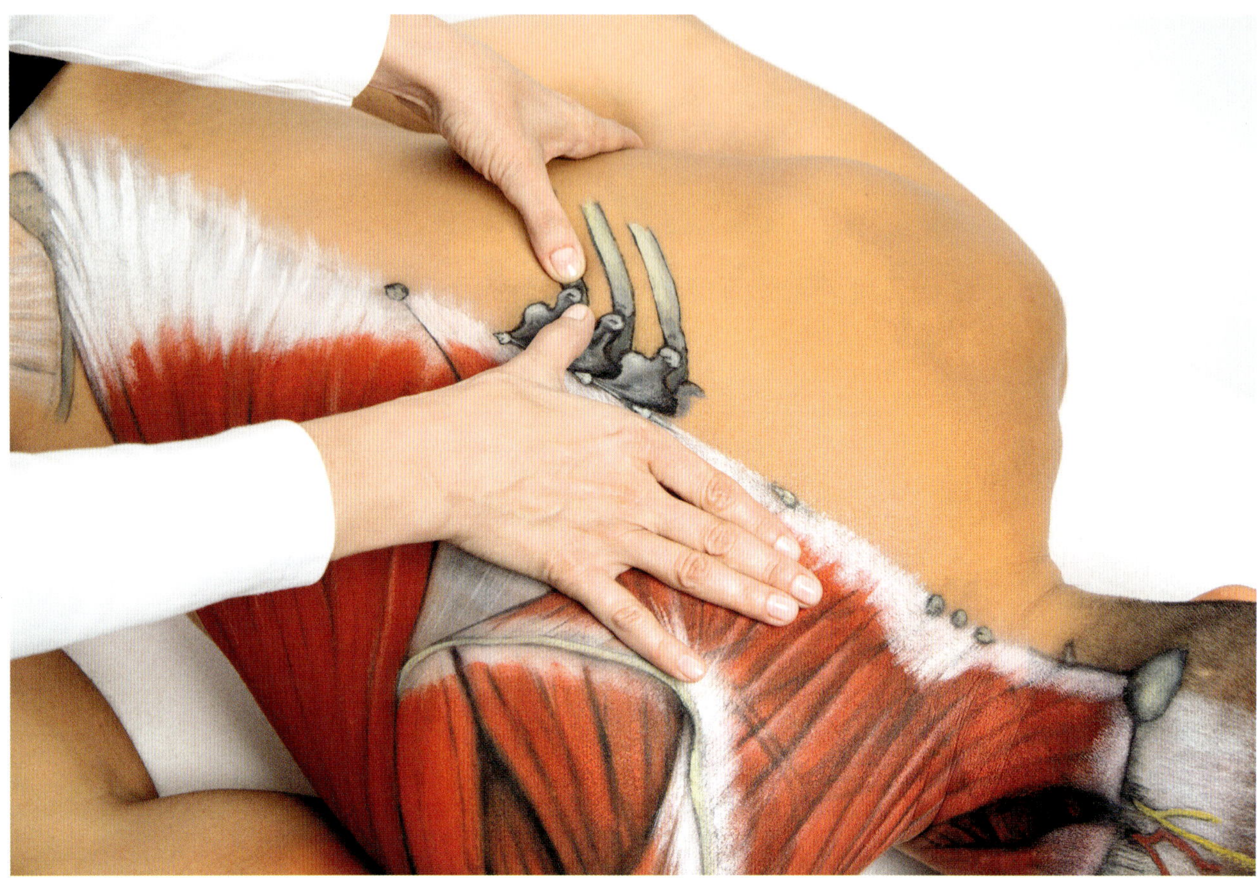

Ausgangsposition des Patienten

Bauchlage.

Ausgangsposition der Therapeutin

Stehend, seitlich des Patienten von der Gegenseite der Palpation.

Ausführung der Palpation

Die Therapeutin palpiert die neunte Rippe. Der Daumen der linken Hand liegt auf der neunten Rippe lateral des Querfortsatzes von Th9. Der Daumen der rechten Hand sucht die neunte Rippe in der Lücke zwischen den Qerfortsätzen von Th8 und Th9. Die Palpation ist bei aufgebauter Muskelmasse des M. erector spinae erschwert.

3.30. Kostotransversalgelenk von Th9 (Rippenmobilisation)

Art. costotranversalis Th9

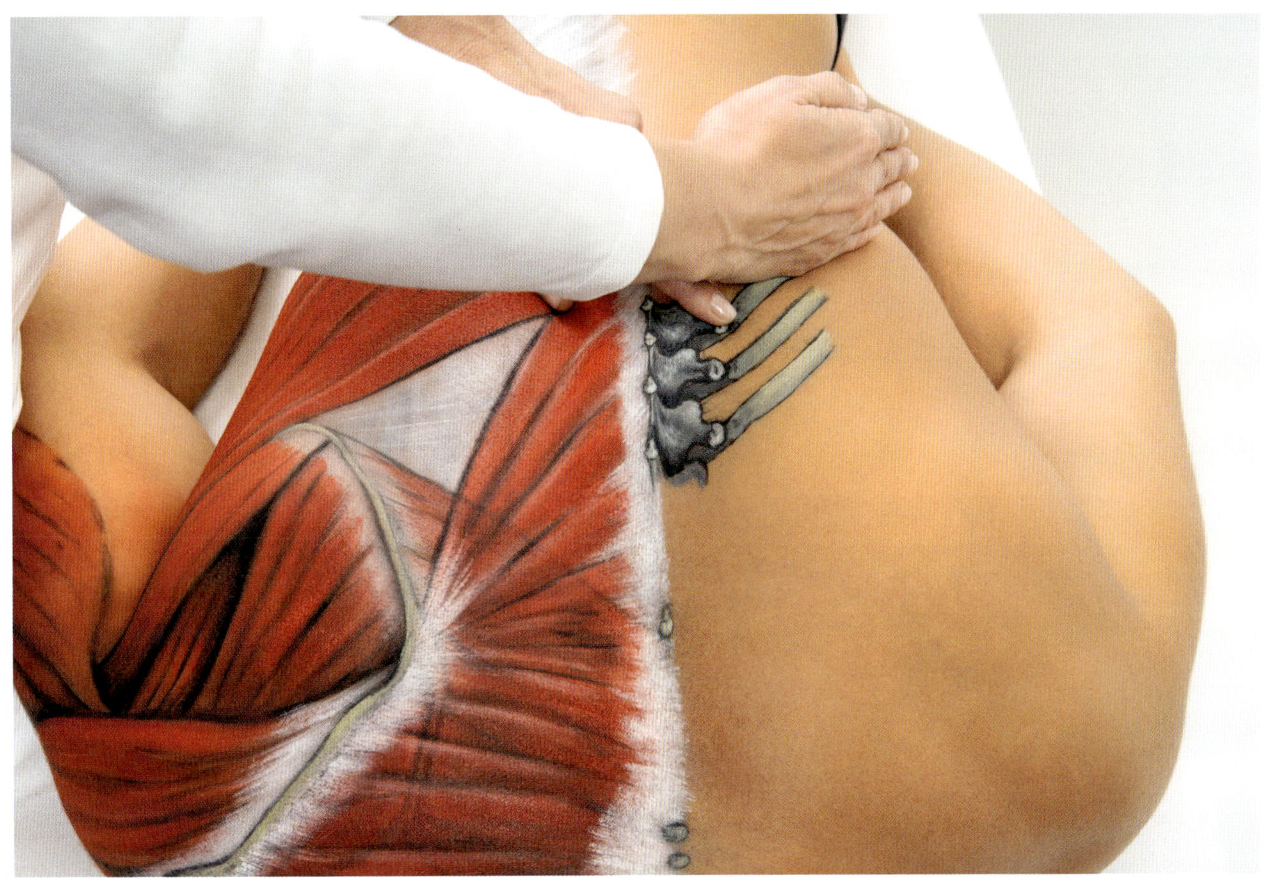

Ausgangsposition des Patienten

Bauchlage.

Ausgangsposition der Therapeutin

Stehend, seitlich des Patienten von der Gegenseite der Palpation. Der Zeigefinger der linken Hand befindet sich auf dem Kostotransversalgelenk von Th9. Die Ulnarkante der rechten Hand liegt im Verlauf der neunten Rippe.

Ausführung der Palpation

Die Therapeutin palpiert und bewertet die Beweglichkeit des Kostotransversalgelenks von Th9. Mit der rechten Hand mobilisiert sie die neunte Rippe in Bezug auf ihren Verlauf. Mit dem Finger der anderen Hand nimmt sie die Beweglichkeit des Gelenks war.

3.31. Neunte Rippe (Mobilisation – Teil 1)

Costa IX

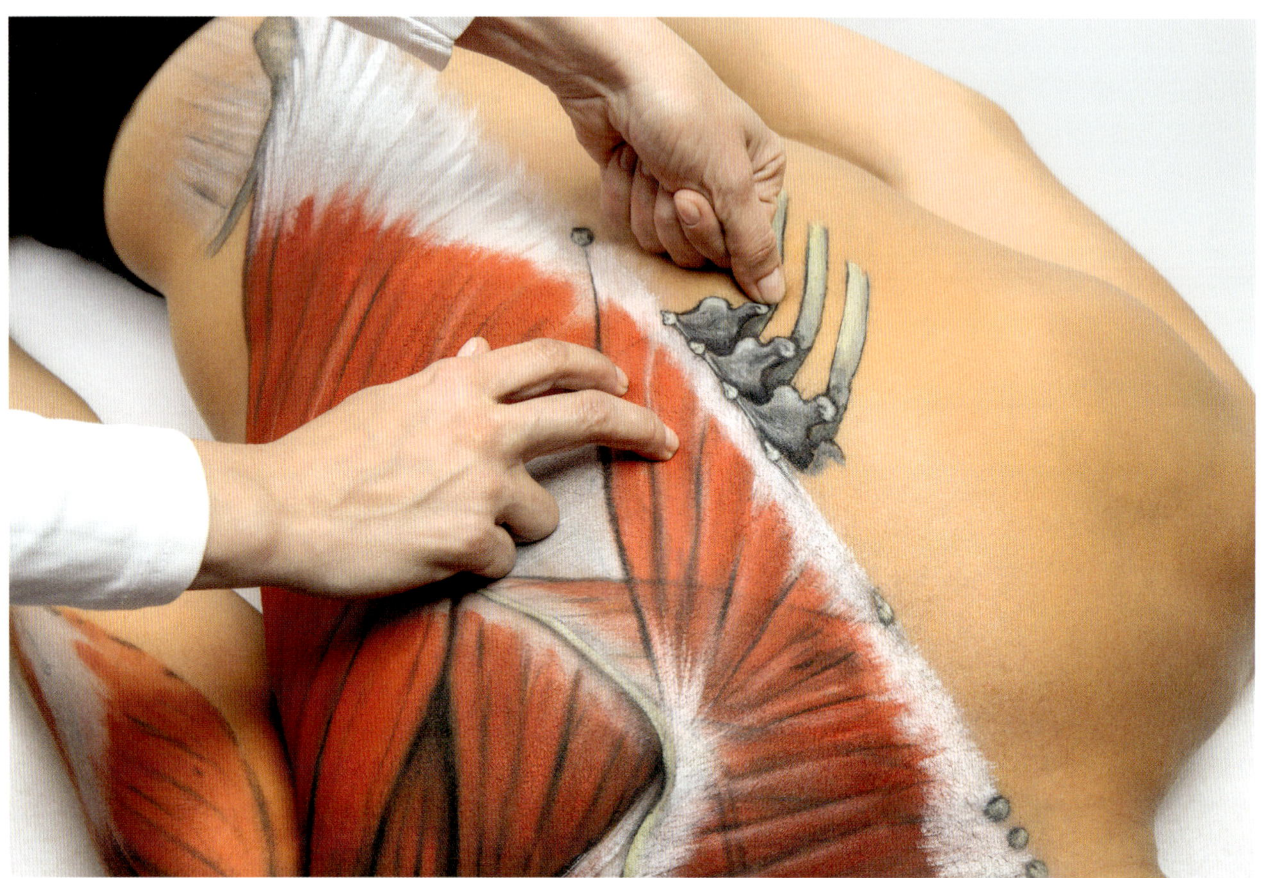

Ausgangsposition des Patienten

Bauchlage.

Ausgangsposition der Therapeutin

Stehend, seitlich des Patienten von der Gegenseite der Palpation. Der Daumen der linken Hand liegt am Rippenwinkel der neunten Rippe. Die Finger der rechten Hand befinden sich an den Querfortsätzen von Th9 und Th8 auf der Gegenseite.

Ausführung der Palpation

Die Therapeutin mobilisiert die neunte Rippe und bewertet dabei die Beweglichkeit der Querfortsätze von Th8 und Th9. Die neunte Rippe artikuliert mit dem Querfortsatz von Th9 und mit dem BWK von Th8 und Th9.

3.32. Neunte Rippe (Mobilisation – Teil 2)

Costa IX

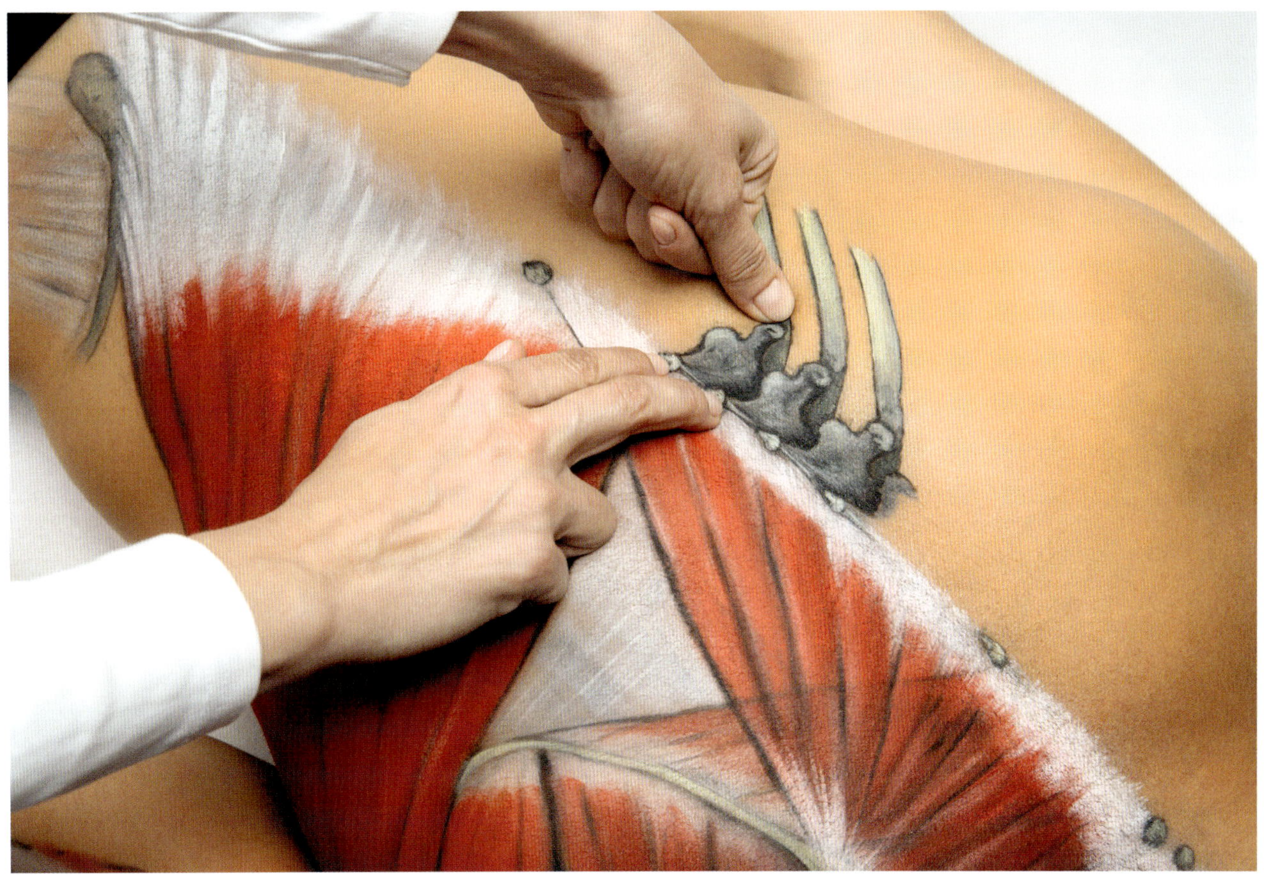

Ausgangsposition des Patienten

Bauchlage.

Ausgangsposition der Therapeutin

Stehend, seitlich des Patienten von der Gegenseite der Palpation. Der Daumen der linken Hand liegt am Rippenwinkel der neunten Rippe. Die Finger der rechten Hand befinden sich auf den Querfortsätzen von Th9 und Th8.

Ausführung der Palpation

Die Therapeutin mobilisiert die neunte Rippe und bewertet dabei die Beweglichkeit der Dornfortsätze von Th8 und Th9.

3.33. Achte Rippe (Mobilisation – Teil 1)

Costa VIII

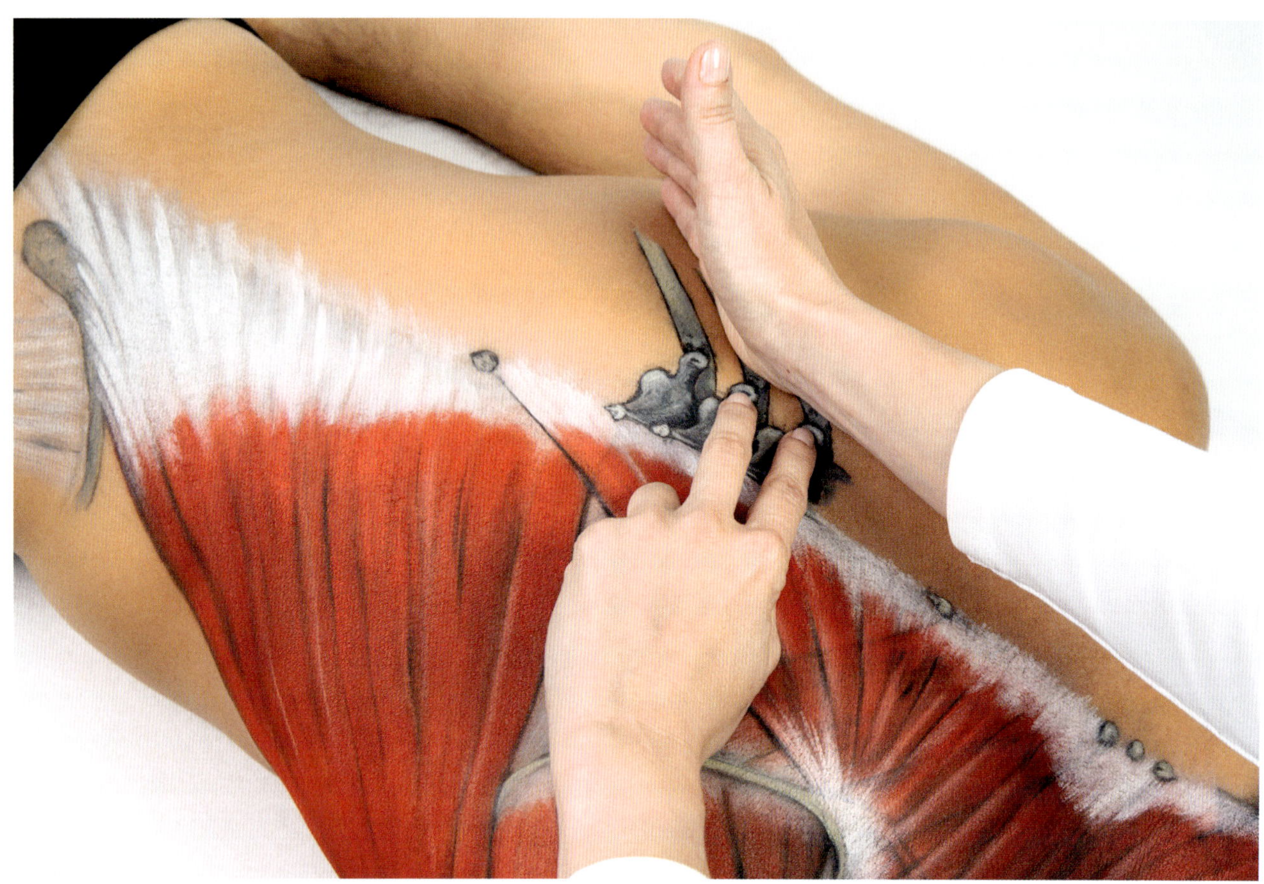

Ausgangsposition des Patienten

Bauchlage.

Ausgangsposition der Therapeutin

Stehend, auf der Schulterhöhe von der Gegenseite der Palpation. Die Ulnarkante der rechten Hand befindet sich auf der dorsalen Fläche der achten Rippe. Die Finger der linken Hand liegen auf den Querfortsätzen von Th7 und Th8 auf der Seite der durchgeführten Palpation.

Ausführung der Palpation

Der Therapeut mobilisiert die achte Rippe und bewertet die Beweglichkeit der Querfortsätze von Th7 und Th8.

3.34. Achte Rippe (Mobilisation – Teil 2)

Costa VIII

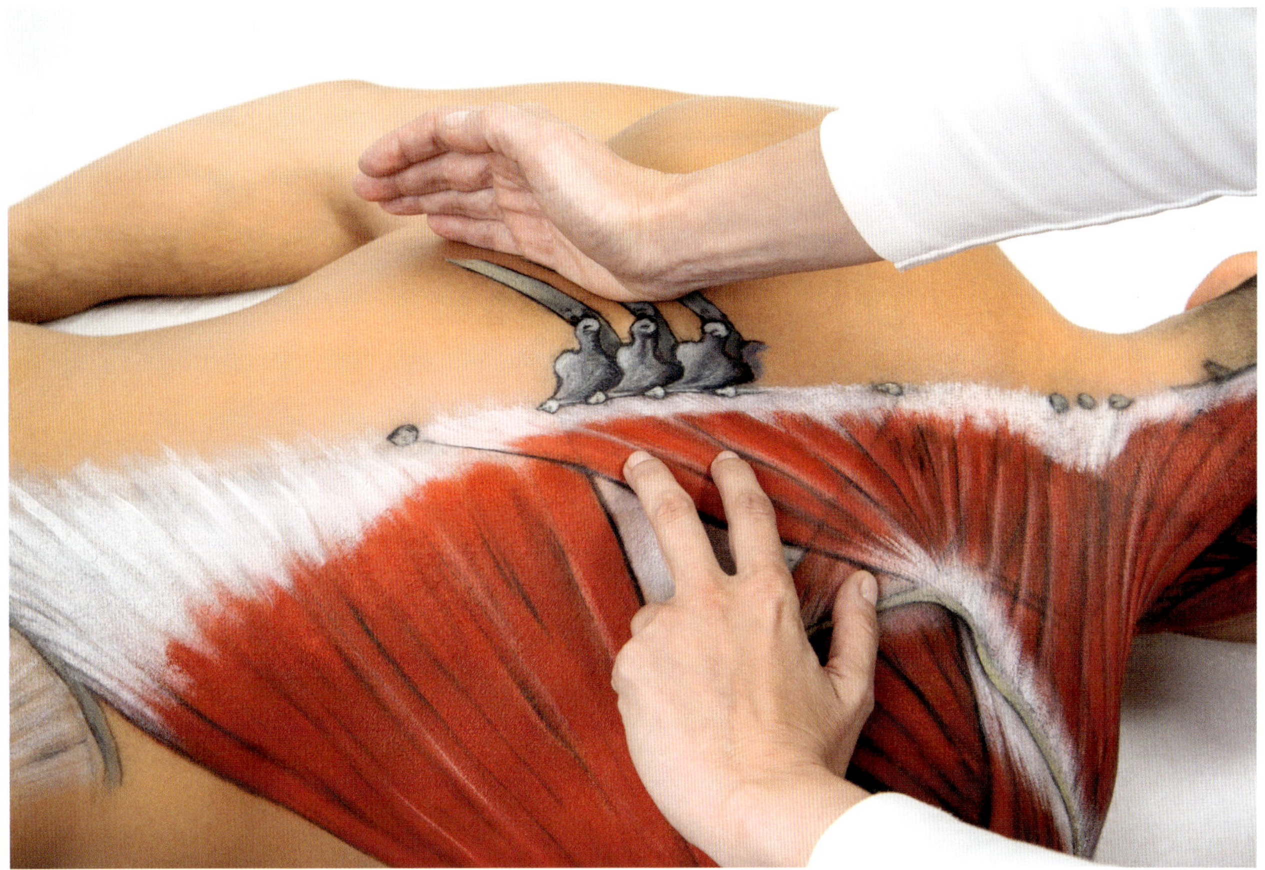

Ausgangsposition des Patienten

Bauchlage.

Ausgangsposition der Therapeutin

Stehend, auf der Schulterhöhe von der Gegenseite der Palpation. Die Ulnarkante der rechten Hand befindet sich auf der dorsalen Fläche der achten Rippe. Die Finger der linken Hand liegen auf den Querfortsätzen von Th7 und Th8 auf der Gegenseite der durchgeführten Palpation.

Ausführung der Palpation

Der Therapeut mobilisiert die achte Rippe und bewertet die Beweglichkeit der Querfortsätze von Th7 und Th8 auf der Gegenseite.

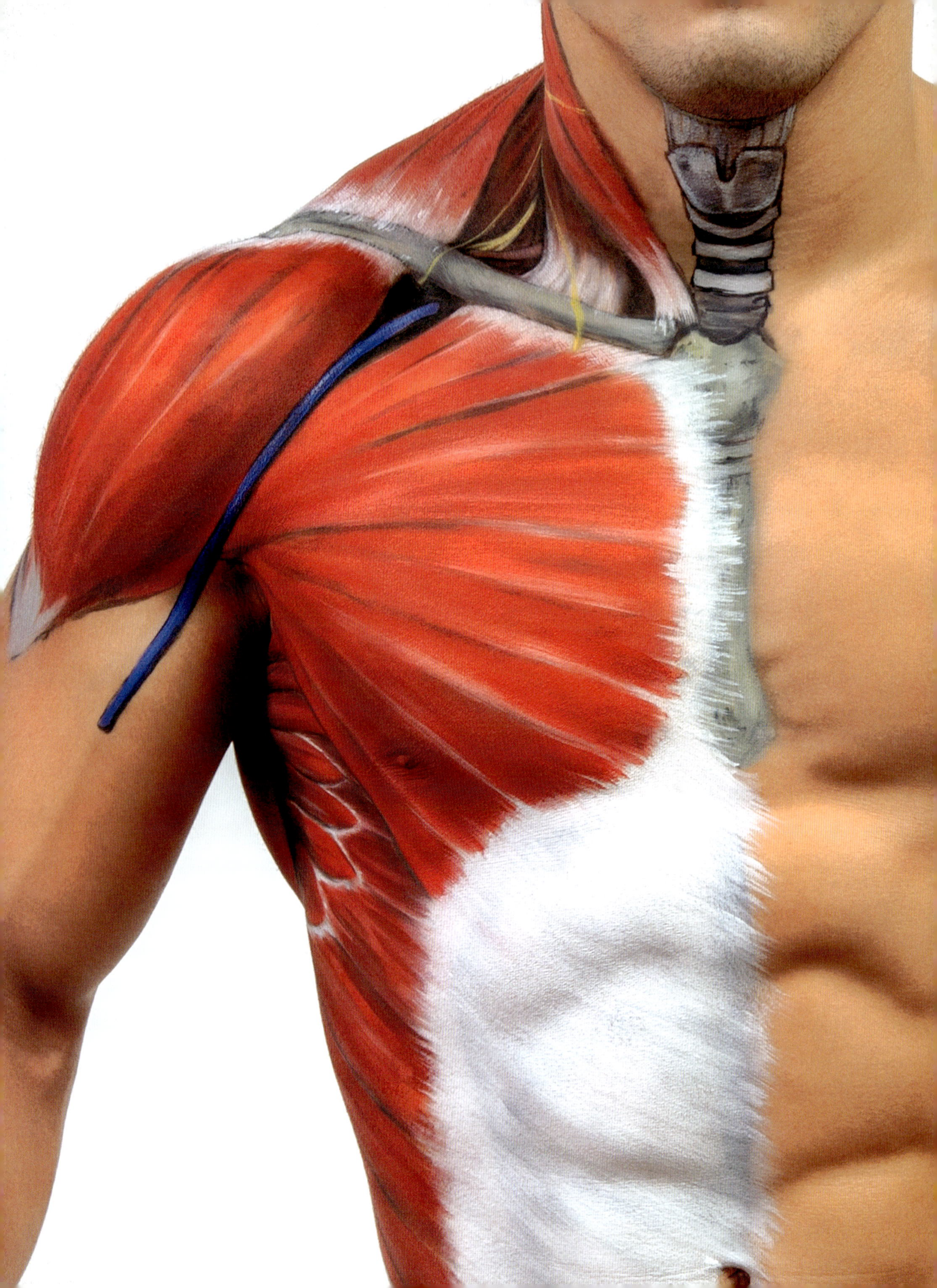

4 VENTRALER THORAX

4.1. Incisura jugularis – Teil 1

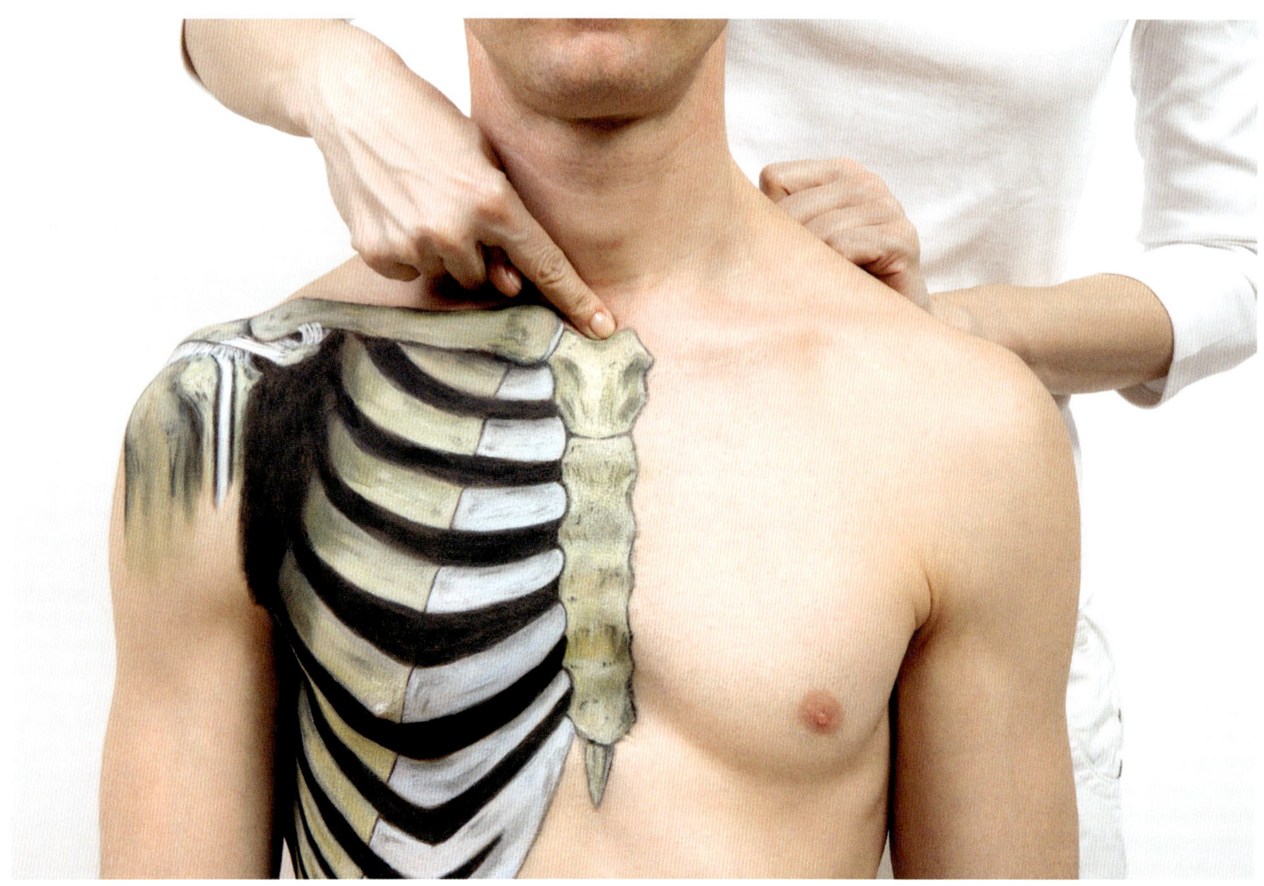

Ausgangsposition des Patienten

Sitzend.

Ausgangsposition der Therapeutin

Stehend, hinter dem Patienten.

Ausführung der Palpation

Die Therapeutin lokalisiert und palpiert die Incisura jugularis des Sternums. Ein Finger liegt an der Oberkante des Manubrium sterni im Bereich, der von beiden Seiten von Sternoklavikulargelenken (SCG) begrenzt ist.

4.2. Incisura jugularis – Teil 2

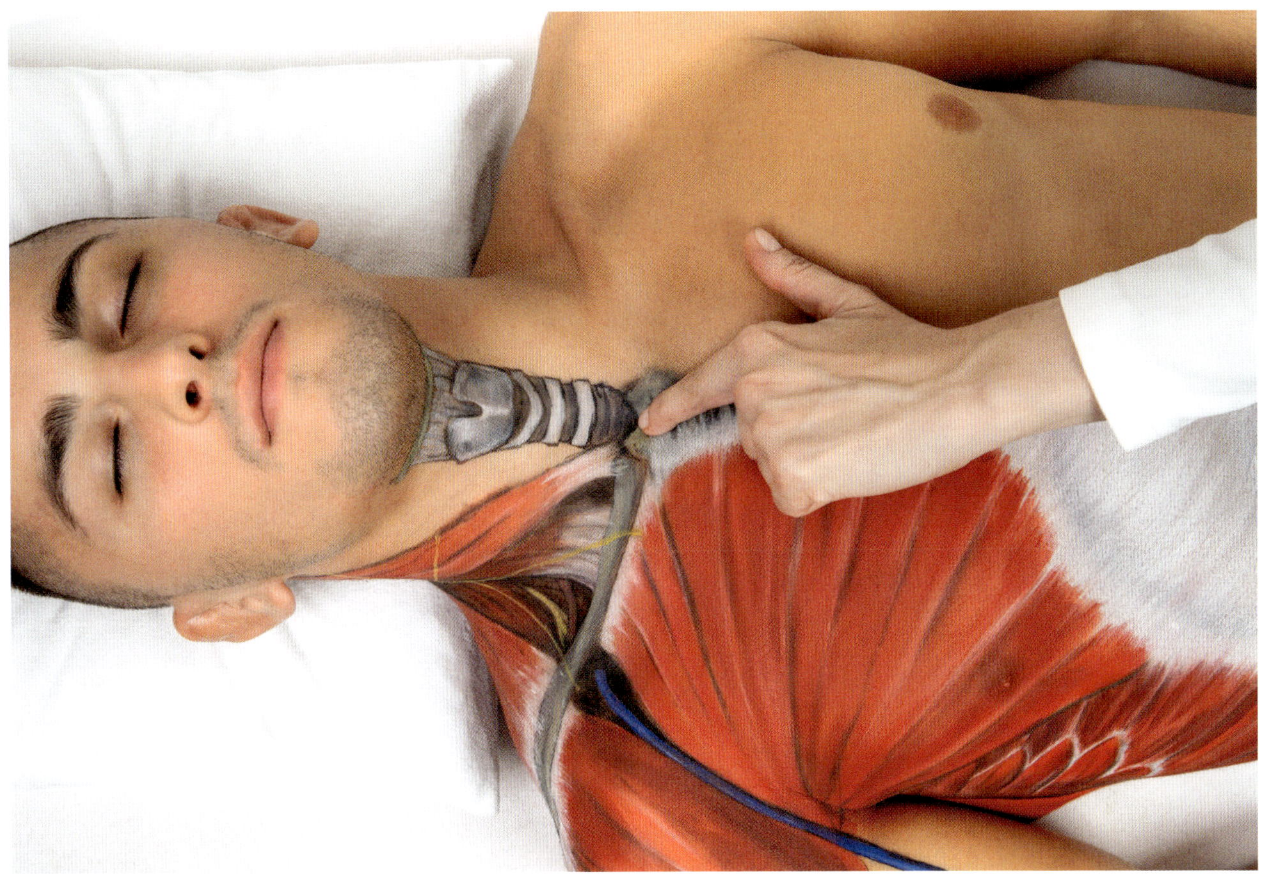

Ausgangsposition des Patienten

Rückenlage.

Ausgangsposition der Therapeutin

Stehend, seitlich des Patienten.

Ausführung der Palpation

Die Therapeutin lokalisiert und palpiert die Incisura jugularis des Sternums. Ein Finger liegt an der Oberkante des Manubrium sterni im Bereich, der von beiden Seiten von sehnigen Ansätzen des sternalen Kopfes des M. sternocleidomastoideus begrenzt ist.

4.3. Incisura clavicularis

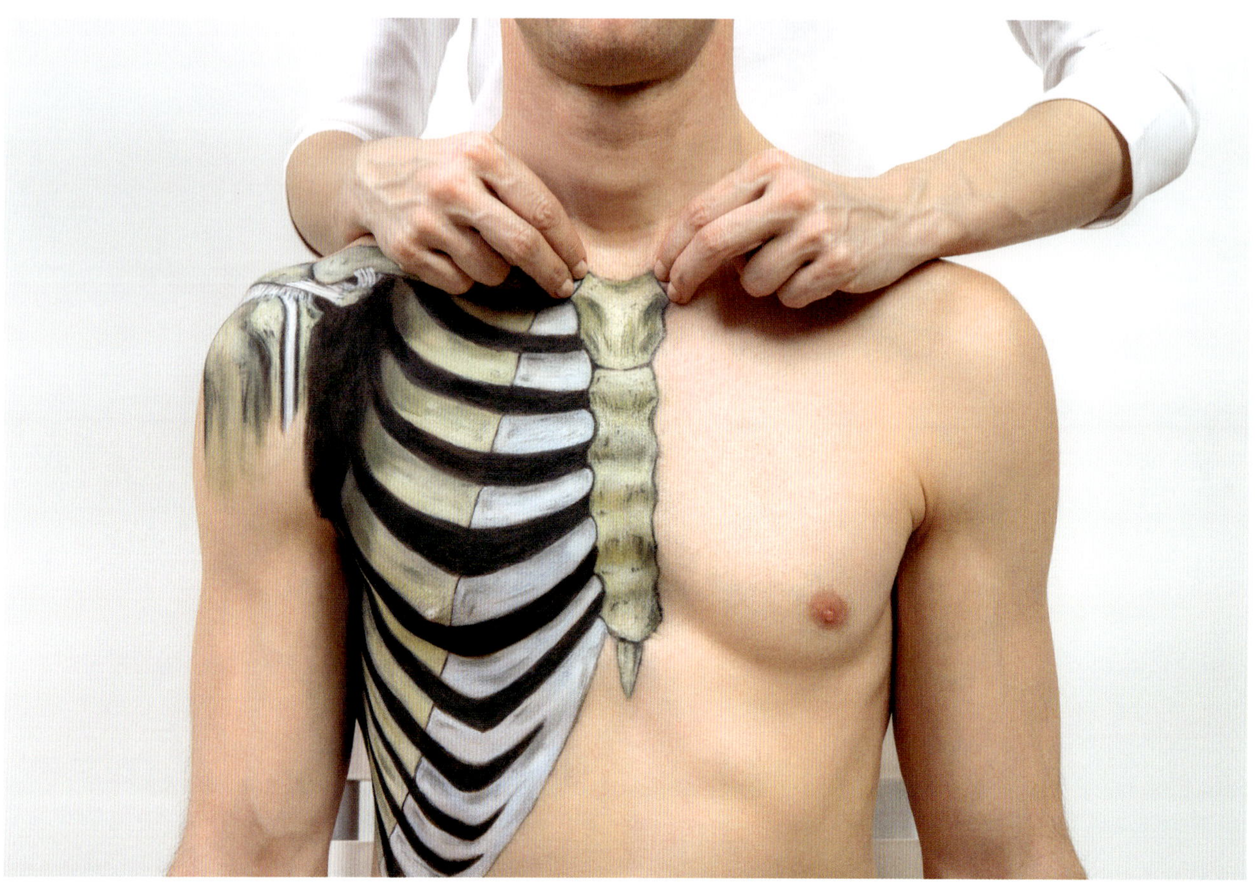

Ausgangsposition des Patienten

Sitzend.

Ausgangsposition der Therapeutin

Stehend, hinter dem Patienten.

Ausführung der Palpation

Die Therapeutin palpiert die Sternoklavikulargelenke, die durch die Gelenkflächen der Schlüsselbeine und den Einschnitt (die Inzisur) des Manubrium sterni gebildet werden.

4.4. Brustbeinwinkel – Teil 1

Angulus sterni

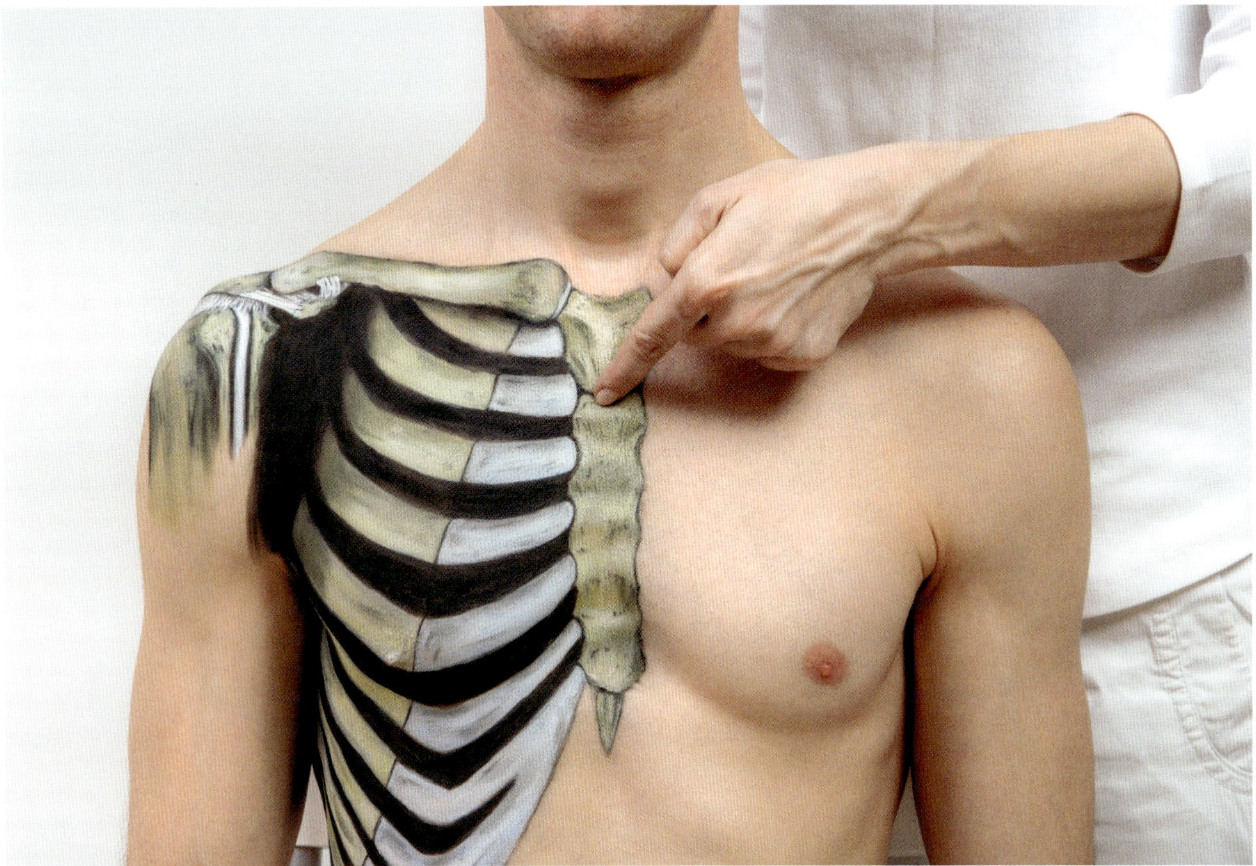

Ausgangsposition des Patienten

Sitzend.

Ausgangsposition der Therapeutin

Stehend, hinter dem Patienten.

Ausführung der Palpation

Die Therapeutin palpiert die Verbindung zwischen dem Corpus sterni und dem Manubrium sterni. Die Beschaffenheit (die Form) des Brustbeinwinkels ist anatomisch variabel. Auf der Höhe des Brustbeinwinkels befinden sich beidseitig die Sternokostalgelenke für die zweite Rippe.

4.5. Brustbeinwinkel – Teil 2

Angulus sterni

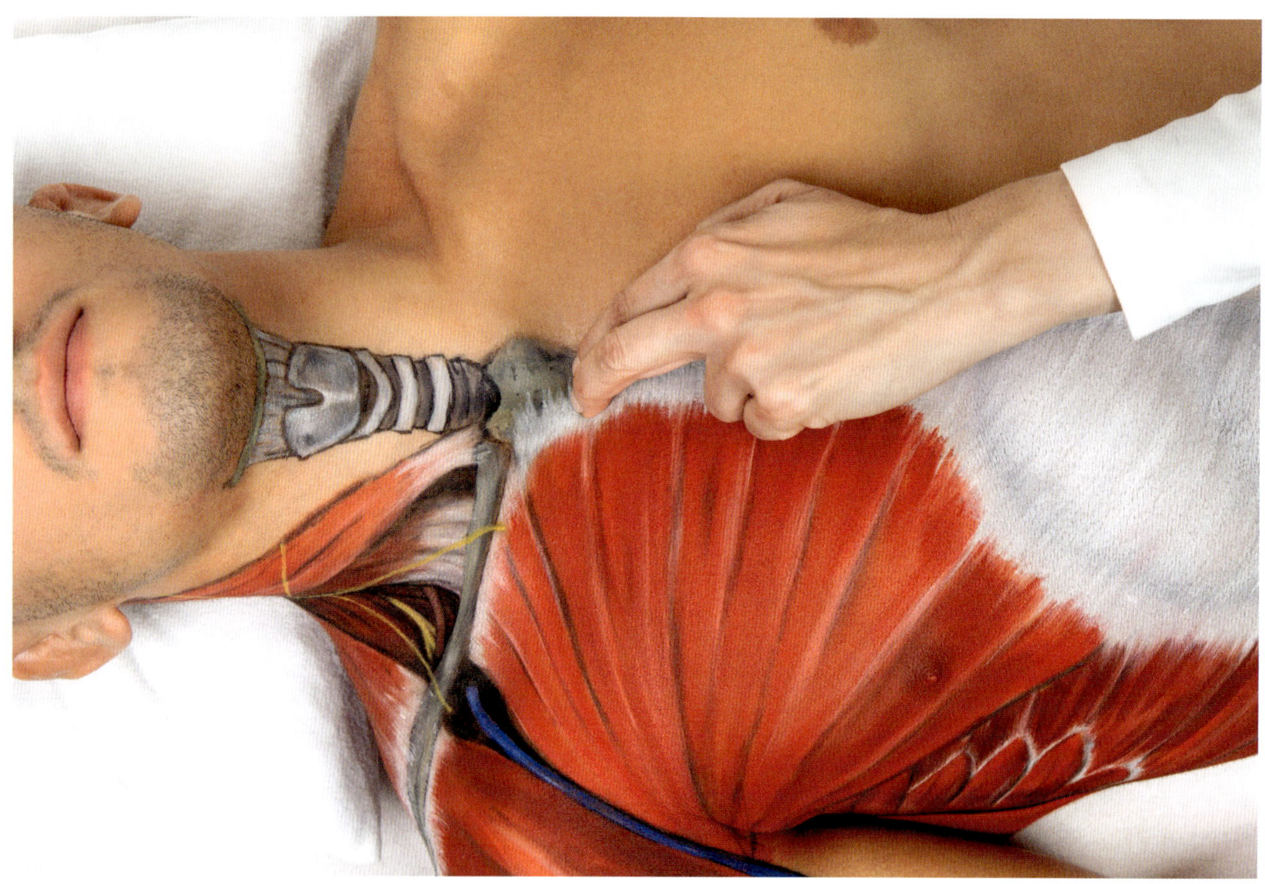

Ausgangsposition des Patienten

Rückenlage.

Ausgangsposition der Therapeutin

Stehend, seitlich Patienten.

Ausführung der Palpation

Die Therapeutin palpiert die ventrale Oberfläche des Sternums. Sie lokalisiert die Verbindung zwischen dem Manubrium sterni und dem Corpus sterni, den sog. Brustbeinwinkel (Angulus sterni). Der Brustbeinwinkel ist häufig als ein knöcherner Wulst unter der Haut tastbar.

4.6. Brustbeinkörper

Corpus sterni

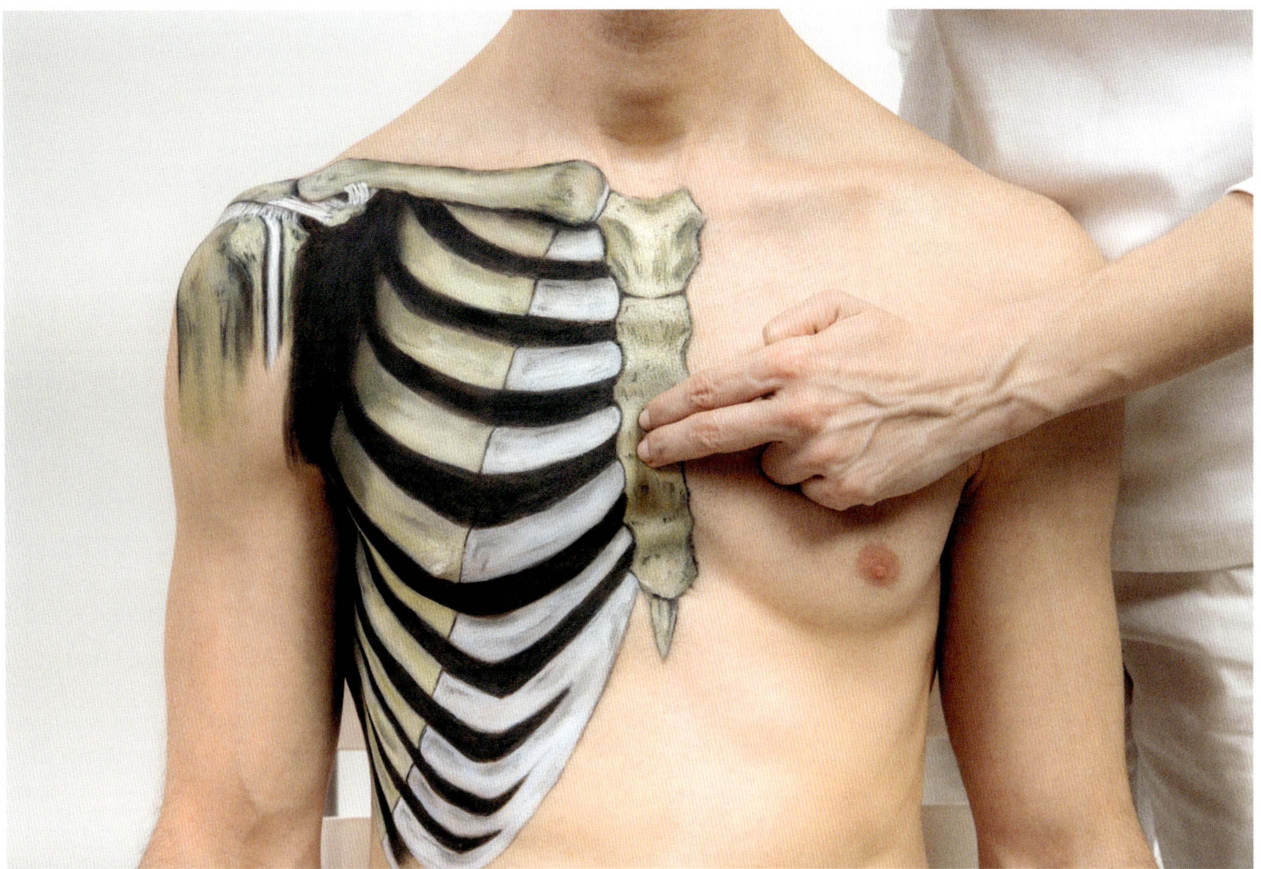

Ausgangsposition des Patienten

Sitzend.

Ausgangsposition der Therapeutin

Stehend, hinter dem Patienten.

Ausführung der Palpation

Die Therapeutin palpiert die ventrale Oberfläche des Sternums. Sie stößt auf die quer zur Palpationsrichtung verlaufenden Balken auf der Höhe der Inzisuren der dritten, vierten und fünften Rippe.

4.7. Schwertfortsatz

Processus xiphoideus

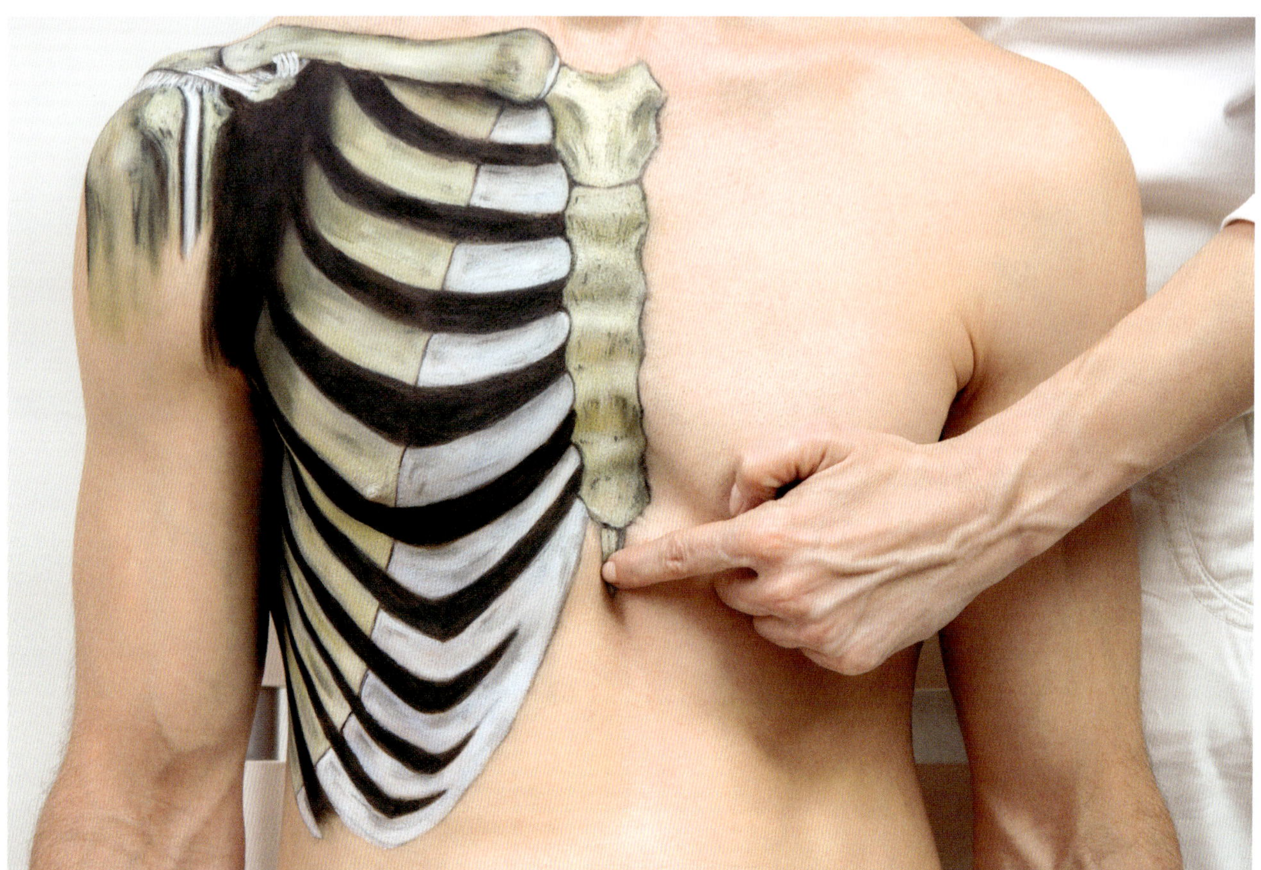

Ausgangsposition des Patienten

Sitzend.

Ausgangsposition der Therapeutin

Stehend, hinter dem Patienten.

Ausführung der Palpation

Die Therapeutin palpiert den Processus xiphoideus. Die Form, die Größe und die Lage im Raum des Processus sind variabel.

4.8. Erste Rippe (Verlaufsrichtung)

Costa prima

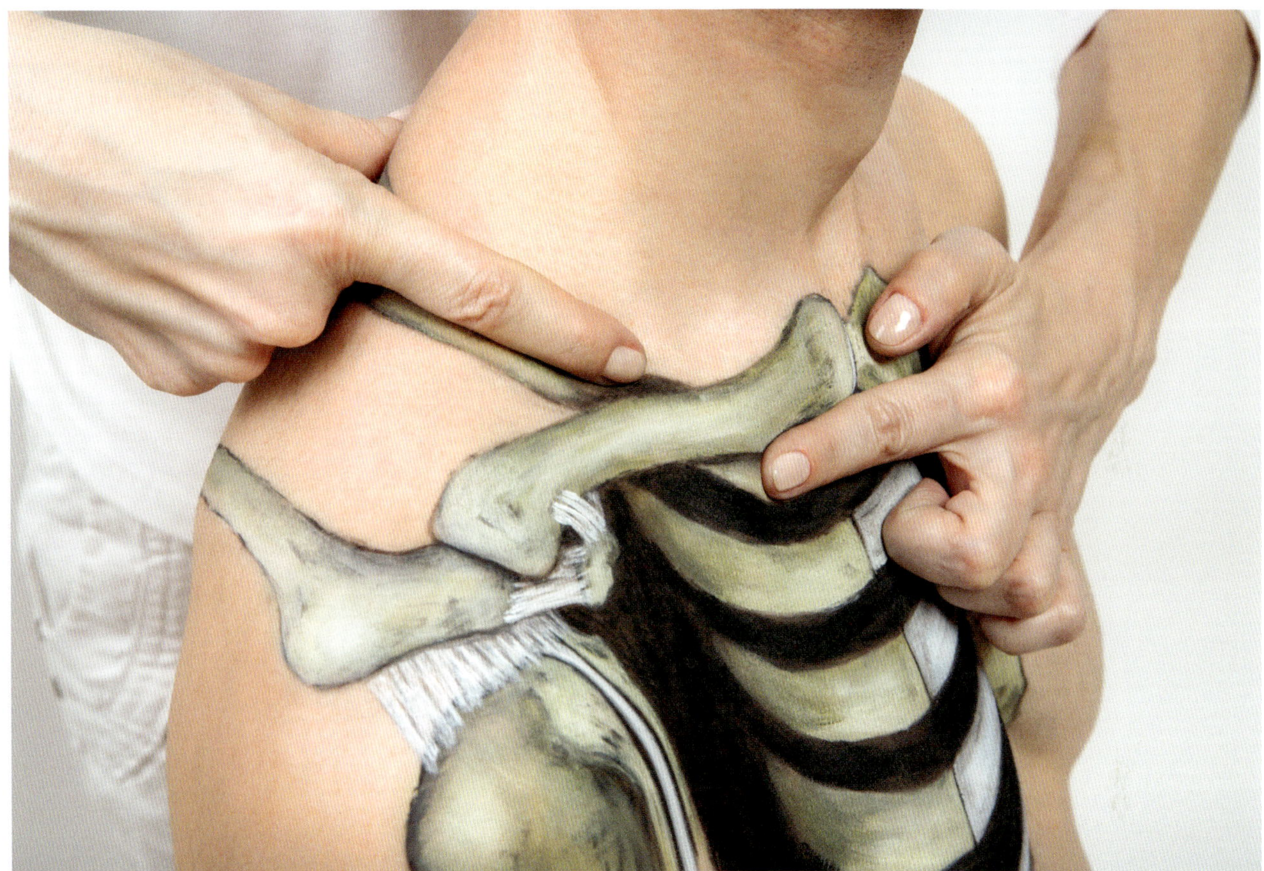

Ausgangsposition des Patienten

Sitzend.

Ausgangsposition der Therapeutin

Stehend, hinter dem Patienten.

Ausführung der Palpation

Die Therapeutin zeigt mit den Zeigefingern (dem Bild entsprechend) den Verlauf der ersten Rippe im subklavikulären Raum und in der Supraklavikulargrube.

4.9. Erste Rippe (Untersuchung)

Costa prima

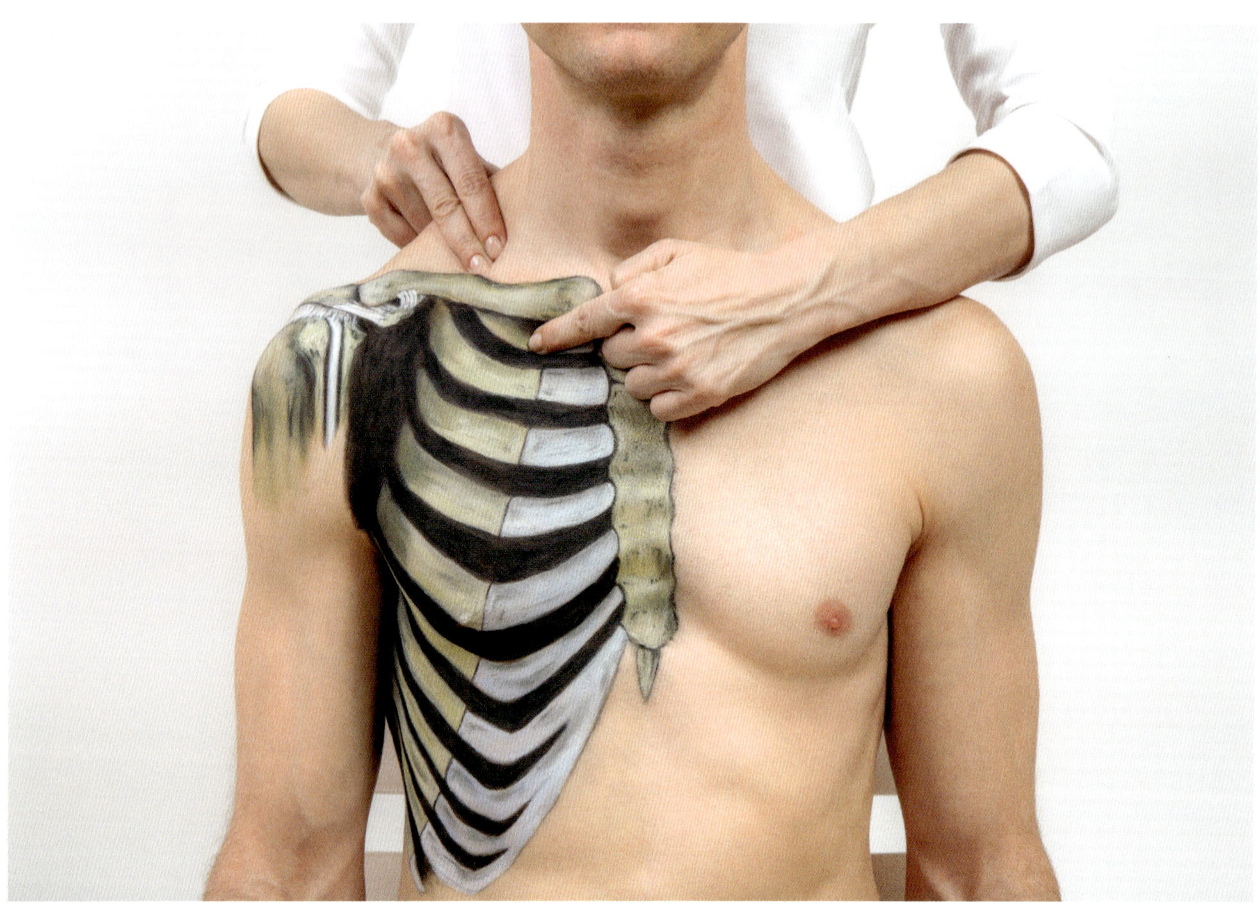

Ausgangsposition des Patienten

Sitzend.

Ausgangsposition der Therapeutin

Stehend, hinter dem Patienten.

Ausführung der Palpation

Die Therapeutin palpiert und bewertet die erste Rippe. Der Zeigefinger der linken Hand untersucht die ventrale Fläche der Rippe unmittelbar unterhalb der Klavikula. Die Finger der rechten Hand liegen in der Supraklavikulargrube, ventral des Trapeziusrandes.

4.10. Erste Rippe – Supraklavikulargrube (Atembeweglichkeit)

Costa prima – Fossa supraclavicularis

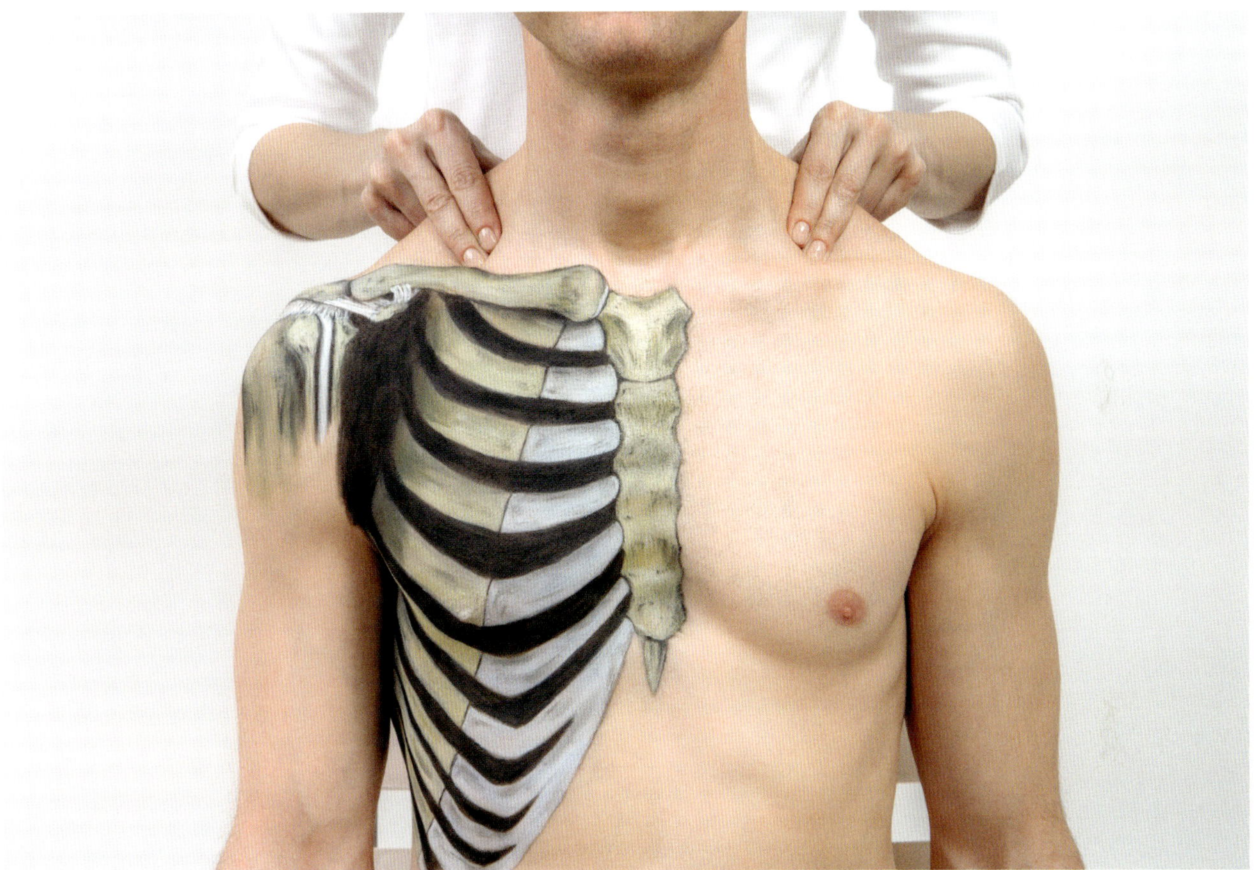

Ausgangsposition des Patienten

Sitzend.

Ausgangsposition der Therapeutin

Stehend, hinter dem Patienten.

Ausführung der Palpation

Die Therapeutin palpiert und bewertet die erste Rippe rechts und links. Die Finger liegen in den Supraklavikulargruben ventral des M. Trapezius. Die Therapeutin nimmt die Rippenbeweglichkeit bei der Atembewegung wahr.

4.11. Erste Rippe (knorpelig-knöcherne Verbindung)

Costa prima – Art. chondrocostalis

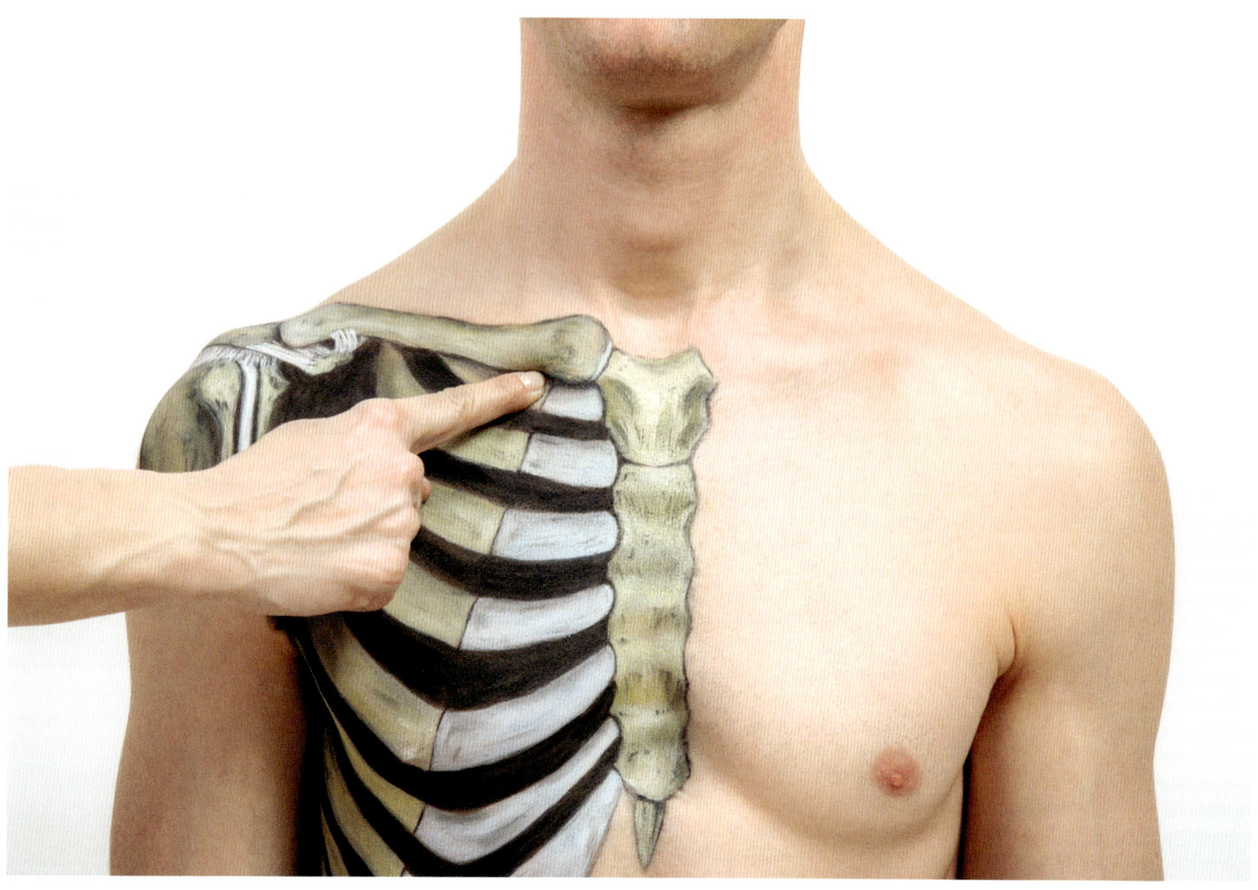

Ausgangsposition des Patienten

Sitzend.

Ausgangsposition der Therapeutin

Stehend, hinter dem Patienten.

Ausführung der Palpation

Die Therapeutin palpiert und bewertet die knorpelig-knöcherne Verbindung der ersten Rippe. Der Befund der ventralen Fläche der ersten Rippe kann wegen der Klavikula begrenzt möglich sein.

4.12. Brustbeinwinkel – Teil 3

Angulus sterni

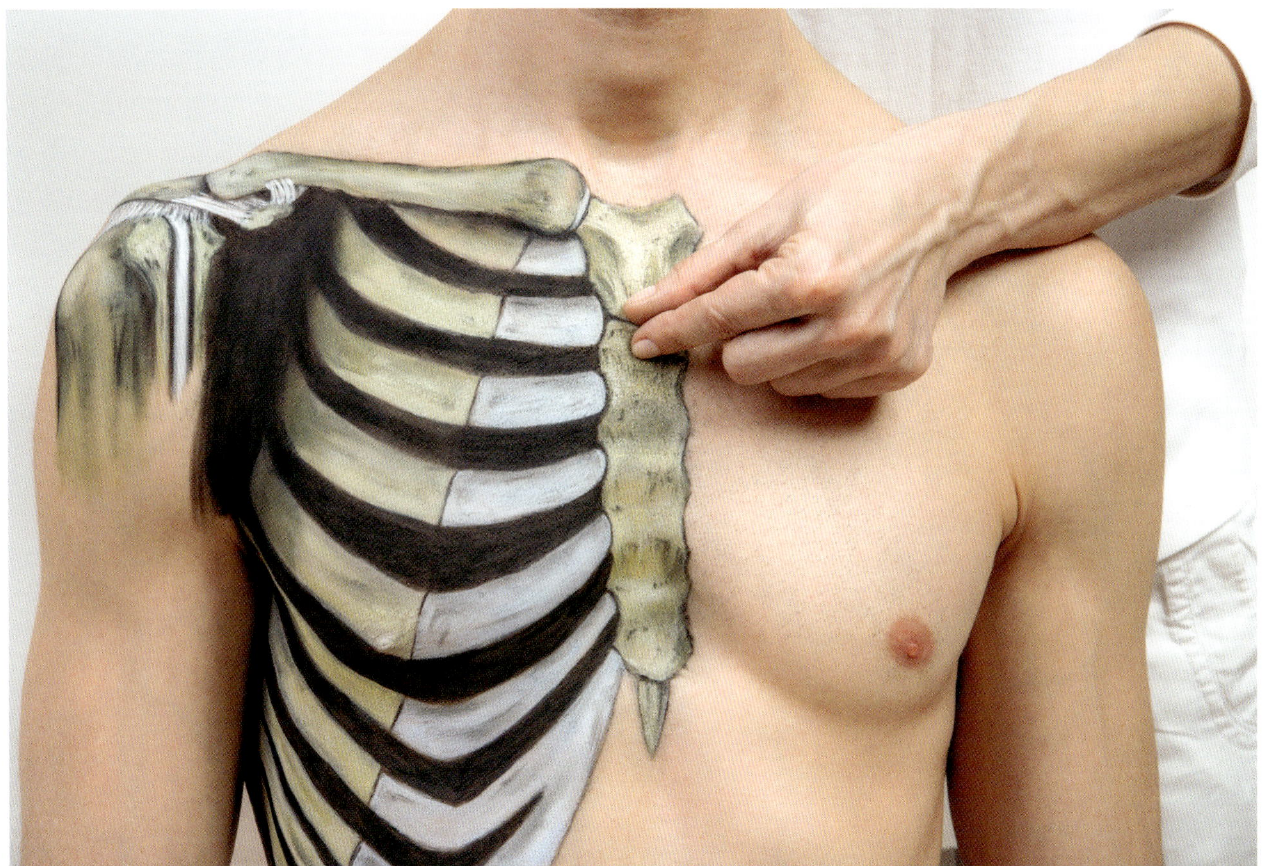

Ausgangsposition des Patienten

Sitzend.

Ausgangsposition der Therapeutin

Stehend, hinter dem Patienten.

Ausführung der Palpation

Die Therapeutin palpiert die ventrale Oberfläche des Sternums. Sie lokalisiert die Verbindung zwischen dem Manubrium sterni und dem Corpus sterni, den sog. Brustbeinwinkel (Angulus sterni). Dieser befindet sich auf der Höhe der zweiten Rippe.

4.13. Zweite Rippe (Knorpel)

Costa secunda, Cartilago costalis costae secundae

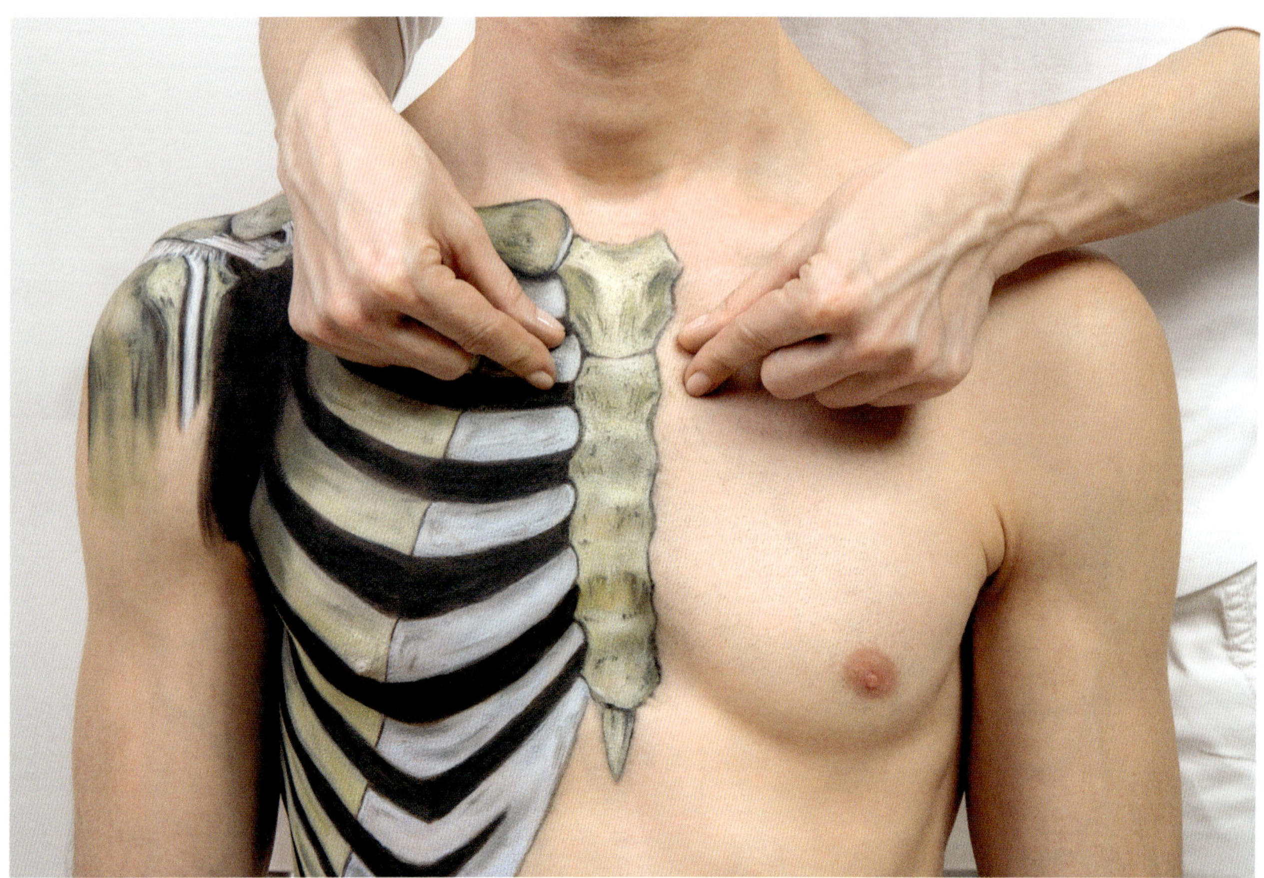

Ausgangsposition des Patienten

Sitzend.

Ausgangsposition der Therapeutin

Stehend, hinter dem Patienten.

Ausführung der Palpation

Die Therapeutin lokalisiert und palpiert bilateral die Knorpel der zweiten Rippen. Die zweite Rippe artikuliert mit dem Brustbein auf der Höhe des Brustbeinwinkels.

4.14. Zweite Rippe (Verbindung zwischen Sternum und Knorpel)

Costa secunda – Art. sternocostalis

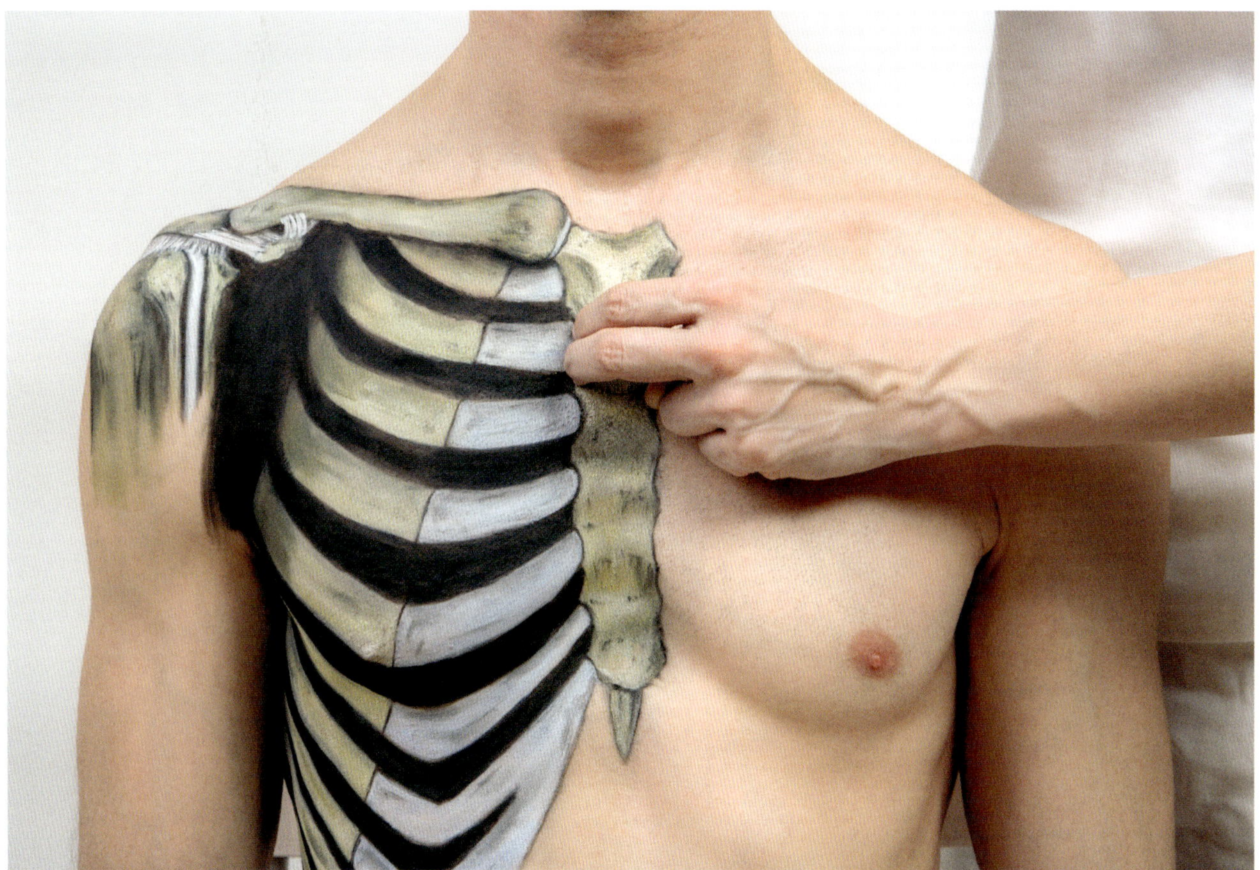

Ausgangsposition des Patienten

Sitzend.

Ausgangsposition der Therapeutin

Stehend, hinter dem Patienten.

Ausführung der Palpation

Die Therapeutin palpiert und bewertet die gelenkige Verbindung zwischen dem Sternum und der zweiten Rippe. Der Knorpel der zweiten Rippe artikuliert mit dem Sternum in der Inzisur, die zum Teil dem Manubrium sterni und zum Teil dem Corpus sterni zugehörig ist.

4.15. Erster und zweiter Intercostalraum

Spatia intercostalia I, II

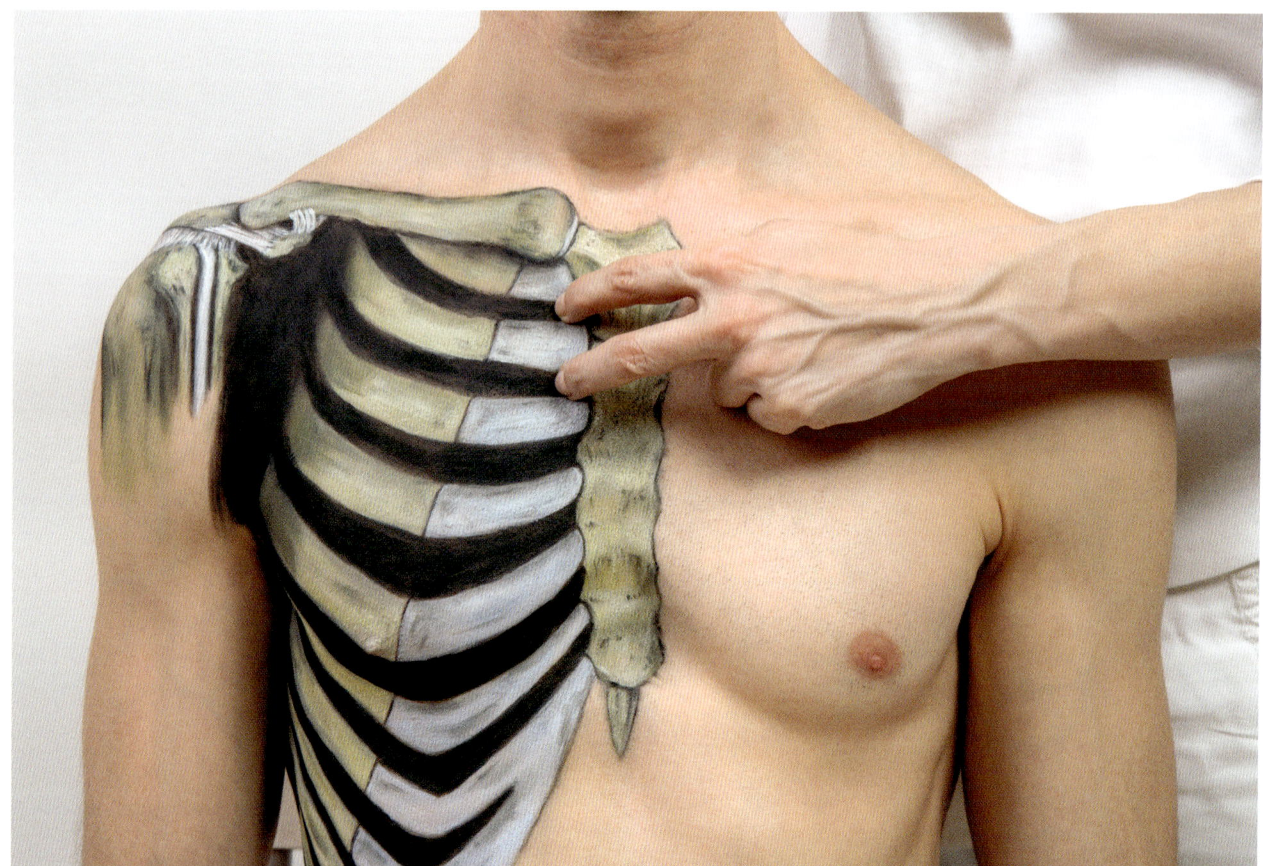

Ausgangsposition des Patienten

Sitzend.

Ausgangsposition der Therapeutin

Stehend, hinter dem Patienten.

Ausführung der Palpation

Die Therapeutin palpiert und bewertet den ersten und den zweiten Intercostalraum. Die Finger liegen lateral an der Sternumkante zwischen den Knorpeln der ersten, der zweiten und der dritten Rippe.

4.16. Zweite Rippe (Verbindung zwischen Knorpel und Rippe)

Costa secunda, Art. costochondralis

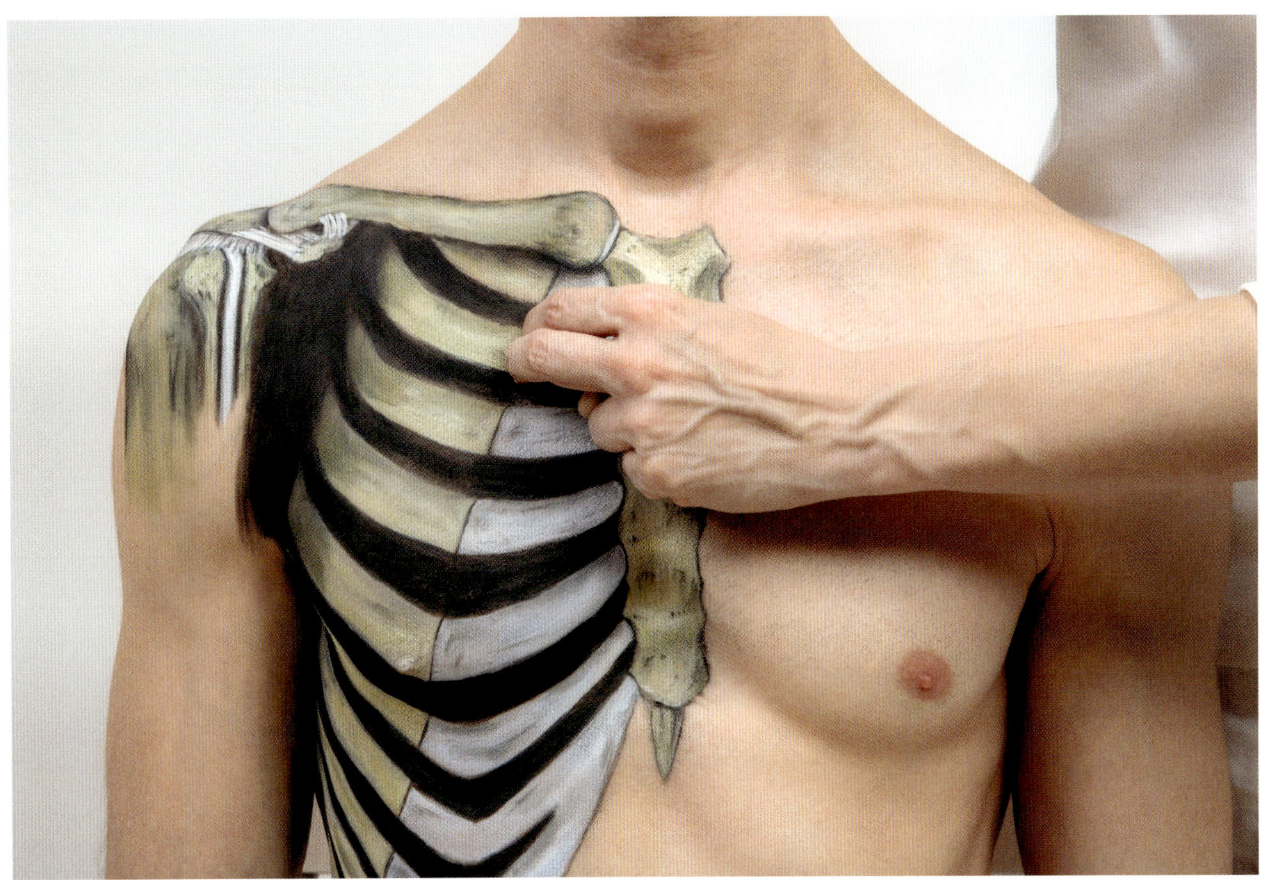

Ausgangsposition des Patienten

Sitzend.

Ausgangsposition der Therapeutin

Stehend, hinter dem Patienten.

Ausführung der Palpation

Die Therapeutin palpiert und bewertet die gelenkige kostochondrale Verbindung der zweiten Rippe. Ihre Finger liegen auf der ventralen Fläche der zweiten Rippe. Sie versucht eine kleine Eintiefung zu ertasten, die dem Übergang zwischen dem Knochen und dem Rippenknorpel entspricht.

4.17. Rippen (Verbindungen zwischen Knorpeln und Knochen)

Costae, Artt. costochondrales

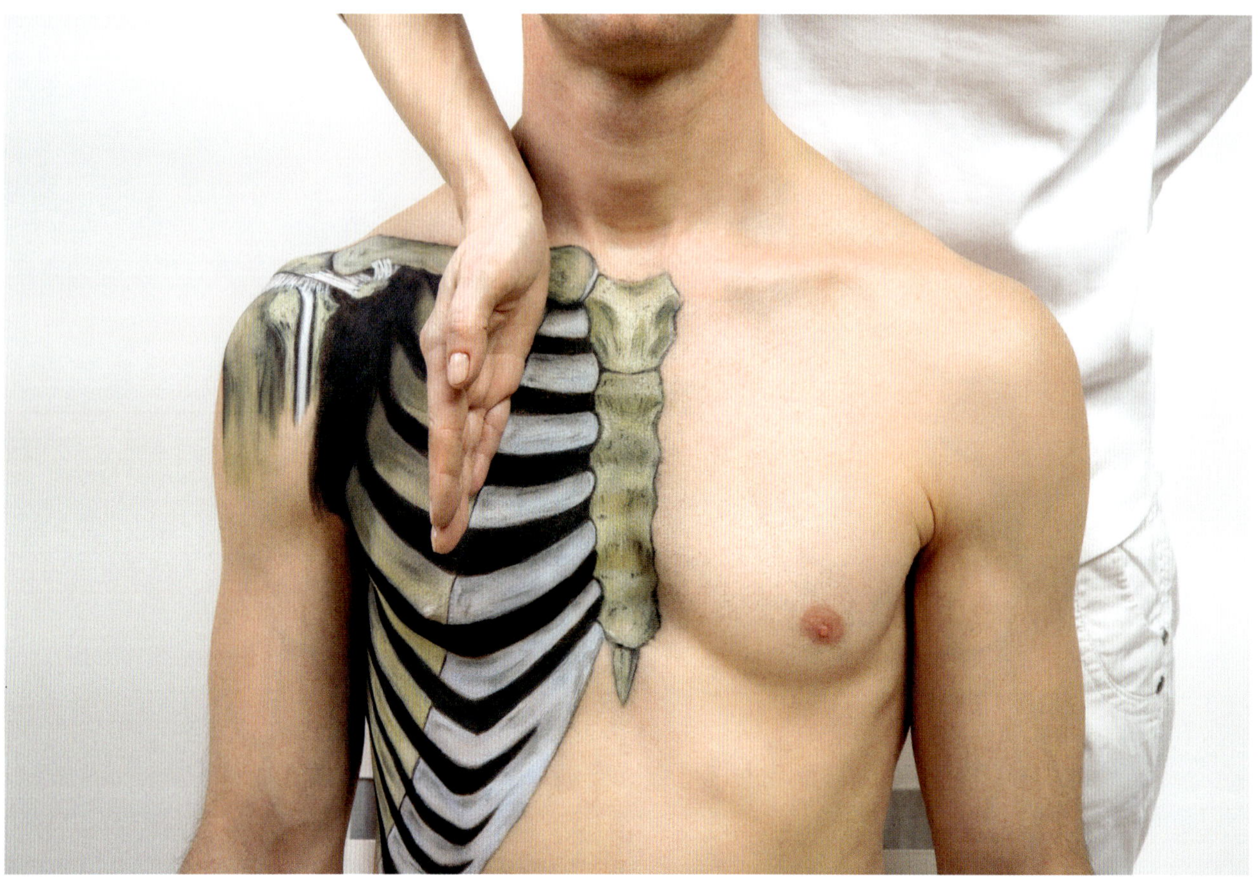

Ausgangsposition des Patienten

Sitzend.

Ausgangsposition der Therapeutin

Stehend, hinter dem Patienten.

Ausführung der Palpation

Die Therapeutin ertastet den Verlauf, in dem sich die gelenkigen chondrokostalen Verbindungen der Rippen befinden.

4.18. Dritte Rippe (Rippenknorpel)

Costa tertia – Cartilago costalis

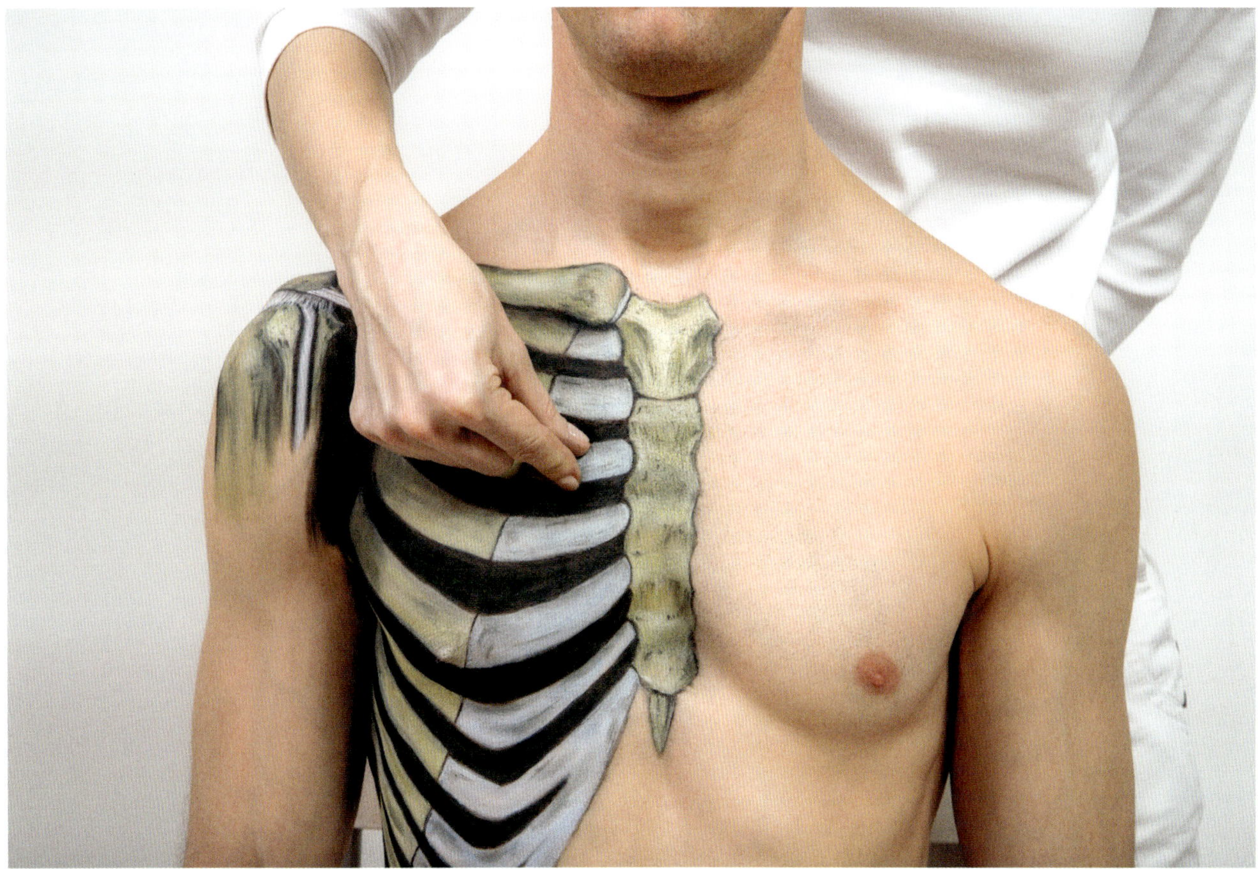

Ausgangsposition des Patienten

Sitzend.

Ausgangsposition der Therapeutin

Stehend, hinter dem Patienten.

Ausführung der Palpation

Die Therapeutin lokalisiert und palpiert den Knorpel der dritten Rippe. Der mediale (proximale) Teil des Knorpels steigt in geringerem Maße an der artikulatorischen Verbindung mit dem Sternum.

4.19. Vierte Rippe (Rippenknorpel)

Costa quarta – Cartilago costalis

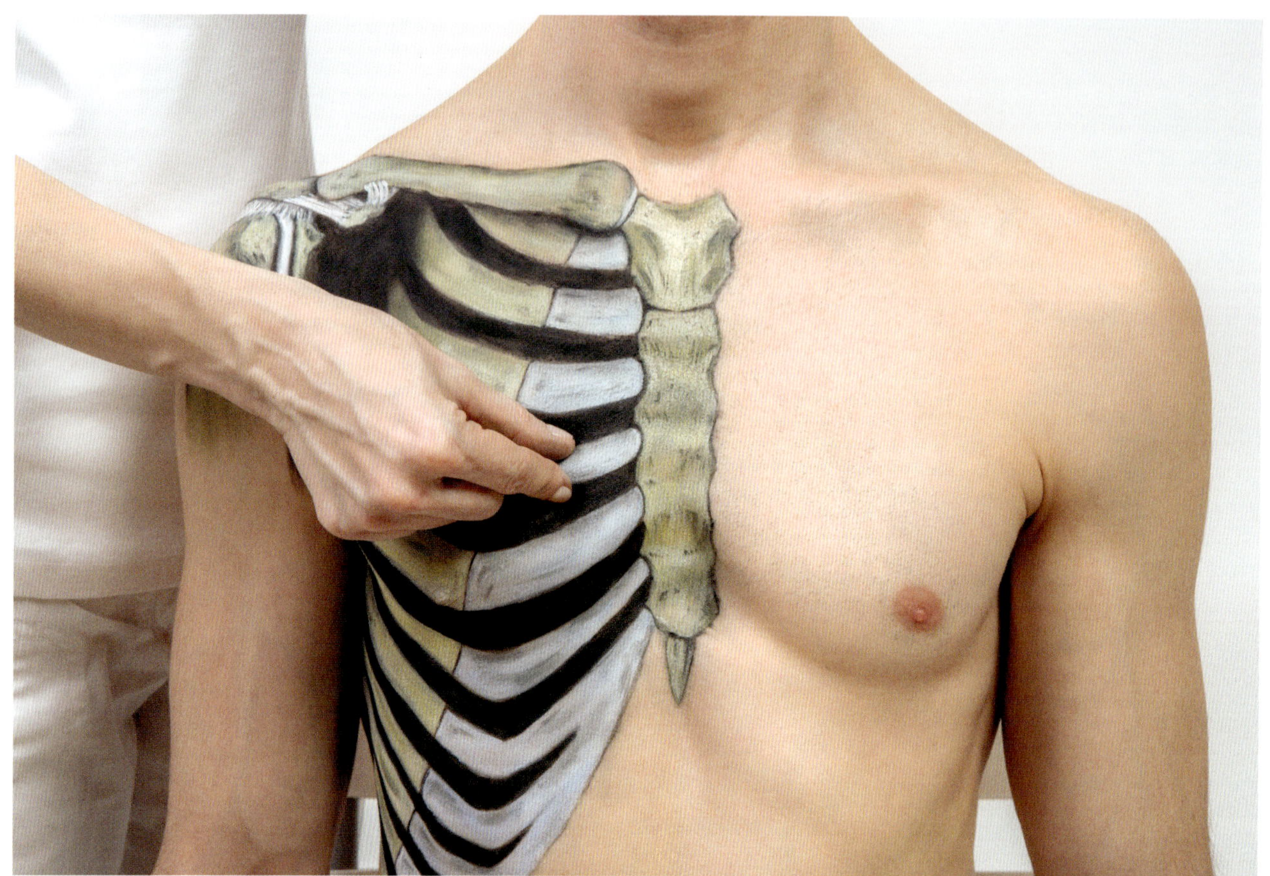

Ausgangsposition des Patienten

Sitzend.

Ausgangsposition der Therapeutin

Stehend, hinter dem Patienten.

Ausführung der Palpation

Die Therapeutin lokalisiert und palpiert den Knorpel der vierten Rippe. Der mediale (proximale) Teil des Knorpels steigt in geringerem Maße an der artikulatorischen Verbindung mit dem Sternum.

4.20. Fünfte Rippe (Rippenknorpel)

Costa quinta – Cartilago costalis

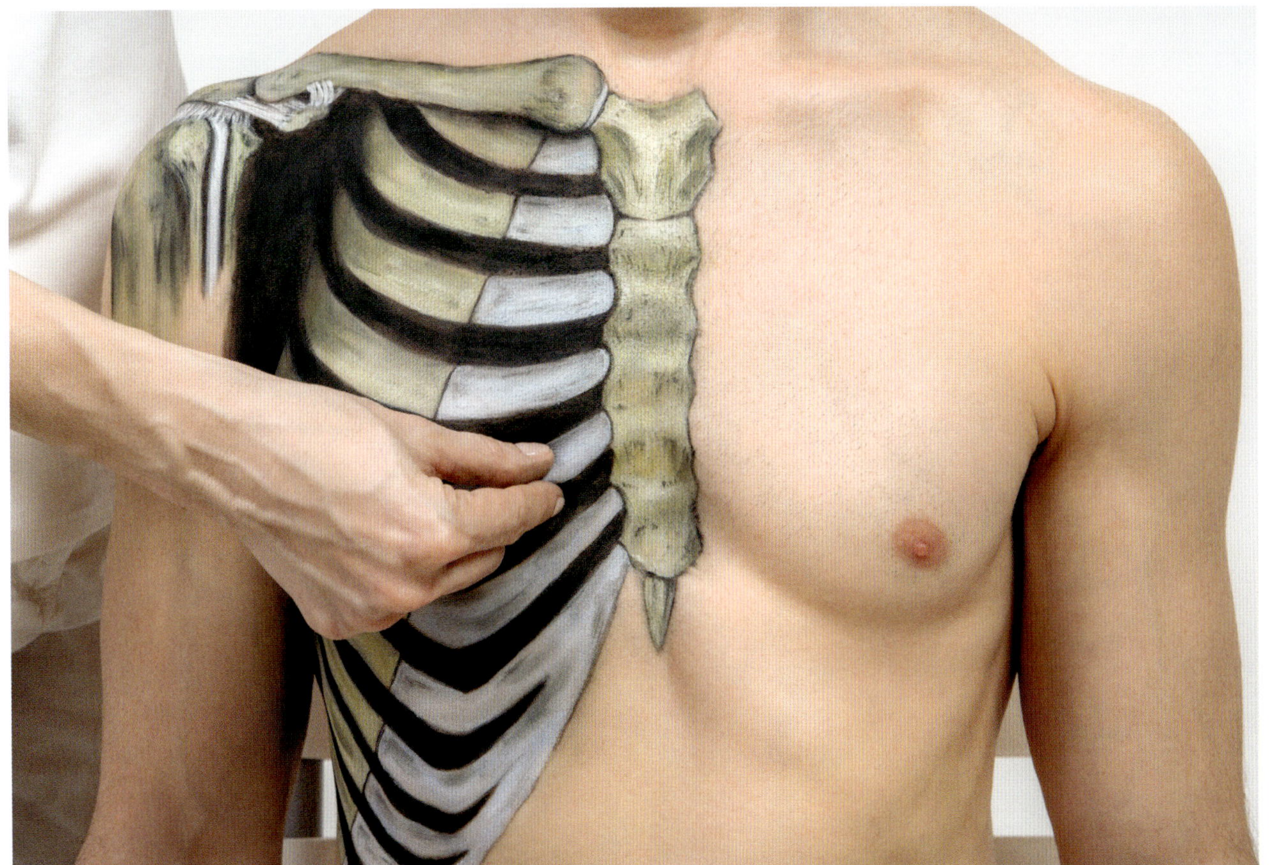

Ausgangsposition des Patienten

Sitzend.

Ausgangsposition der Therapeutin

Stehend, hinter dem Patienten.

Ausführung der Palpation

Die Therapeutin lokalisiert und palpiert den Knorpel der fünften Rippe. Der Knorpel weist einen schrägen Verlauf von lateral unten nach medial oben bis zur Verbindungsstelle am Sternum auf.

4.21. Siebte Rippe (Rippenknorpel)

Costa septima – Cartilago costalis

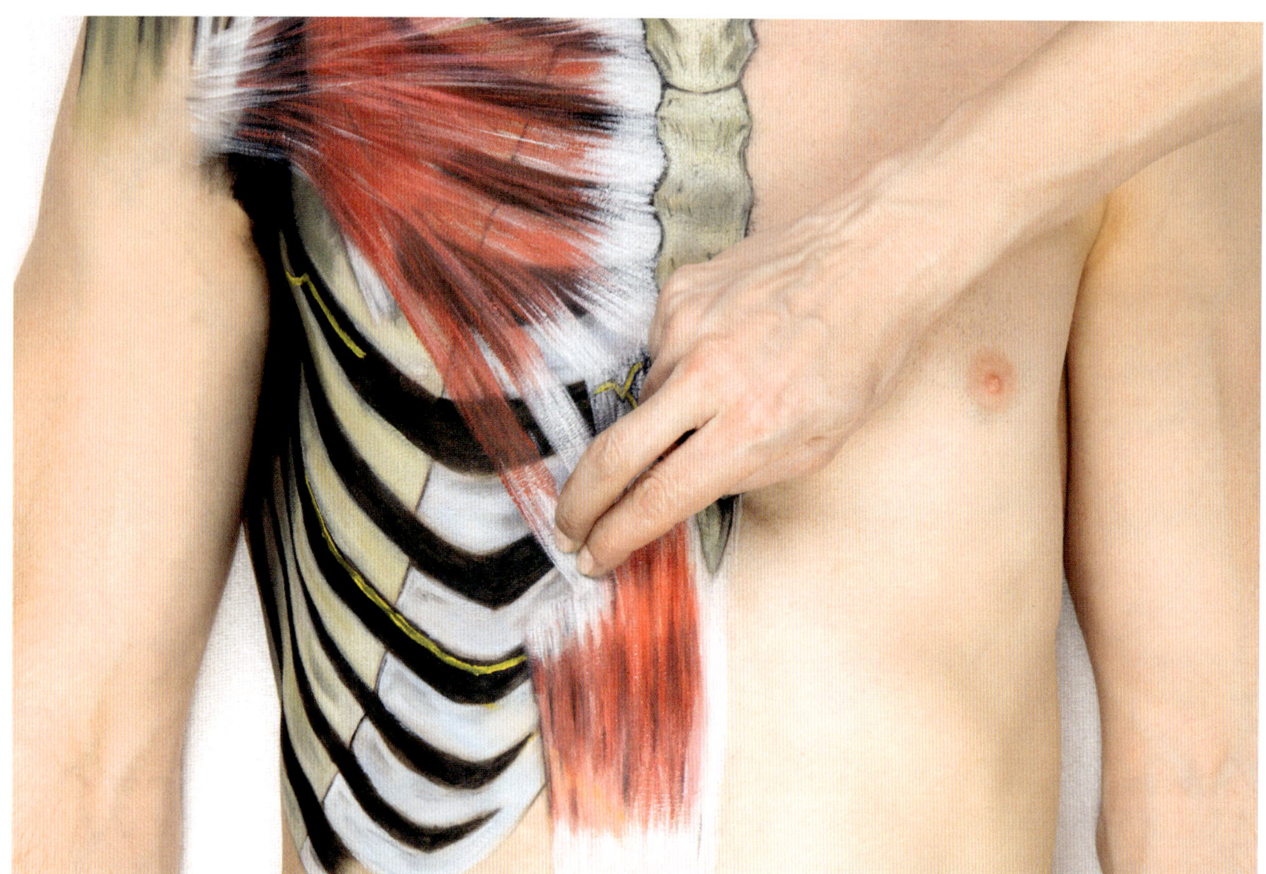

Ausgangsposition des Patienten

Rückenlage.

Ausgangsposition der Therapeutin

Stehend, seitlich des Patienten.

Ausführung der Palpation

Die Therapeutin lokalisiert und palpiert den Knorpel der siebten Rippe. Im Verlauf des Knorpels ändert sich seine Orientierung, um die Verbindung mit dem Sternum zu ermöglichen. Der M. pectoralis major wird auf dem Bild schematisch, halbdurchsichtig dargestellt.

4.22. Siebte Rippe (Verbindungen zwischen Sternum und Rippe)

Costa septima – Art. sternocostalis

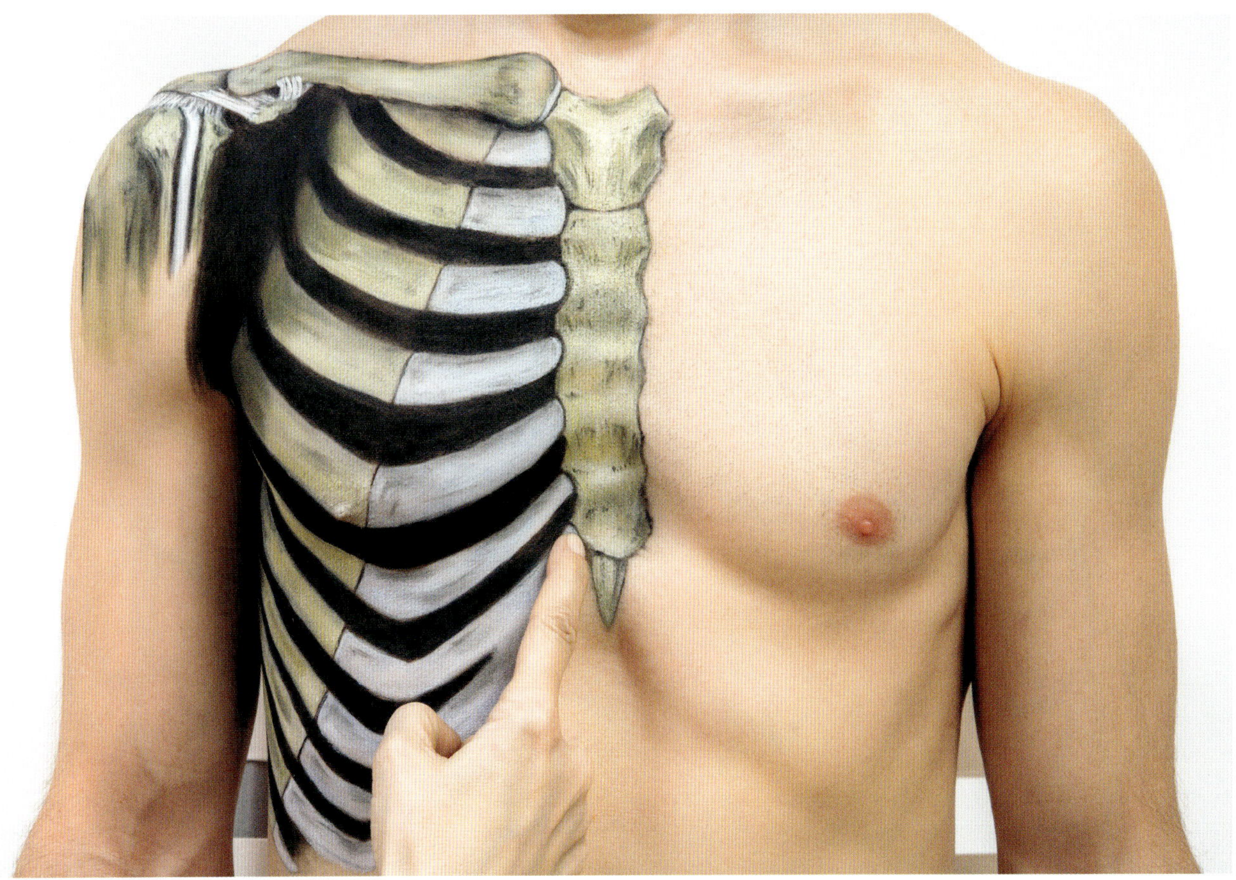

Ausgangsposition des Patienten

Sitzend.

Ausgangsposition der Therapeutin

Stehend, vor dem Patienten.

Ausführung der Palpation

Die Therapeutin lokalisiert und palpiert die knorpelige Verbindung der siebten Rippe mit dem Sternum. Der Knorpel der siebten Rippe artikuliert mit dem Korpus des Sternums. Die siebte Rippe ist die kaudalste der sog. echten Rippen.

4.23. Siebte Rippe (Rippenknorpel)

Costa septima – Cartilago costalis

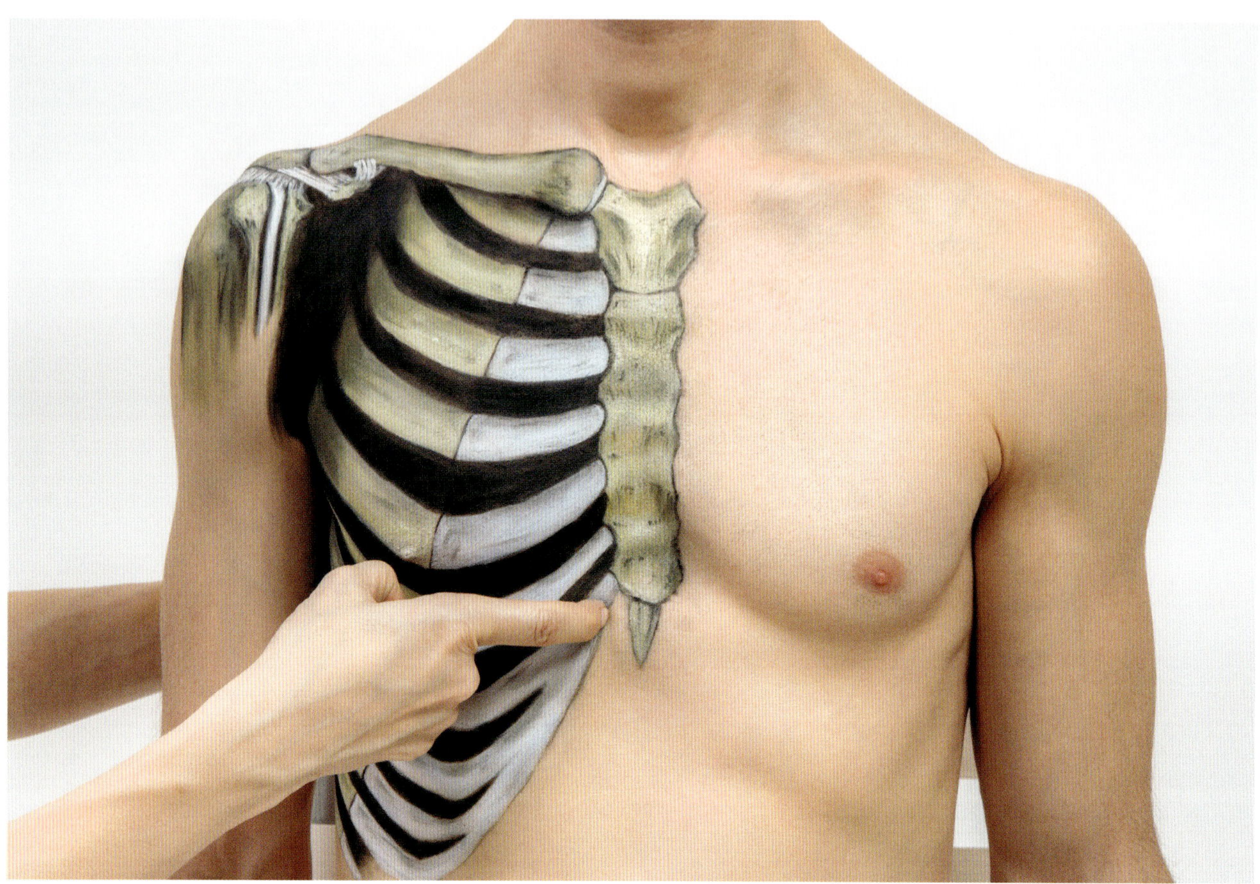

Ausgangsposition des Patienten

Sitzend.

Ausgangsposition der Therapeutin

Sitzend, seitlich des Patienten.

Ausführung der Palpation

Die Therapeutin lokalisiert und palpiert den Knorpel der siebten Rippe. Sie rutscht mit dem Finger von der sternokostalen Verbindung nach kaudal und lateral. Dem Knorpel der siebten Rippe schließen sich die verschmolzenen (zusammengewachsenen) Knorpel der unechten Rippen (von 8 bis 10) an.

4.24. Rippenbogen

Arcus costalis

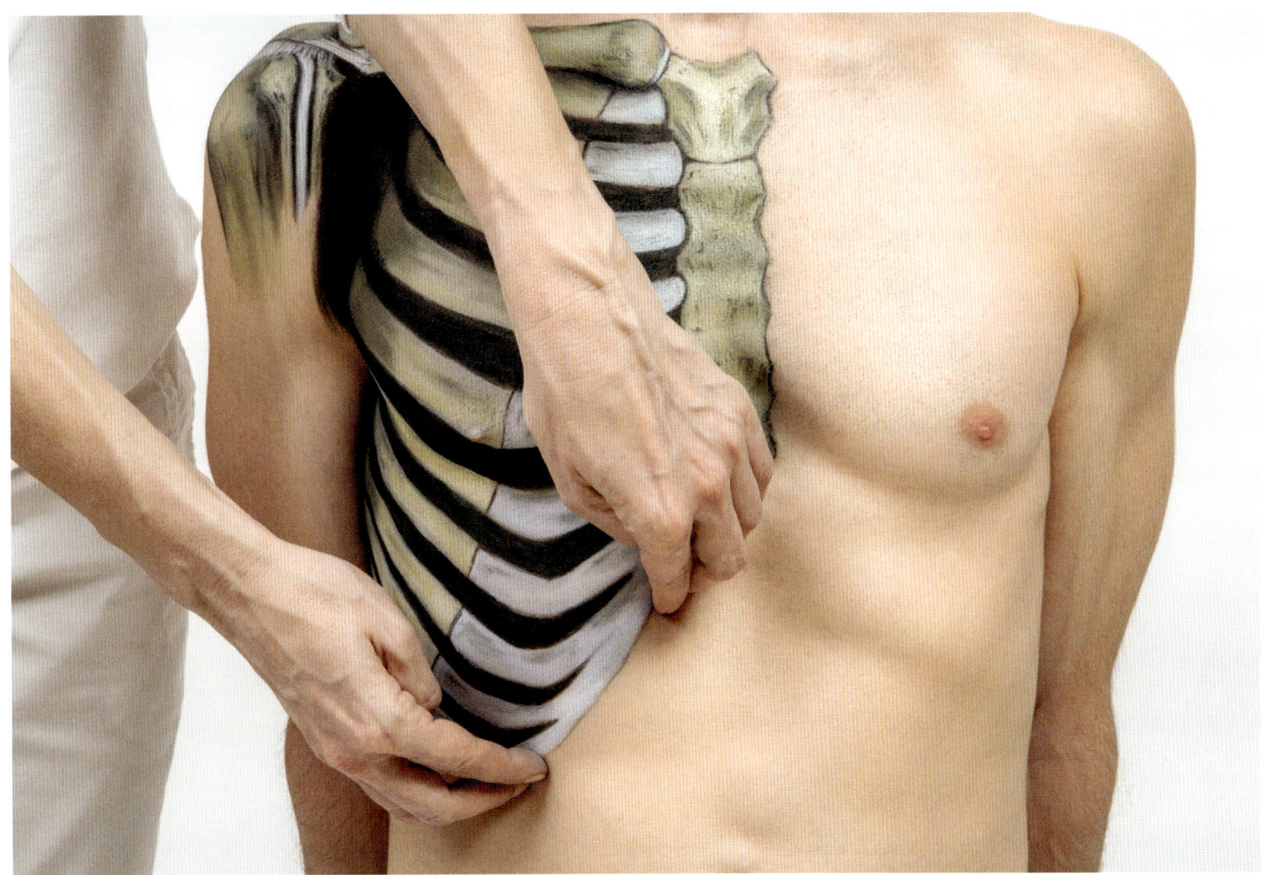

Ausgangsposition des Patienten

Sitzend.

Ausgangsposition der Therapeutin

Stehend, seitlich des Patienten.

Ausführung der Palpation

Die Therapeutin lokalisiert und palpiert den Rippenbogen. Die verschmolzenen (zusammengewachsenen) Knorpel der unechten Rippen (von 8 bis 10) schließen sich dem Knorpel der siebten Rippe an.

4.25. Epigastrischer Winkel

Angulus infrasternalis

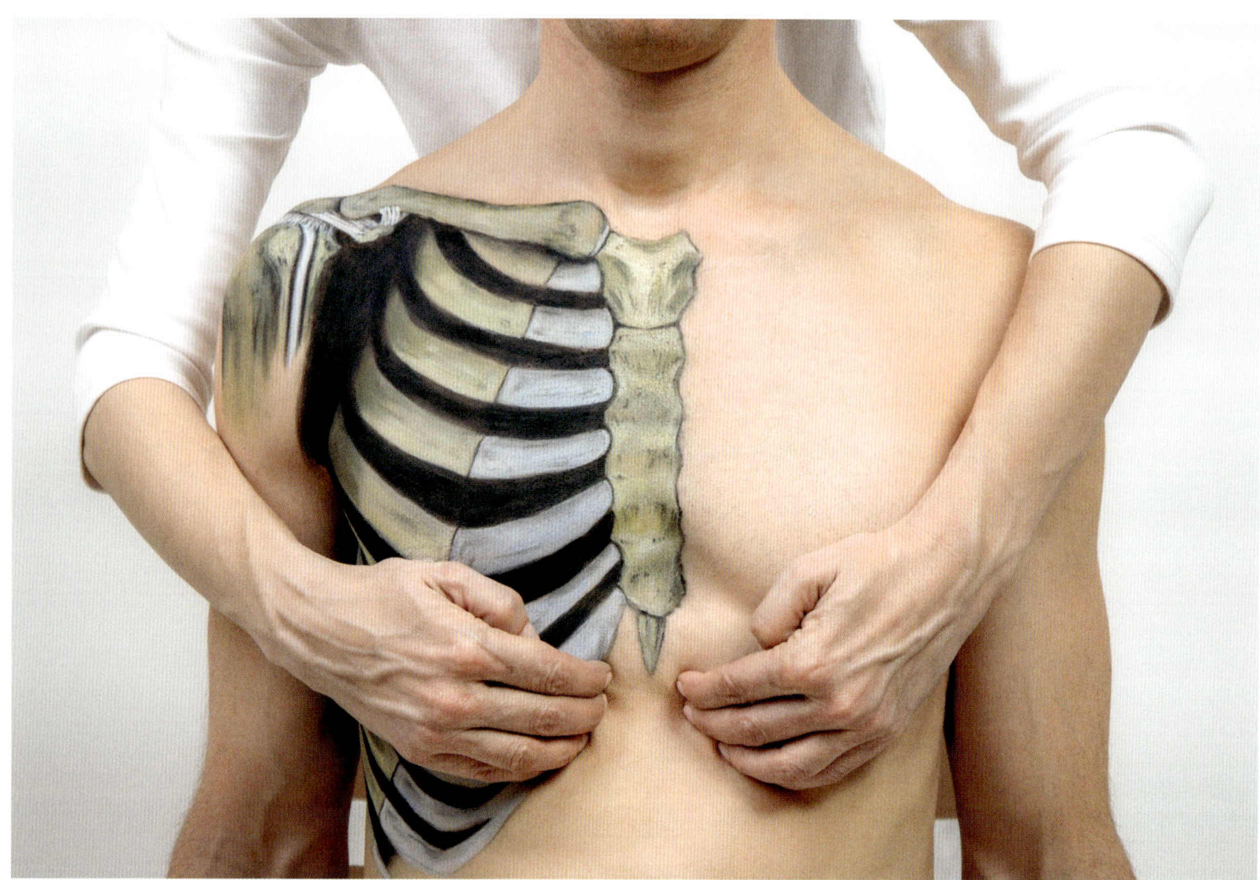

Ausgangsposition des Patienten

Sitzend.

Ausgangsposition der Therapeutin

Stehend, hinter dem Patienten.

Ausführung der Palpation

Die Therapeutin lokalisiert und palpiert die Rippenbögen. Sie folgt mit den Findern dem Verlauf der Rippenbögen in die Richtung der knorpeligen Verbindung der siebten Rippe mit dem Korpus des Sternums. Die Rippenbögen bilden zusammen mit dem Sternum den sog. epigastrischen Winkel.

4.26. Zweite, dritte Rippe (knöcherne Struktur)

Costa secunda, tertia – Os costale

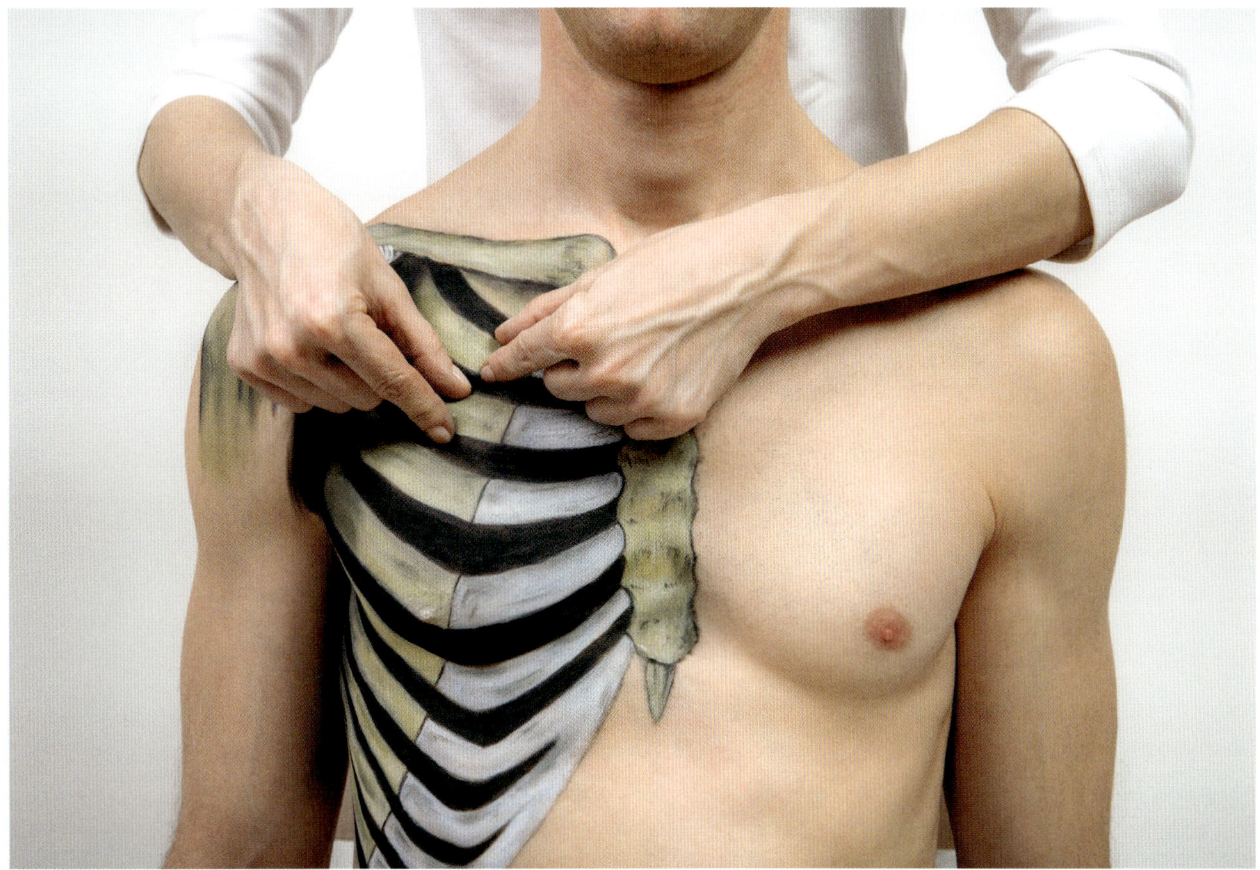

Ausgangsposition des Patienten

Sitzend.

Ausgangsposition der Therapeutin

Stehend, hinter dem Patienten.

Ausführung der Palpation

Die Therapeutin palpiert und bewertet die knöcherne Struktur der Rippen. Sie umfasst die Rippen lateral der chondrokostalen Gelenkverbindungen. Die Flächen der zweiten und der dritten Rippe des ventralen Thorax weisen einen fast horizontalen Verlauf auf.

4.27. Dritte, vierte Rippe (knöcherne Struktur)

Costa tertia, quarta – Os costale

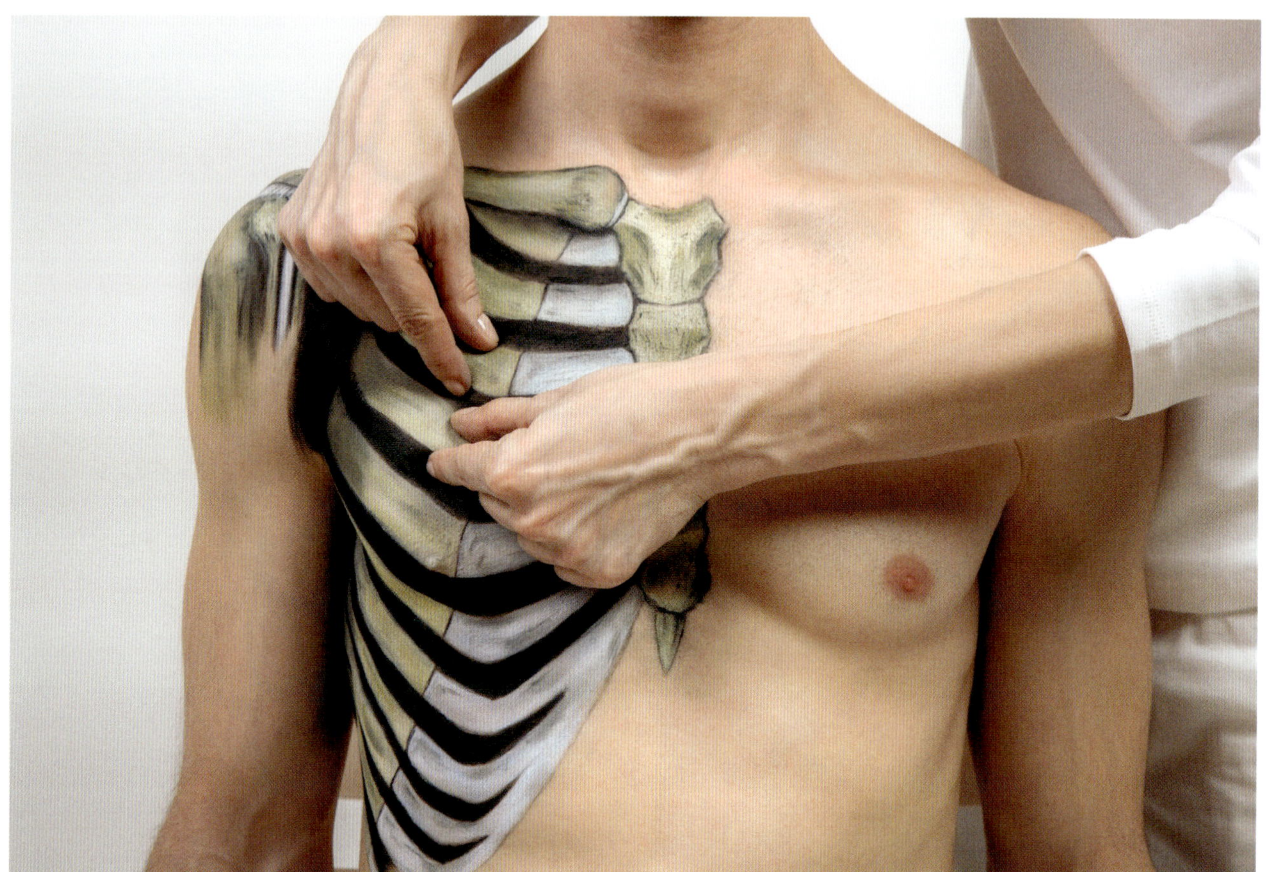

Ausgangsposition des Patienten

Sitzend.

Ausgangsposition der Therapeutin

Stehend, hinter dem Patienten.

Ausführung der Palpation

Die Therapeutin palpiert und bewertet die knöcherne Struktur der Rippen. Sie umfasst die Rippen lateral der chondrokostalen Gelenkverbindungen. Die Fläche der vierten Rippe weist am ventralen Thorax einen schrägen von hinten oben nach vorne unten gerichteten Verlauf auf.

4.28. Siebte Rippe

Costa septima

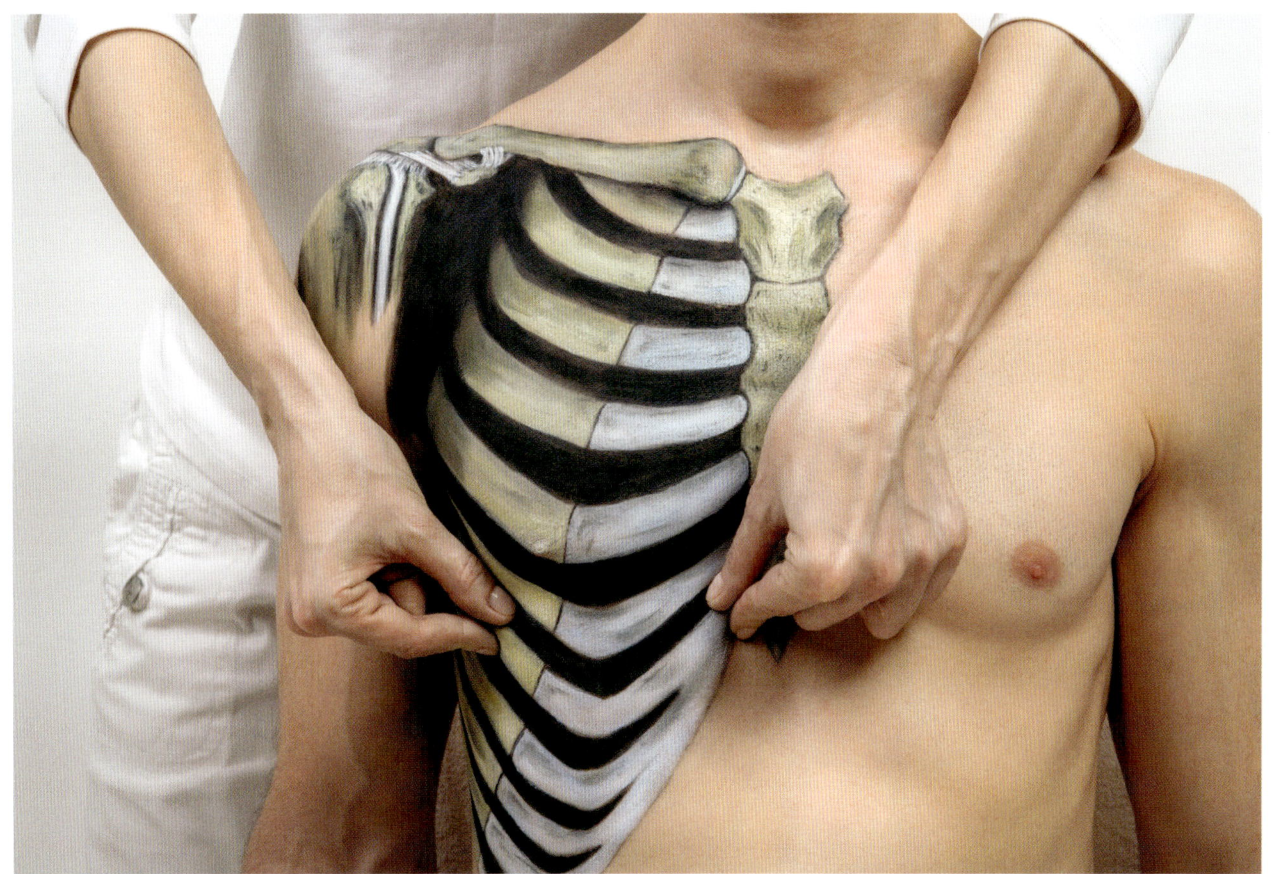

Ausgangsposition des Patienten

Sitzend.

Ausgangsposition der Therapeutin

Stehend, hinter dem Patienten.

Ausführung der Palpation

Die Therapeutin palpiert die siebte Rippe in seinem Verlauf. Im Bereich des kostochondralen Überganges ist eine Verlaufsveränderung der Rippe spürbar.

4.29. Neunte, zehnte Rippe (knöcherne Struktur)

Costa nona, decima – Os costale

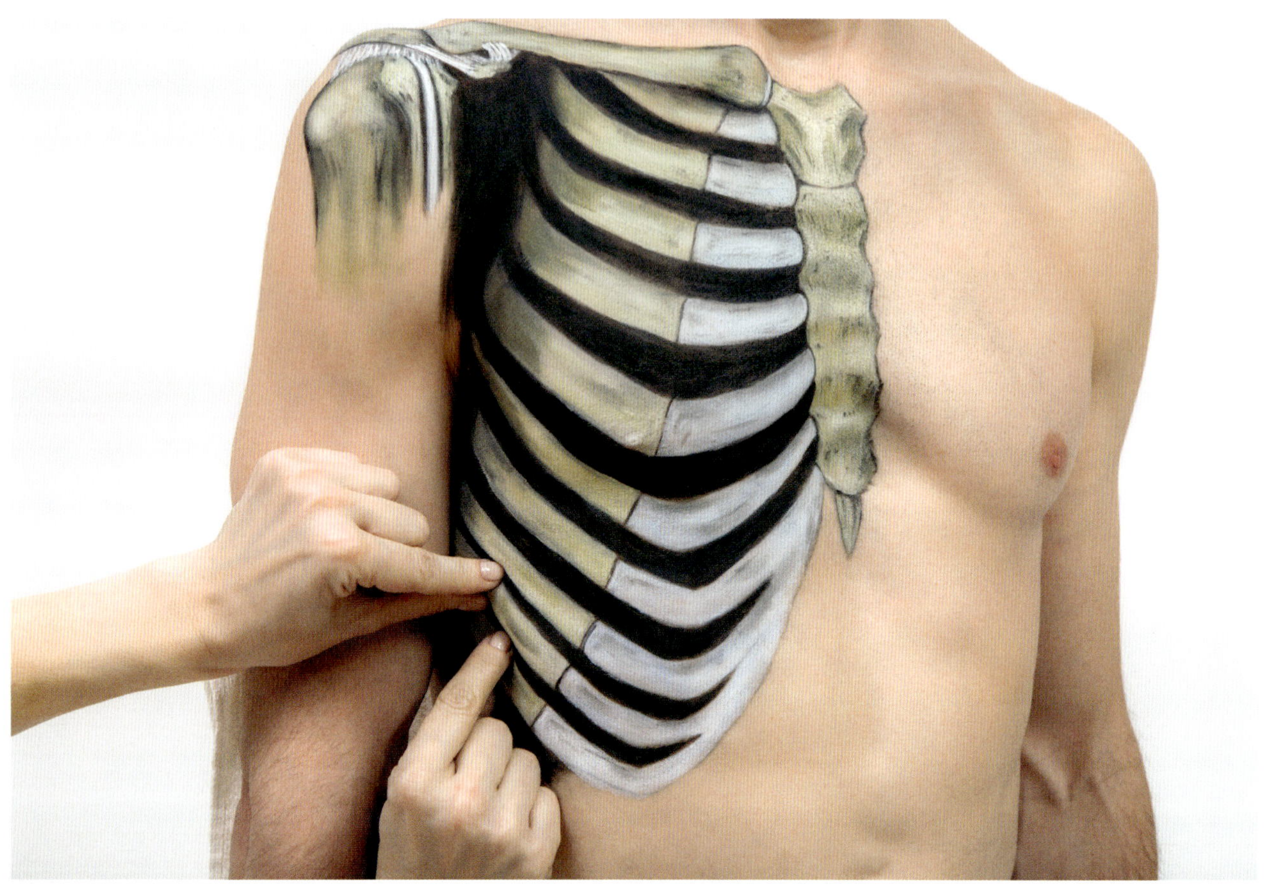

Ausgangsposition des Patienten

Sitzend.

Ausgangsposition der Therapeutin

Stehend, seitlich des Patienten auf der Seite der Palpation.

Ausführung der Palpation

Die Therapeutin palpiert und bewertet die knöcherne Struktur der Rippen. Sie umfasst die Rippen lateral der chondrokostalen Gelenkverbindungen. Die Flächen der neunten und zehnten Rippen am lateralen Thorax weisen einen schrägen von hinten oben nach vorne unten gerichteten Verlauf auf.

4.30. Siebte, achte Rippe (knöcherne Struktur)

Costa septima, octava – Os costale

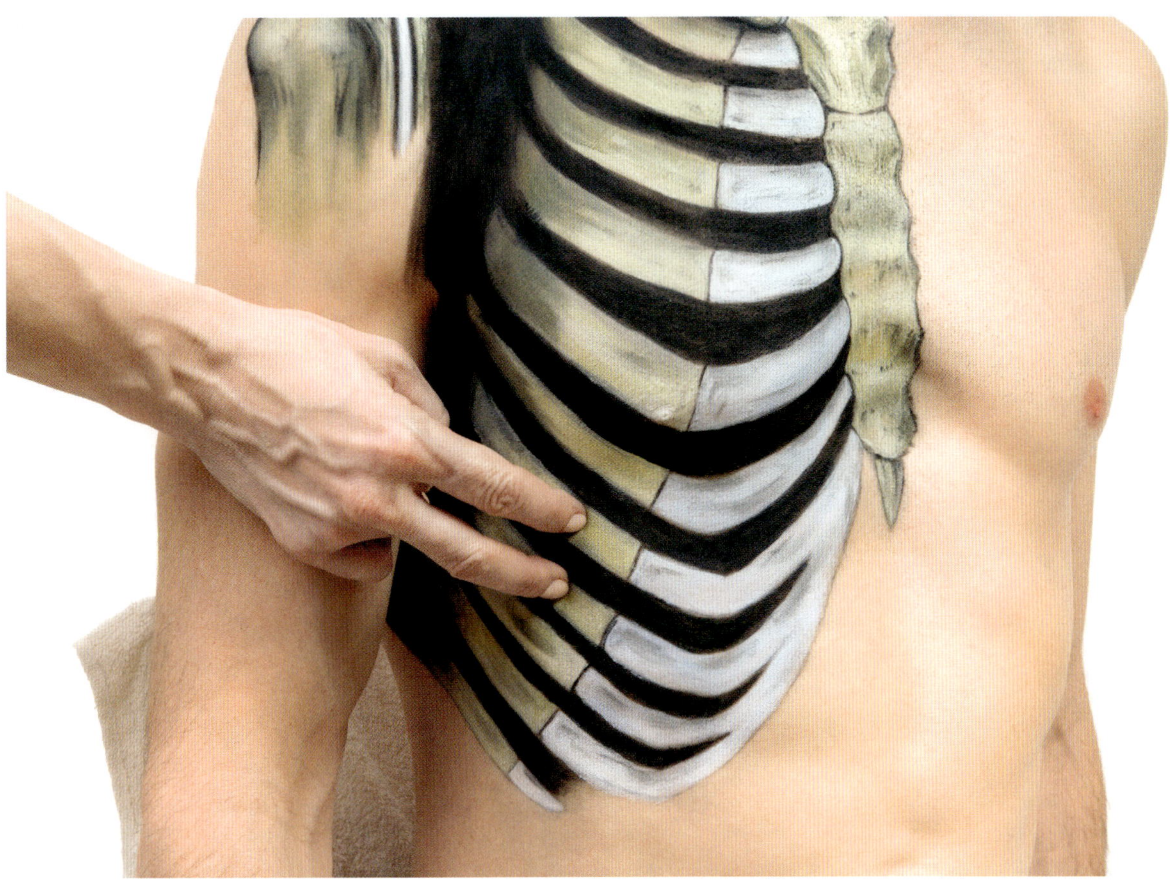

Ausgangsposition des Patienten

Sitzend.

Ausgangsposition der Therapeutin

Stehend, hinter dem Patienten.

Ausführung der Palpation

Die Therapeutin palpiert und bewertet die knöcherne Struktur der Rippen. Die Palpation einer lädierten (geschädigten) knöchernen Struktur löst Empfindlichkeit oder Schmerzen aus. Schmerzhafte Rippen muss man differenzialdiagnostisch von Muskelschmerzen und ausstrahlenden aus den Organen kommenden Schmerzen unterscheiden.

4.31. Sechster und siebter Intercostalraum

Spatia intercostalia VI, VII

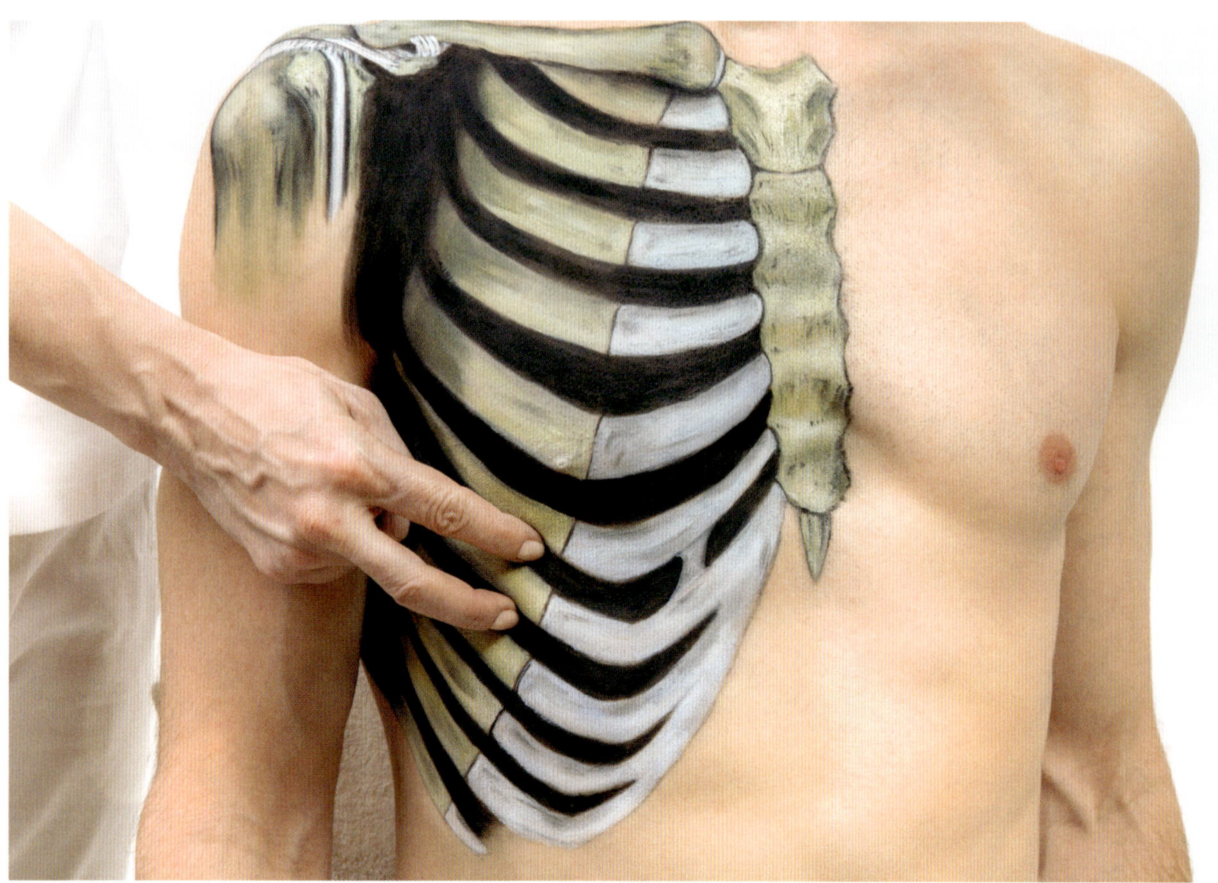

Ausgangsposition des Patienten

Sitzend.

Ausgangsposition der Therapeutin

Stehend, seitlich des Patienten auf der Seite der Palpation.

Ausführung der Palpation

Die Therapeutin palpiert den sechsten und den siebten Intercostalraum. Die Finger liegen entsprechend zwischen der sechsten/siebten und der siebten/achten Rippe. Je nach der möglichen anatomischen Variabilität der Rippenknorpel kann die Bewertung der Intercostalräume schwieriger ausfallen.

4.32. Vierte Rippe (Perkussion)

Costa quarta – Os costale

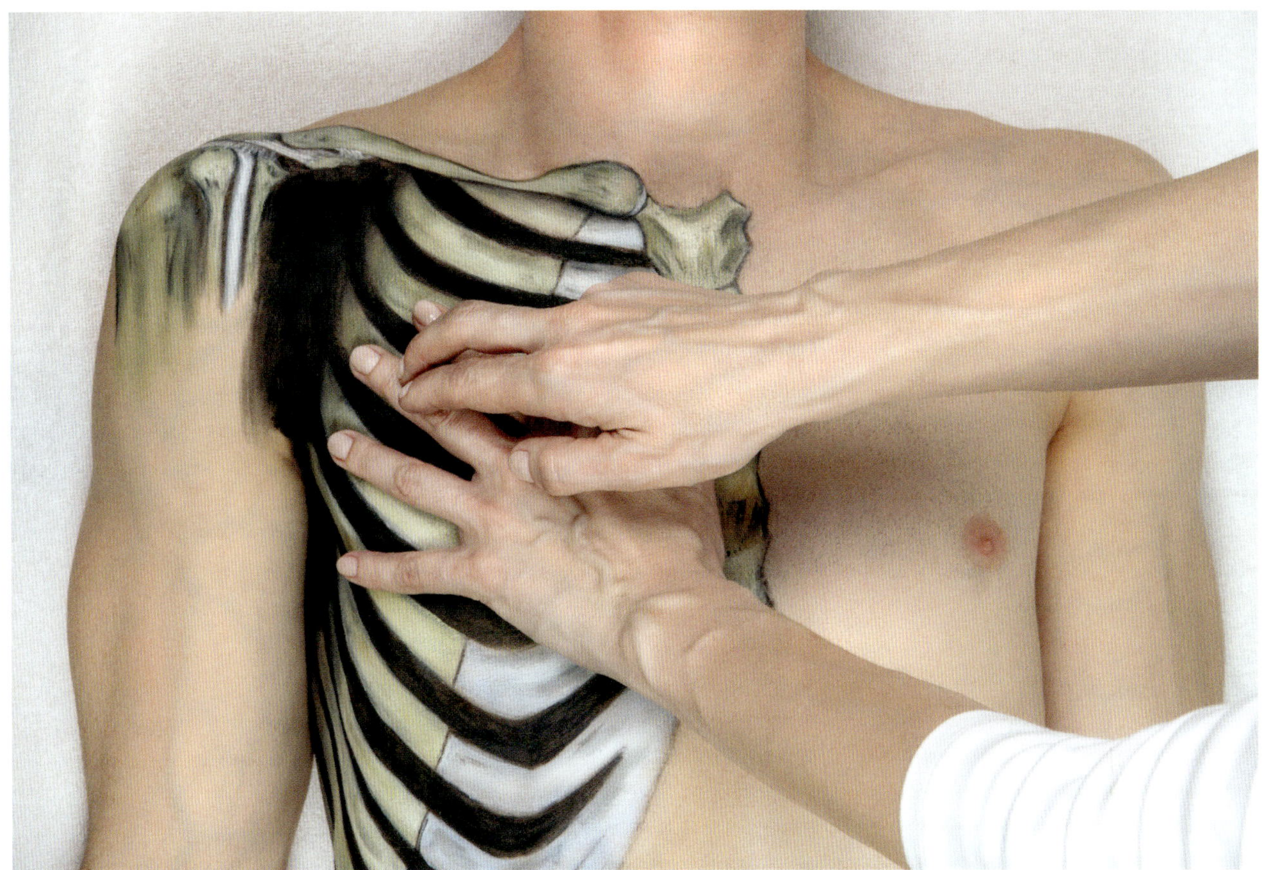

Ausgangsposition des Patienten

Sitzend.

Ausgangsposition der Therapeutin

Stehend, seitlich des Patienten.

Ausführung der Palpation

Die Therapeutin bewerten die Rippe mit dem Perkussionstest. Ihr Finger liegt im Verlauf der vierten Rippe.

4.33. Siebte Rippe (Perkussion)

Costa quarta – Os costale

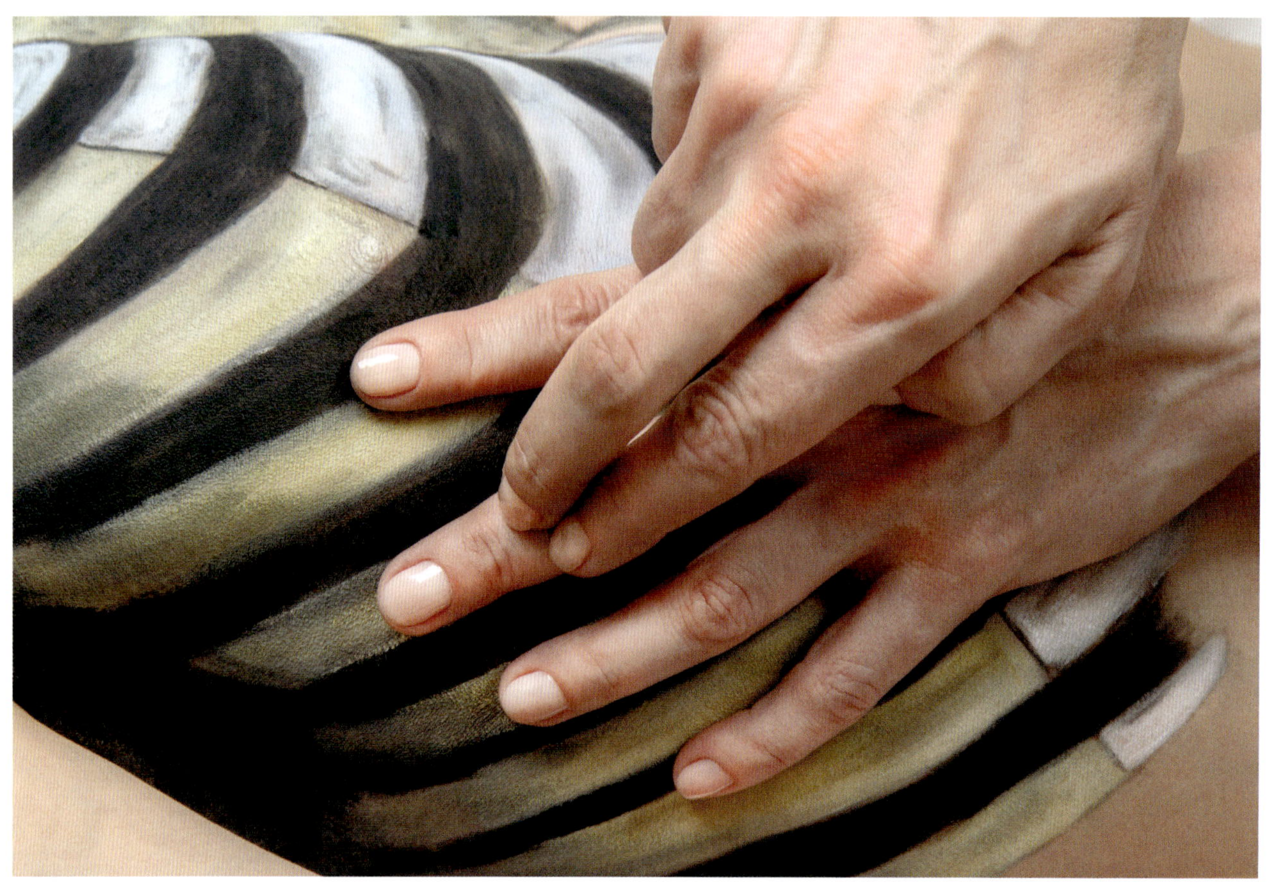

Ausgangsposition des Patienten

Rückenlage.

Ausgangsposition der Therapeutin

Stehend, seitlich des Patienten.

Ausführung der Palpation

Die Therapeutin bewerten die Rippe mit dem Perkussionstest. Ihr Finger liegt schräg im Verlauf der siebte Rippe.

4.34. Elfte Rippe

Costa undecima

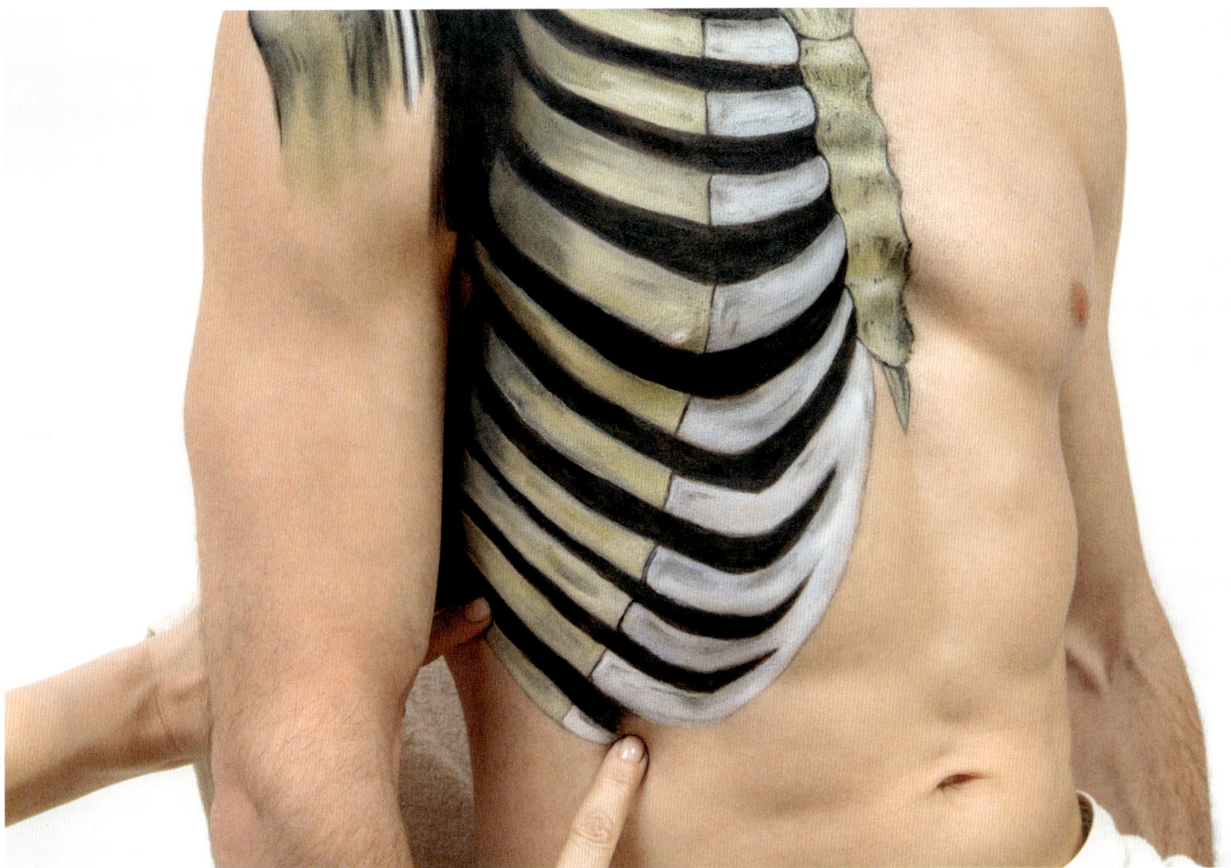

Ausgangsposition des Patienten

Sitzend.

Ausgangsposition der Therapeutin

Stehend, seitlich des Patienten.

Ausführung der Palpation

Die Therapeutin legt den Verlauf der elften Rippe fest. Sie legt die Finger auf die elfte Rippe ventral der mittleren Axillarlinie. Die Untersuchung der zwölften Rippe wird im ersten Band des Atlas der Palpationsanatomie dargestellt (Kap. 1 LWS, zwölfte Rippe, SS. 31–35).

4.35. Elfte Rippe (Rippenknorpel)

Costa undecima, cartilago costalis

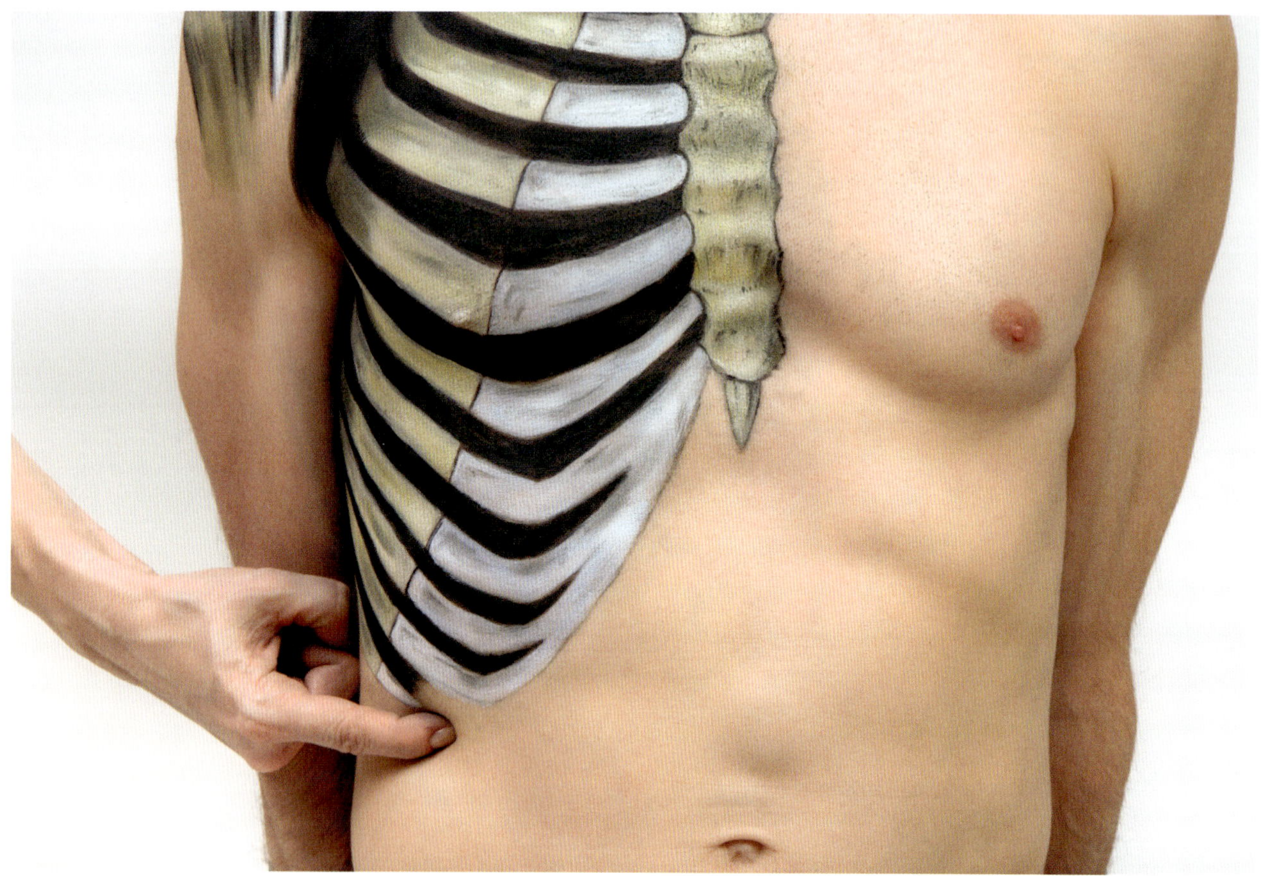

Ausgangsposition des Patienten

Sitzend.

Ausgangsposition der Therapeutin

Stehend, seitlich des Patienten.

Ausführung der Palpation

Die Therapeutin palpiert den Knorpel des distalen Endes der elften Rippe. Der Knorpel der elften Rippe befindet sich ventral der mittleren Axillarlinie. Die Untersuchung der zwölften Rippe wird im ersten Band des Atlas der Palpationsanatomie dargestellt (Kap. 1 LWS, zwölfte Rippe, SS. 31–35).

4.36. Sulcus deltoideopectoralis

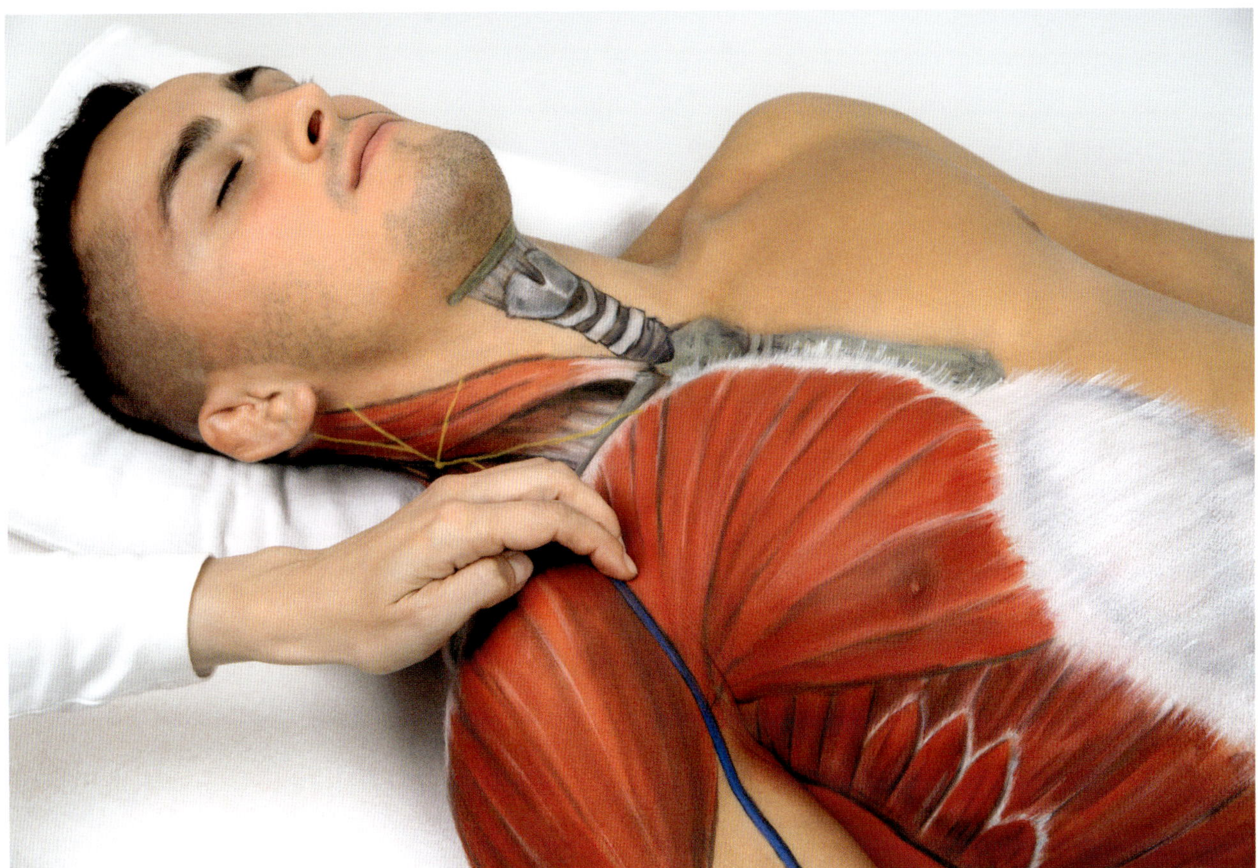

Ausgangsposition des Patienten

Rückenlage.

Ausgangsposition der Therapeutin

Sitzend, auf der Schulterhöhe von der Seite der Palpation.

Ausführung der Palpation

Die Therapeutin palpiert und bewertet den Sulcus deltoideopectoralis. Die Finger liegen unterhalb der Klavikula zwischen dem anterioren Anteil des M. deltoideus und dem klavikulären Anteil (Pars clavicularis) des M. pectoralis major.

4.37. M. pectoralis major (Sulcus interpectoralis)

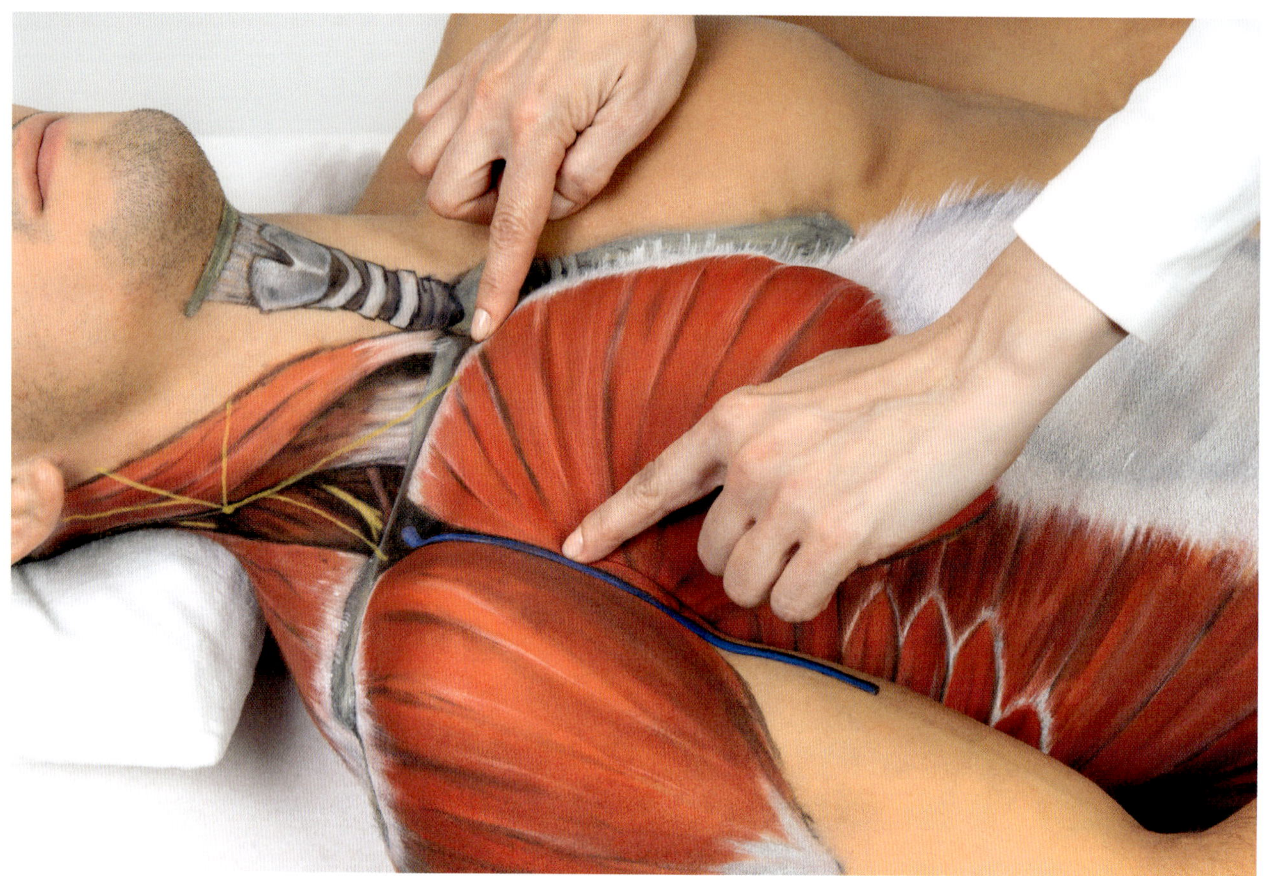

Ausgangsposition des Patienten

Rückenlage.

Ausgangsposition der Therapeutin

Stehend, seitlich des Patienten von der Gegenseite der Palpation.

Ausführung der Palpation

Der Zeigefinger der rechten Hand liegt auf der Höhe des Sternoklavikulargelenks. Der Zeigefinger der linken Hand befindet sich auf der ventrolateralen Fläche des M. pectoralis major. Die Therapeutin lokalisiert den Verlauf des Sulcus zwischen dem Pars clavicularis und dem Pars sternocostalis des M. pectoralis major.

4.38. M. pectorialis major (Sulcus interpectoralis – Befund)

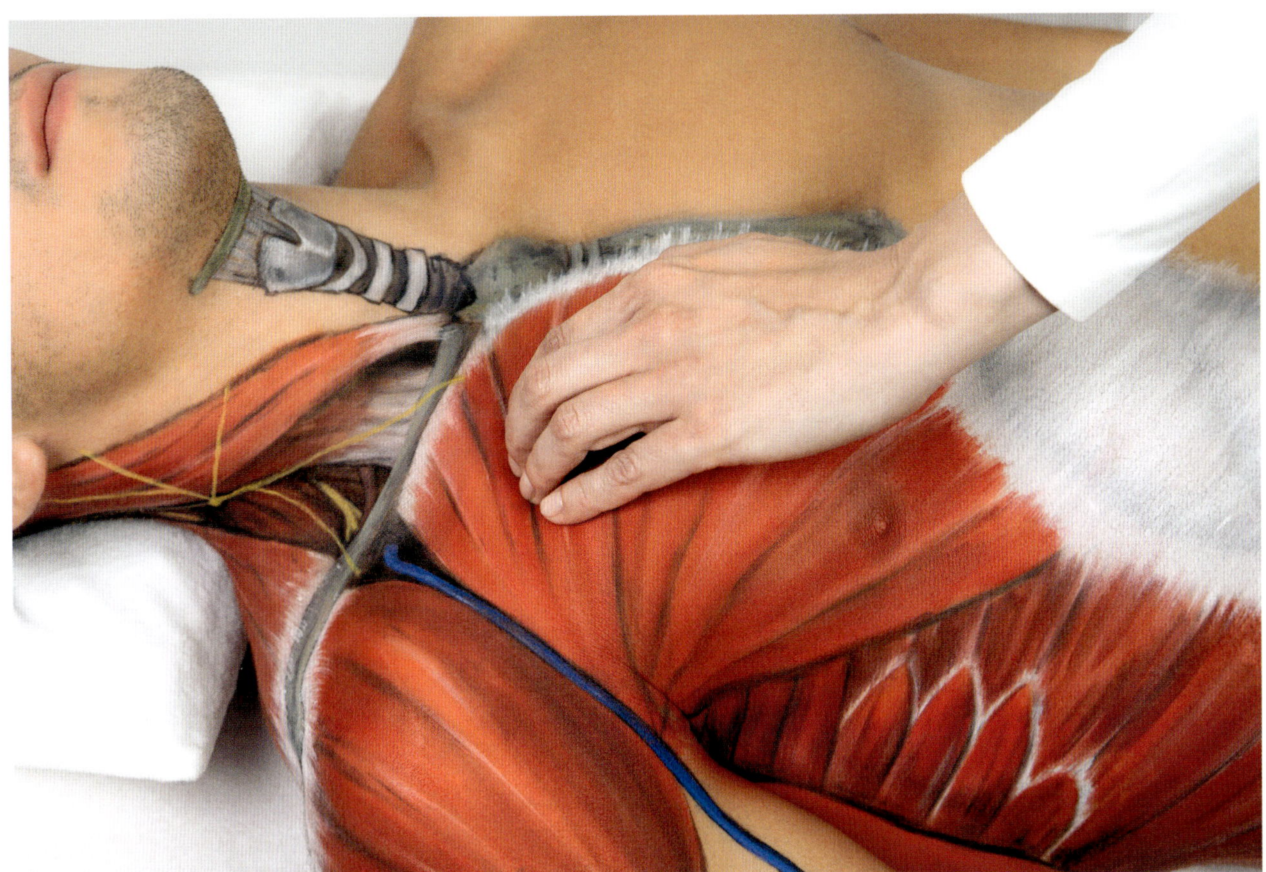

Ausgangsposition des Patienten

Rückenlage.

Ausgangsposition der Therapeutin

Stehend, seitlich des Patienten von der Gegenseite der Palpation.

Ausführung der Palpation

Die Therapeutin palpiert und bewertet den Sulcus zwischen dem Pars clavicularis und dem Pars sternocostalis des M. pectoralis major.

4.39. M. pectorialis major (sternaler Ansatz)

M. pectorialis major – Pars sternocostalis

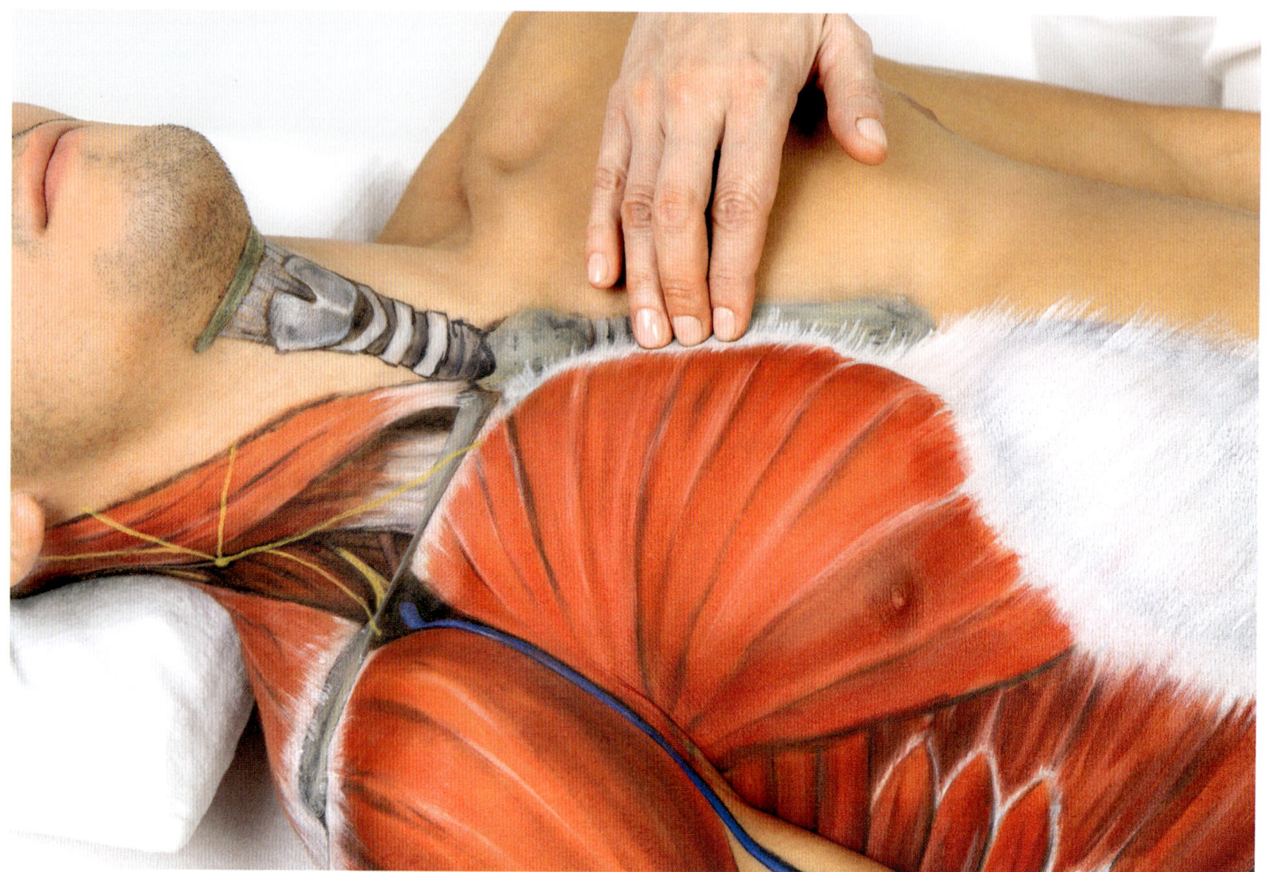

Ausgangsposition des Patienten

Rückenlage, die Arme parallel zum Thorax, die Hände in die Unterlage gedrückt.

Ausgangsposition der Therapeutin

Stehend, seitlich des Patienten von der Gegenseite der Palpation.

Ausführung der Palpation

Die Therapeutin palpiert und bewertet die Spannung des M. pectoralis major am Korpus des Sternums. Ein Teil der Fasern des Muskels kreuzt auf der ventralen Fläche des Brustbeinkörpers.

4.40. M. pectorialis major (costaler Ansatz)

M. pectorialis major – Pars sternocostalis

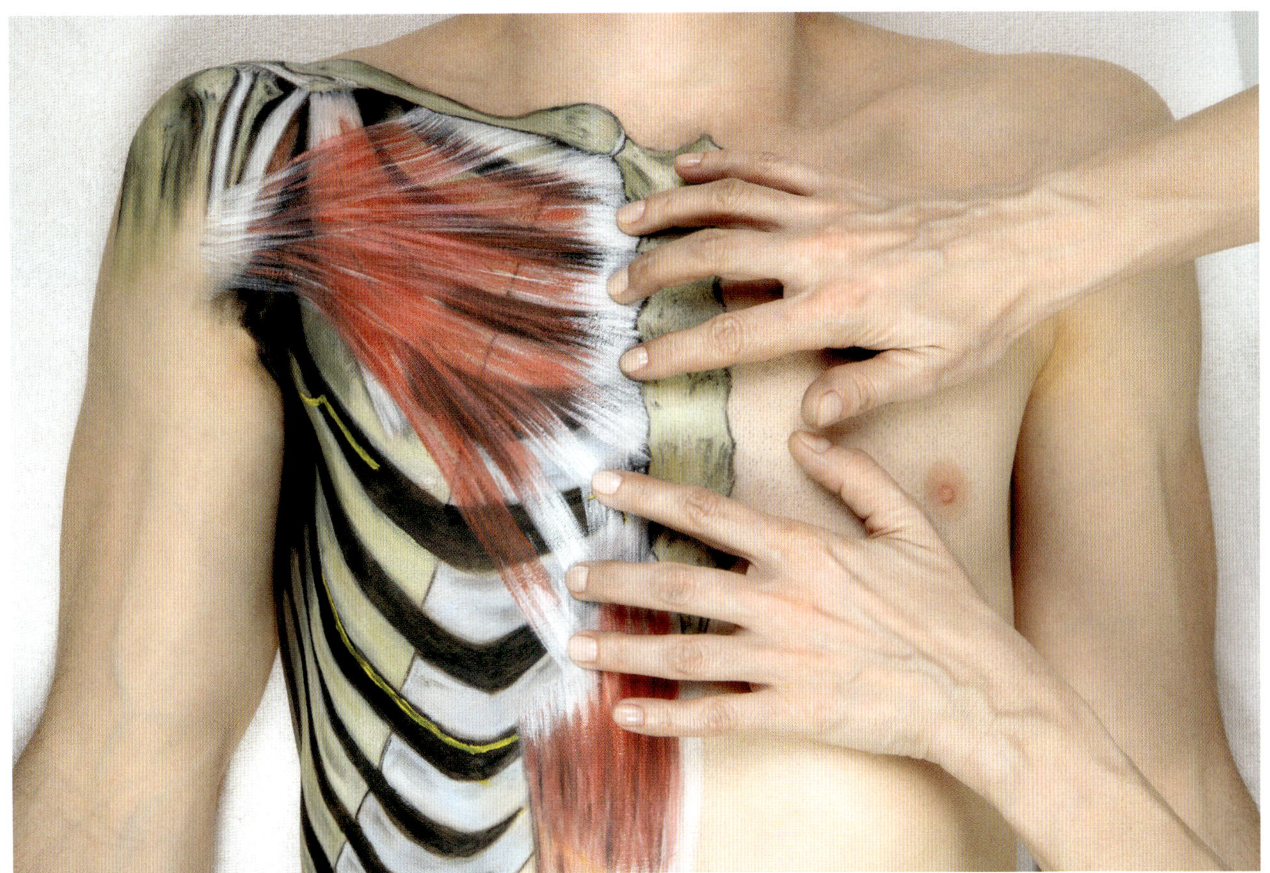

Ausgangsposition des Patienten

Rückenlage, die Arme parallel zum Thorax, die Hände in die Unterlage gedrückt.

Ausgangsposition der Therapeutin

Stehend, seitlich des Patienten.

Ausführung der Palpation

Die Therapeutin palpiert und bewertet die Spannung des M. pectoralis major. Die Finger liegen auf der Höhe der Rippenknorpel von 2 bis 6/7. Der M. pectoralis major wurde zur besseren Veranschaulichung schematisch, transparent abgebildet.

4.41. M. pectoralis major (abdominaler Teil). M. rectus abdominis

M. pectoralis major – Pars abdominalis, M. rectus abdominis

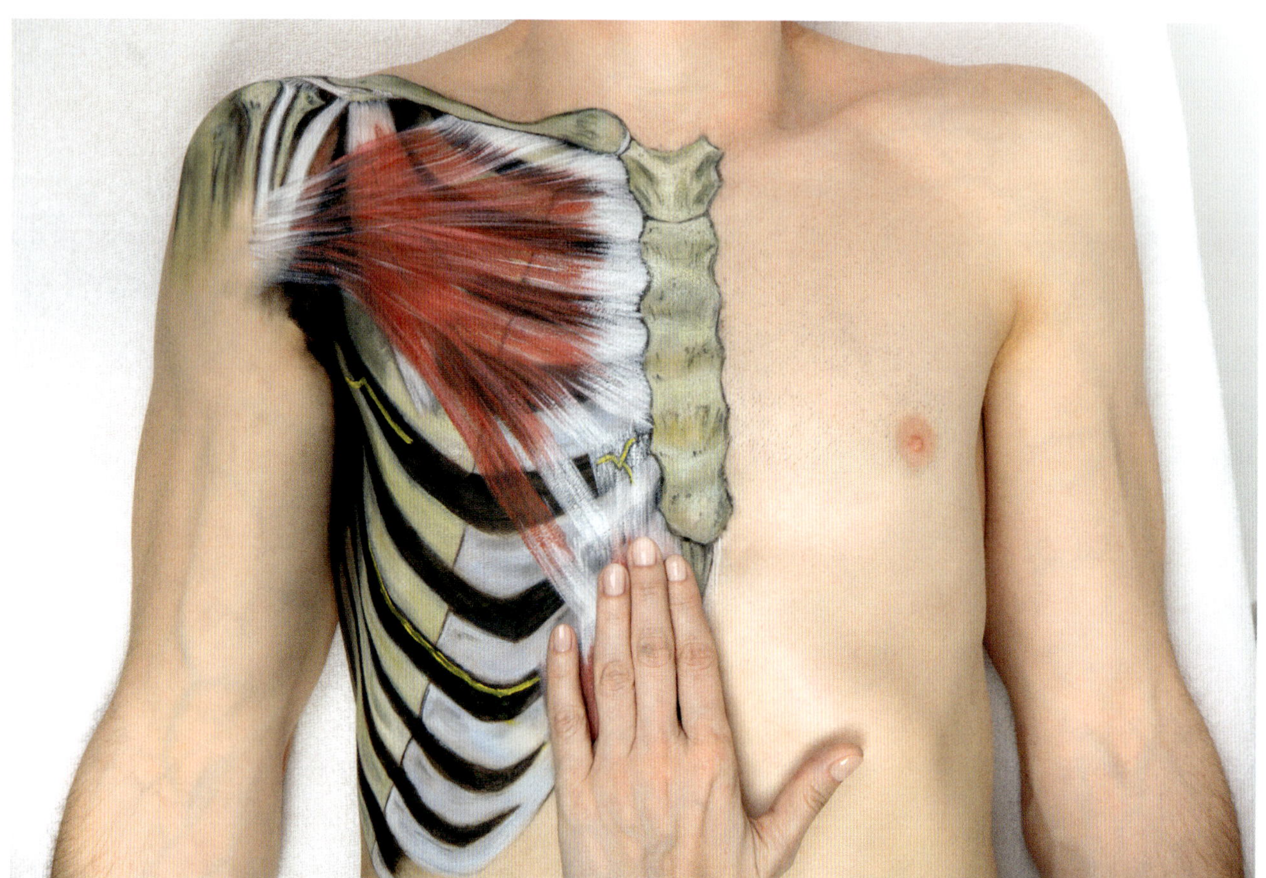

Ausgangsposition des Patienten

Rückenlage, die Arme parallel zum Thorax, die Hände in die Unterlage gedrückt.

Ausgangsposition der Therapeutin

Stehend, seitlich des Patienten.

Ausführung der Palpation

Die Therapeutin palpiert und bewertet den abdominalen Teil des M. pectoralis major. Die Finger liegen ventral auf dem M. rectus abdominis. Die Fasern des abdominalen Teils des M. pectoralis major strahlen in die Lamina anterior der Rectusscheide.

4.42. M. rectus abdominis (costaler Ansatz)

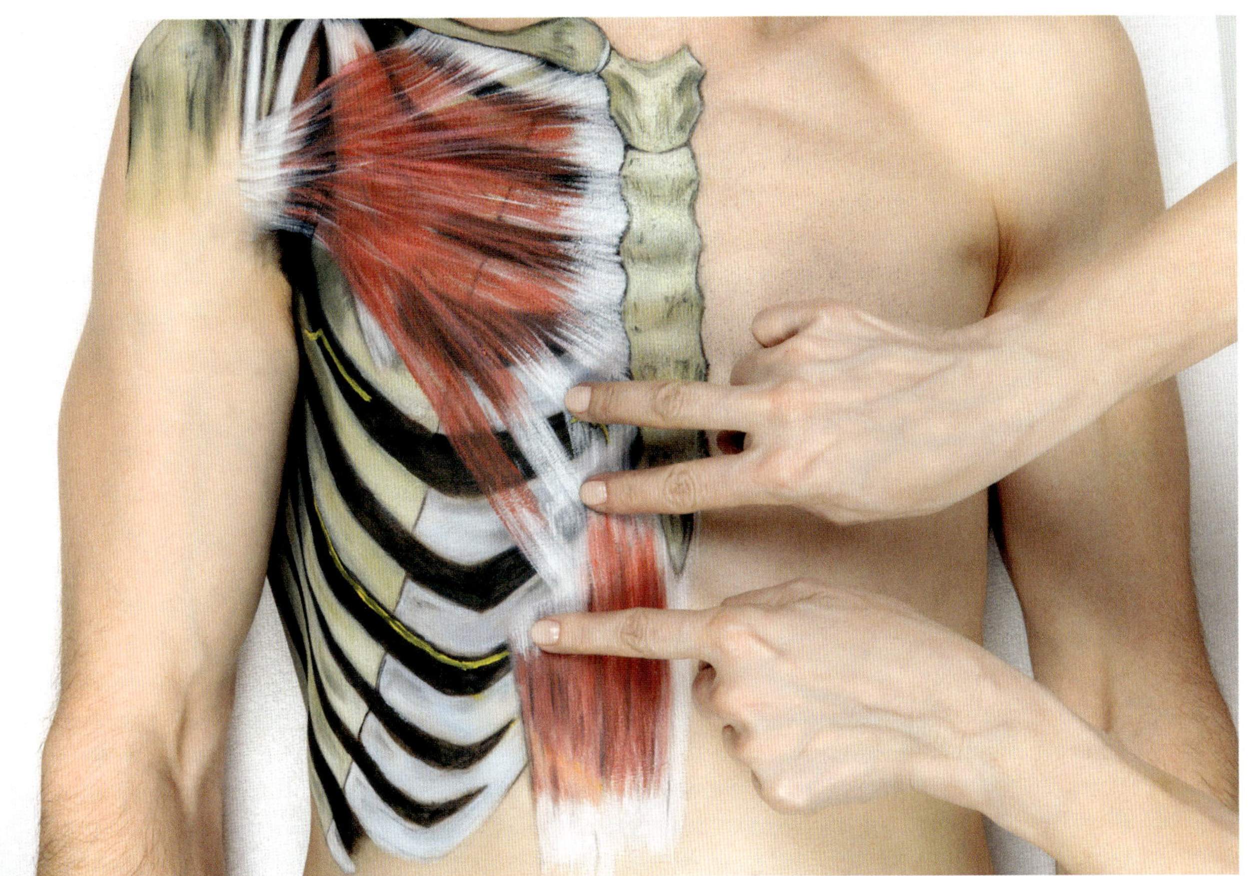

Ausgangsposition des Patienten

Rückenlage, der Patient hebt den Kopf an.

Ausgangsposition der Therapeutin

Stehend, seitlich des Patienten.

Ausführung der Palpation

Die Therapeutin palpiert und bewertet den Ansatz des M. rectus abdominis. Die Finger liegen an den Knorpeln der 5.–7. Rippe. Der M. pectoralis major wurde zur besseren Veranschaulichung schematisch, transparent abgebildet.

4.43. M. rectus abdominis (Befund)

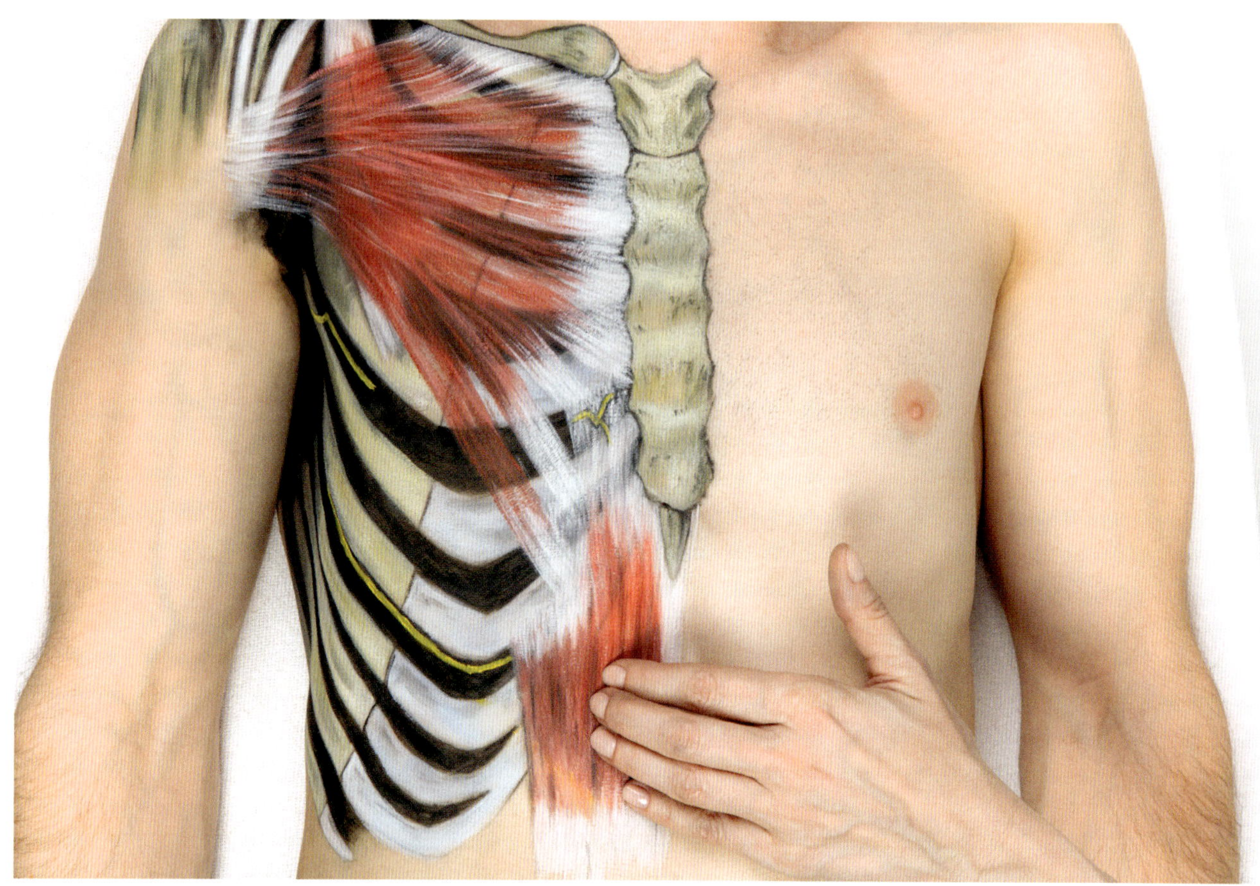

Ausgangsposition des Patienten

Rückenlage, der Patient hebt den Kopf an.

Ausgangsposition der Therapeutin

Stehend, seitlich des Patienten.

Ausführung der Palpation

Die Therapeutin palpiert und bewertet den oberen Anteil des M. rectus abdominis. Die Finger liegen ventral zwischen dem costalen Ansatz und der ersten Zwischensehne (Intersectio tendinea) des geraden Bauchmuskels.

4.44. Linea semilunaris

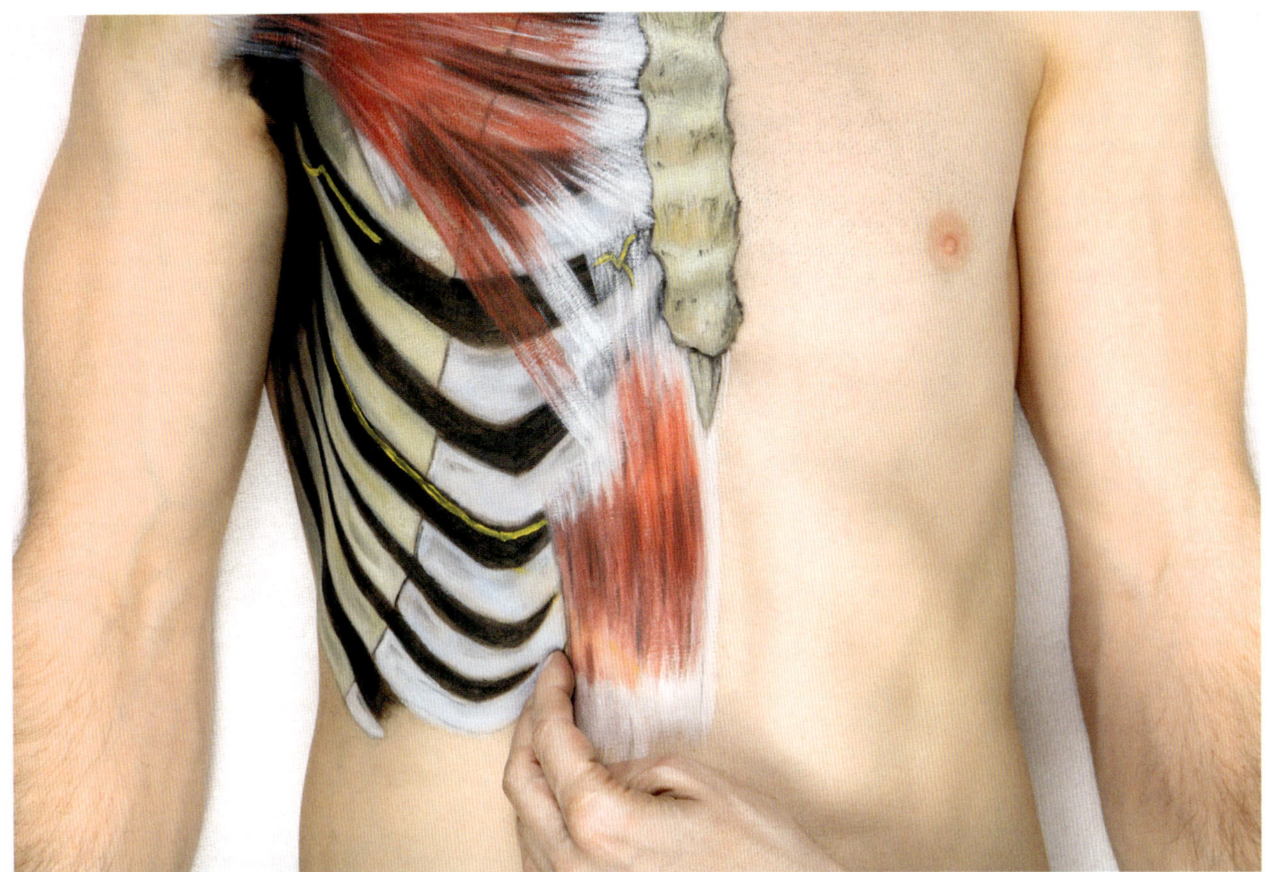

Ausgangsposition des Patienten

Rückenlage, der Patient hebt den Kopf an.

Ausgangsposition der Therapeutin

Stehend, seitlich des Patienten.

Ausführung der Palpation

Die Therapeutin lokalisiert und palpiert die Außenkante des M. rectus abdominis vom costalen Ansatz in die Richtung des Tuberculum pubicum. Die Palpation der unteren Außenkante des M. rectus abdominis wurde im ersten Band des Atlas der Palpationsanatomie dargestellt (Kap. 3 Vorderes Becken, S. 153).

4.45. Linea alba

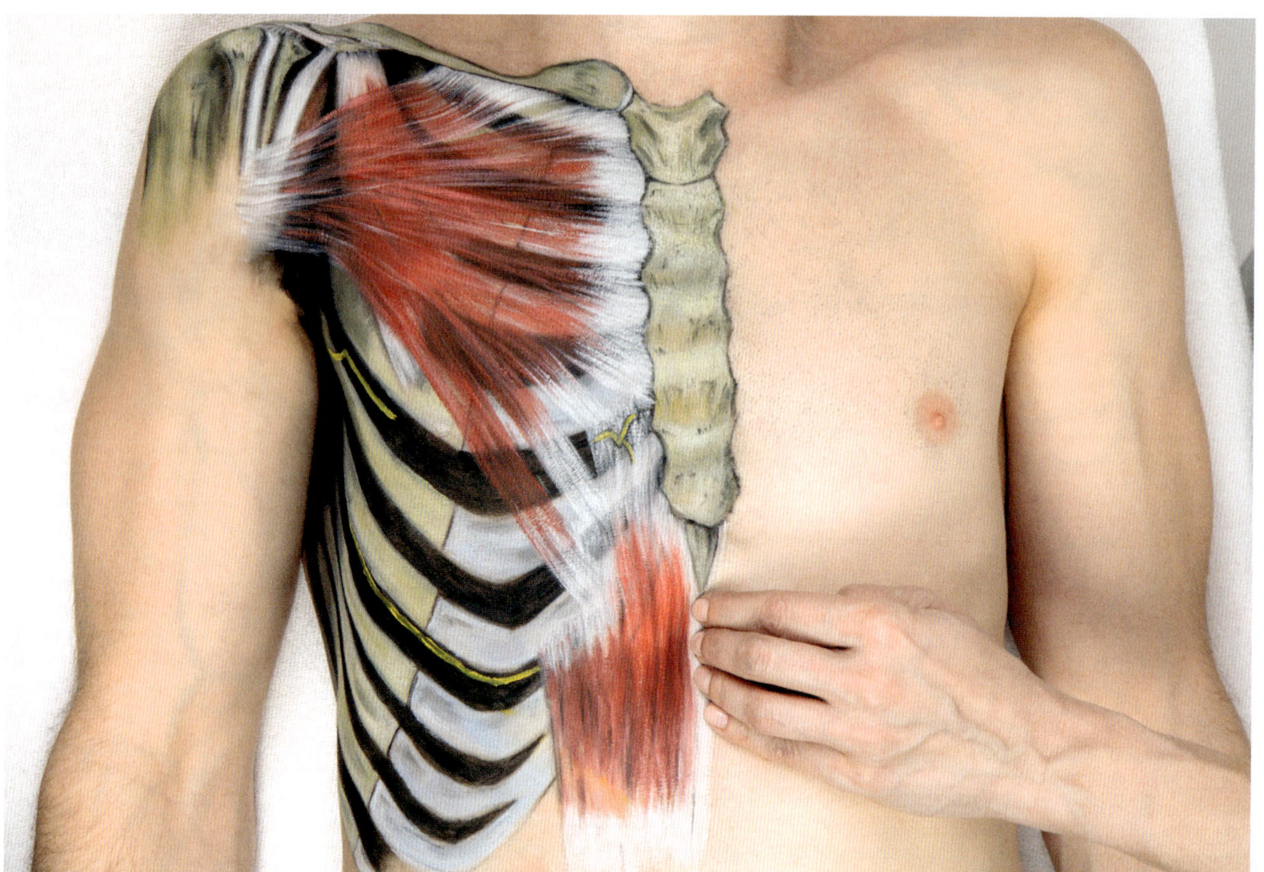

Ausgangsposition des Patienten

Rückenlage, der Patient hebt den Kopf an.

Ausgangsposition der Therapeutin

Stehend, seitlich des Patienten.

Ausführung der Palpation

Die Therapeutin palpiert zwischen den Innenkanten der Mm. recti abdominis entlang der Linie zwischen dem Processus xiphoideus der Symphyse des Os pubis. Die Palpation der unteren Innenkante des M. rectus abdominis wurde im ersten Band des Atlas der Palpationsanatomie dargestellt (Kap. 3 Vorderes Becken, S. 153).

4.46. Zwischensehnen

Intersectiones tendineae

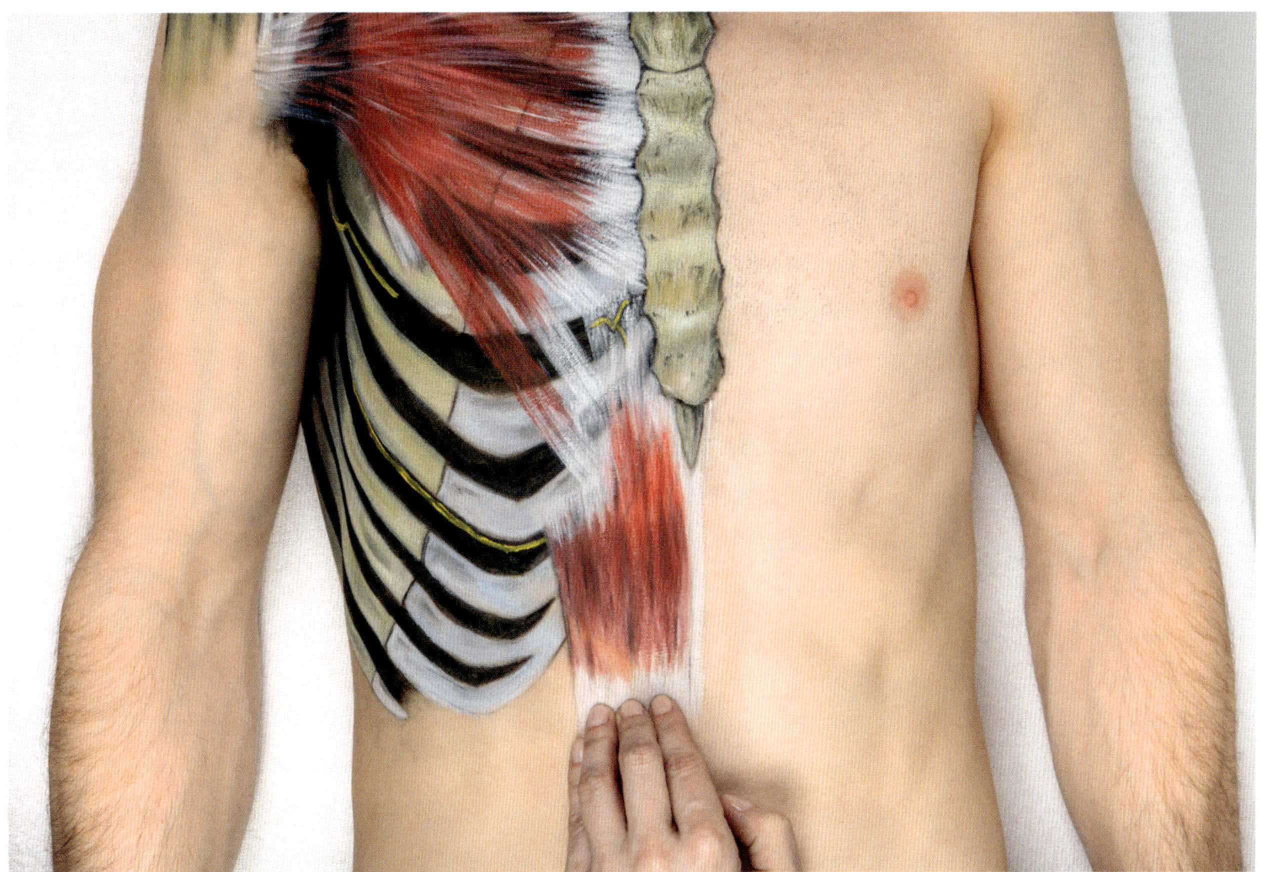

Ausgangsposition des Patienten

Rückenlage, der Patient hebt den Kopf an.

Ausgangsposition der Therapeutin

Stehend, seitlich des Patienten.

Ausführung der Palpation

Die Therapeutin palpiert und bewertet den M. rectus abdominis. Sie ertastet die Zwischensehnen, die als horizontal gerichtete Sulci spürbar sind. Die Ausprägung und die Anzahl der Zwischensehnen sind anatomisch variabel.

4.47. M. pectoralis major (Faserverlauf)

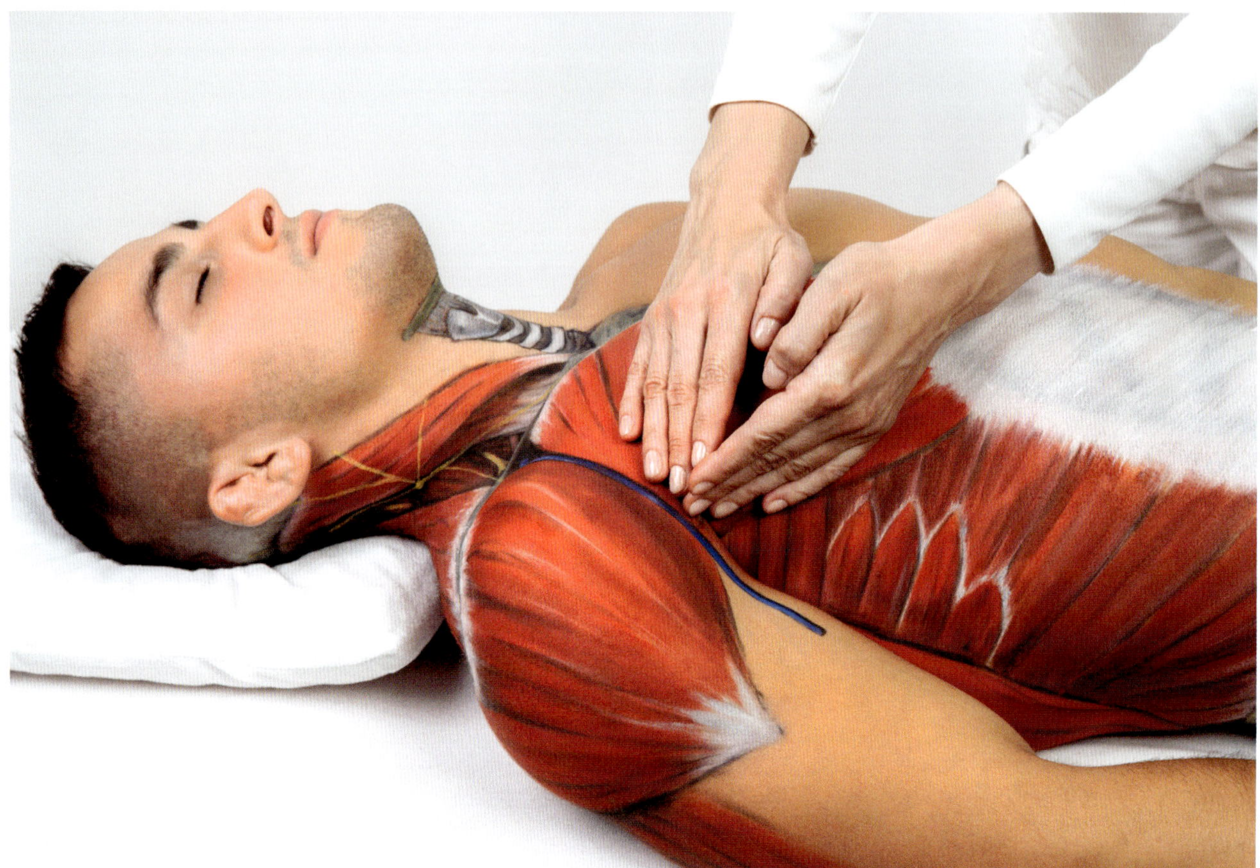

Ausgangsposition des Patienten

Rückenlage.

Ausgangsposition der Therapeutin

Stehend, seitlich des Patienten von der Gegenseite der Palpation.

Ausführung der Palpation

Die Therapeutin legt den Faserverlauf des M. pectoralis major fest. Am distalen Ansatz des Humerus überlappen die Fasern und bilden eine U-förmige Struktur. Die Finger der Therapeutin sind in die Richtung des sehnigen Ansatzes am Humerus gerichtet.

4.48. M. pectoralis major (Beschaffenheit)

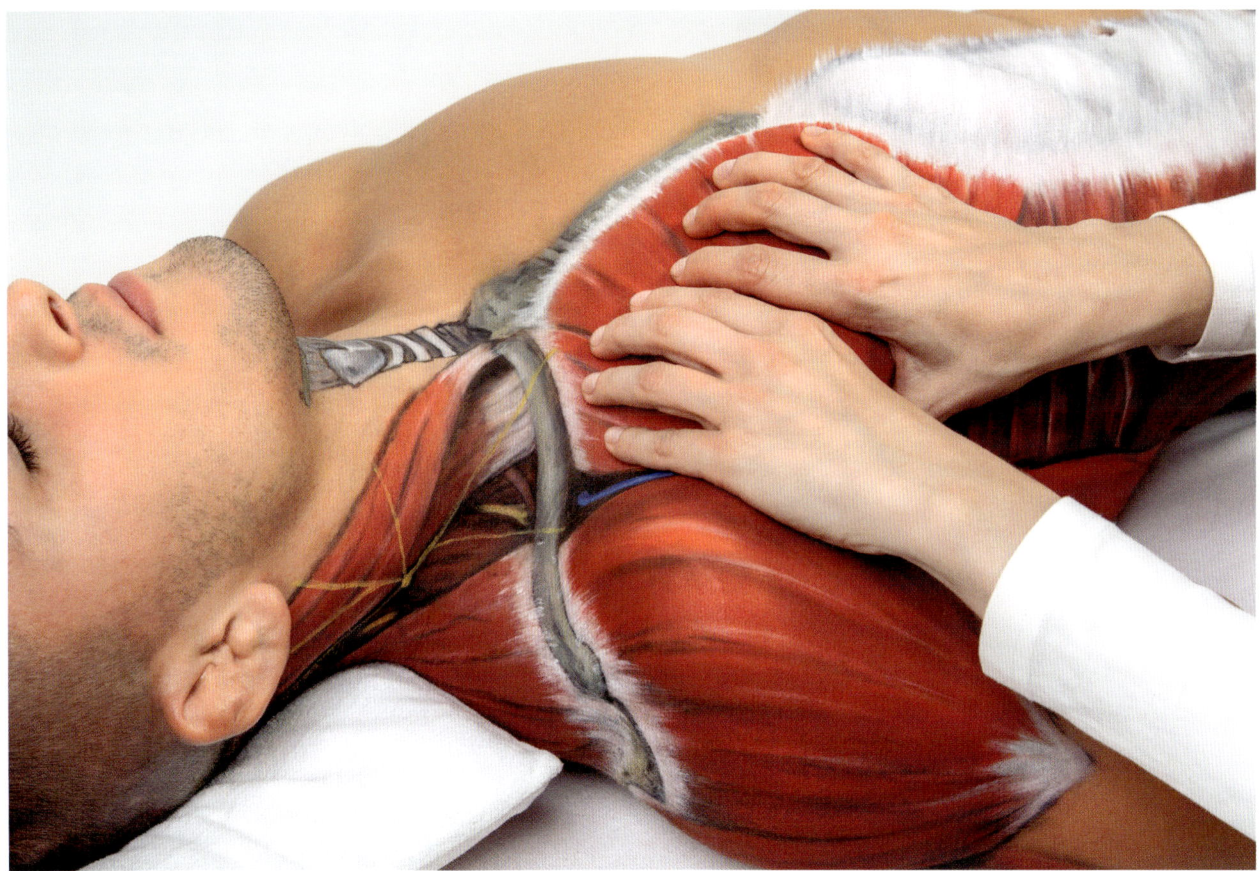

Ausgangsposition des Patienten

Rückenlage.

Ausgangsposition der Therapeutin

Sitzend, seitlich des Patienten von der Seite der Palpation.

Ausführung der Palpation

Die Therapeutin palpiert und bewertet die Fasern des M. pectoralis major. Sie umfasst den Muskel mit den Daumen von dorsal in der Achselhöhle und mit den Fingern von ventral. Die Finger greifen möglichst großflächig. Die Therapeutin nimmt die erhöhte Spannung der Muskelfasern wahr.

4.49. Sehne des M. pectoralis major

M. pectoralis major – Tendo

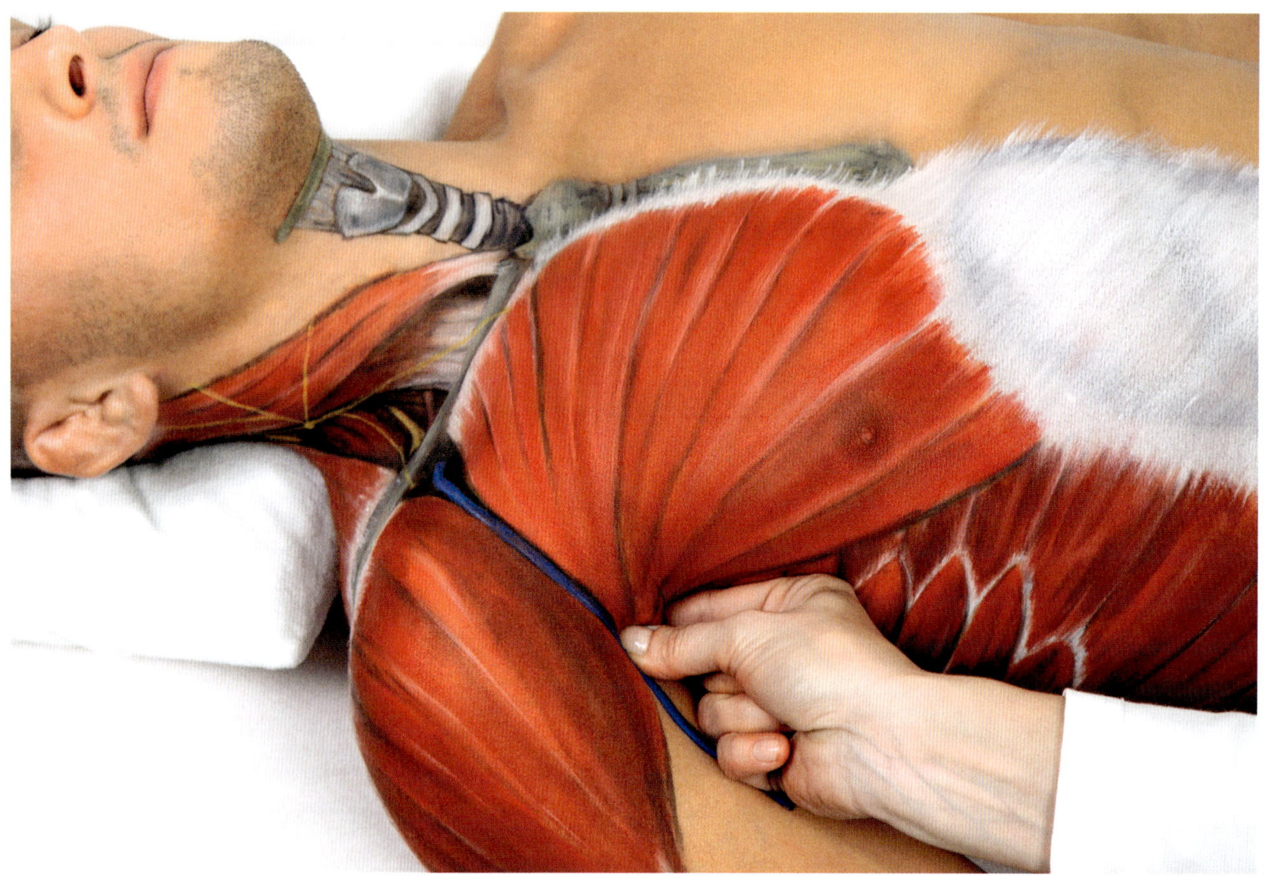

Ausgangsposition des Patienten

Rückenlage.

Ausgangsposition der Therapeutin

Sitzend, seitlich des Patienten von der Seite der Palpation.

Ausführung der Palpation

Die Therapeutin palpiert und bewertet die Sehne des M. pectoralis major. Die Sehne bildet die untere Abgrenzung der vorderen Wand der Achselhöhle.

4.50. M. pectoralis minor (Faserverlauf)

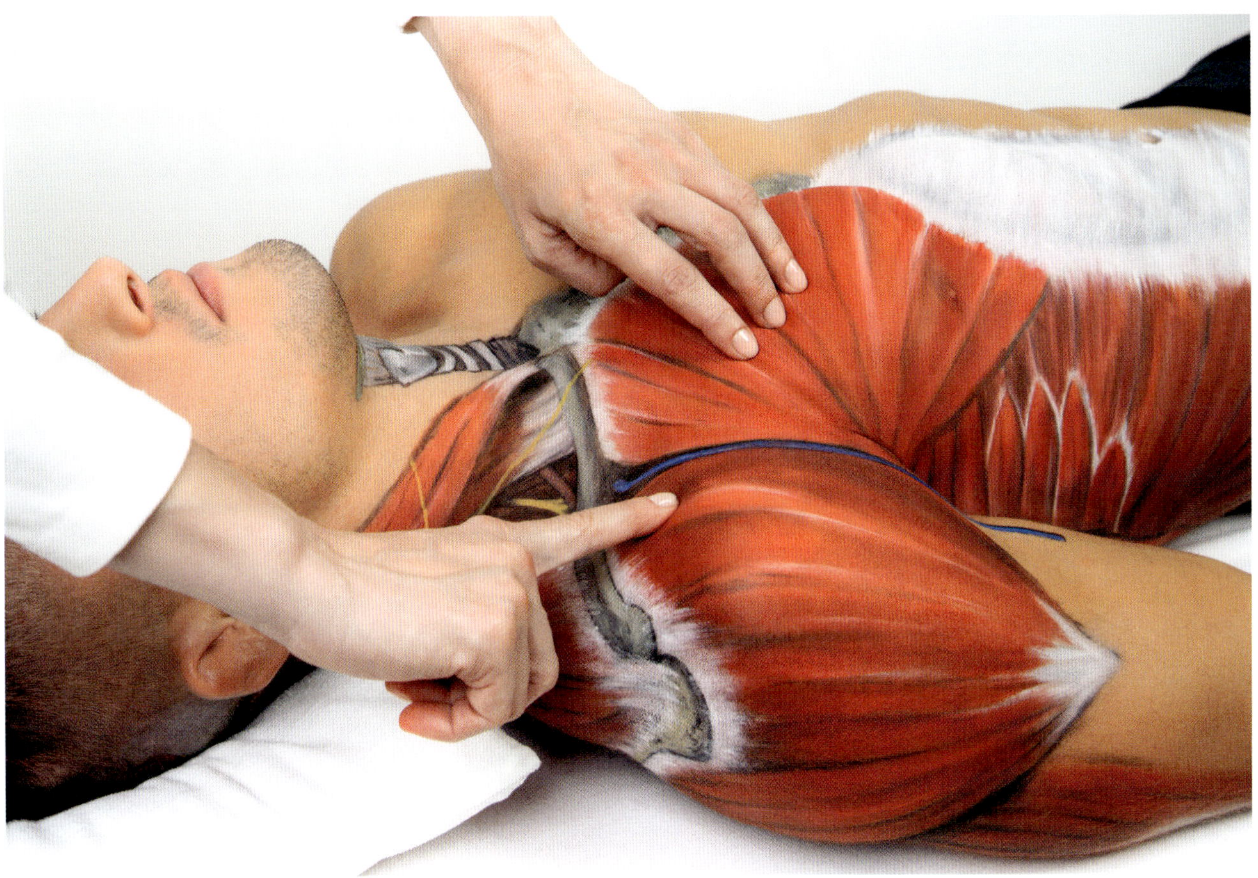

Ausgangsposition des Patienten

Rückenlage.

Ausgangsposition der Therapeutin

Stehend, am Kopfende der Behandlungsbank.

Ausführung der Palpation

Die Therapeutin legt den Faserverlauf des M. pectoralis minor zwischen dem Coracoid und dem costalen Ansatz des Muskels fest.

4.51. M. pectoralis minor (Ursprung und Ansatz)

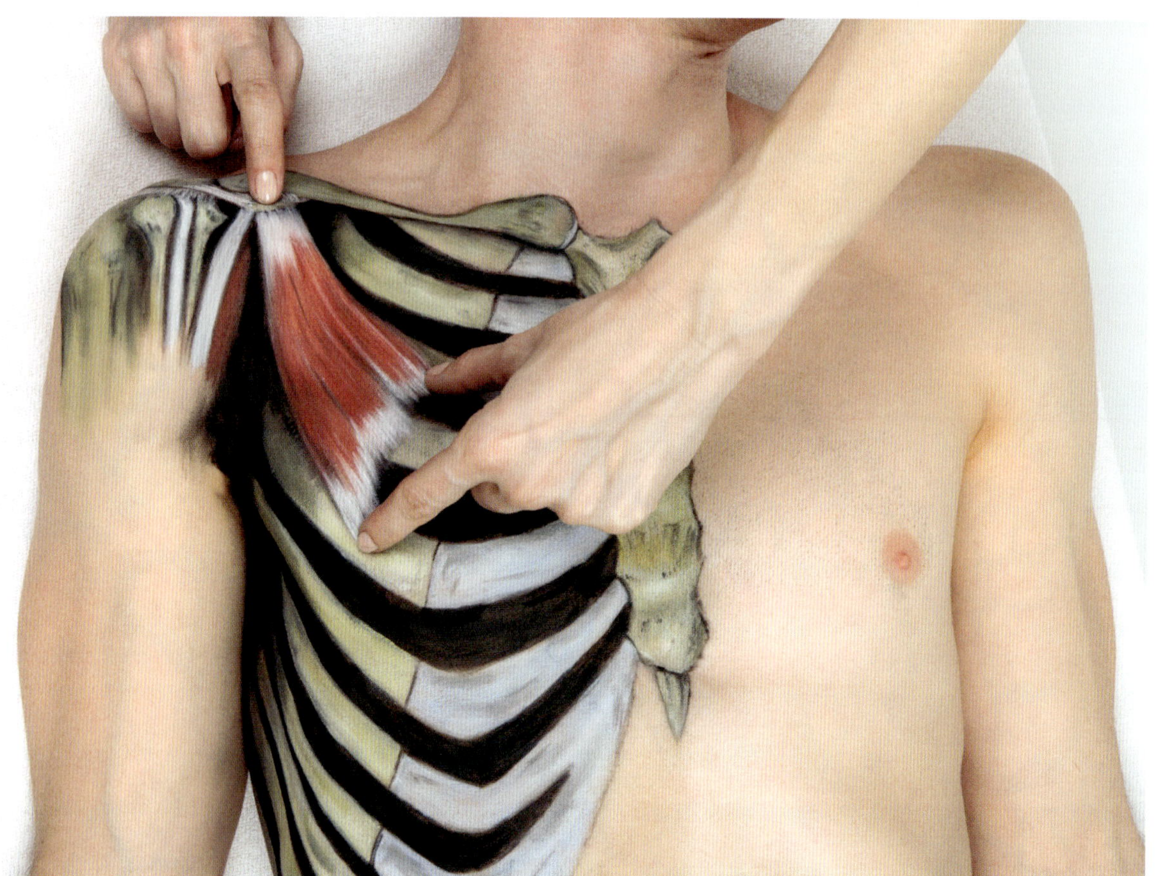

Ausgangsposition des Patienten

Rückenlage.

Ausgangsposition der Therapeutin

Stehend, am Kopfende der Behandlungsbank.

Ausführung der Palpation

Die Therapeutin legt den Verlauf des M. pectoralis minor fest. Der Zeigefinger der rechten Hand liegt am Coracoid. Die Finger der linken Hand liegen am Ansatz auf der Vorderfläche der knöchernen Rippen von 3 bis 5.

4.52. M. pectoralis minor – Teil 1 (Befund)

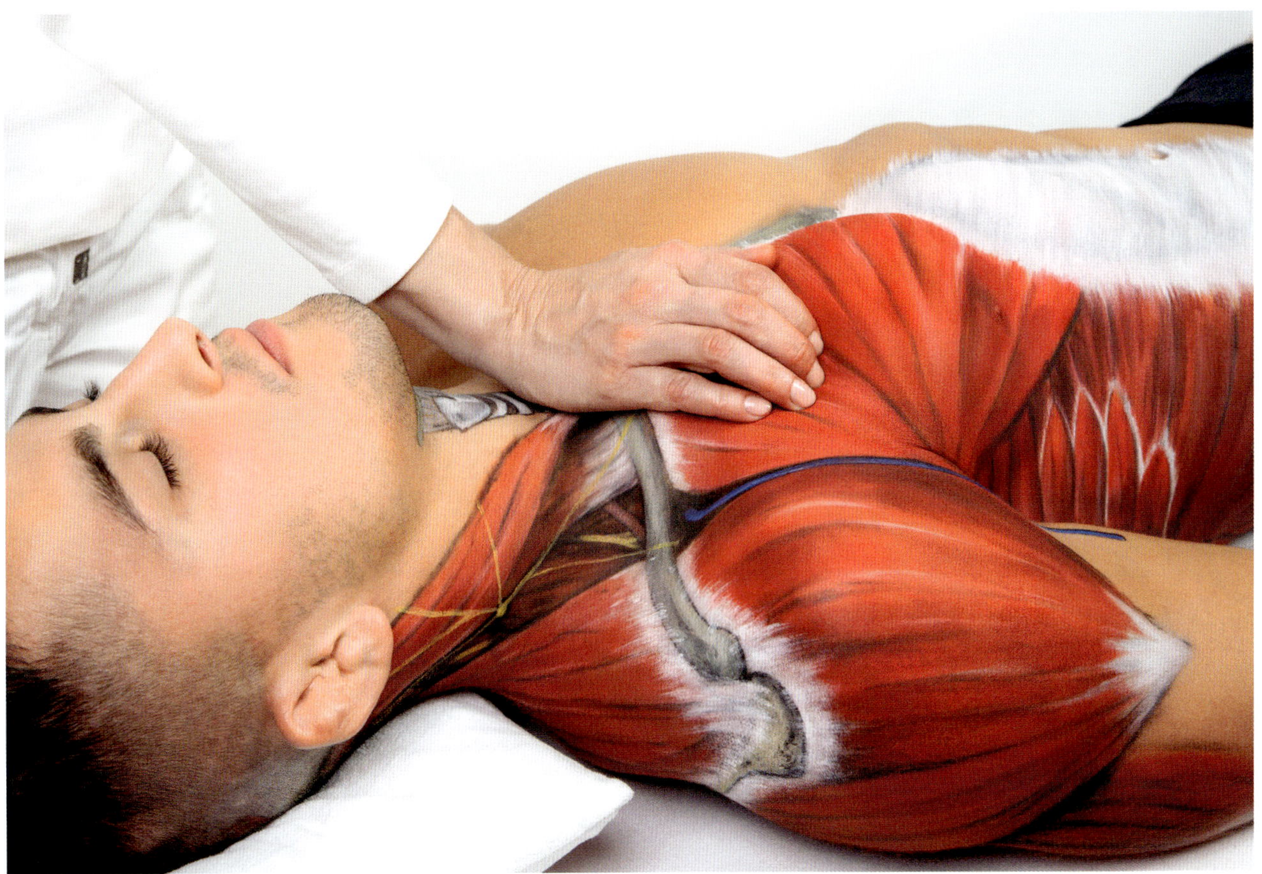

Ausgangsposition des Patienten

Rückenlage.

Ausgangsposition der Therapeutin

Stehend, auf der Schulterhöhe von der Gegenseite der Palpation.

Ausführung der Palpation

Die Therapeutin palpiert und bewertet den M. pectorialis minor indirekt durch die Fasern des M. pectoralis major hindurch. Die Palpation wird quer zum Faserverlauf durchgeführt.

4.53. M. pectoralis minor – Teil 2 (Befund)

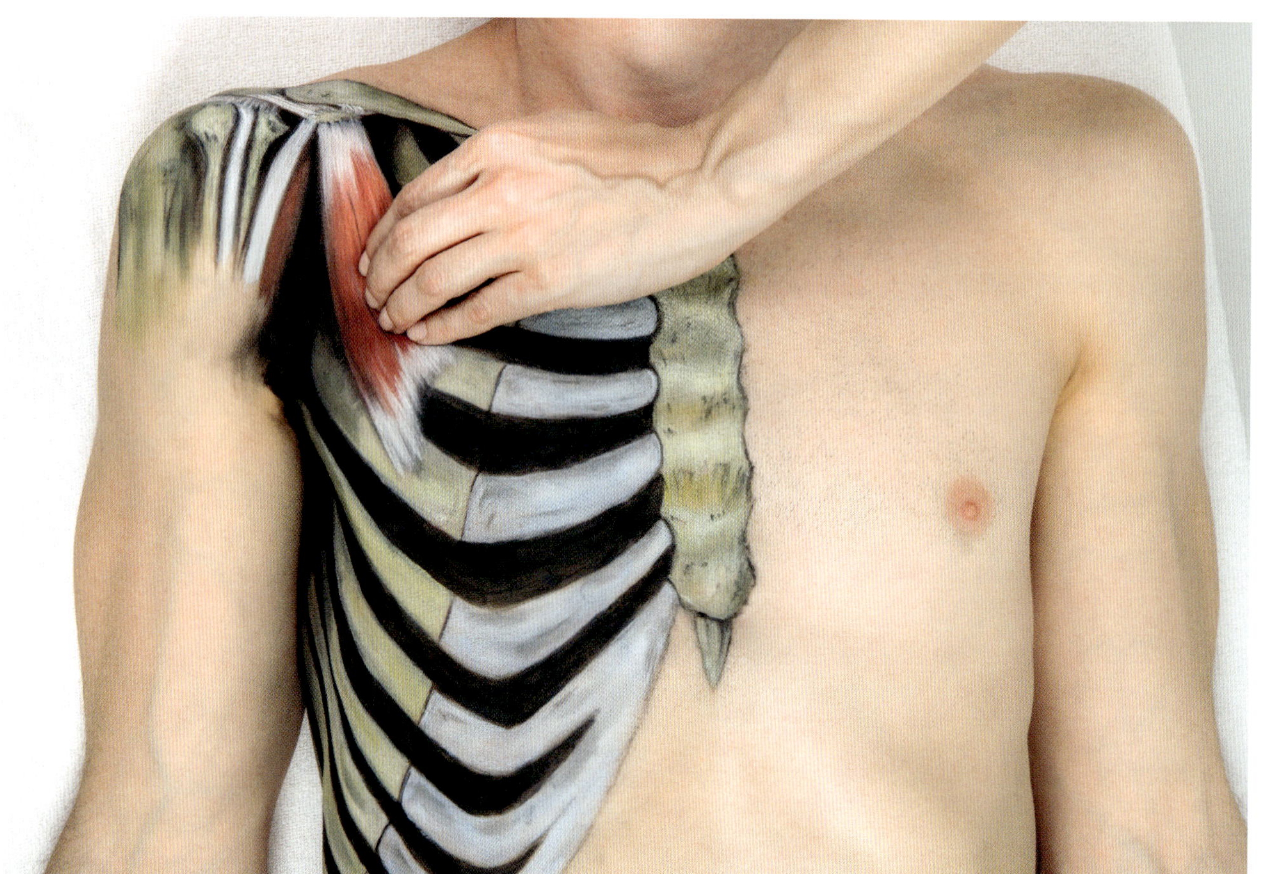

Ausgangsposition des Patienten

Rückenlage.

Ausgangsposition der Therapeutin

Stehend, seitlich des Patienten.

Ausführung der Palpation

Die Therapeutin palpiert und bewertet den M. pectorialis minor quer zum Faserverlauf. Der M. pectoralis major wurde nicht abgebildet.

4.54. Sehne des M. pectoralis minor

M. pectoralis minor – Tendo

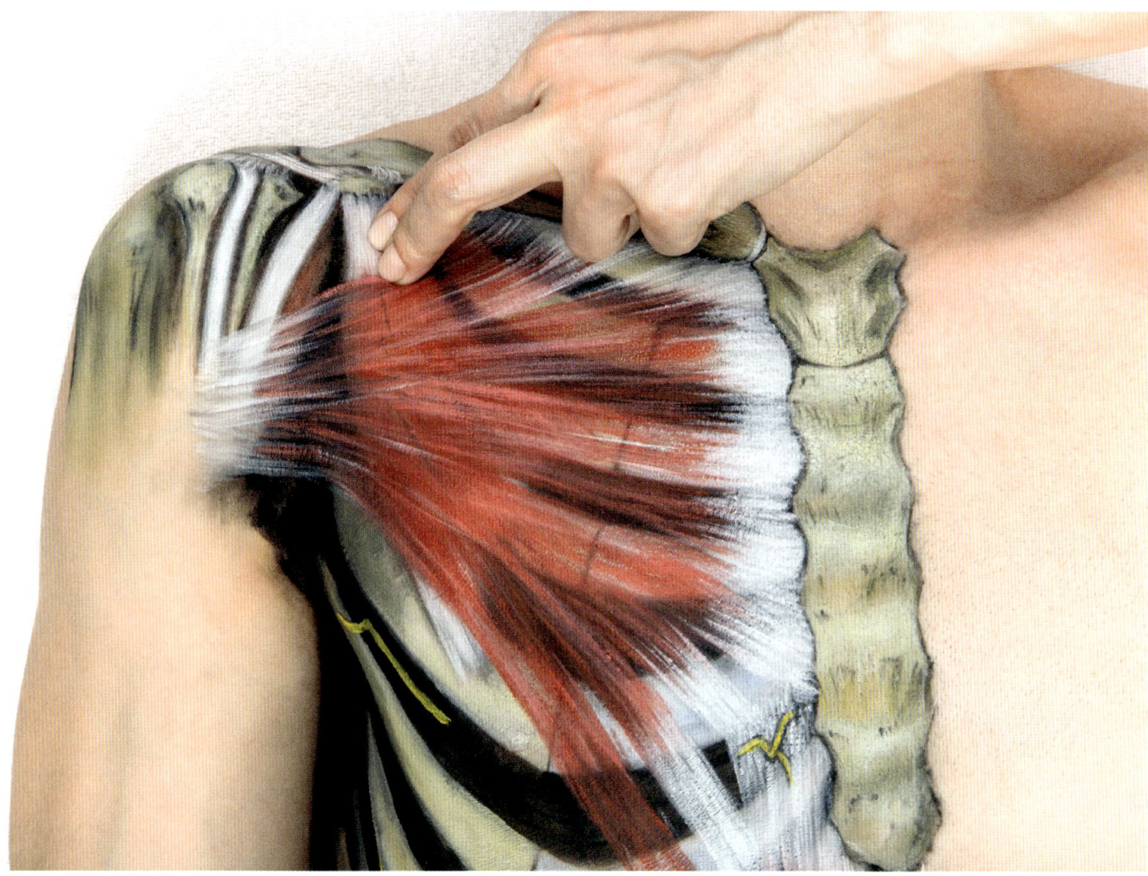

Ausgangsposition des Patienten

Rückenlage.

Ausgangsposition der Therapeutin

Stehend, seitlich des Patienten.

Ausführung der Palpation

Die Therapeutin palpiert und bewertet die Sehne des M. pectorialis. Die Finger liegen kaudal des Coracoids in dem sog. Trigonum deltoideopectorale (auch Trigonum clavipectorale). Der M. pectoralis major wurde für die bessere Veranschaulichung schematisch, transparent abgebildet.

4.55. Fünfter Intercostalnerv

N. intercostalis quintus

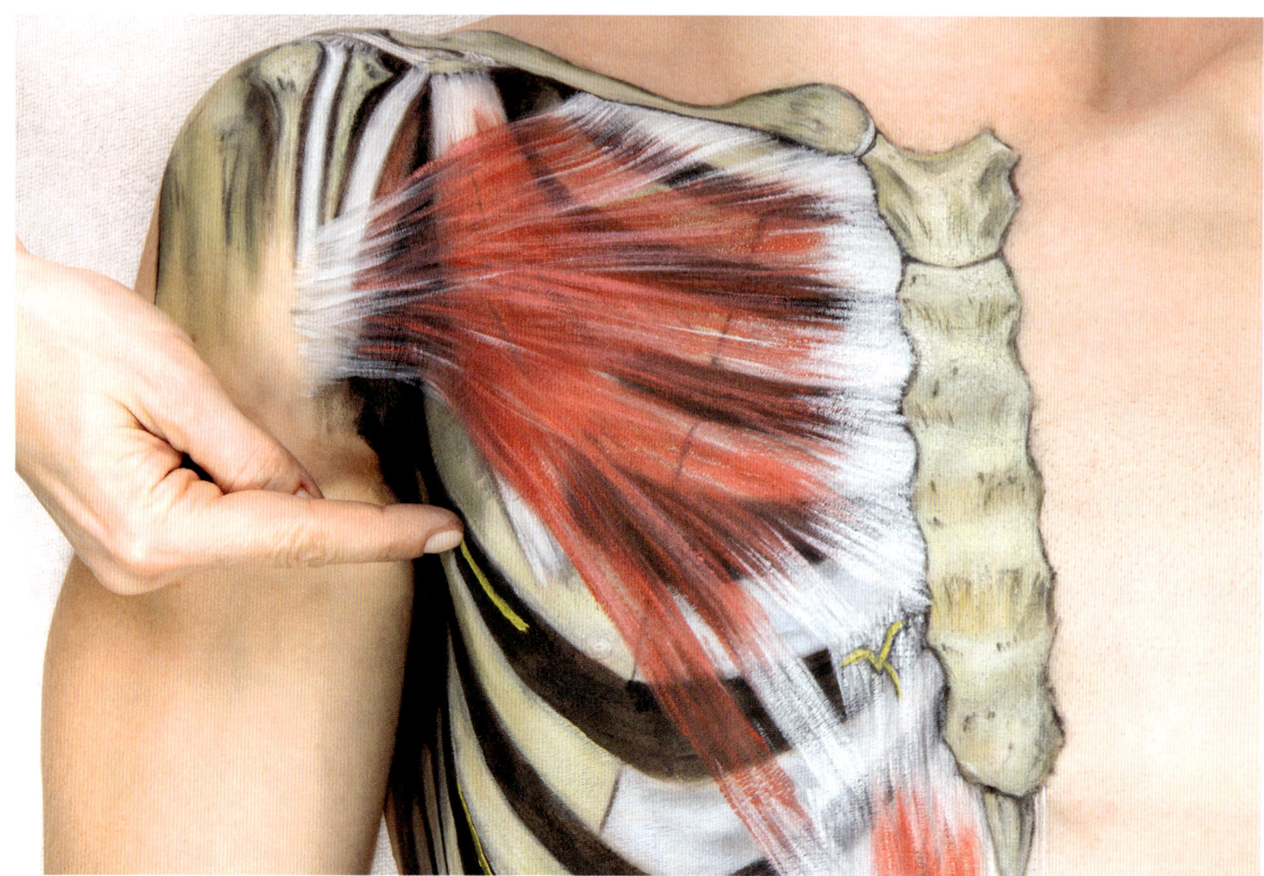

Ausgangsposition des Patienten

Rückenlage.

Ausgangsposition der Therapeutin

Stehend, seitlich des Patienten.

Ausführung der Palpation

Die Therapeutin palpiert den fünften Intercostalraum. Intercostalnerven verlaufen am lateralen Thorax zwischen den Mm. intercostales interni und intermedii.

4.56. Fünfter Intercostalnerv (vorderer Hautast)

N. intercostalis quintus, Ramus cutaneus anterior

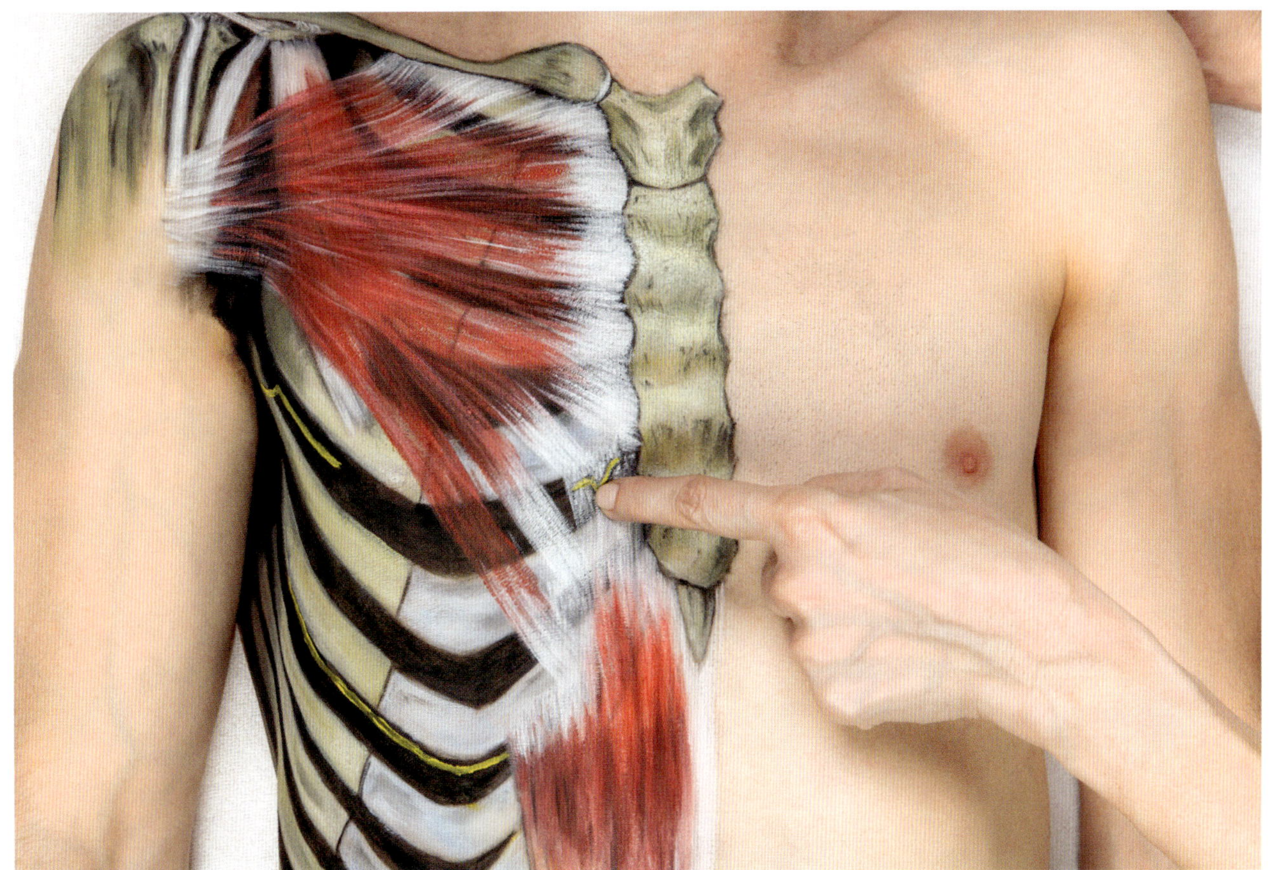

Ausgangsposition des Patienten

Rückenlage.

Ausgangsposition der Therapeutin

Stehend, seitlich des Patienten.

Ausführung der Palpation

Der Finger der Therapeutin liegt im fünften Intercostalraum am Sternum. Der vordere Hautast durchbohrt den M. pectoralis major. Der M. pectoralis major wurde für die bessere Veranschaulichung schematisch, transparent abgebildet.

4.57. Siebter Intercostalnerv

N. intercostalis septimus

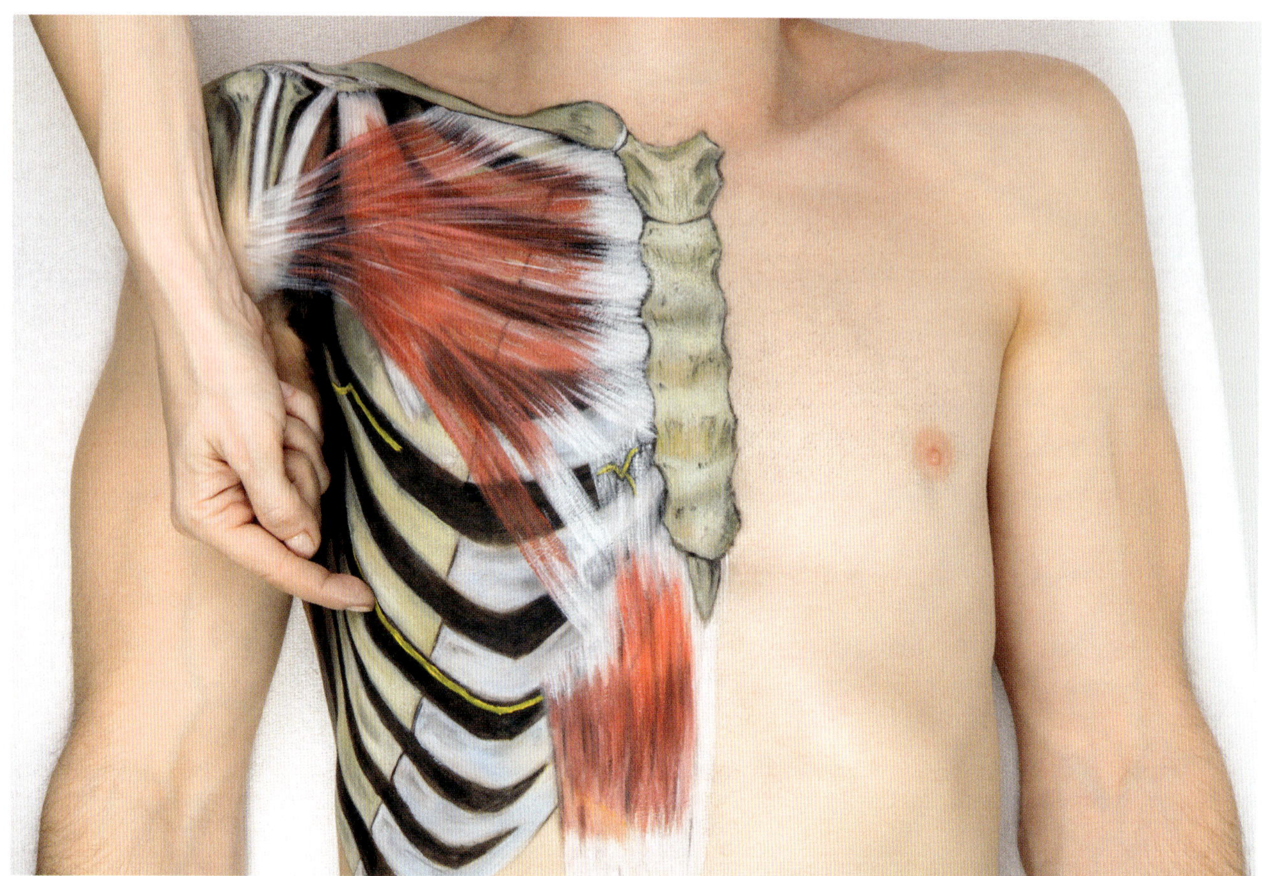

Ausgangsposition des Patienten

Rückenlage.

Ausgangsposition der Therapeutin

Stehend, von der Kopfseite des Patienten.

Ausführung der Palpation

Die Therapeutin palpiert den siebten Intercostalraum. Intercostalnerven verlaufen am lateralen Thorax zwischen den Mm. intercostales interni und intermedii. Im ventralen Verlauf kreuzt der Nerv von innen den achten Rippenknorpel.

4.58. Siebter Intercostalnerv

N. intercostalis septimus

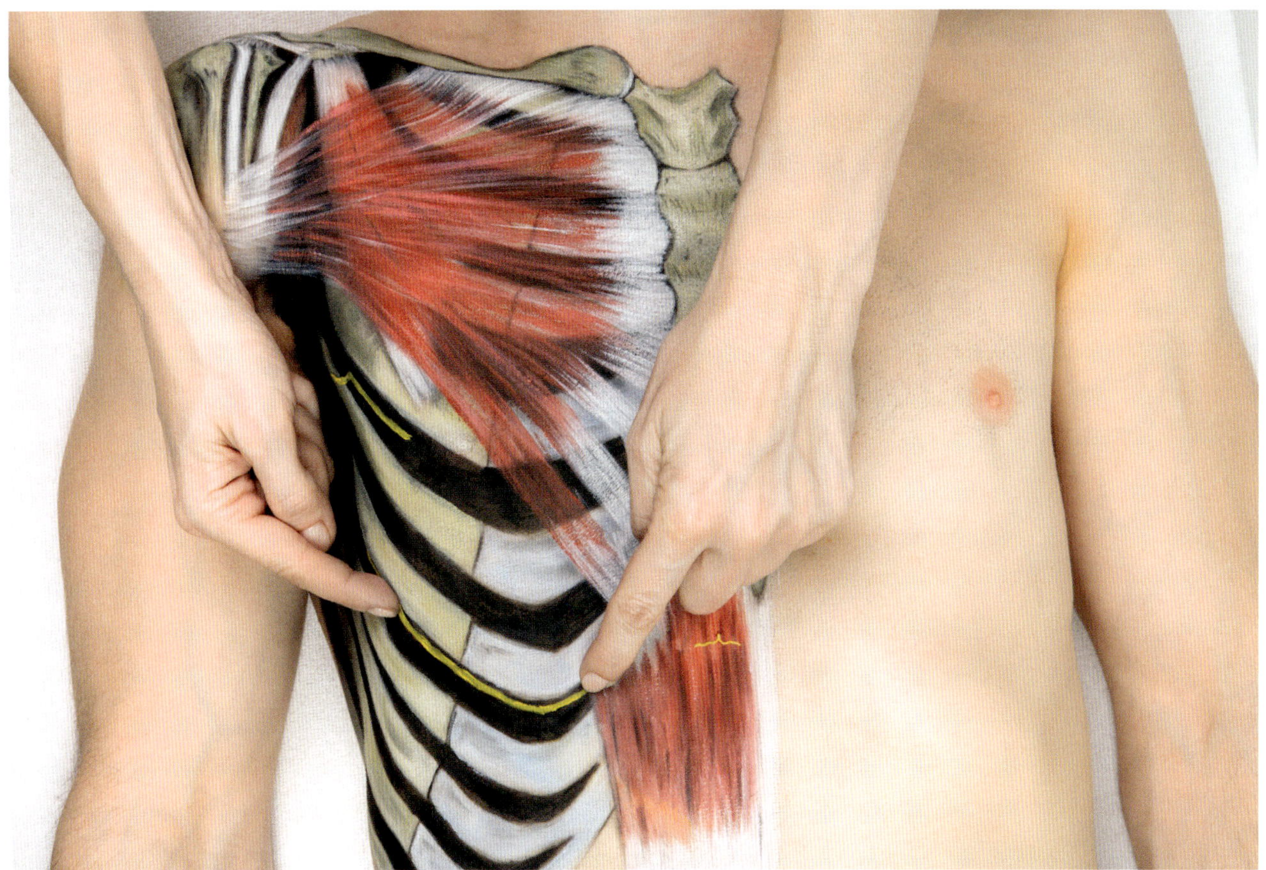

Ausgangsposition des Patienten

Rückenlage.

Ausgangsposition der Therapeutin

Stehend, von der Kopfseite des Patienten.

Ausführung der Palpation

Die Therapeutin palpiert den siebten Intercostalraum. Intercostalnerven verlaufen am lateralen Thorax zwischen den Mm. intercostales interni und intermedii. Im ventralen Verlauf kreuzt der Nerv von innen den achten Rippenknorpel. Median des Rippenbogens durchbohrt der vordere Hautast das vordere Blatt der Rectusscheide.

4.59. Zehnter Intercostalnerv

N. intercostalis decimus

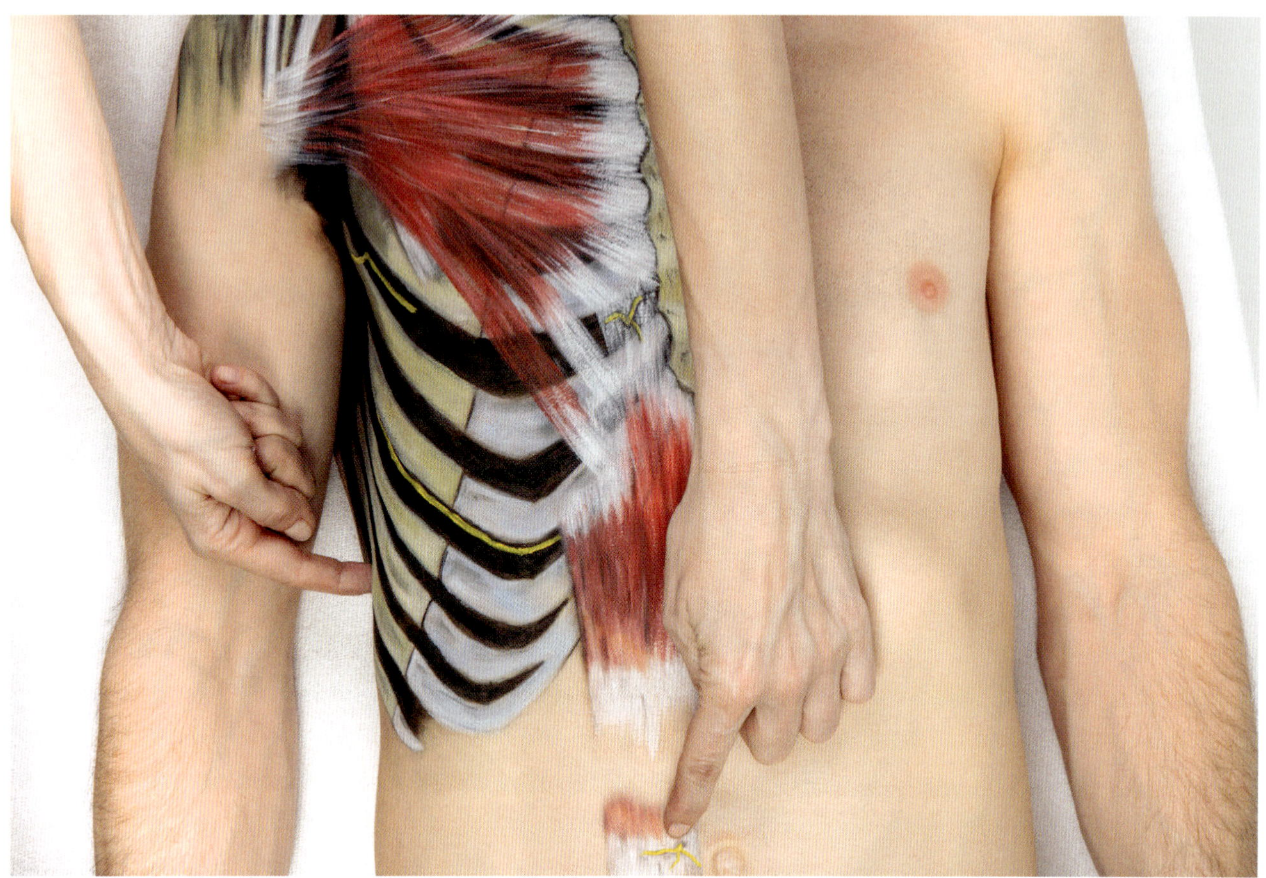

Ausgangsposition des Patienten

Rückenlage.

Ausgangsposition der Therapeutin

Stehend, von der Kopfseite des Patienten.

Ausführung der Palpation

Die Therapeutin legt den Verlauf des zehnten Intercostalnervs fest. In der Nabelgegend durchbohrt der vordere Hautast das vordere Blatt des Rektusscheide.

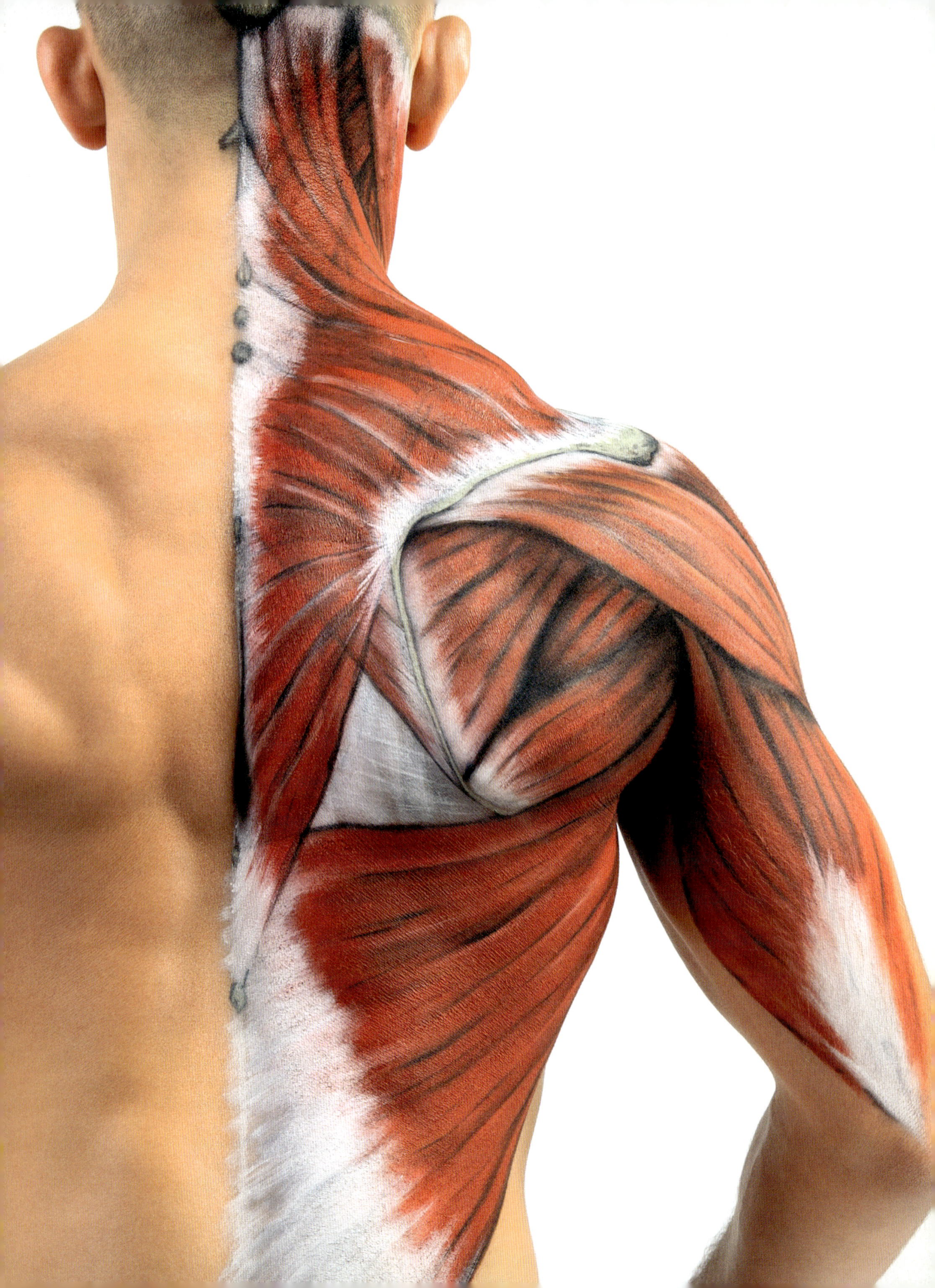

5 RÜCKEN

5.1. Unterer Winkel des Schulterblatts
5.2. Innenrand der Scapula
5.3. Unterer und oberer Winkel des Schulterblattes
5.4. Basis des Schulterblattkamms
5.5. Basis und unterer Rand des Schulterblattkamms
5.6. Schulterblattkamm
5.7. Akromionwinkel
5.8. Oberer Rand des Schulterblattkamms
5.9. Akromioklavikularer Winkel
5.10. Absteigender Teil des M. trapezius
5.11. Mittlerer Teil des M. trapezius
5.12. Aufsteigender Teil des M. trapezius
5.13. Aufsteigender Teil des M. trapezius (Befund)
5.14. M. trapezius, M. iliocostalis, M. latissimus dorsi
5.15. M. iliocostalis
5.16. M. deltoideus
5.17. M. deltoideus (hinterer Aspekt)
5.18. M. deltoideus (hinterer Rand – Untersuchung)
5.19. M. latissimus dorsi (lateraler Rand)
5.20. M. latissimus dorsi (lateraler Rand – Untersuchung)
5.21. M. latissimus dorsi (oberer Rand)
5.22. M. latissimus dorsi (oberer Rand – Untersuchung)
5.23. M. latissimus dorsi
5.24. M. latissimus dorsi, M. traspezius
5.25. Mm. rhomboidei (Ursprungs- und Ansatzgrenze)
5.26. M. rhomboideus minor (Ursprungs- und Ansatzgrenze)
5.27. M. rhomboideus minor (oberer Rand)
5.28. M. rhomboideus minor – Teil 1 (oberer Rand – Untersuchung)
5.29. M. rhomboideus minor – Teil 2 (oberer Rand – Untersuchung)
5.30. M. rhomboideus major (Ursprungs- und Ansatzgrenze)
5.31. M. rhomboideus major (oberer Rand)
5.32. M. rhomboideus major (oberer Rand – Untersuchung)
5.33. M. rhomboideus major (oberer Rand – Untersuchung)
5.34. M. rhomboideus major (unterer Rand – Untersuchung)
5.35. M. rhomboideus major (unterer Rand, oberflächlich liegender Teil – Untersuchung)
5.36. M. rhomboideus major (unterer Rand, tiefer liegender Teil – Untersuchung)
5.37. M. trapezius, M. rhomboideus major
5.38. M. levator scapulae (Abgrenzung)
5.39. M. levator scapulae (oberer Teil)
5.40. M. levator scapulae, M. trapezius
5.41. Oberflächliche Rückenmuskulatur
5.42. Auskultatorisches Dreieck
5.43. M. supraspinatus (Verlaufsrichtung)
5.44. M. supraspinatus (Untersuchung)
5.45. Sehne des M. supraspinatus
5.46. Sulcus zwischen M. infraspinatus und Mm. teretes (Verlaufsbestimmung)
5.47. Sulcus zwischen M. infraspinatus und Mm. teretes (Untersuchungsrichtung)
5.48. Sulcus zwischen M. infraspinatus und Mm. teretes (Untersuchung)
5.49. M. infraspinatus
5.50. M. latissimus dorsi, M. teres major
5.51. M. teres major, M. teres minor
5.52. Sulcus zwischen M. teres major und M. teres minor (Untersuchung)
5.53. Lange Trizepssehne
5.54. Laterale und mediale Achsellücke

5.1. Unterer Winkel des Schulterblatts

Angulus inferior scapulae

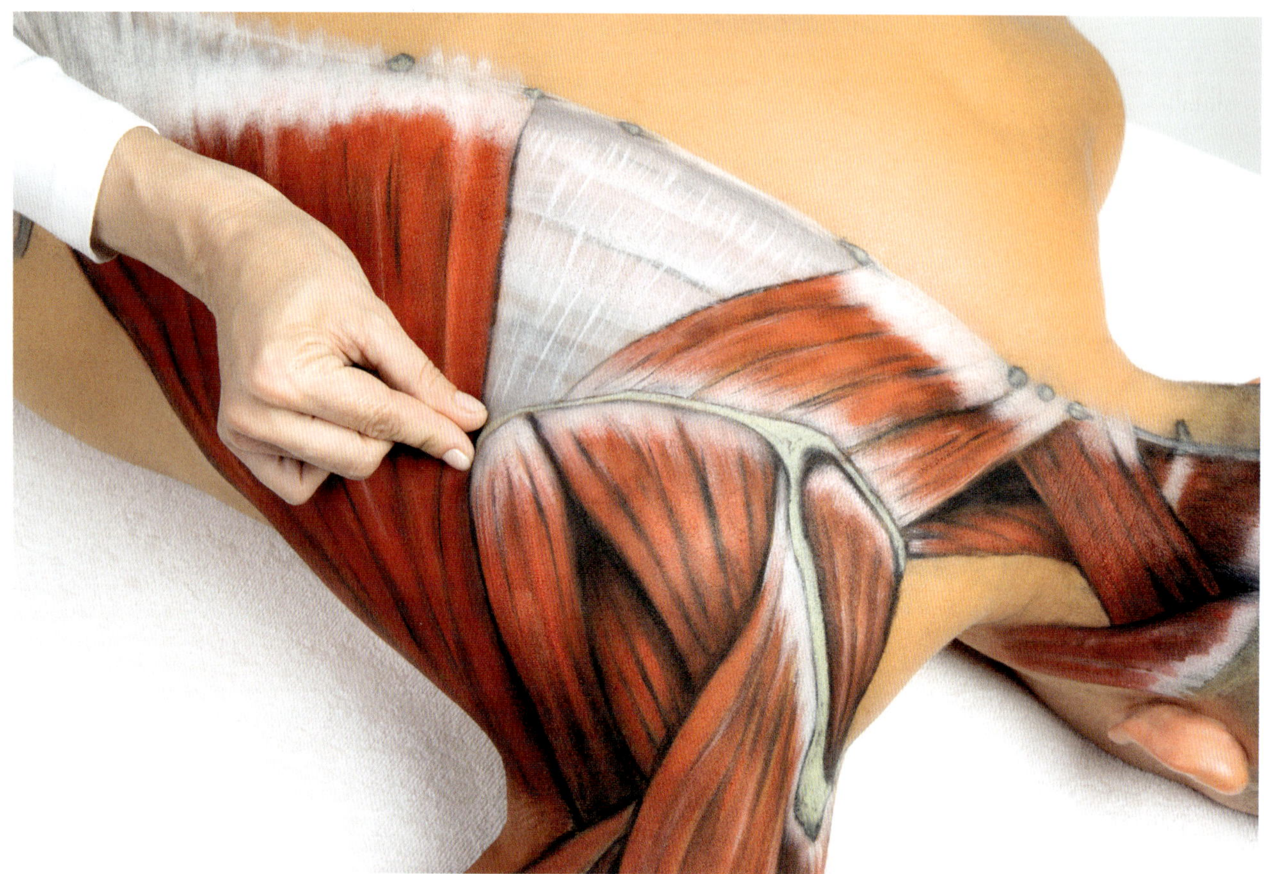

Ausgangsposition des Patienten

Bauchlage.

Ausgangsposition der Therapeutin

Stehend, auf der Beckenhöhe des Patienten, von der Gegenseite der Palpation.

Ausführung der Palpation

Die Therapeutin umfasst mit dem Daumen und mit dem Zeigefinger den unteren Winkel der Scapula. Der M. trapezius wurde zur besseren Veranschaulichung nicht abgebildet.

5.2. Innenrand der Scapula

Margo medialis scapulae

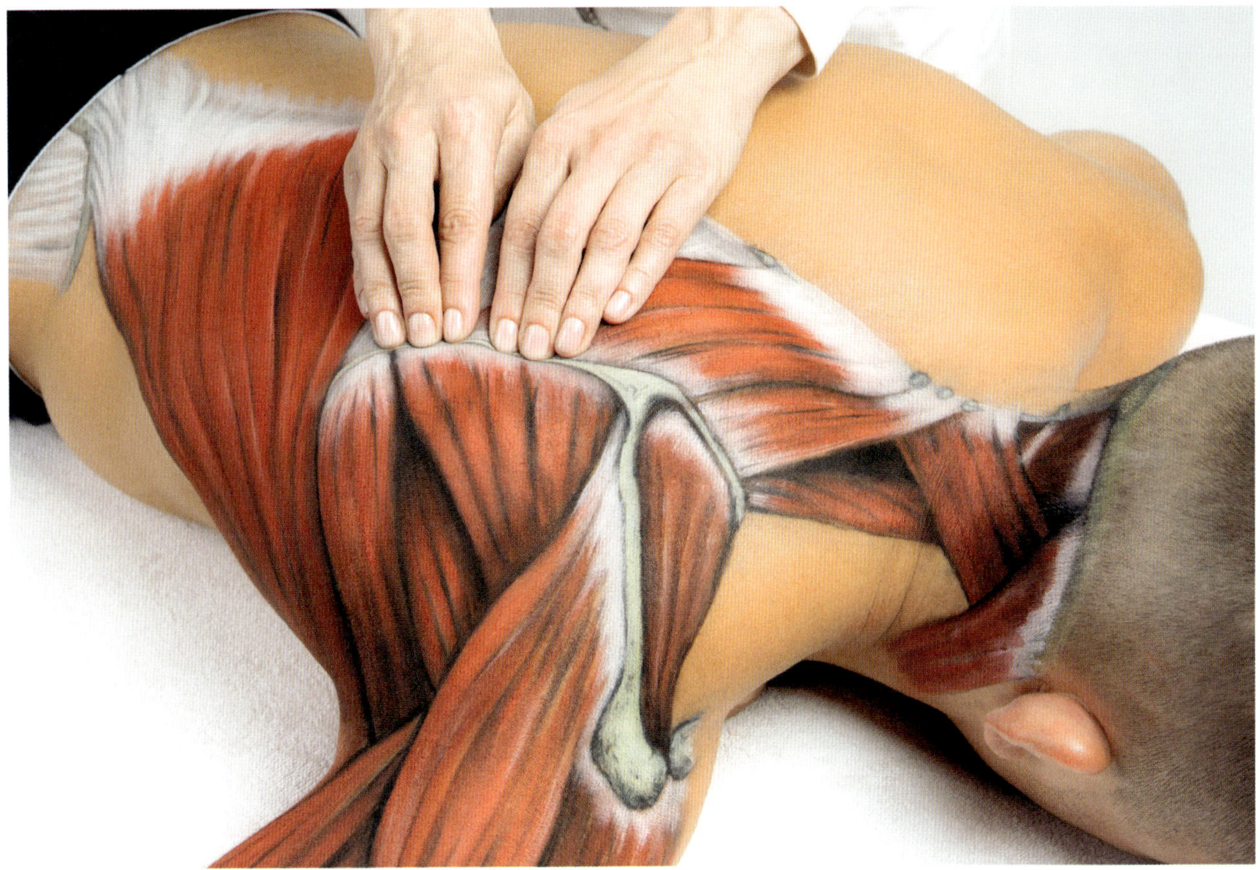

Ausgangsposition des Patienten

Bauchlage.

Ausgangsposition der Therapeutin

Stehend, seitlich des Patienten, von der Gegenseite der Palpation.

Ausführung der Palpation

Die Therapeutin palpiert den Innenrand des Schulterblattes von oben nach unten in die Richtung des unteren Schulterblattwinkels (Angulus inferior scapulae). Der M. trapezius wurde zur besseren Veranschaulichung nicht abgebildet.

5.3. Unterer und oberer Winkel des Schulterblattes

Angulus inferior et superior scapulae

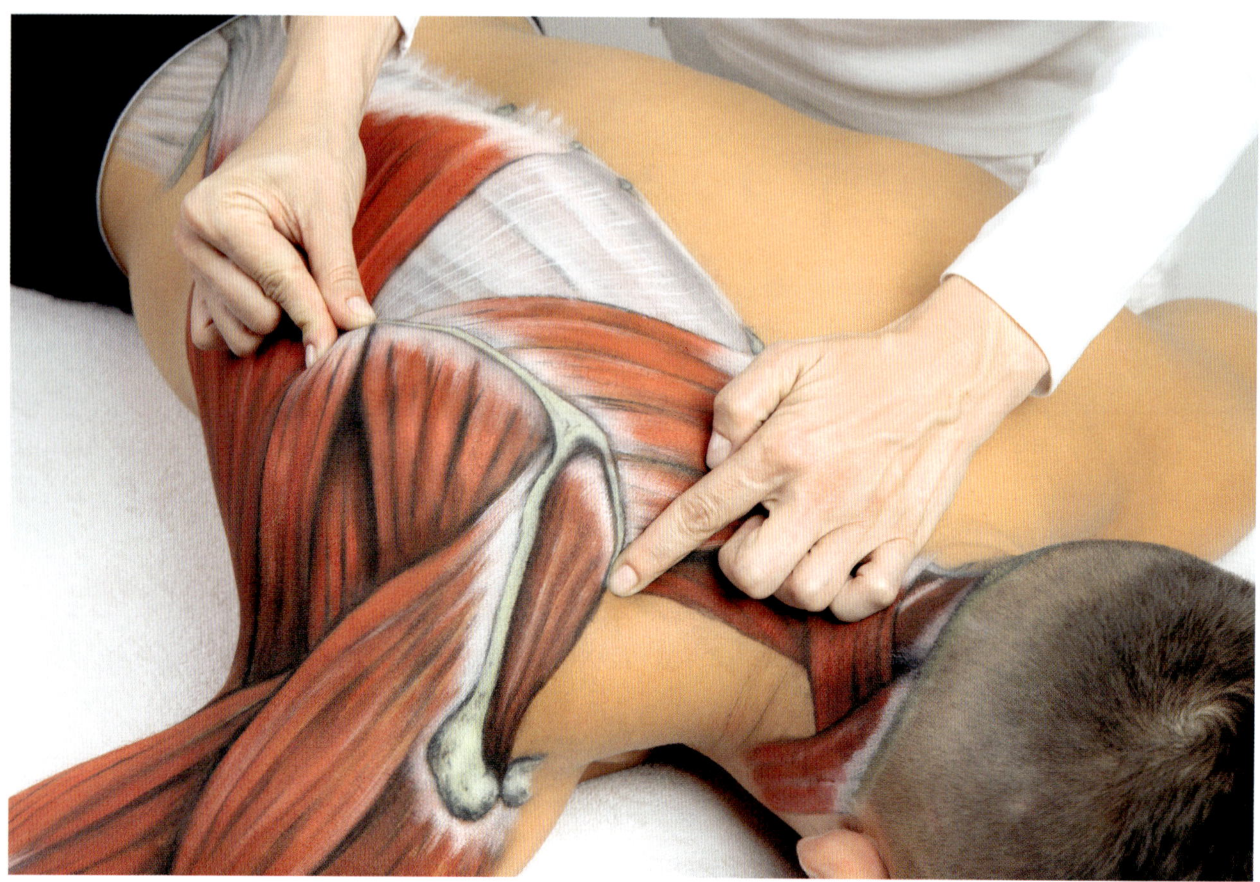

Ausgangsposition des Patienten

Bauchlage.

Ausgangsposition der Therapeutin

Stehend, auf der Höhe des Thorax des Patienten, von der Gegenseite der Palpation. Die Finger der rechten Hand umfassen den unteren Winkel des Schulterblattes, der Zeigefinger der linken Hand befindet sich am oberen Winkel des Schulterblattes.

Ausführung der Palpation

Die Therapeutin lokalisiert und palpiert den Angulus inferior und superior der Scapula. Die Lage des Angulus superior wird durch die Gleitbewegung der Scapula mit der rechten Hand nach kranial an der Gleitfläche der hinteren Thoraxwand bestätigt. Der M. trapezius wurde zur besseren Veranschaulichung nicht abgebildet.

5.4. Basis des Schulterblattkamms

Trigonum spinae

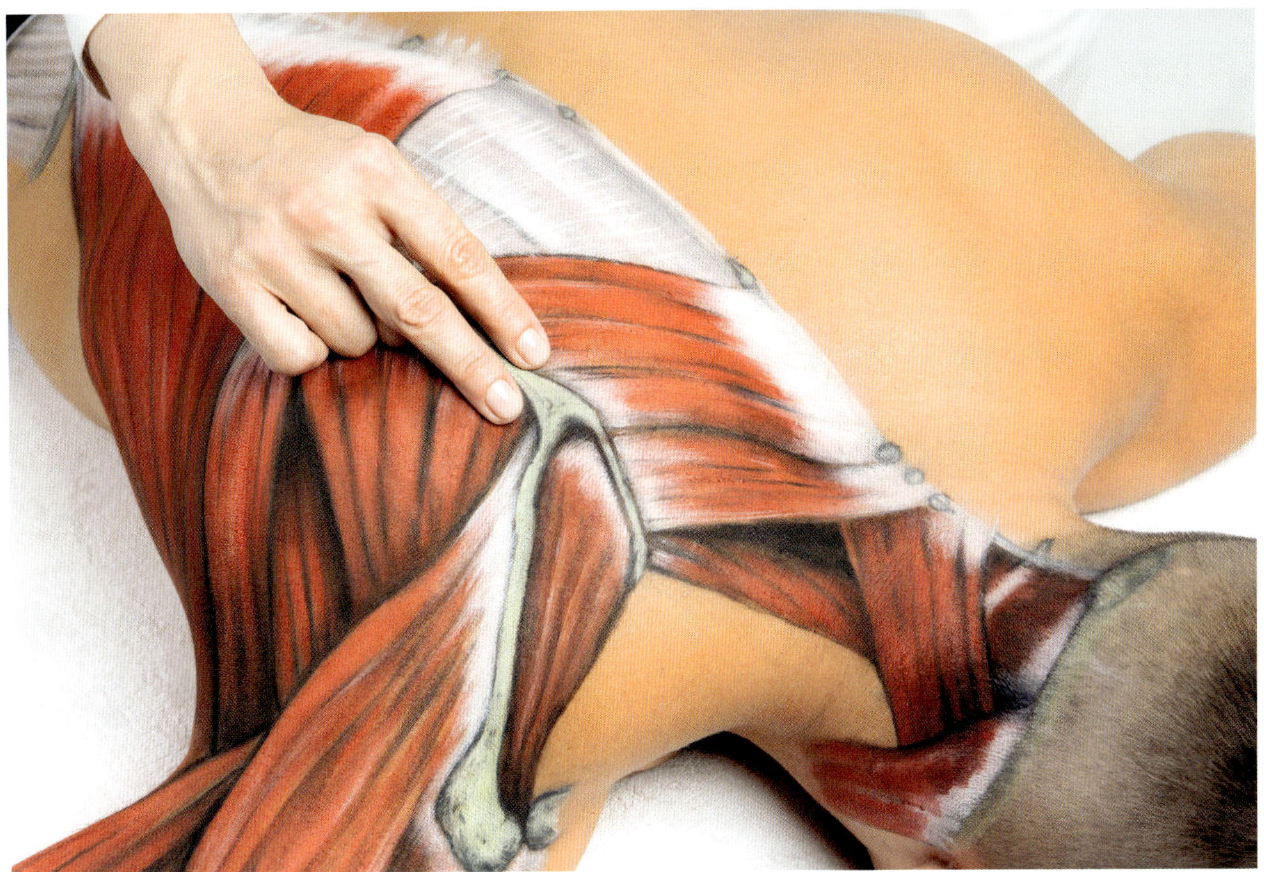

Ausgangsposition des Patienten

Bauchlage.

Ausgangsposition der Therapeutin

Stehend, seitlich des Patienten, von der Gegenseite der Palpation.

Ausführung der Palpation

Die Therapeutin lokalisiert und palpiert den Innenrand der Scapula zusammen mit der dreieckigen Erweiterung der Spina des Schulterblattes, dem sog. Trigonum spinae. Es ist ein wichtiger topografischer Referenzpunkt für die palpatorische Bewertung der Muskeln des Schultergürtels. Der M. trapezius wurde zur besseren Veranschaulichung nicht abgebildet.

5.5. Basis und unterer Rand des Schulterblattkamms

Trigonum spinae, Margo inferior spinae scapulae

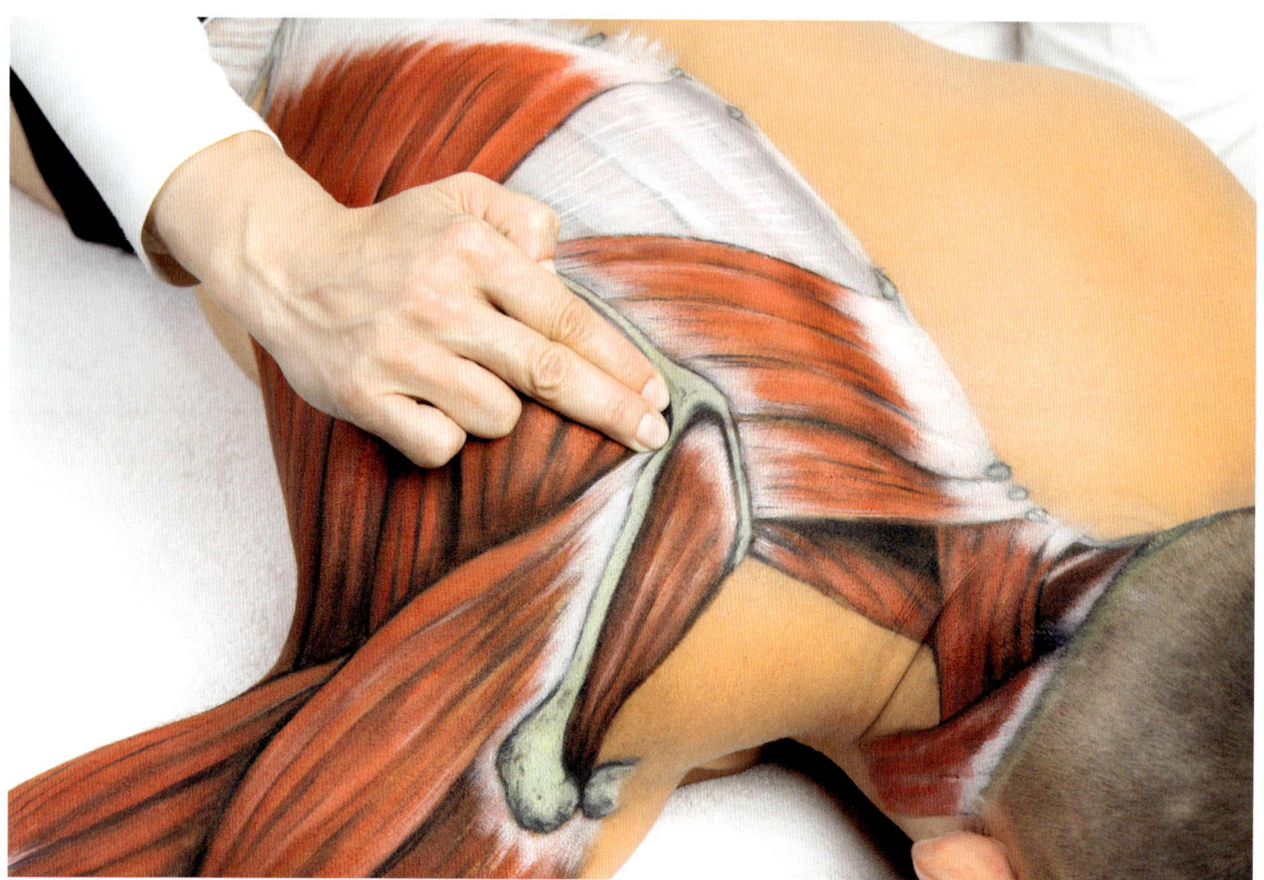

Ausgangsposition des Patienten

Bauchlage.

Ausgangsposition der Therapeutin

Stehend, seitlich des Patienten, von der Gegenseite der Palpation.

Ausführung der Palpation

Die Therapeutin lokalisiert und palpiert den unteren Rand des Schulterblattkamms. Sie palpiert die Spina der Scapula in ihrem Verlauf vom Trigonum spinae in die Richtung des Akromions..

5.6. Schulterblattkamm

Spina scapulae

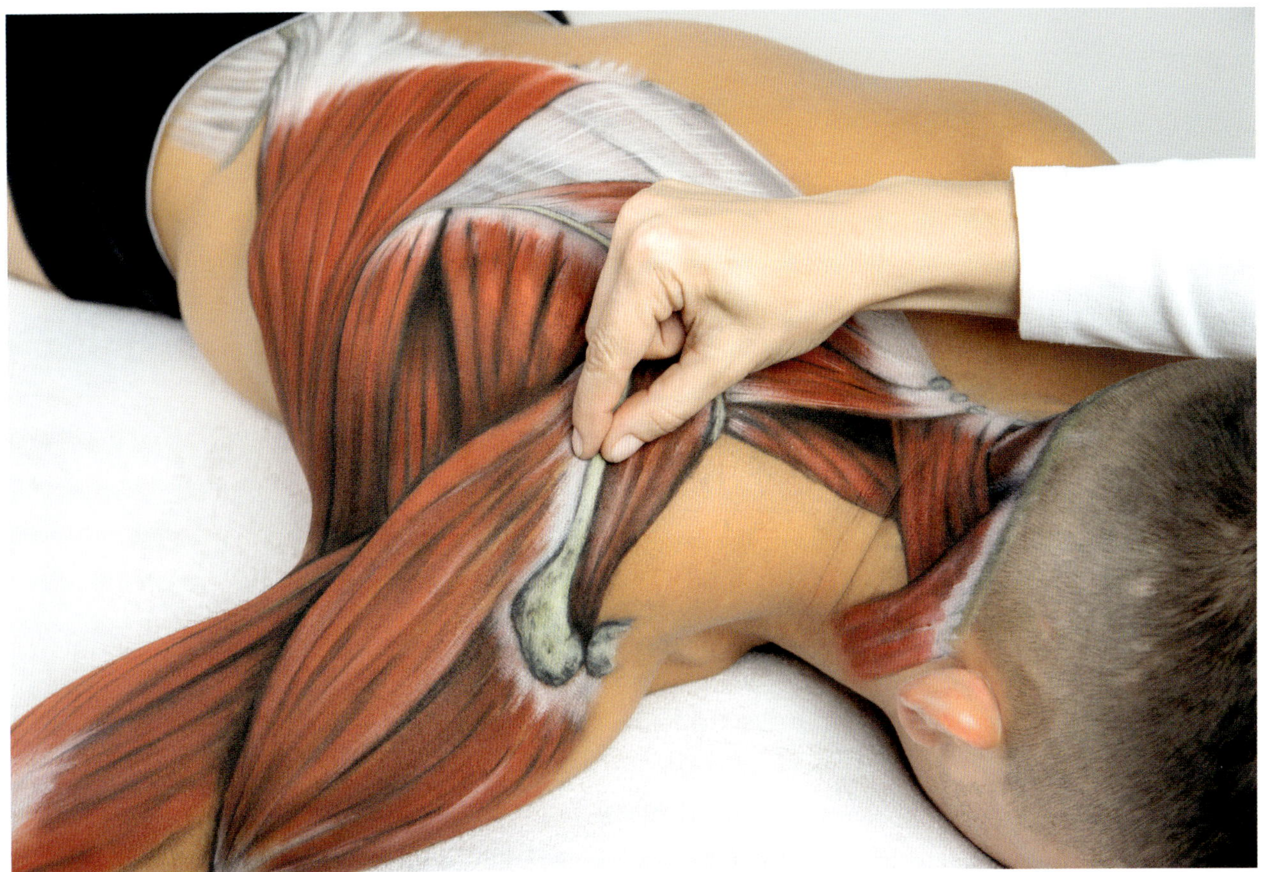

Ausgangsposition des Patienten

Bauchlage.

Ausgangsposition der Therapeutin

Stehend oder sitzend von der Kopfseite des Patienten.

Ausführung der Palpation

Die Therapeutin lokalisiert, palpiert und bewertet den oberen Rand der Spina scapulae zusammen mit dem Ansatz des M. trapezius. Palpiert wird zugleich auch der untere Rand mit dem Ursprung des M. deltoideus. Der Schulterblattkamm trennt die Fossa supraspinata und die Fossa infraspinata voneinander. Der M. trapezius wurde zur besseren Veranschaulichung nicht abgebildet.

5.7. Akromionwinkel

Angulus acromialis

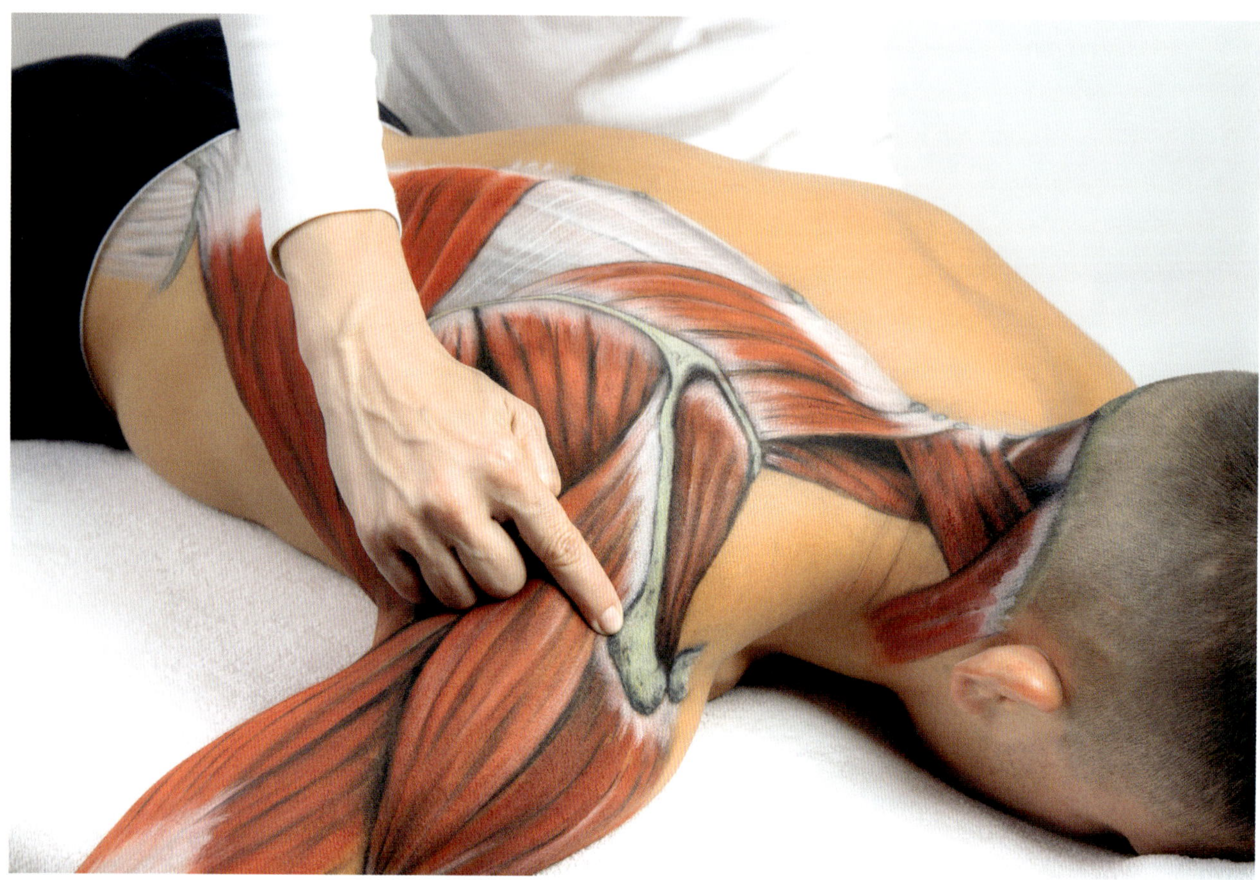

Ausgangsposition des Patienten

Bauchlage.

Ausgangsposition der Therapeutin

Stehend, seitlich des Patienten, von der Gegenseite der Palpation.

Ausführung der Palpation

Die Therapeutin lokalisiert und palpiert den Akromionwinkel der Skapula. Der Winkel bildet den Übergang zwischen der Spina scapulae und dem Akromion. Der M. trapezius wurde zur besseren Veranschaulichung nicht abgebildet.

5.8. Oberer Rand des Schulterblattkamms

Margo superior spinae scapulae

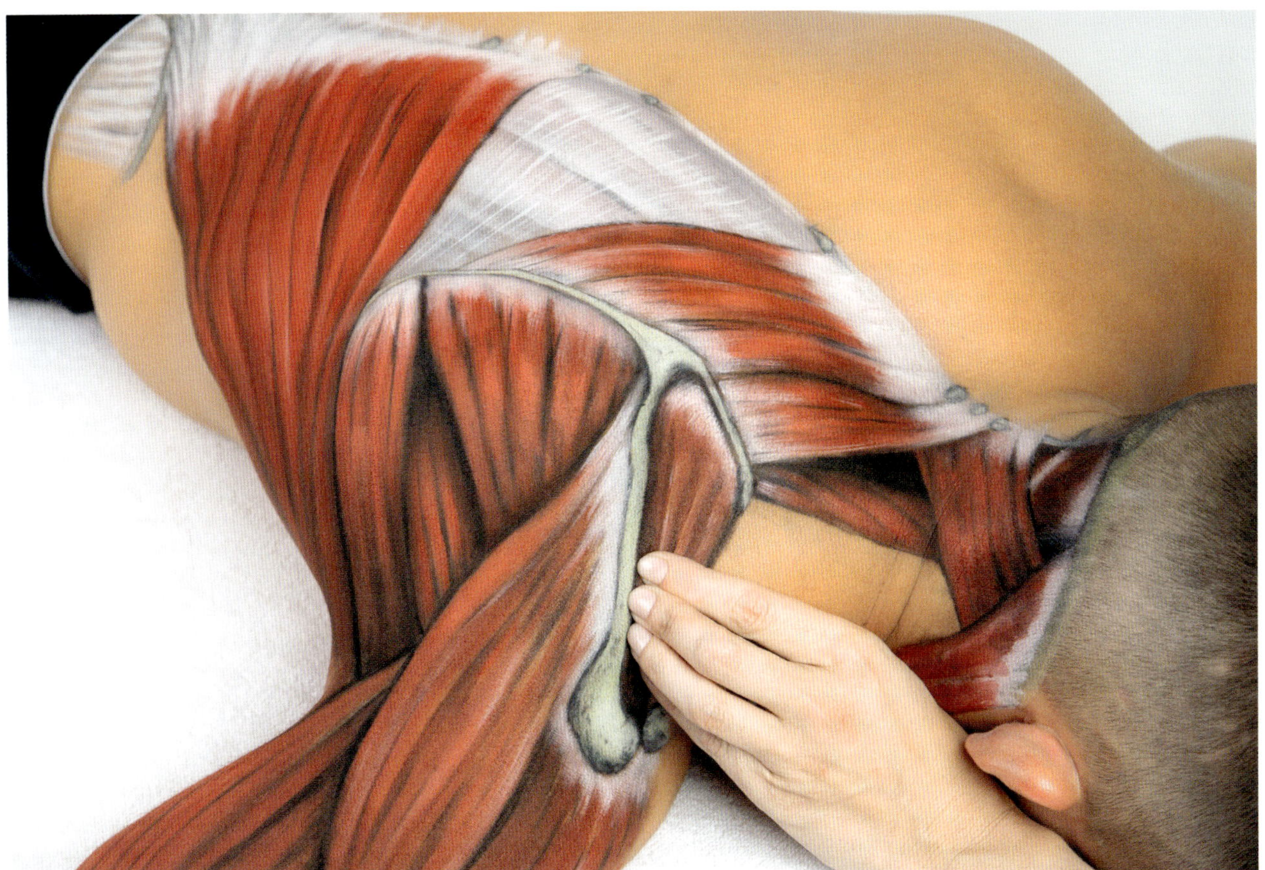

Ausgangsposition des Patienten

Bauchlage.

Ausgangsposition der Therapeutin

Stehend oder sitzend, von der Kopfseite des Patienten.

Ausführung der Palpation

Die Therapeutin lokalisiert und palpiert den oberen Rand des Schulterblattkamms in seinem gesamten Verlauf in die Richtung des Akromioklavikulargelenks. Der M. trapezius wurde zur besseren Veranschaulichung nicht abgebildet.

5.9. Akromioklavikularer Winkel

Angulus acromioclavicularis

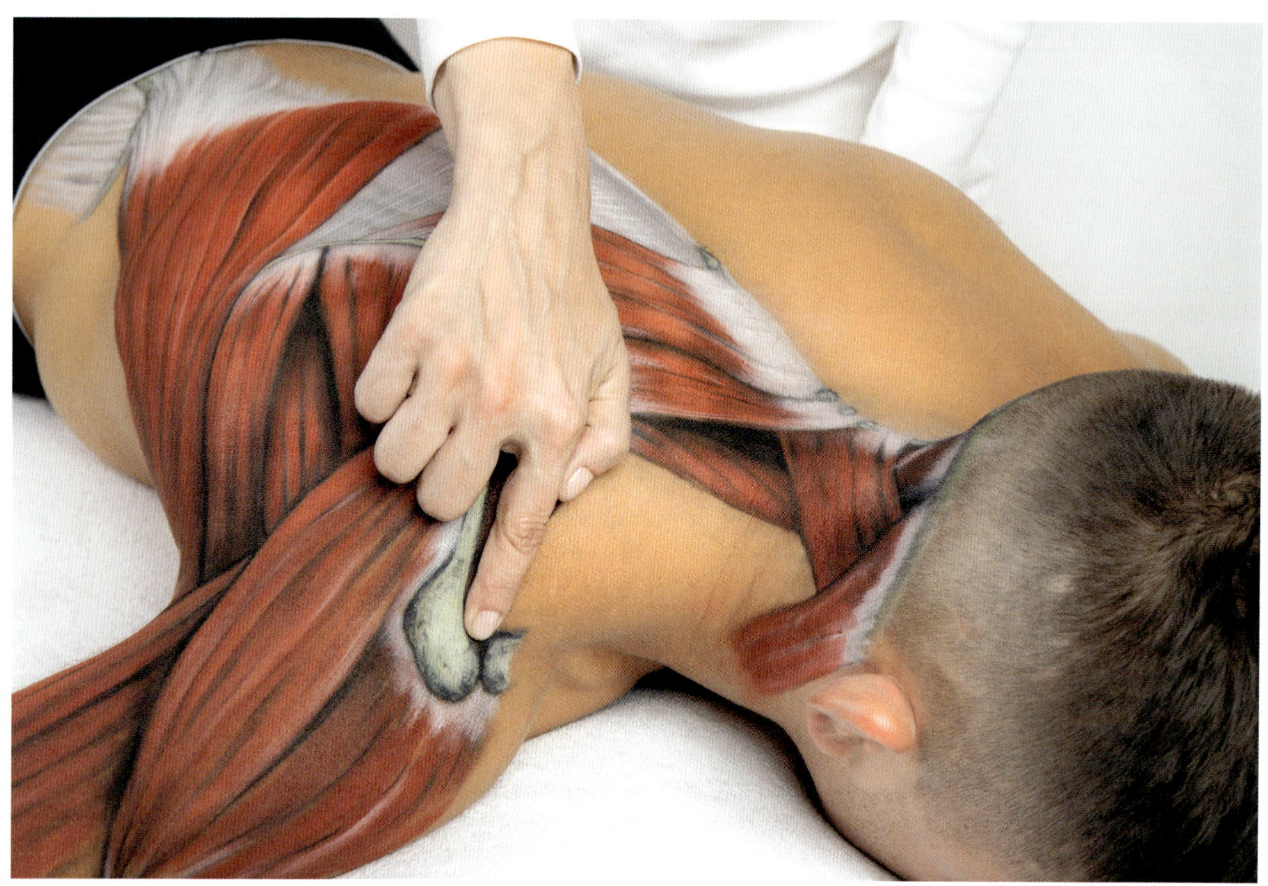

Ausgangsposition des Patienten

Bauchlage.

Ausgangsposition der Therapeutin

Stehend, seitlich des Patienten, von der Gegenseite der Palpation.

Ausführung der Palpation

Die Therapeutin lokalisiert und palpiert den akromioklavikularen Winkel. Der Zeigefinger liegt zwischen dem hinteren Rand der Klavikula und dem oberen Rand des Schulterblattkamms, am Übergang ins Akromion.

5.10. Absteigender Teil des M. trapezius

M. trapezius, Pars descendens

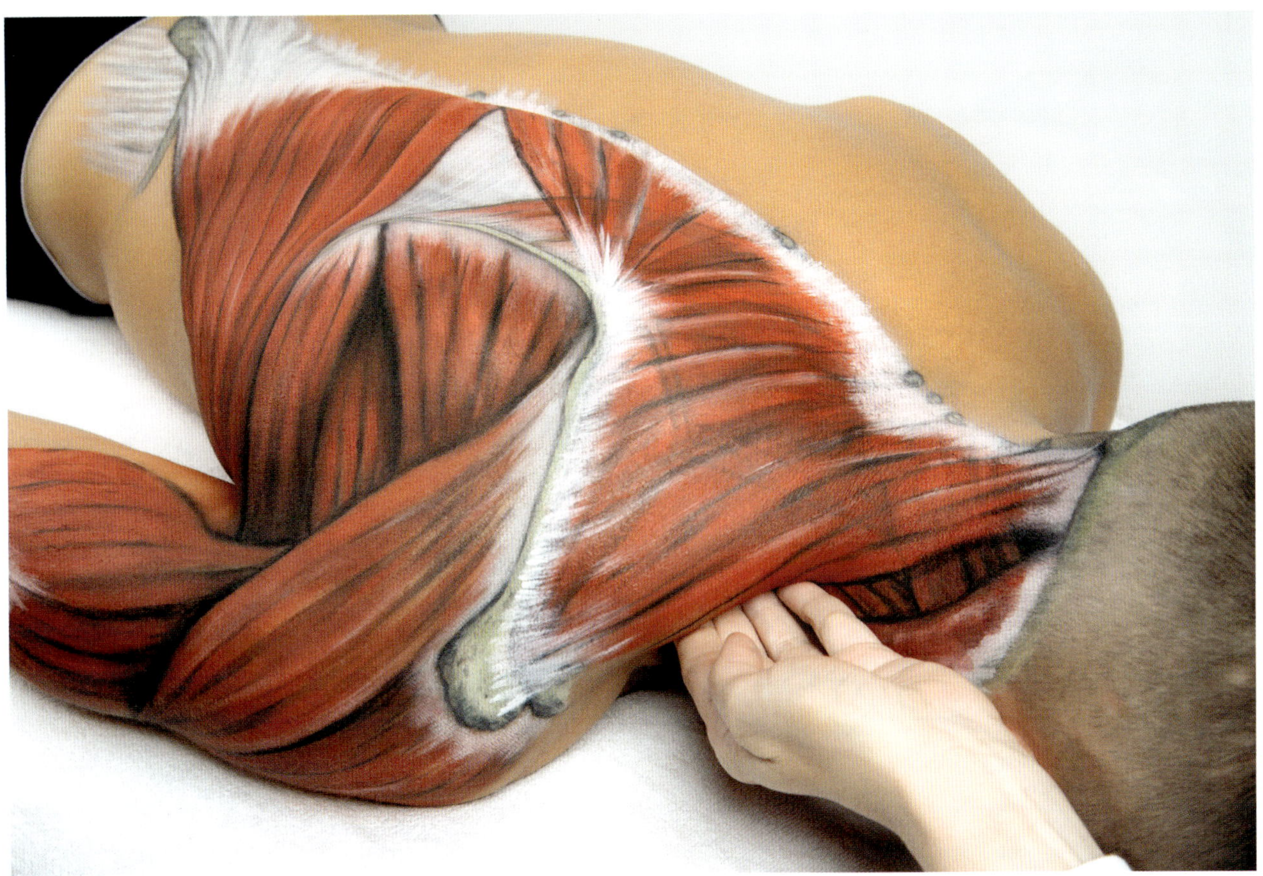

Ausgangsposition des Patienten

Bauchlage.

Ausgangsposition der Therapeutin

Stehend oder sitzend, von der Kopfseite des Patienten. Die Finger befinden sich zwischen dem M. trapezius und dem M. levator scapulae. Die Fingerkuppen sind zum freien Rand des M. trapezius gerichtet.

Ausführung der Palpation

Die Therapeutin palpiert und bewertet den freien Rand des absteigenden M. trapezius und die Spalte zwischen dem M. trapezius und dem M. levator scapulae.

5.11. Mittlerer Teil des M. trapezius

M. trapezius, Pars transversa

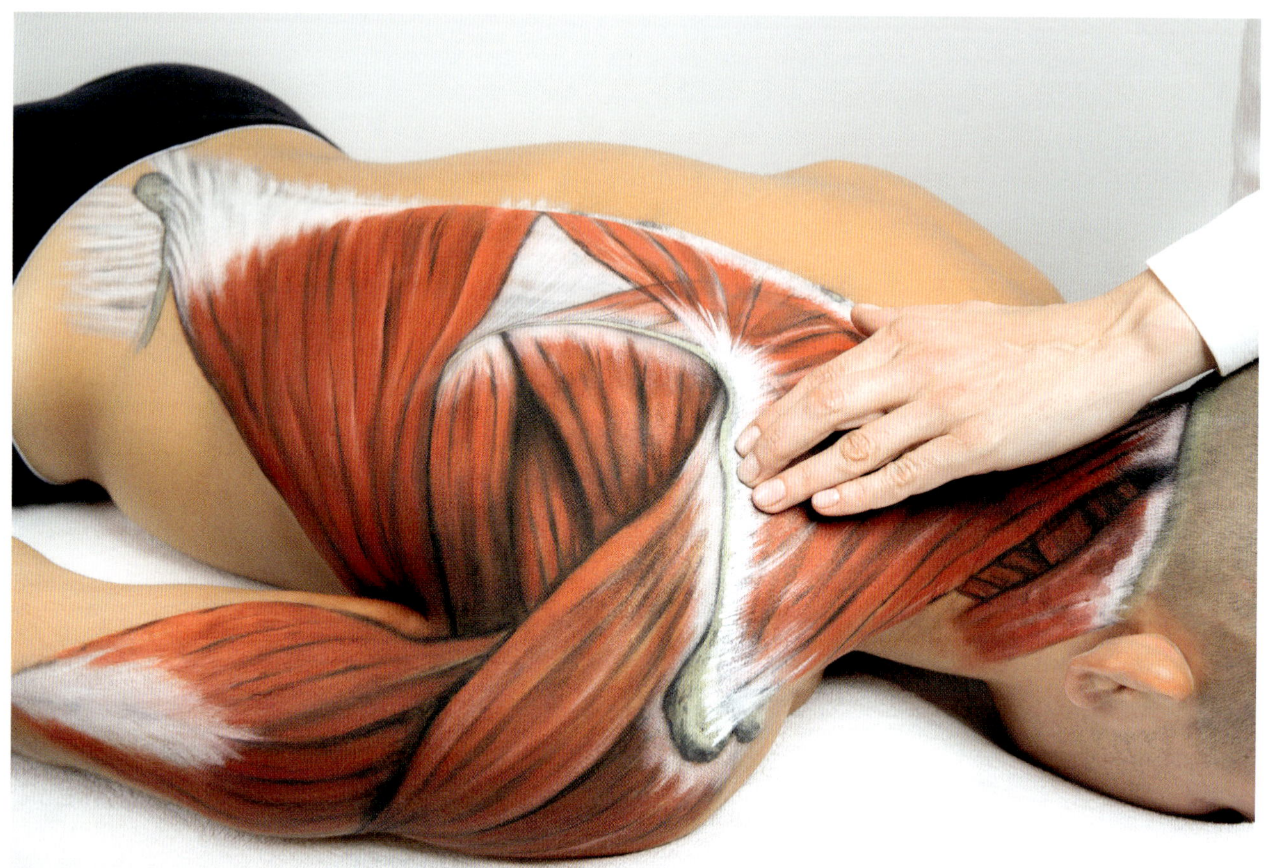

Ausgangsposition des Patienten

Bauchlage.

Ausgangsposition der Therapeutin

Stehend oder sitzend, von der Kopfseite des Patienten. Die Hand liegt am oberen Rand des Schulterblattkamms.

Ausführung der Palpation

Die Therapeutin palpiert und bewertet den Ansatz vom mittleren M. Trapezius am oberen Rand des Schulterblattkamms.

5.12. Aufsteigender Teil des M. trapezius

M. trapezius, Pars ascendens

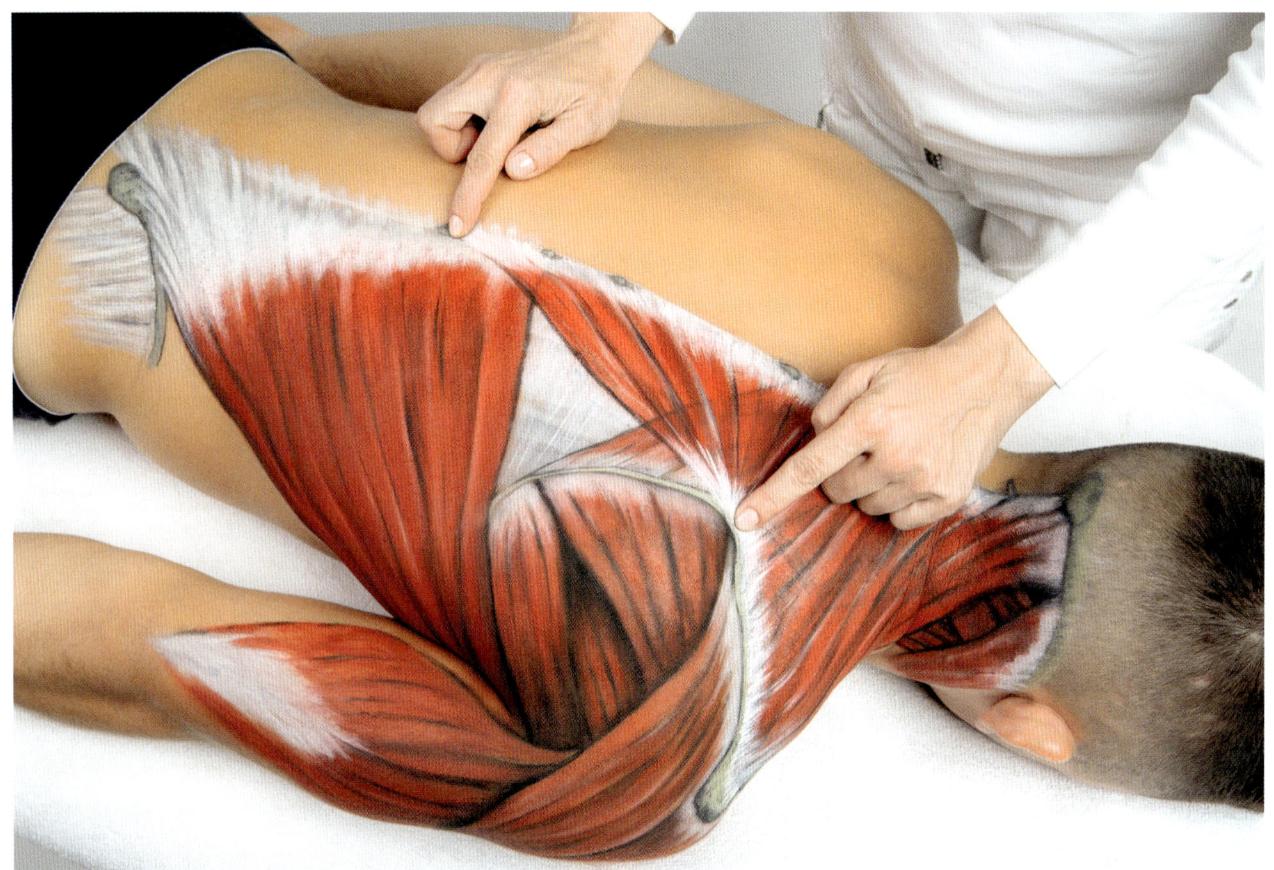

Ausgangsposition des Patienten

Bauchlage.

Ausgangsposition der Therapeutin

Stehend, auf der Schulterhöhe des Patienten von der Gegenseite der Palpation.

Ausführung der Palpation

Die Therapeutin lokalisiert den lateralen Rand des aufsteigenden M. trapezius. Der Zeigefinger der rechten Hand liegt am Dornfortsatz von Th1/Th2 und der Zeigefinger der linken Hand an der Basis des Schulterblattkamms (Trigonum spinae).

5.13. Aufsteigender Teil des M. trapezius (Befund)

M. trapezius, Pars ascendens

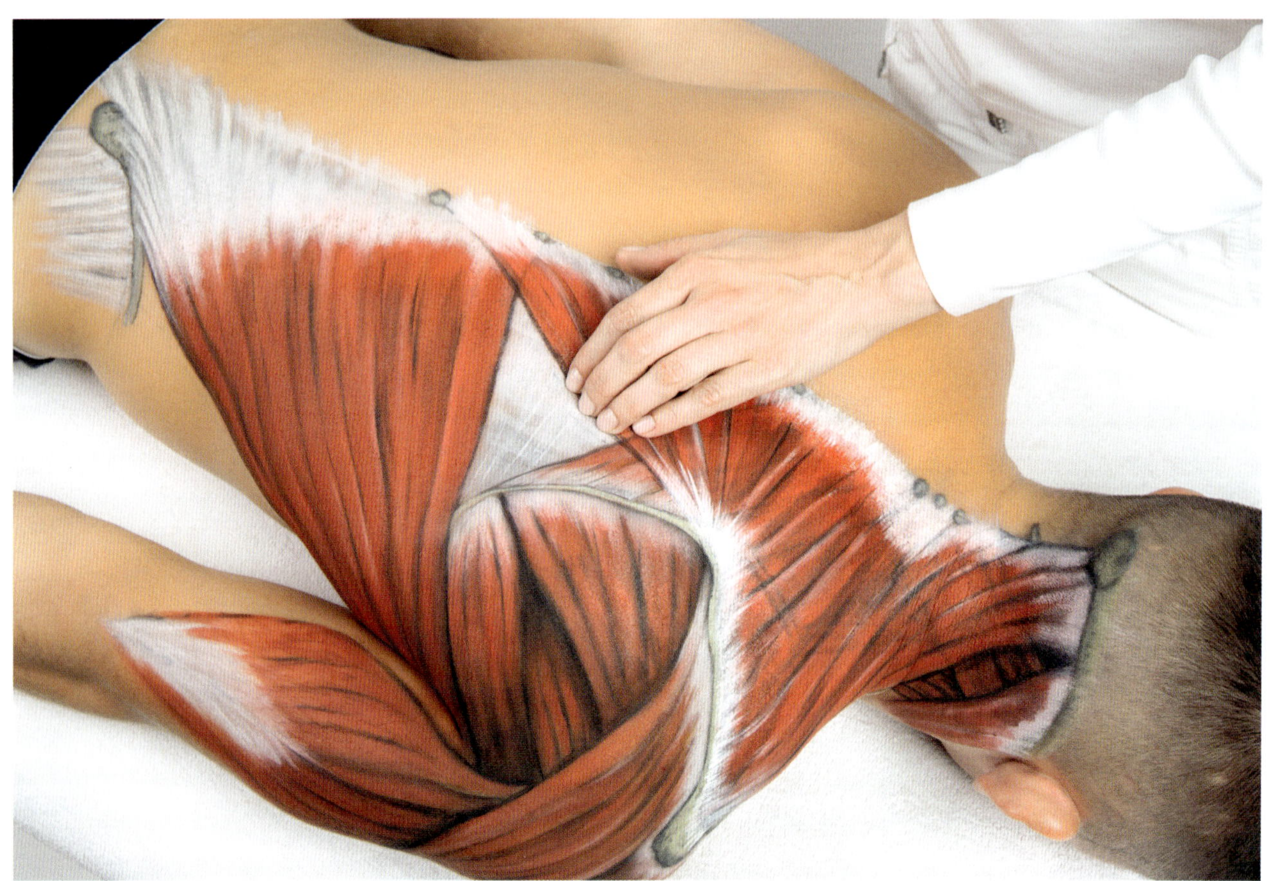

Ausgangsposition des Patienten

Bauchlage.

Ausgangsposition der Therapeutin

Stehend, auf der Schulterhöhe des Patienten von der Gegenseite der Palpation. Die Finger liegen an einer gedachten, schräg verlaufenden Linie zwischen dem Dornfortsatz von Th12 und der Basis des Schulterblattkamms.

Ausführung der Palpation

Die Therapeutin palpiert quer zum Faserverlauf und bewertet den lateralen Rand des aufsteigenden M. trapezius.

5.14. M. trapezius, M. iliocostalis, M. latissimus dorsi

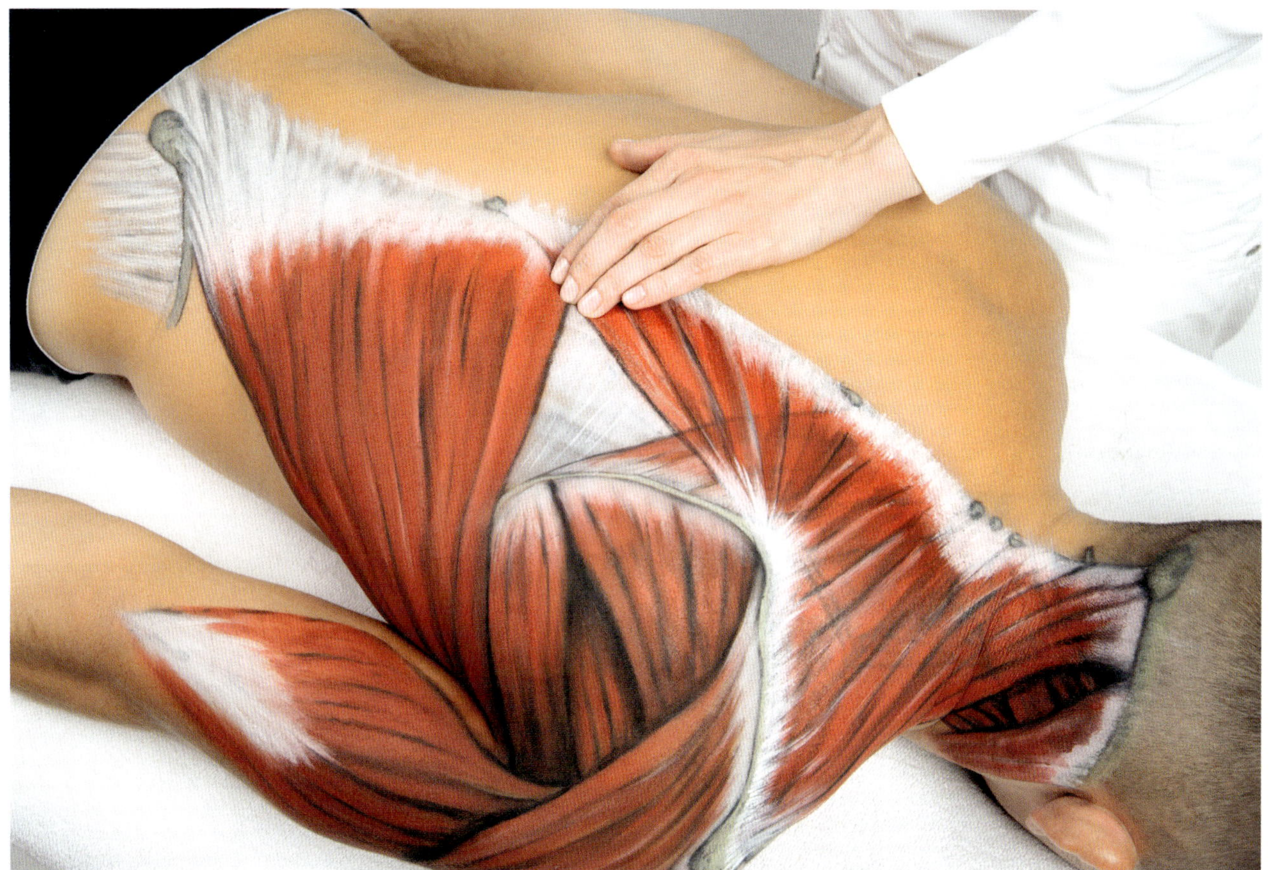

Ausgangsposition des Patienten

Bauchlage.

Ausgangsposition der Therapeutin

Stehend, auf der Schulterhöhe des Patienten von der Gegenseite der Palpation. Die Finger liegen am lateralen Rand des M. trapezius in seinem distalen Verlauf.

Ausführung der Palpation

Die Therapeutin palpiert den lateralen Rand des M. trapezius. Im distalen Teil bedeckt der M. trapezius die Fasern des M. latissimus dorsi. Am tiefsten liegt der M. iliocostalis.

5.15. M. iliocostalis

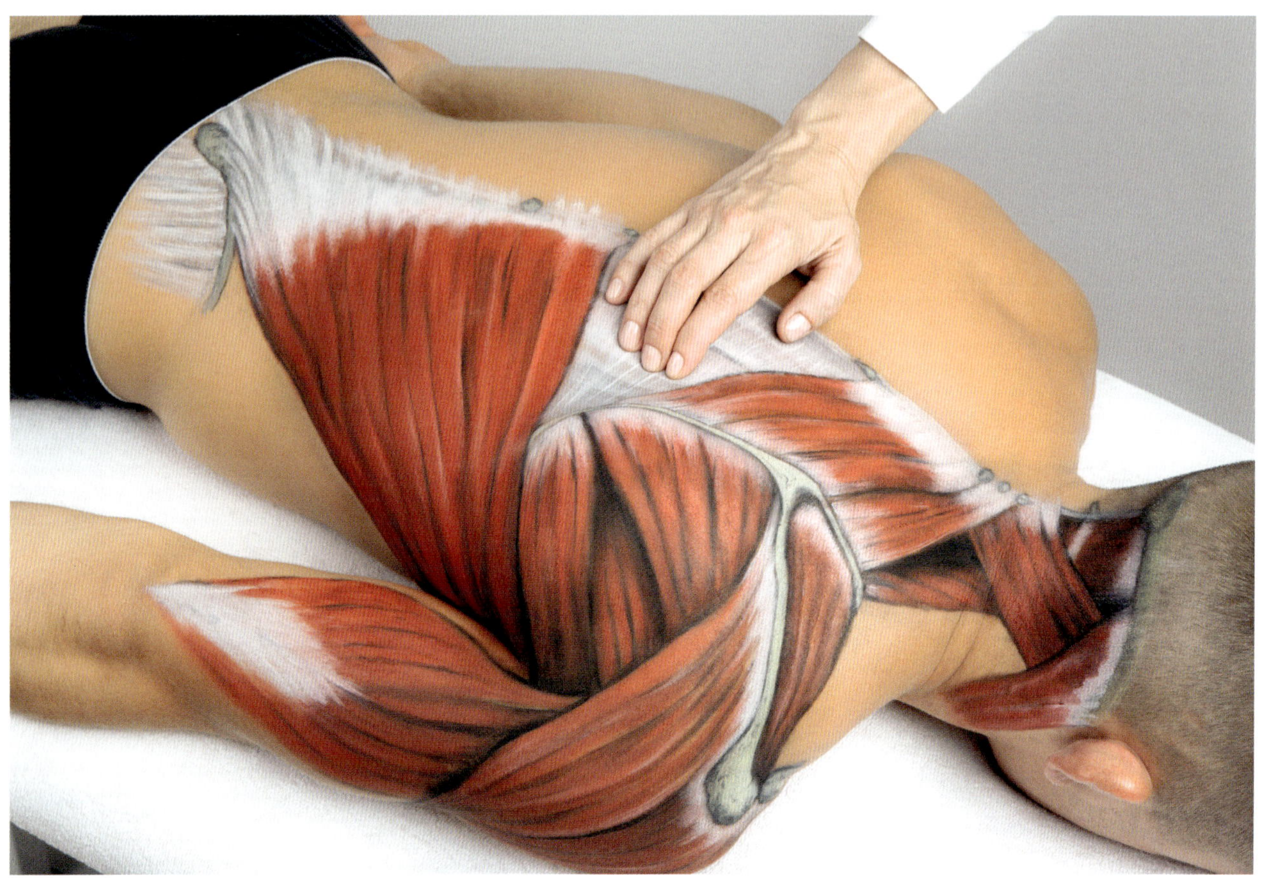

Ausgangsposition des Patienten

Bauchlage.

Ausgangsposition der Therapeutin

Stehend, auf der Schulterhöhe des Patienten von der Gegenseite der Palpation. Die Finger liegen lateral von den Dornfortsätzen.

Ausführung der Palpation

Die Therapeutin palpiert und bewertet den lateralen Rand des M. iliocostalis. Im thorakalen Bereich differenziert man zwischen dem lateralen Rand des M. errector spinae und dem lateralen Rand des M. trapezius. Der aufsteigende Teil des M. trapezius liegt oberflächlicher und weist einen eher schrägen Verlauf von kaudal, medial nach kranial, lateral auf. Der M. trapezius wurde zur besseren Veranschaulichung nicht abgebildet.

5.16. M. deltoideus

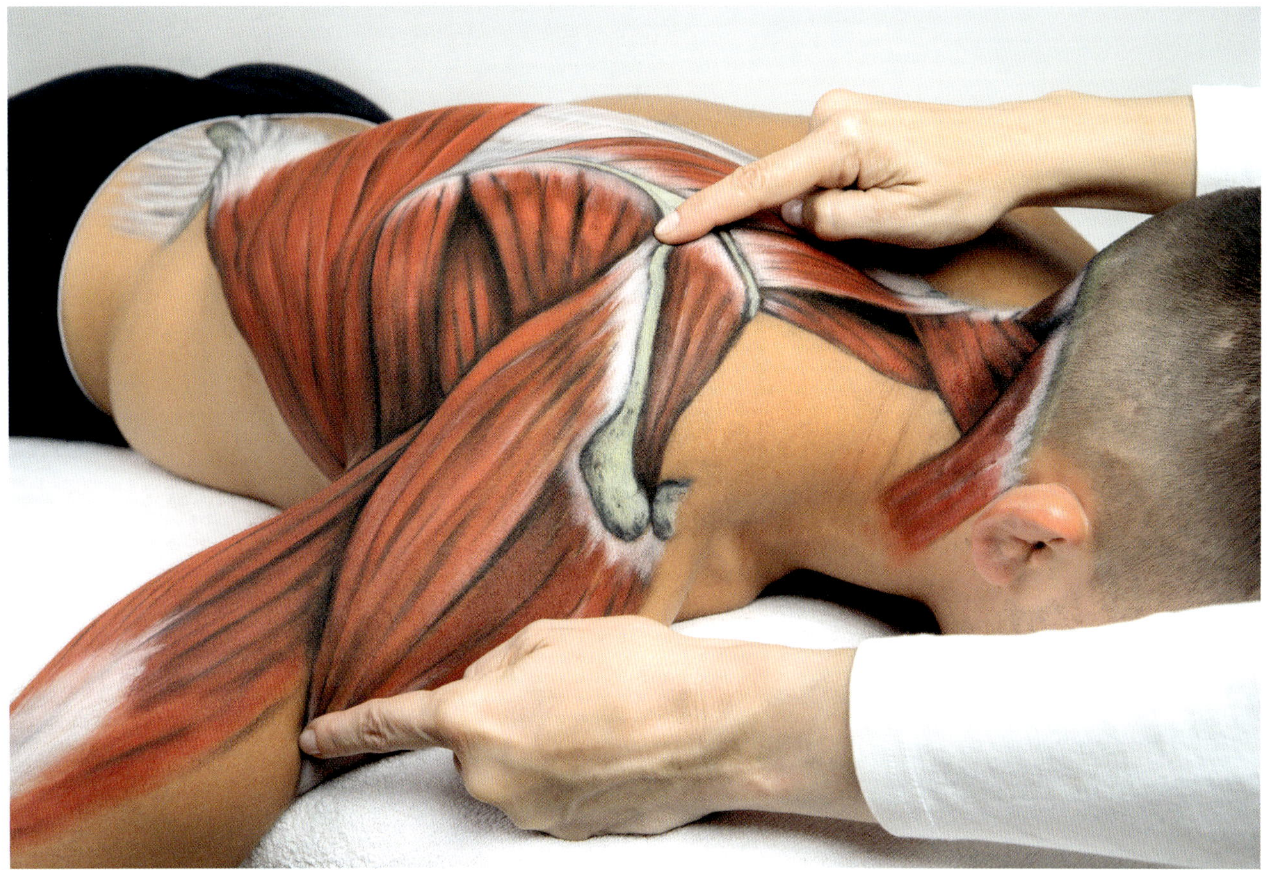

Ausgangsposition des Patienten

Bauchlage. Der Arm auf der Seite der Palpation in 90 Grad Abduktion.

Ausgangsposition der Therapeutin

Stehend, von der Kopfseite des Patienten.

Ausführung der Palpation

Die Therapeutin lokalisiert den Verlauf des hinteren Randes des M. deltoideus. Der Zeigefinger der rechten Hand liegt an der Basis des Schulterblattkamms (Trigonum spinae). Der Zeigefinder der linken Hand liegt an der Tuberositas deltoidea. Beim abduzierten Arm verläuft der hintere Rand des Muskels senkrecht zur Körpermittellinie. Der M. trapezius wurde zur besseren Veranschaulichung nicht abgebildet.

5.17. M. deltoideus (hinterer Aspekt)

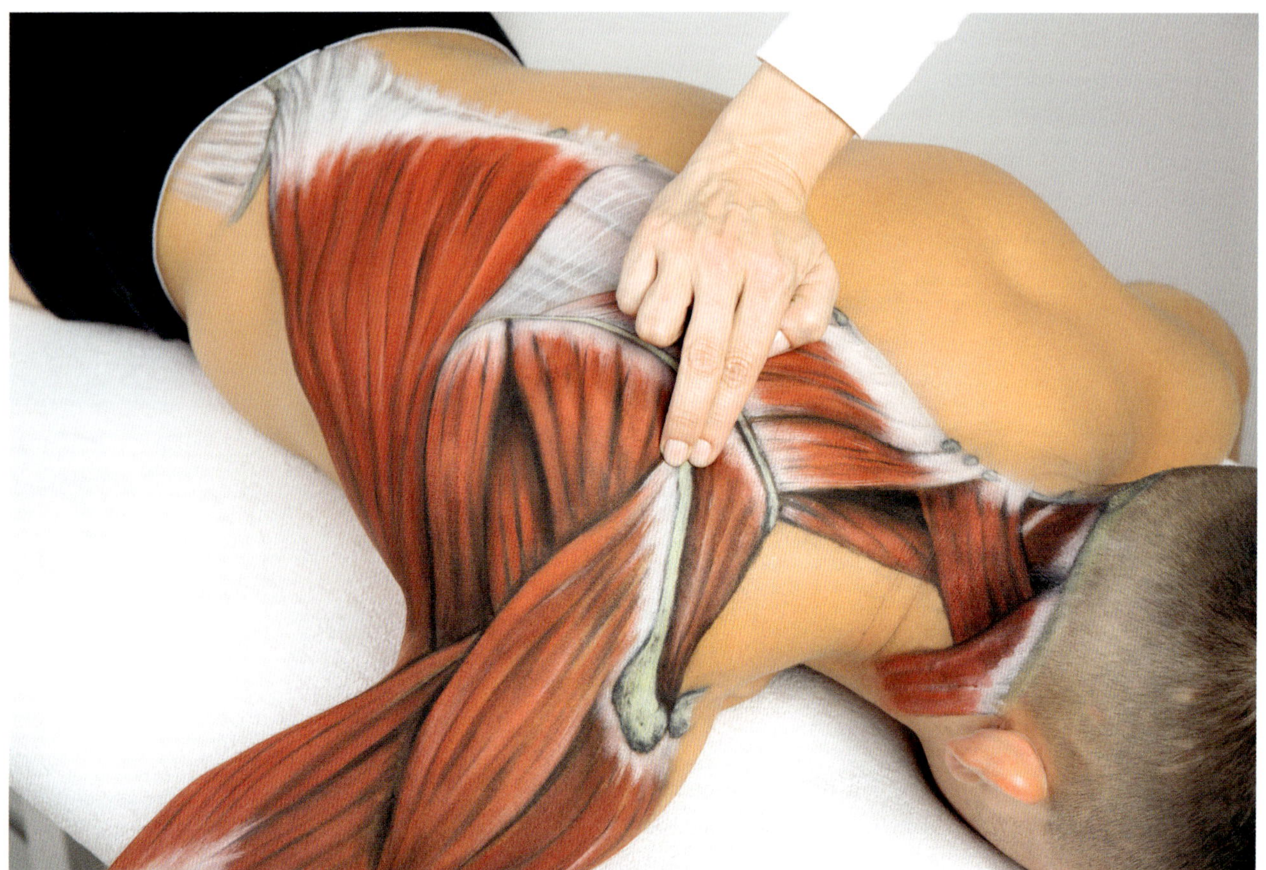

Ausgangsposition des Patienten

Bauchlage. Der Arm auf der Seite der Palpation in 90 Grad Abduktion.

Ausgangsposition der Therapeutin

Die Therapeutin steht auf der Schulterhöhe von der Gegenseite der Palption. Der Zeigefinger befindet sich auf dem Schulterblattkamm, der Mittelfinger liegt unterhalb des Schulterblattkamms.

Ausführung der Palpation

Die Therapeutin palpiert und bewertet den Ursprung des hinteren Teiles des M. deltoideus am unteren Rand des Schulterblattkamms. Sie palpiert von der Basis der Spina (Trigonum spinae) nach distal.

5.18. M. deltoideus (hinterer Rand – Untersuchung)

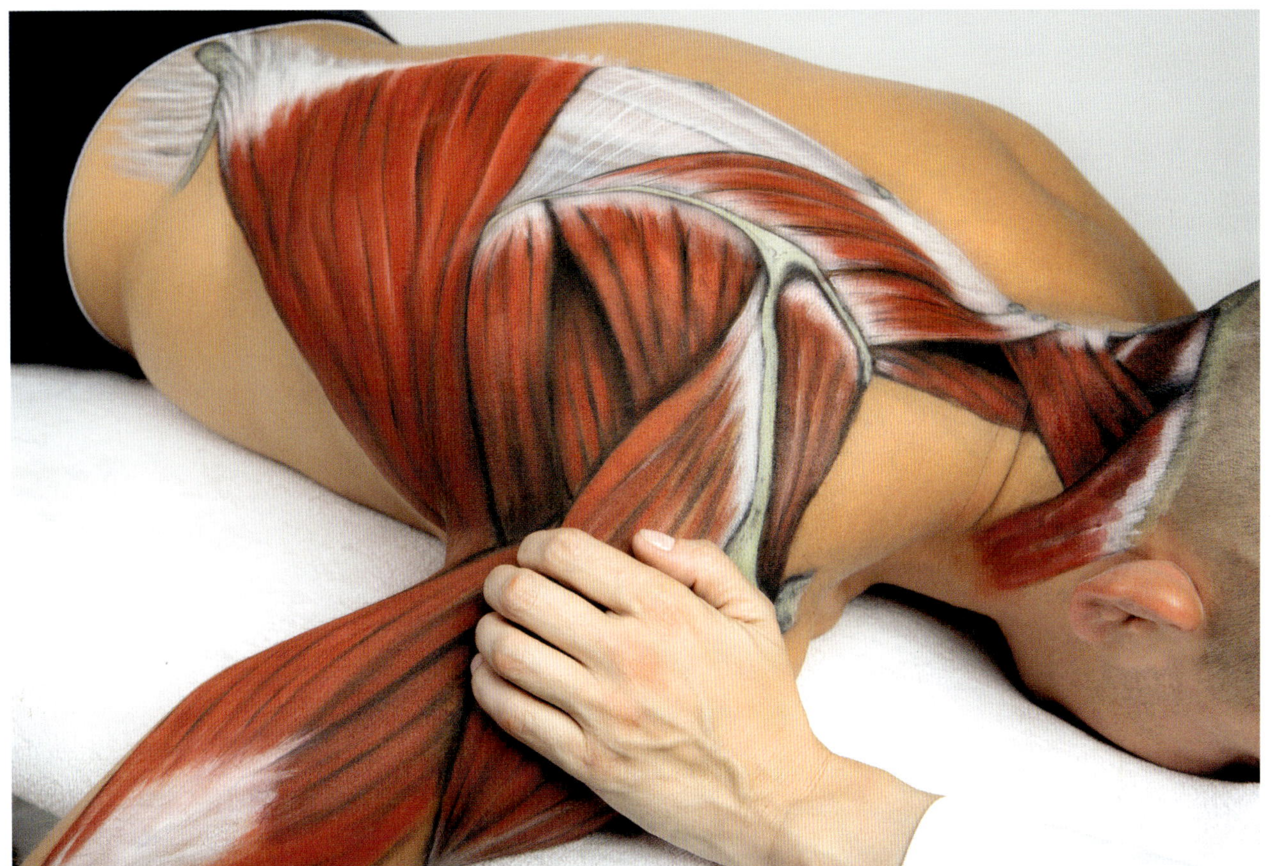

Ausgangsposition des Patienten

Bauchlage. Der Arm auf der Seite der Palpation in 90 Grad Abduktion.

Ausgangsposition der Therapeutin

Stehend, von der Kopfseite des Patienten.

Ausführung der Palpation

Die Therapeutin umfasst mit den Fingern den hinteren Rand des M. deltoideus. Horizontale Extension im Schultergelenk kann die Palpation erleichtern. Der M. trapezius wurde zur besseren Veranschaulichung nicht abgebildet.

5.19. M. latissimus dorsi (lateraler Rand)

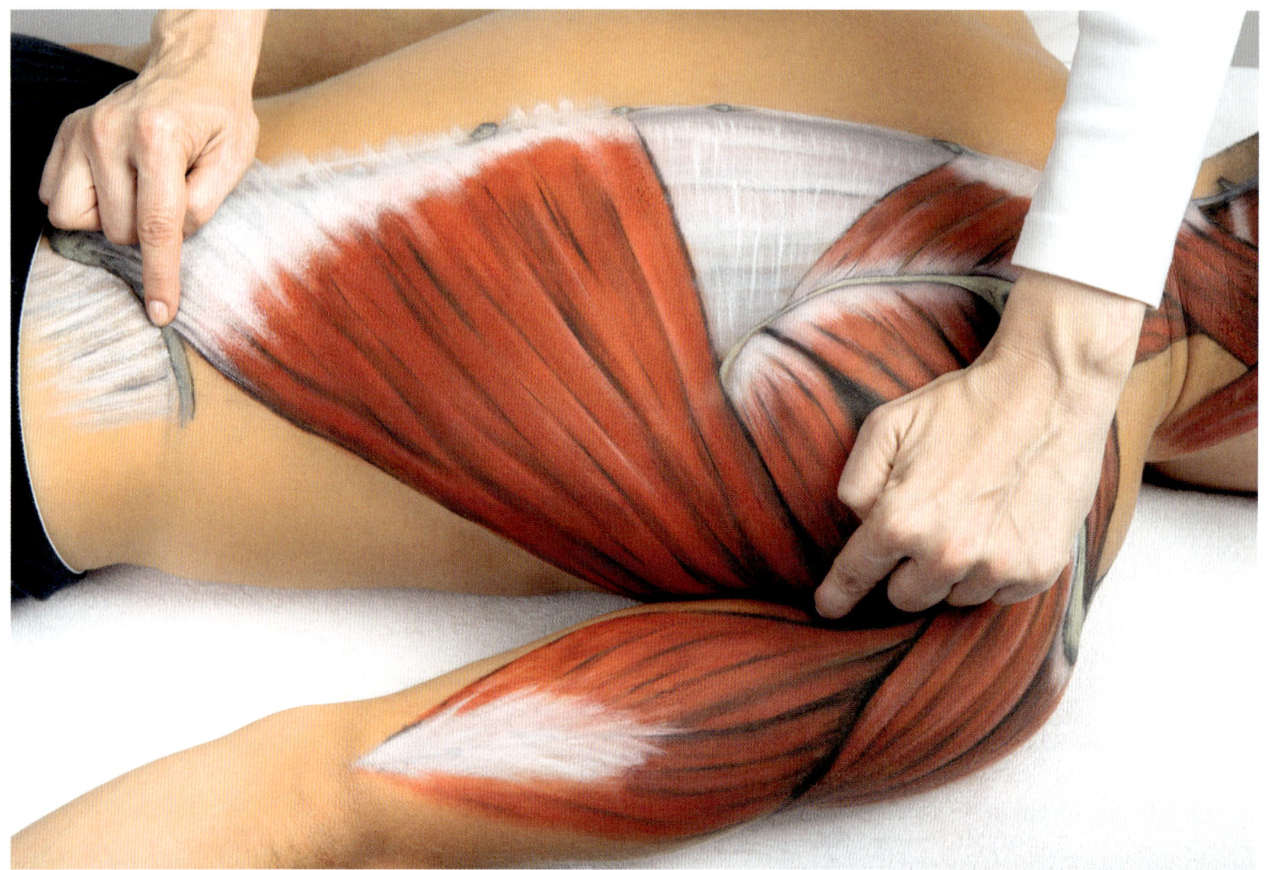

Ausgangsposition des Patienten

Bauchlage.

Ausgangsposition der Therapeutin

Stehend, auf der Schulterhöhe des Patienten von der Gegenseite der Palpation.

Ausführung der Palpation

Die Therapeutin lokalisiert den lateralen Rand des M. latissimus dorsi. Der Zeigefinger der rechten Hand liegt am lateralen Drittel des Beckenkamms. Der Zeigefinger der linken Hand befindet sich an der hinteren Wand der Achselhöhle. Der M. trapezius wurde zur besseren Veranschaulichung nicht abgebildet.

5.20. M. latissimus dorsi (lateraler Rand – Untersuchung)

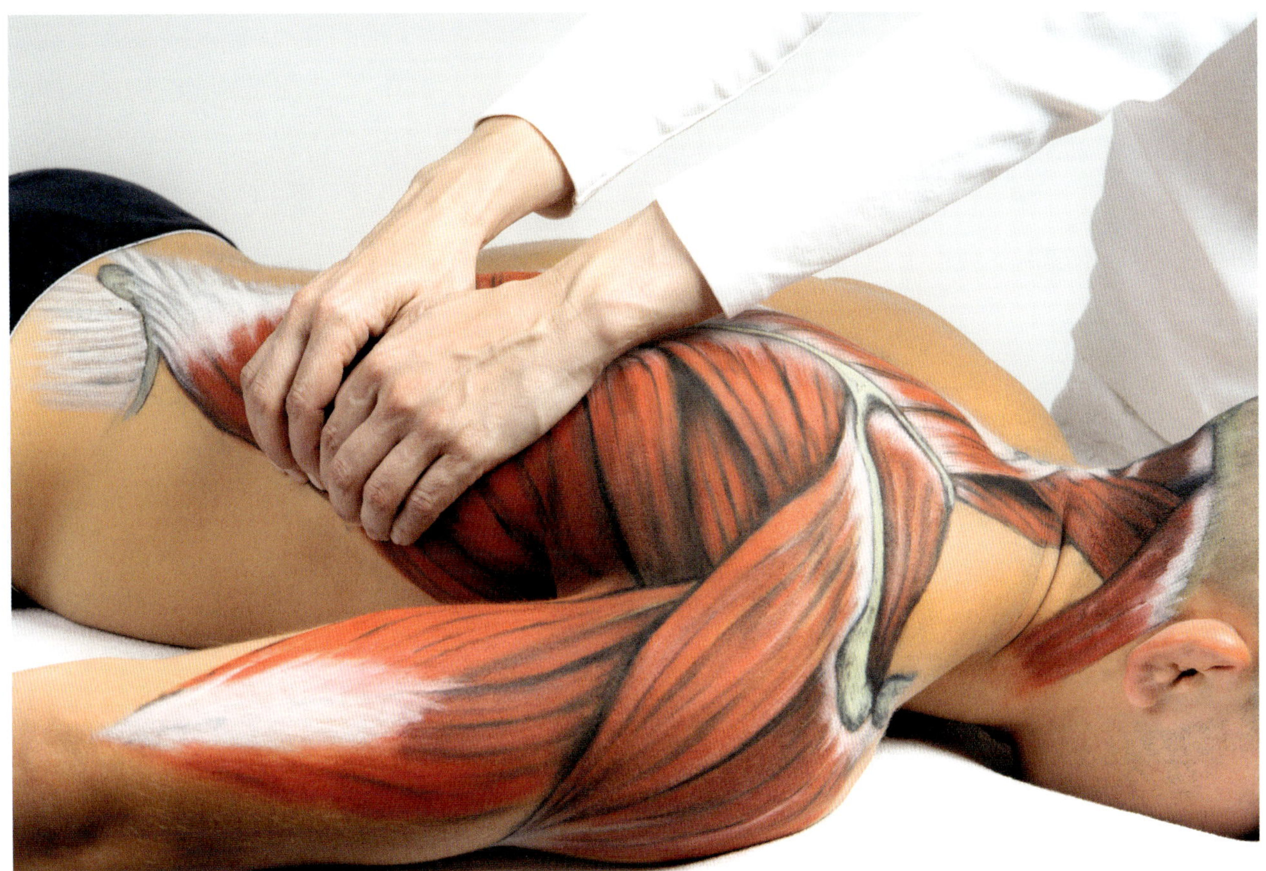

Ausgangsposition des Patienten

Bauchlage.

Ausgangsposition der Therapeutin

Stehend, auf der Schulterhöhe des Patienten von der Gegenseite der Palpation.

Ausführung der Palpation

Die Therapeutin umfasst den hinteren Rand des M. latissimus dorsi. Sie palpiert und bewertet den Muskel. Der Patient hebt den Arm von der Behandlungsliege, um den Muskel anzuspannen. Der M. trapezius wurde zur besseren Veranschaulichung nicht abgebildet.

5.21. M. latissimus dorsi (oberer Rand)

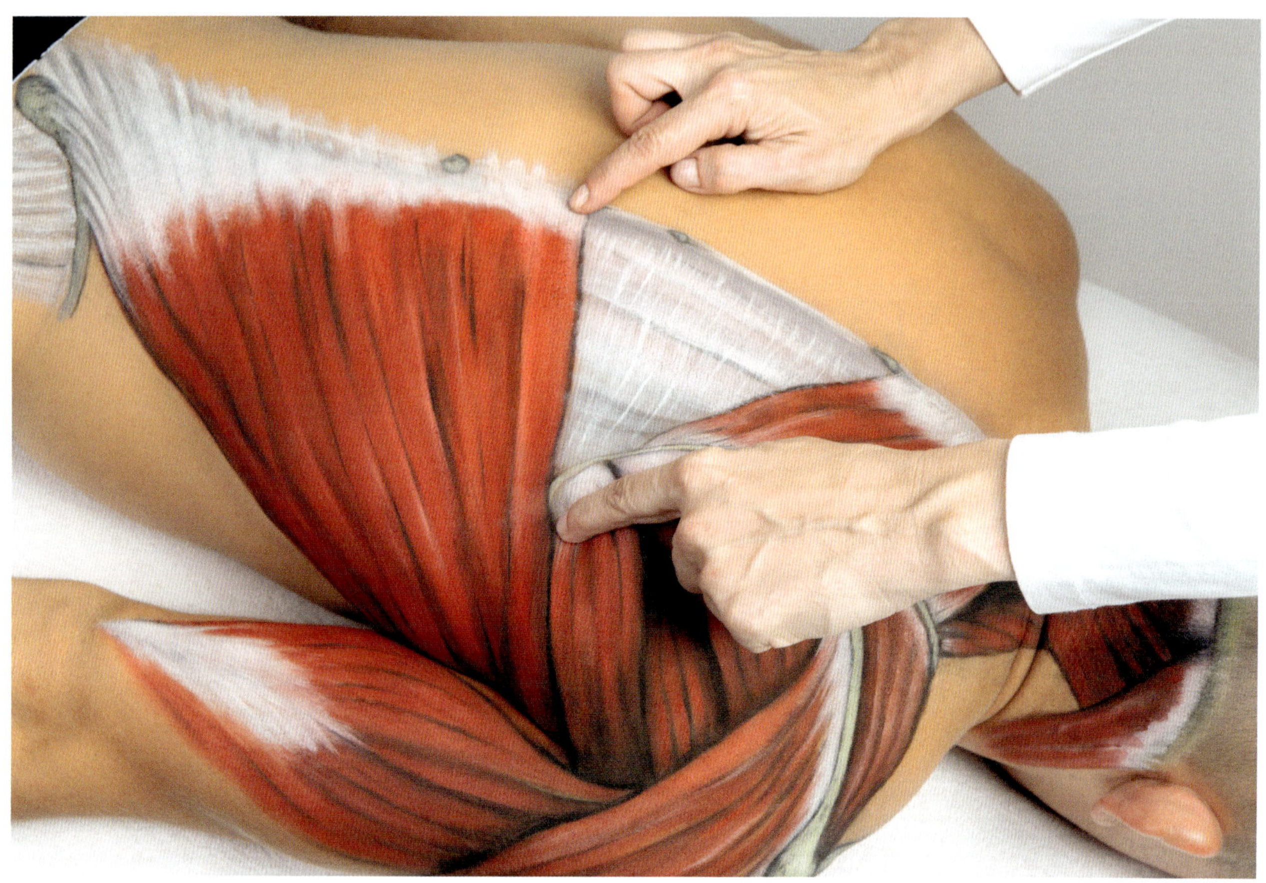

Ausgangsposition des Patienten

Bauchlage.

Ausgangsposition der Therapeutin

Stehend, von der Kopfseite des Patienten.

Ausführung der Palpation

Die Therapeutin lokalisiert den oberen Rand des M. latissimus dorsi. Der Zeigefinger der rechten Hand liegt auf dem Dornfortsatz von Th7, der Zeigefinger der linken Hand befindet sich am Angulus inferior der Skapula. Der M. trapezius wurde zur besseren Veranschaulichung nicht abgebildet.

5.22. M. latissimus dorsi (oberer Rand – Untersuchung)

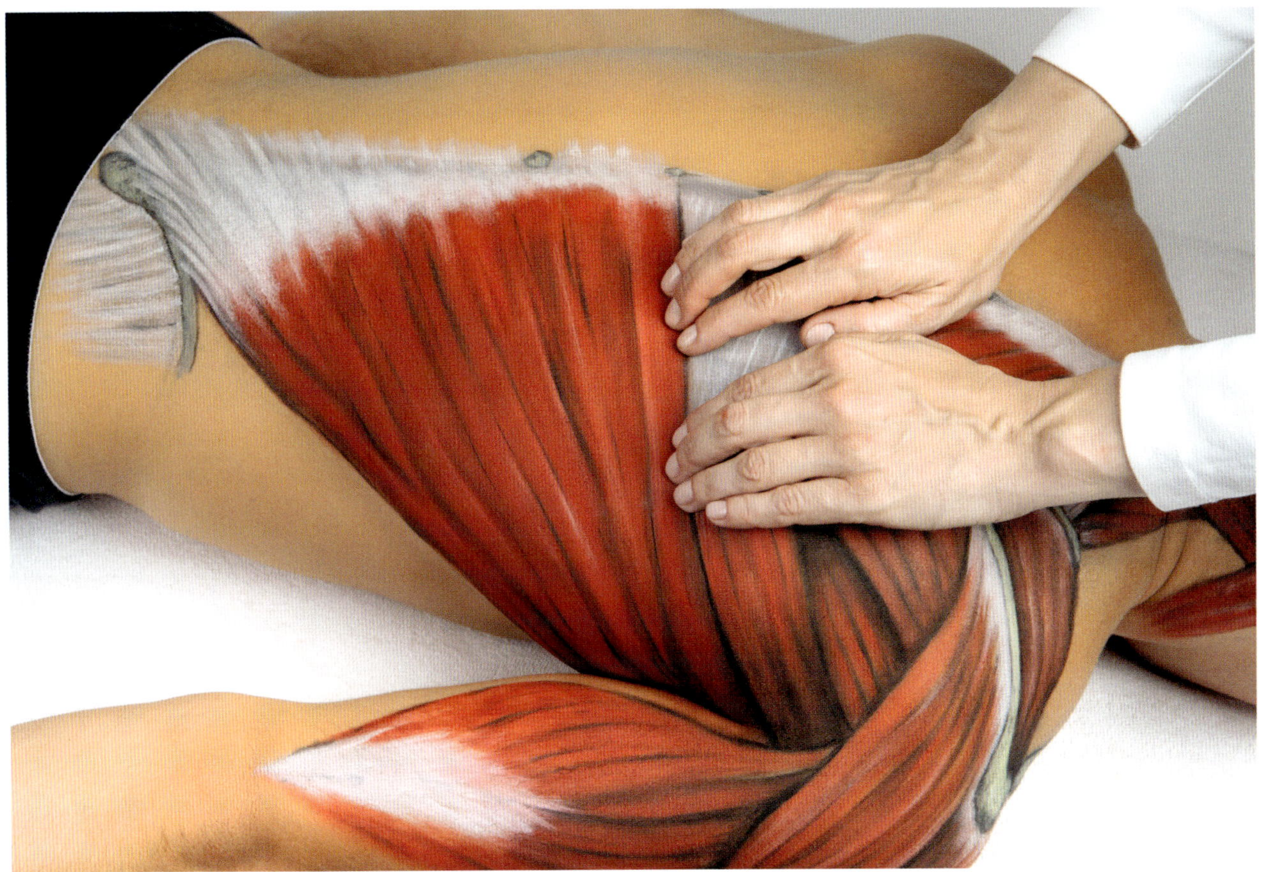

Ausgangsposition des Patienten

Bauchlage.

Ausgangsposition der Therapeutin

Stehend, von der Kopfseite des Patienten.

Ausführung der Palpation

Die Therapeutin palpiert den oberen Rand des M. latissimus dorsi quer zum Faserverlauf und bewertet ihn. Sie versucht die kleinen Muskelfasern im Bereich zwischen dem Angulus inferior der Skapula und der HWS zu erfassen, die häufig nur schwer palpierbar sind. Der M. trapezius wurde zur besseren Veranschaulichung nicht abgebildet.

5.23. M. latissimus dorsi

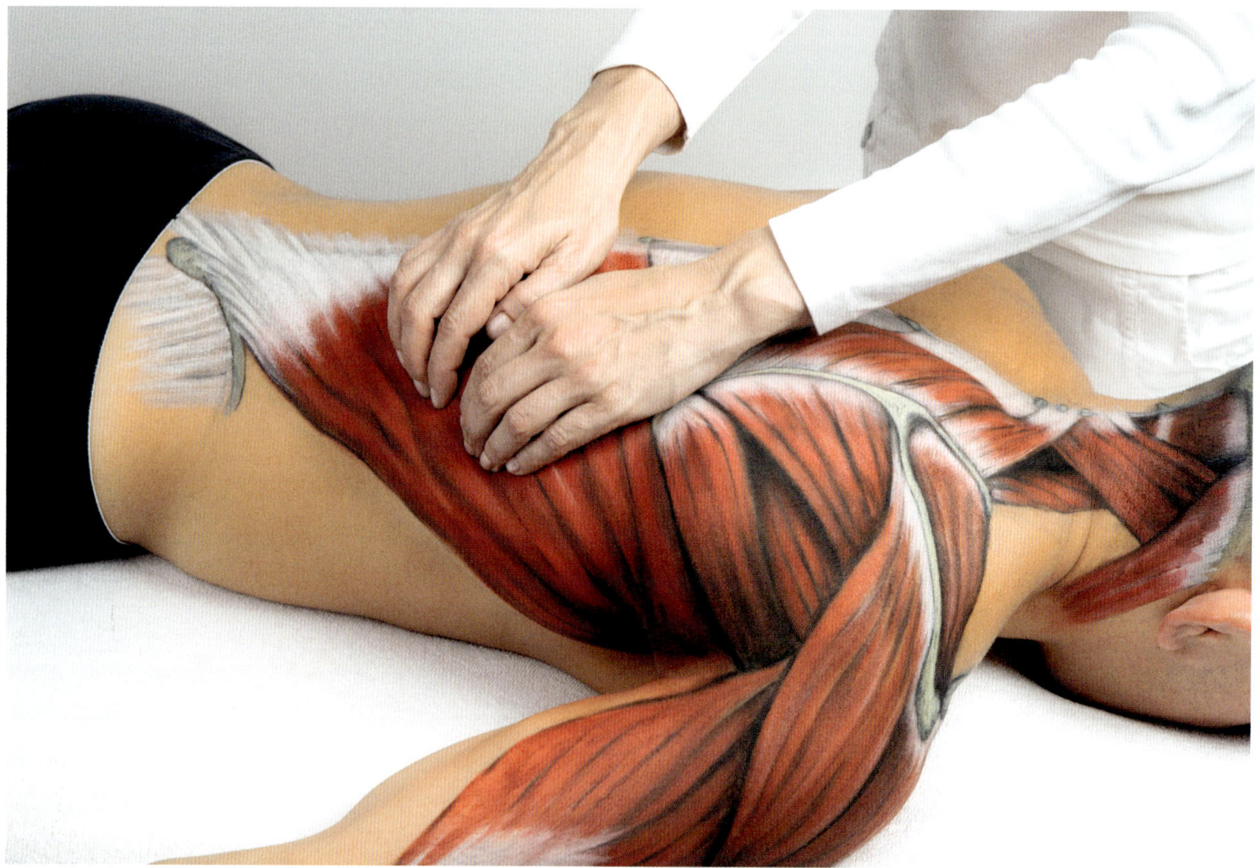

Ausgangsposition des Patienten

Bauchlage.

Ausgangsposition der Therapeutin

Stehend, auf der Schulterhöhe des Patienten von der Gegenseite der Palpation.

Ausführung der Palpation

Die Therapeutin palpiert den M. latissimus dorsi quer zum Faserverlauf und bewertet ihn. Die Untersuchung wird auf der Höhe der dorsalen Fläche der unteren Rippen (von 9 bis 12) durchgeführt. Der M. trapezius wurde zur besseren Veranschaulichung nicht abgebildet.

5.24. M. latissimus dorsi, M. trapezius

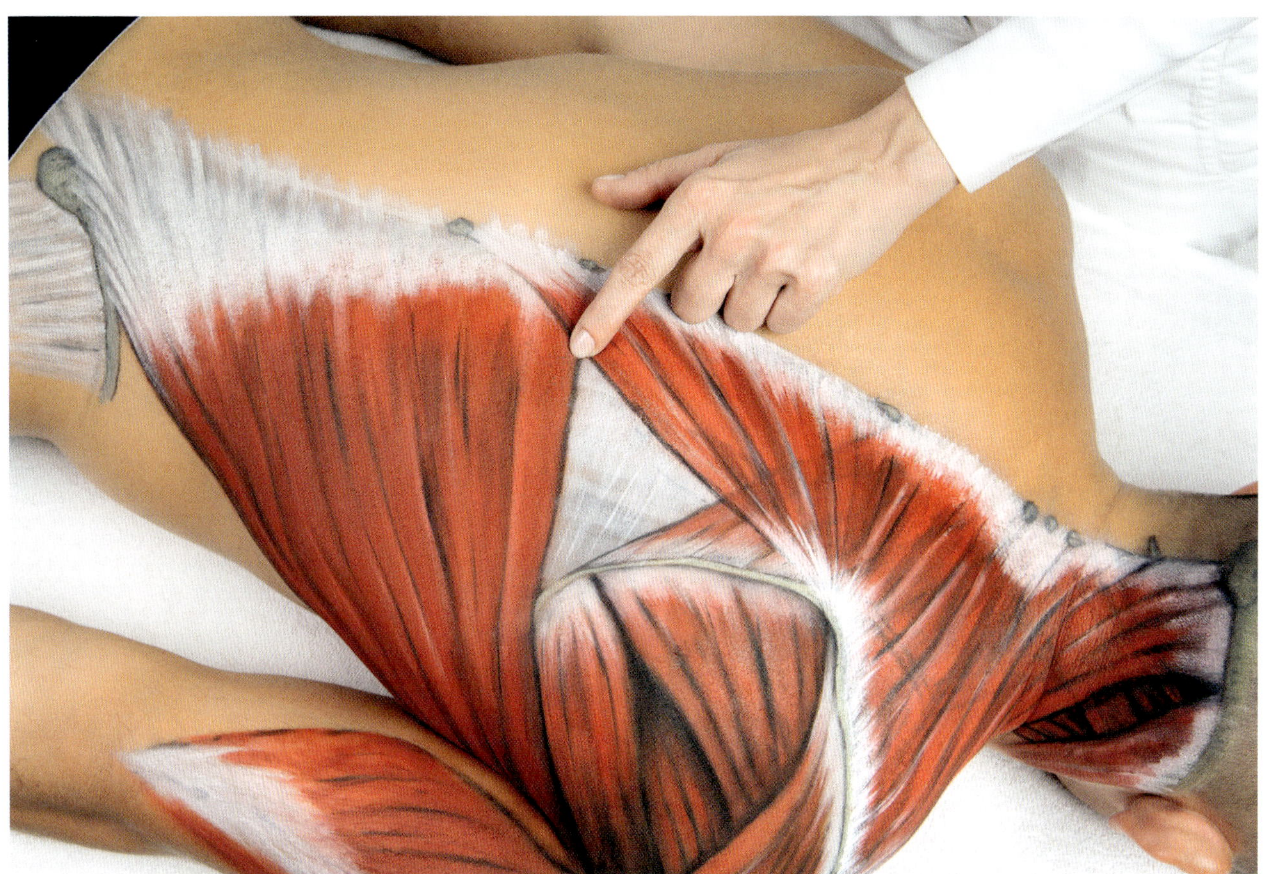

Ausgangsposition des Patienten

Bauchlage.

Ausgangsposition der Therapeutin

Stehend, auf der Schulterhöhe des Patienten von der Gegenseite der Palpation. Der Zeigefinger befindet sich am lateralen Rand des M. trapezius in seinem unteren Teil.

Ausführung der Palpation

Die Therapeutin palpiert und bewertet die Schnittstelle des M. trapzius und des M. latissimus dorsi, die in diesem Berech auf dem M. iliocostalis liegen. Am oberflächlichsten liegt der M. trapezius, am tiefsten befinden sich die Fasern des M. iliocostalis. Jeder der genannten Muskeln weist eine andere Verlaufsrichtung auf.

5.25. Mm. rhomboidei (Ursprungs- und Ansatzgrenze)

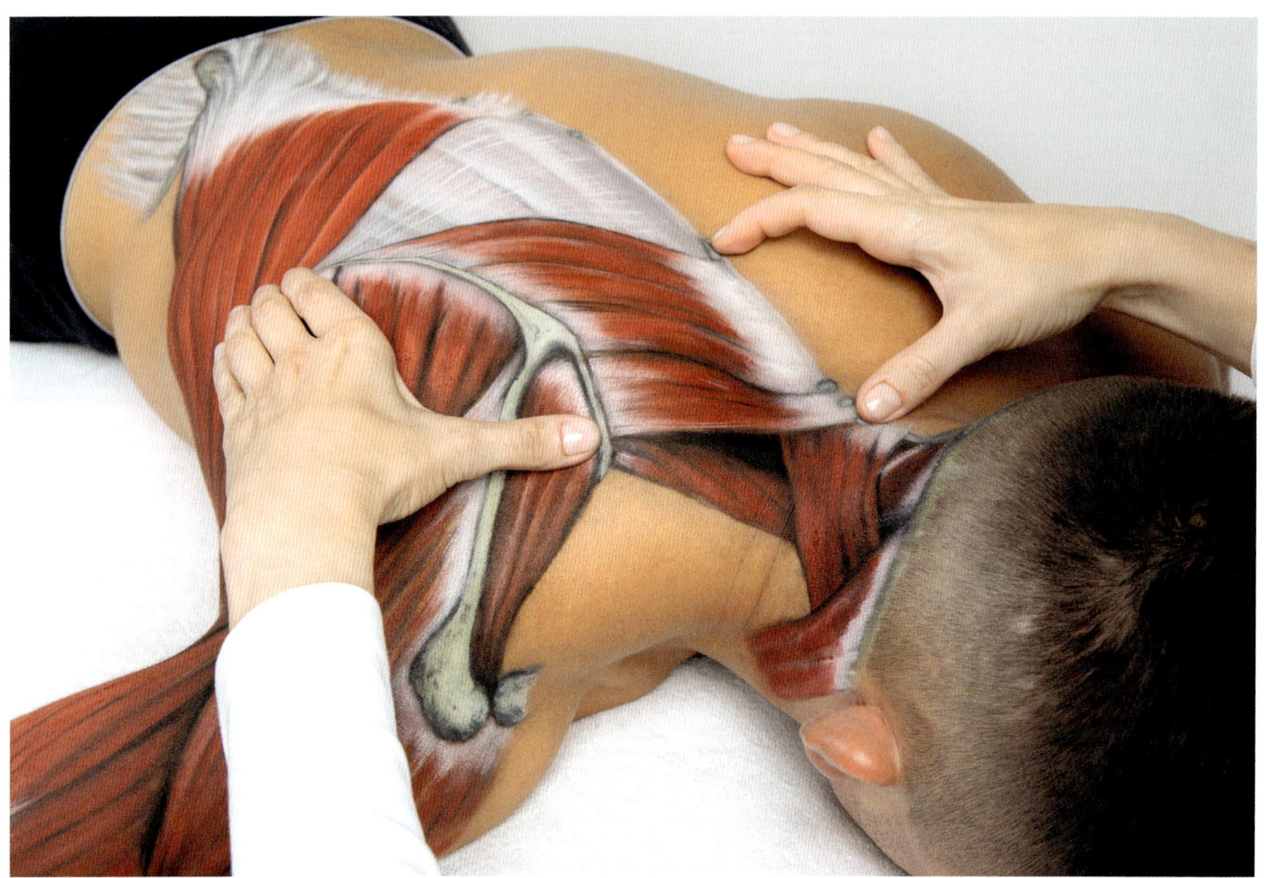

Ausgangsposition des Patienten

Bauchlage.

Ausgangsposition der Therapeutin

Stehend oder sitzend, von der Kopfseite des Patienten.

Ausführung der Palpation

Die Therapeutin lokalisiert den Ursprung und den Ansatz der Mm. rhomboidei. Die Finger der linken Hand liegen entsprechend am Angulus superior und inferior der Skapula, die Finger der rechten Hand umfassen die Dornfortsätze von C6 bis Th4. Der M. trapezius wurde zur besseren Veranschaulichung nicht abgebildet.

5.26. M. rhomboideus minor (Ursprungs- und Ansatzgrenze)

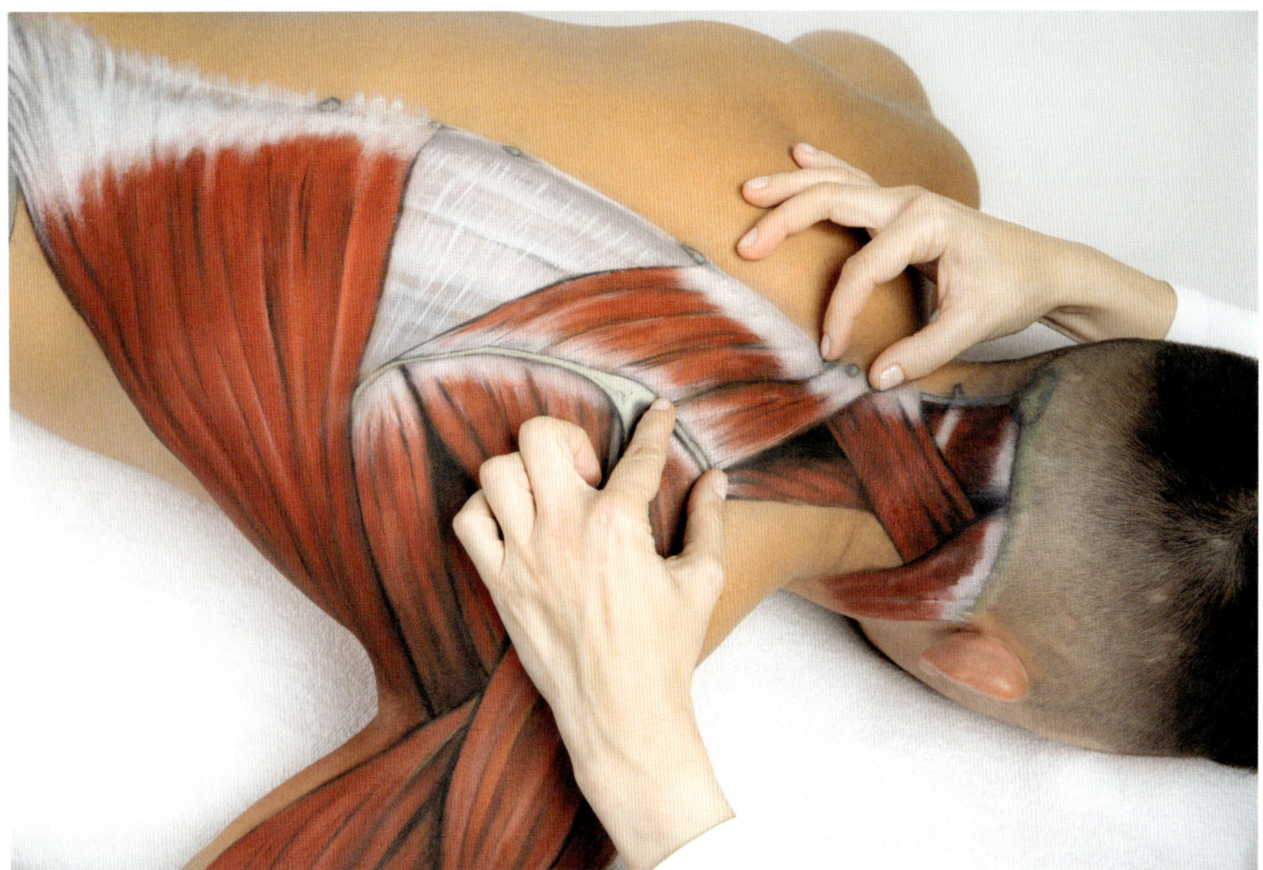

Ausgangsposition des Patienten

Bauchlage.

Ausgangsposition der Therapeutin

Stehend oder sitzend, von der Kopfseite des Patienten.

Ausführung der Palpation

Die Therapeutin lokalisiert den Ursprung und den Ansatz des M. rhomboideus. Die Finger der linken Hand liegen an der Basis des Schulterblattkamms (Trigonum spinae) und am Angulus superior der Skapula. Die Finger der rechten Hand umfassen die Donfortsätze von C6 und C7. Der M. trapezius wurde zur besseren Veranschaulichung nicht abgebildet.

5.27. M. rhomboideus minor (oberer Rand)

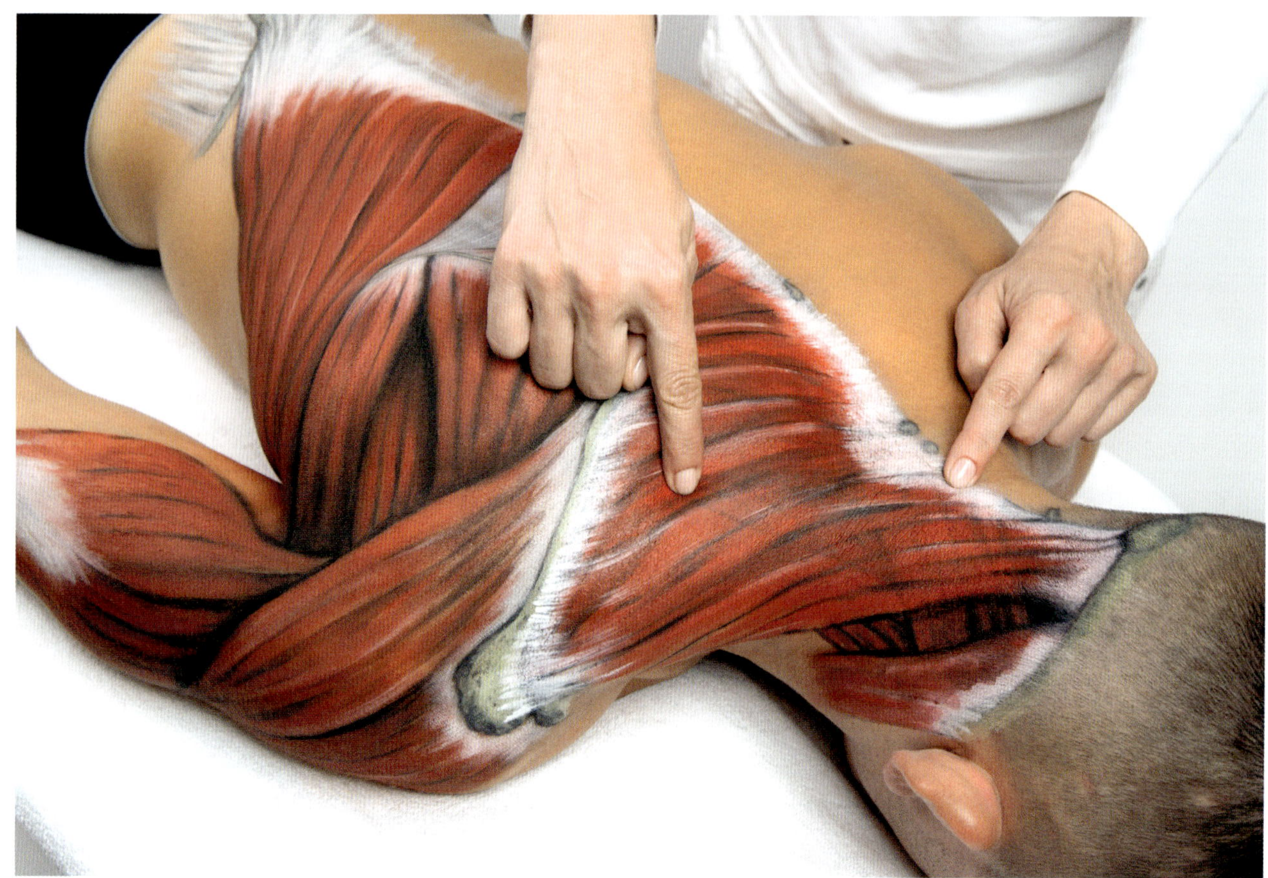

Ausgangsposition des Patienten

Bauchlage.

Ausgangsposition der Therapeutin

Stehend, auf der Schulterhöhe des Patienten von der Gegenseite der Palpation.

Ausführung der Palpation

Die Therapeutin lokalisiert den oberen Rand des M. rhomboideus minor. Der Finger der rechten Hand liegt am Angulus superior der Skapula. Der Finger der linken Hand befindet sich am Dornfortsatz von C6.

5.28. M. rhomboideus minor – Teil 1 (oberer Rand – Untersuchung)

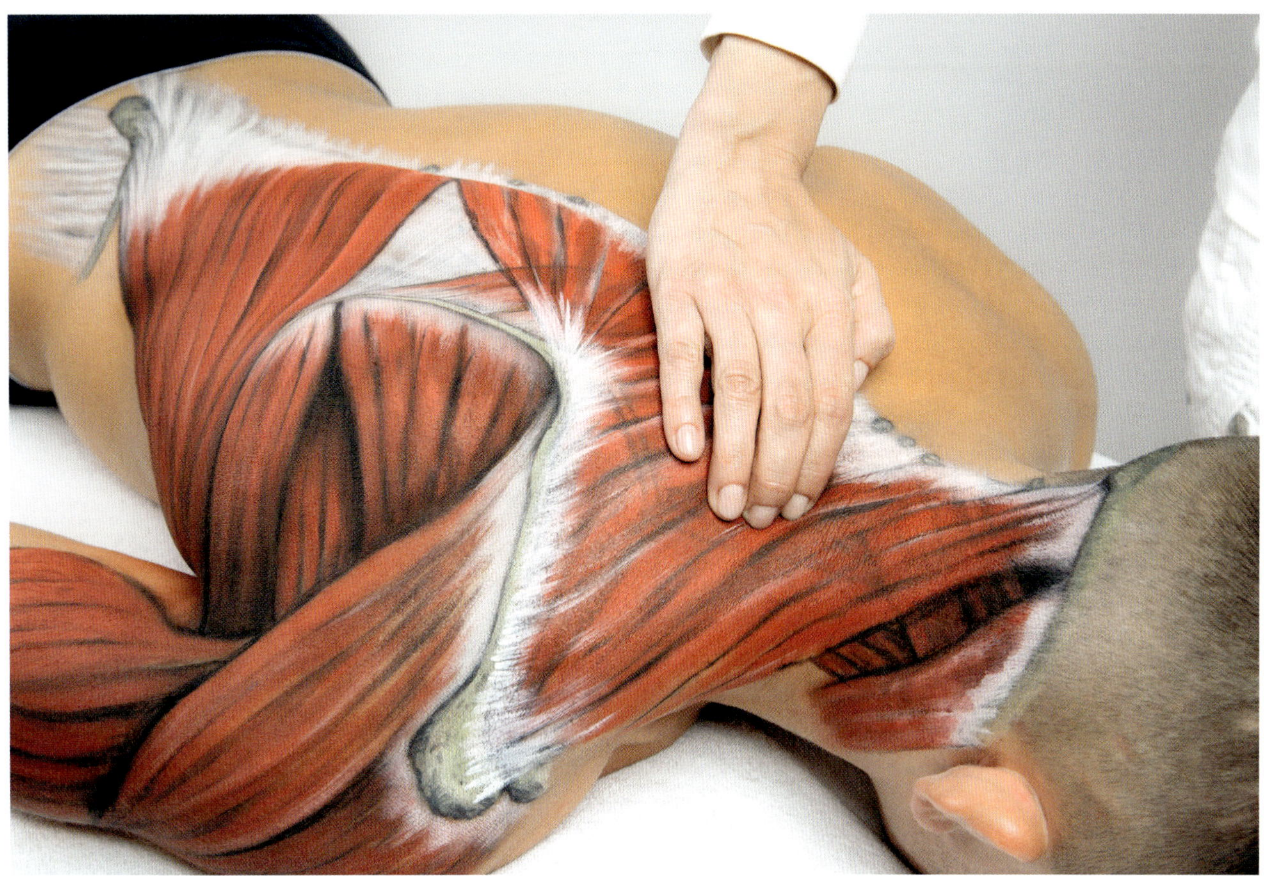

Ausgangsposition des Patienten

Bauchlage.

Ausgangsposition der Therapeutin

Stehend, auf der Schulterhöhe des Patienten von der Gegenseite der Palpation. Die Finger befinden sich an einer gedachten Linie zwischen dem Angulus superior der Skapula und dem Dornfortsatz von C6.

Ausführung der Palpation

Die Therapeutin palpiert den oberen Rand des M. rhomboideus minor quer zum Faserverlauf und bewertet ihn. Die Untersuchung wird durch die Fasern des M. trapezius durchgeführt.

5.29. M. rhomboideus minor – Teil 2 (oberer Rand – Untersuchung)

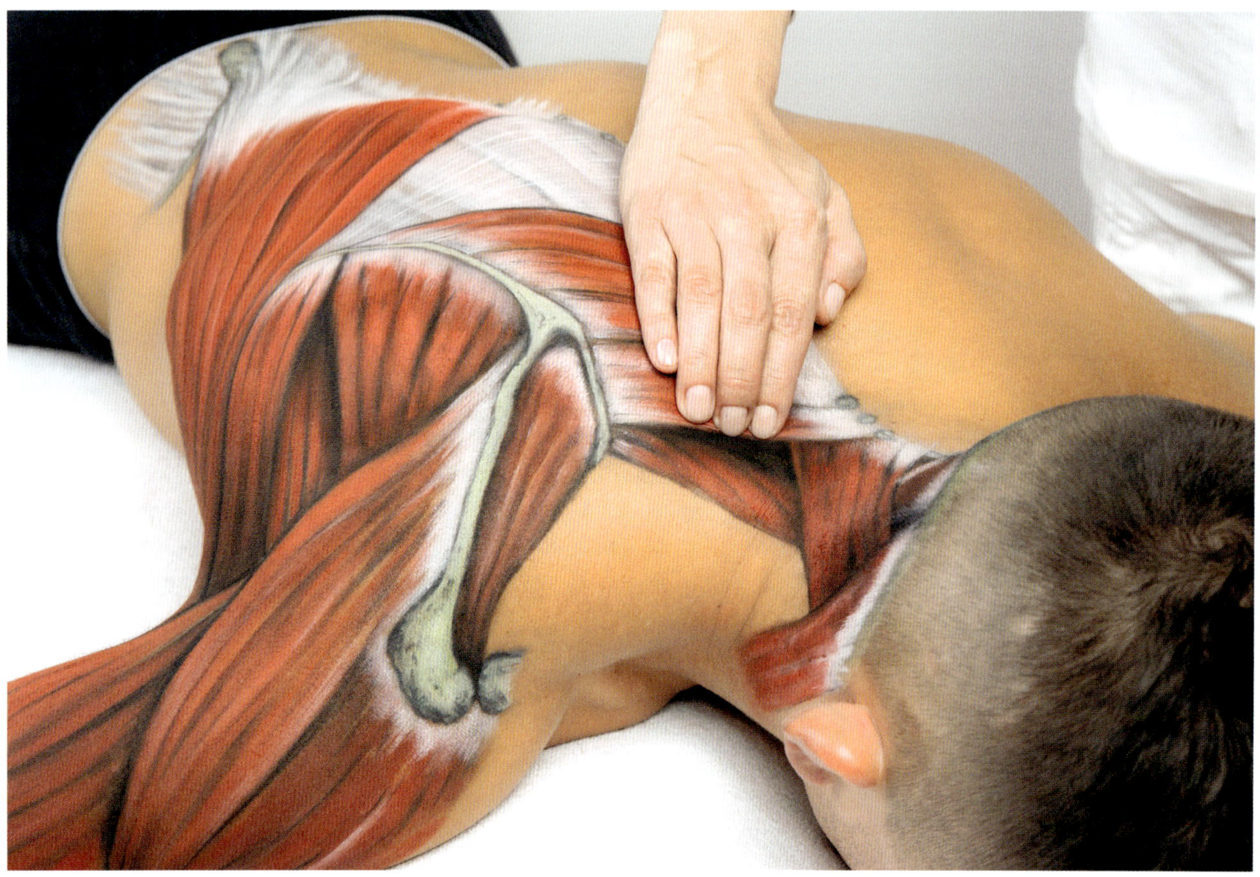

Ausgangsposition des Patienten

Bauchlage.

Ausgangsposition der Therapeutin

Stehend, auf der Schulterhöhe des Patienten von der Gegenseite der Palpation. Die Finger befinden sich an einer gedachten Linie zwischen dem Angulus superior der Skapula und dem Dornfortsatz von C6.

Ausführung der Palpation

Die Therapeutin palpiert den oberen Rand des M. rhomboideus minor quer zum Faserverlauf und bewertet ihn. Die Untersuchung wird durch die Fasern des M. trapezius durchgeführt. Der M. trapezius wurde zur besseren Veranschaulichung nicht abgebildet.

5.30. M. rhomboideus major (Ursprungs- und Ansatzgrenze)

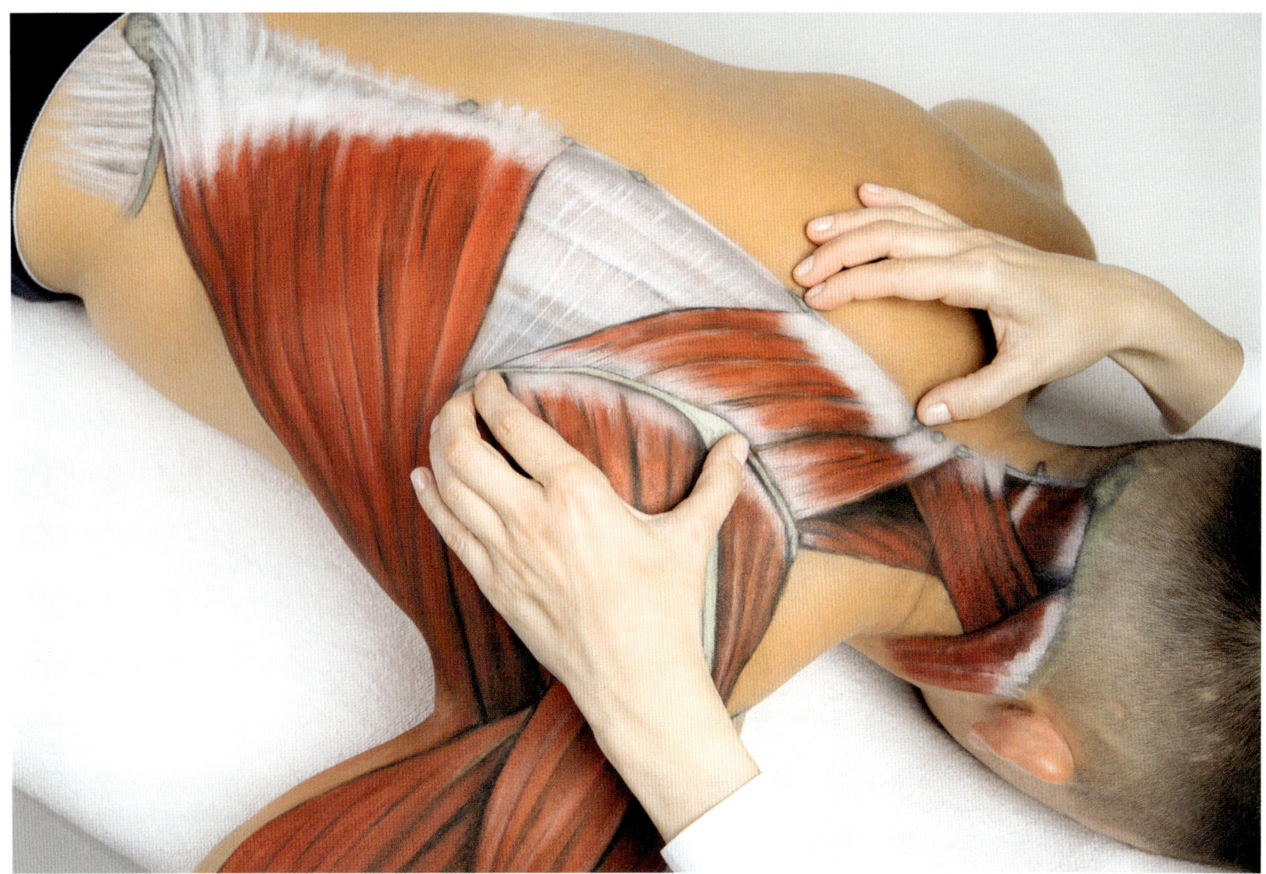

Ausgangsposition des Patienten

Bauchlage.

Ausgangsposition der Therapeutin

Stehend oder sitzend, von der Kopfseite des Patienten.

Ausführung der Palpation

Die Therapeutin lokalisiert den Ursprung und den Anastz des M. rhomboideus major. Die Finger der linken Hand liegen entsprechend an der Basis des Schulterblattkamms (Trigonum spinae) und an dem Angulus inferior der Skapula. Die Finger der rechten Hand umfassen die Dornfortsätze von Th1 bis Th4. Der M. trapezius wurde zur besseren Veranschaulichung nicht abgebildet.

5.31. M. rhomboideus major (oberer Rand)

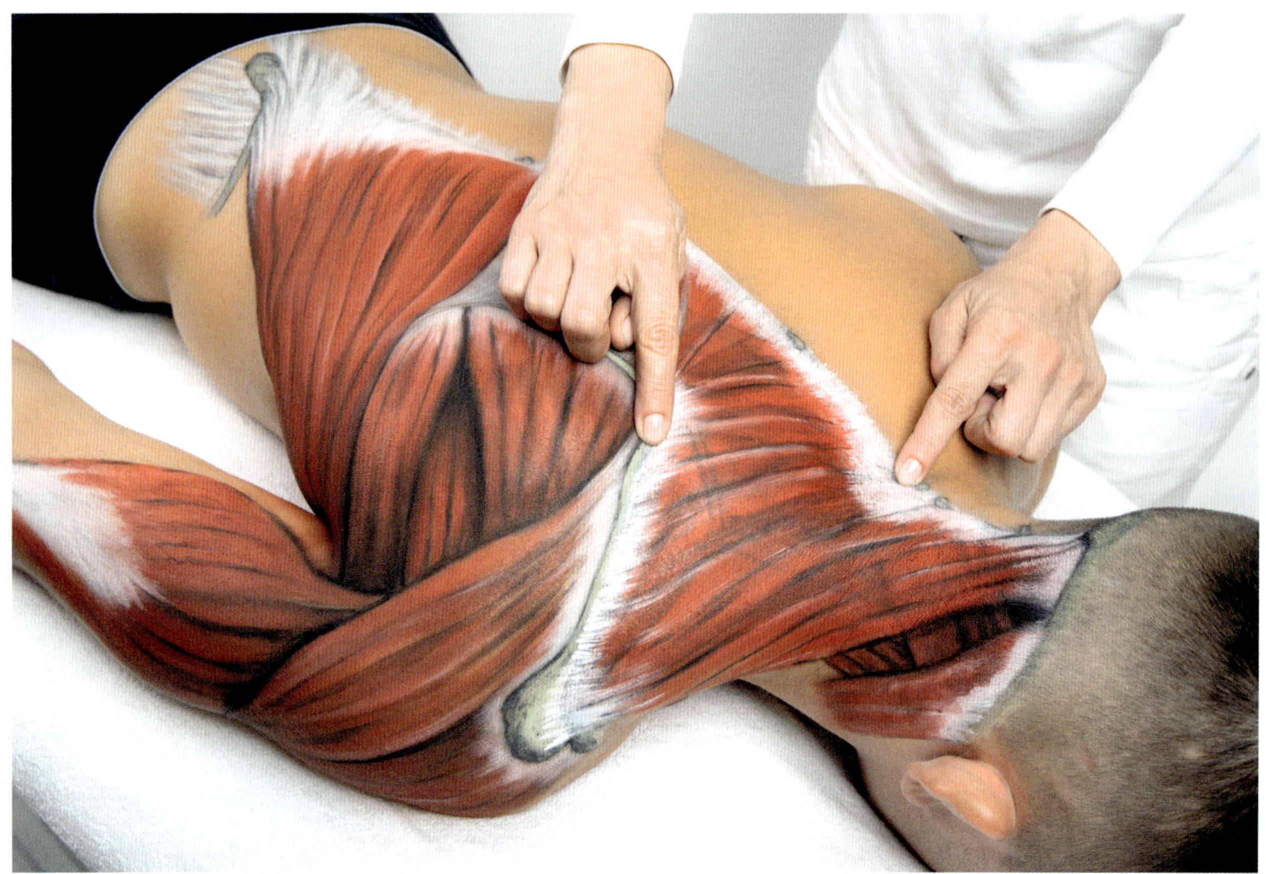

Ausgangsposition des Patienten

Bauchlage.

Ausgangsposition der Therapeutin

Stehend, seitlich des Patienten, auf der Gegenseite der Palpation.

Ausführung der Palpation

Die Therapeutin lokalisiert den oberen Rand des M. rhomboideus major. Der Finger der rechten Hand liegt an der Basis des Schulterblattkamms (Trigonum spinae), der Finger der linken Hand befindet sich an dem Dornfortsatz von Th1.

5.32. M. rhomboideus major (oberer Rand – Untersuchung)

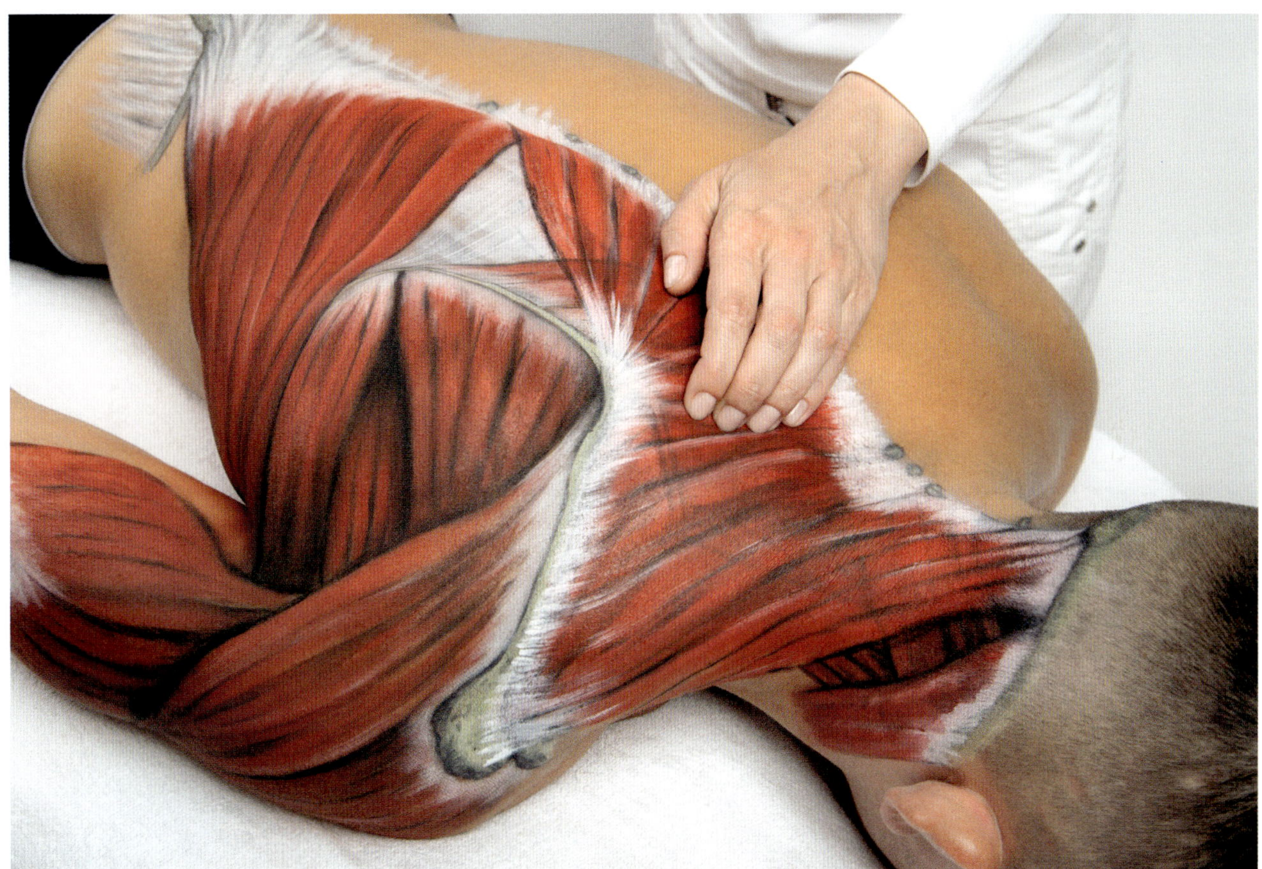

Ausgangsposition des Patienten

Bauchlage.

Ausgangsposition der Therapeutin

Stehend, seitlich des Patienten, auf der Gegenseite der Palpation.

Ausführung der Palpation

Die Therapeutin lokalisiert den oberen Rand des M. rhomboideus major. Die Finger befinden dich an der gedachten Linie zwischen der Basis des Schulterblattkamms (Trigonum spinae) und dem Dornfortsatz von Th1. Die Untersuchung wird durch die Fasern des M. trapezius durchgeführt.

5.33. M. rhomboideus major (oberer Rand – Untersuchung)

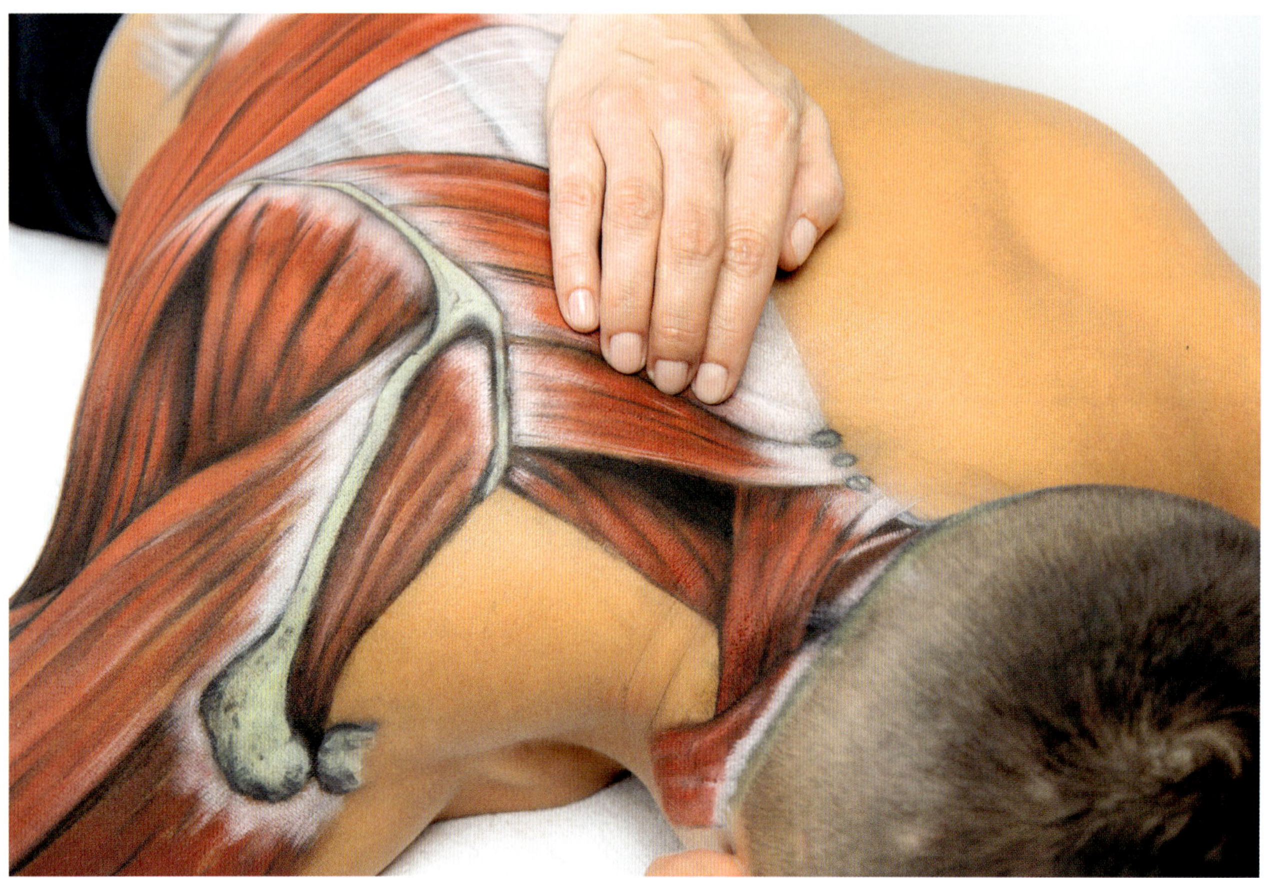

Ausgangsposition des Patienten

Bauchlage.

Ausgangsposition der Therapeutin

Stehend, seitlich des Patienten, auf der Gegenseite der Palpation.

Ausführung der Palpation

Die Therapeutin palpiert den oberen Rand des M. rhomboideus major quer zum Faserverlauf und bewertet ihn. Die Untersuchung wird durch die Fasern des M. trapezius durchgeführt. Der M. trapezius wurde zur besseren Veranschaulichung nicht abgebildet.

5.34. M. rhomboideus major (unterer Rand – Untersuchung)

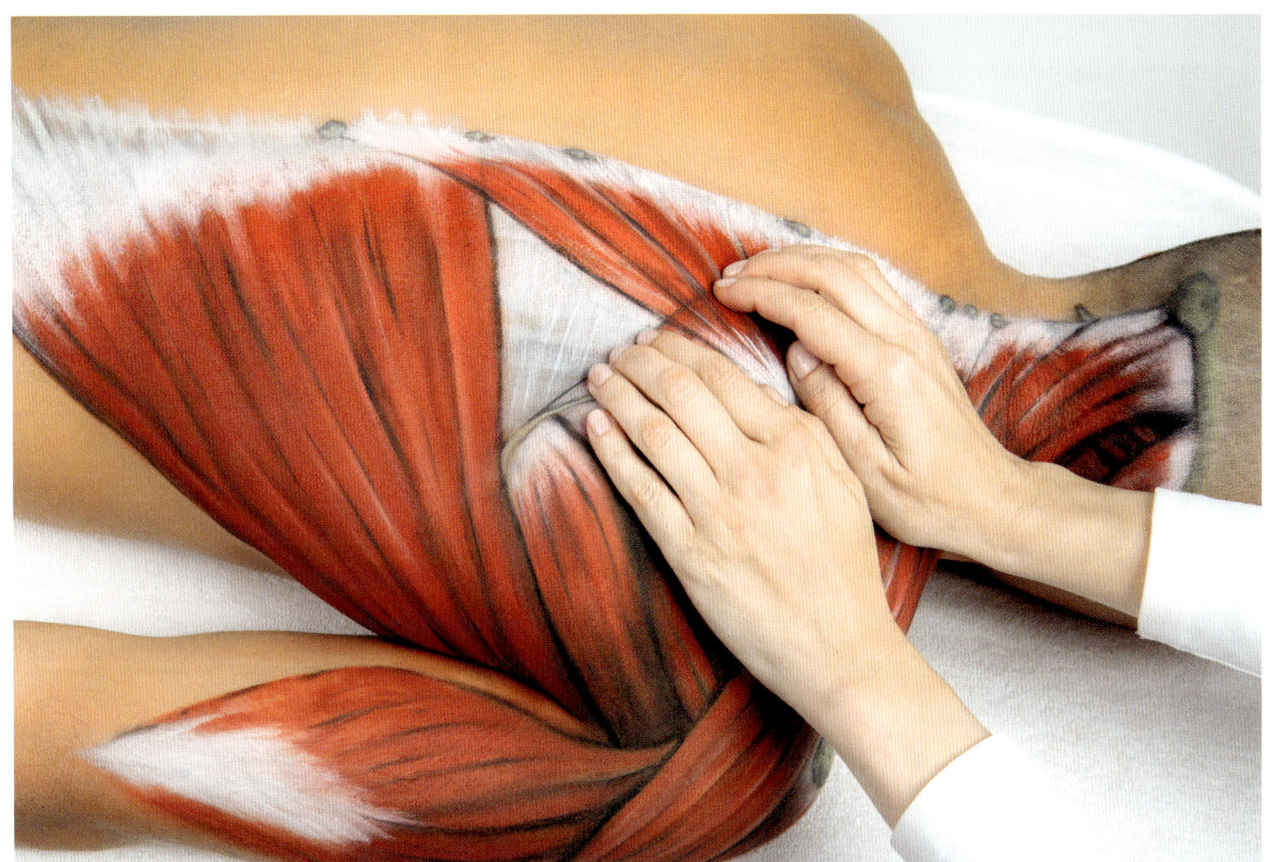

Ausgangsposition des Patienten

Bauchlage.

Ausgangsposition der Therapeutin

Stehend, auf der Schulterhöhe Patienten, von der Seite der Palpation. Die Finger beider Hände befinden sich an der gedachten Linie zwischen dem Angulus inferior der Skapula und dem Dornfortsatz von Th4.

Ausführung der Palpation

Die Therapeutin palpiert den unteren Rand des M. rhomboideus major quer zum Faserverlauf und bewertet ihn. Der laterele Teil des M. rhomboideus major liegt frei (oberflächlich), der mediale Teil ist dagegen von den unteren Fasern des M. trapezius bedeckt.

5.35. M. rhomboideus major (unterer Rand, oberflächlich liegender Teil – Untersuchung)

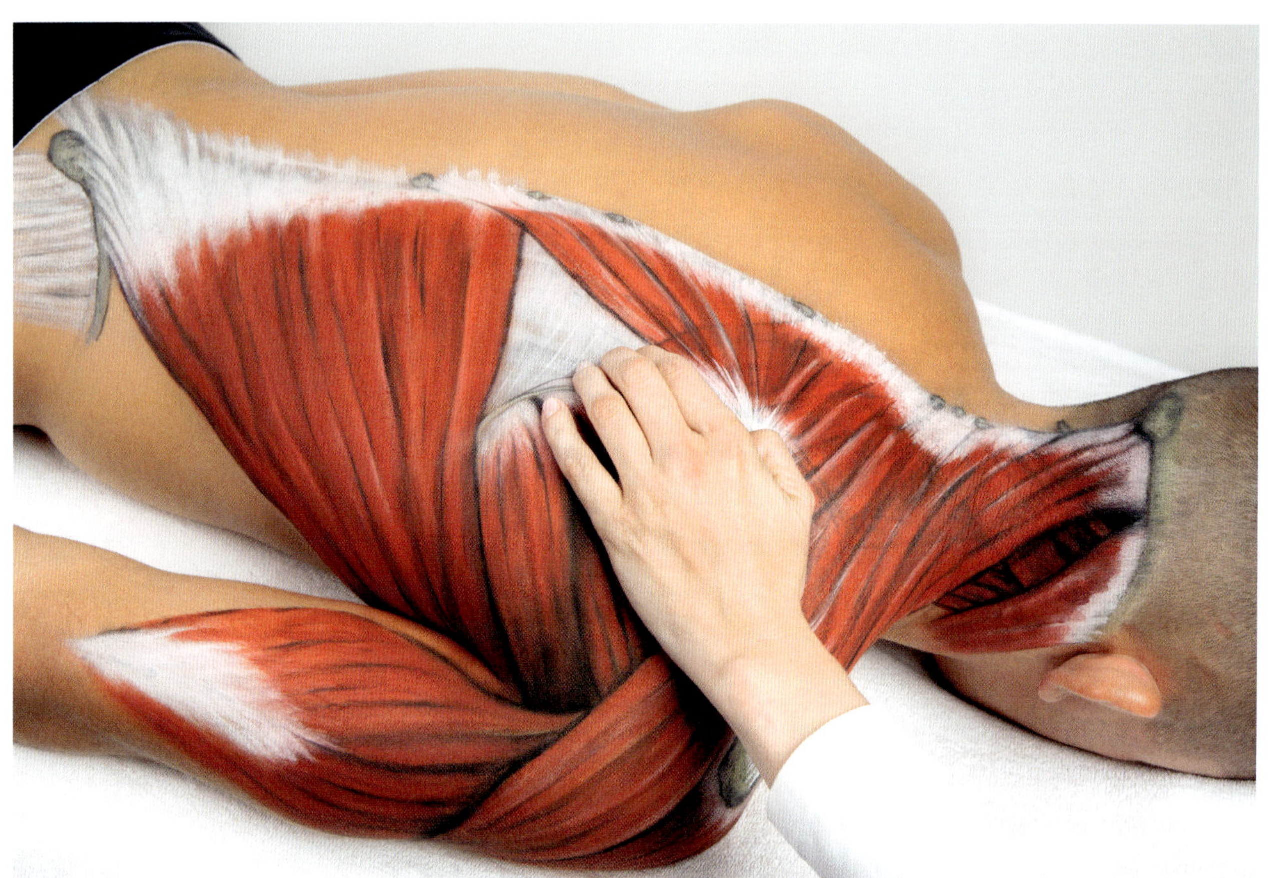

Ausgangsposition des Patienten

Bauchlage.

Ausgangsposition der Therapeutin

Stehend, auf der Schulterhöhe Patienten, von der Seite der Palpation. Die Finger beider Hände befinden sich an der gedachten Linie zwischen dem Angulus inferior der Skapula und dem Dornfortsatz von Th4. Die Abbildung zeigt nur eine Hand, damit man den Muskelrand besser erkennen kann.

Ausführung der Palpation

Die Therapeutin palpiert den unteren Rand des M. rhomboideus major in seinem oberflächlich liegendem Anteil quer zum Faserverlauf und bewertet ihn.

5.36. M. rhomboideus major (unterer Rand, tiefer liegender Teil – Untersuchung)

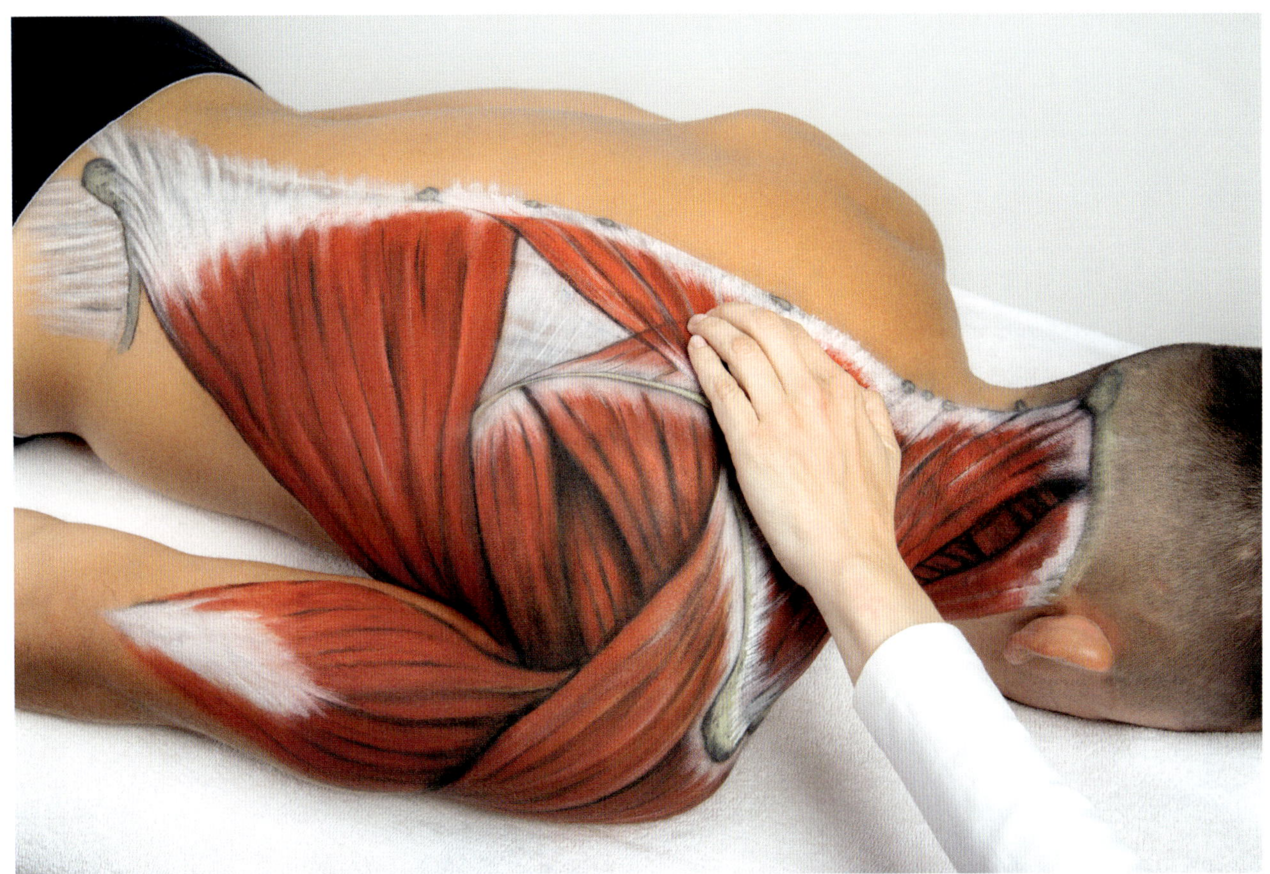

Ausgangsposition des Patienten

Bauchlage.

Ausgangsposition der Therapeutin

Stehend, auf der Schulterhöhe Patienten, von der Seite der Palpation. Die Finger beider Hände befinden sich an der gedachten Linie zwischen dem Angulus inferior der Skapula und dem Dornfortsatz von Th4. Die Abbildung zeigt nur eine Hand, damit man den Muskelrand besser erkennen kann.

Ausführung der Palpation

Die Therapeutin palpiert den unteren Rand des M. rhomboideus major in seinem bedeckten, tiefer liegenden Anteil quer zum Faserverlauf und bewertet ihn.

5.37. M. trapezius, M. rhomboideus major

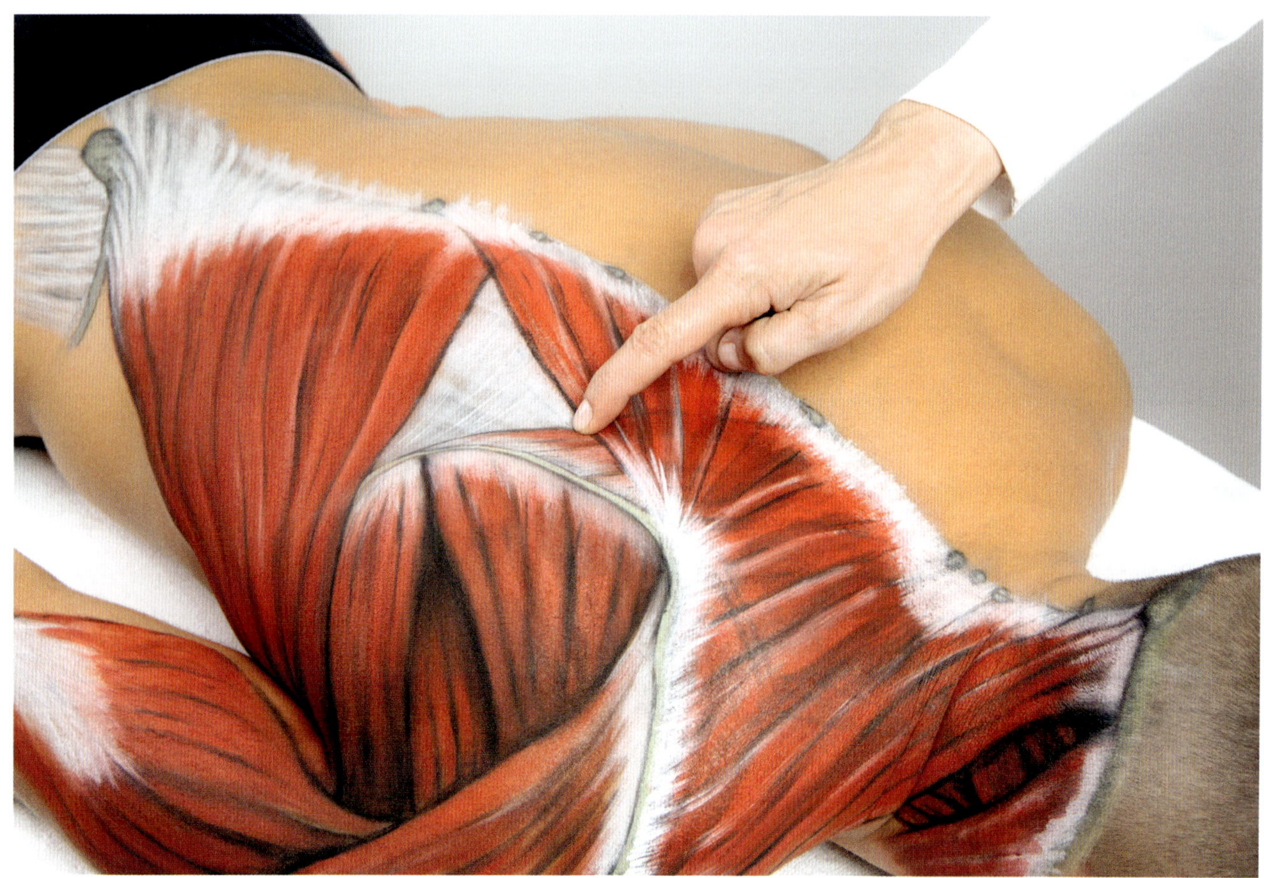

Ausgangsposition des Patienten

Bauchlage.

Ausgangsposition der Therapeutin

Stehend, auf der Schulterhöhe Patienten, von der Gegnseite der Palpation.

Ausführung der Palpation

Die Therapeutin palpiert die Schnittstelle zwischen dem M. trapezius und dem M. rhomboideus major.

5.38. M. levator scapulae (Abgrenzung)

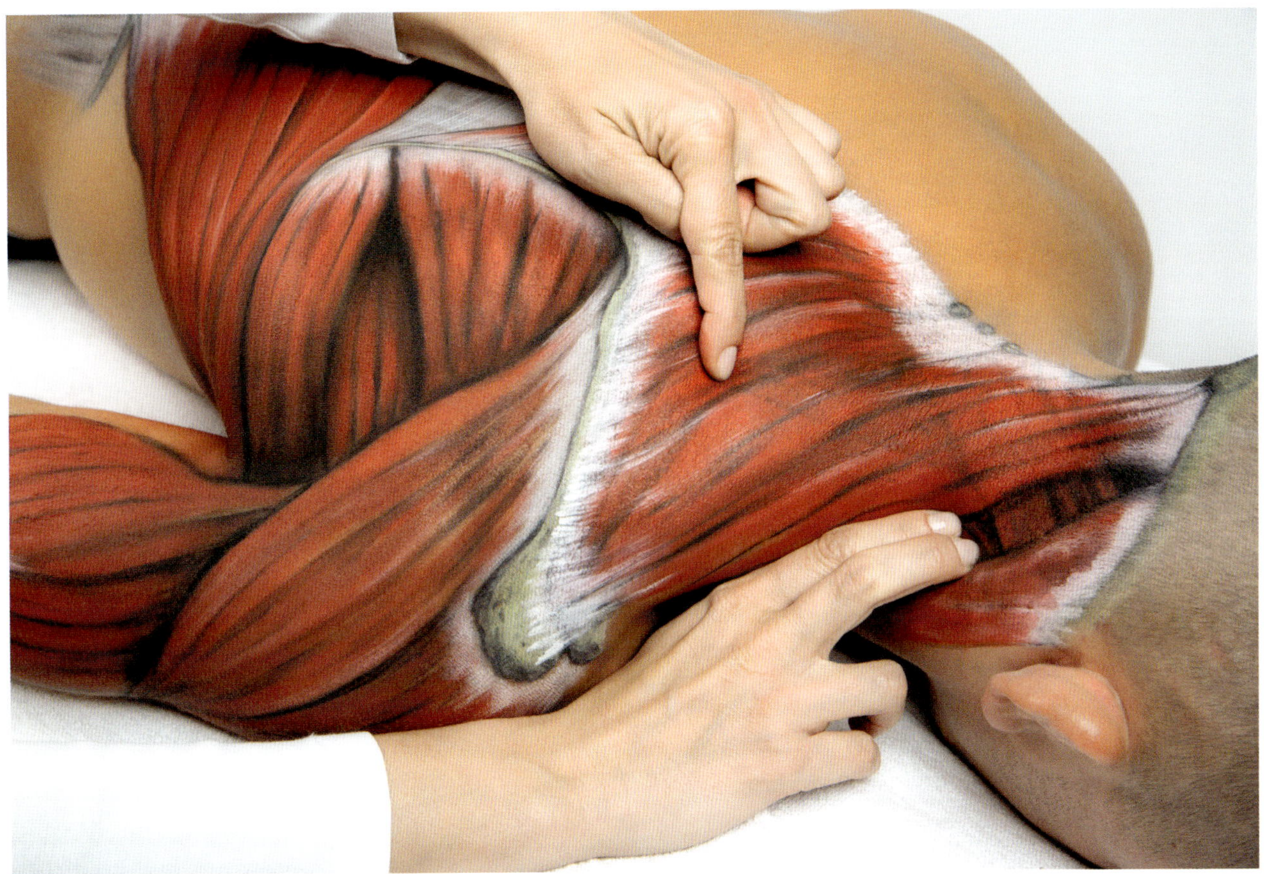

Ausgangsposition des Patienten

Bauchlage.

Ausgangsposition der Therapeutin

Stehend, auf der Schulterhöhe Patienten, von der Seite der Palpation.

Ausführung der Palpation

Die Therapeutin lokalisiert den Verlauf des M. levator scapulae. Der Zeigefinger der linken Hand liegt am Angulus superior der Skapula. Die Finger der rechten Hand befinden sich im sog. seitlichen Halsdreieck (Trigonum colli laterale), dorsal des Querfortsatzes von C1.

5.39. M. levator scapulae (oberer Teil)

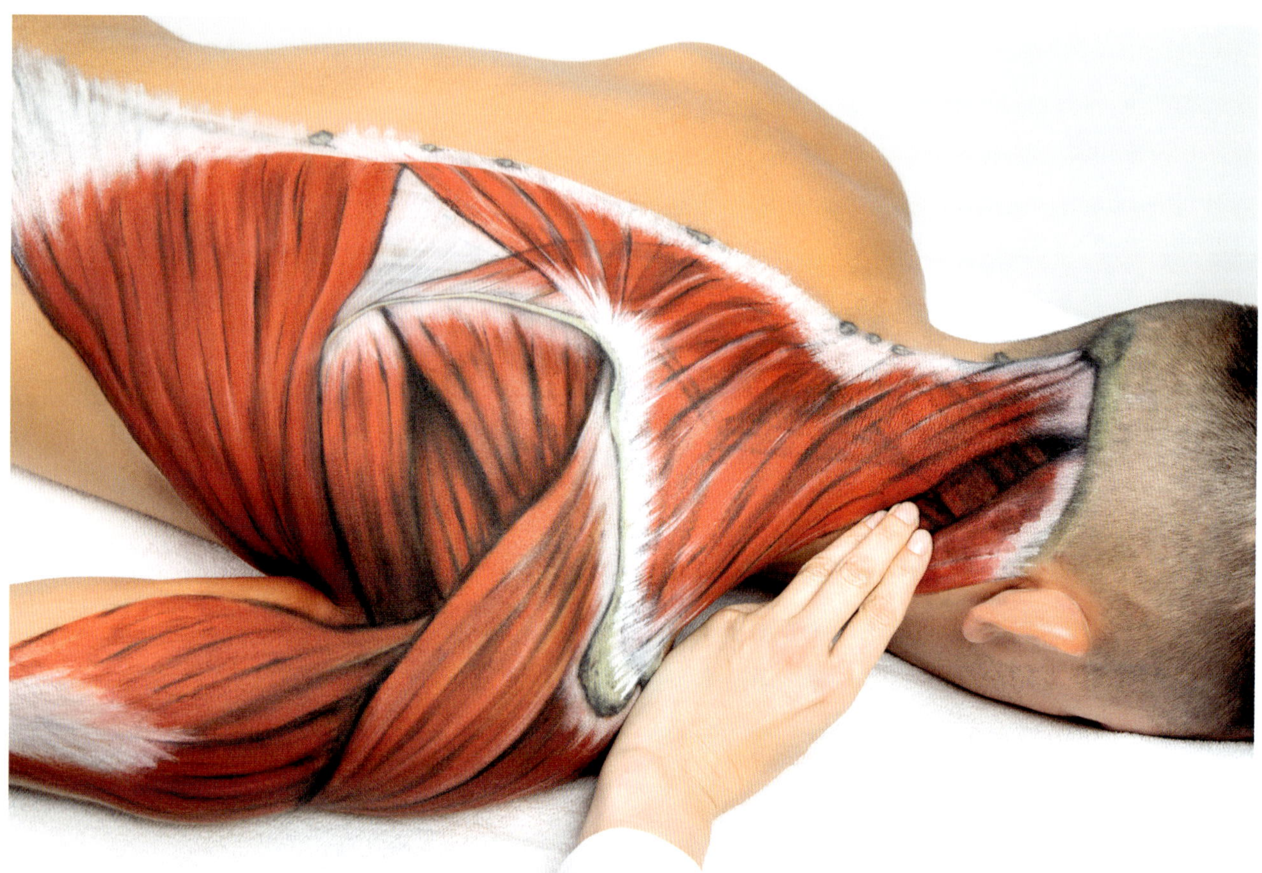

Ausgangsposition des Patienten

Bauchlage.

Ausgangsposition der Therapeutin

Stehend, auf der Schulterhöhe Patienten, von der Seite der Palpation.

Ausführung der Palpation

Die Therapeutin palpiert den M. levator scapulae quer zum Faserverlauf im Bereich des sog. seitlichen Halsdreiecks (Trigonum colli laterale) und bewertet ihn.

5.40. M. levator scapulae, M. trapezius

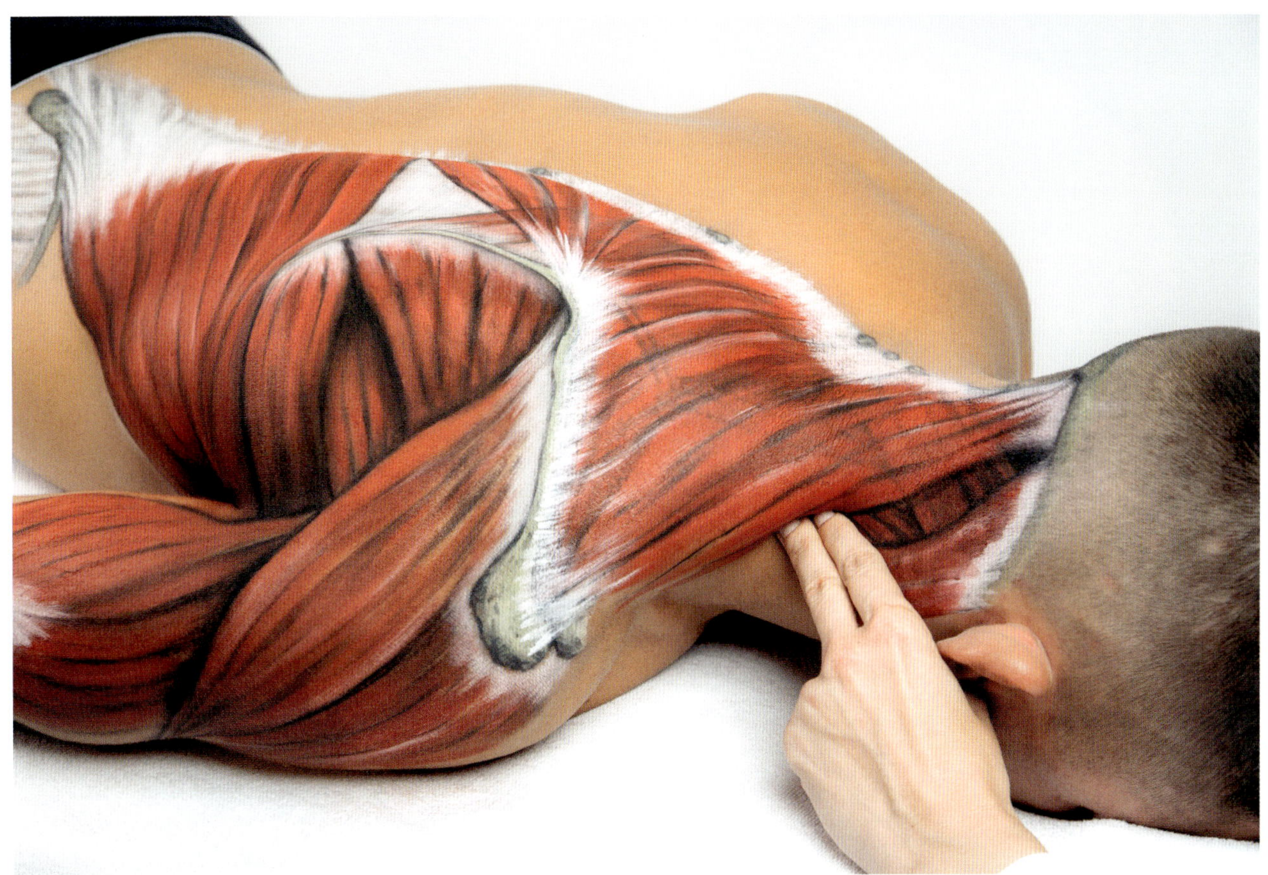

Ausgangsposition des Patienten

Bauchlage.

Ausgangsposition der Therapeutin

Stehend, von der Kopfseite des Patienten.

Ausführung der Palpation

Die Therapeutin palpiert eine Lücke zwischen dem absteigenden Teil des M. trapezius und dem M. levator scapulae. Sie versetzt die Finger zwischen den Muskeln, um die Region zu bewerten.

5.41. Oberflächliche Rückenmuskulatur

Mm. superficiales dorsi

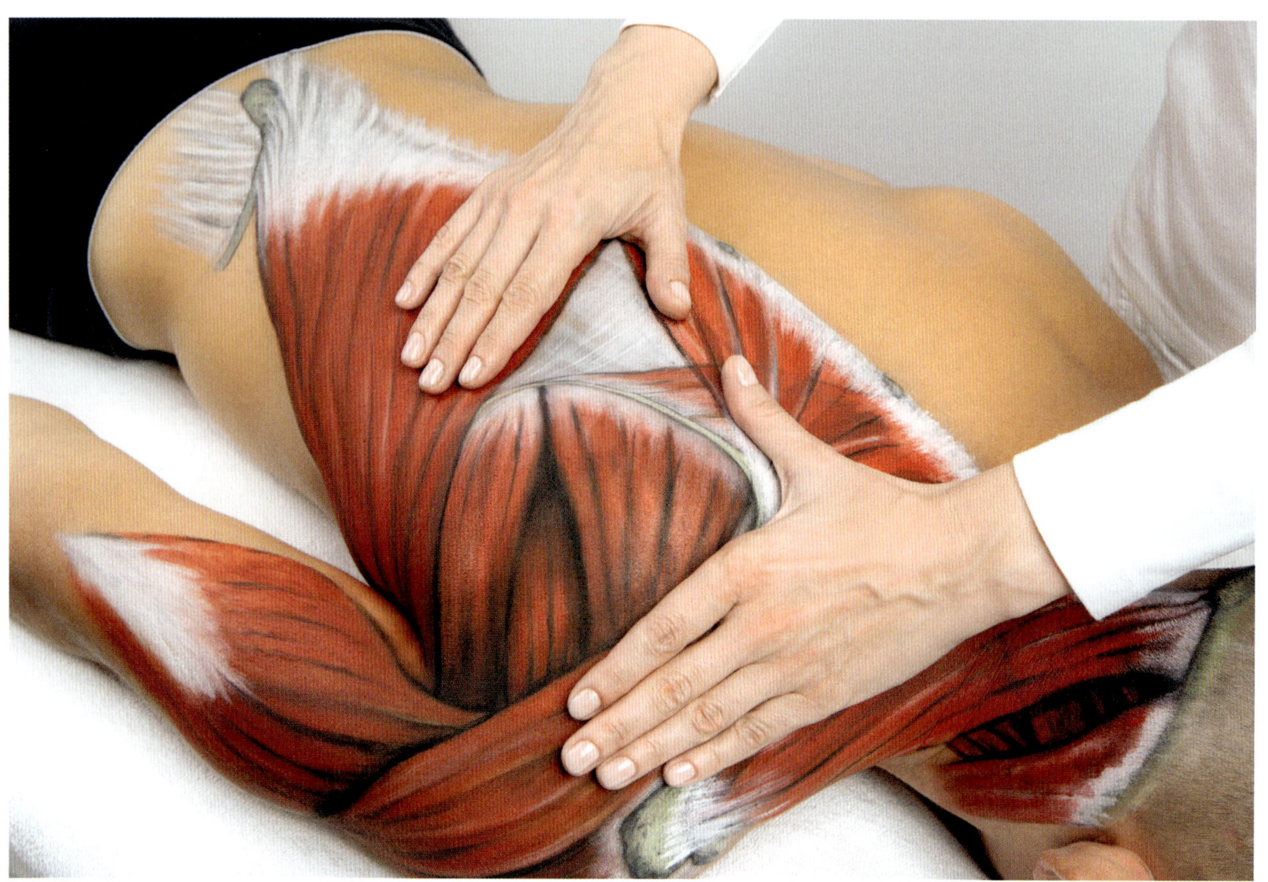

Ausgangsposition des Patienten

Bauchlage.

Ausgangsposition der Therapeutin

Stehend, auf der Schulterhöhe Patienten, von der Seite der Palpation.

Ausführung der Palpation

Die Therapeutin lokalisiert die Region für die Palpation der Muskeln, die an der Skapula unterhalb der Spina ansetzen. Die Hände der Therapeutin umfassen die Ränder der oberflächlich liegenden Muskeln des M. trapezius und des M. deltoideus.

5.42. Auskultatorisches Dreieck

Trigonum auscultationis

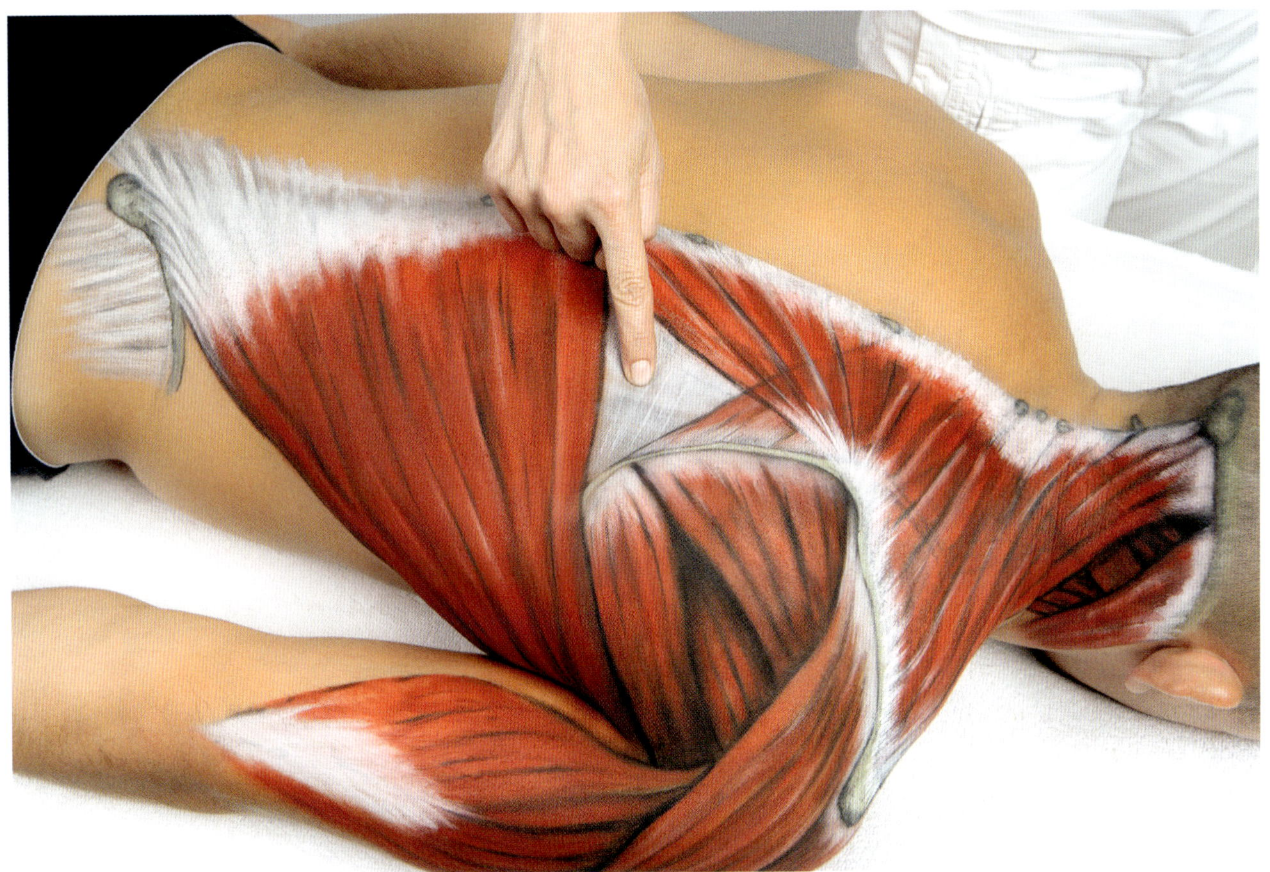

Ausgangsposition des Patienten

Bauchlage.

Ausgangsposition der Therapeutin

Stehend, auf der Schulterhöhe Patienten, von der Gegenseite der Palpation.

Ausführung der Palpation

Die Therapeutin lokalisiert das sog. auskultatorische Dreieck, dessen Abgrenzungen der laterale Rand des unteren Teils des M. trapezius, der obere Rand des M. latissimus dorsi und der untere Rand des M. rhomboideus bilden.

5.43. M. supraspinatus (Verlaufsrichtung)

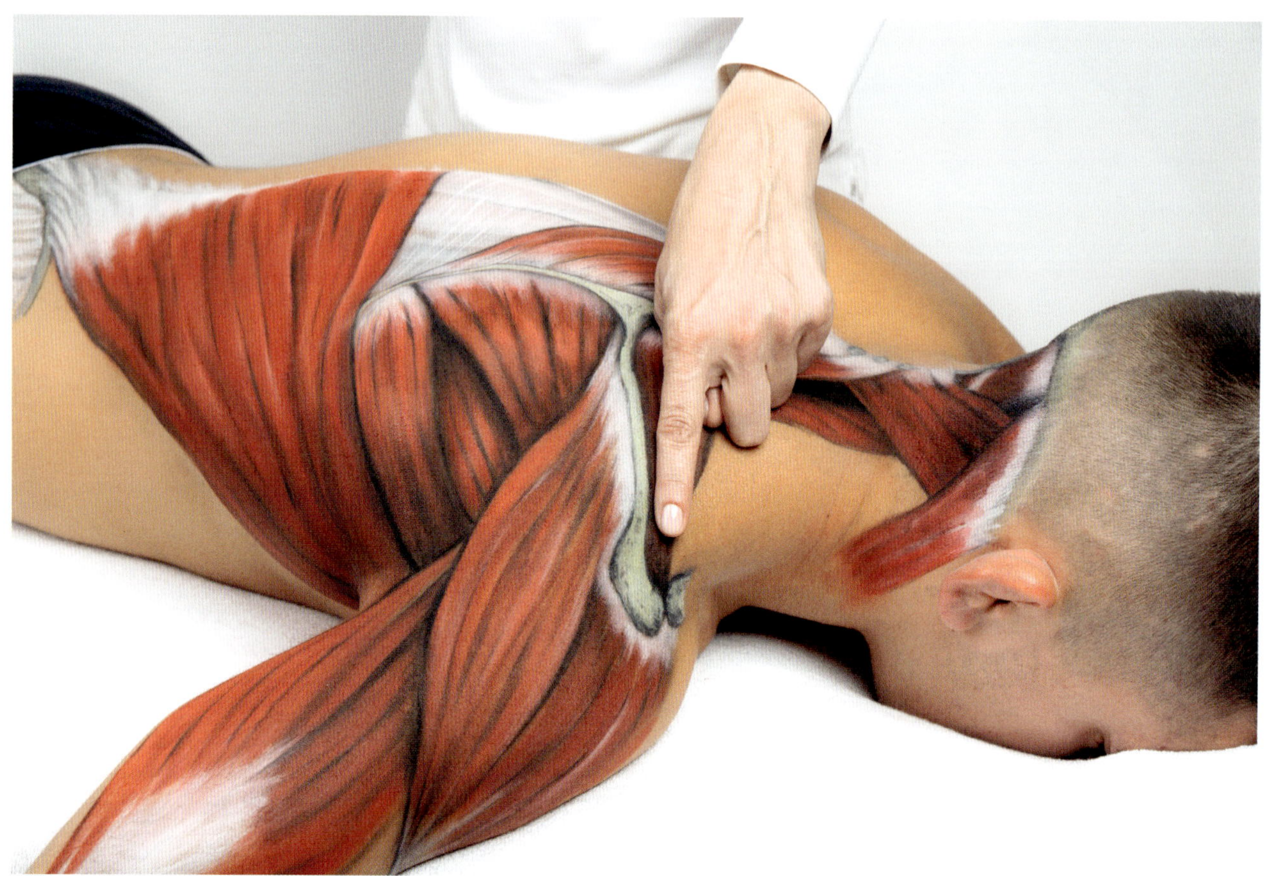

Ausgangsposition des Patienten

Bauchlage.

Ausgangsposition der Therapeutin

Stehend, auf der Schulterhöhe Patienten, von der Gegenseite der Palpation.

Ausführung der Palpation

Die Therapeutin lokalisiert den Verlauf des M. supraspinatus. Der Finger liegt in der Fossa supraspinata, parallel zum Verlauf des Muskels. Der M. trapezius wurde zur besseren Veranschaulichung nicht abgebildet.

5.44. M. supraspinatus (Untersuchung)

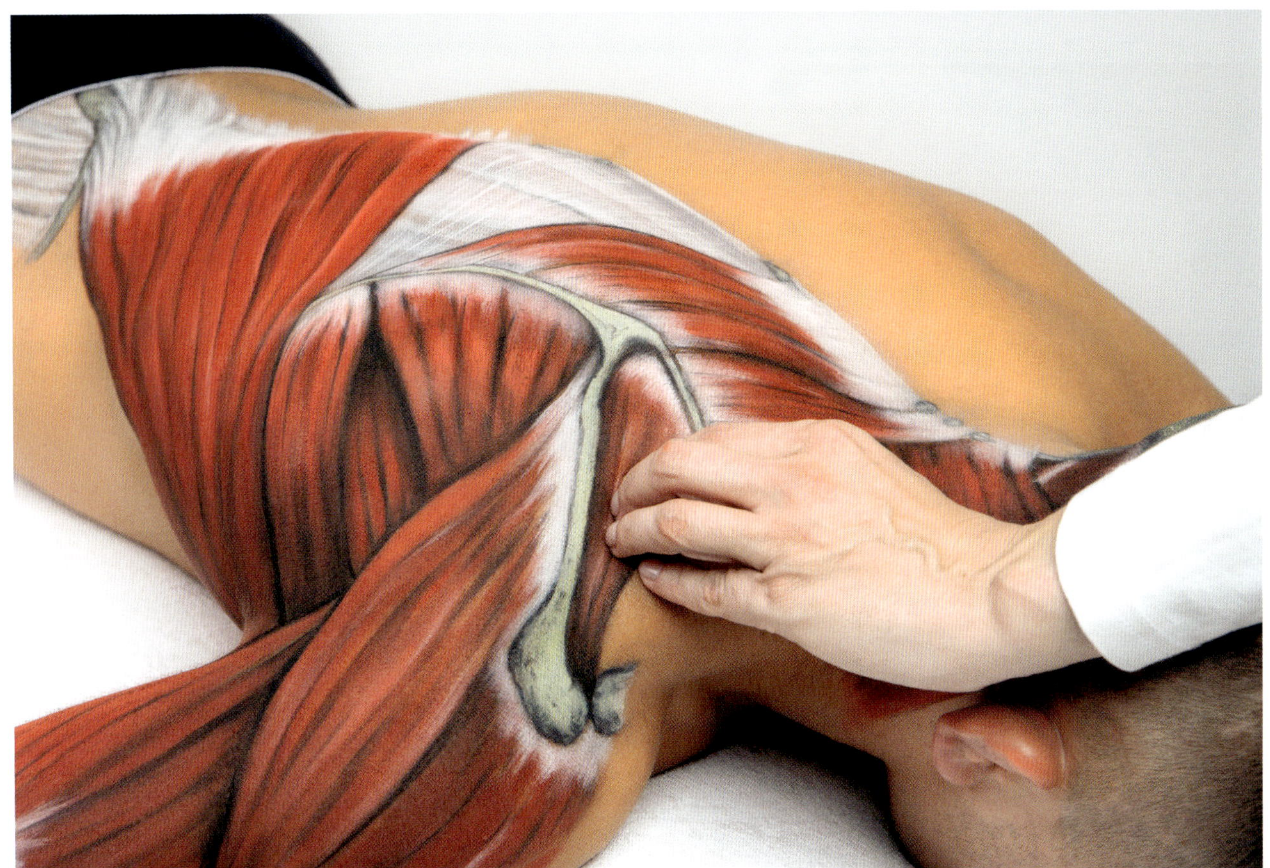

Ausgangsposition des Patienten

Bauchlage.

Ausgangsposition der Therapeutin

Stehend, von der Kopfseite des Patienten.

Ausführung der Palpation

Die Therapeutin palpiert den M. supraspinatus quer zum Faserverlauf und bewertet ihn. Die Palpation wird indirekt durch die Fasern des mittleren Teils des M. trapezius durchgeführt. Der M. trapezius wurde zur besseren Veranschaulichung nicht abgebildet.

5.45. Sehne des M. supraspinatus

M. supraspinatus – Tendo

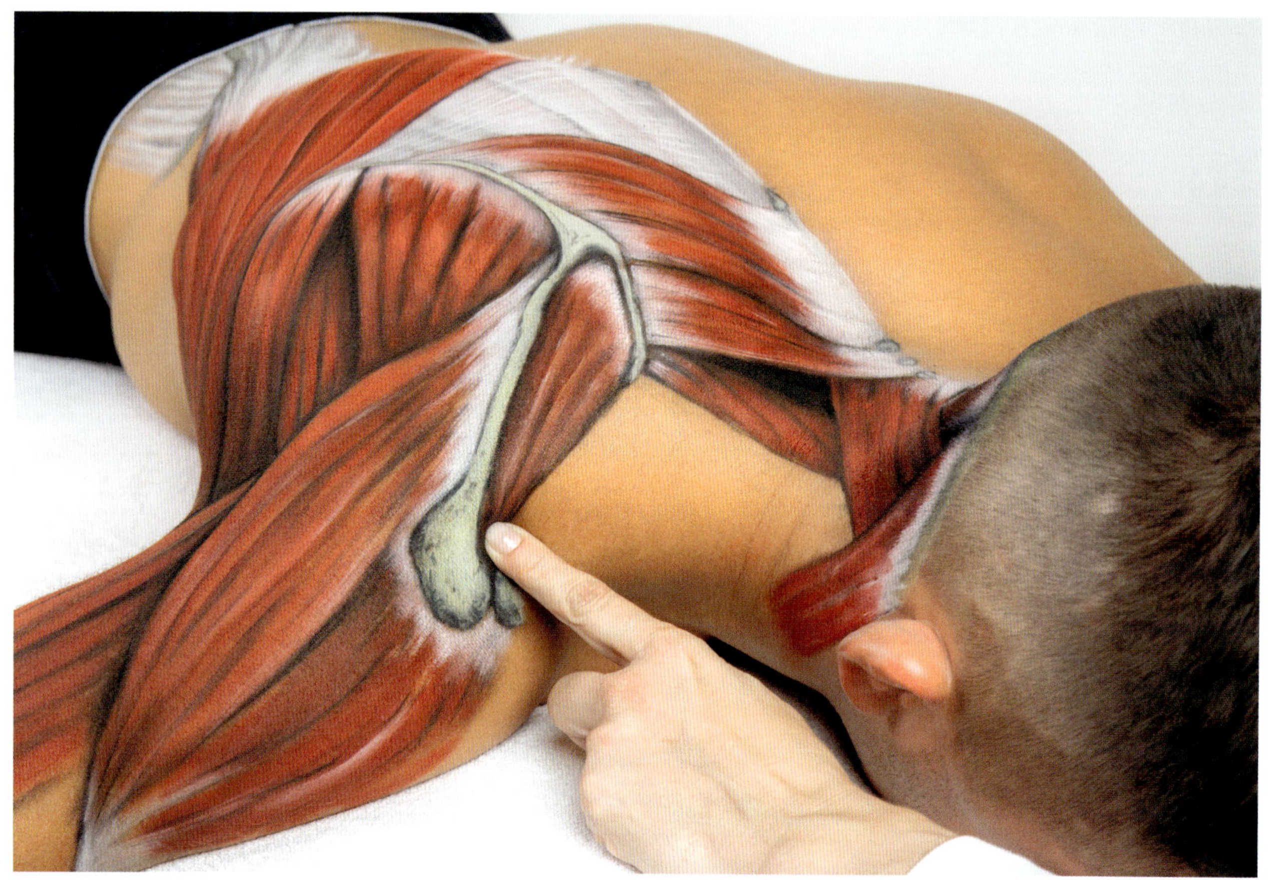

Ausgangsposition des Patienten

Bauchlage.

Ausgangsposition der Therapeutin

Stehend oder sitzend, von der Kopfseite des Patienten.

Ausführung der Palpation

Die Therapeutin lokalisiert die Sehne des M. supraspinatus. Der Zeigefinger liegt in der Fossa supraspinata auf der Höhe des akromioklavikularen Winkels. Der M. trapezius wurde zur besseren Veranschaulichung nicht abgebildet.

5.46. Sulcus zwischen M. infraspinatus und Mm. teretes (Verlaufsbestimmung)

M. infraspinatus, M. teres minor, M. teres major – Sulcus intermuscularis

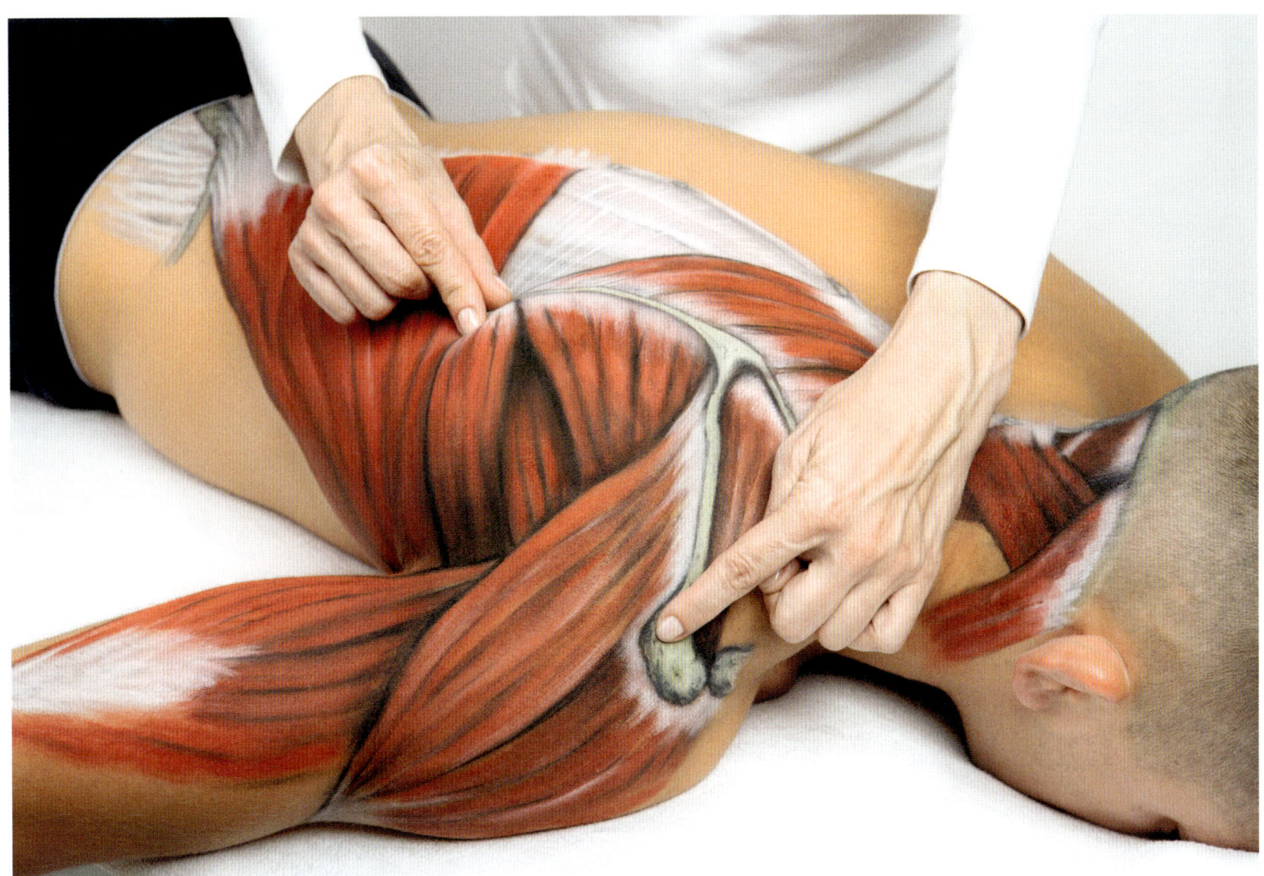

Ausgangsposition des Patienten

Bauchlage.

Ausgangsposition der Therapeutin

Stehend, seitlich des Patienten, von der Gegenseite der Palpation. Die Finger der rechten Hand umfassen den inferioren Winkel der Skapula. Der Zeigefinger der linken Hand befindet sich am Akromionwinkel.

Ausführung der Palpation

Die Therapeutin lokalisiert und palpiert knöcherne Referenzpunkte für die Verlaufsbestimmung des Sulcus intermuscularis. Der M. trapezius wurde zur besseren Veranschaulichung nicht abgebildet.

5.47. Sulcus zwischen M. infraspinatus und Mm. teretes (Untersuchungsrichtung)

M. infraspinatus, M. teres minor, M. teres major – Sulcus intermuscularis

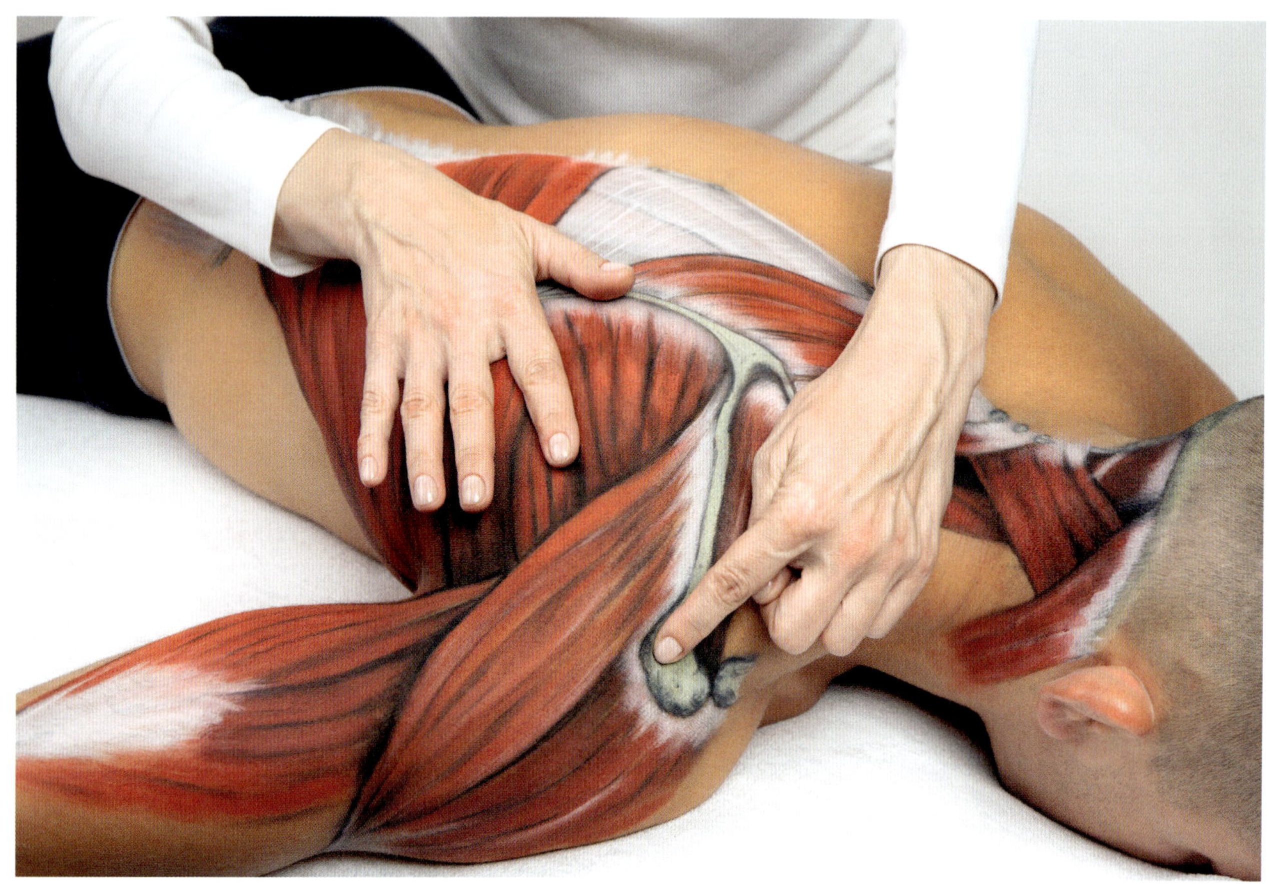

Ausgangsposition des Patienten

Bauchlage.

Ausgangsposition der Therapeutin

Stehend, seitlich des Patienten, von der Gegenseite der Palpation.

Ausführung der Palpation

Die Therapeutin bestimmt die Untersuchungsrichtung des Sulcus intermuscularis zwischen dem M. infraspinatus und dem M. teres minor. Der Zeigefinger liegt an der gedachten Linie zwischen dem Angulus inferior der Skapula und dem Akromion. Der M. trapezius wurde zur besseren Veranschaulichung nicht abgebildet.

5.48. Sulcus zwischen M. infraspinatus und Mm. teretes (Untersuchung)

M. infraspinatus, M. teres minor, M. teres major – Sulcus intermuscularis

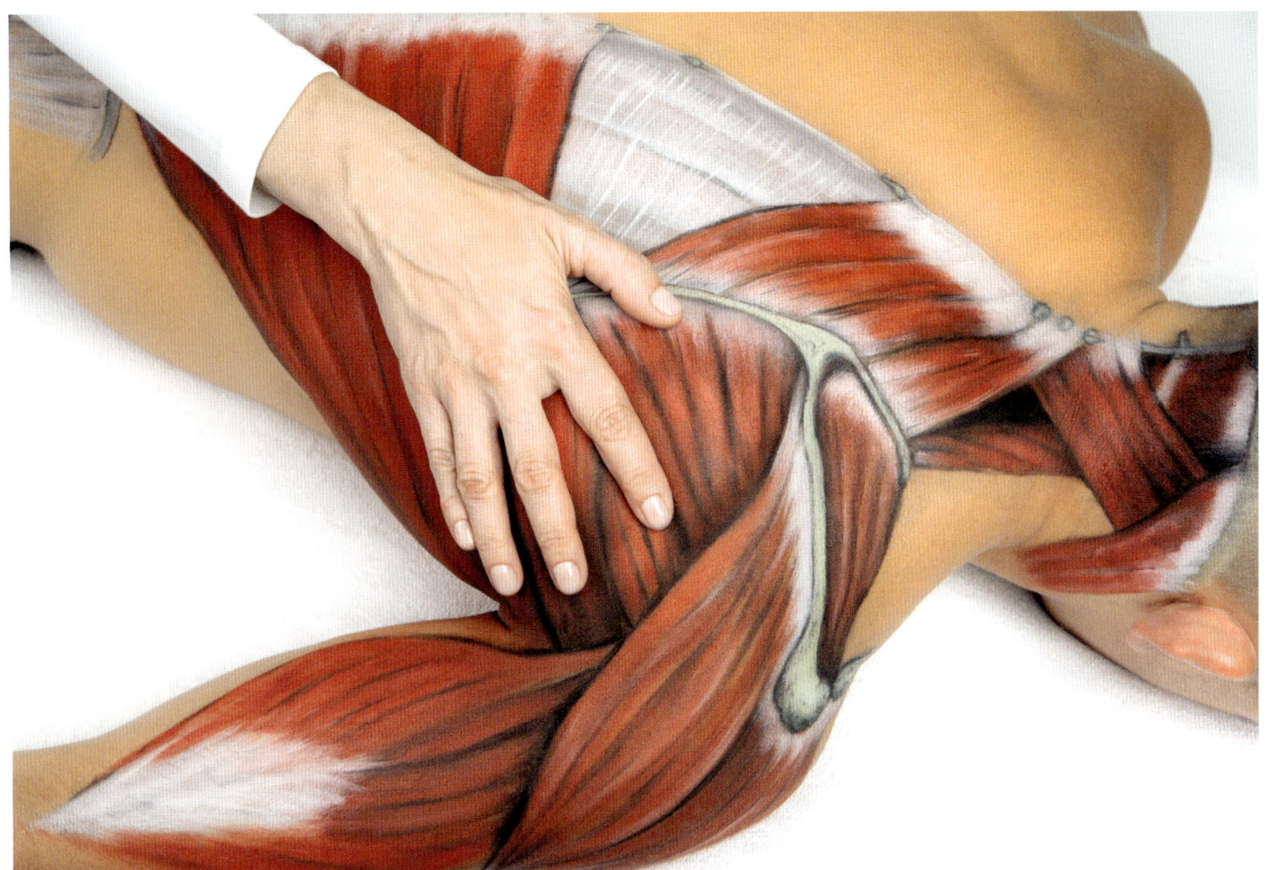

Ausgangsposition des Patienten

Bauchlage.

Ausgangsposition der Therapeutin

Stehend, seitlich des Patienten, von der Gegenseite der Palpation.

Ausführung der Palpation

Die Therapeutin palpiert und bewertet den Sulcus zwischen dem M. infraspinatus und dem M. teres minor. Tastbar ist eine deutliche Lücke zwischen den genannten Muskeln. Der M. trapezius wurde für die bessere Veranschaulichung nicht abgebildet.

5.49. M. infraspinatus

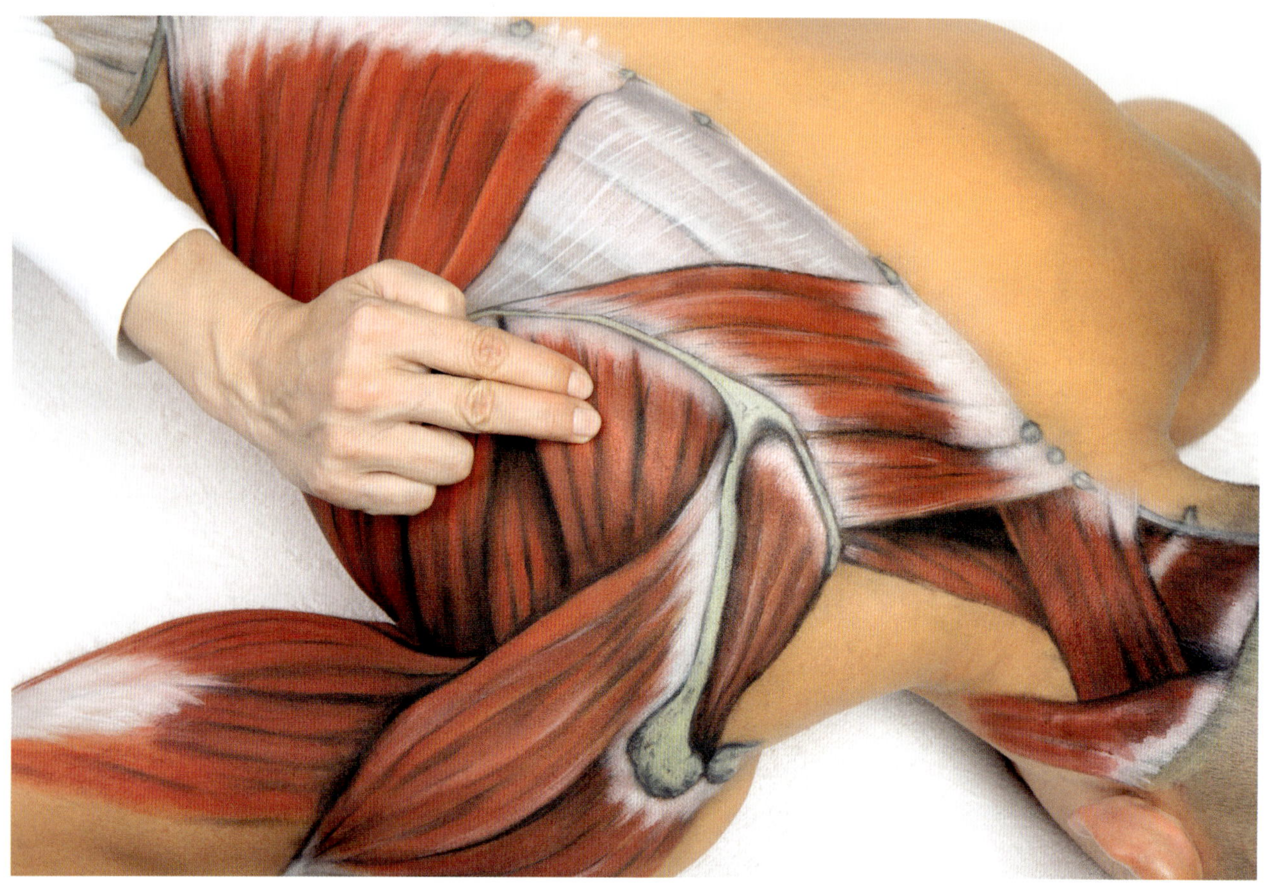

Ausgangsposition des Patienten

Bauchlage.

Ausgangsposition der Therapeutin

Stehend, seitlich des Patienten, von der Gegenseite der Palpation.

Ausführung der Palpation

Die Therapeutin palpiert und bewertet den M. infraspinatus quer zum Faserverlauf. Der M. trapezius wurde zur besseren Veranschaulichung nicht abgebildet.

5.50. M. latissimus dorsi, M. teres major

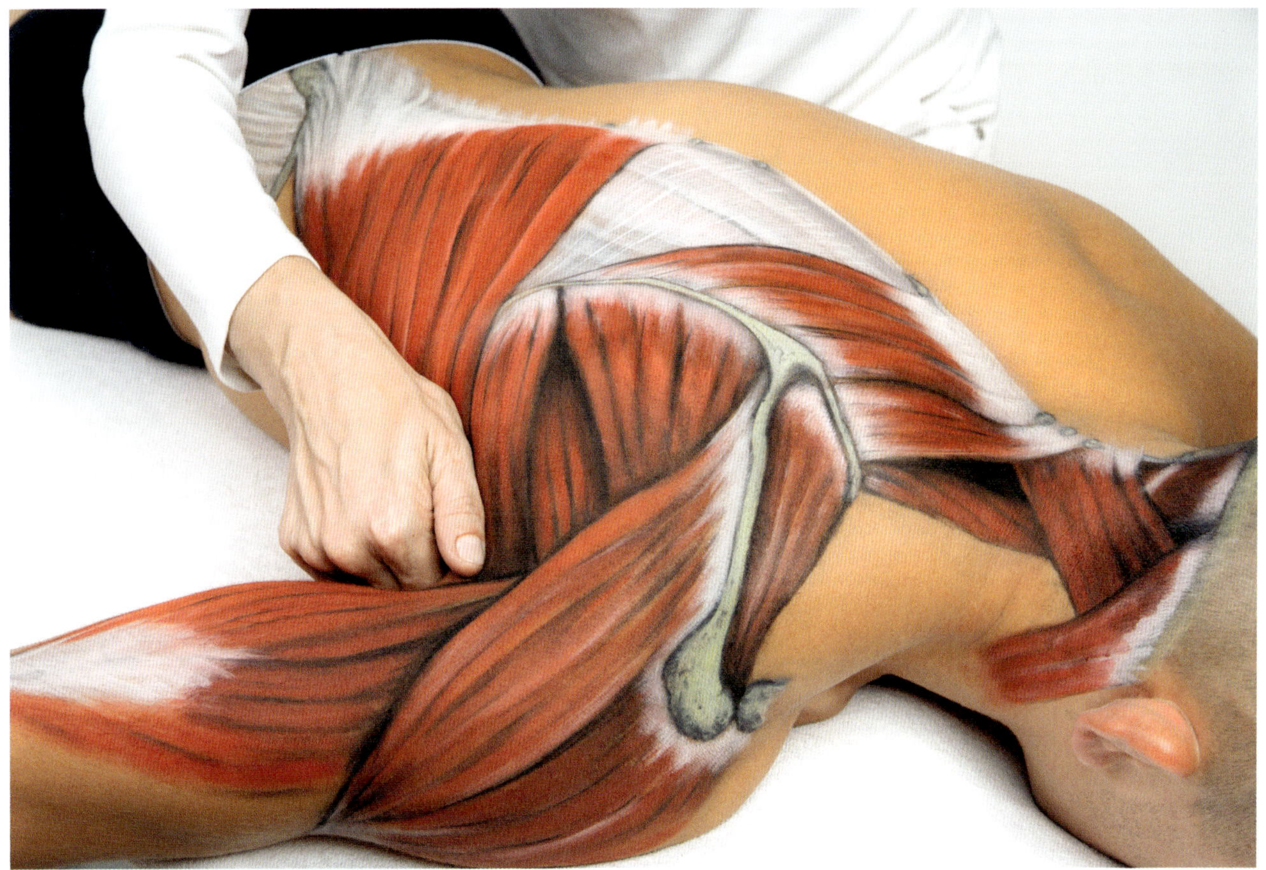

Ausgangsposition des Patienten

Bauchlage. Der Arm der Palpationsseite befindet sich in 45 Grad Abduktion.

Ausgangsposition der Therapeutin

Stehend, seitlich des Patienten, von der Gegenseite der Palpation.

Ausführung der Palpation

Die Therapeutin lokalisiert und palpiert den Sulcus zwischen dem M. latissimus dorsi und dem M. teres major. Sie umfasst den M. latissimus dorsi mit dem Daumen und mit den Fingern. Der M. trapezius wurde für die bessere Veranschaulichung nicht abgebildet.

5.51. M. teres major, M. teres minor

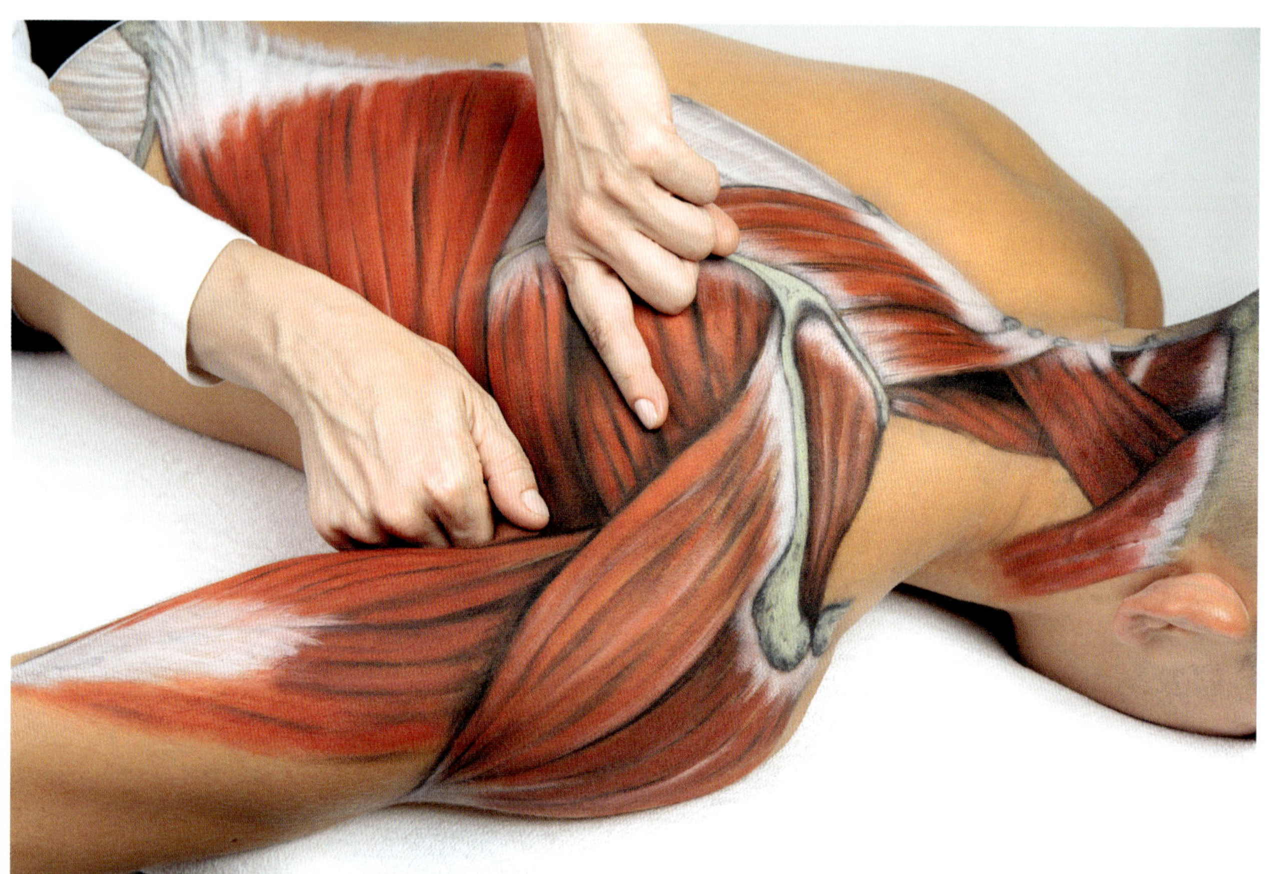

Ausgangsposition des Patienten

Bauchlage. Der Arm der Palpationsseite befindet sich in 45 Grad Abduktion.

Ausgangsposition der Therapeutin

Stehend, seitlich des Patienten, von der Gegenseite der Palpation.

Ausführung der Palpation

Die Therapeutin lokalisiert die Lage der Mm. teretes an der dorsalen Seite der Skapula. Die rechte Hand umfasst den M. latissimus dorsi, die linke Hand legt den Rand des M. infraspinatus fest.

5.52. Sulcus zwischen M. teres major und M. teres minor (Untersuchung)

M. teres major, M. teres minor – Sulcus intermuscularis

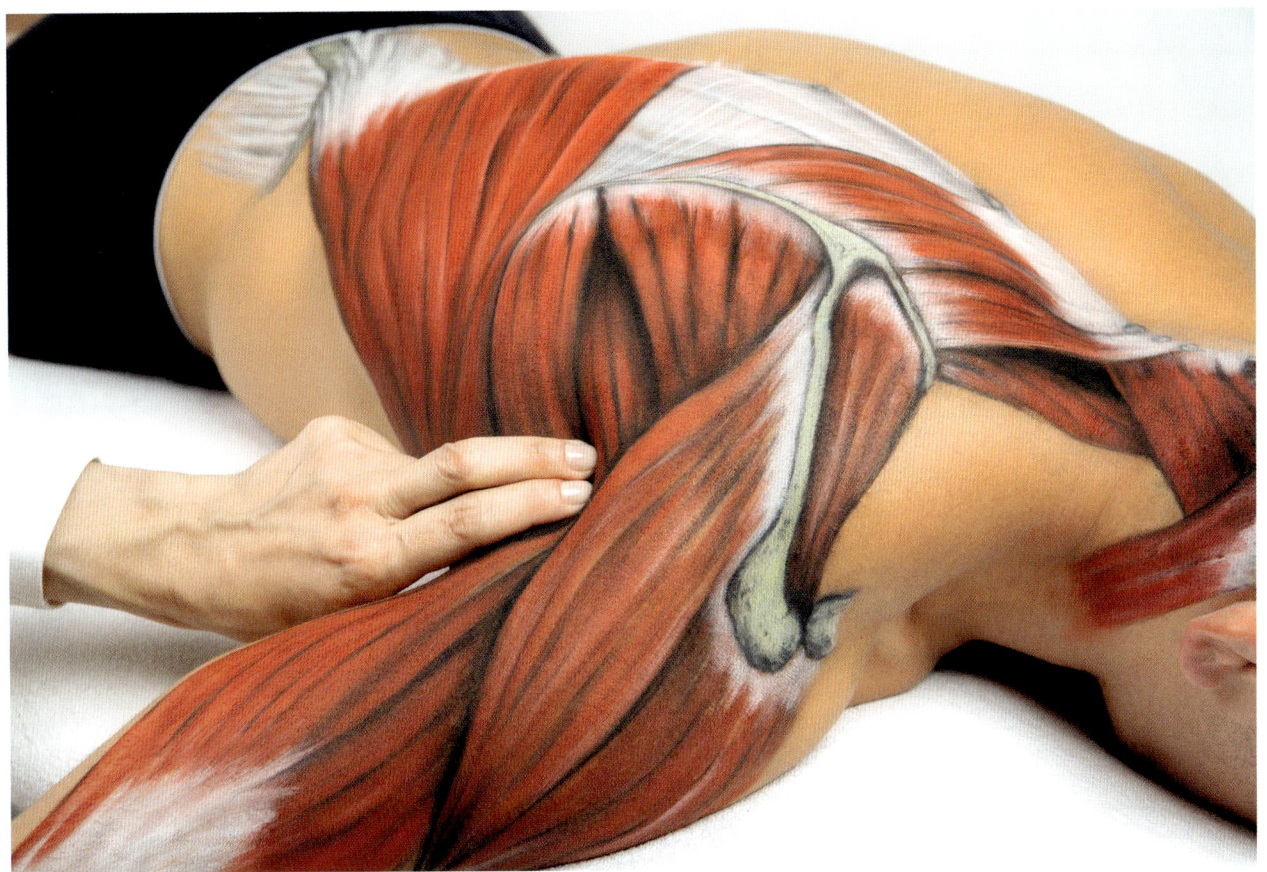

Ausgangsposition des Patienten

Bauchlage. Der Arm der Palpationsseite befindet sich in 45 Grad Abduktion.

Ausgangsposition der Therapeutin

Stehend, seitlich des Patienten, von der Seite der Palpation.

Ausführung der Palpation

Die Therapeutin palpiert und bewertet den Sulcus zwischen den Mm. teretes. Der Patient macht alternierende Rotationsbewegungen des Armes. Die Finger der Therapeutin liegen im Sulcus kaudal der Fasern, die sich bei der Außenrotationsbewegung (M. teres minor) anspannen und kranial der Fasern, die sich bei der Innenrotationsbewegung (M. teres major) anspannen. Der M. trapezius wurde zur besseren Veranschaulichung nicht abgebildet.

5.53. Lange Trizepssehne

M. triceps brachii, Caput longum – Tendo

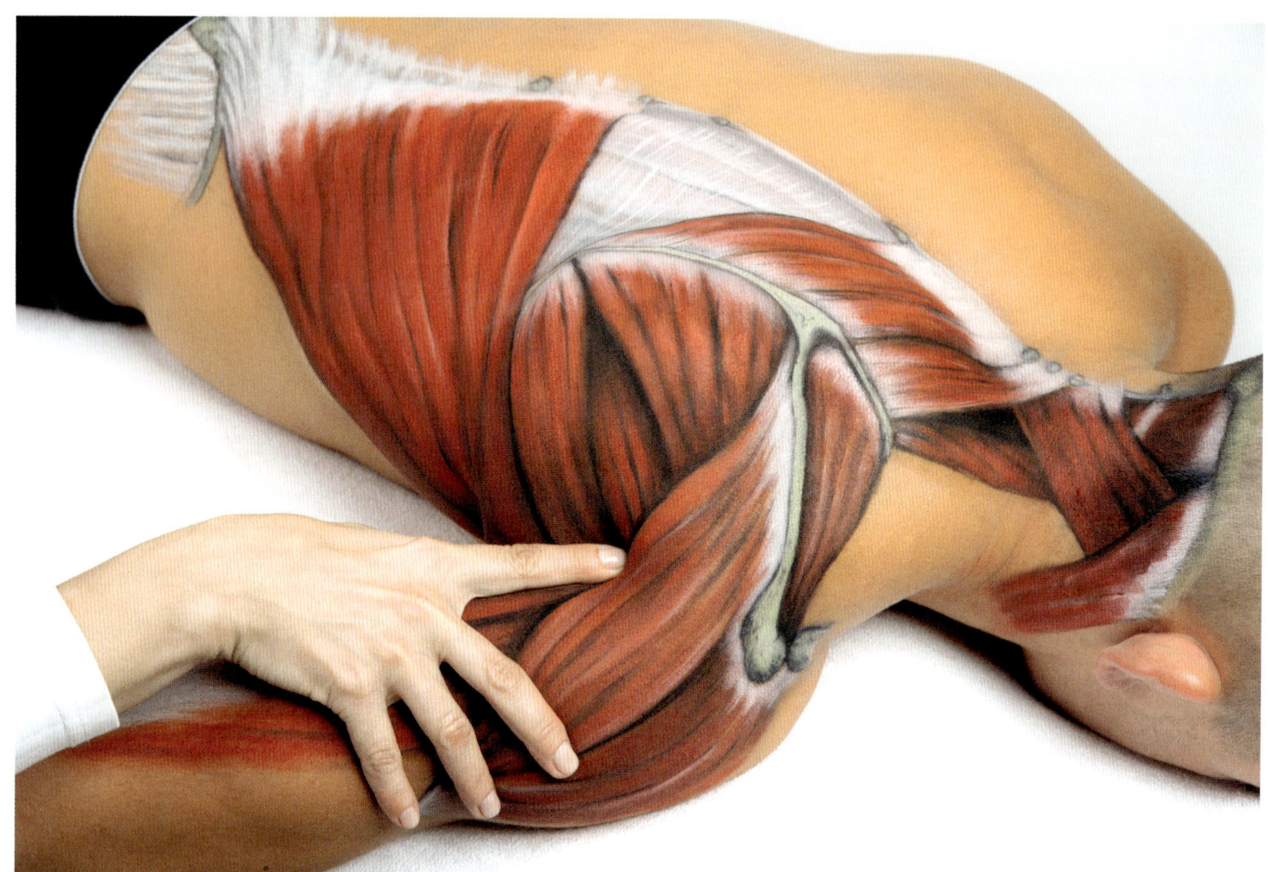

Ausgangsposition des Patienten

Bauchlage. Der Arm der Palpationsseite befindet sich in 45 Grad Abduktion.

Ausgangsposition der Therapeutin

Stehend, seitlich des Patienten, von der Seite der Palpation. Die Hand liegt an der dorsalen Armfläche, der Zeigefinger ist zum Tuberculum infraglenoidale der Scapula gerichtet.

Ausführung der Palpation

Die Therapeutin palpiert und bewertet die lange Trizepssehne im Bereich zwischen den Mm. teretes. Bei der Ellenbogenextension nimmt sie die Spannung des Trizepsmuskels wahr. Der M. trapezius wurde zur besseren Veranschaulichung nicht abgebildet.

5.54. Laterale und mediale Achsellücke

Foramen axillare mediale (triangulare), Foramen axillare laterale (quadrangulare)

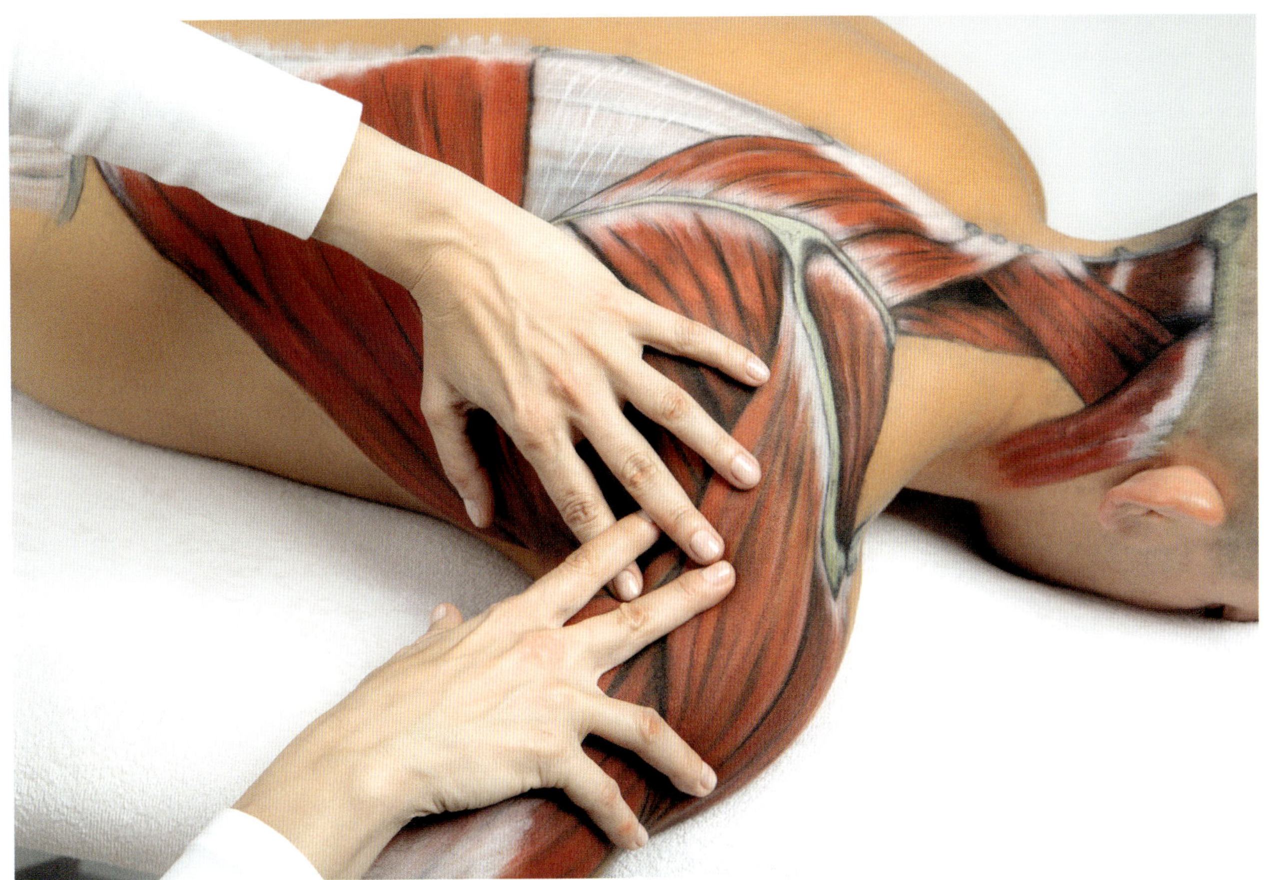

Ausgangsposition des Patienten

Bauchlage. Der Arm der Palpationsseite befindet sich in 45 Grad Abduktion.

Ausgangsposition der Therapeutin

Stehend, seitlich des Patienten, von der Seite der Palpation.

Ausführung der Palpation

Die Therapeutin lokalisert die mediale Achsellücke zwischen den Mm. teretes und dem medialen Rand des langen Trizepskopfes. Die mediale Achsellücke beinhaltet die A. circumflexa scapulae. Die Therapeutin lokalisert die laterale Achsellücke zwischen den Mm. teretes, dem lateralem Rand des langen Trizepskopfes und dem Humerus. In der lateralen Achsellücke befinden sich der N. axillaris, die A. circumflexa humeri posterior und venöse Gefäße.

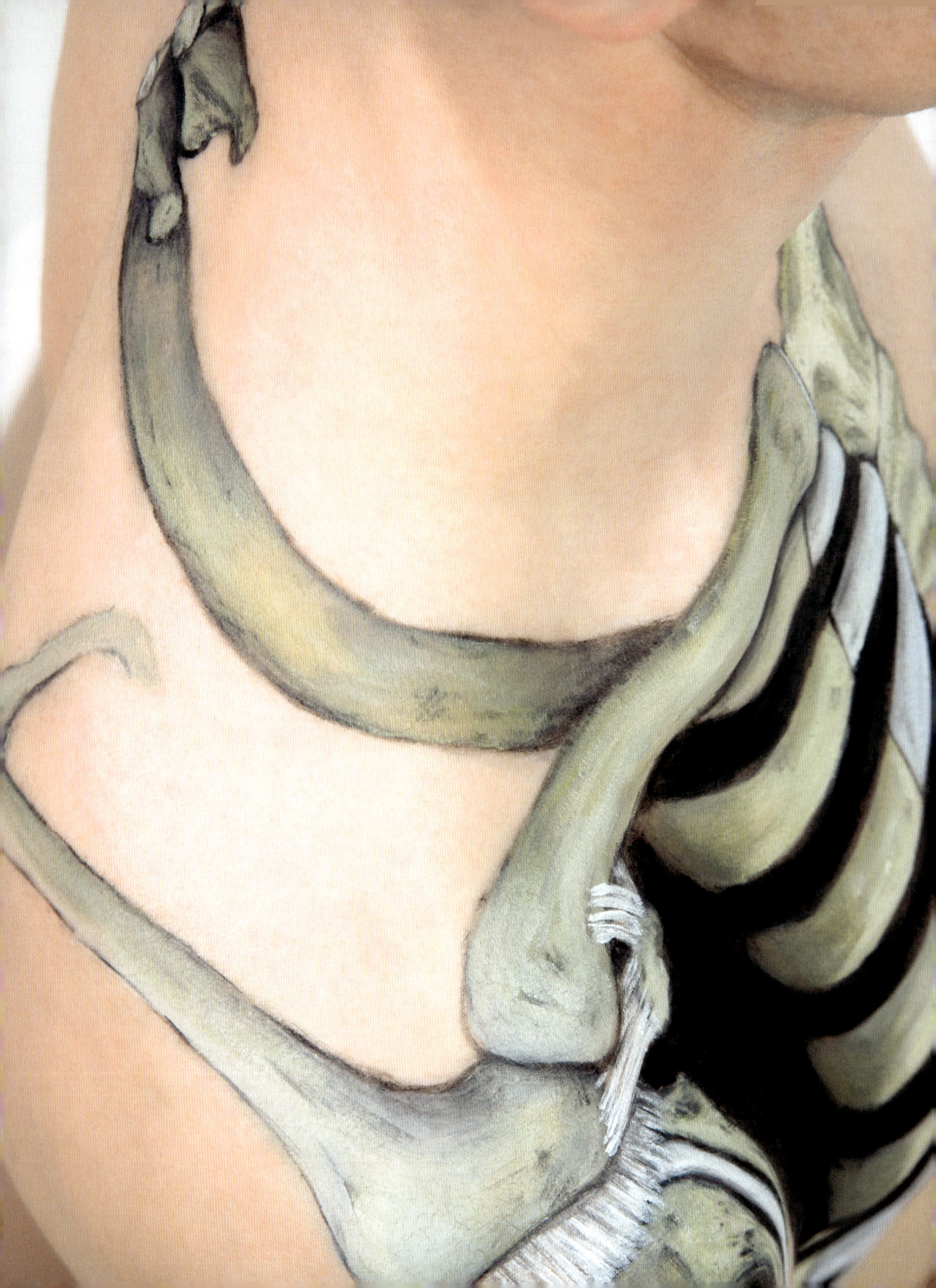

6 SCHULTERGÜRTEL

6.1. Unterer Winkel der Skapula

Angulus inferior scapulae

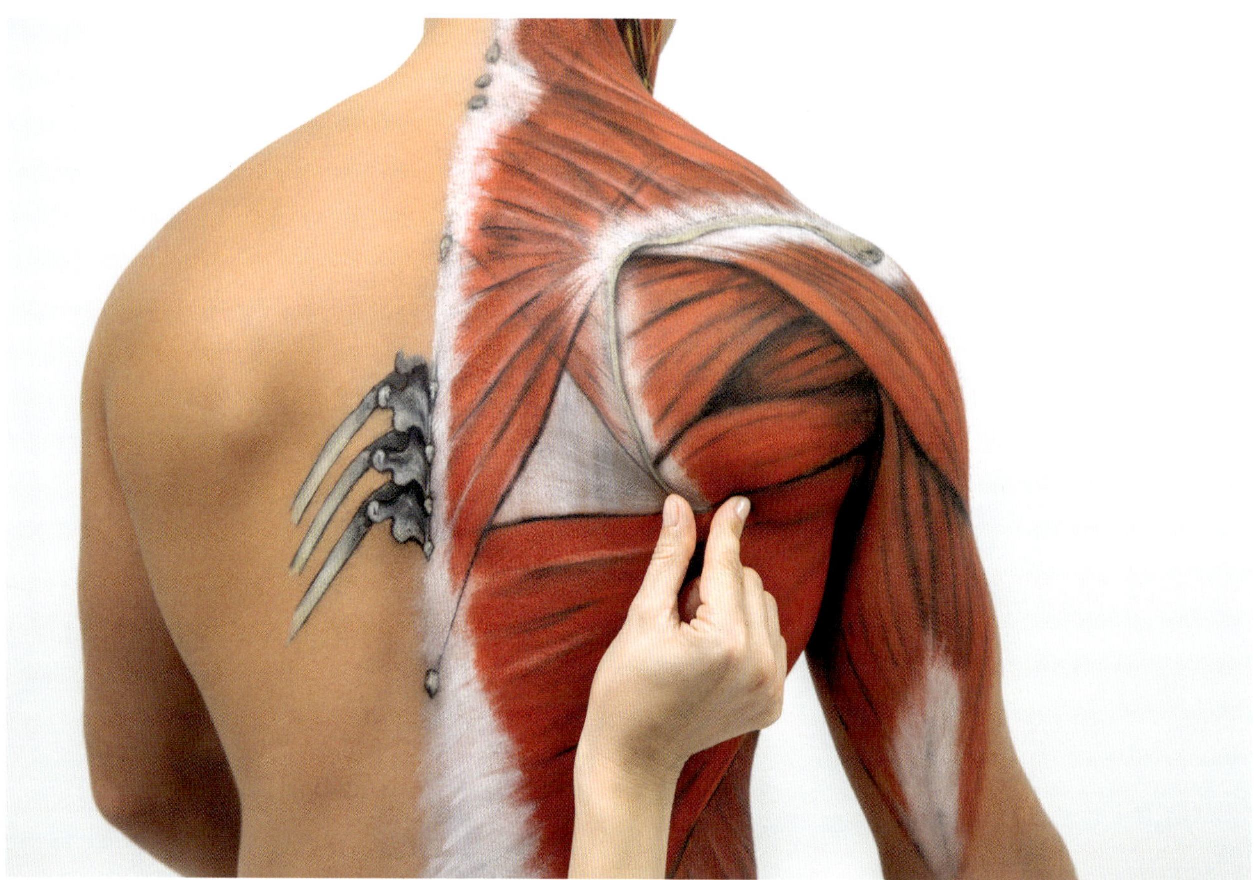

Ausgangsposition des Patienten

Sitzend.

Ausgangsposition der Therapeutin

Stehend, hinter dem Patienten.

Ausführung der Palpation

Die Therapeutin umfasst mit dem Daumen und mit dem Zeigefinger den Angulus inferior der Skapula. Das Durchbewegen des Schultergürtels und die Lagestellung des Armes in Innenrotation können die Palpation des unteren Winkels der Skapula erleichtern.

6.2. Innenrand der Skapula

Margo medialis scapulae

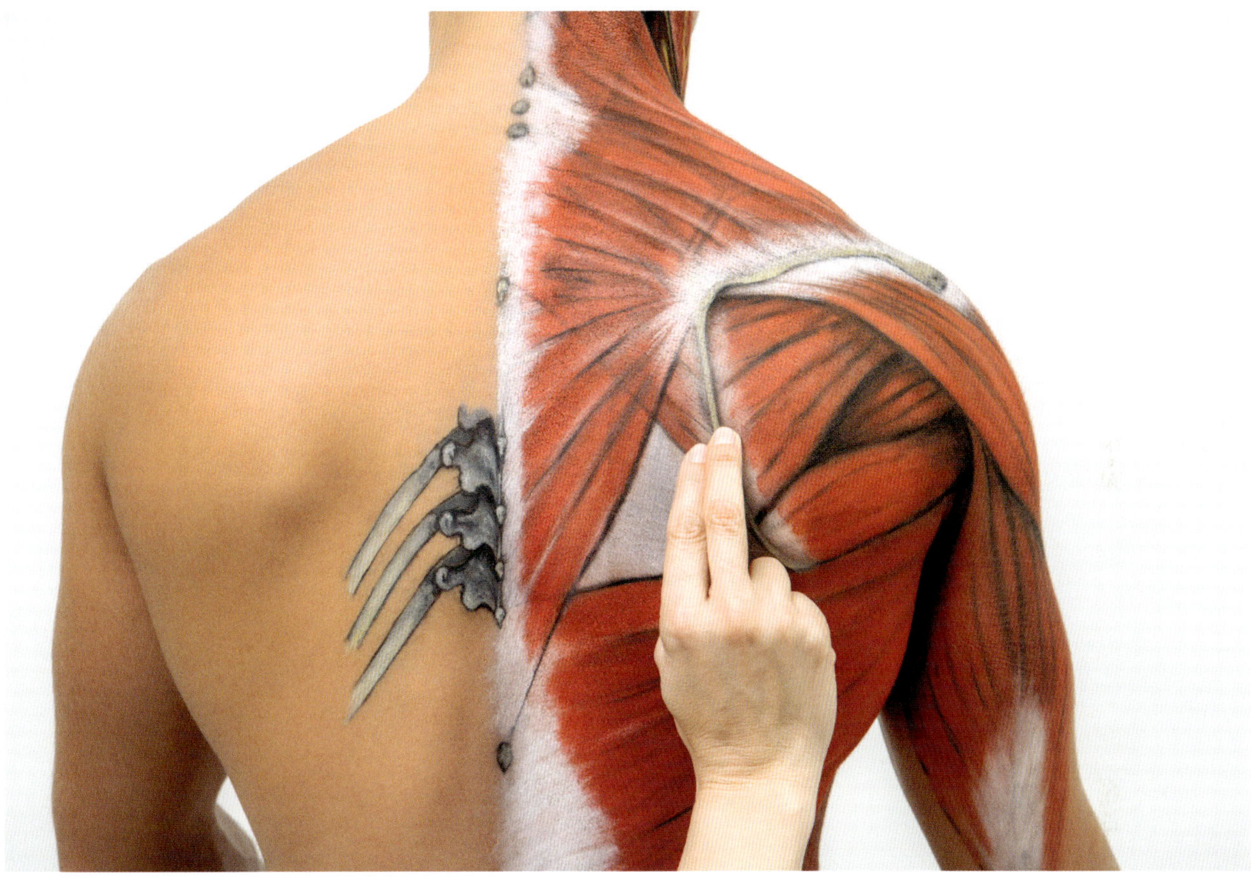

Ausgangsposition des Patienten

Sitzend.

Ausgangsposition der Therapeutin

Stehend, hinter dem Patienten.

Ausführung der Palpation

Die Therapeutin palpiert und bewertet mit dem Zeigefinger den Innenrand der Skapula. Der Mittelfinger palpiert die dorsale Seite der Skapula.

6.3. Skapula (oberer und unterer Winkel)

Angulus superior scapulae, Angulus inferior scapulae

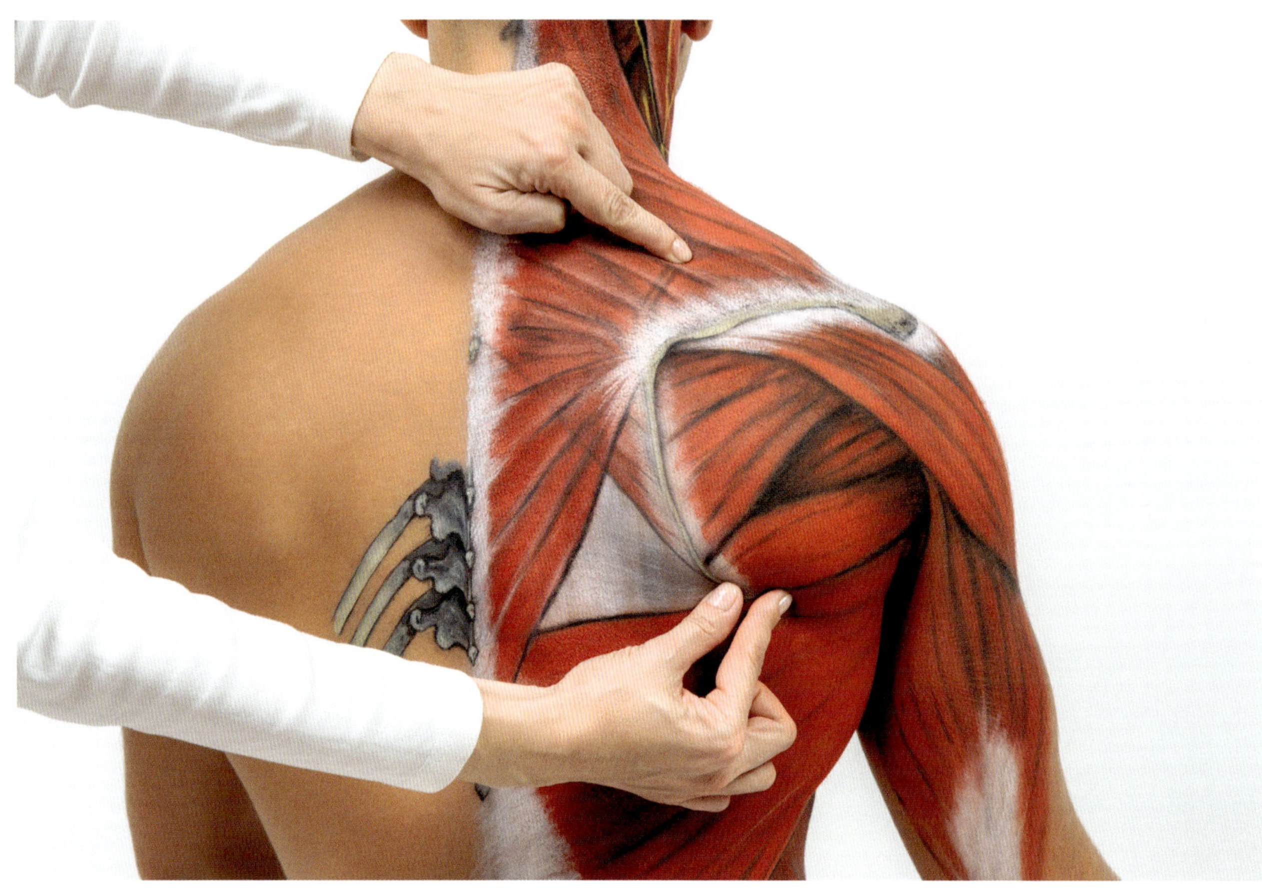

Ausgangsposition des Patienten

Sitzend.

Ausgangsposition der Therapeutin

Stehend, hinter dem Patienten.

Ausführung der Palpation

Die Therapeutin lokalisiert den oberen und den unteren Winkel des Schulterblattes. Das Durchbewegen des Schultergürtels und die Lagestellung des Armes in Innenrotation können die Palpation des unteren und des oberen Winkels der Skapula erleichern.

6.4. Basis des Schulterblattkamms

Trigonum spinae

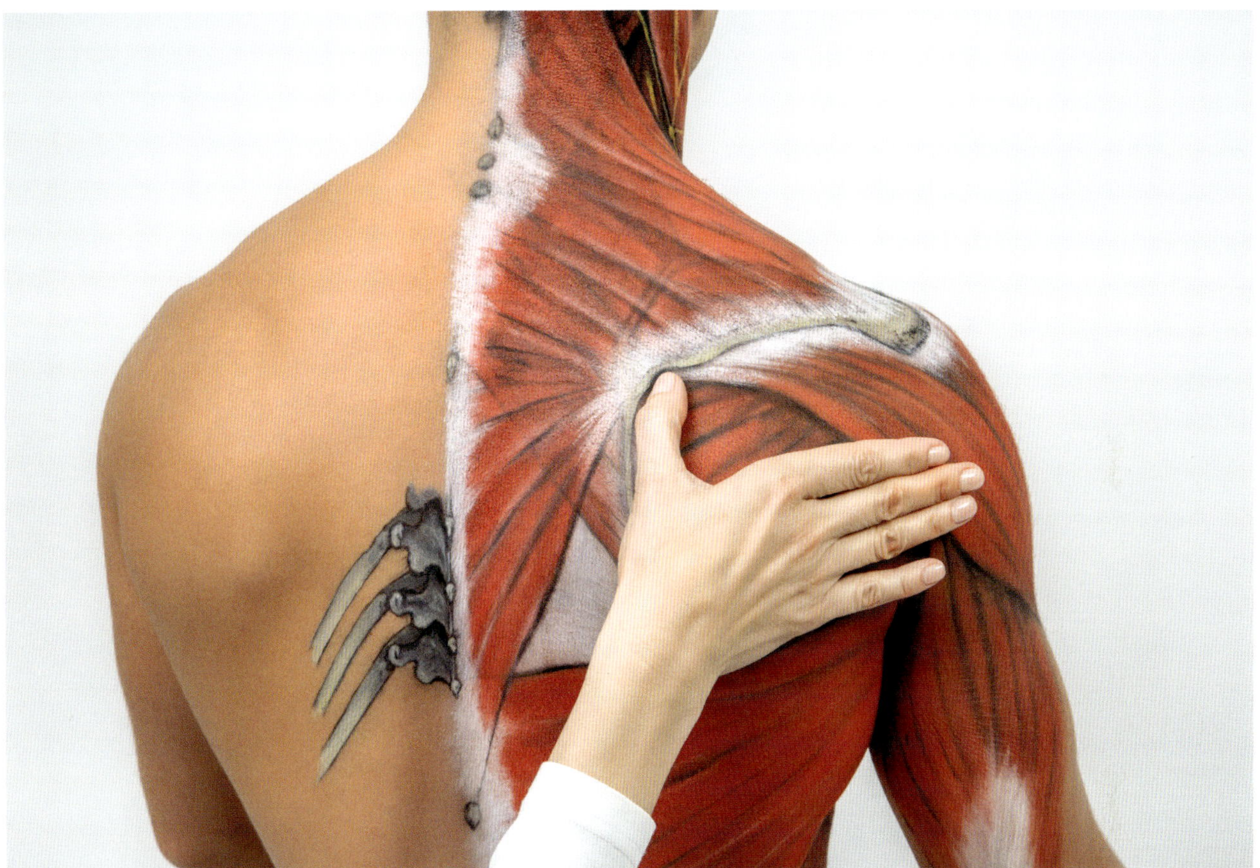

Ausgangsposition des Patienten

Sitzend.

Ausgangsposition der Therapeutin

Stehend, hinter dem Patienten.

Ausführung der Palpation

Die Therapeutin lokalisiert und palpiert die Basis des Schulterblattkamms, vom unteren Rand des Schulterblattkamms kommend.

6.5. Schulterblattkamm

Spina scapulae

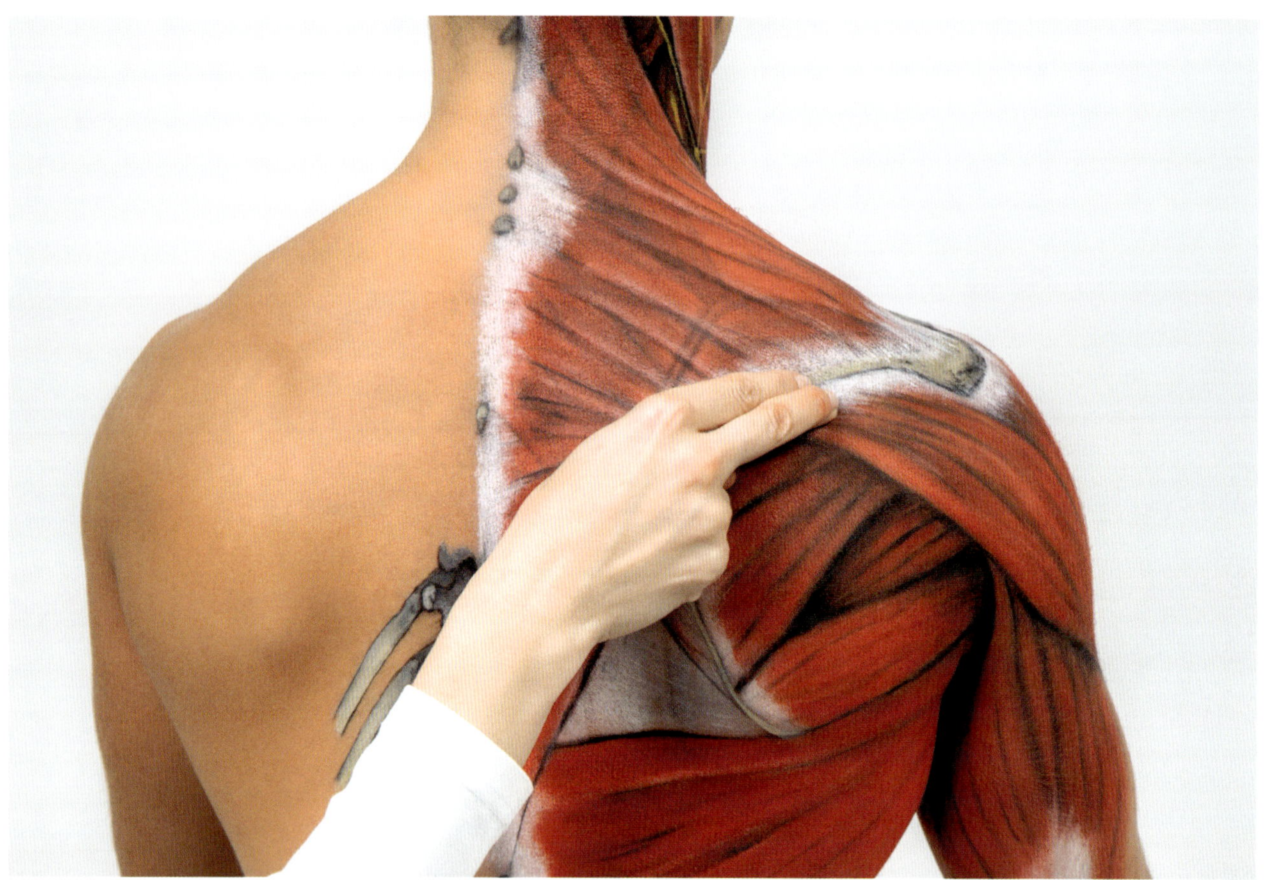

Ausgangsposition des Patienten

Sitzend.

Ausgangsposition der Therapeutin

Stehend, hinter dem Patienten.

Ausführung der Palpation

Die Therapeutin palpiert den Schulterblattkamm. Sie versetzt den Zeigefinger im Verlauf der Spina von der Basis des Schulterblattkamms (Trigonum spinae) zum Akromion. Der Mittelfinger bewertet den Ursprung des hinteren M. deltoideus.

6.6. Akromionwinkel

Angulus acromialis

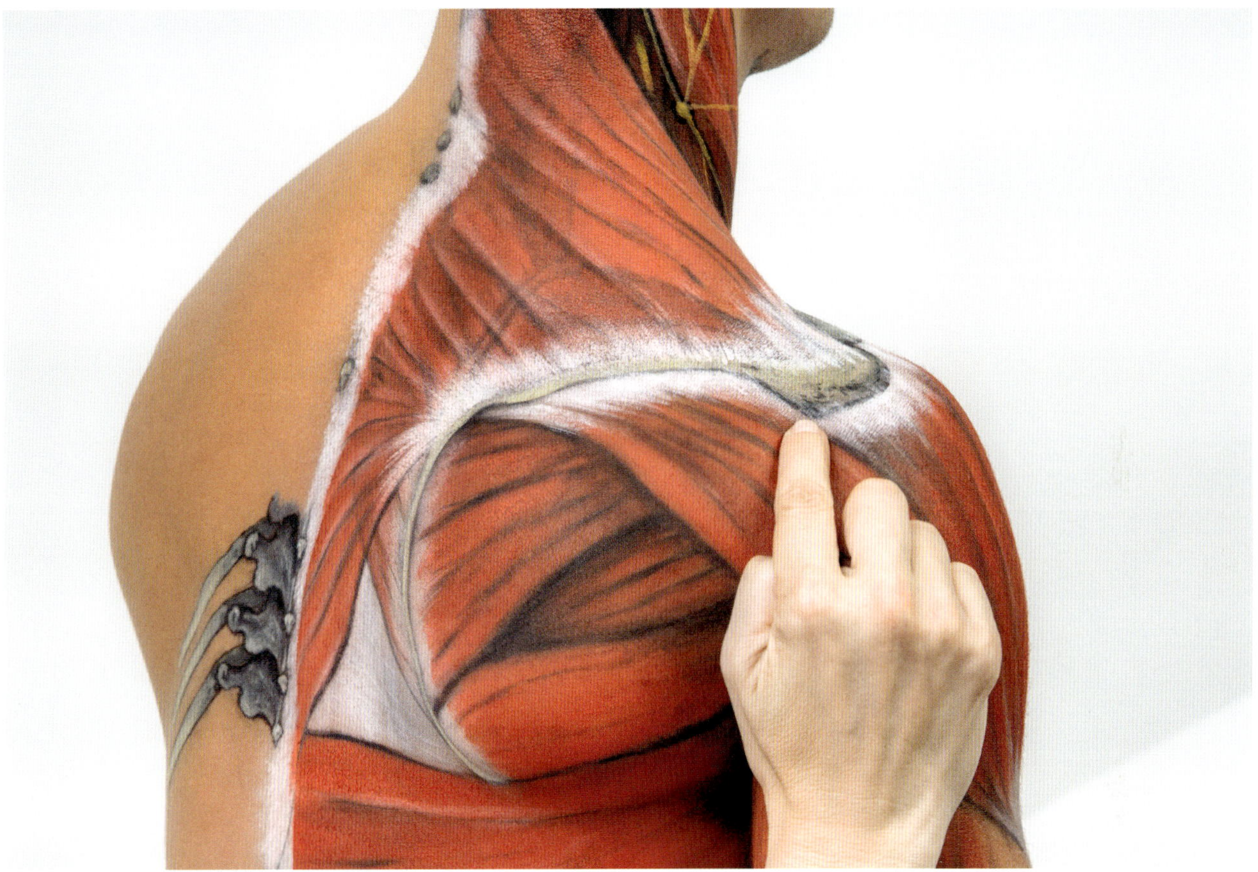

Ausgangsposition des Patienten

Sitzend.

Ausgangsposition der Therapeutin

Stehend, hinter dem Patienten von der Seite der Palpation.

Ausführung der Palpation

Die Therapeutin palpiert und bewertet den unteren Rand des Schulterblattkamms bis zu dem am lateralsten gelegenen knöchernen Punkt (sog. Akromionwinkel). Der Akromionwinkel bildet einen Übergang zwischen der Spina scapulae und dem Akromion.

6.7. Akromion

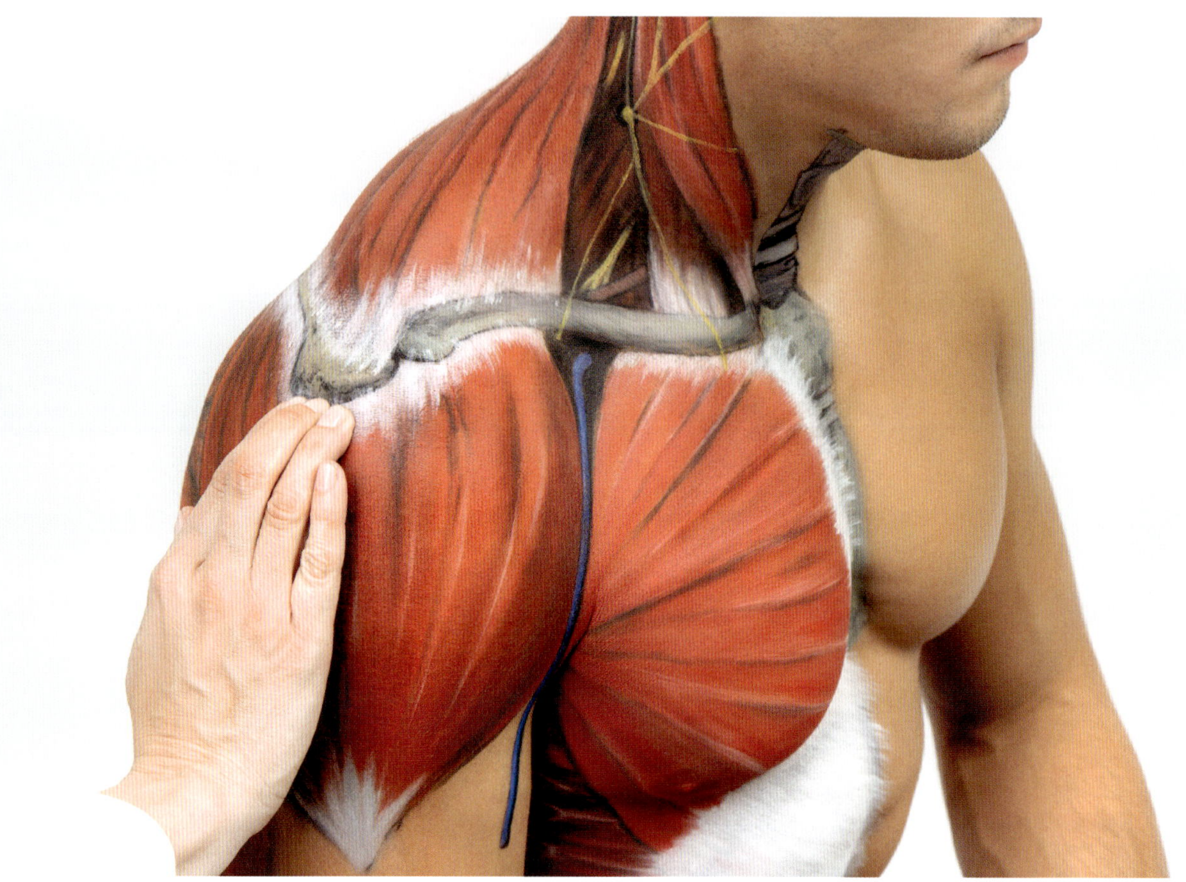

Ausgangsposition des Patienten

Sitzend.

Ausgangsposition der Therapeutin

Stehend, seitlich des Patienten von der Seite der Palpation.

Ausführung der Palpation

Die Therapeutin palpiert die Außenkante des Akromions. Sie versetzt die Finger kranial des Ursprungs des medialen M. deltoideus.

6.8. Subakromialer Raum

Spatium subacromiale

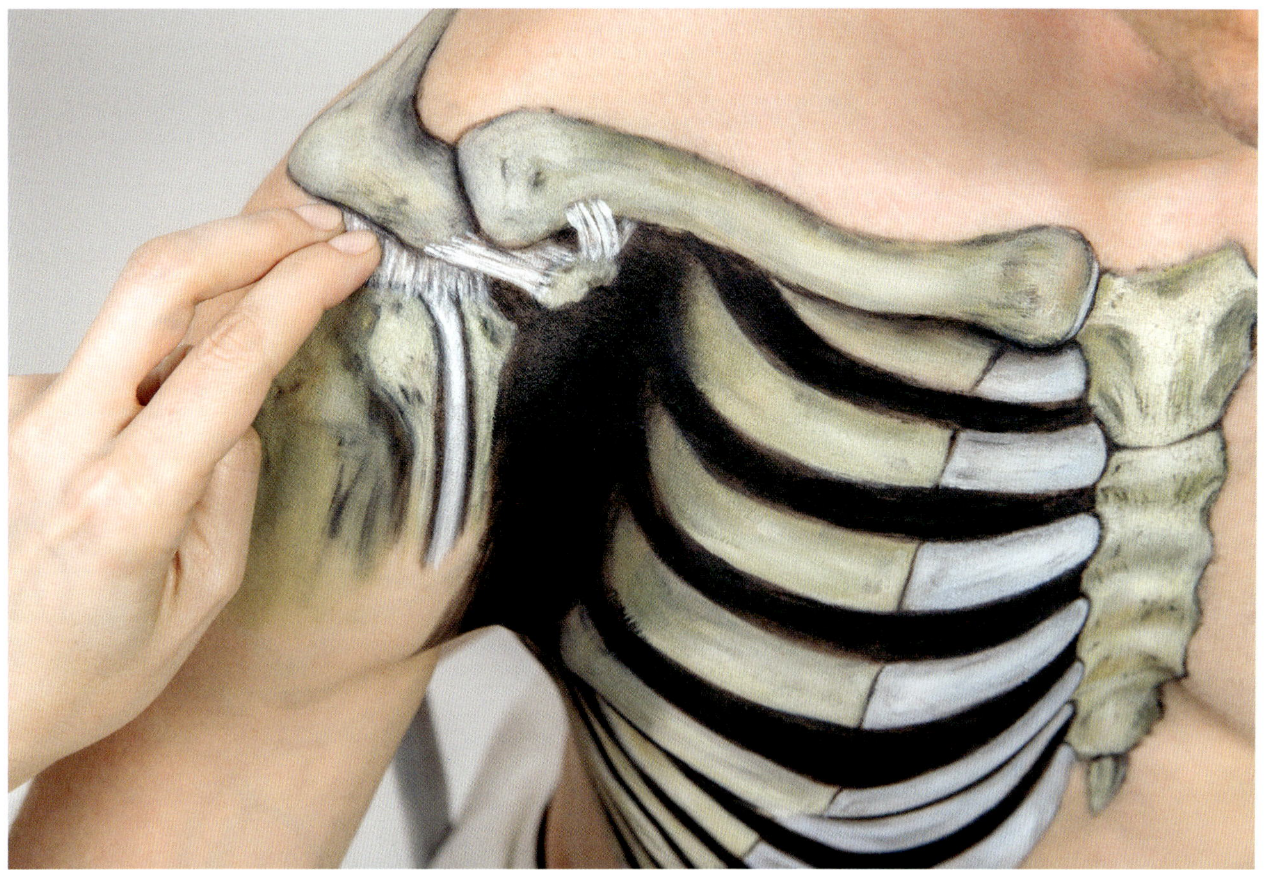

Ausgangsposition des Patienten

Sitzend.

Ausgangsposition der Therapeutin

Stehend, seitlich des Patienten, von der Seite der Palpation.

Ausführung der Palpation

Die Therapeutin palpiert und bewertet den subakromialen Raum. Sie versetzt die Finger vom Akromion in die Richtung des Humeruskopfes. Die Palpation wird durch die Fasern des M. deltoideus durchgeführt.

6.9. Spitze des Akromions

Apex acromialis

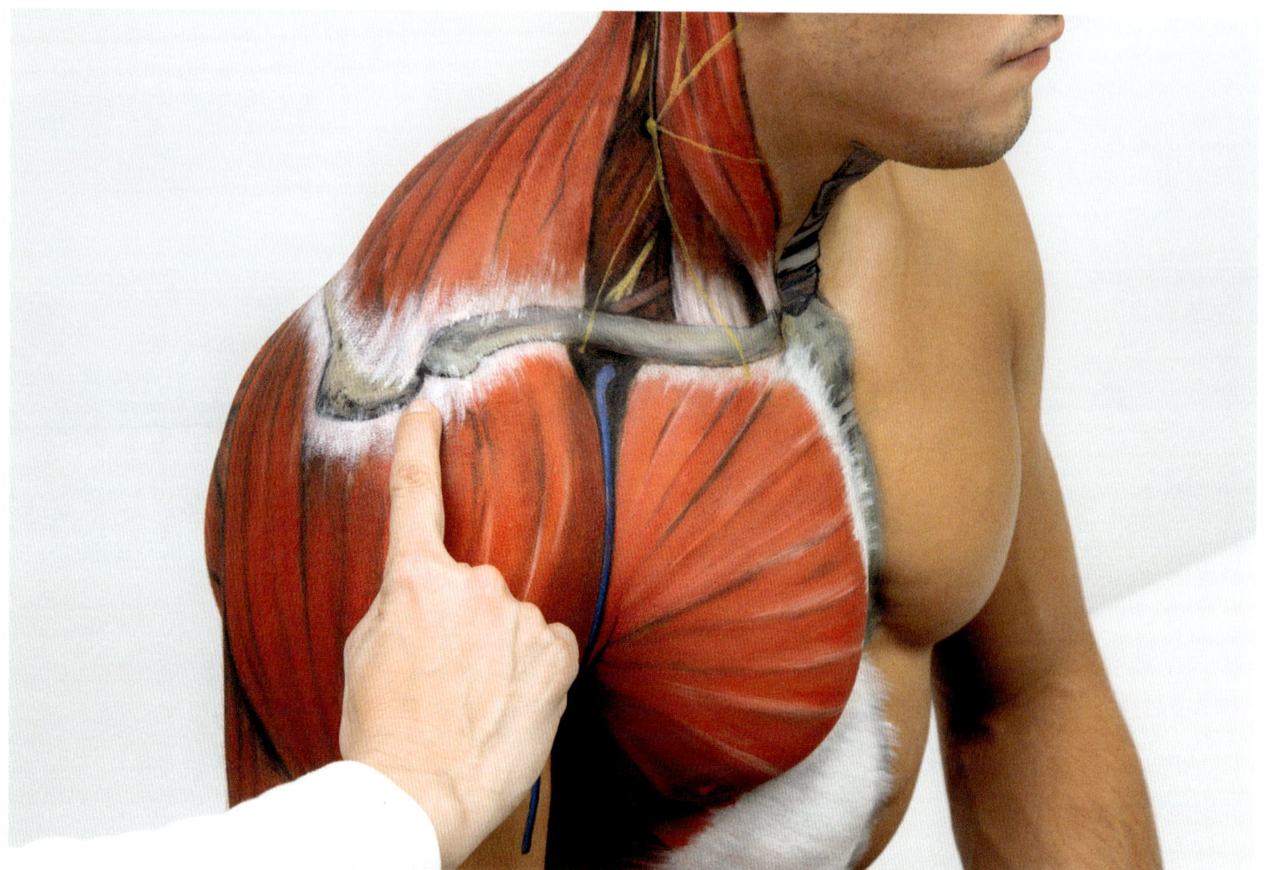

Ausgangsposition des Patienten

Sitzend.

Ausgangsposition der Therapeutin

Stehend, seitlich des Patienten, von der Seite der Palpation.

Ausführung der Palpation

Die Therapeutin lokalisiert und palpiert die Spitze des Akromions, den höchsten knöchernen Punkt der Skapula (das sog. Schulterdach).

6.10. Akromion (Winkel, Spitze) – Teil 1

Acromion – Angulus acromialis, Apex acromialis

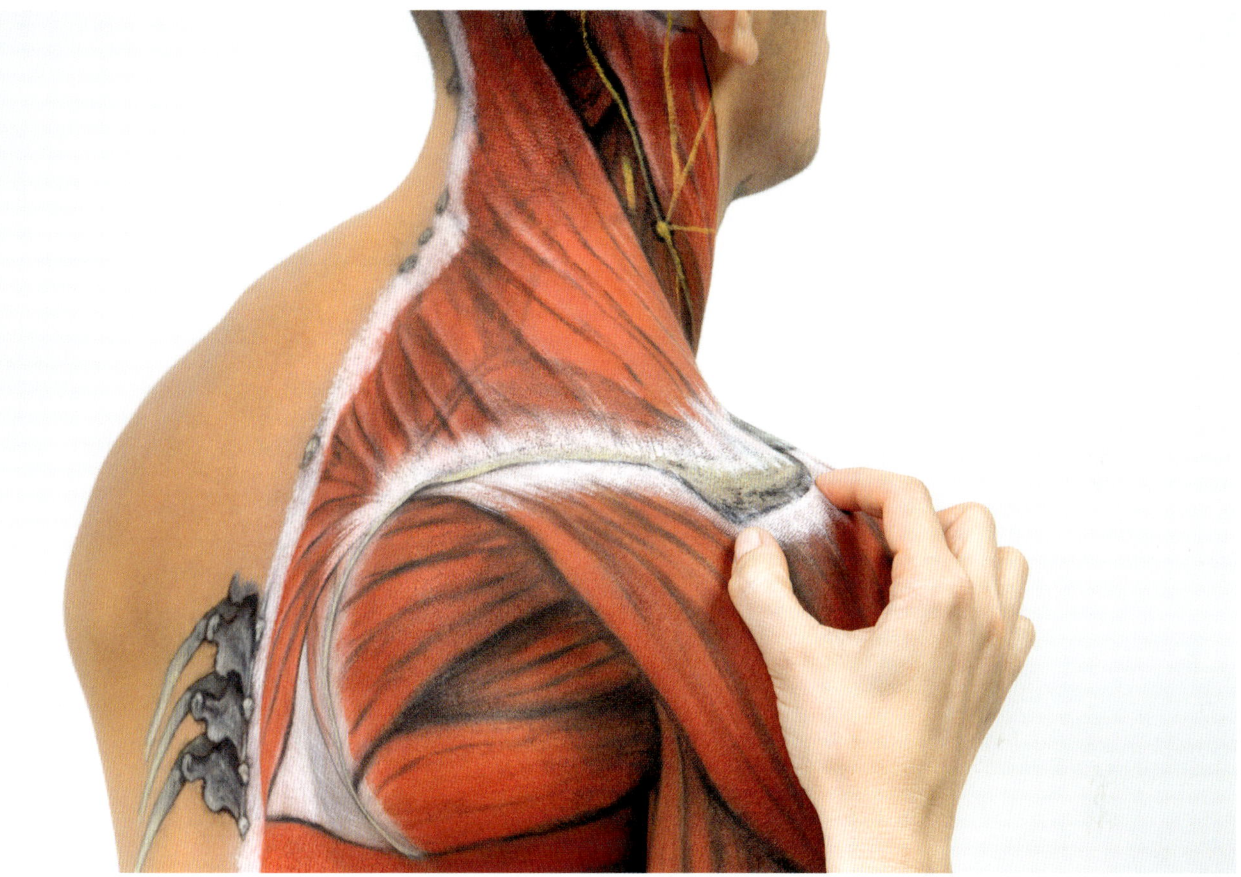

Ausgangsposition des Patienten

Sitzend.

Ausgangsposition der Therapeutin

Stehend, seitlich des Patienten, von der Seite der Palpation. Der Daumen befindet sich am Winkel des Akromions und der Zeigefinfer an seiner Spitze.

Ausführung der Palpation

Die Therapeutin ermittelt die Länge des Akromions zwischen seinem Winkel und seiner Spitze.

6.11. Akromion (Winkel, Spitze) – Teil 2

Acromion – Angulus acromialis, Apex acromialis

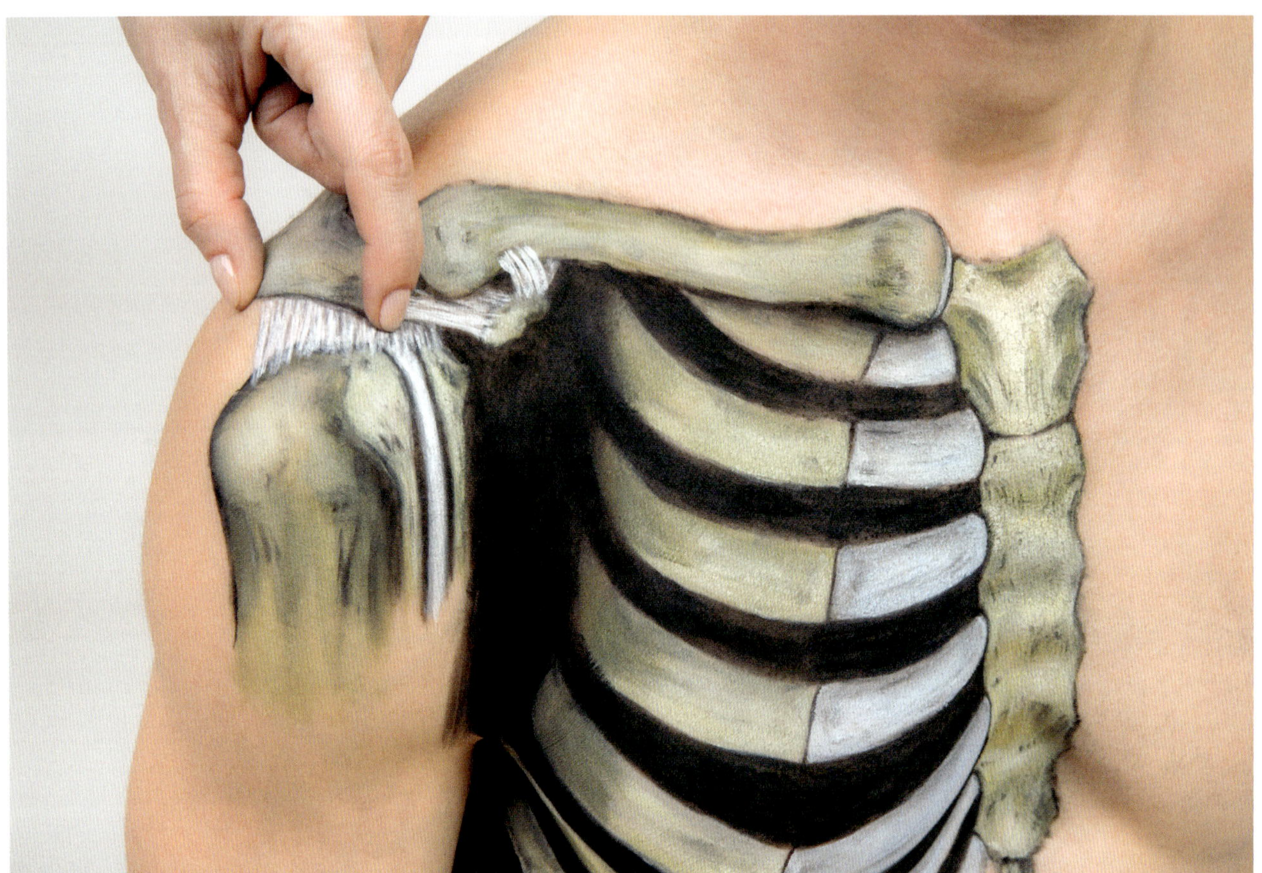

Ausgangsposition des Patienten

Sitzend.

Ausgangsposition der Therapeutin

Stehend, seitlich des Patienten, von der Seite der Palpation. Der Daumen befindet sich am Winkel des Akromions und der Zeigefinger an seiner Spitze.

Ausführung der Palpation

Die Therapeutin ermitteln die Länge des Akromions zwischen seinem Winkel und seiner Spitze.

6.12. M. deltoideus (mittlerer Teil)

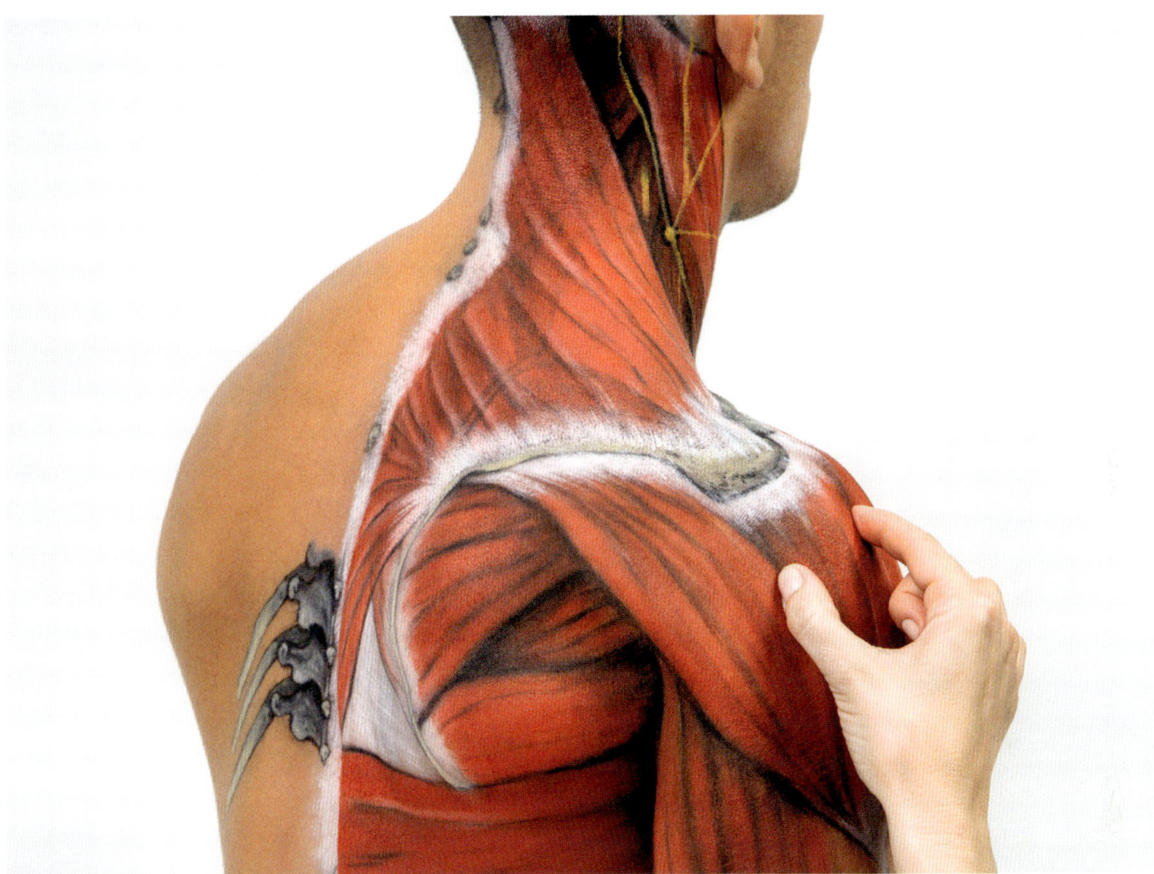

Ausgangsposition des Patienten

Sitzend.

Ausgangsposition der Therapeutin

Sitzend, seitlich des Patienten, von der Seite der Palpation. Der Zeigefinger befindet sich an der Spitze des Akromions und der Daumen an seinem Winkel.

Ausführung der Palpation

Die Therapeutin palpiert und bewertet den mittleren Teil des M. deltoideus. Sie versetzt die Finger von dem Winkel und von der Spitze des Akromions an den M. deltoideus. Es wird nach den Sulci gesucht, die die einzelnen Muskelteile voneinander trennen. Der Patient abduziert den Arm.

6.13. Akromion, Humeruskopf

Acromion, Caput humeri

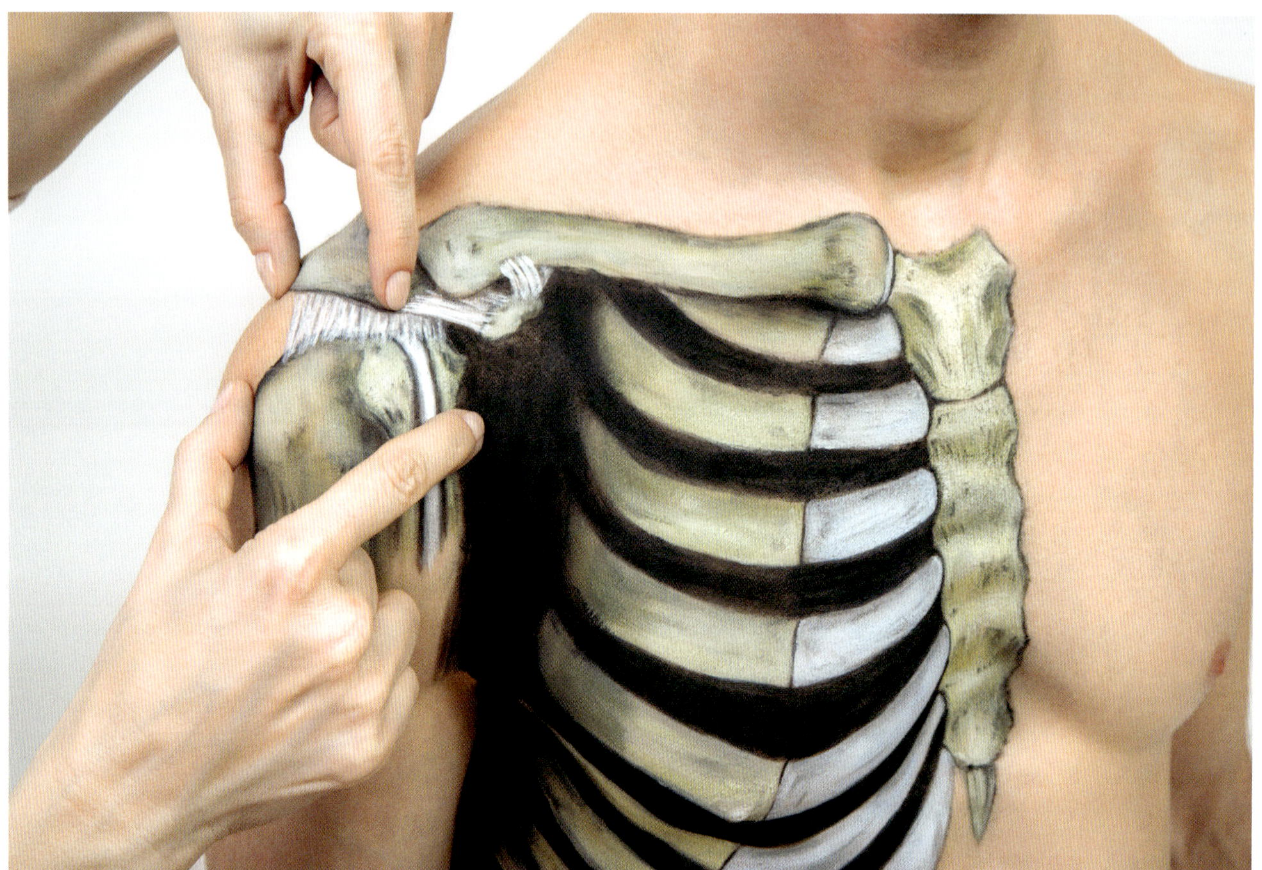

Ausgangsposition des Patienten

Sitzend.

Ausgangsposition der Therapeutin

Stehend, seitlich des Patienten, von der Seite der Palpation. Die Finger der linken Hand umfassen das Akromion.

Ausführung der Palpation

Die Therapeutin palpiert und bewertet mit der rechten Hand den Humeruskopf. Die Beweglichkeit des Humeruskopfes wird bei der Rotationsbewegung des Armes erfasst.

6.14. Akromioklavikulargelenk – Teil 1

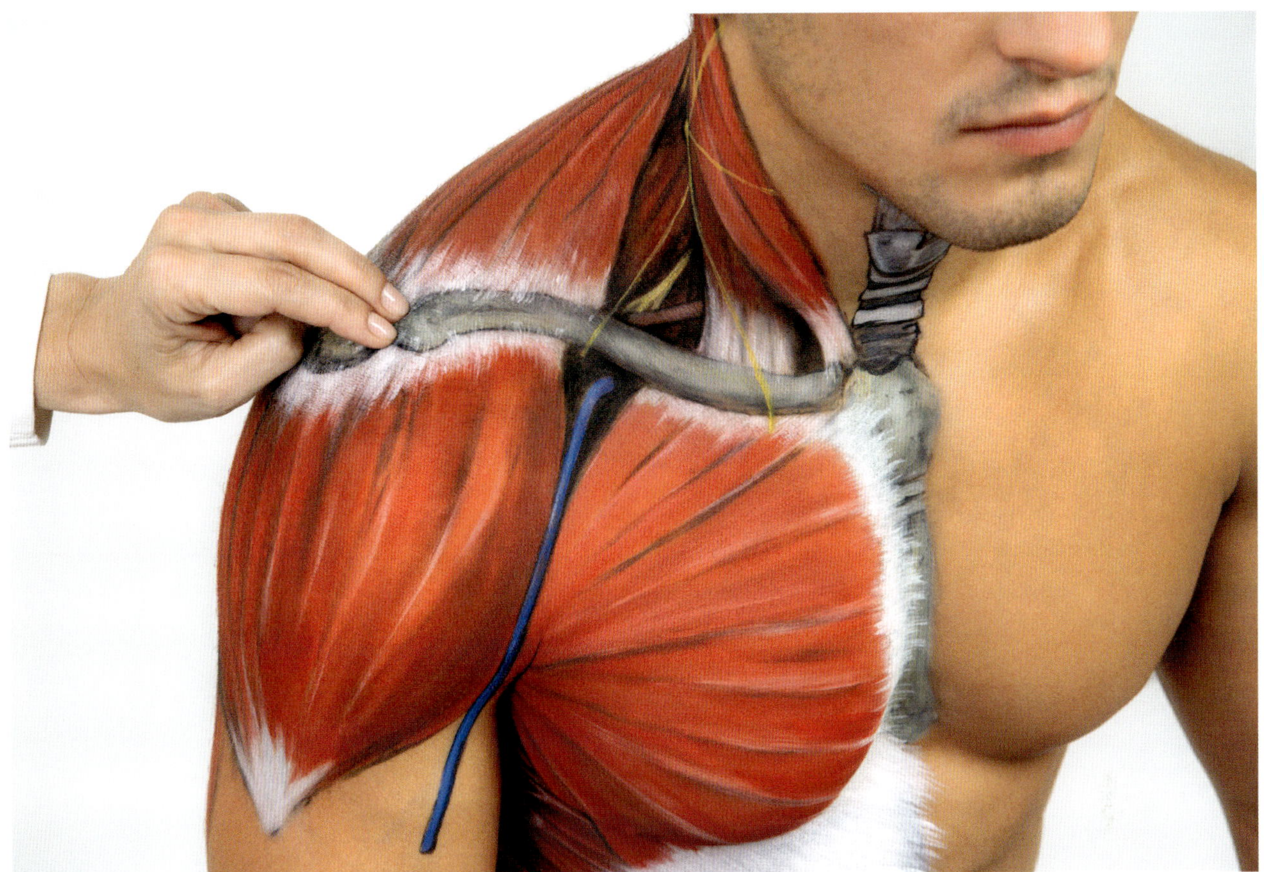

Ausgangsposition des Patienten

Sitzend.

Ausgangsposition der Therapeutin

Stehend, seitlich des Patienten, von der Seite der Palpation.

Ausführung der Palpation

Die Therapeutin lokalisiert und palpiert das Akromioklavikulargelenk zwischen dem akromialen Teil des Schlüsselbeins und dem Akromion.

6.15. Akromioklavikulargelenk – Teil 2

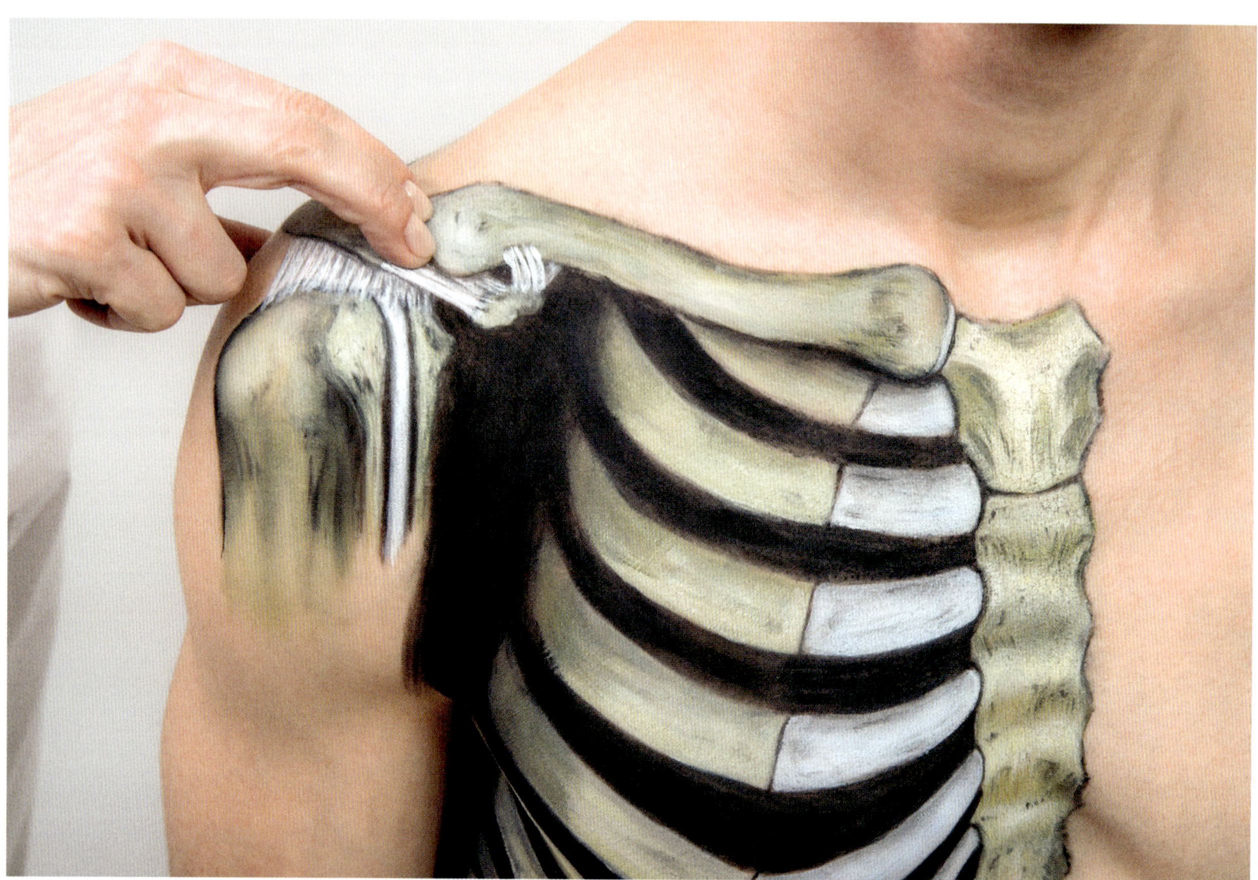

Ausgangsposition des Patienten

Sitzend.

Ausgangsposition der Therapeutin

Stehend, auf der Schulterhöhe des Patienten, von der Seite der Palpation.

Ausführung der Palpation

Die Therapeutin palpiert und bewertet das Akromioklavikulargelenk. Die Finger liegen an einer gedachten, schrägen Linie zwischen dem akromialen Teil des Schlüsselbeins und dem Akromion.

6.16. Akromioklavikulargelenk (Gelenkflächen)

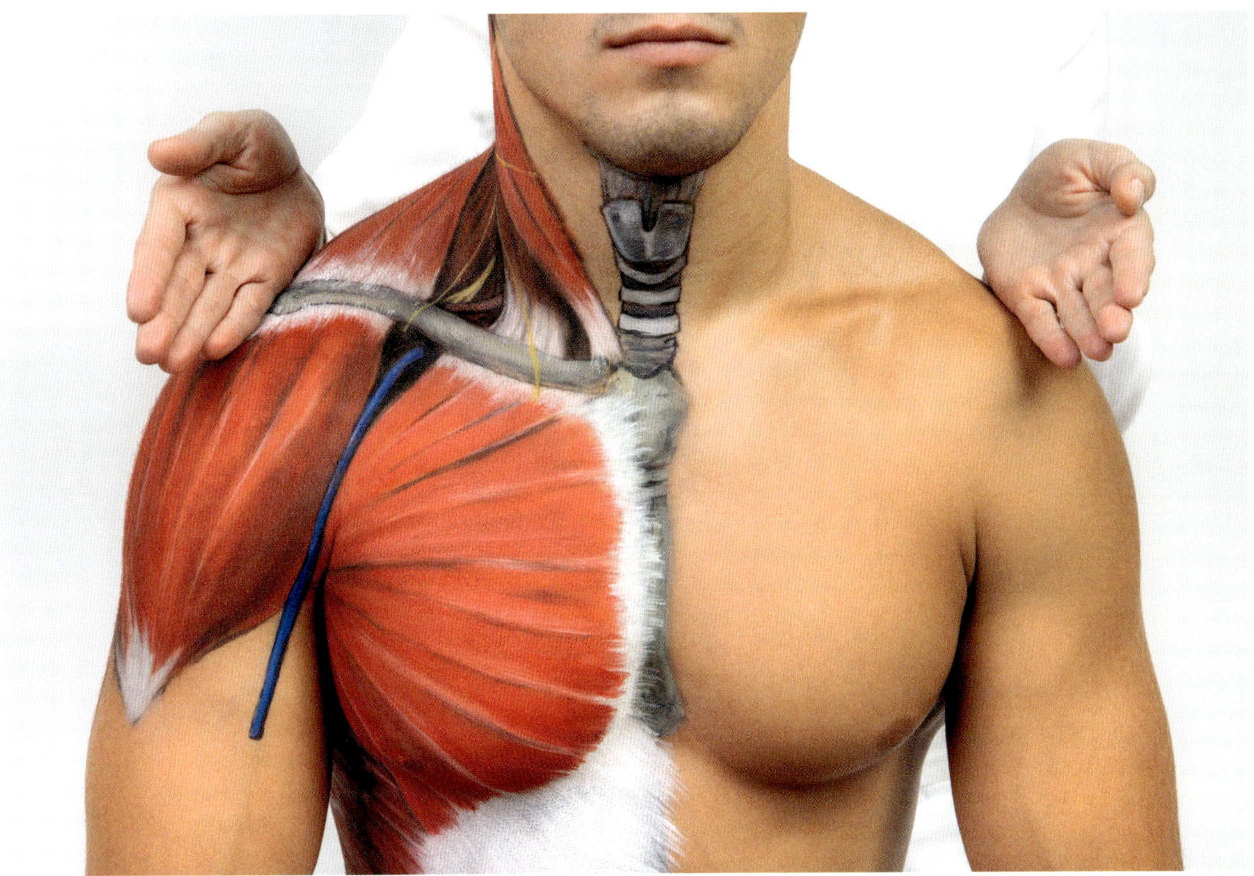

Ausgangsposition des Patienten

Sitzend.

Ausgangsposition der Therapeutin

Stehend, hinter dem Patienten.

Ausführung der Palpation

Die Therapeutin ermittelt die Ausrichtung der Akromioklavikulargelenke von dorsal medial nach ventral lateral.

6.17. Lig. acromioclaviculare

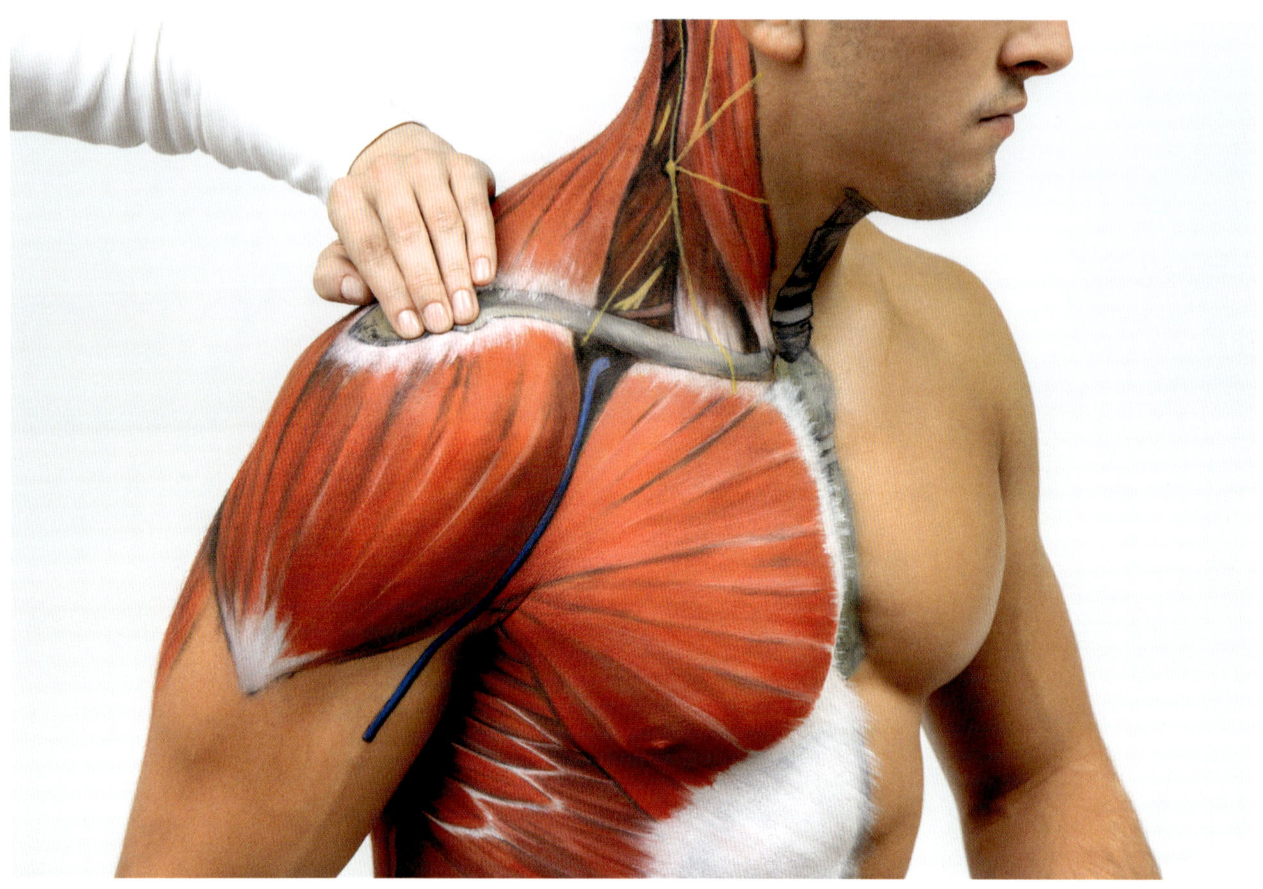

Ausgangsposition des Patienten

Sitzend.

Ausgangsposition der Therapeutin

Stehend, seitlich des Patienten von der Seite der Palpation.

Ausführung der Palpation

Die Therapeutin palpiert und bewertet das acromioclaviculare Band quer zum Faserverlauf.

6.18. Schlüsselbein (mittlerer Teil)

Clavicula

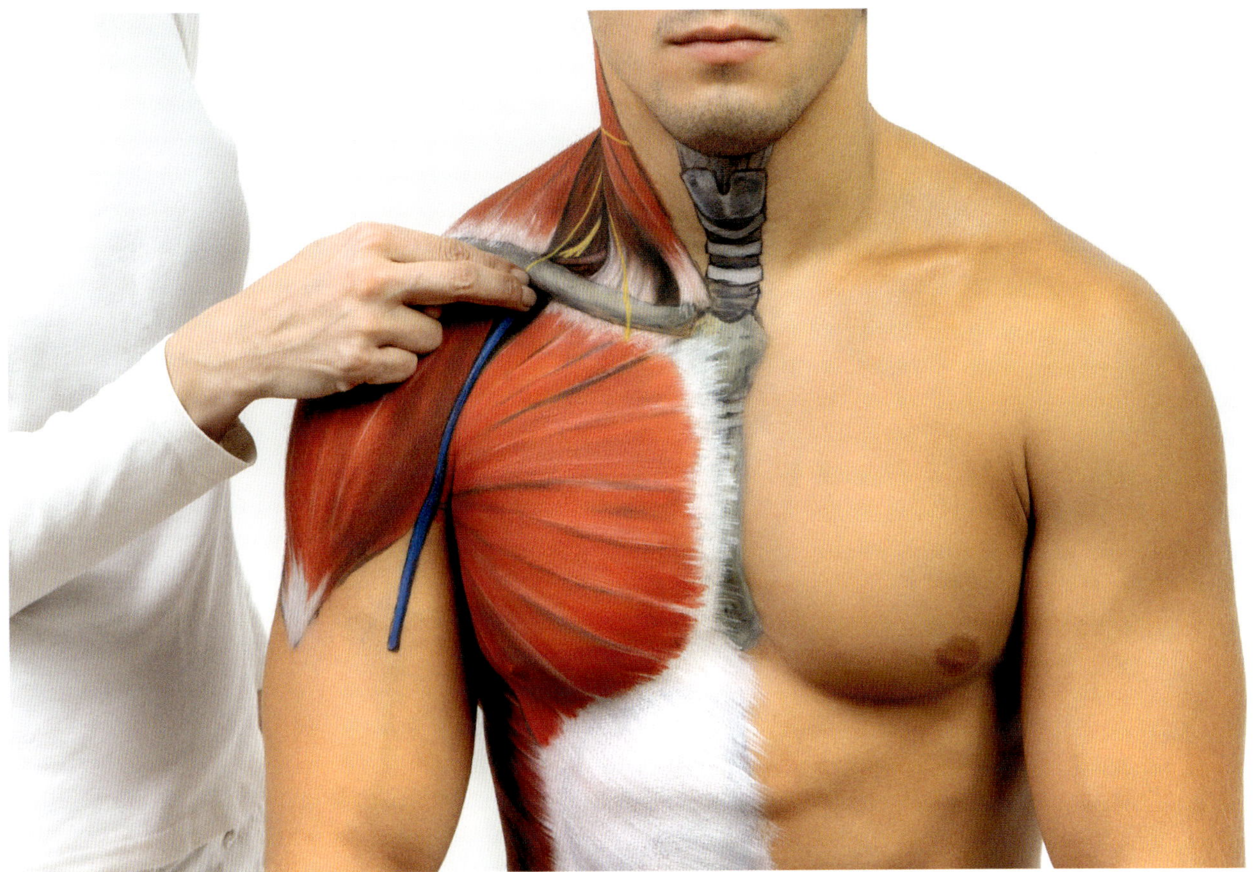

Ausgangsposition des Patienten

Sitzend.

Ausgangsposition der Therapeutin

Stehend, seitlich des Patienten von der Seite der Palpation.

Ausführung der Palpation

Die Therapeutin palpiert und bewertet das Schlüsselbein. Die Finger palpieren im Verlauf der anterioren Fläche des Schlüsselbeins. Im mittleren Teil nimmt sie eine Veränderung der Konvexität des Schlüsselbeins wahr.

6.19. Sulcus deltoideopectoralis

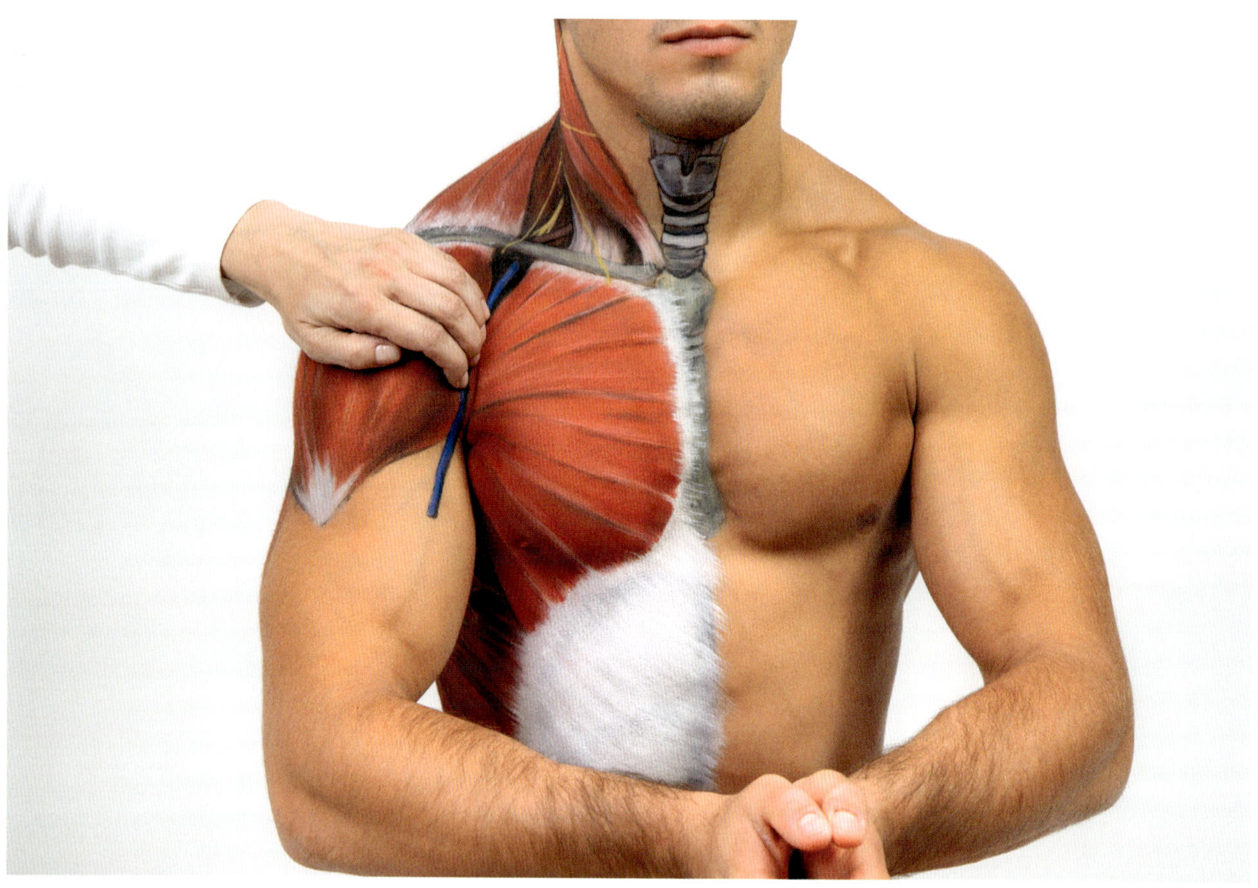

Ausgangsposition des Patienten

Sitzend. Der Patient drückt die Handflächen zusammen, um die Mm. pectorales majores anzuspannen.

Ausgangsposition der Therapeutin

Stehend, seitlich des Patienten, von der Seite der Palpation.

Ausführung der Palpation

Die Therapeutin palpiert und bewertet den Sulcus deltoideopectoralis. Die Finger liegen zwischen dem M. pectoralis major und dem anterioren Teil des M. deltoideus. Im Sulcus deltoideopectoralis verläuft die V. cephalica. Physiologisch ist die Vene palpatorisch nicht wahrnehmbar.

6.20. Rabenschnabelfortsatz – Teil 1

Processus coracoideus scapulae

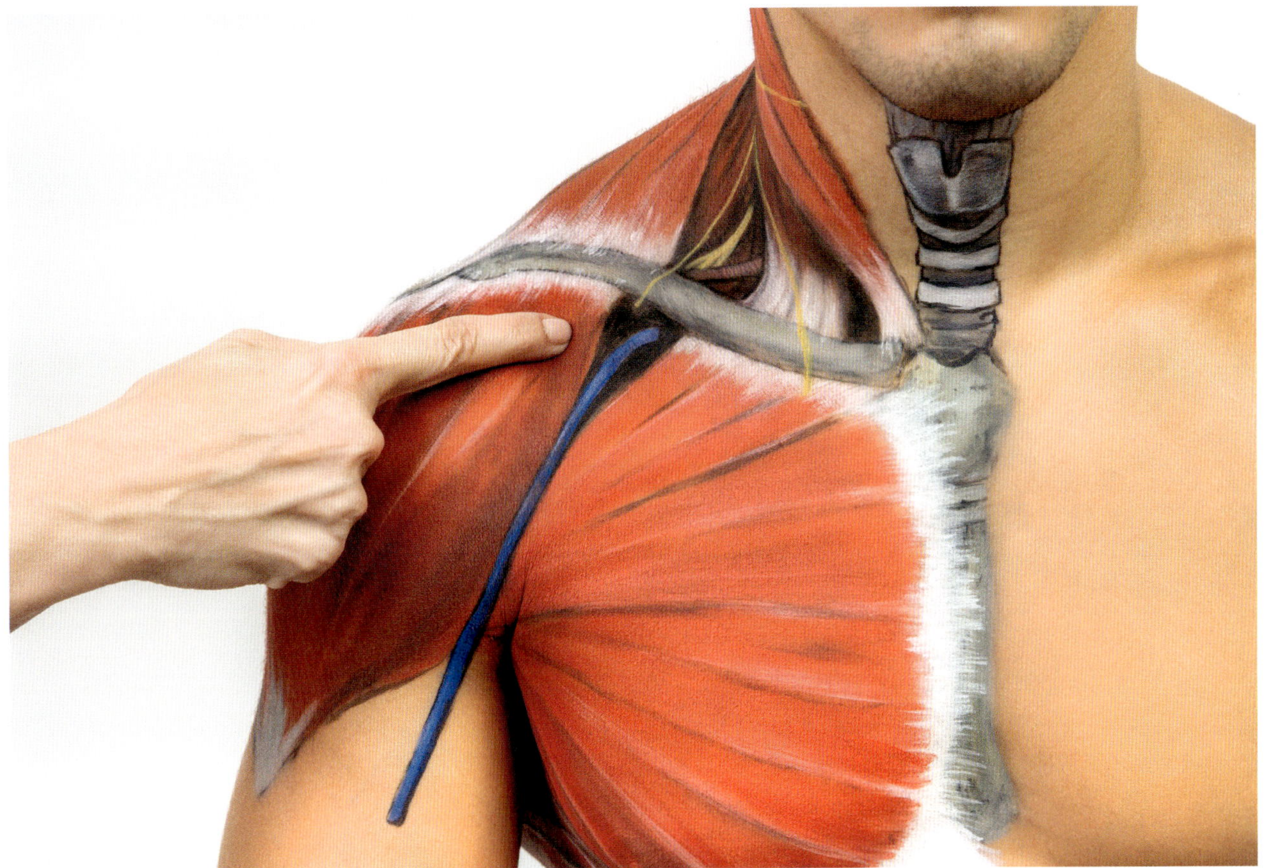

Ausgangsposition des Patienten

Sitzend.

Ausgangsposition der Therapeutin

Stehend, seitlich des Patienten, von der Seite der Palpation.

Ausführung der Palpation

Die Therapeutin lokalisiert und palpiert den Processus coracoideus. Bei der Palpation erspürt sie eine abgerundete, knöcherne Struktur direkt kaudal des Schlüsselbeins. Die Bewertung wird durch die Fasern des anterioren M. deltoideus lateral des Sulcus deltoideopectoralis durchgeführt.

6.21. Rabenschnabelfortsatz – Teil 2

Processus coracoideus scapulae

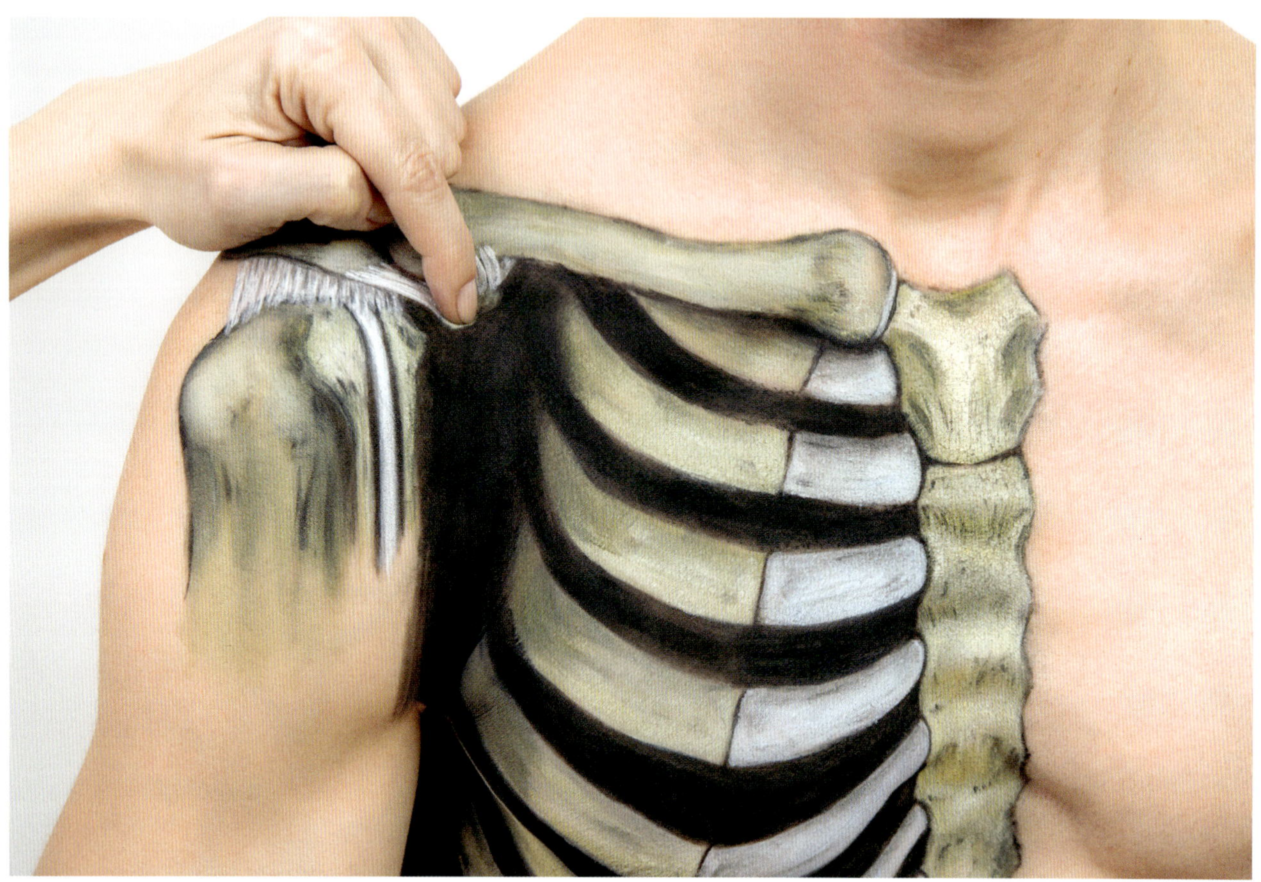

Ausgangsposition des Patienten

Sitzend.

Ausgangsposition der Therapeutin

Stehend, seitlich des Patienten von der Seite der Palpation.

Ausführung der Palpation

Die Therapeutin lokalisiert und palpiert den Processus coracoideus. Bei der Palpation erspürt sie eine abgerundete, knöcherne Struktur direkt kaudal des Schlüsselbeins. Die Bewertung wird durch die Fasern des anterioren M. deltoideus lateral des Sulcus deltoideopectoralis durchgeführt.

6.22. Lig. coracoclaviculare – Teil 1

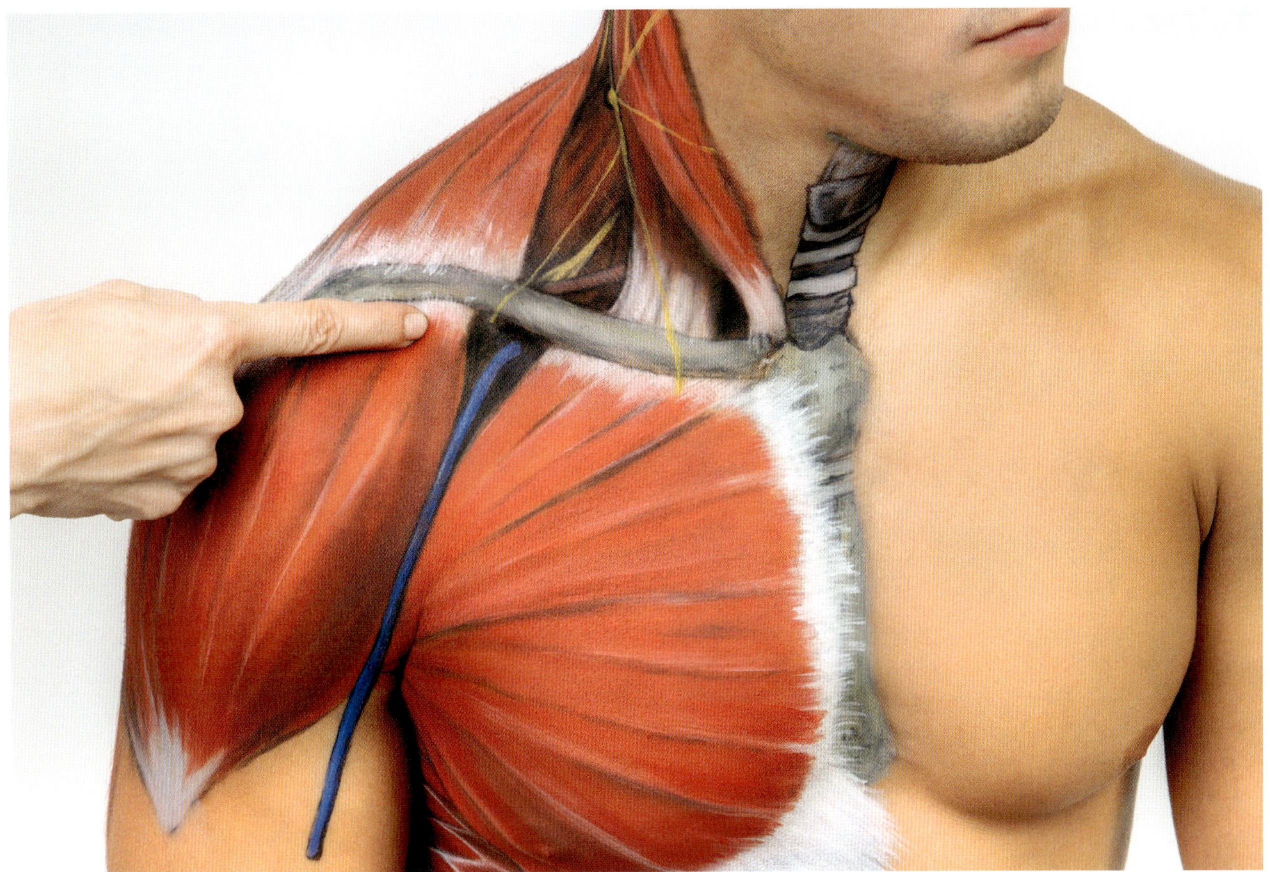

Ausgangsposition des Patienten

Sitzend.

Ausgangsposition der Therapeutin

Stehend, seitlich des Patienten, von der Seite der Palpation.

Ausführung der Palpation

Die Therapeutin lokalisiert und palpiert das Lig. coracoclaviculare. Der Finger liegt in der Tiefe zwischen dem Processus coracoideus und der unteren Fläche des Schlüsselbeins. Die Bewertung wird durch die Fasern des M. deltoideus durchgeführt.

6.23. Lig. coracoclaviculare – Teil 2

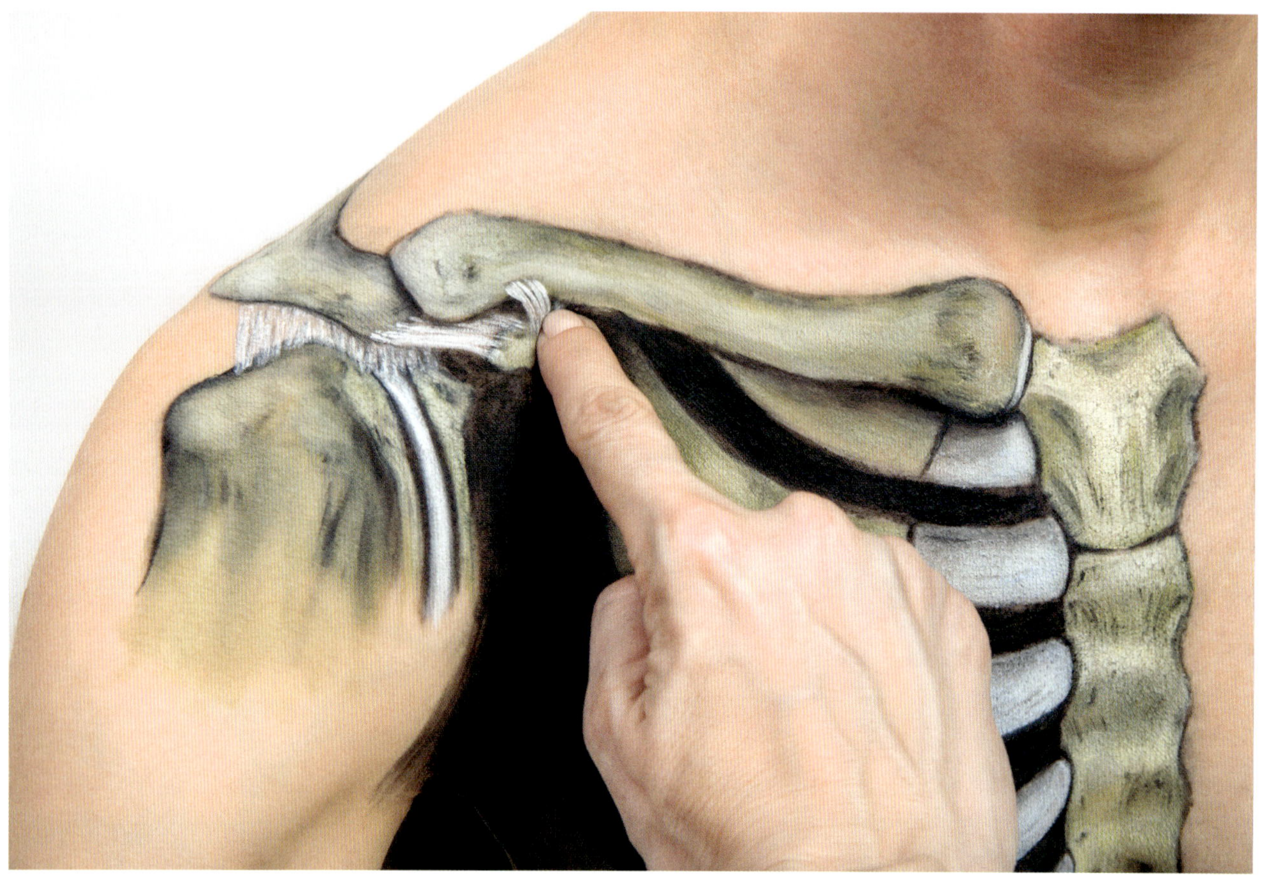

Ausgangsposition des Patienten

Sitzend.

Ausgangsposition der Therapeutin

Stehend, seitlich des Patienten von der Seite der Palpation.

Ausführung der Palpation

Man lokalisiert und palpiert das Lig. coracoclaviculare zwischen dem Processus coracoideus und dem Schlüsselbein. Die Bewertung wird durch die Fasern des M. deltoideus durchgeführt.

6.24. Lig. coracoacromiale

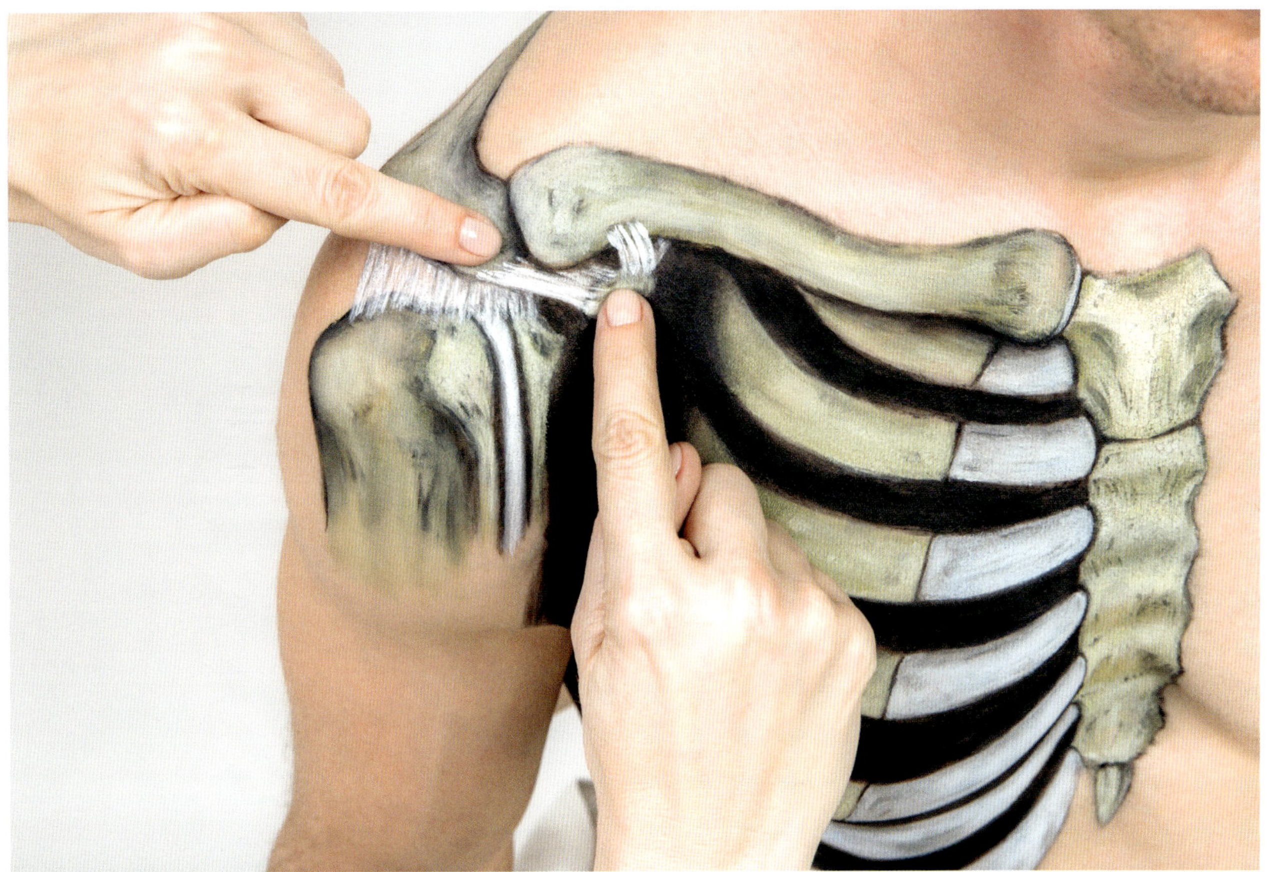

Ausgangsposition des Patienten

Sitzend.

Ausgangsposition der Therapeutin

Stehend, seitlich des Patienten von der Seite der Palpation.

Ausführung der Palpation

Die Therapeutin lokalisiert den Verlauf des coracoacromialen Bandes. Der Zeigefinger der linken Hand liegt am Schulterdach (an der Spitze des Akromions), der Zeigefinger der rechten Hand befindet sich dagegen am Processus coracoideus. Das Band überdacht teilweise das Schultergelenk.

6.25. Lig. coracoacromiale (Untersuchung)

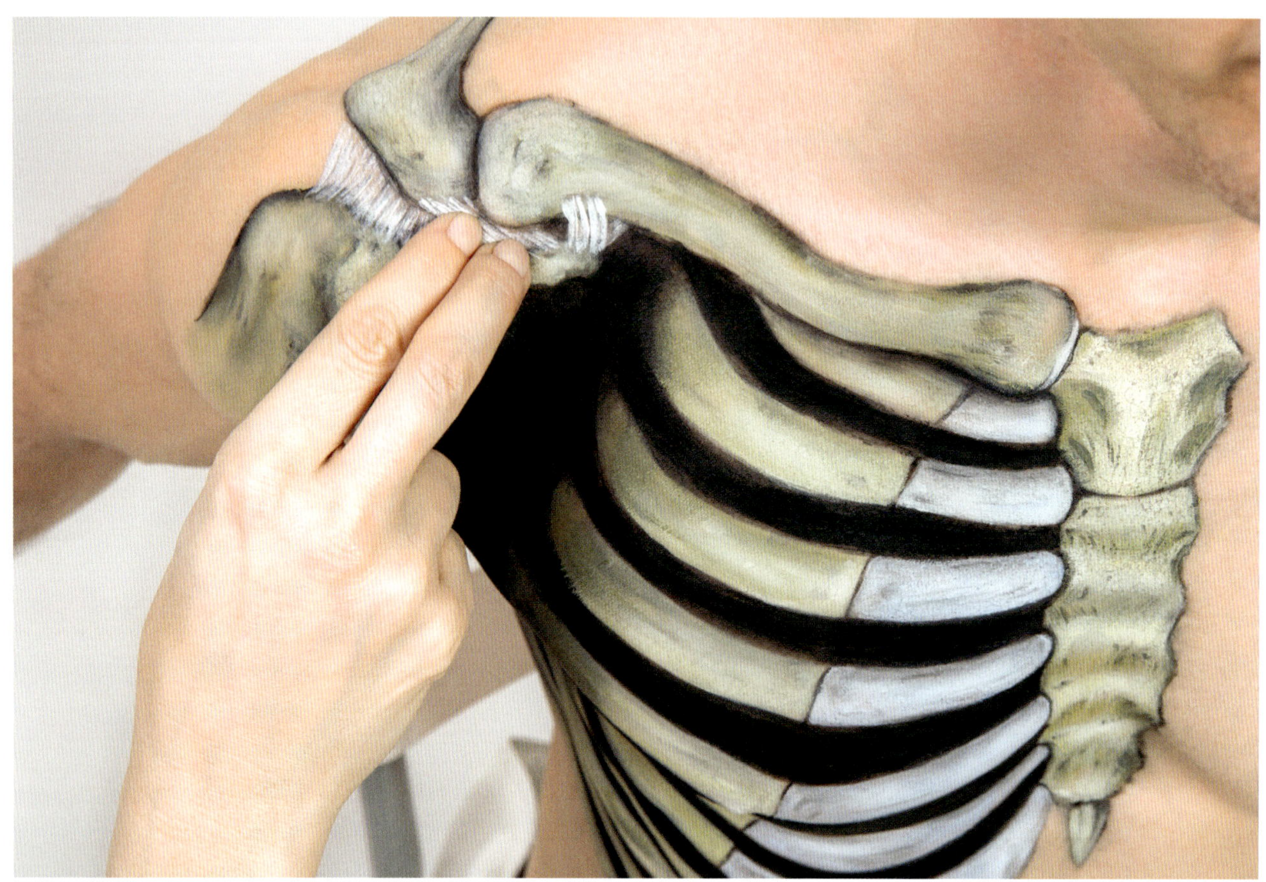

Ausgangsposition des Patienten

Sitzend.

Ausgangsposition der Therapeutin

Stehend, seitlich des Patienten, von der Seite der Palpation.

Ausführung der Palpation

Die Therapeutin palpiert und bewertet das coracoacromiale Band quer zum Faserverlauf. Die Bewertung wird durch die Fasern des M. deltoideus durchgeführt.

6.26. Tuberculum majus des Humerus – Teil 1

Tuberculum majus humeri

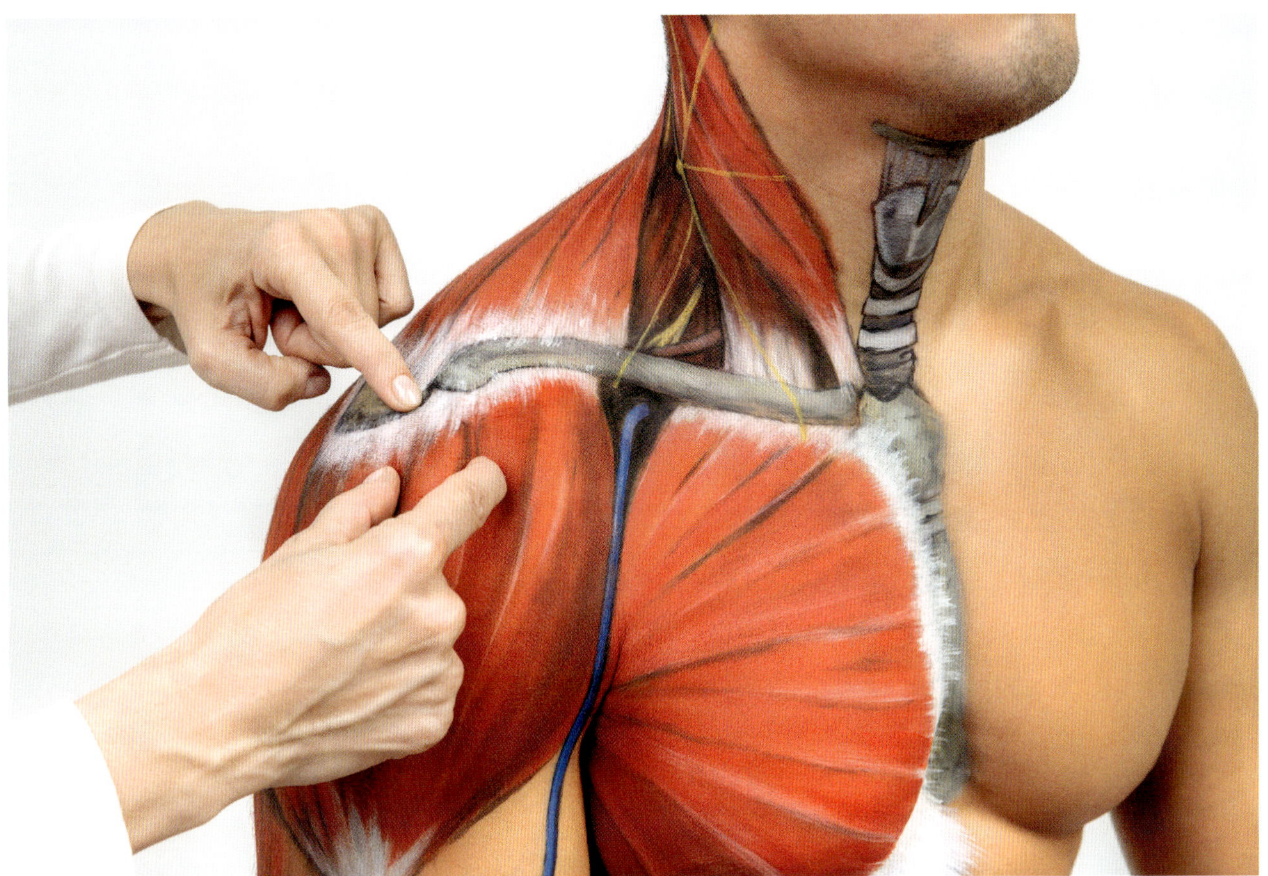

Ausgangsposition des Patienten

Sitzend.

Ausgangsposition der Therapeutin

Stehend, seitlich des Patienten, von der Seite der Palpation. Der Zeigefinger der linken Hand an der Spitze des Akromions.

Ausführung der Palpation

Die Therapeutin lokalisiert und palpiert das Tuberculum majus auf der ventrolateralen Fläche des Humerus. Die Finger der rechten Hand liegen unterhalb des Schulterdaches. Die Bewertung wird durch die Muskelmasse des M. deltoideus durchgeführt.

6.27. Tuberculum majus des Humerus – Teil 2

Tuberculum majus humeri

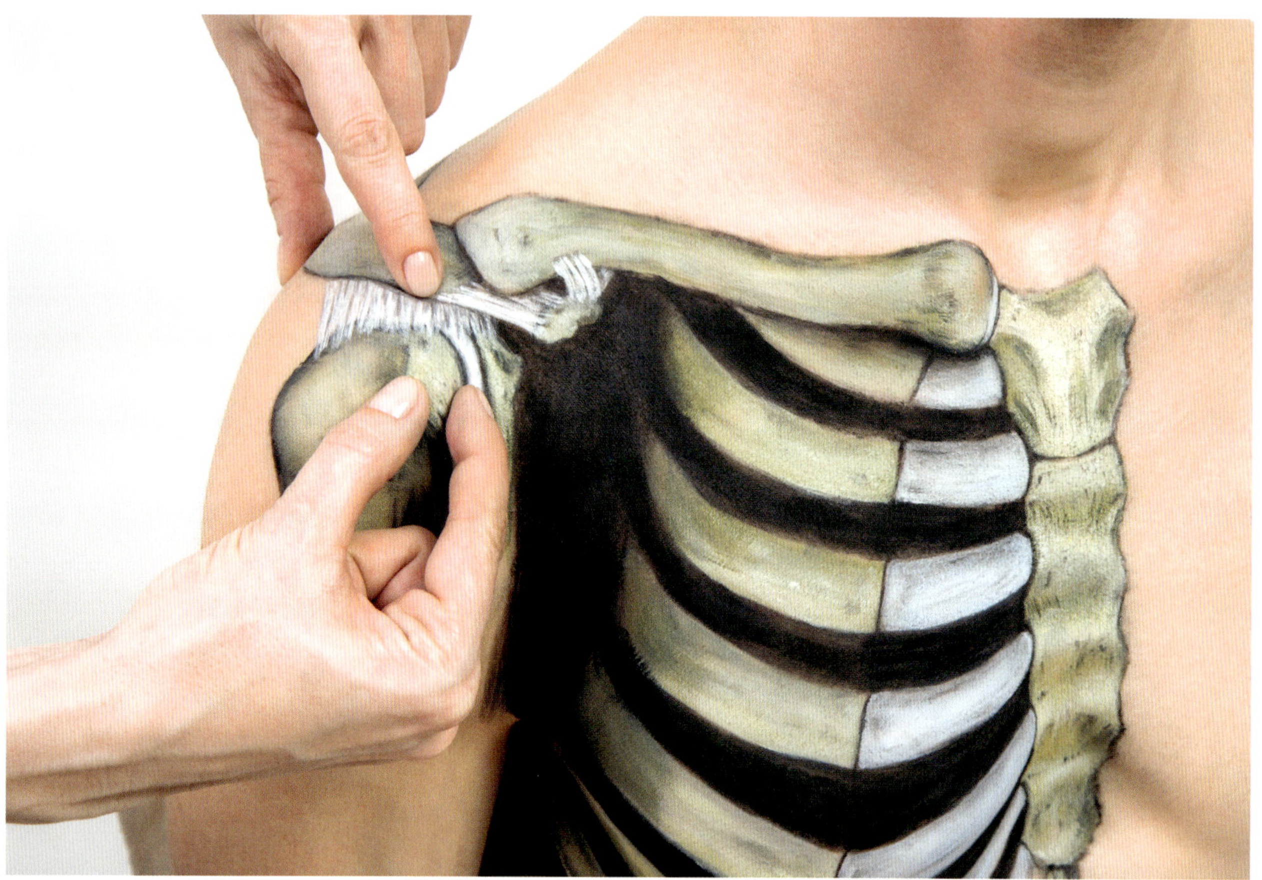

Ausgangsposition des Patienten

Sitzend.

Ausgangsposition der Therapeutin

Stehend, seitlich des Patienten, von der Seite der Palpation.

Ausführung der Palpation

Die Therapeutin lokalisiert und palpiert das Tuberculum majus des Humerus. Die Muskelmasse des M. deltoideus lässt das Relief des Tuberculum größer erscheinen. Der M. deltoideus wurde nicht abgebildet.

6.28. M. supraspinatus

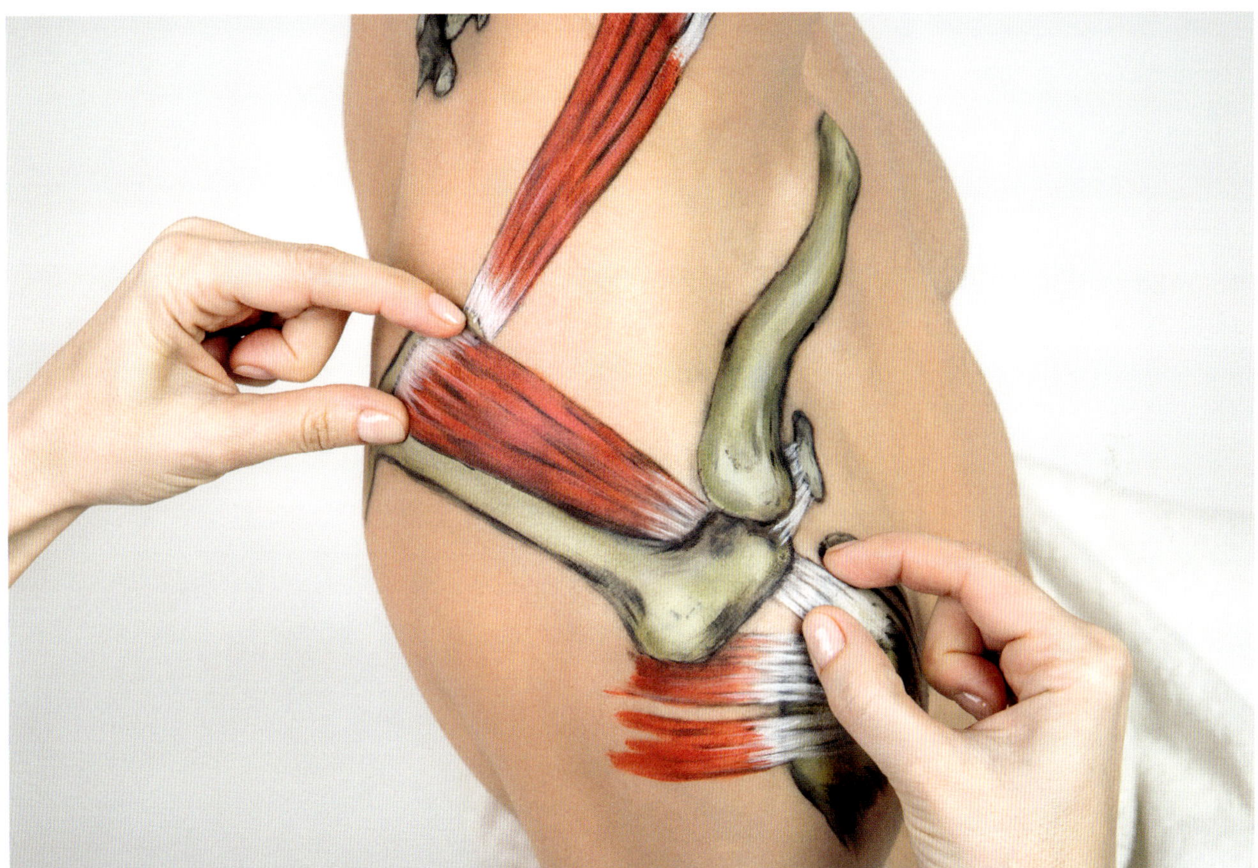

Ausgangsposition des Patienten

Sitzend.

Ausgangsposition der Therapeutin

Stehend, seitlich des Patienten von der Seite der Palpation.

Ausführung der Palpation

Die Therapeutin lokalisiert den Rand des M. supraspinatus. Sie umfasst mit den Fingern der linken Hand die innere (mediale) Abgrenzung der Fossa supraspinata. Die Finger der rechten Hand liegen auf der ventrolateralen Fläche des Tuberculum majus.

6.29. Supraspinatussehne – Teil 1

M. supraspinatus – Tendo

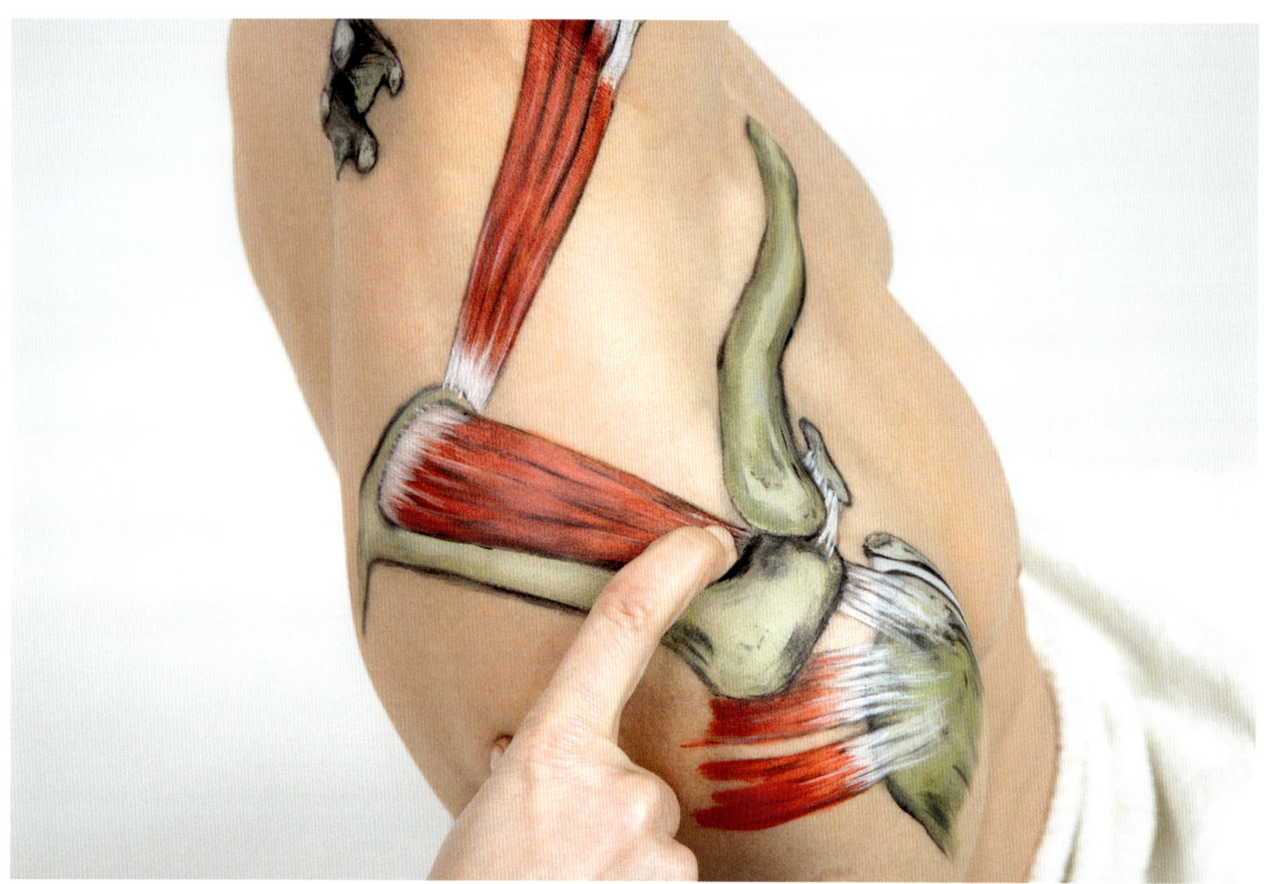

Ausgangsposition des Patienten

Sitzend.

Ausgangsposition der Therapeutin

Stehend, seitlich des Patienten, von der Seite der Palpation.

Ausführung der Palpation

Die Therapeutin palpiert und bewertet die Sehne des M. supraspinatus am Winkel zwischen dem Schüsselbein und dem Schulterblatt. Die Bewertung wird durch die Fasern des M. trapezius durchgeführt. Der M. trapezius wurde zur besseren Veranschaulichung nicht abgebildet.

6.30. Supraspinatussehne – Teil 2

M. supraspinatus – Tendo

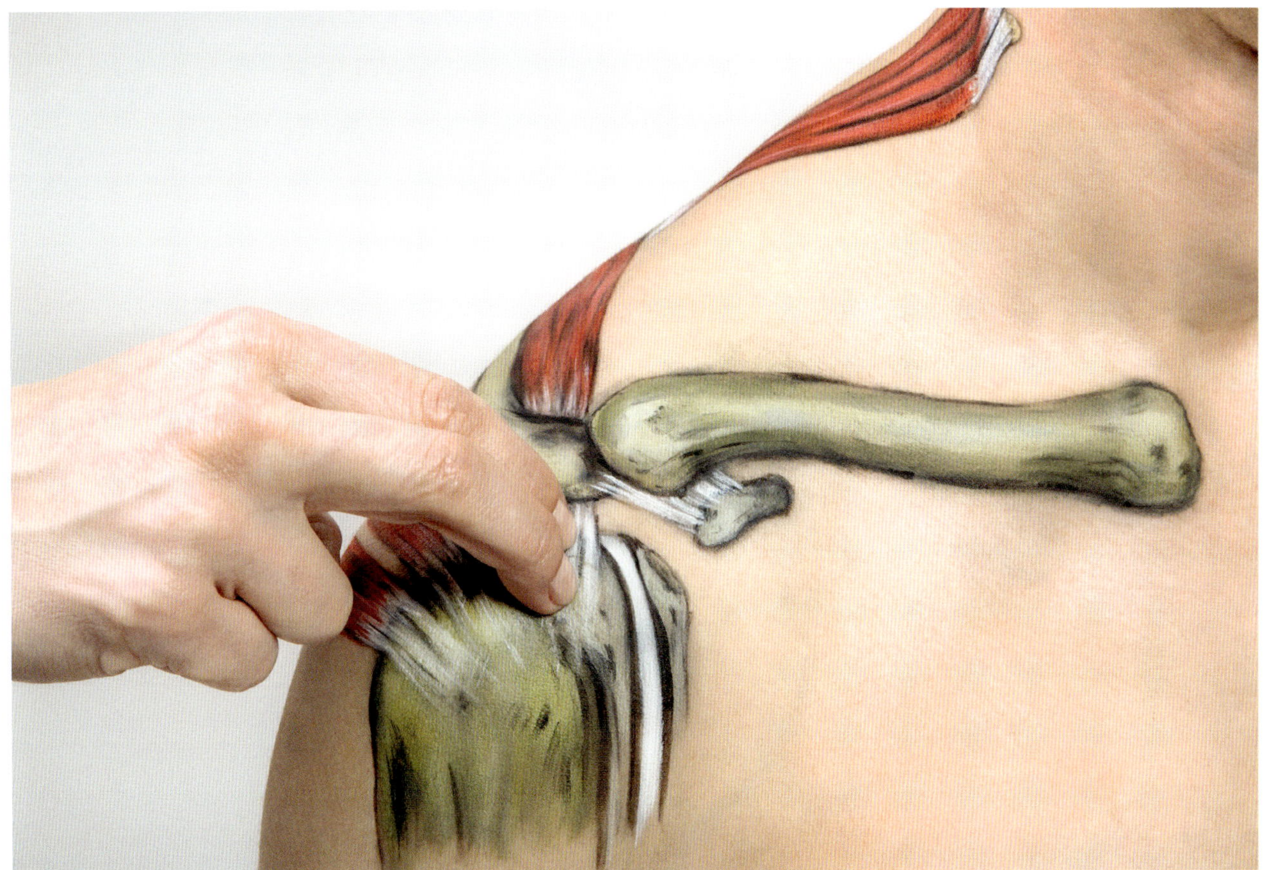

Ausgangsposition des Patienten

Sitzend.

Ausgangsposition der Therapeutin

Stehend, seitlich des Patienten, von der Seite der Palpation.

Ausführung der Palpation

Die Therapeutin palpiert und bewertet die Ansatzstelle des M. supraspinatus am Tuberculum majus des Humerus. Die Bewertung wird durch die Fasern des M. deltoideus durchgeführt. Bei palpatorischer Untersuchung ist die Differenzierung zwischen den einzelnen Sehnen der Rotatoren, die am Tuberculum majus ansetzen, nicht möglich.

6.31. M. infraspinatus

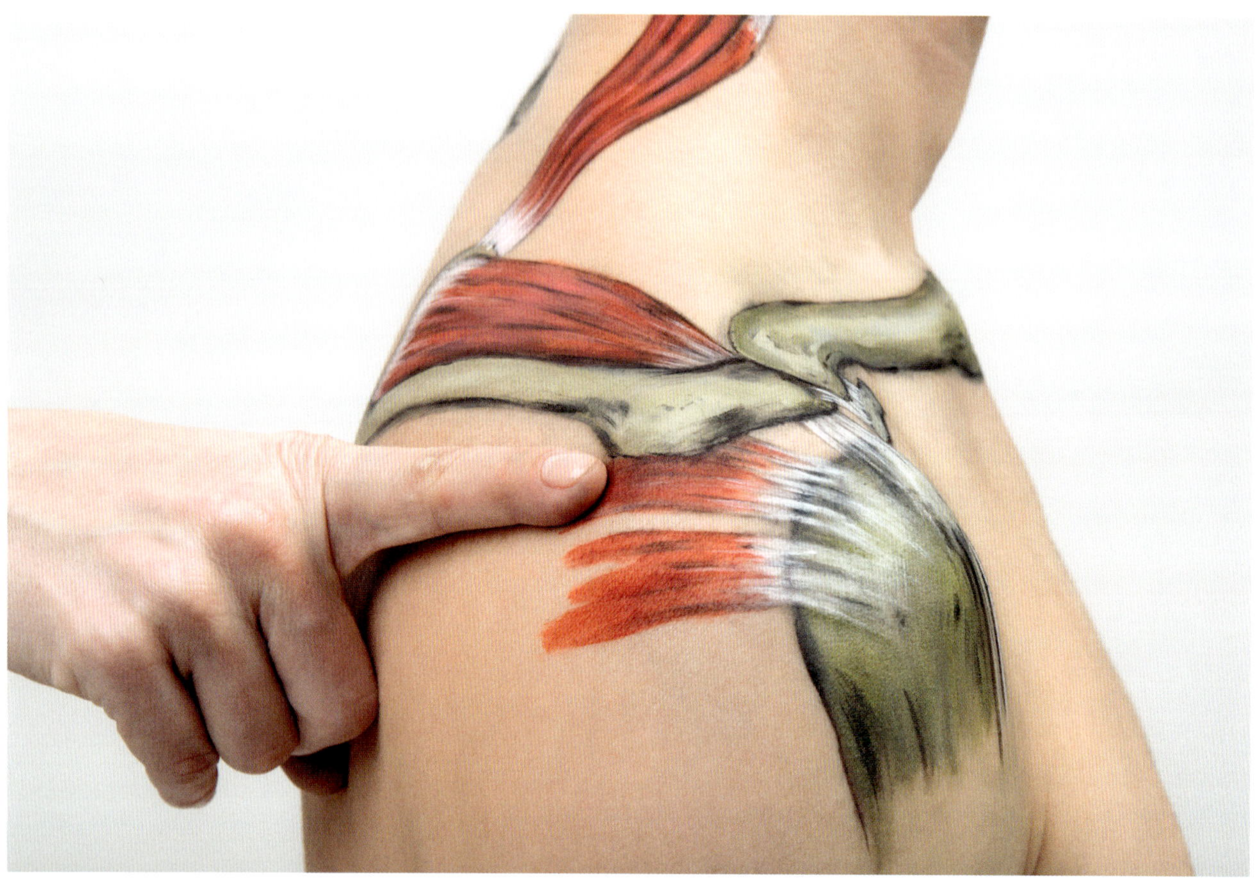

Ausgangsposition des Patienten

Sitzend.

Ausgangsposition der Therapeutin

Stehend, hinter dem Patienten.

Ausführung der Palpation

Die Therapeutin ermittelt den Verlauf des M. infraspinatus. Der Finger liegt in der Fossa infraspinata, direkt unterhalb des Schulterblattkamms. Die Spitze des Zeigefingers schaut in die Richtung des Tuberculum majus des Humerus.

6.32. Infraspinatussehne

M. infraspinatus – Tendo

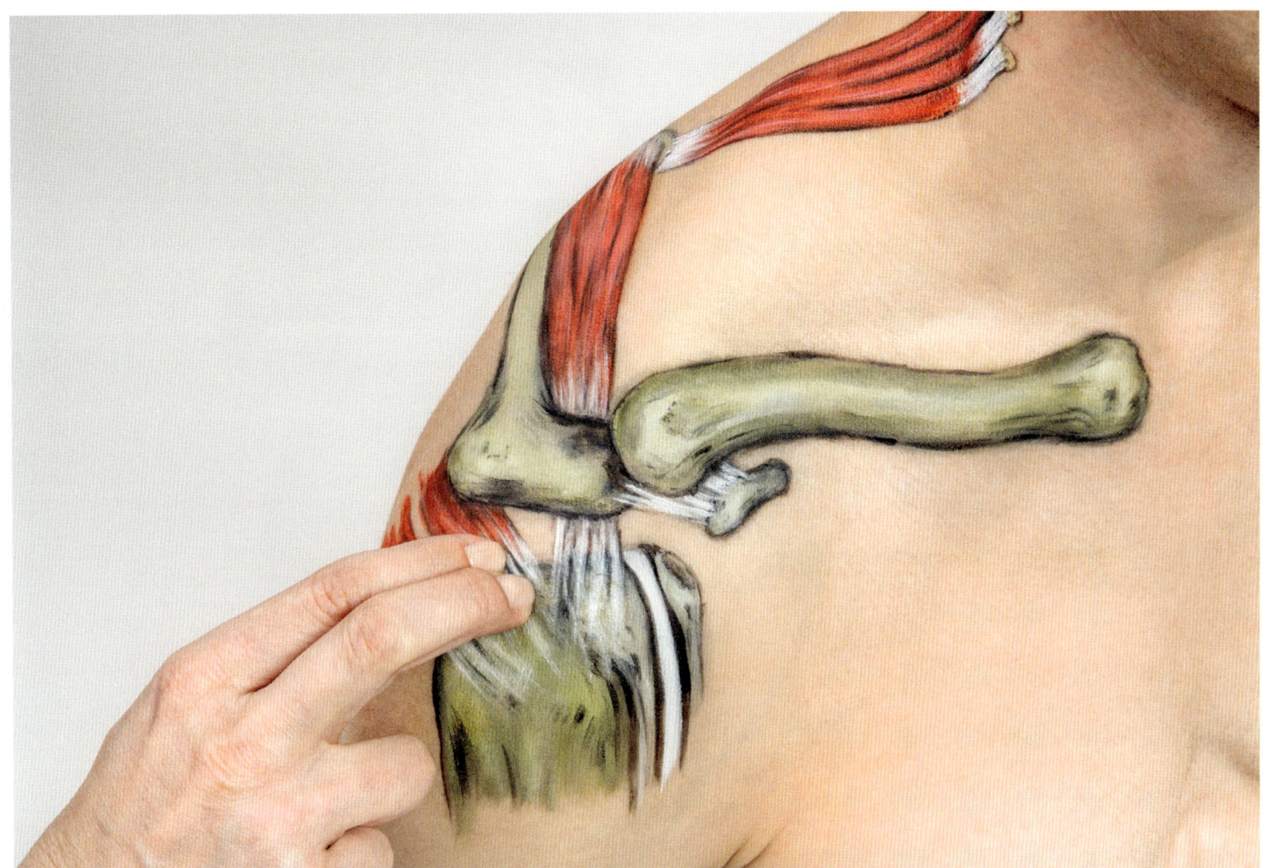

Ausgangsposition des Patienten

Sitzend.

Ausgangsposition der Therapeutin

Stehend, seitlich des Patienten, von der Seite der Palpation.

Ausführung der Palpation

Die Therapeutin palpiert und bewertet die Ansatzstelle des M. infraspinatus am Tuberculum majus des Humerus. Die Bewertung wird kaudal des Angulus acromialis durch die Fasern des M. deltoideus durchgeführt. Bei palpatorischer Untersuchung ist die Differenzierung zwischen den einzelnen Sehnen der Rotatoren, die am Tuberculum majus ansetzen, nicht möglich.

6.33. M. teres minor

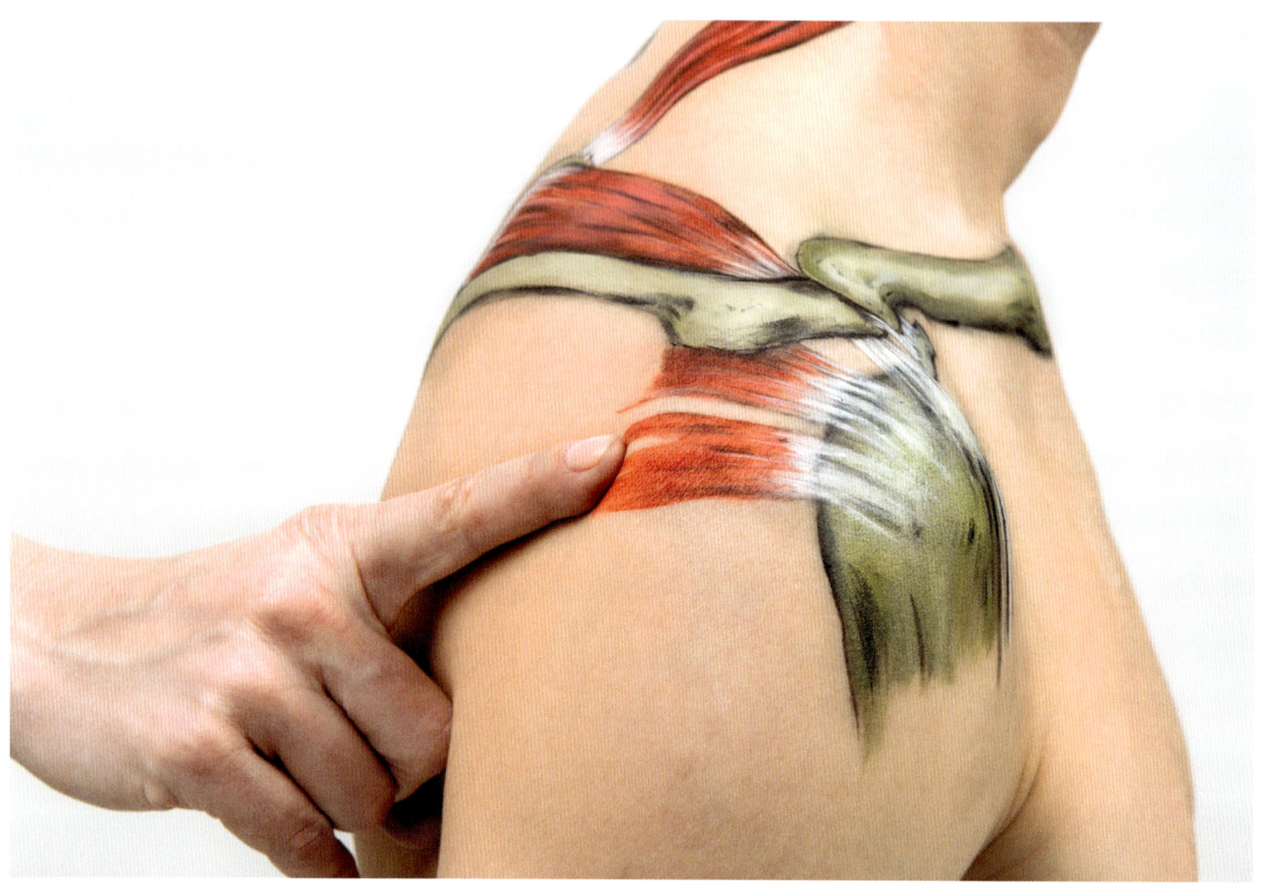

Ausgangsposition des Patienten

Sitzend.

Ausgangsposition der Therapeutin

Stehend, hinter dem Patienten.

Ausführung der Palpation

Die Therapeutin lokalisiert den Verlauf des M. teres minor und palpiert die Struktur. Der Finger liegt an der dorsalen Fläche der Skapula unterhalb des M. infraspinatus.

6.34. Sehne des M. teres minor

M. teres minor – Tendo

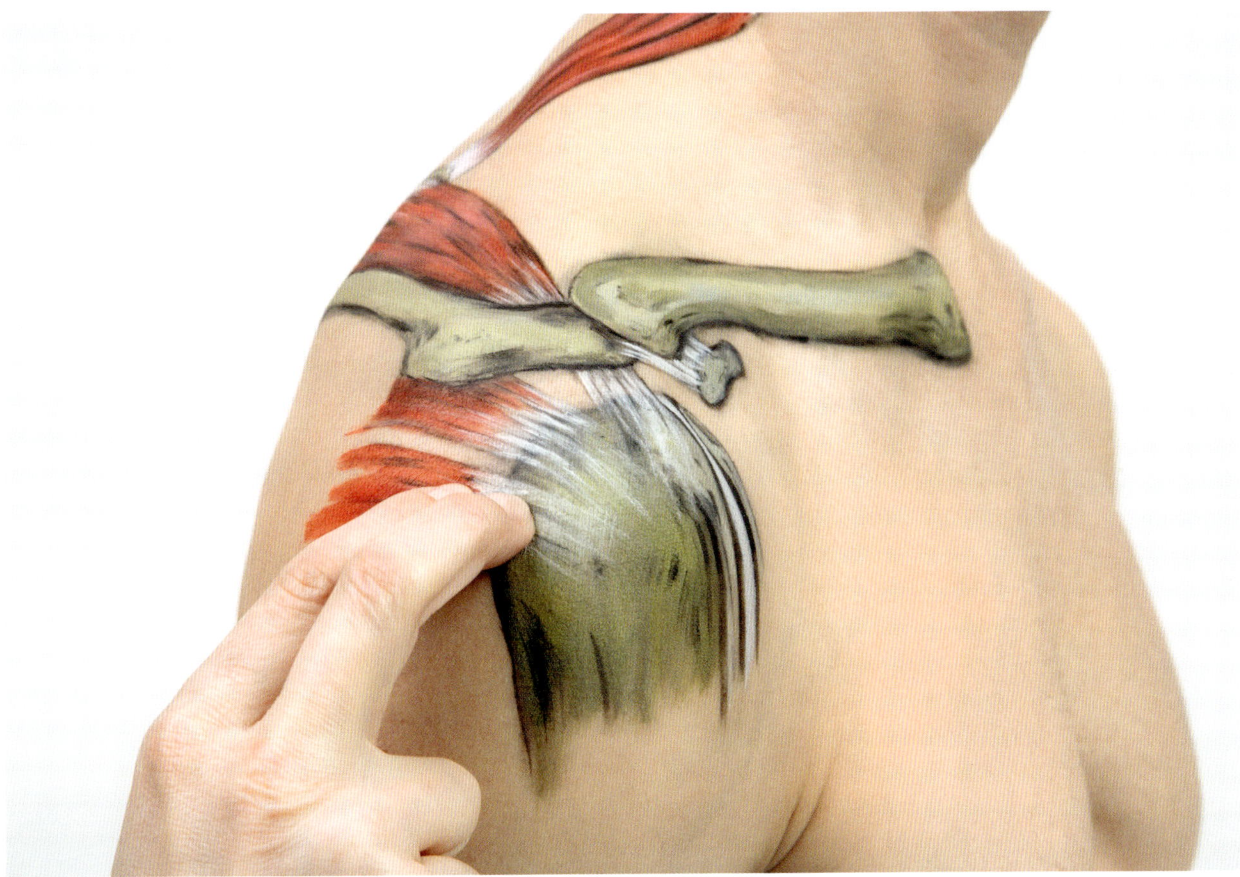

Ausgangsposition des Patienten

Sitzend.

Ausgangsposition der Therapeutin

Stehend, hinter dem Patienten.

Ausführung der Palpation

Die Therapeutin palpiert und bewertet die Ansatzstelle des M. teres minor am Tuberculum majus des Humerus. Die Bewertung wird durch die Fasern des M. deltoideus durchgeführt. Bei der palpatorischen Untersuchung ist die Differenzierung zwischen den einzelnen Sehnen der Rotatoren, die am Tuberculum majus ansetzen, nicht möglich.

6.35. Tuberculum majus des Humerus, Rabenschnabelfortsatz

Tuberculum majus humeri, Processus coracoideus scapulae

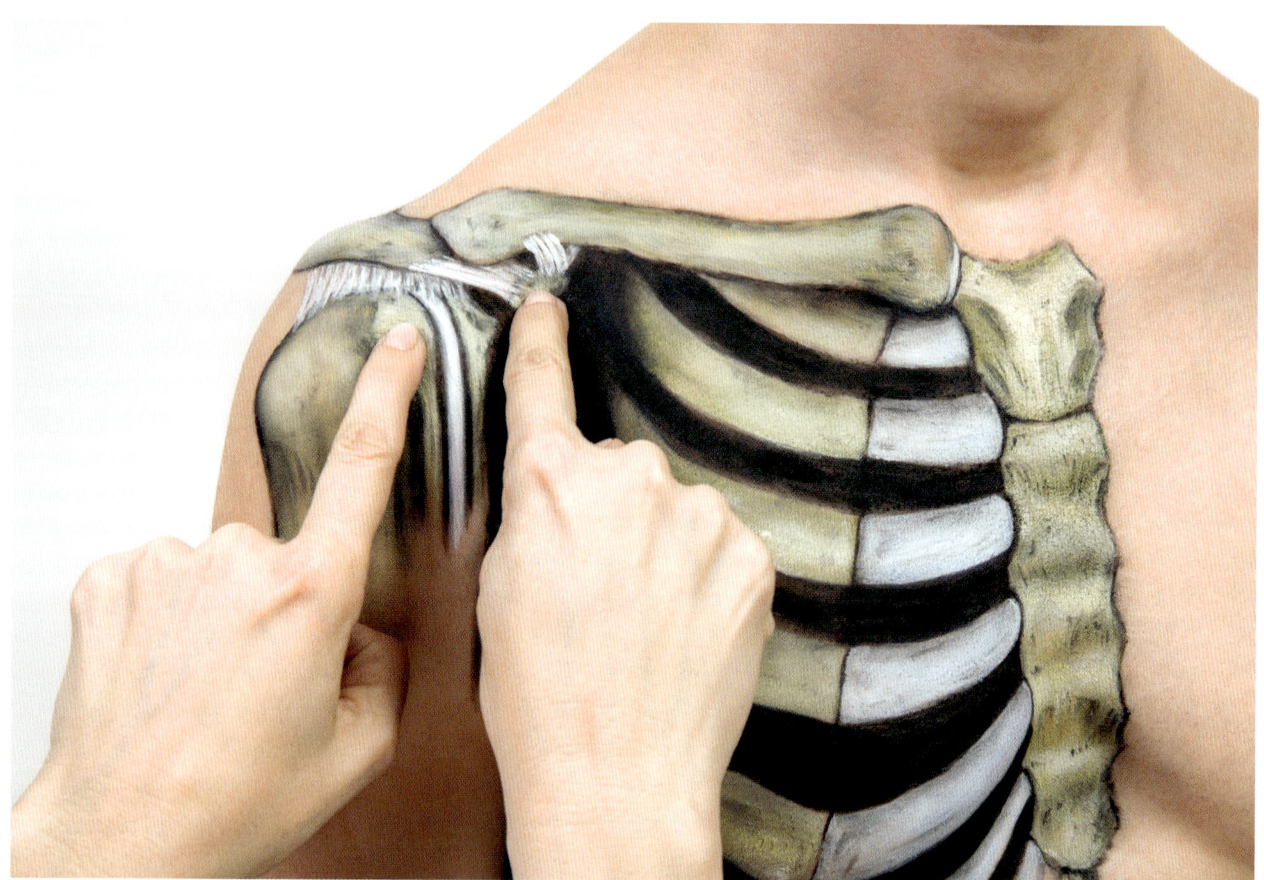

Ausgangsposition des Patienten

Sitzend.

Ausgangsposition der Therapeutin

Stehend, zur Schulter des Patienten gerichtet.

Ausführung der Palpation

Die Therapeutin legt den Abstand zwischen dem Tuberculum majus des Humerus und dem Processus coracoideus der Skapula fest.

6.36. Tuberculum minus des Humerus

Tuberculum minus humeri

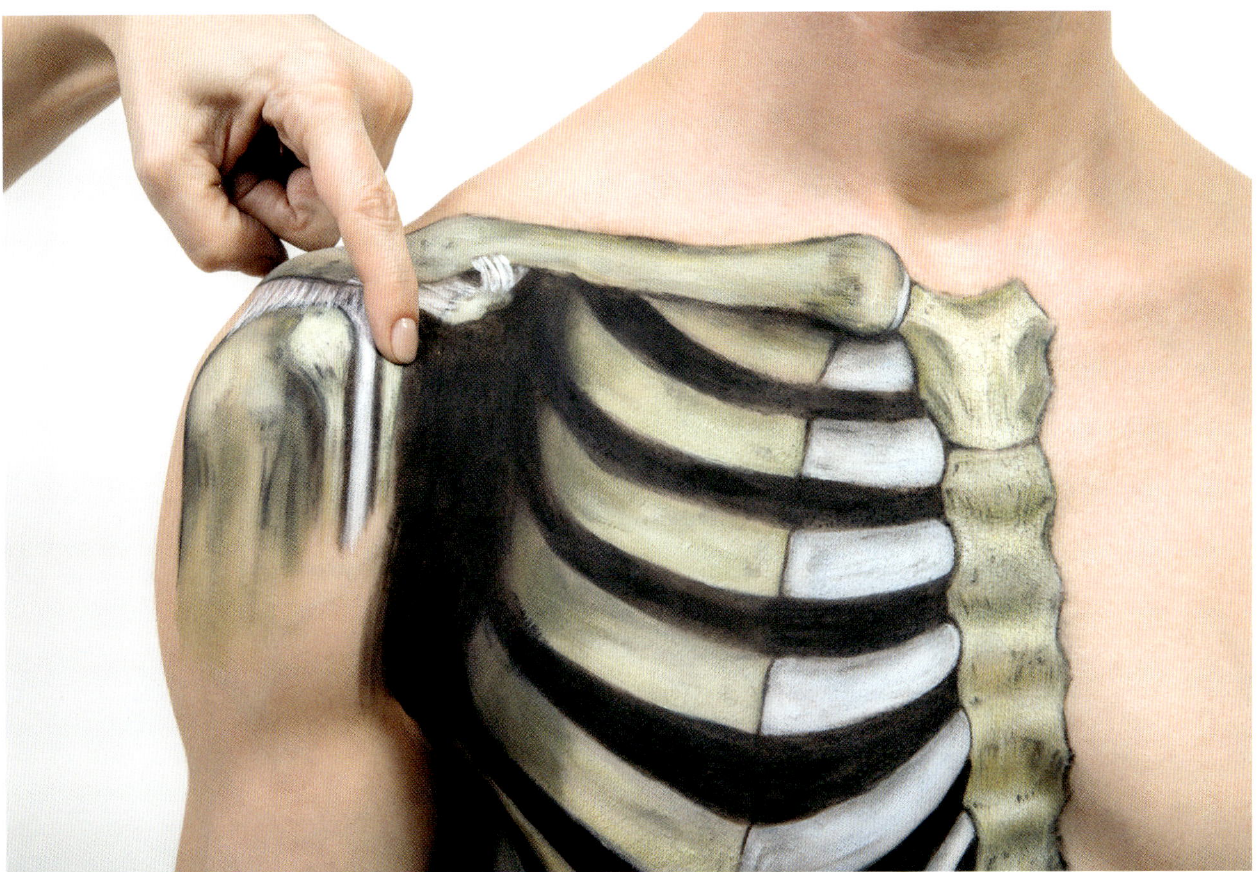

Ausgangsposition des Patienten

Sitzend.

Ausgangsposition der Therapeutin

Stehend, seitlich des Patienten, von der Seite der Palpation.

Ausführung der Palpation

Die Therapeutin lokalisiert und palpiert das Tuberculum minus des Humerus zwischen dem Tuberculum majus und dem Processus coracoideus. Um die Palpation des Tuberculum minus zu erleichtern benutzt sie die Außenrotation im Schultergelenk.

6.37. Tuberculum majus, Tuberculum minus des Humerus

Tuberculum majus, Tuberculum minus humeri

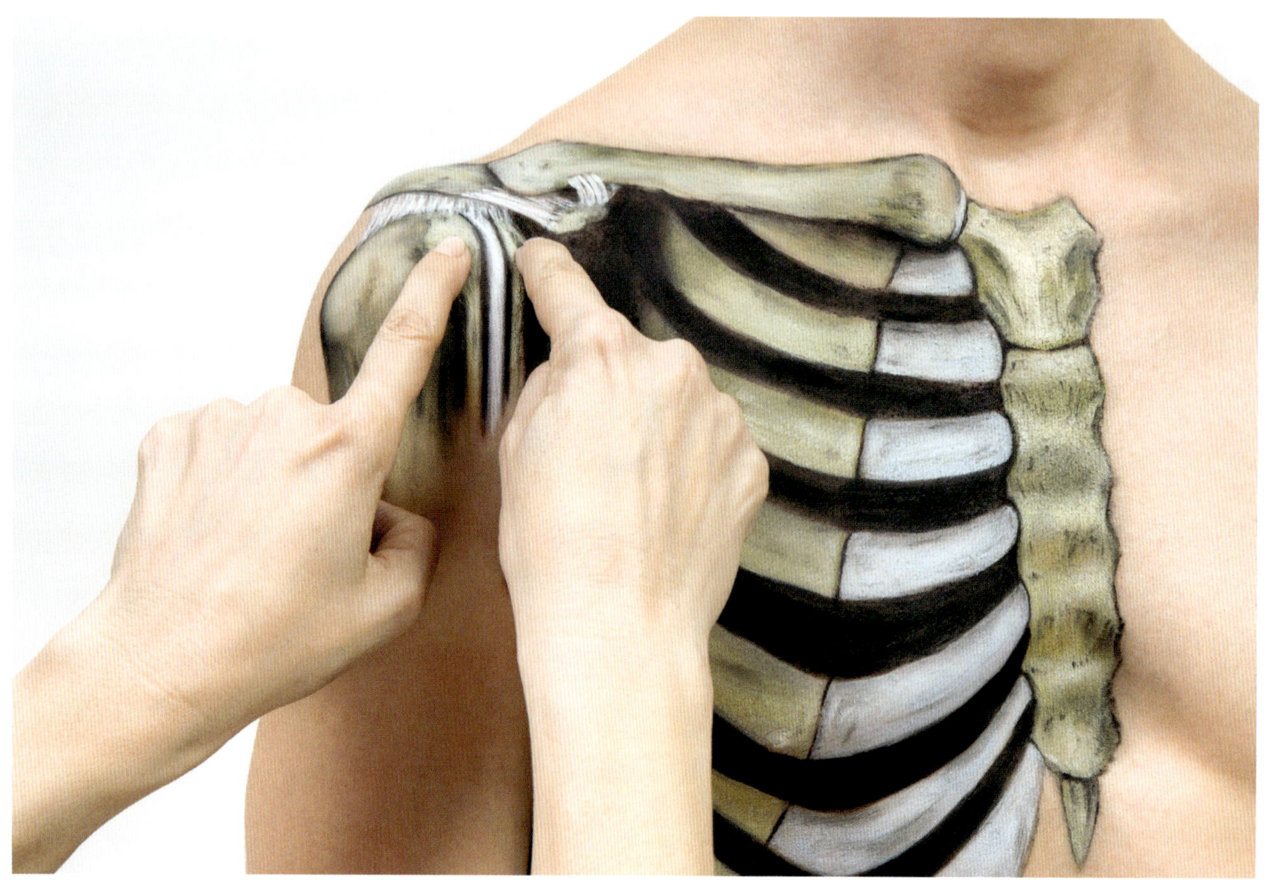

Ausgangsposition des Patienten

Sitzend.

Ausgangsposition der Therapeutin

Stehend, seitlich des Patienten, von der Seite der Palpation.

Ausführung der Palpation

Die Therapeutin lokalisiert und palpiert das Tuberculum majus und das Tuberculum minus des Humerus, um den Sulcus intertubercularis zu erfassen.

6.38. Tuberculum majus, Tuberculum minus des Humerus, Rabenschnabelfortsatz

Tuberculum majus, Tuberculum minus humeri, Processus coracoideus scapulae

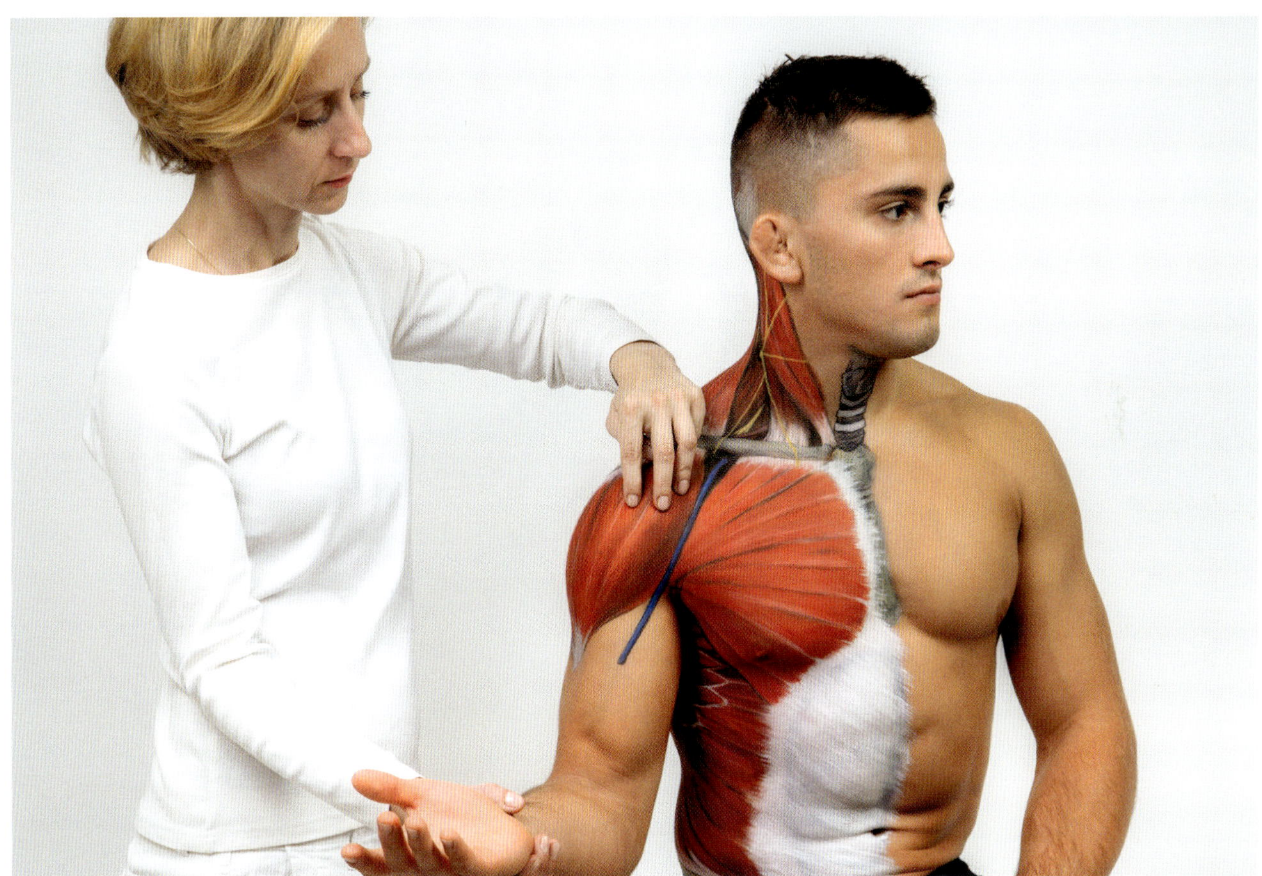

Ausgangsposition des Patienten

Sitzend.

Ausgangsposition der Therapeutin

Stehend, seitlich des Patienten, von der Seite der Palpation. Der Zeigefinger befindet sich am Tuberculum majus des Humerus, der Mittelfinger am Tuberculum minus und der Ringfinger am Processus coracoideus.

Ausführung der Palpation

Die Therapeutin rotiert den Arm des Patienten, palpiert und bewertet dabei die drei oben genannten Strukturen. Das Tuberculum minus ist bei der Außenrotation des Armes besser zu tasten.

6.39. Tuberculum majus, Tuberculum minus des Humerus, Rabenschnabelfortsatz

Tuberculum majus, Tuberculum minus humeri, Processus coracoideus scapulae

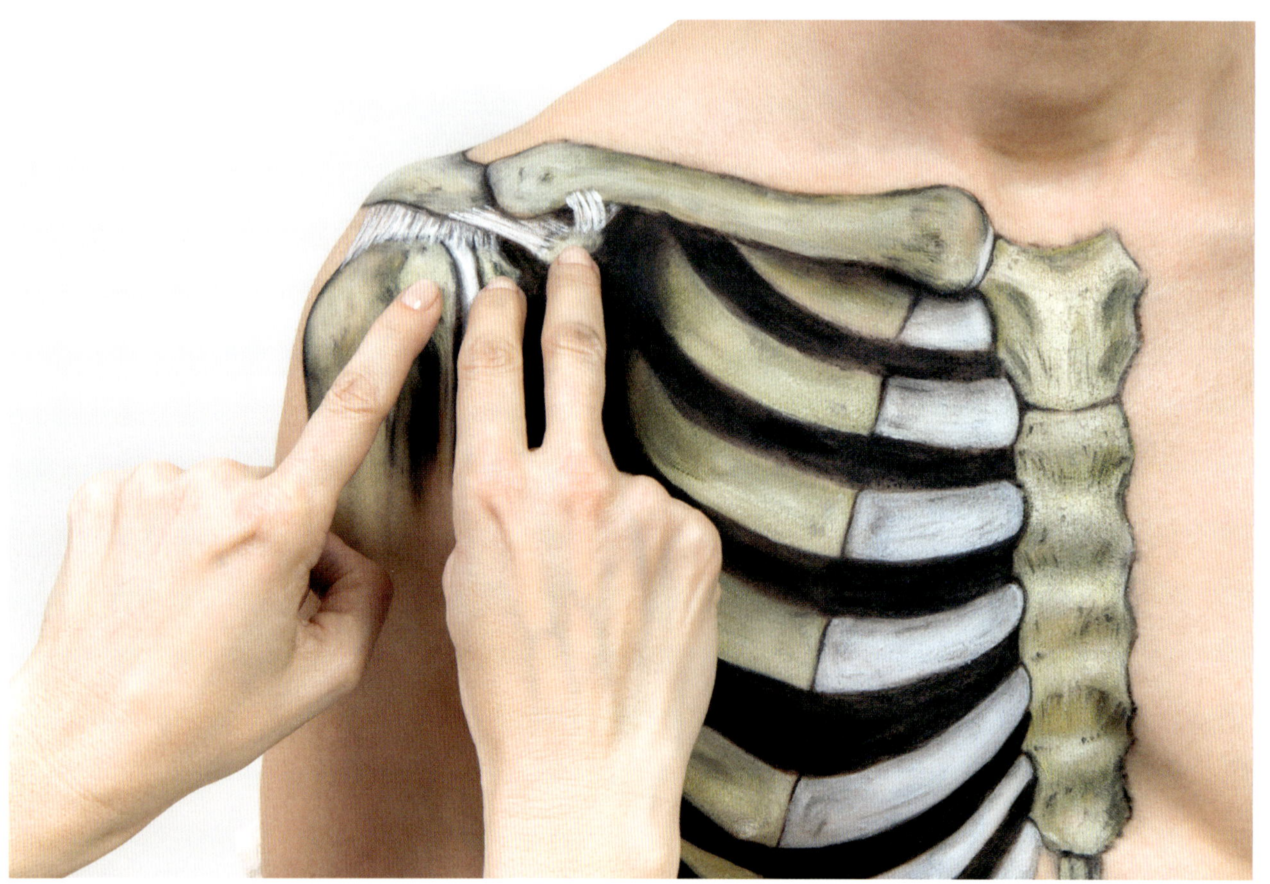

Ausgangsposition des Patienten

Sitzend.

Ausgangsposition der Therapeutin

Stehend, seitlich des Patienten, von der Seite der Palpation.

Ausführung der Palpation

Die Therapeutin lokalisiert das Tuberculum majus, den Processus coracoideus und das dazwischen ligende Tuberculum minus des Humerus.

6.40. Sulcus intertubercularis

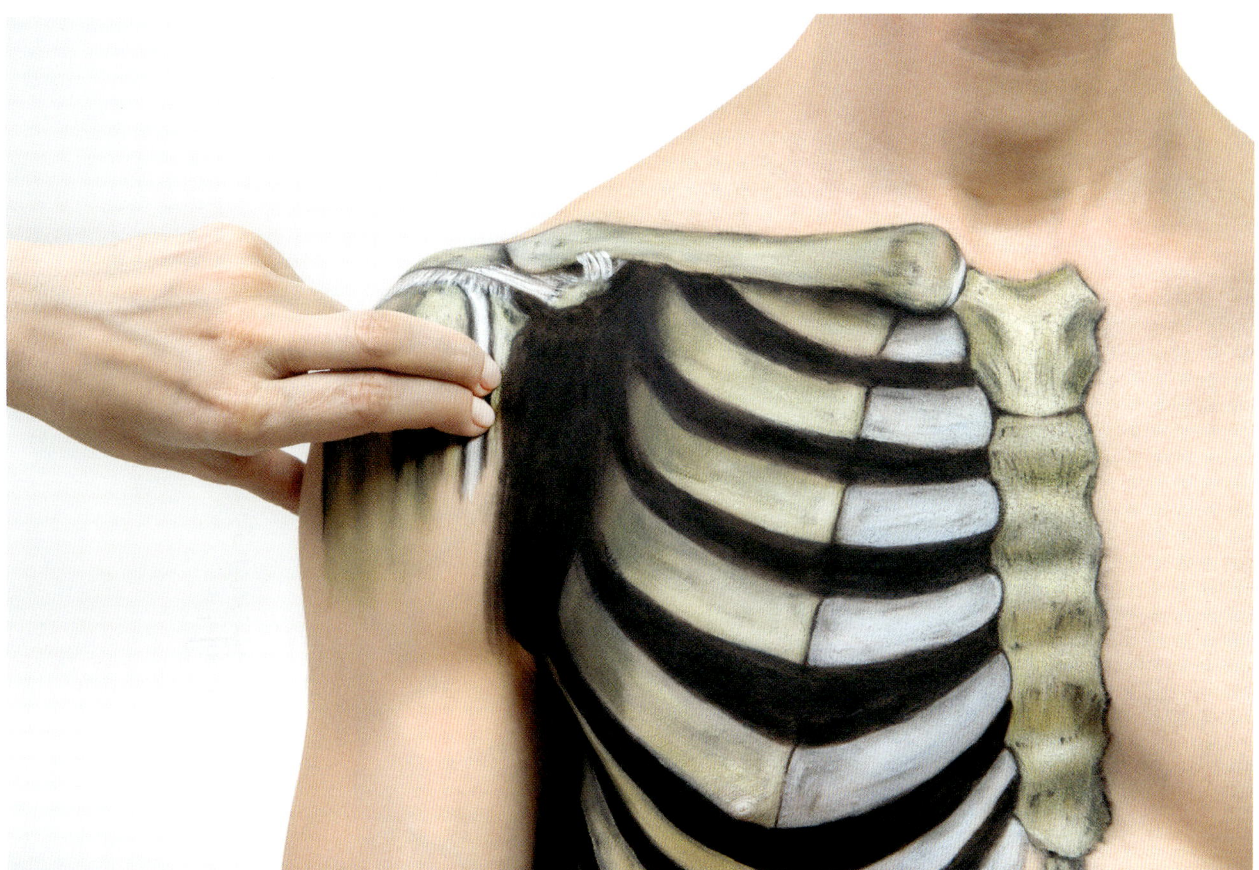

Ausgangsposition des Patienten

Sitzend.

Ausgangsposition der Therapeutin

Stehend, seitlich des Patienten, von der Seite der Palpation.

Ausführung der Palpation

Die Therapeutin lokalisiert und palpiert den Sulcus intertubercularis des Humerus. Die Finger liegen zwischen dem Tuberculum majus und minus des Humerus. Durch den Sulcus verläuft die Sehne des langen Bizepskopfes.

6.41. Langer Bizepskopf

Caput longum musculi bicipitis brachii

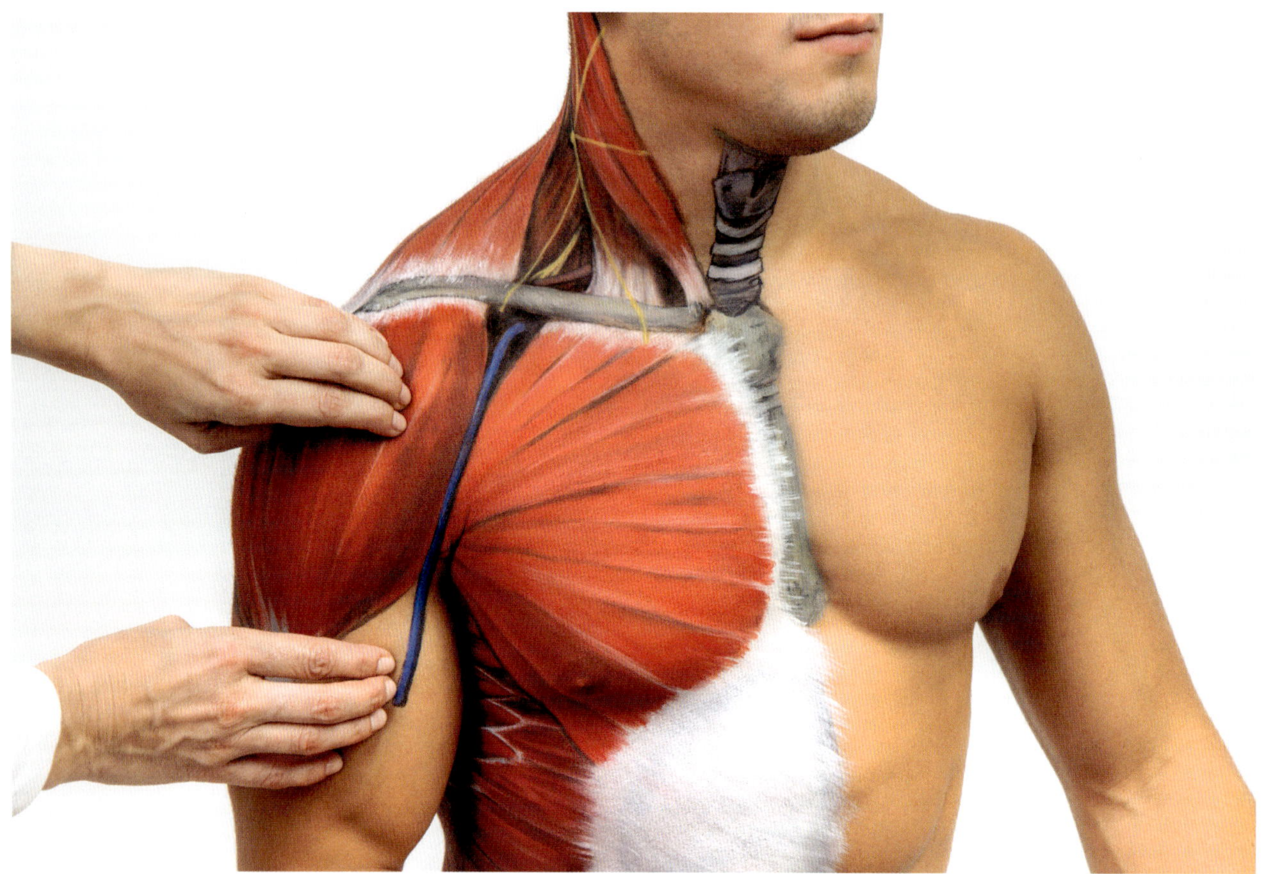

Ausgangsposition des Patienten

Sitzend.

Ausgangsposition der Therapeutin

Stehend, seitlich des Patienten, von der Seite der Palpation. Die Finger der linken Hand befinden sich zwischen dem Tuberculum majus und minus des Humerus. Die Finger der rechten Hand ruhen lateral am Muskelbauch des Bizeps.

Ausführung der Palpation

Die Therapeutin ermittelt den Verlauf des langen Bizepskopfes zwischen der proximal liegenden Sehne und dem Muskelbauch.

6.42. Sehne des langen Bizepskopfes

M. biceps brachii, Caput longum – Tendo

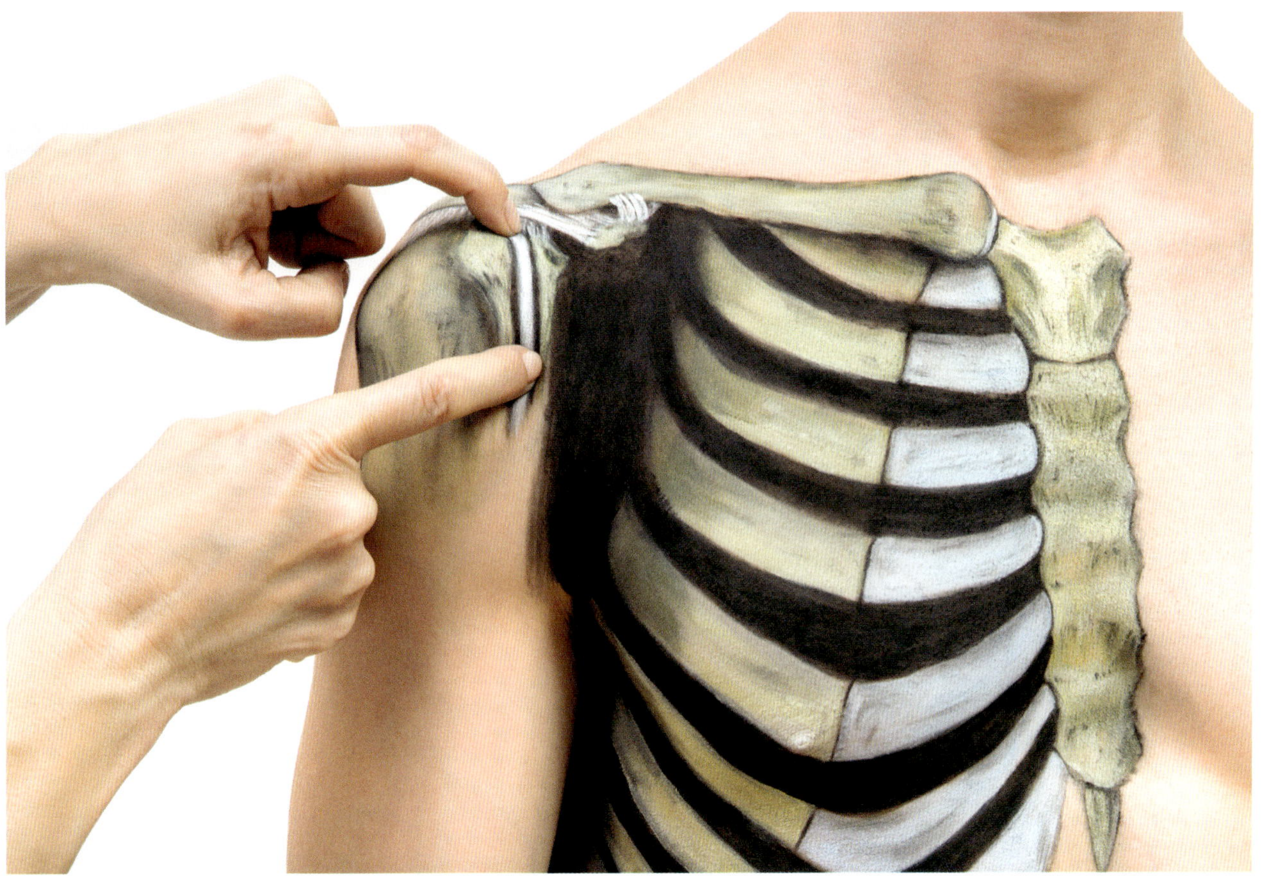

Ausgangsposition des Patienten

Sitzend.

Ausgangsposition der Therapeutin

Stehend, seitlich des Patienten, von der Seite der Palpation.

Ausführung der Palpation

Die Therapeutin ermittelt den Verlauf der Sehne des langen Bizepskopfes im Sulcus intertubercularis.

6.43. Schlüsselbein (sternales Ende)

Clavicula, extremitas sternalis

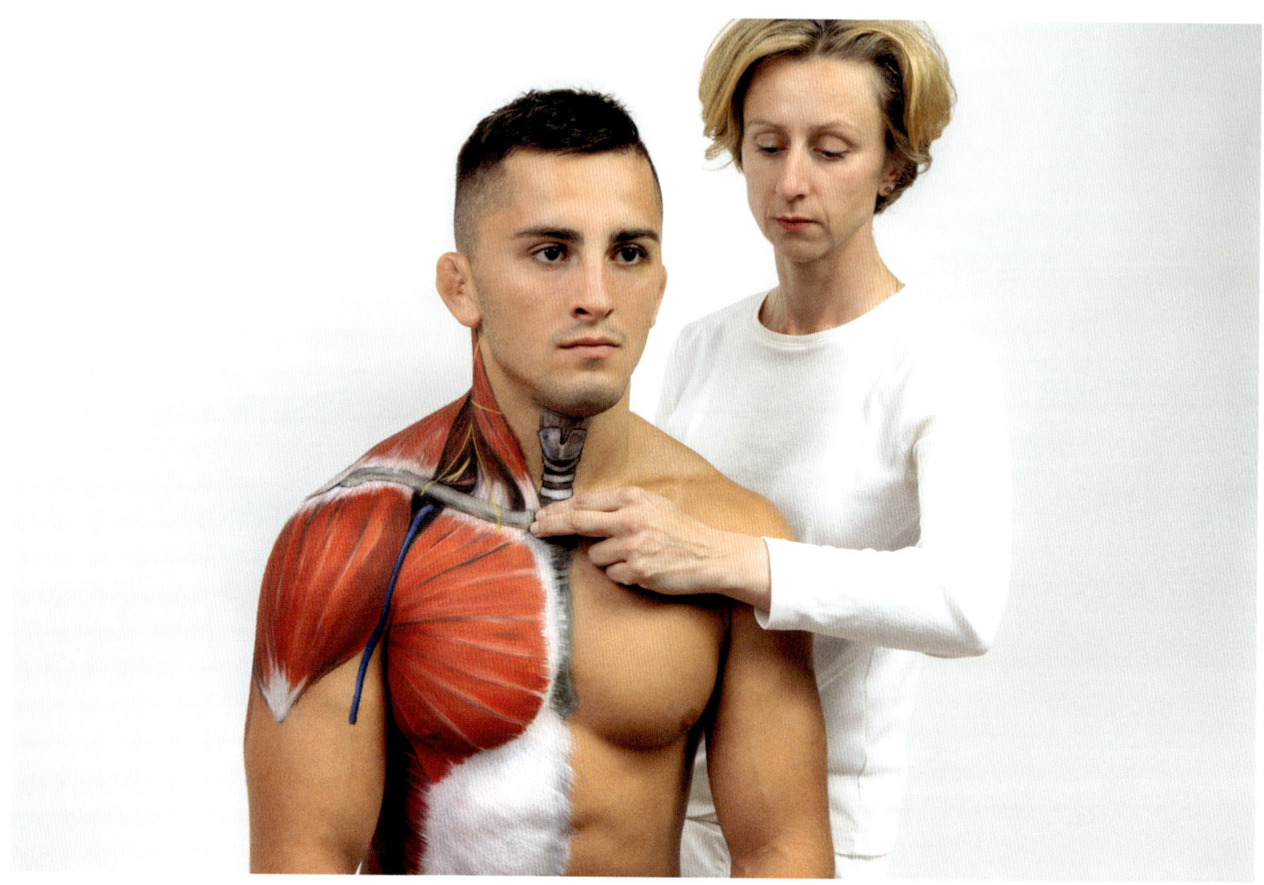

Ausgangsposition des Patienten

Sitzend.

Ausgangsposition der Therapeutin

Am Patienten stehend, auf der auf der gegenüberliegenden Seite der Palpation.

Ausführung der Palpation

Das zu palpierende mediale Ende des Schlüsselbeins ist als eine knöcherne Verdickung sichtbar und tastbar.

6.44. Sternoklavikulargelenk

Art. sternoclavicularis

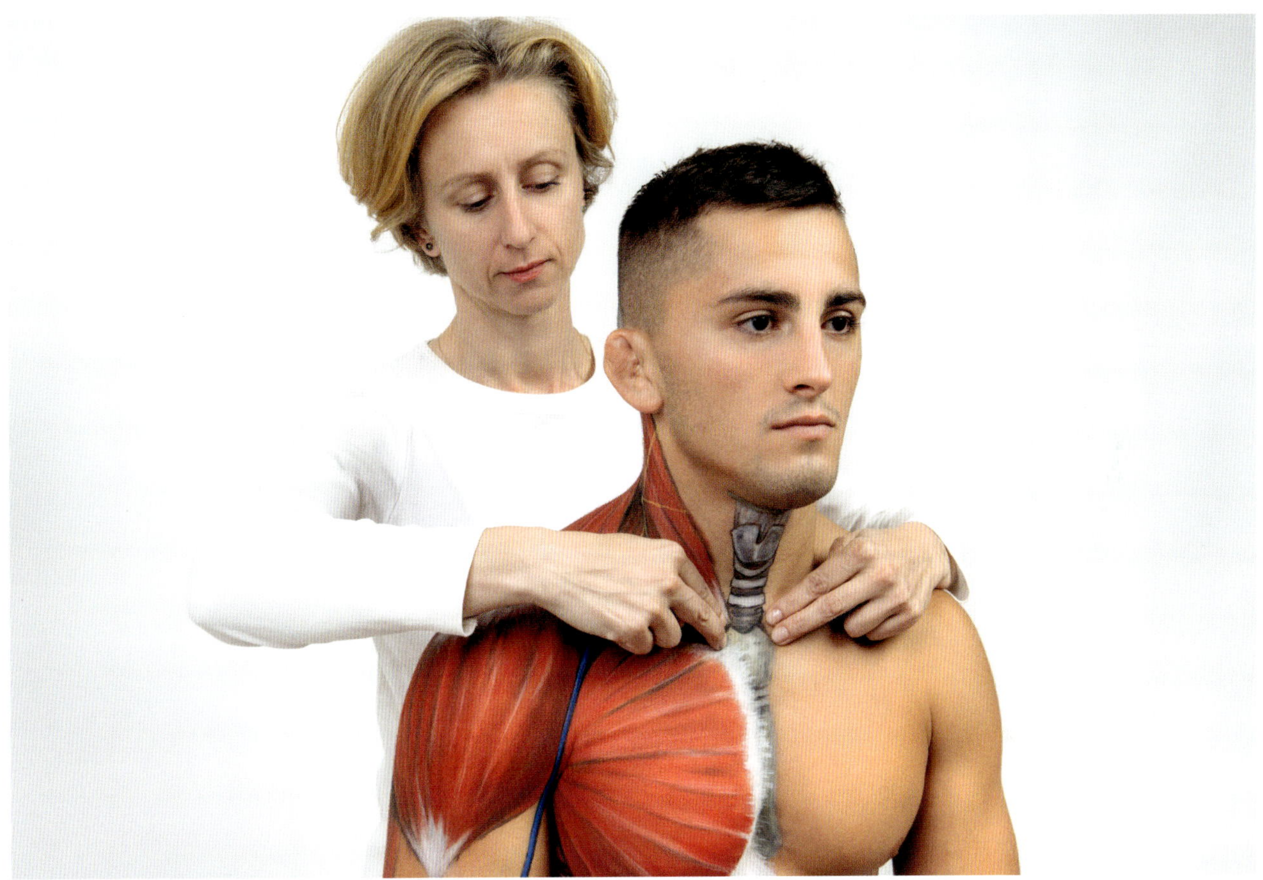

Ausgangsposition des Patienten

Sitzend.

Ausgangsposition der Therapeutin

Stehend, hinter dem Patienten.

Ausführung der Palpation

Die Therapeutin palpiert und bewerten den Gelenkspalt des Sternoklavikulargelenks links und rechts. Die Finger liegen im Verlauf des Gelenkspaltes von medial kranial nach lateral kaudal.

6.45 Sternoklavikulargelenk (Beweglichkeit – Teil 1)

Art. sternoclavicularis

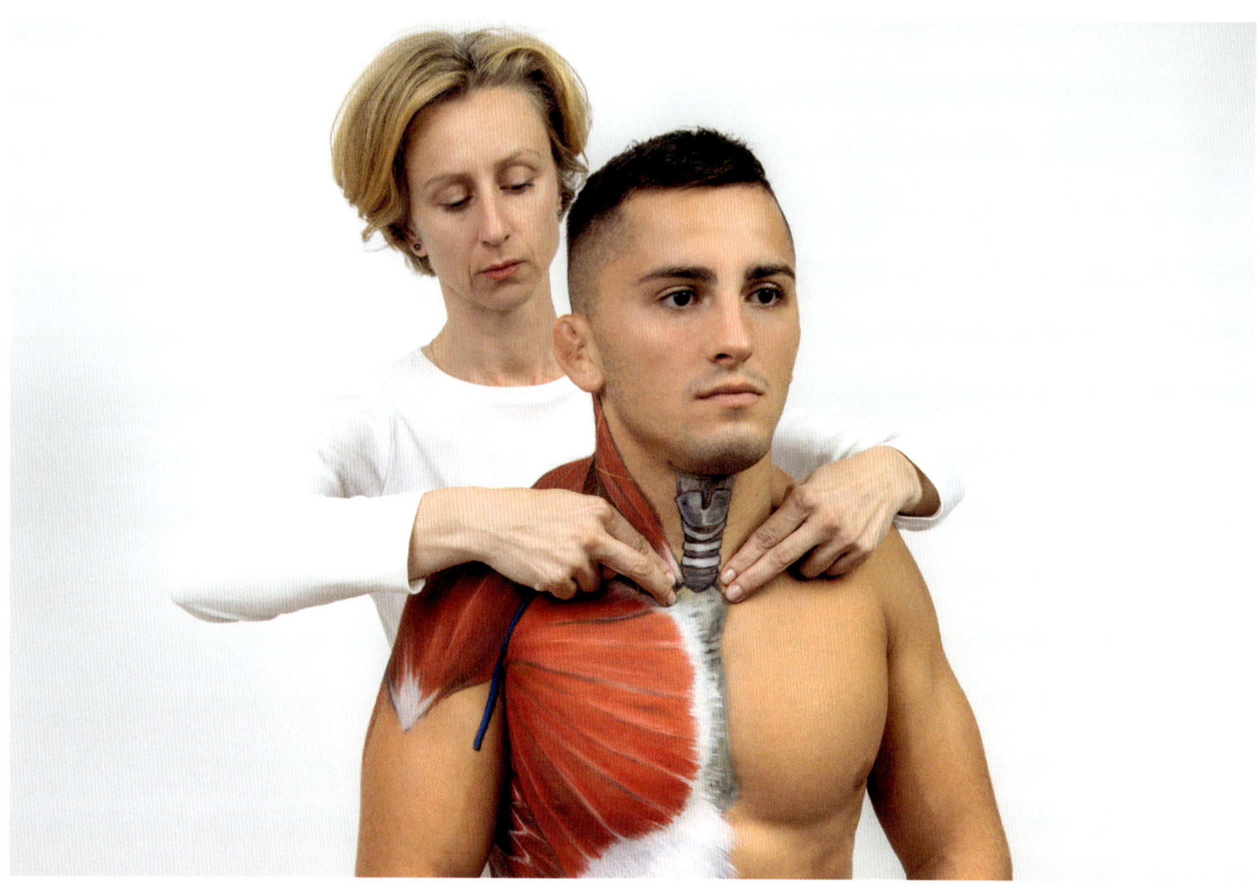

Ausgangsposition des Patienten

Sitzend.

Ausgangsposition der Therapeutin

Stehend, hinter dem Patienten. Die Finger beider Hände liegen an der Linie zwischen den beiden Sternoklavikulargelenken.

Ausführung der Palpation

Die Therapeutin palpiert und bewertet die Beweglichkeit der Sternoklavikulargelenke. Bei der Schulterelevation des Patienten wird die Depression der sternalen Teile der Schlüsselbeine beurteilt.

6.46 Sternoklavikulargelenk (Beweglichkeit – Teil 2)

Art. sternoclavicularis

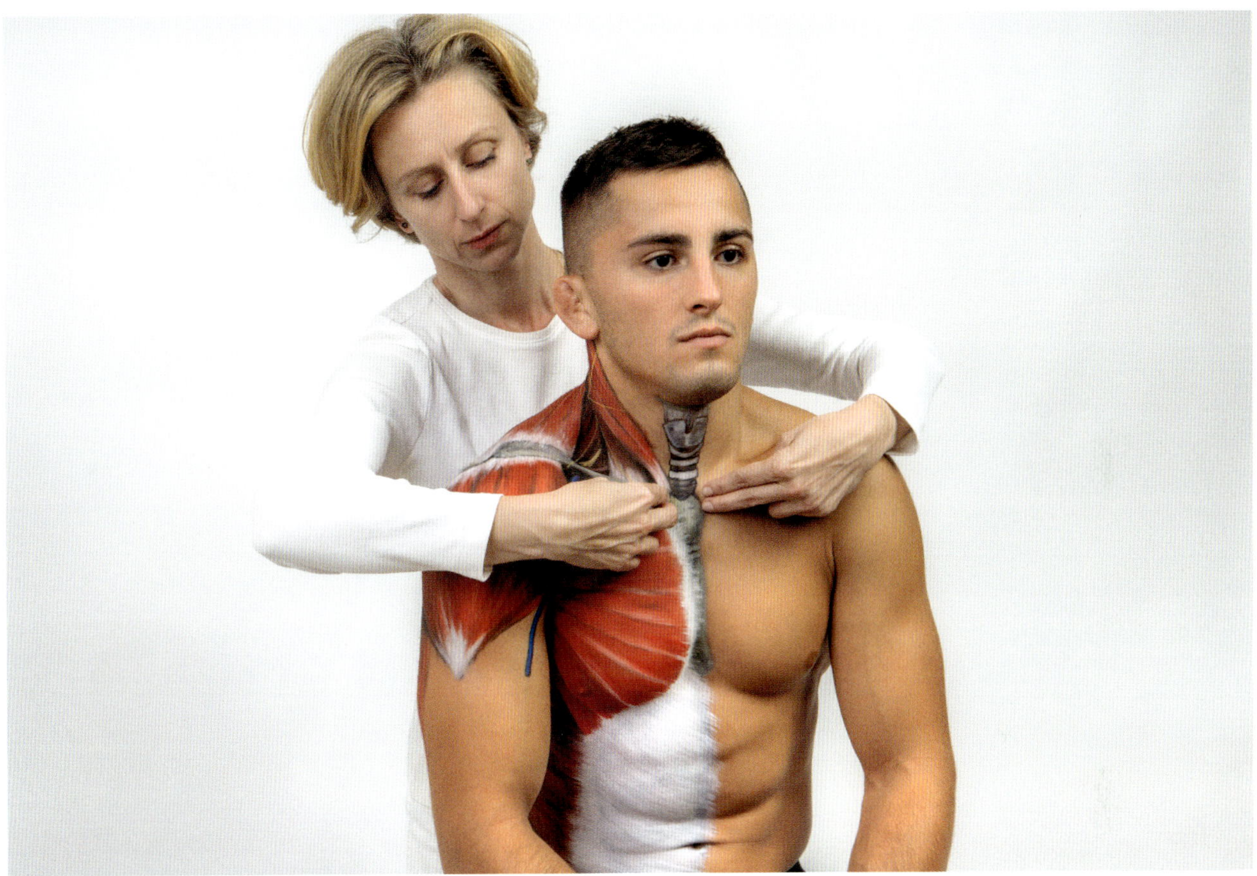

Ausgangsposition des Patienten

Sitzend.

Ausgangsposition der Therapeutin

Stehend, hinter dem Patienten. Die Finger beider Hände liegen an der Linie zwischen den beiden Sternoklavikulargelenken.

Ausführung der Palpation

Die Therapeutin palpiert und bewertet die Beweglichkeit der Sternoklavikulargelenke. Bei der Vorwärtsbewegung (Protraktion) der Schultern beurteilt sie die Rückwärtsbewegung der sternalen Teile der Schlüsselbeine.

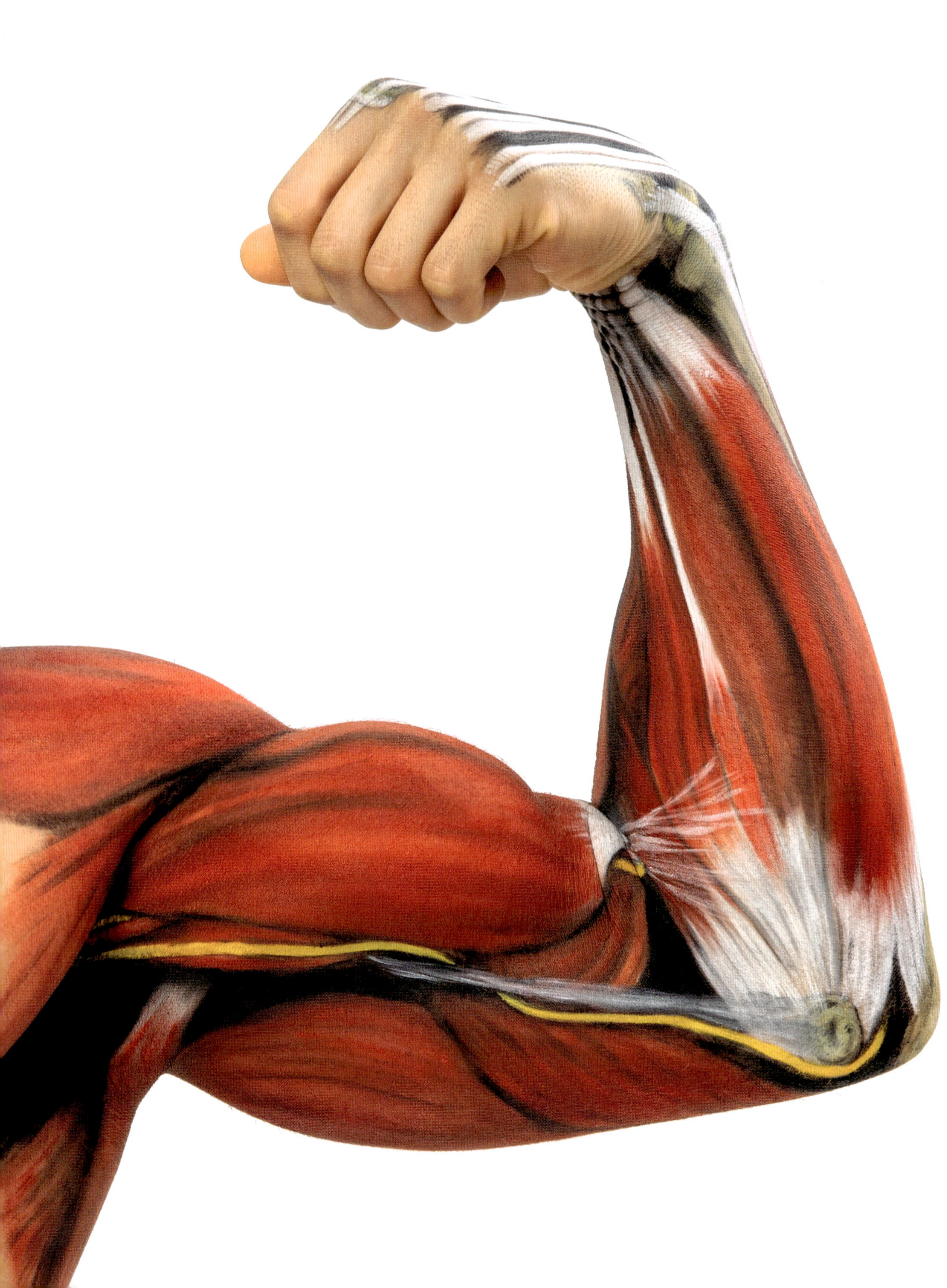

7 LATERALER THORAX ACHSELHÖHLE

7.1. Sehne des M. pectoralis major

M. pectoralis major – Tendo

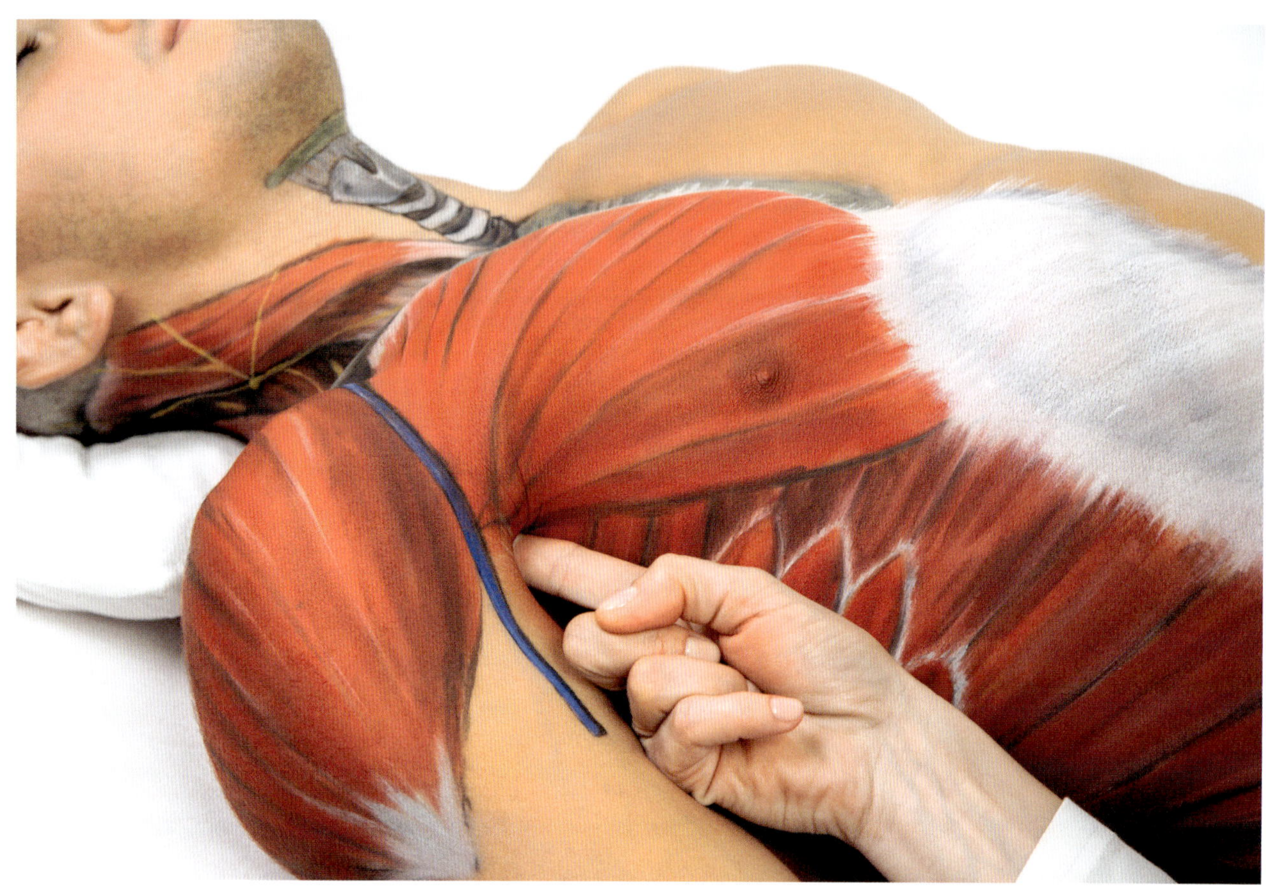

Ausgangsposition des Patienten

Rückenlage.

Ausgangsposition der Therapeutin

Stehend, seitlich des Patienten.

Ausführung der Palpation

Die Therapeutin lokalisiert und palpiert die Sehne des M. pectoralis major. Die Sehne bildet die untere Abgrenzung der vorderen Achselhöhlenwand.

7.2. A. axillaris

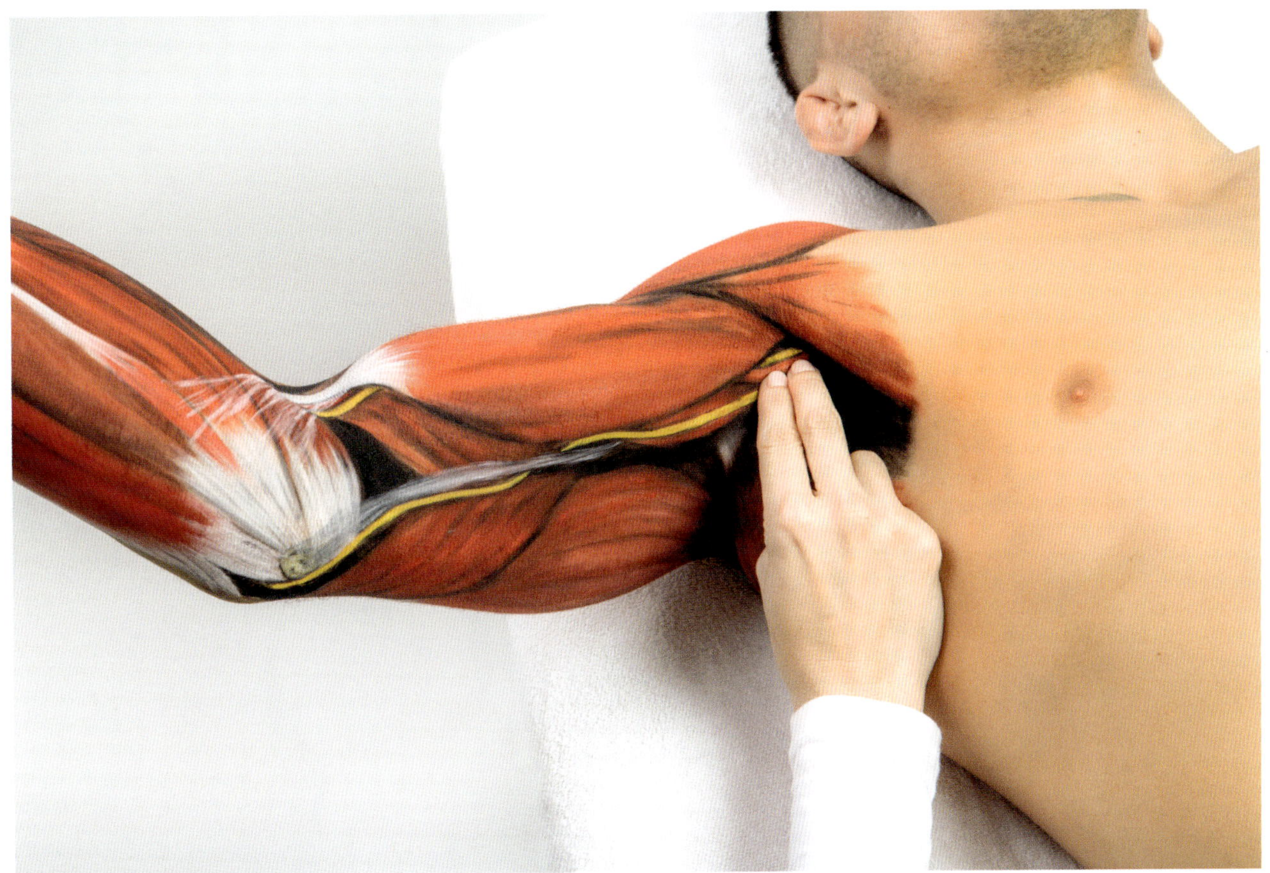

Ausgangsposition des Patienten

Rückenlage, der Arm abduziert.

Ausgangsposition der Therapeutin

Sitzend, seitlich des Patienten.

Ausführung der Palpation

Die Therapeutin ertastet den Puls an der A. axillaris. Die Finger liegen auf der Innenseite des Armes, an seinem oberen Teil. Die kraniale Fläche des Oberarmes bildet die laterale Wand der Achselhöhle.

7.3. Mediannerv

N. medianus

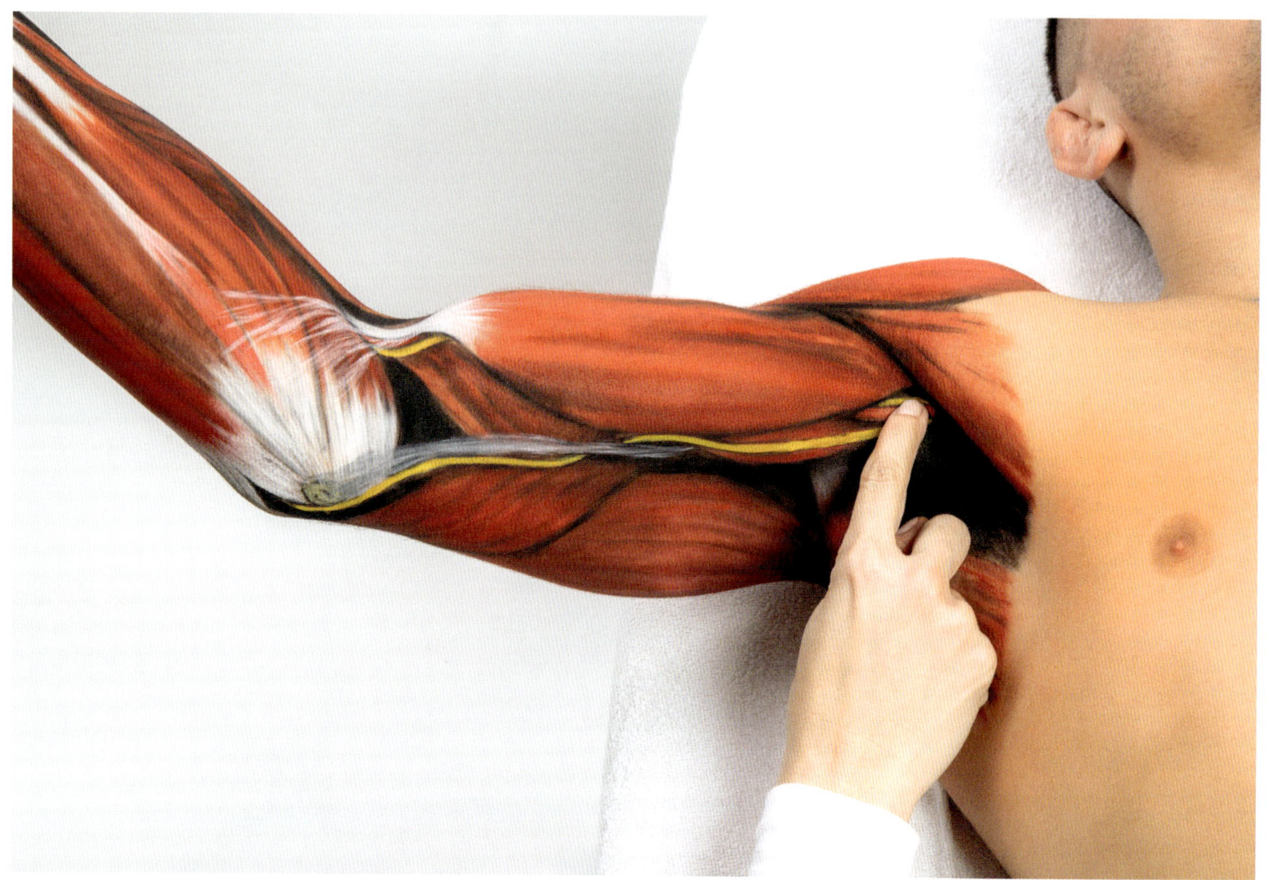

Ausgangsposition des Patienten

Rückenlage, der Arm abduziert.

Ausgangsposition der Therapeutin

Sitzend, seitlich des Patienten.

Ausführung der Palpation

Die Therapeutin lokalisiert und palpiert den Mediannerv in der Achselhöhle. Der Zeigefinger liegt ventral der A. axillaris.

7.4. Ulnarnerv

N. ulnaris

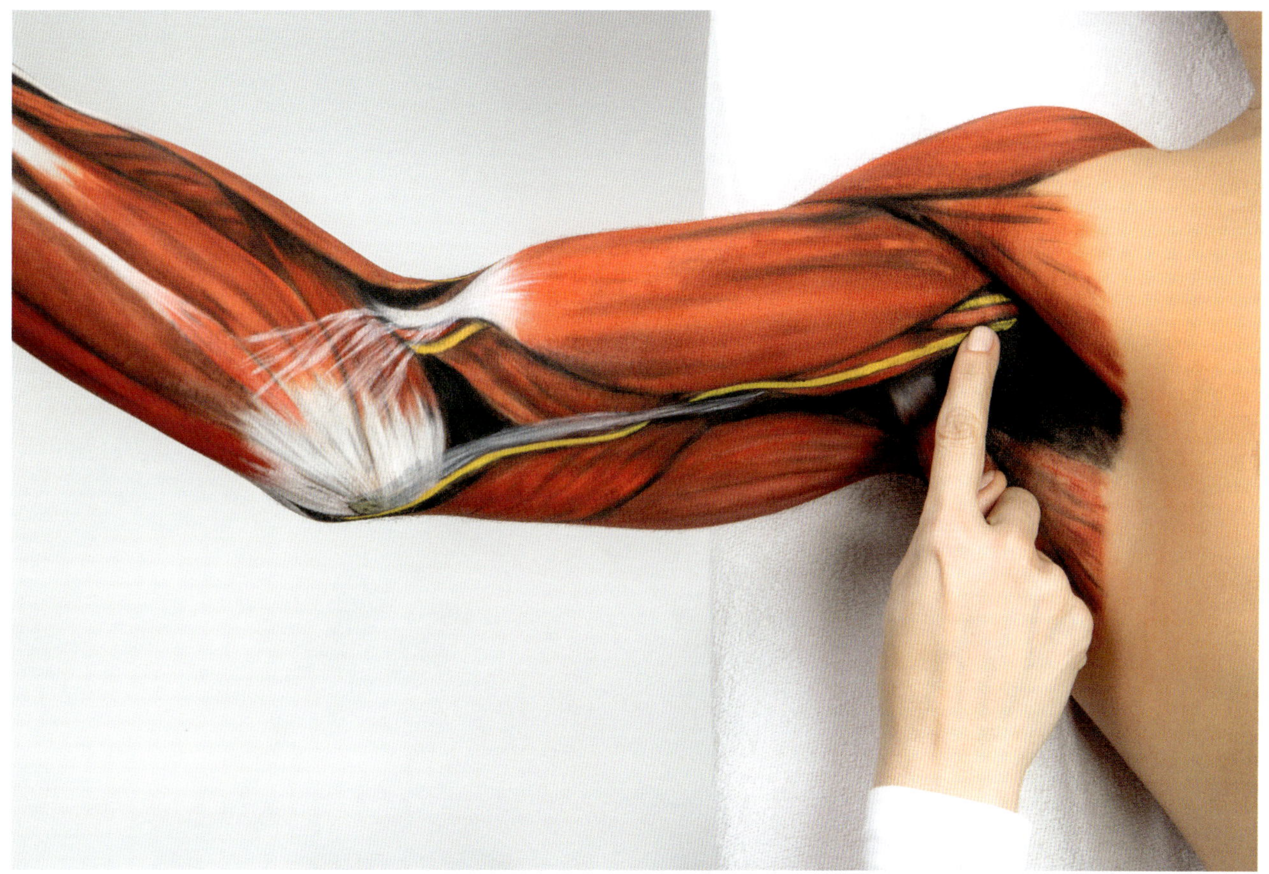

Ausgangsposition des Patienten

Rückenlage, der Arm abduziert.

Ausgangsposition der Therapeutin

Sitzend, seitlich des Patienten.

Ausführung der Palpation

Die Therapeutin lokalisiert und palpiert den Ulnarnerv in der Achselhöhle. Der Zeigefinger liegt medial der A. axillaris.

7.5. M. coracobrachialis – Teil 1

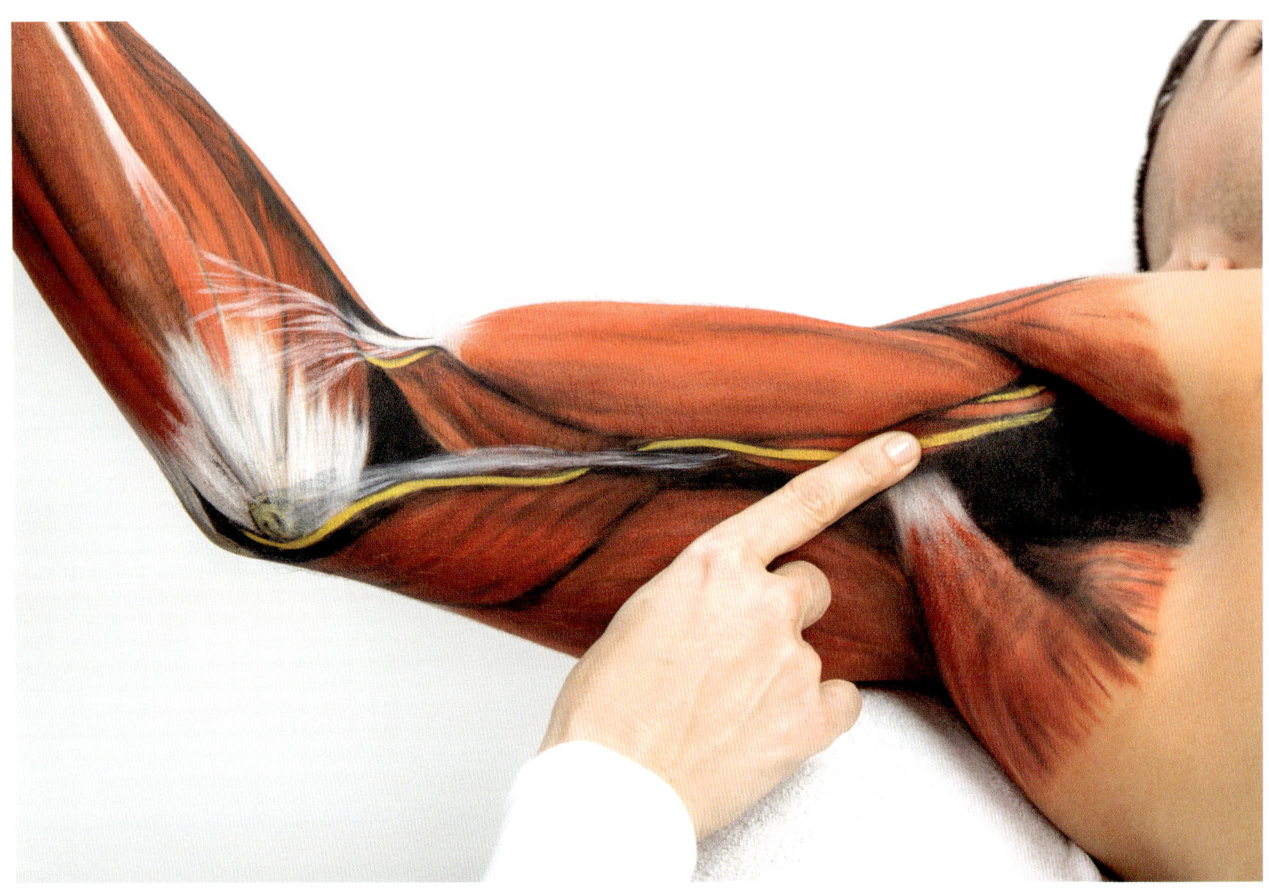

Ausgangsposition des Patienten

Rückenlage, der Arm abduziert.

Ausgangsposition der Therapeutin

Stehend, von der Seite, auf der Beckenhöhe des Patienten.

Ausführung der Palpation

Die Therapeutin palpiert und bewertet den M. coracobrachialis im medialen, proximalen Teil des Oberarmes. Der M. coracobrachialis ist ein kurzer Muskel, der sich hinter dem kurzen Bizepskopf befindet.

7.6. M. coracobrachialis – Teil 2

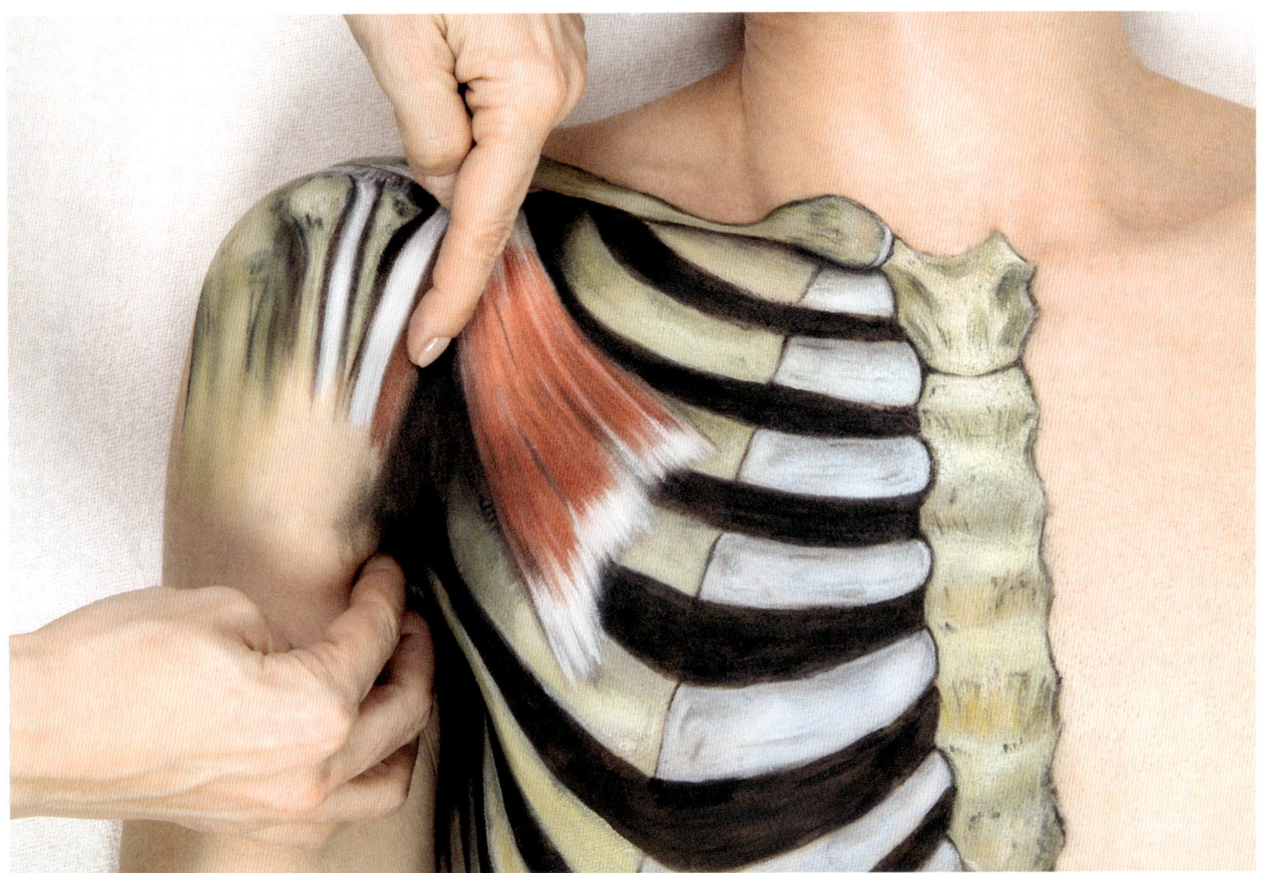

Ausgangsposition des Patienten

Rückenlage.

Ausgangsposition der Therapeutin

Stehend, seitlich, auf der Schulterhöhe des Patienten.

Ausführung der Palpation

Die Therapeutin palpiert und bewertet den M. coracobrachialis im medialen, proximalen Teil des Oberarmes. Der M. coracobrachialis ist ein kurzer Muskel, der sich hinter dem kurzen Bizepskopf befindet.

7.7. Sehne des kurzen Bizepskopfes

M. biceps brachii, Caput breve – Tendo

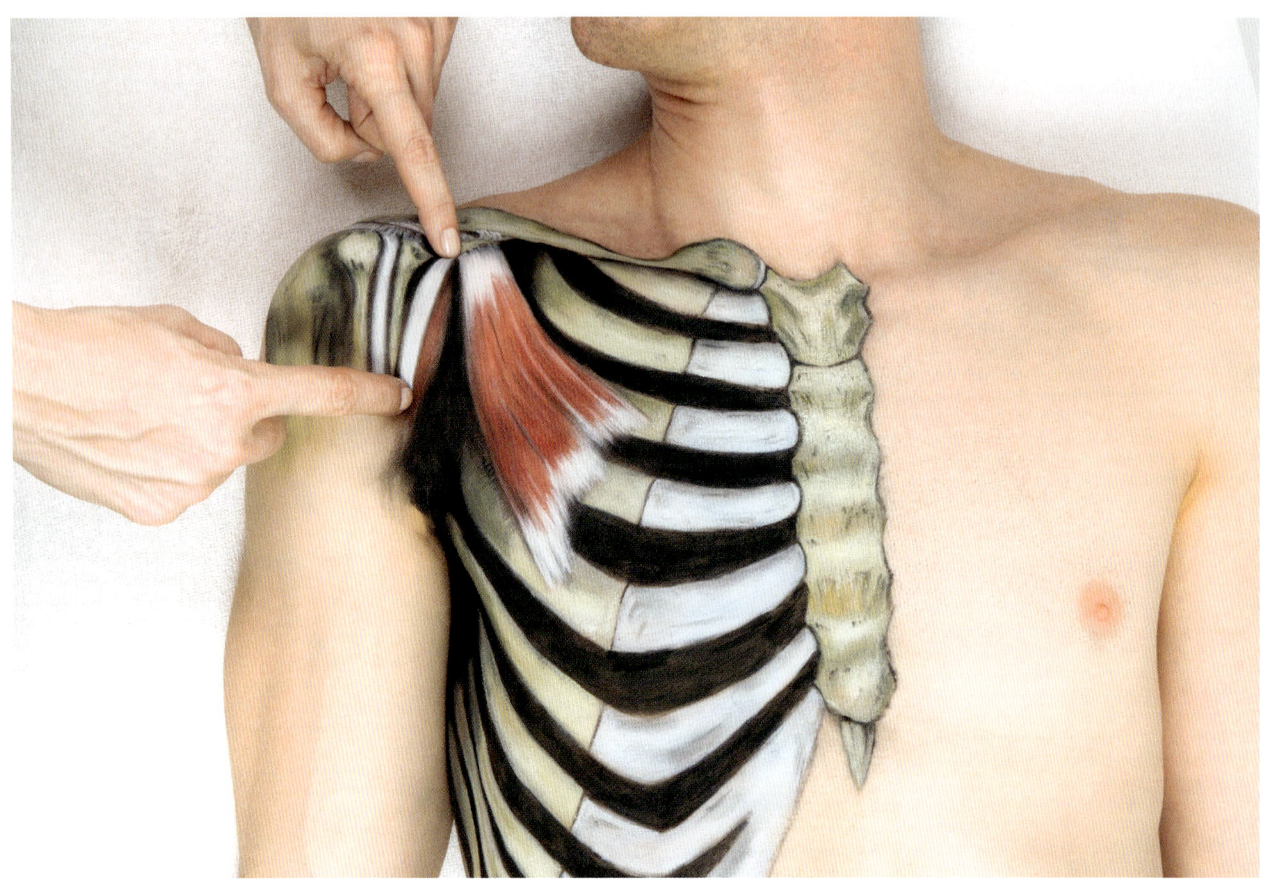

Ausgangsposition des Patienten

Rückenlage.

Ausgangsposition der Therapeutin

Stehend, seitlich, auf der Schulterhöhe des Patienten.

Ausführung der Palpation

Die Therapeutin lokalisiert den Verlauf der Sehne des kurzen Bizepskopfes. Der Zeigefinger der linken Hand befindet sich am Processus coracoideus, seitlich der Sehne des M. coracobrachialis. Der Zeigefinger der rechten Hand liegt kaudal davon, im Verlauf des Muskelbauchs des kurzen Bizepskopfes.

7.8. M. biceps brachii, M. coracobrachialis, M. triceps brachii

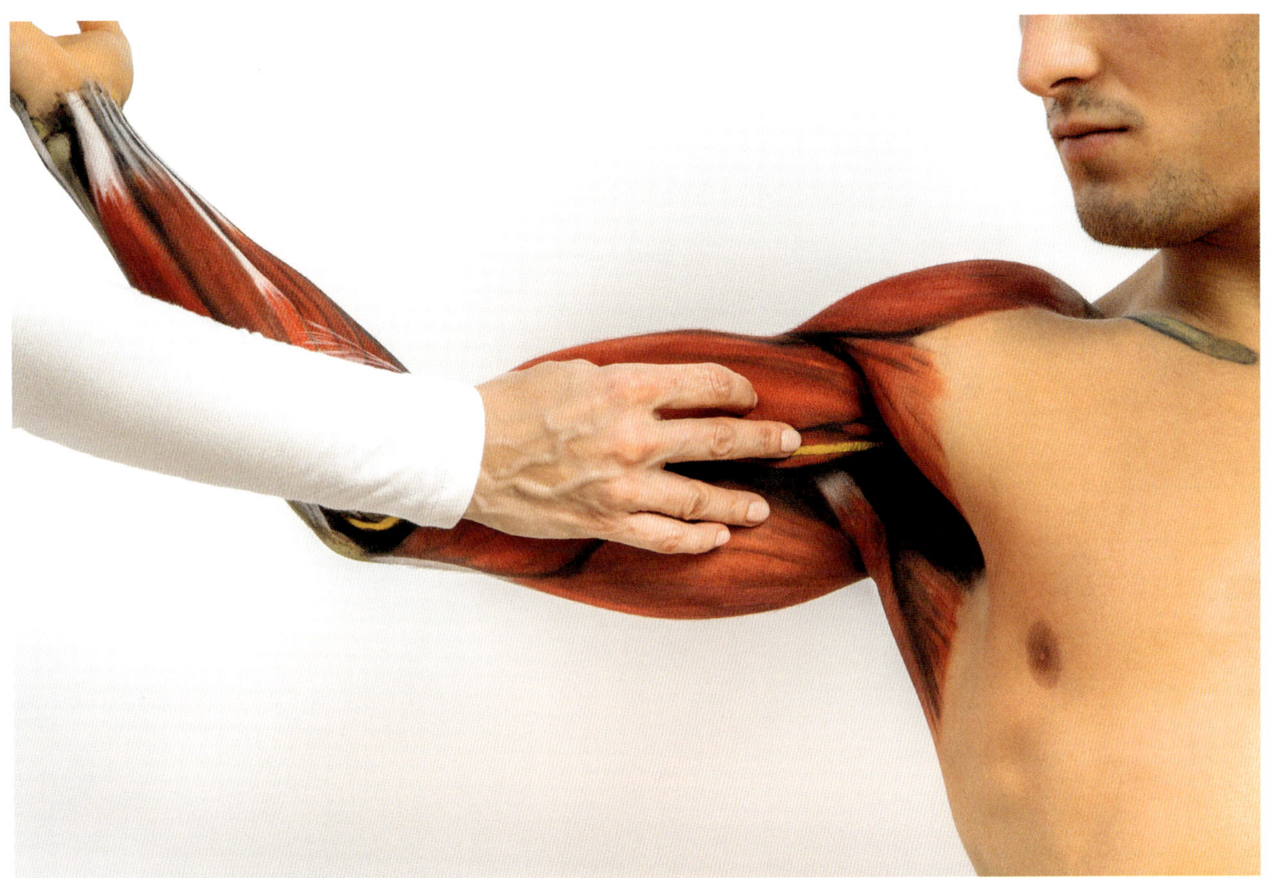

Ausgangsposition des Patienten

Sitzend, der Arm abduziert.

Ausgangsposition der Therapeutin

Stehend, seitlich des Patienten.

Ausführung der Palpation

Die Therapeutin palpiert und bewertet mit dem Zeigefinger der rechten Hand den kurzen Bizepskopf. Mit dem Mittelfinger wird der M. coracobrachialis beurteilt. Die restlichen Finger haben Kontakt mit dem M. triceps brachii.

7.9. M. latissimus dorsi (Außenrand)

M. latissimus dorsi

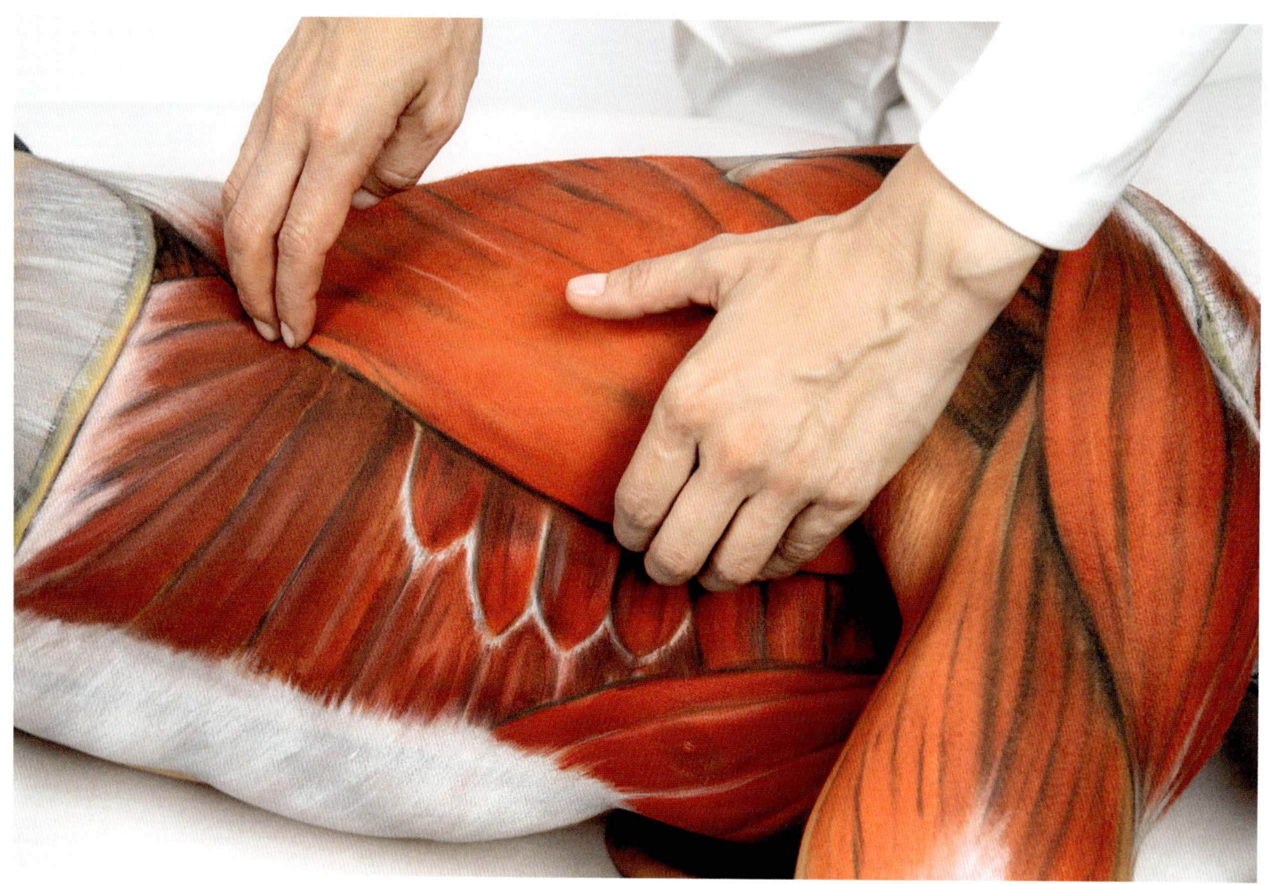

Ausgangsposition des Patienten

Seitenlage, die untersuchte Seite nach oben gerichtet.

Ausgangsposition der Therapeutin

Stehend, auf der Schulterhöhe, hinter dem Patienten.

Ausführung der Palpation

Die Therapeutin palpiert und bewertet den lateralen Rand des M. latissimus dorsi, der lateral den M. serratus anterior teilweise bedeckt. Tiefer liegende Fasern des M. latissimus dorsi liegen auf dem schrägen Bauchmuskel auf.

7.10. M. latissimus dorsi (Lendendreieck)

M. latissimus dorsi – Trigonum lumbale

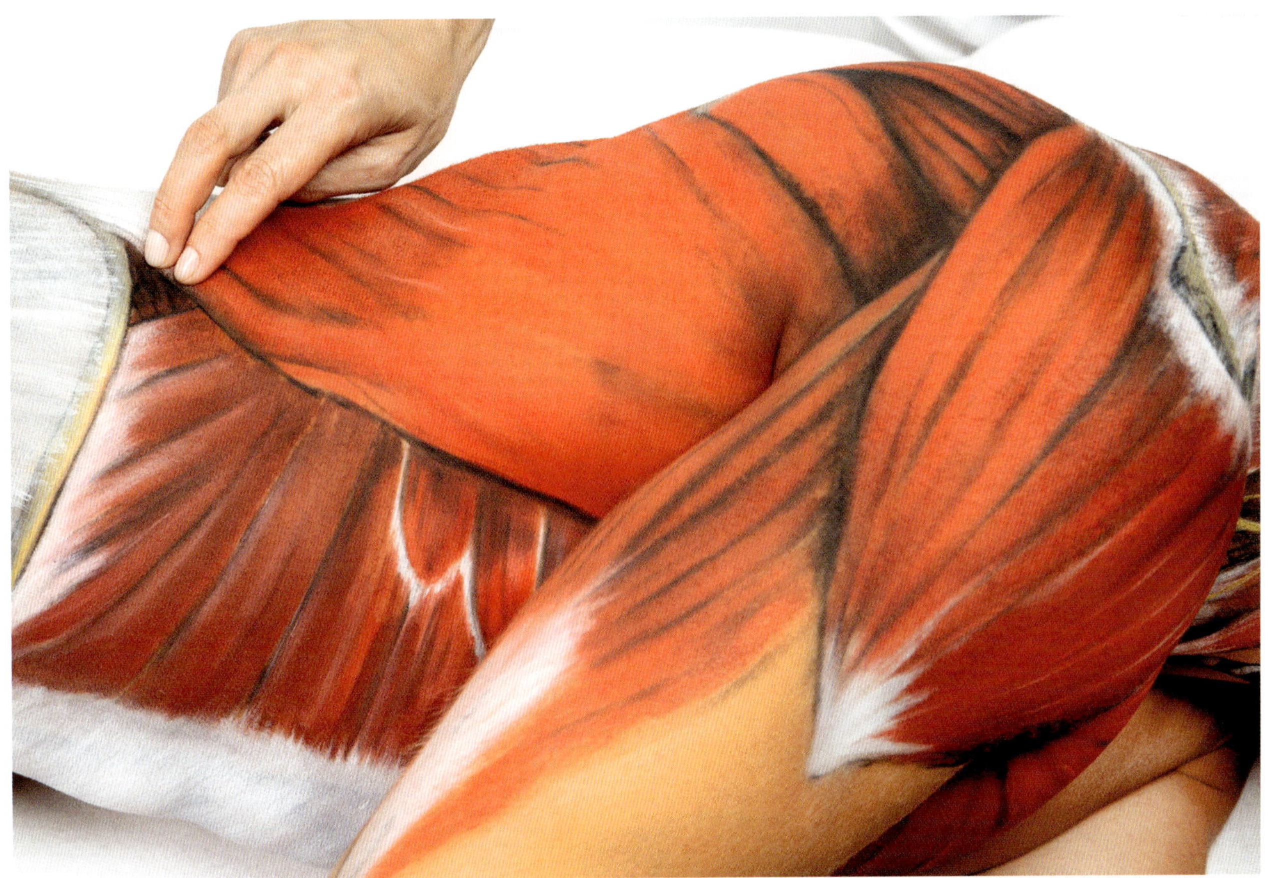

Ausgangsposition des Patienten

Seitenlage, die untersuchte Seite nach oben gerichtet.

Ausgangsposition der Therapeutin

Stehend, auf der Schulterhöhe, hinter dem Patienten.

Ausführung der Palpation

Die Therapeutin palpiert und bewertet den lateralen Rand des M. latissimus dorsi oberhalb der Beckenschaufel. Der Muskelrand kann von hinten die Abgrenzung des sog. Lendendreiecks bilden.

7.11. Äußerer schräger Bauchmuskel (Lendendreieck)

M. obliquus externus abdominis

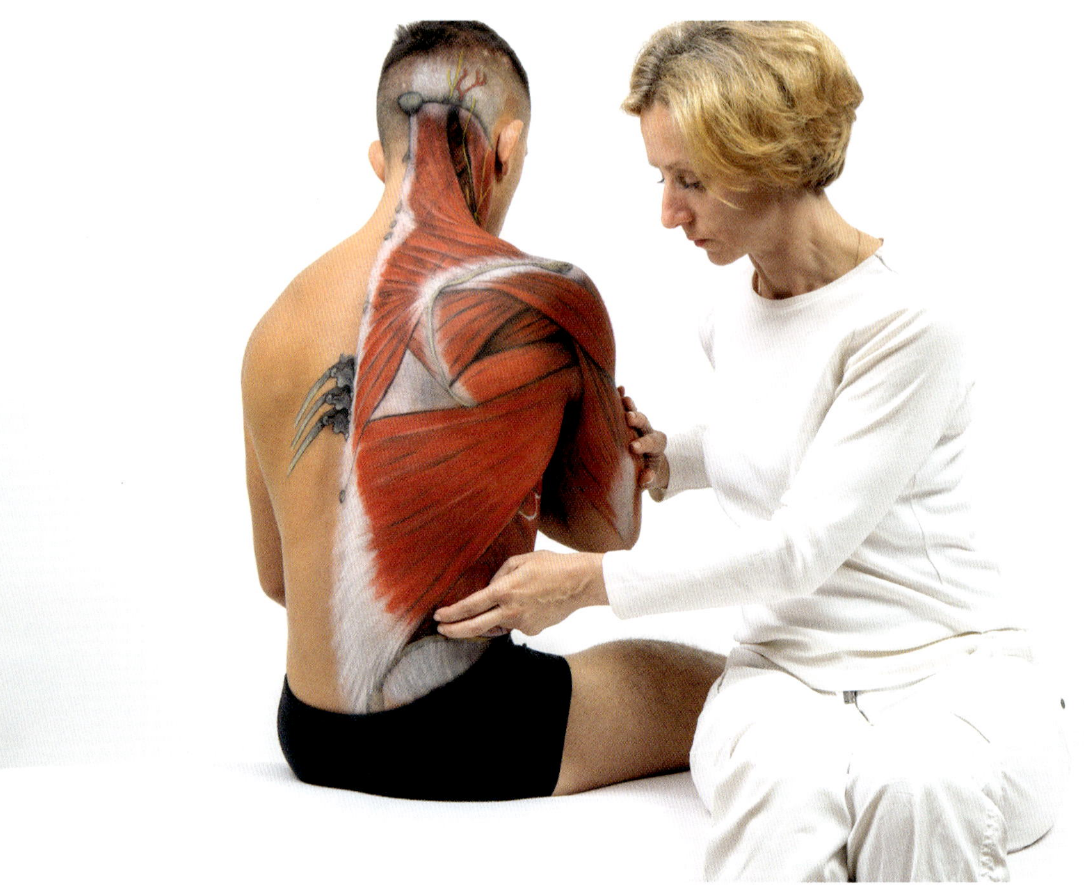

Ausgangsposition des Patienten

Sitzend.

Ausgangsposition der Therapeutin

Sitzend, seitlich des Patienten, eine Hand am Ellenbogen des Patienten.

Ausführung der Palpation

Die Therapeutin palpiert und bewertet den hinteren Rand des M. obliquus externus abdominis. Der Patient rotiert den Körper in die entgegengesetzte Richtung. Der Muskelrand kann von vorne die Abgrenzung des sog. Lendendreiecks bilden.

7.12. Innerer schräger Bauchmuskel (Lendendreieck)

M. obliquus internus abdominis

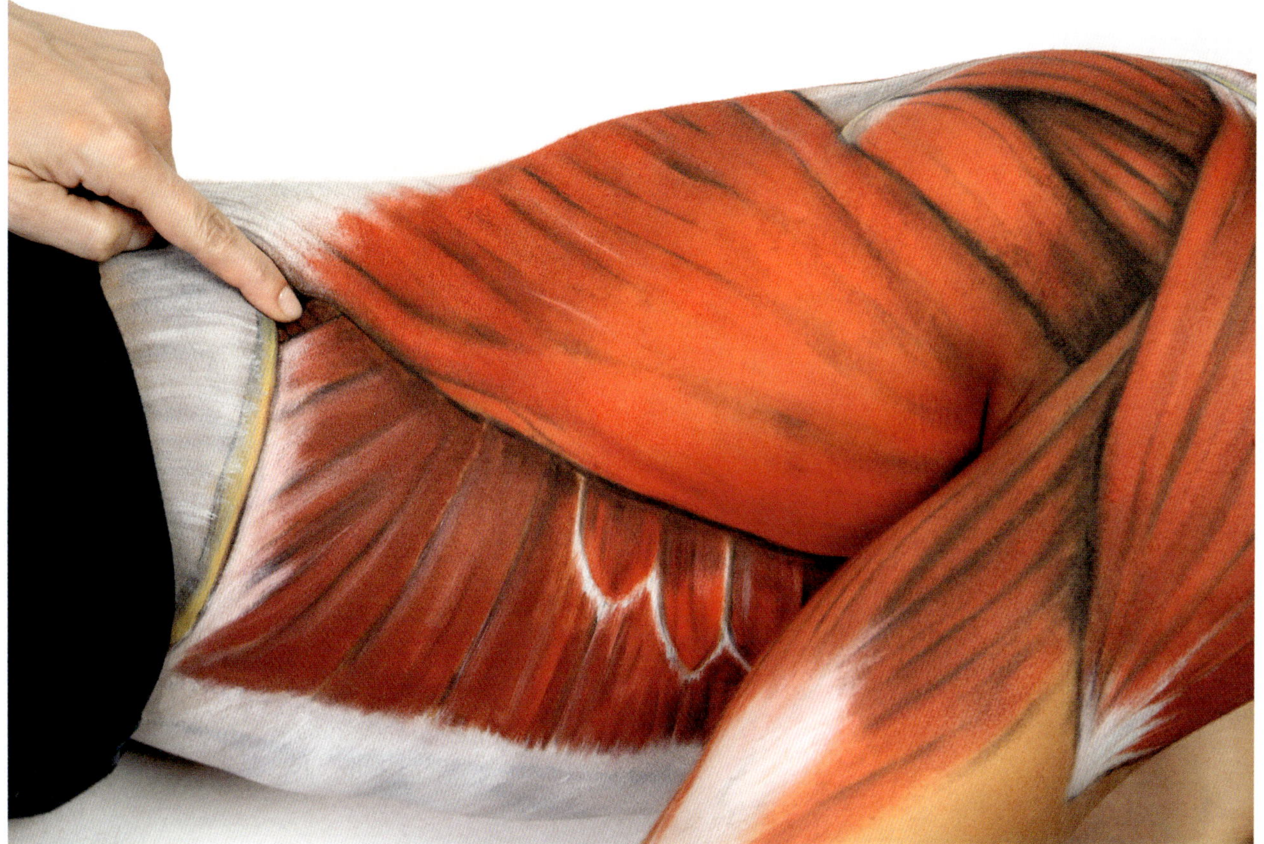

Ausgangsposition des Patienten

Seitenlage, die untersuchte Seite nach oben gerichtet.

Ausgangsposition der Therapeutin

Sitzend.

Ausführung der Palpation

Die Therapeutin palpiert und bewertet die Fasern des M. obliquus internus abdominis im Bereich des sog. Lendendreiecks. Die Abgrenzungen des Lendendreiecks bilden die Beckenschaufel, der M. latissimus dorsi und der M. obliquus internus abdominis. Die Größe des Lendendreiecks ist anatomisch variabel.

7.13. Vorderer Sägemuskel

M. serratus anterior

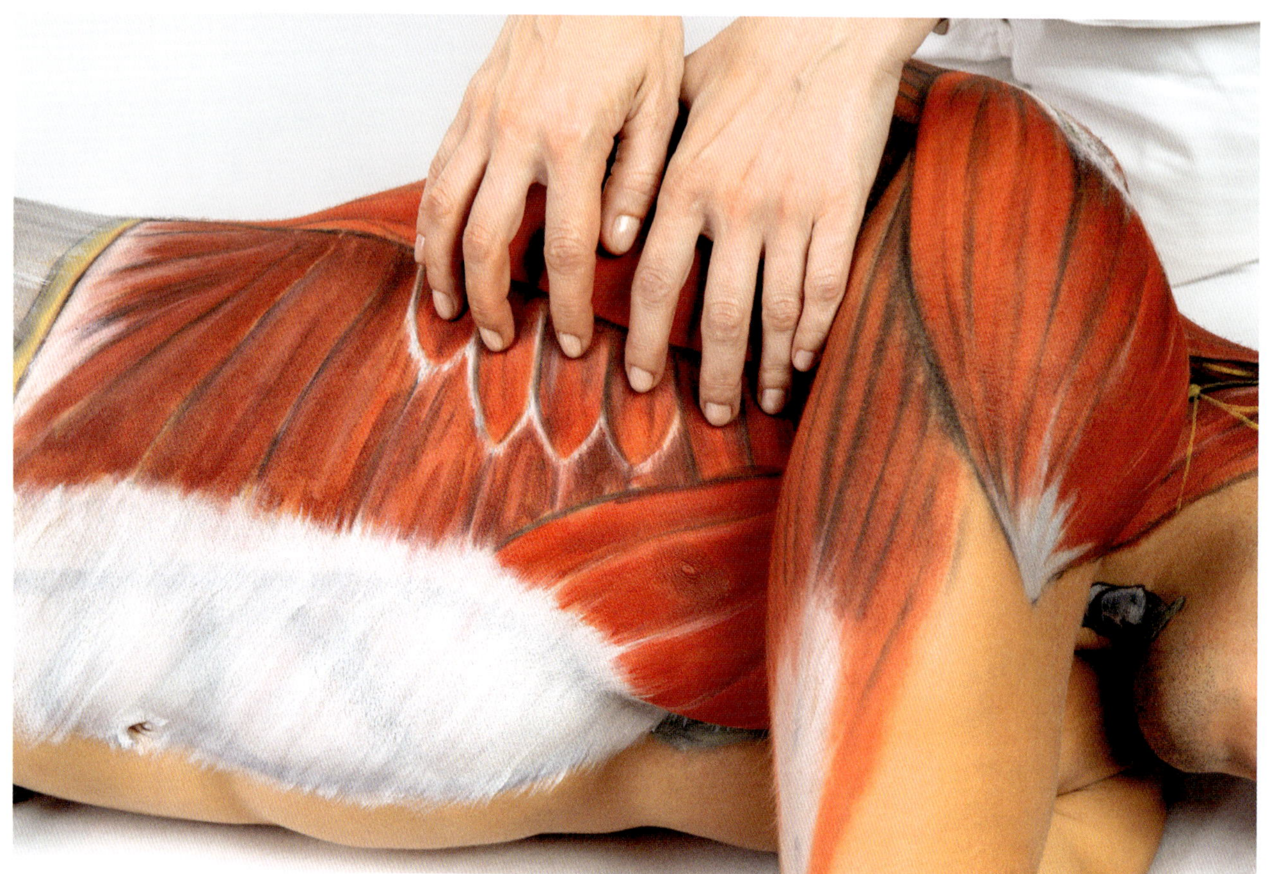

Ausgangsposition des Patienten

Seitenlage, die untersuchte Seite nach oben gerichtet.

Ausgangsposition der Therapeutin

Stehend, auf der Schulterhöhe, hinter dem Patienten.

Ausführung der Palpation

Die Therapeutin palpiert und bewertet den M. serratus anterior. Sie ertastet die einzelnen Sägezähne des Muskels an der lateralen Fläche der Rippen. Die Palpation wird von vorne durch den M. pectoralis major und den M. obliquus externus abdominis, von hinten dagegen durch den M. latissimus dorsi eingegrenzt.

7.14. Äußerer schräger Bauchmuskel (costale Ansatzstelle)

M. obliquus externus abdominis

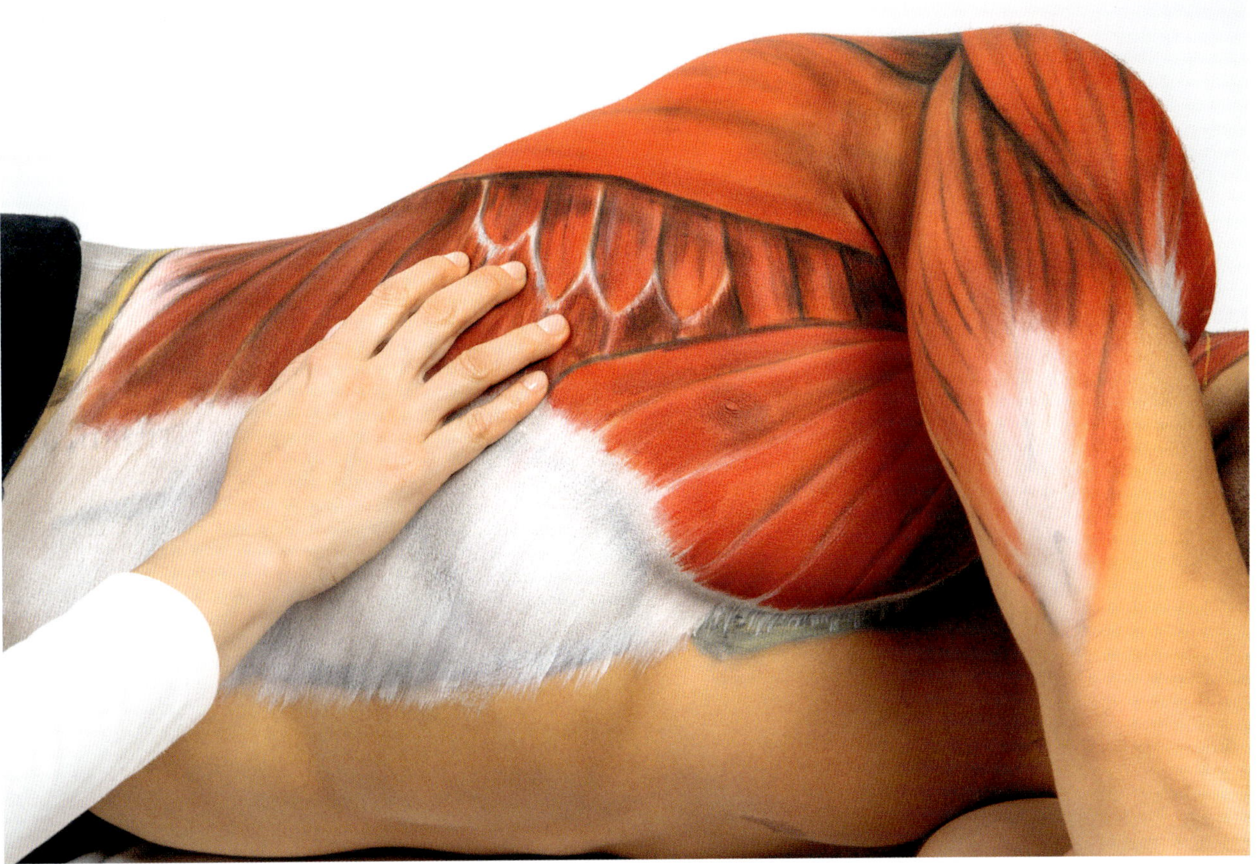

Ausgangsposition des Patienten

Seitenlage, die untersuchte Seite nach oben gerichtet. Der Patient macht eine Linksrotation des Oberkörpers.

Ausgangsposition der Therapeutin

Stehend, auf der Beckenhöhe, vor dem Patienten.

Ausführung der Palpation

Die Therapeutin palpiert und bewertet den äußeren schrägen Bauchmuskel. Die Finger liegen an der lateralen Fläche der Rippen, ventral des M. serratus anterior. Die Therapeutin nimmt die Spannung des äußeren schrägen Bauchmuskels während der Rotationsbewegung des Patienten wahr.

7.15. N. thoracicus longus

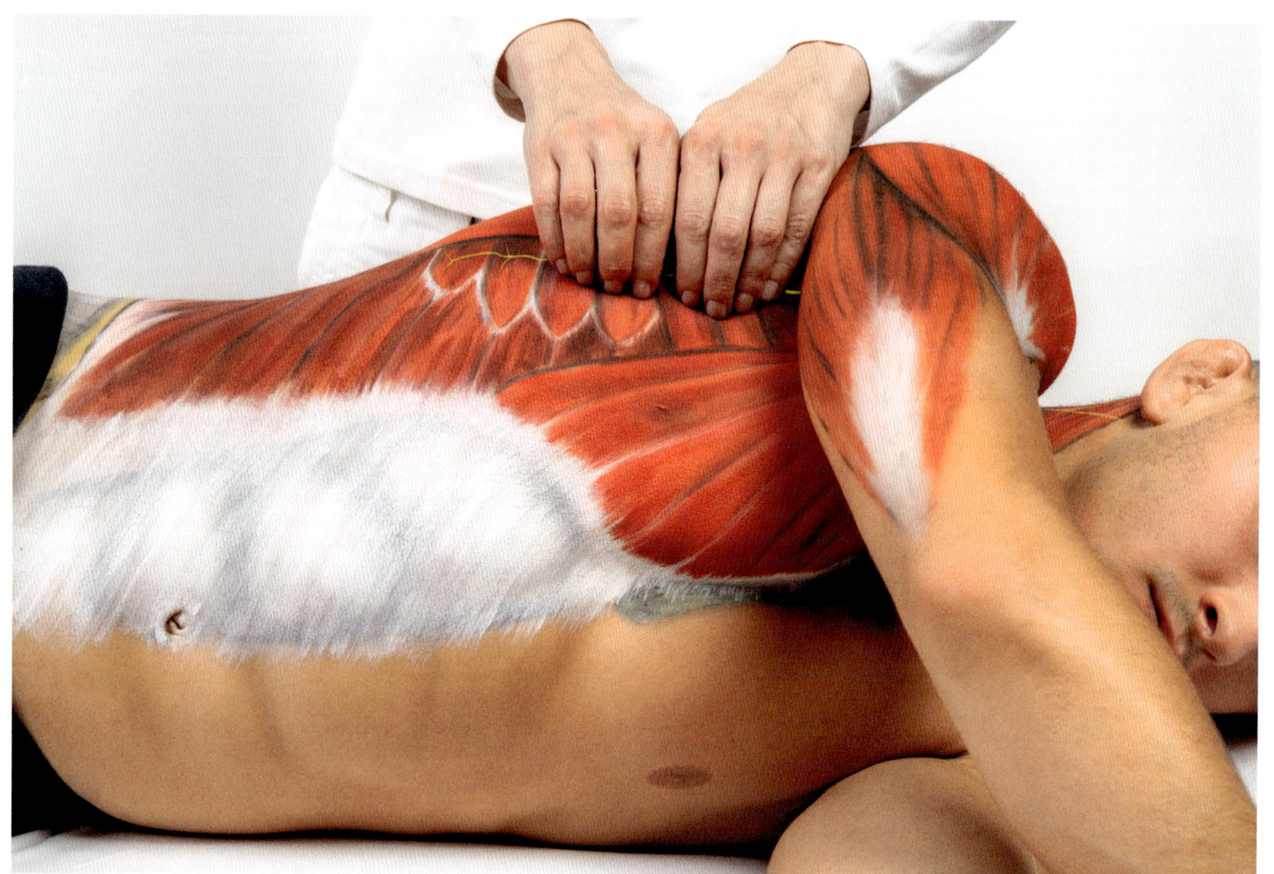

Ausgangsposition des Patienten

Seitenlage, die untersuchte Seite nach oben gerichtet.

Ausgangsposition der Therapeutin

Stehend, auf der Thotaxhöhe, hinter dem Patienten.

Ausführung der Palpation

Die Therapeutin palpiert und bewertet den N. thoracicus longus. Mit den Nagelspitzen sucht sie den Verlauf des Nervenstamms, der auf der Oberfläche des M. serratus anterior verläuft.

7.16. M. latissimus dorsi (Hinterwand der Achselhöhle)

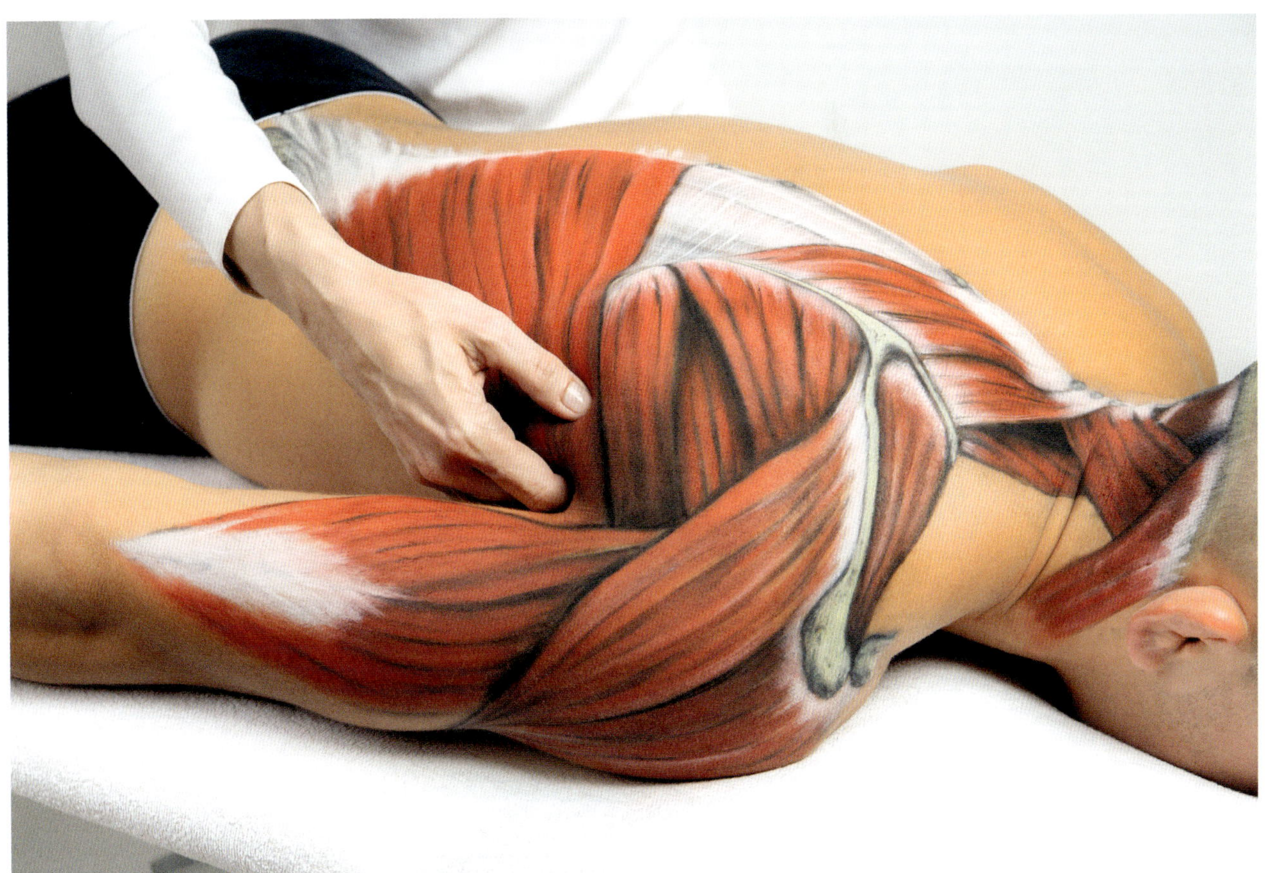

Ausgangsposition des Patienten

Bauchlage.

Ausgangsposition der Therapeutin

Stehend, seitlich, auf der Beckenhöhe des Patienten, von der Gegenseite der Palpation.

Ausführung der Palpation

Die Therapeutin umfasst den M. latissimus dorsi lateral des unteren Winkels der Skapula. Der M. latissimus dorsi nimmt an der Hinterwand der Achselhöhle teil.

7.17. M. latissimus dorsi (Achselhöhle)

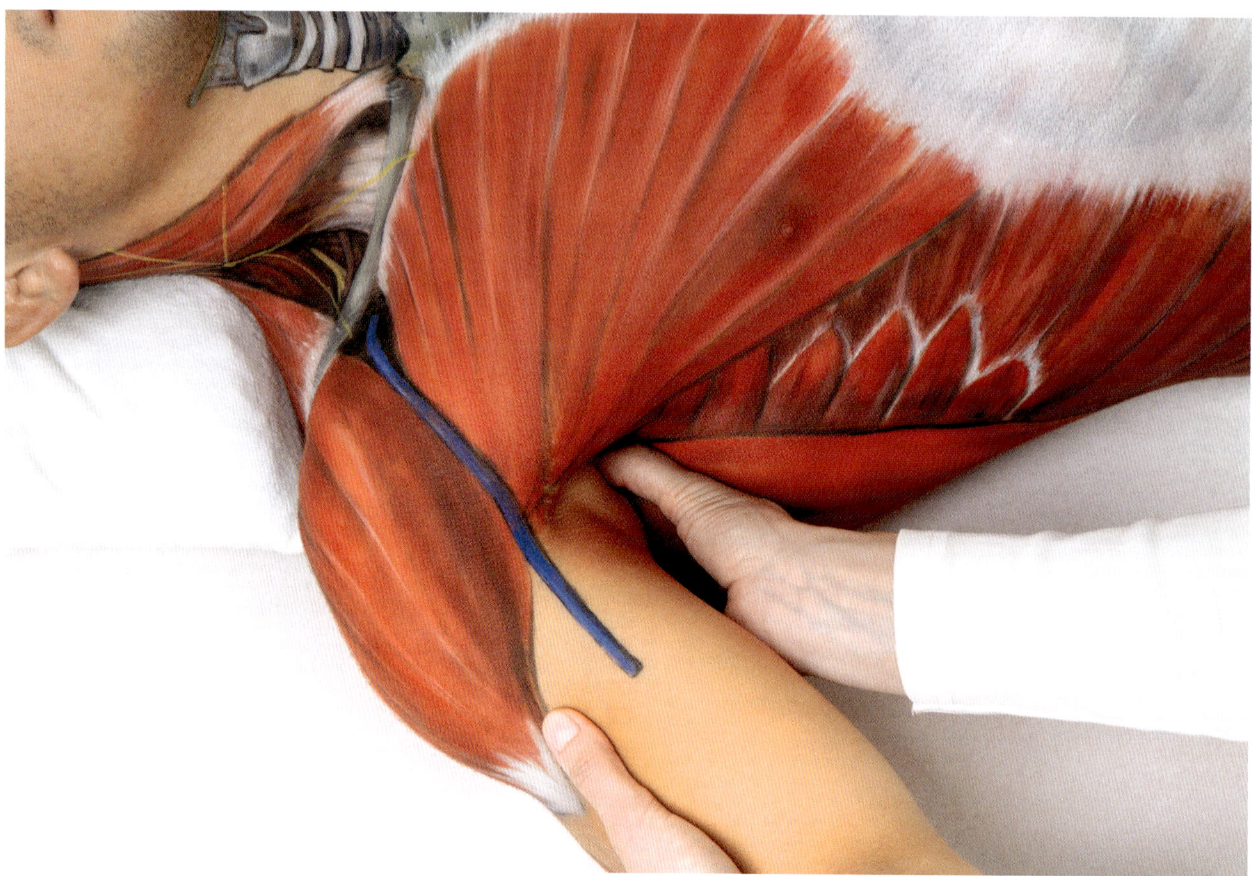

Ausgangsposition des Patienten

Rückenlage. Der Arm abduziert.

Ausgangsposition der Therapeutin

Sitzend, seitlich des Patienten, mit der linken Hand unterstützt sie den Ellenbogen des Patienten.

Ausführung der Palpation

Die Therapeutin palpiert und bewertet den lateralen Rand des M. latissimus dorsi. Der M. latissimus dorsi bildet die untere Abgrenzung der Hinterwand der Achselhöhle.

7.18. Sulcus zwischen dem M. latissimus dorsi und dem M. teres major

M. latissimus dorsi, M. teres major – Sulcus intermuscularis

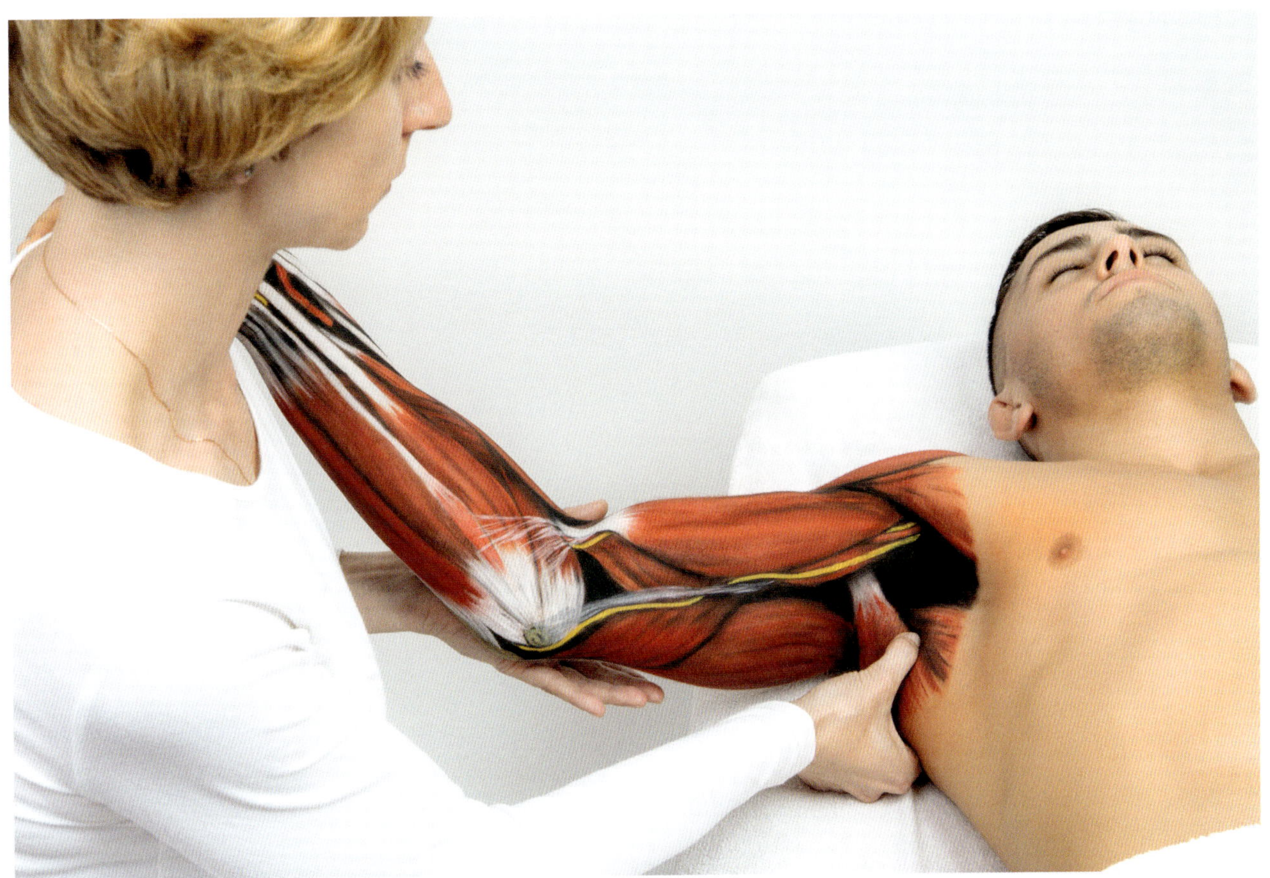

Ausgangsposition des Patienten

Rückenlage. Der Arm abduziert.

Ausgangsposition der Therapeutin

Sitzend, seitlich des Patienten, mit der linken Hand unterstützt sie den Ellenbogen des Patienten.

Ausführung der Palpation

Die Therapeutin palpiert und bewertet den Sulcus zwischen dem M. latissimus dorsi und dem M. teres major. Der Patient macht eine Adduktions- und Innenrotationsbewegung des Armes gegen Widerstand.

7.19. M. teres major (Achselhöhle)

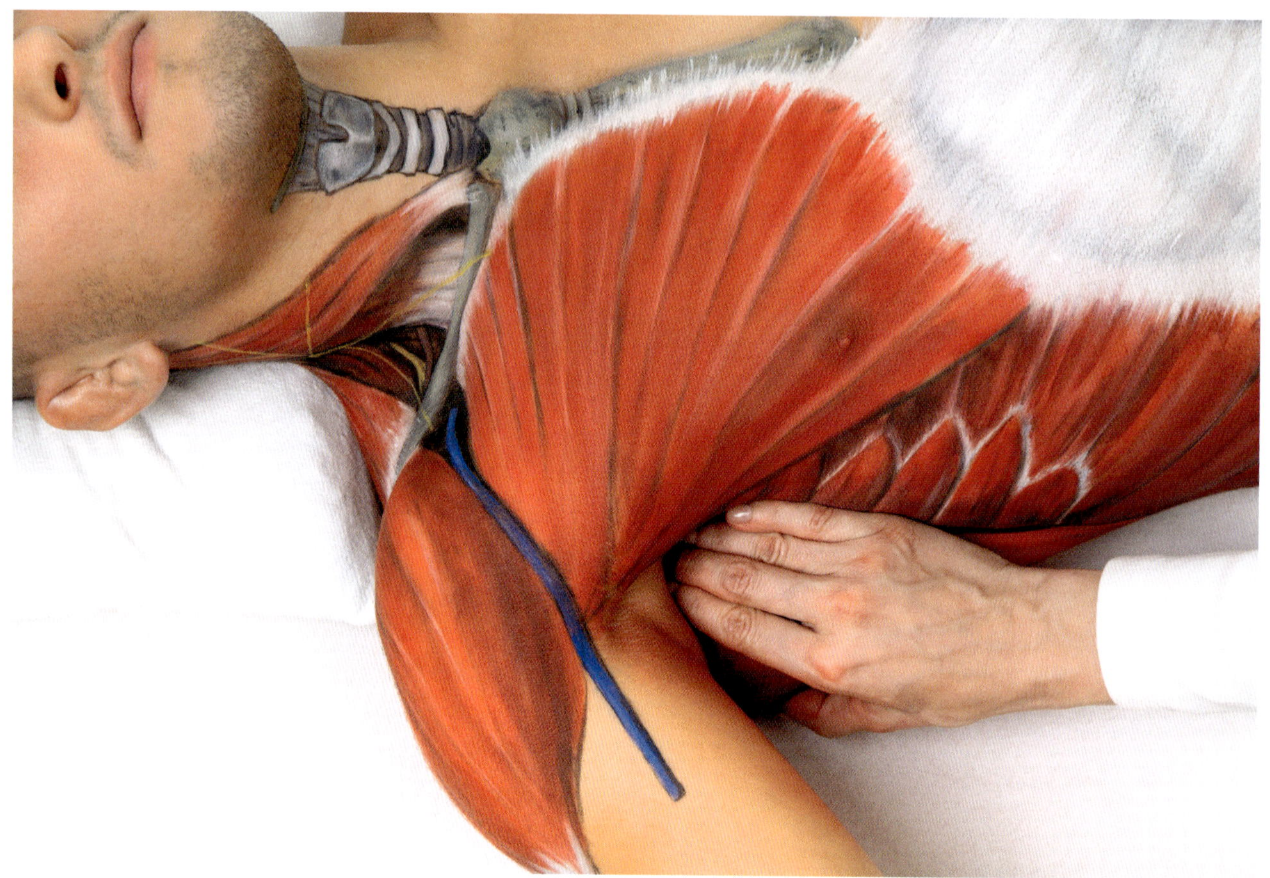

Ausgangsposition des Patienten

Rückenlage. Der Arm abduziert.

Ausgangsposition der Therapeutin

Sitzend, seitlich des Patienten, mit der linken Hand unterstützt sie den Ellenbogen des Patienten.

Ausführung der Palpation

Die Therapeutin palpiert und bewertet den M. teres major. Die Finger liegen tief in der Achselhöhle, an der Innenseite des M. latissimus dorsi.

7.20. Sulcus zwischen dem M. teres major und dem M. subscapularis

M. teres major, M. subscapularis – Sulcus intermuscularis

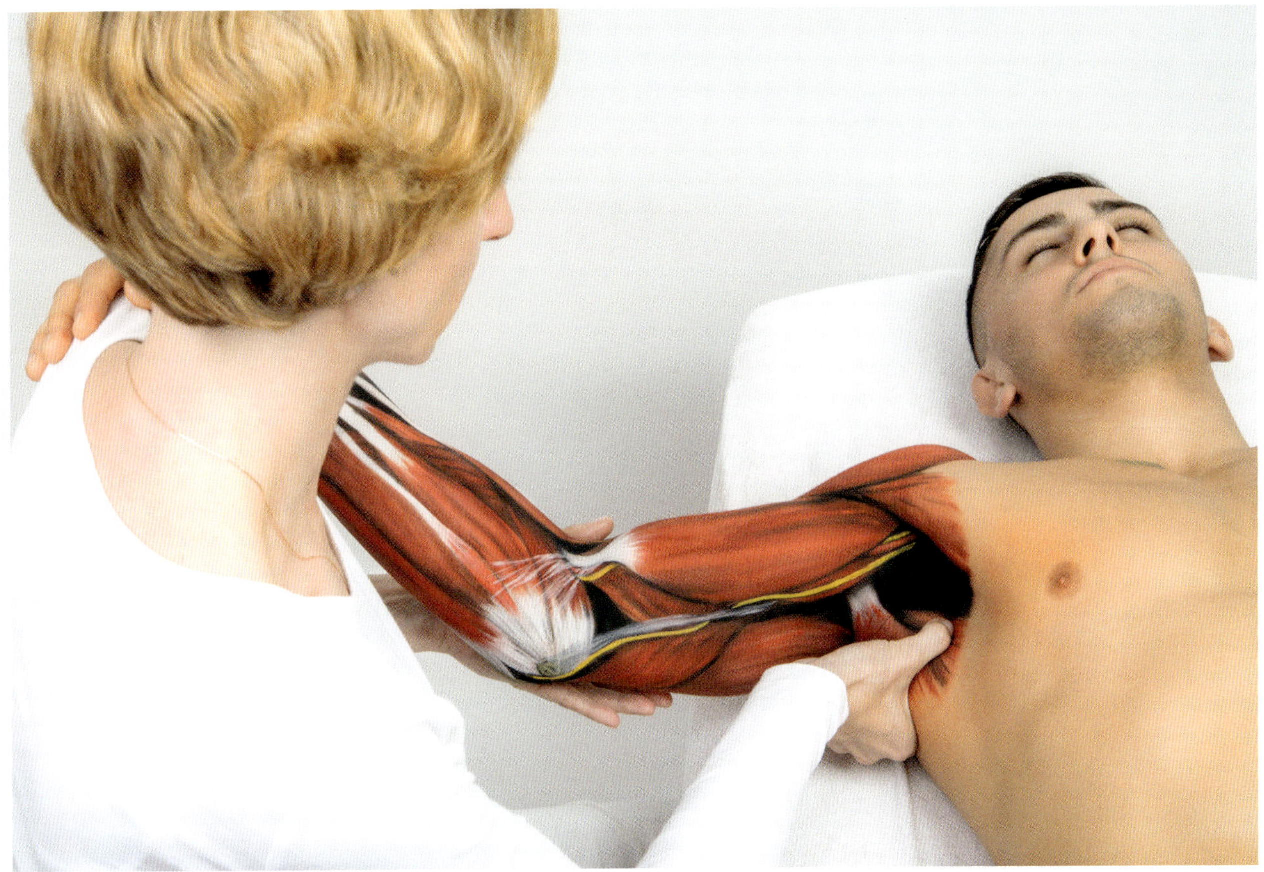

Ausgangsposition des Patienten

Rückenlage. Der Arm abduziert.

Ausgangsposition der Therapeutin

Sitzend, seitlich des Patienten, mit der linken Hand unterstützt sie den Ellenbogen des Patienten.

Ausführung der Palpation

Die Therapeutin palpiert und bewertet den Raum zwischen dem M. teres major und dem M. subscapularis. Die Daumenkuppe liegt oberhalb des oberen Randes des M. teres major. Der Patient rotiert den Arm gegen Widerstand nach innen.

7.21. M. subscapularis (Achselhöhle, Ansicht von vorne)

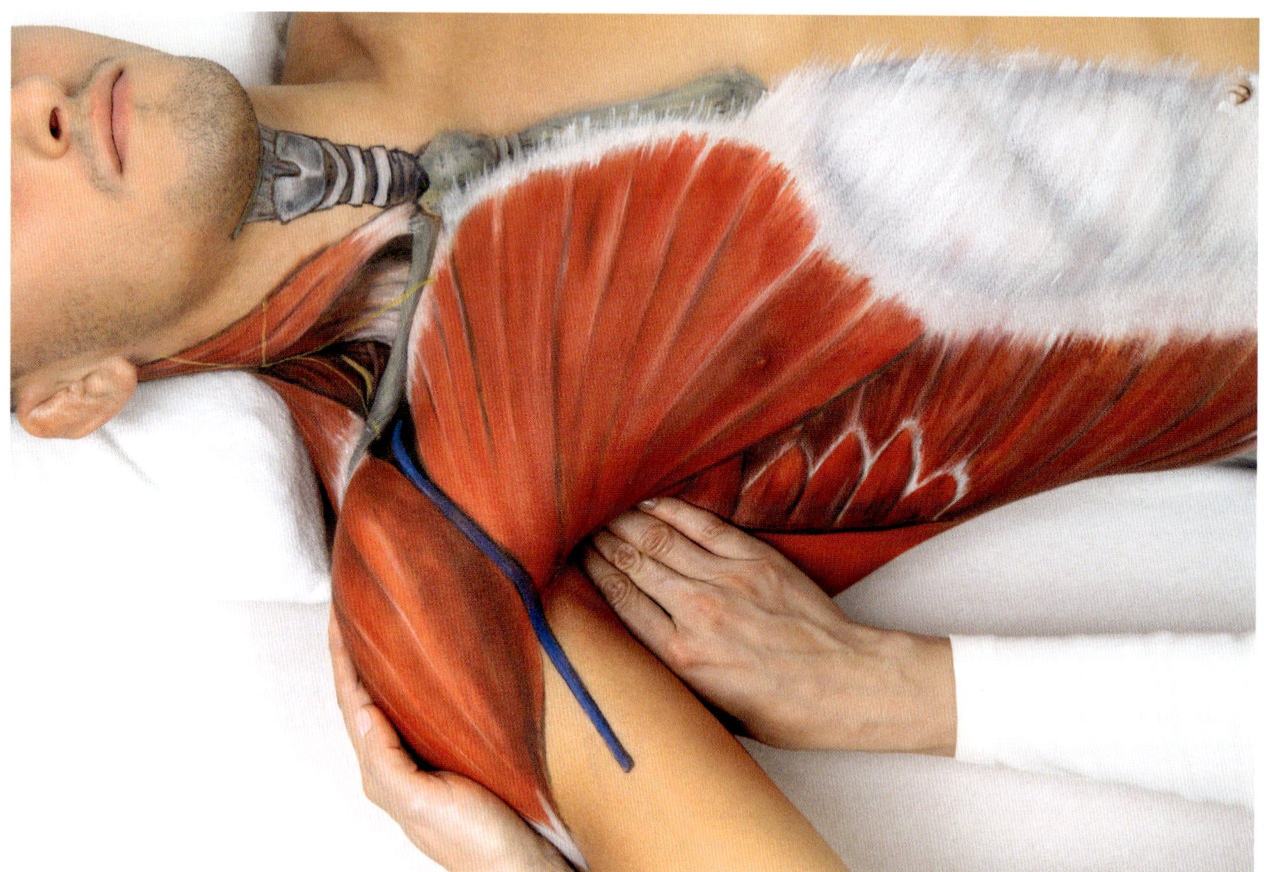

Ausgangsposition des Patienten

Rückenlage.

Ausgangsposition der Therapeutin

Sitzend, seitlich des Patienten. Die linken Hand auf der dorsalen Seite der Skapula, mittels der Schulter des Patienten macht die Therapeutin eine Traktion in Verlängerung der Schulterblattachse.

Ausführung der Palpation

Die Therapeutin palpiert und bewertet den M. subscapularis. Die Finger liegen tief in der Achselhöhle, kranial und medial des M. teres major.

7.22. M. subscapularis (Achselhöhle, Ansicht von unten)

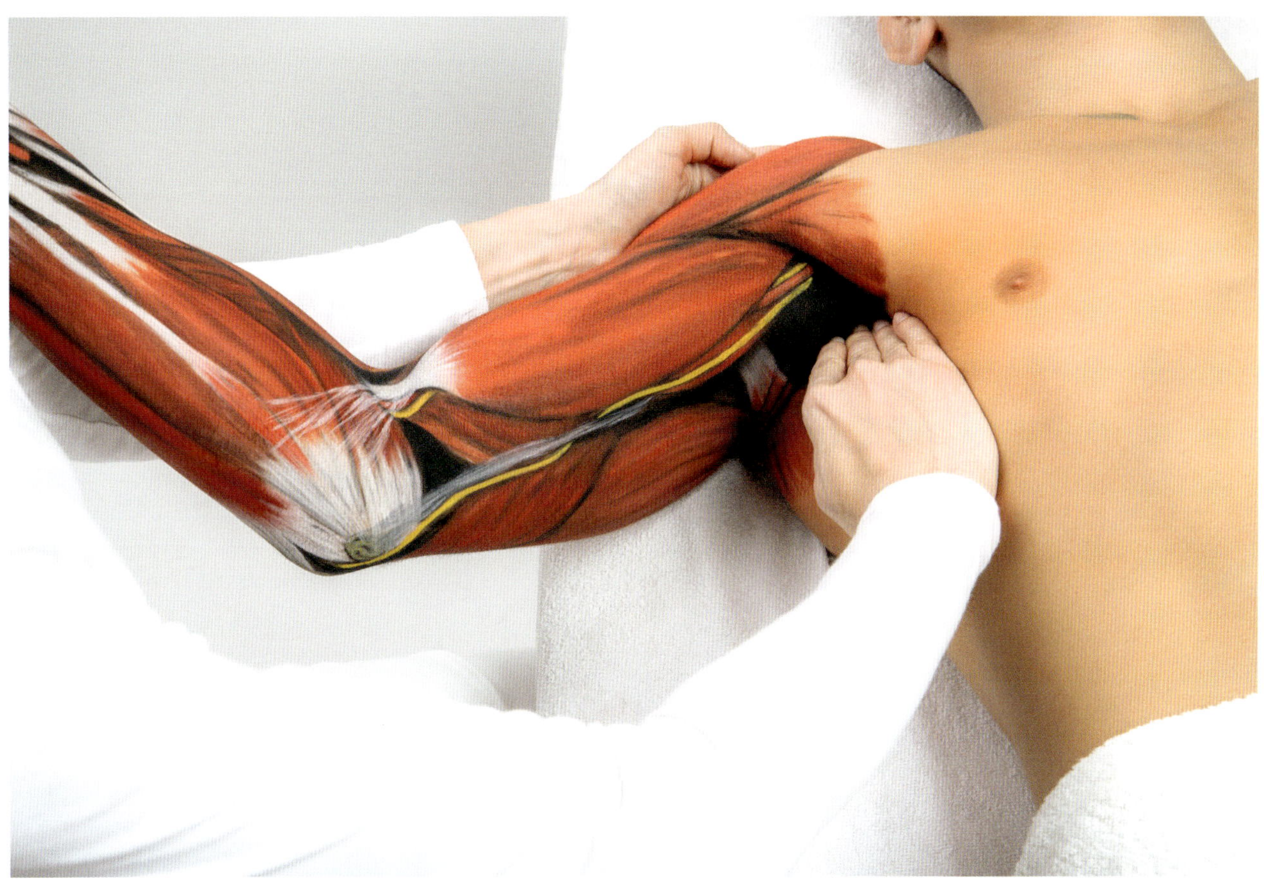

Ausgangsposition des Patienten

Rückenlage. Der Arm abduziert.

Ausgangsposition der Therapeutin

Sitzend, seitlich des Patienten. Die linke Hand macht auf der dorsalen Seite der Skapula und der Schulter eine Traktion in Verlängerung der Schulterblattachse.

Ausführung der Palpation

Die Therapeutin palpiert und bewertet den M. subscapularis. Sie positioniert die Finger der rechten Hand in der Achselhöhle, kranial und medial des Musculus teres major.

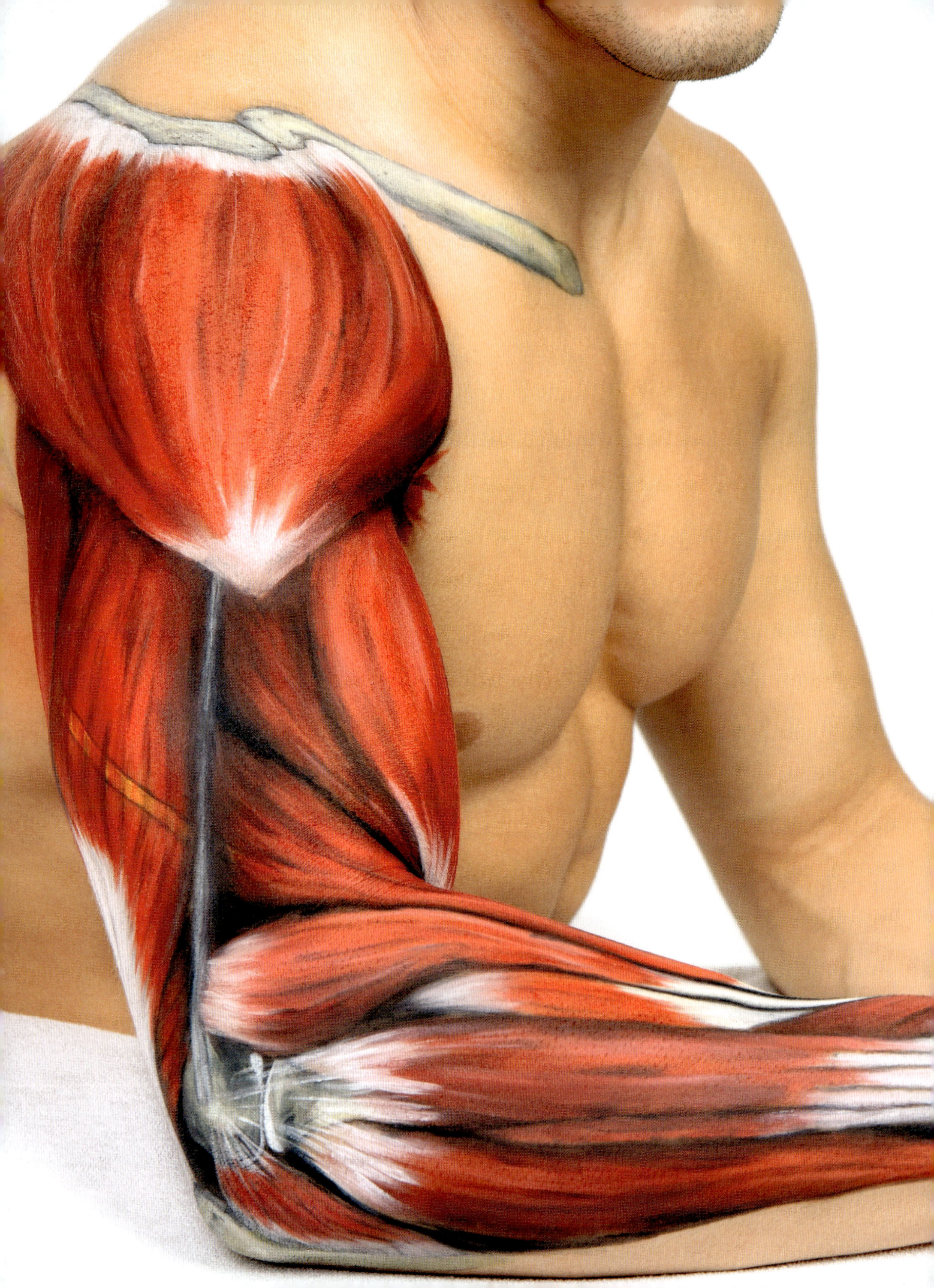

8 OBERARM

8.1. M. deltoideus (Ursprung)
8.2. M. deltoideus (hinterer Rand)
8.3. M. deltoideus (hinterer Rand – Untersuchung)
8.4. M. deltoideus (vorderer Rand)
8.5. M. deltoideus (vorderer Rand – Untersuchung)
8.6. Septum intermusculare brachii laterale
8.7. Septum intermusculare brachii laterale (Untersuchung)
8.8. M. biceps brachii
8.9. Die Sehnen des langen und des kurzen Kopfes des Bizeps
8.10. M. biceps brachii – Muskelbauch
8.11. Bizeps (laterarer Rand)
8.12. Bizeps (medialer Rand)
8.13. Bizeps (Sulcus)
8.14. Sehne des Bizeps
8.15. A. brachialis
8.16. Mediannerv
8.17. M. brachialis
8.18. M. brachialis (medialer Rand)
8.19. Sehne des M. brachialis
8.20. M. brachialis (lateraler Rand)
8.21. M. brachialis (lateraler Teil)
8.22. Septum intermusculare brachii mediale
8.23. Septum intermusculare brachii mediale (Untersuchung)
8.24. Ulnarnerv
8.25. Trizepssehne
8.26. Trizeps (lateraler Kopf)
8.27. Trizeps (medialer Kopf)
8.28. Radialnerv (Sulcus)
8.29. Radialnerv (Septum intermusculare)
8.30. Radialnerv
8.31. Radialnerv – Teil 1 (Hautäste)
8.32. Radialnerv – Teil 2 (Hautäste)

8.1. M. deltoideus (Ursprung)

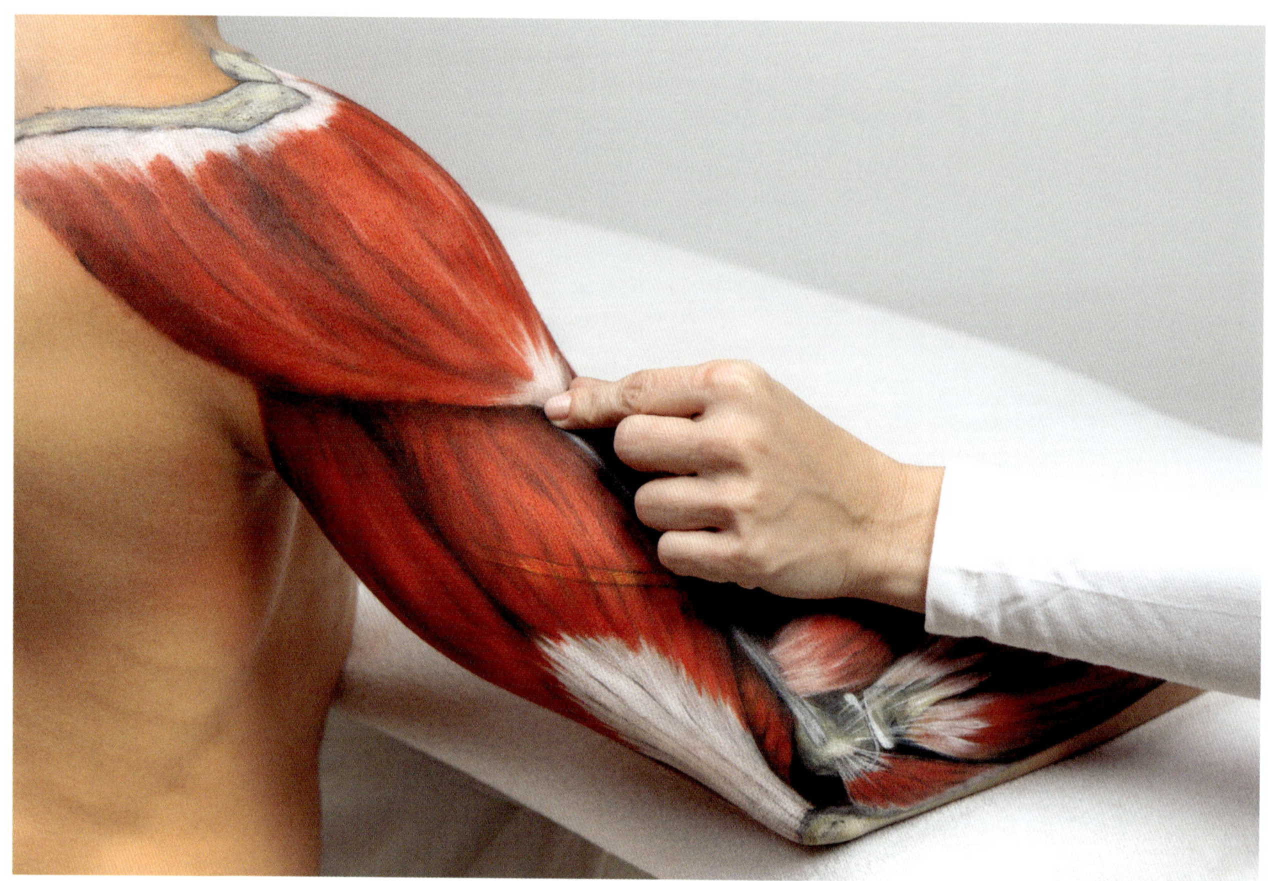

Ausgangsposition des Patienten

Rückenlage. Der Arm in Flexion und Abduktion. Der Unterarm liegt auf der Unterlage.

Ausgangsposition der Therapeutin

Sitzend, seitlich des Patienten, von der Seite der Palpation.

Ausführung der Palpation

Die Therapeutin palpiert und bewertet den Ansatz des M. deltoideus an der lateralen Seite des Humerus. In der Palpationsanatomie benutzt man den Begriff „V-Deltoid".

8.2. M. deltoideus (hinterer Rand)

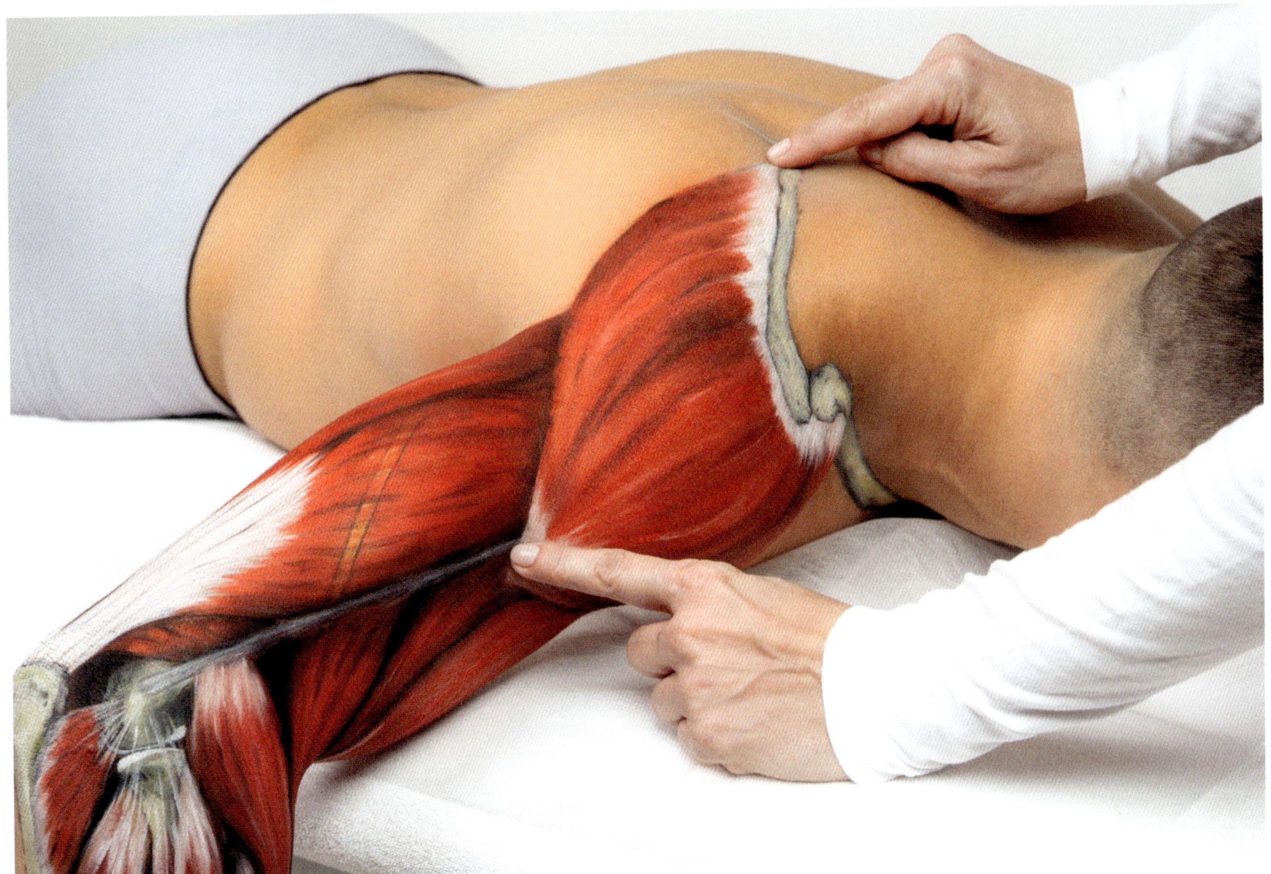

Ausgangsposition des Patienten

Bauchlage. Der Arm abduziert.

Ausgangsposition der Therapeutin

Stehend, von der Kopfseite des Patienten.

Ausführung der Palpation

Die Therapeutin lokalisiert den hinteren Rand und bewertet den Ansatz des M. deltoideus an der lateralen Seite des Pars spinalis des M. deltoideus. Der Zeigefinger der rechten Hand liegt am unteren Rand des Schulterblattkamms. Der Zeigefinger der linken Hand ruht am Ansatz des palpierten Muskels (sog. „V-Deltoid").

8.3. M. deltoideus (hinterer Rand – Untersuchung)

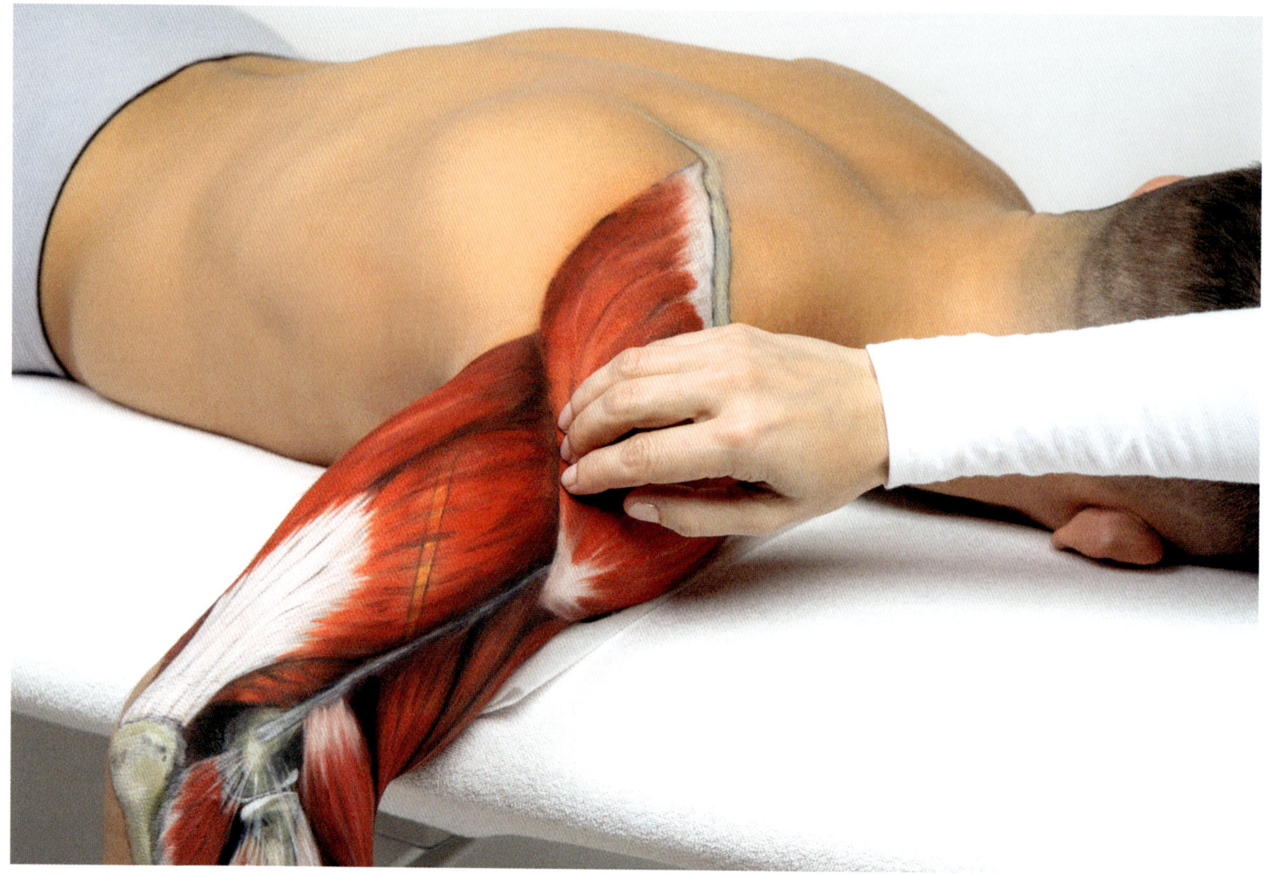

Ausgangsposition des Patienten

Bauchlage. Der Arm abduziert.

Ausgangsposition der Therapeutin

Sitzend, auf der Kopfhöhe des Patienten.

Ausführung der Palpation

Die Therapeutin palpiert und bewertet den hinteren Rand des M. deltoideus auf der hinteren Oberarmfläche. Sie versetzt die Finger schrittweise in die Richtung des Ansatz am Humerus (sog. "V-Deltoid").

8.4. M. deltoideus (vorderer Rand)

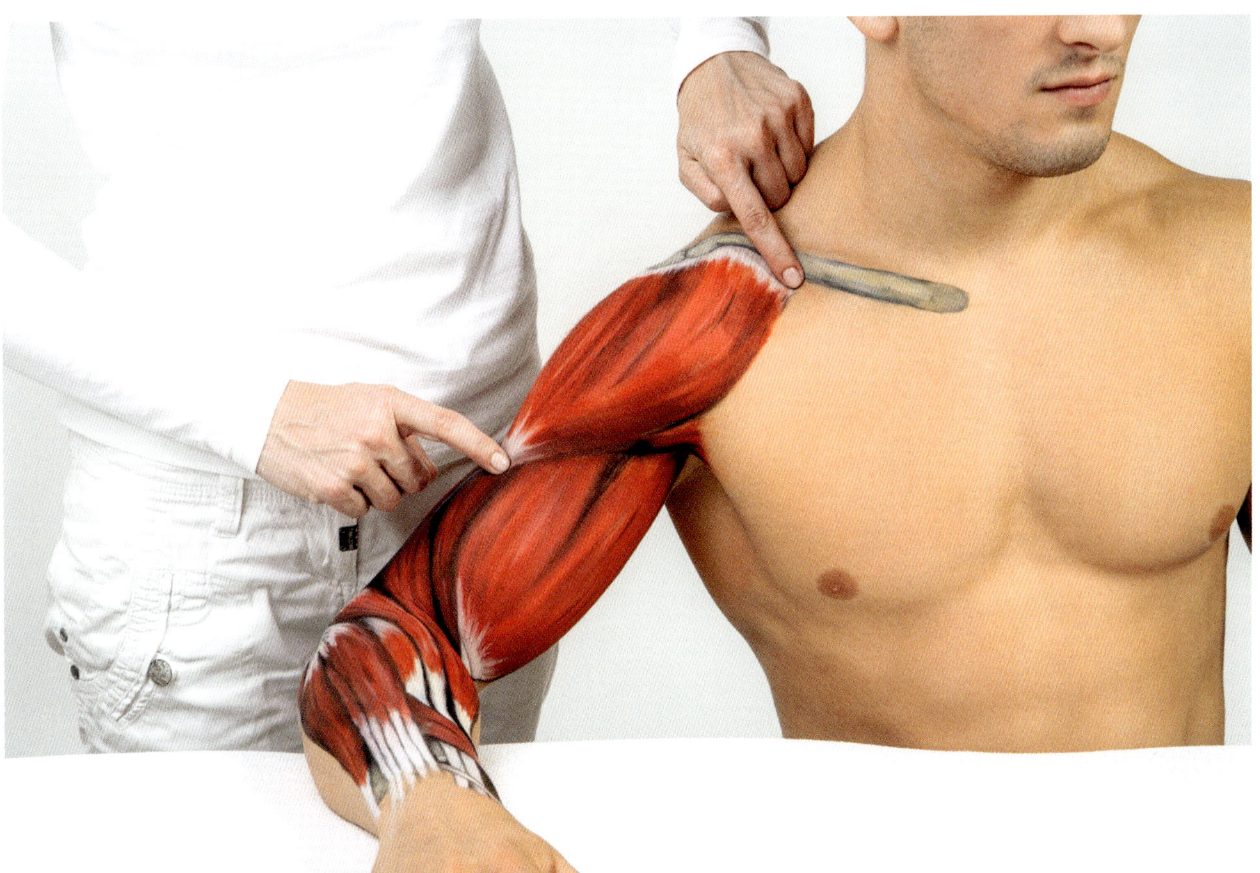

Ausgangsposition des Patienten

Sitzend. Der Arm in Flexion und Abduktion. Der Unterarm liegt auf der Unterlage.

Ausgangsposition der Therapeutin

Sitzend, auf der Armhöhe des Patienten.

Ausführung der Palpation

Die Therapeutin lokalisiert den vorderen Rand des Pars clavicularis des M. deltoideus. Der Zeigefinger der linken Hand liegt im lateralen Drittel der Klavikula. Der Zeigefinger der rechten Hand befindet sich am Ansatz des M. deltoideus (sog. "V-Deltoid").

8.5. M. deltoideus (vorderer Rand – Untersuchung)

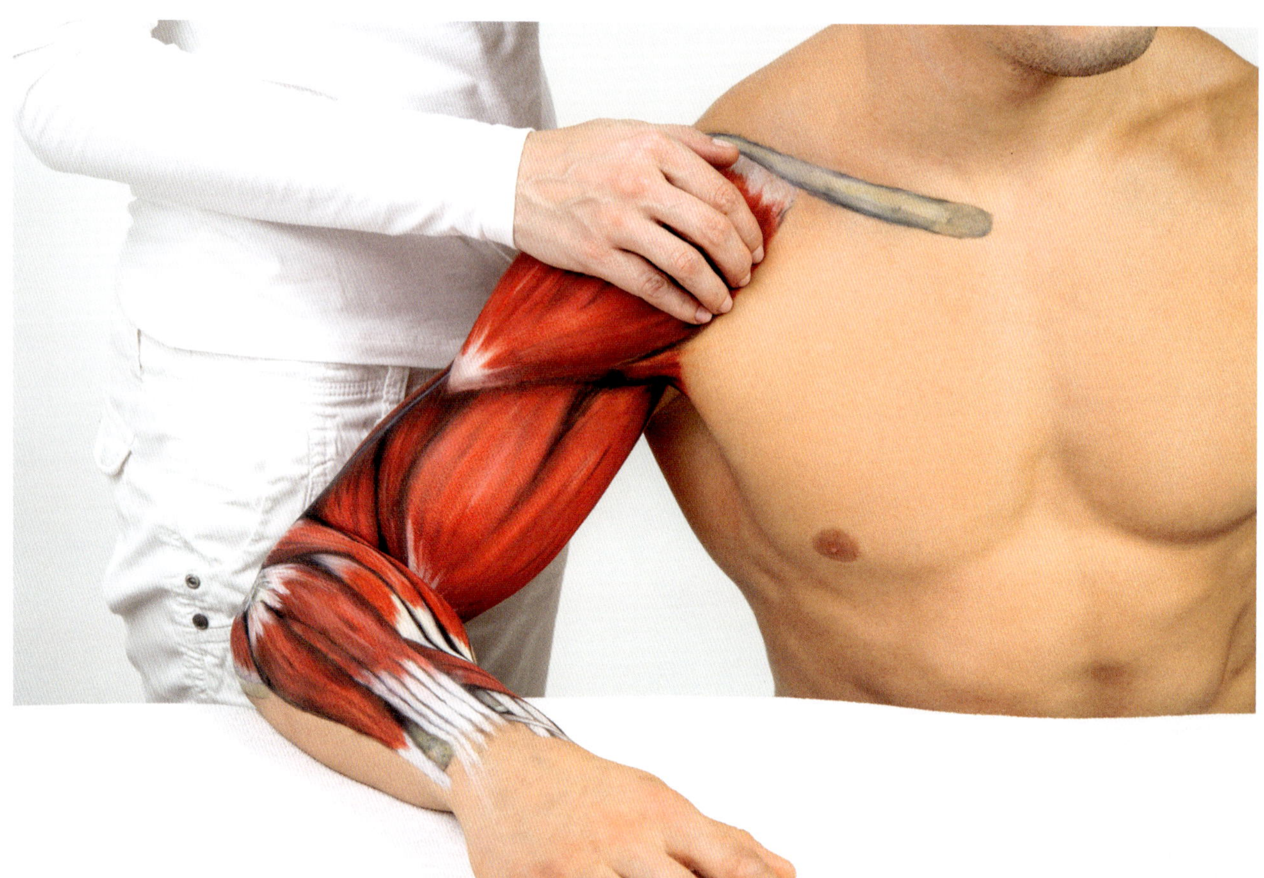

Ausgangsposition des Patienten

Rückenlage. Der Arm in Flexion und Abduktion. Der Unterarm liegt auf der Unterlage.

Ausgangsposition der Therapeutin

Stehend, auf der Armhöhe des Patienten.

Ausführung der Palpation

Die Therapeutin palpiert und bewertet den vorderen Rand des M. deltoideus. Sie beginnt die Untersuchung im infraklavikulären Bereich, im sog. Sulcus deltoideopectoralis. Sie versetzt die Finger nach distal in die Richtung des Ansatzes am Humerus (sog. "V-Deltoid").

8.6. Septum intermusculare brachii laterale

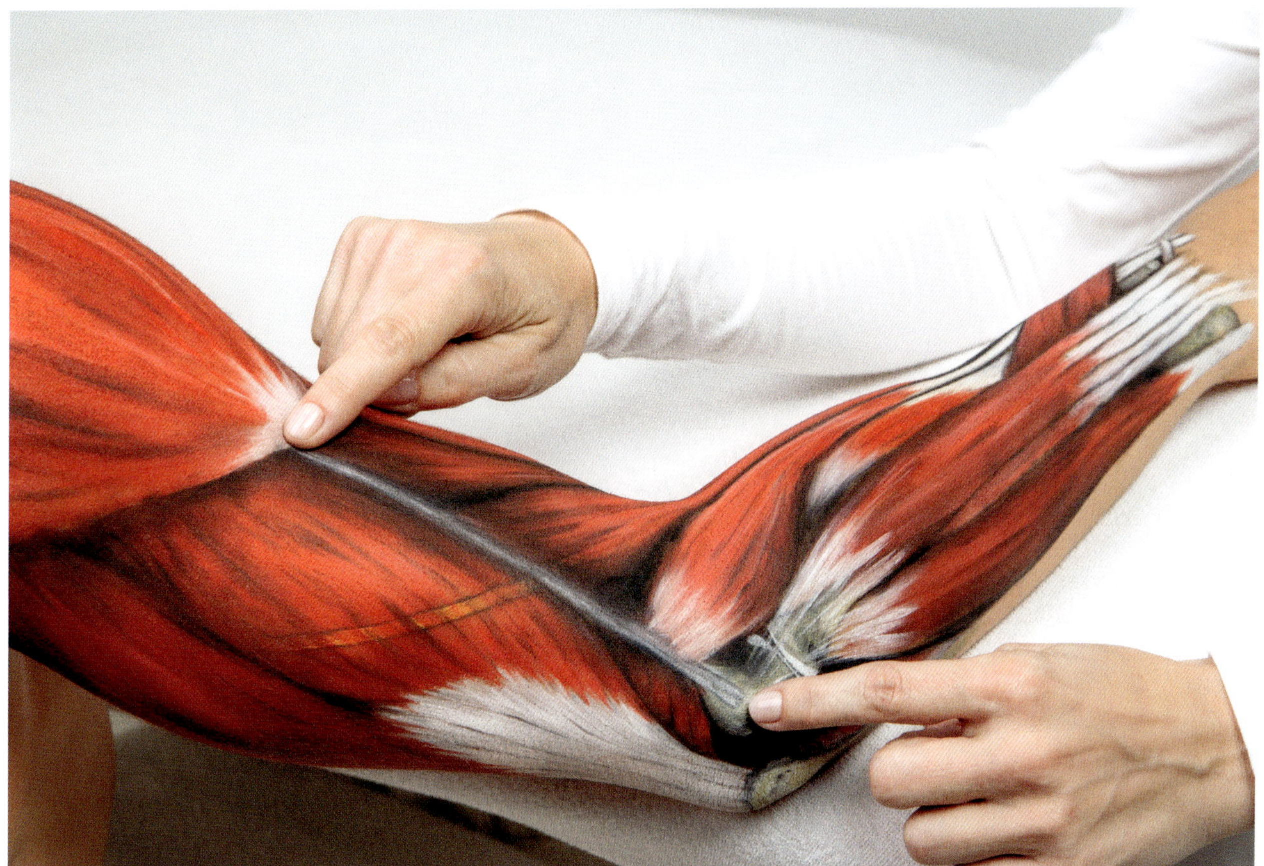

Ausgangsposition des Patienten

Sitzend. Der Arm in Flexion und Abduktion. Der Unterarm liegt auf der Unterlage.

Ausgangsposition der Therapeutin

Sitzend, dem Patienten zugewandt.

Ausführung der Palpation

Die Therapeutin lokalisiert und bestimmt mit den Zeigefingern den Verlauf des Septum intermusculare vom hinteren Rand des M. deltoideus zum Epicondylus lateralis des Humerus. Der Zeigefinger der rechten Hand befindet sich am hinteren Rand des M. deltoideus, dorsal des sog. "V-Deltoid". Der Zeigefinger der linken Hand liegt am Epicondylus lateralis des Humerus.

8.7. Septum intermusculare brachii laterale (Untersuchung)

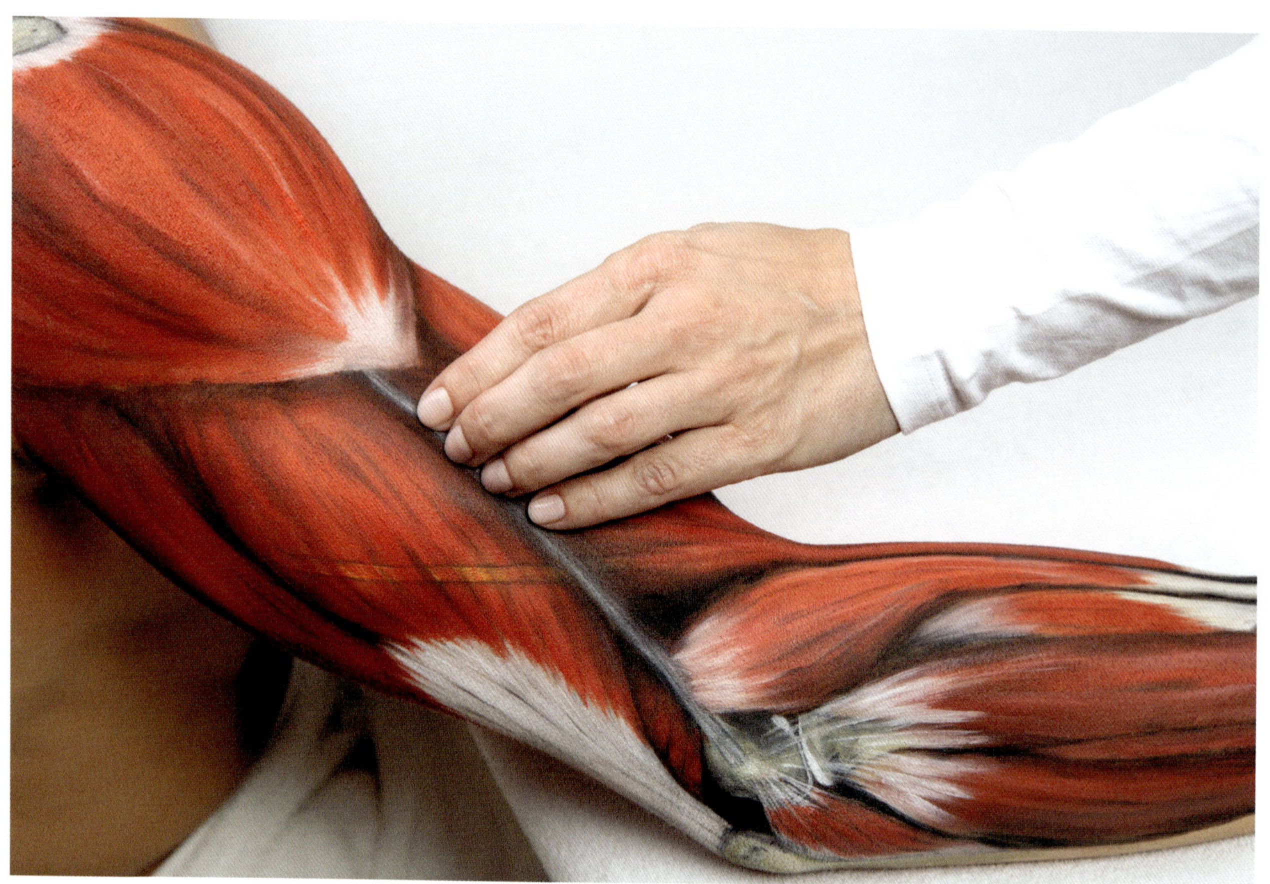

Ausgangsposition des Patienten

Sitzend. Der Arm in Flexion und Abduktion. Der Unterarm liegt auf der Unterlage.

Ausgangsposition der Therapeutin

Sitzend, dem Patienten zugewandt.

Ausführung der Palpation

Die Therapeutin palpiert und bewertet das Septum intermusculare laterale. Der Patient macht alternierende Flexions- und Extensionsbewegungen im Ellenbogengelenk.

8.8. M. biceps brachii

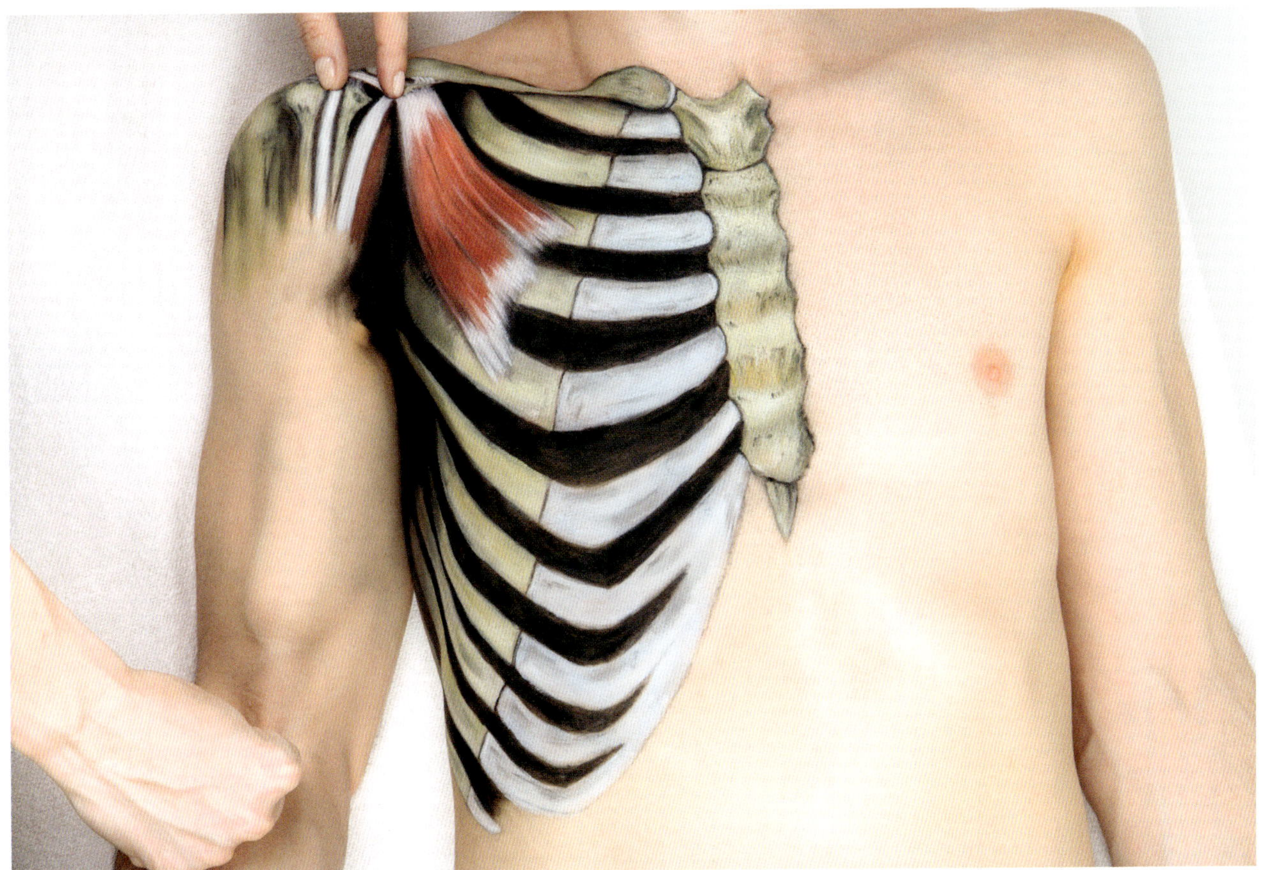

Ausgangsposition des Patienten

Rückenlage.

Ausgangsposition der Therapeutin

Die Finger der linken Hand befinden sich an den proximalen Bizepssehnen. Die Finger der rechten Hand umfassen die distale Sehne des Muskels.

Ausführung der Palpation

Die Therapeutin ermittelt den Verlauf des M. biceps brachii.

8.9. Die Sehnen des langen und des kurzen Kopfes des Bizeps

M. biceps brachii, Caput longum, M. biceps brachii, Caput breve – Tendines

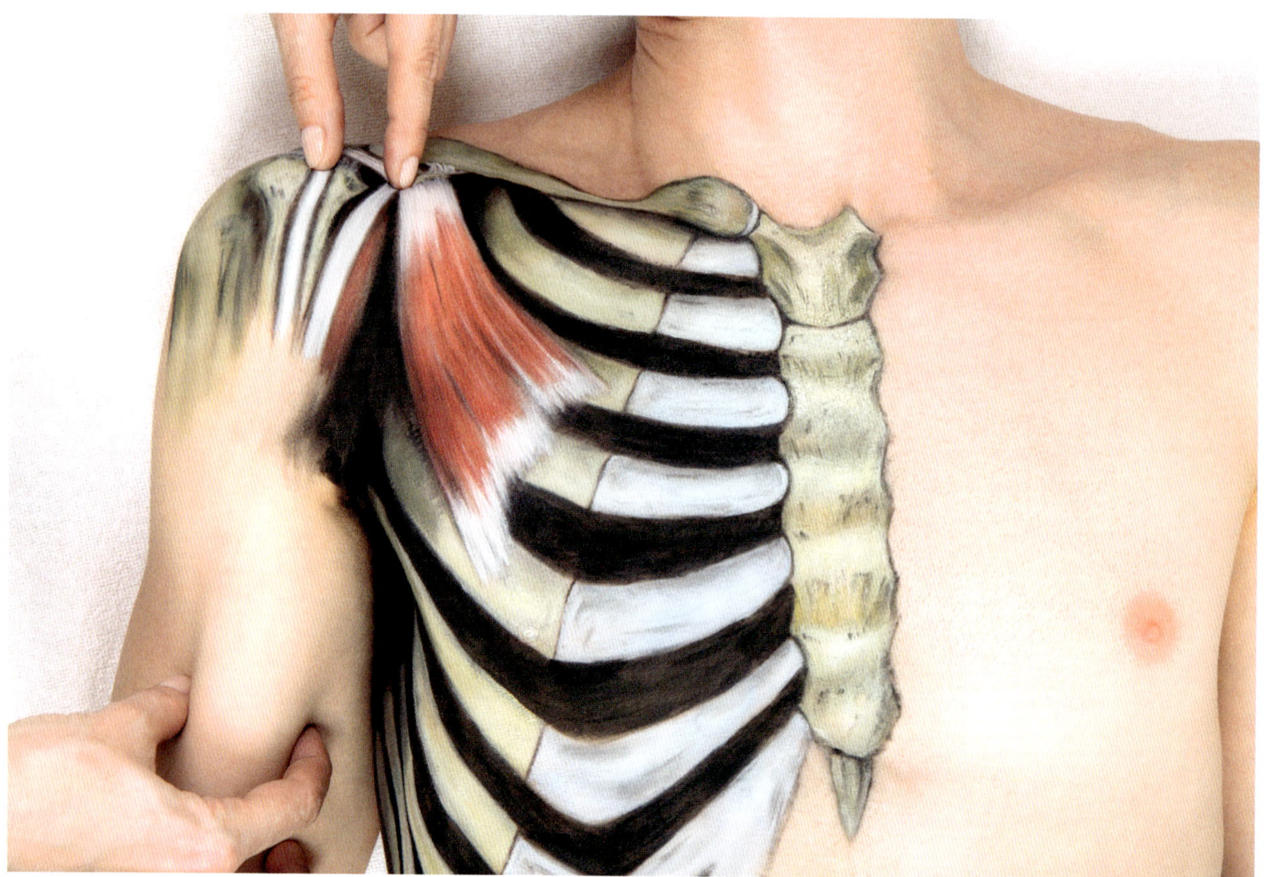

Ausgangsposition des Patienten

Rückenlage.

Ausgangsposition der Therapeutin

Die Finger der linken Hand befinden sich an den proximalen Bizepssehnen. Die Finger der rechten Hand umfassen die distale Sehne des Muskels.

Ausführung der Palpation

Die Therapeutin palpiert und bewertet den Muskelbauch des Bizeps. Sie umfasst den lateralen und medialen Rand des Muskelbauches. Der Muskelbauch entsteht durch das Zusammenkommen von zwei Muskelköpfen.

8.10. M. biceps brachii – Muskelbauch

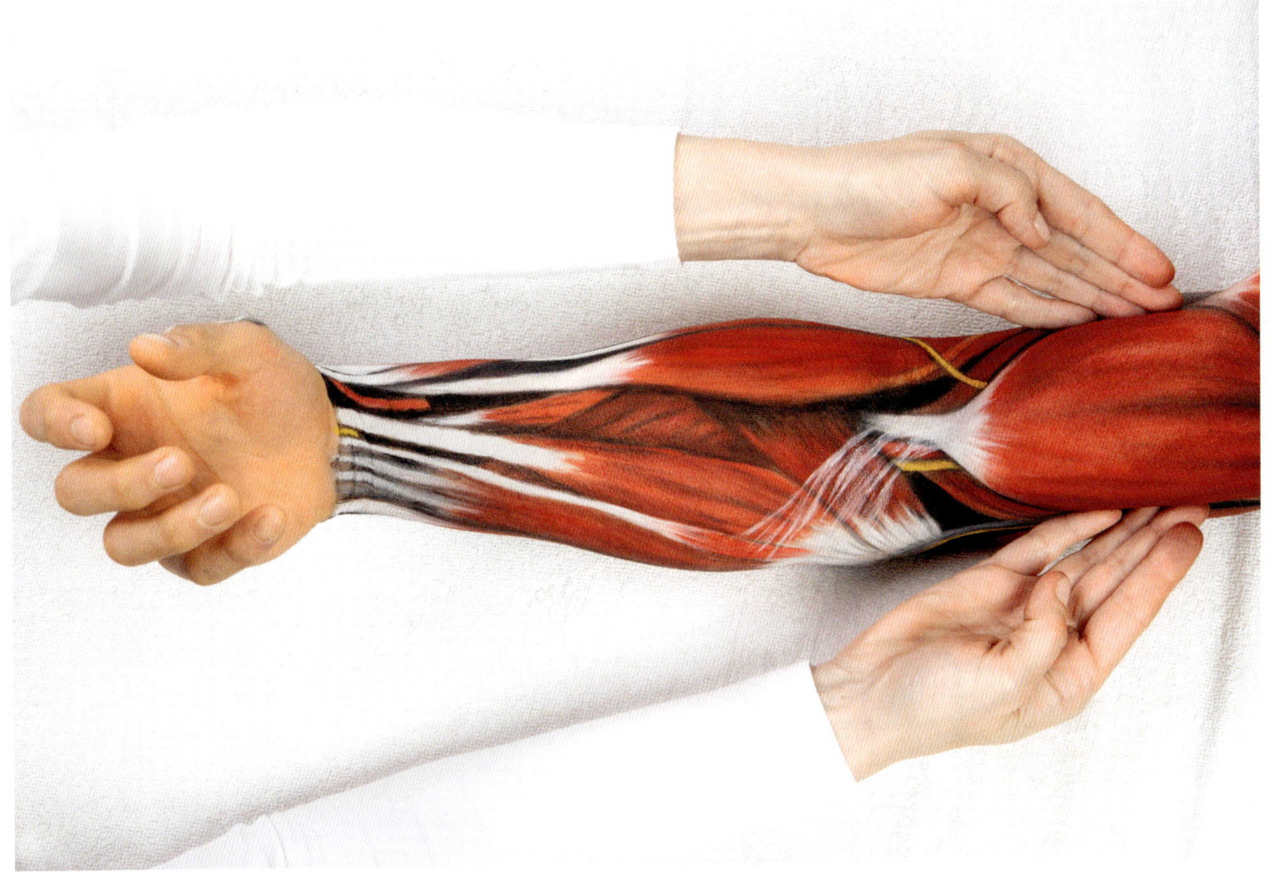

Ausgangsposition des Patienten

Sitzend, der Ellenbogen gebeugt, der Unterarm außenrotiert.

Ausgangsposition der Therapeutin

Sitzend, dem Patienten zugewandt.

Ausführung der Palpation

Die Therapeutin palpiert und bewertet den lateralen und medialen Rand des Bizeps. Der Patient beugt und streckt den Ellenbogen bei Beibehalten der Außenrotation des Unterarmes.

8.11. Bizeps (laterarer Rand)

M. biceps brachii

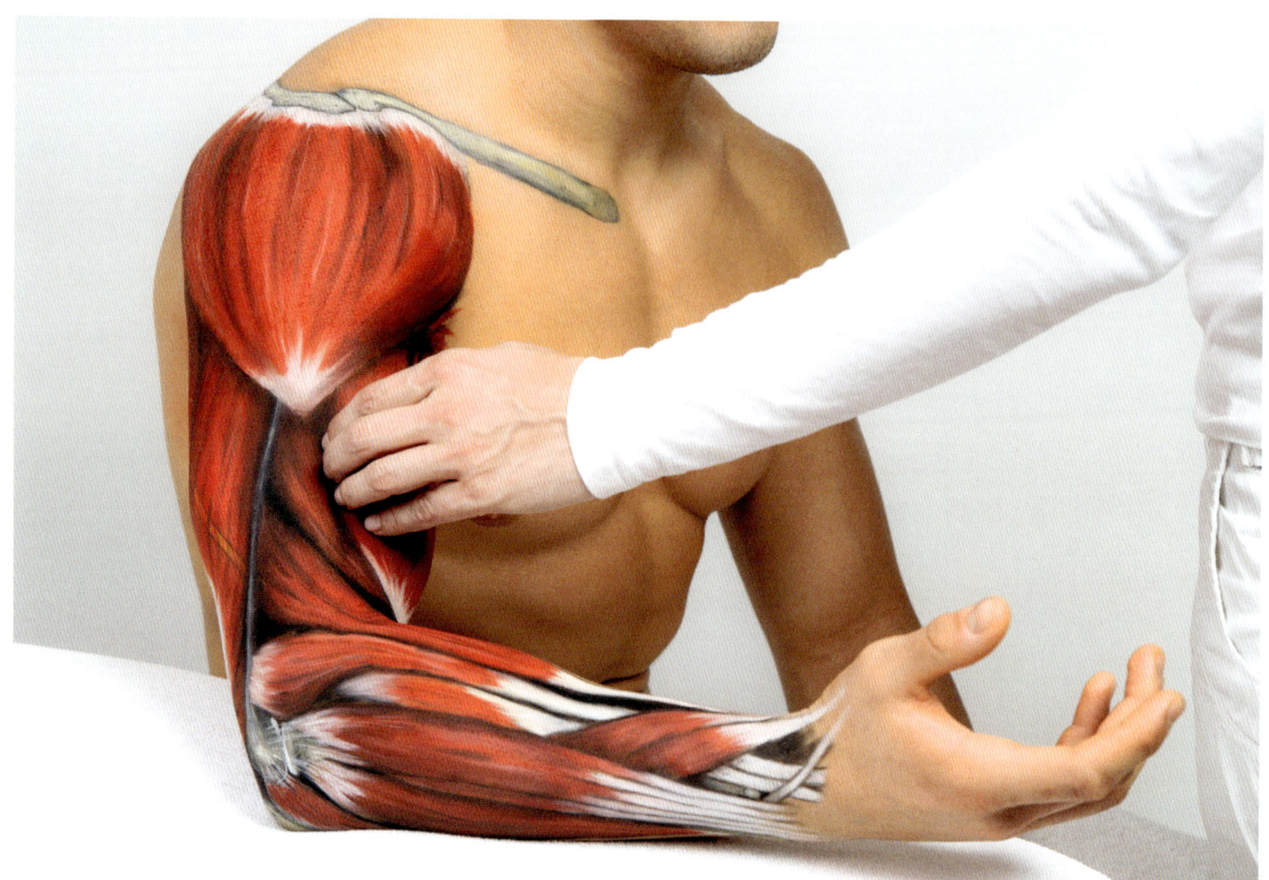

Ausgangsposition des Patienten

Sitzend. Der Arm in Flexion und Abduktion. Der Unterarm liegt auf der Unterlage.

Ausgangsposition der Therapeutin

Sitzend, dem Patienten zugewandt.

Ausführung der Palpation

Die Therapeutin palpiert und bewertet den lateralen Rand des langen Kopfes des Bizeps auf der Fläche des M. brachialis. Der Patient beugt den Ellenbogen, während er die Außenrotation des Unterarms beibehält..

8.12. Bizeps (medialer Rand)

M. biceps brachii

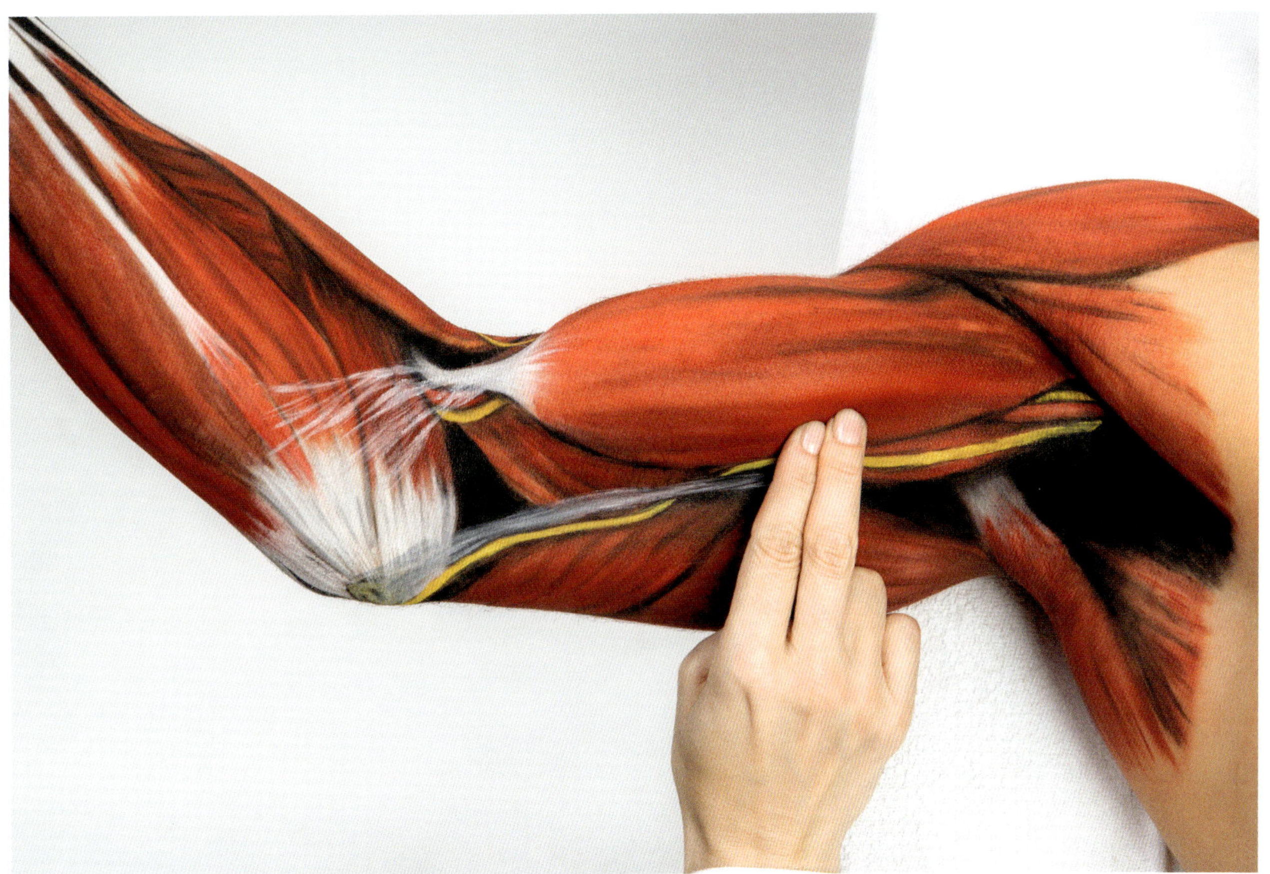

Ausgangsposition des Patienten

Rückenlage. Der Arm abduziert.

Ausgangsposition der Therapeutin

Stehend, auf der Beckenhöhe des Patienten.

Ausführung der Palpation

Die Therapeutin palpiert und bewertet den medialen Bizepsrand. Der Patient beugt den Ellenbogen bei Beibehalten der Außenrotation des Unterarmes.

8.13. Bizeps (Sulcus)

M. biceps brachii

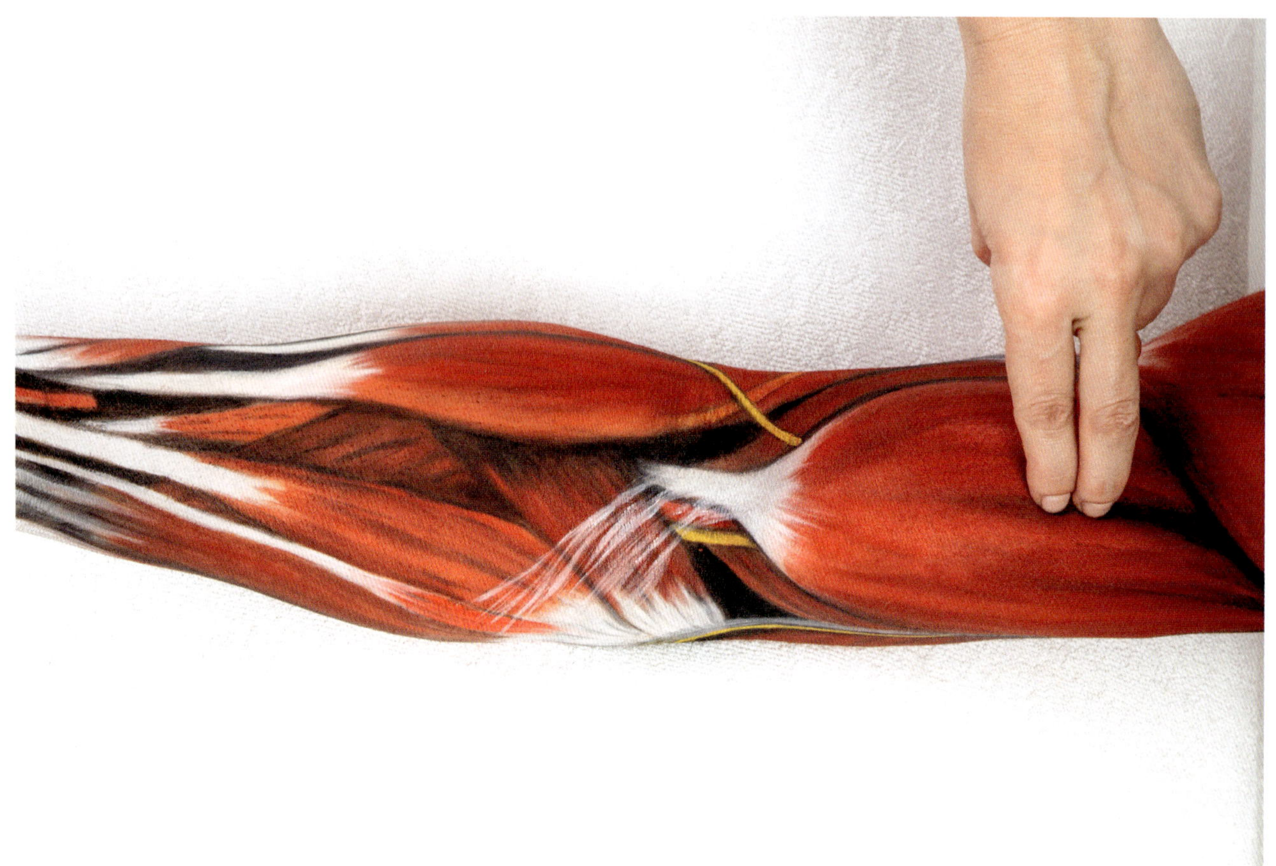

Ausgangsposition des Patienten

Sitzend, der Ellenbogen gebeugt, der Unterarm in Außenrotation.

Ausgangsposition der Therapeutin

Sitzend, dem Patienten zugewandt.

Ausführung der Palpation

Die Therapeutin palpiert und bewertet den Sulcus zwischen dem langen und dem kurzen Bizepskopf.

8.14. Sehne des Bizeps

M. biceps brachii – Tendo

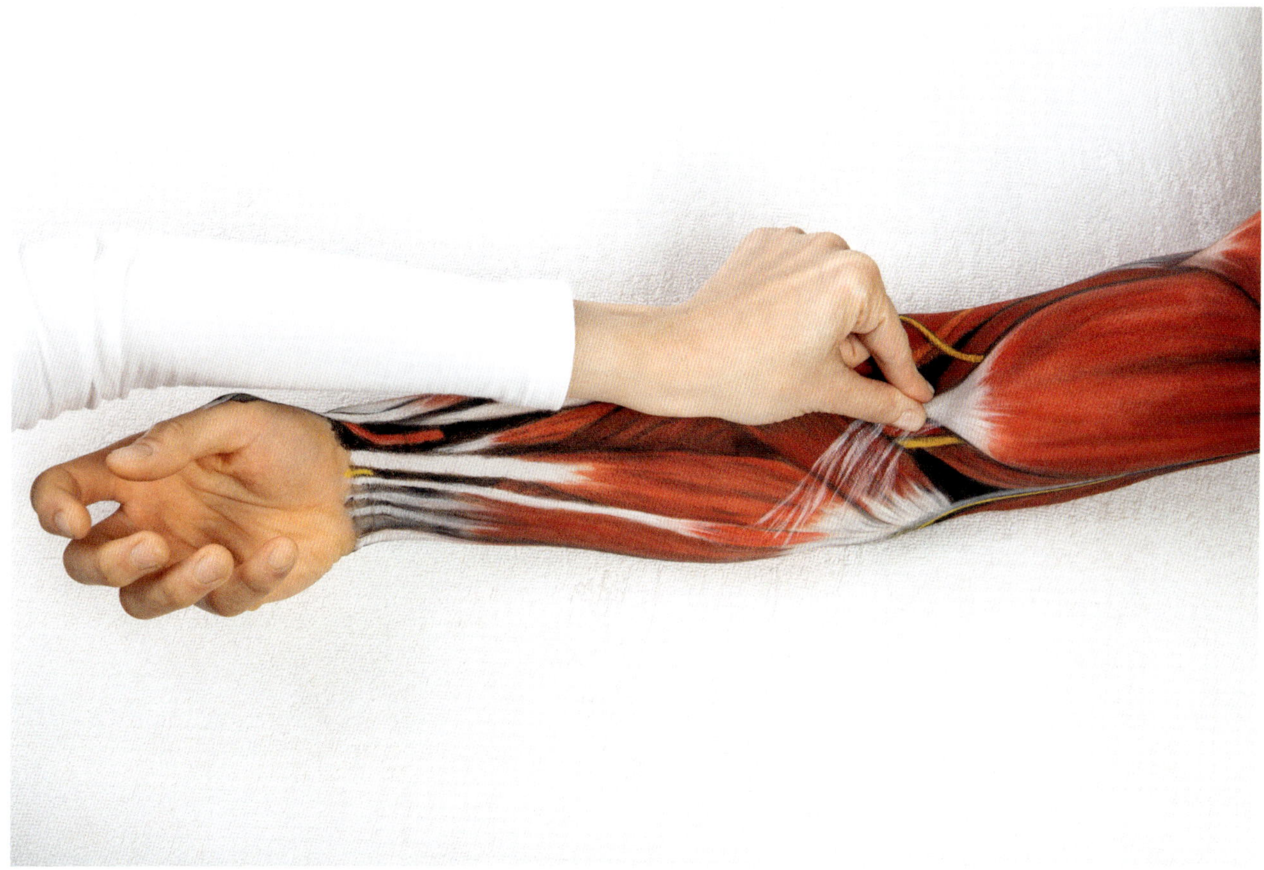

Ausgangsposition des Patienten

Sitzend, der Ellenbogen gebeugt, der Unterarm in Außenrotation.

Ausgangsposition der Therapeutin

Sitzend, dem Patienten zugewandt.

Ausführung der Palpation

Die Therapeutin palpiert und bewertet die Sehne des M. biceps brachii im Bereich der Ellenbeuge. Die Sehne liegt oberflächlich in Bezug auf den Verlauf des M. brachialis.

8.15. A. brachialis

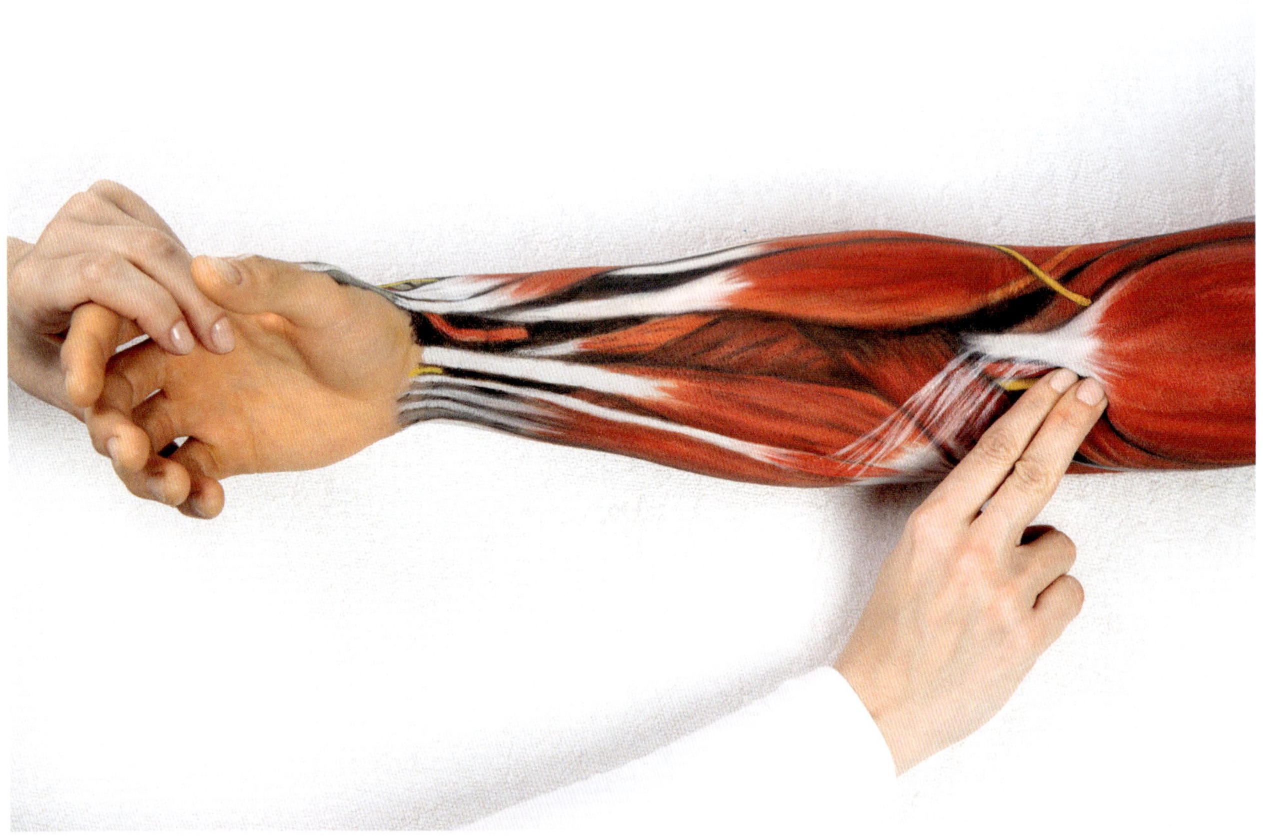

Ausgangsposition des Patienten

Sitzend, der Ellenbogen gebeugt, der Unterarm in Außenrotation.

Ausgangsposition der Therapeutin

Sitzend, dem Patienten zugewandt. Die Finger befinden sich am medialen Sehnenrand des Bizeps.

Ausführung der Palpation

Die Therapeutin palpiert den Puls der A. brachialis. Die Auflagefläche für die Palpation bietet der M. brachialis.

8.16. Mediannerv

N. medianus

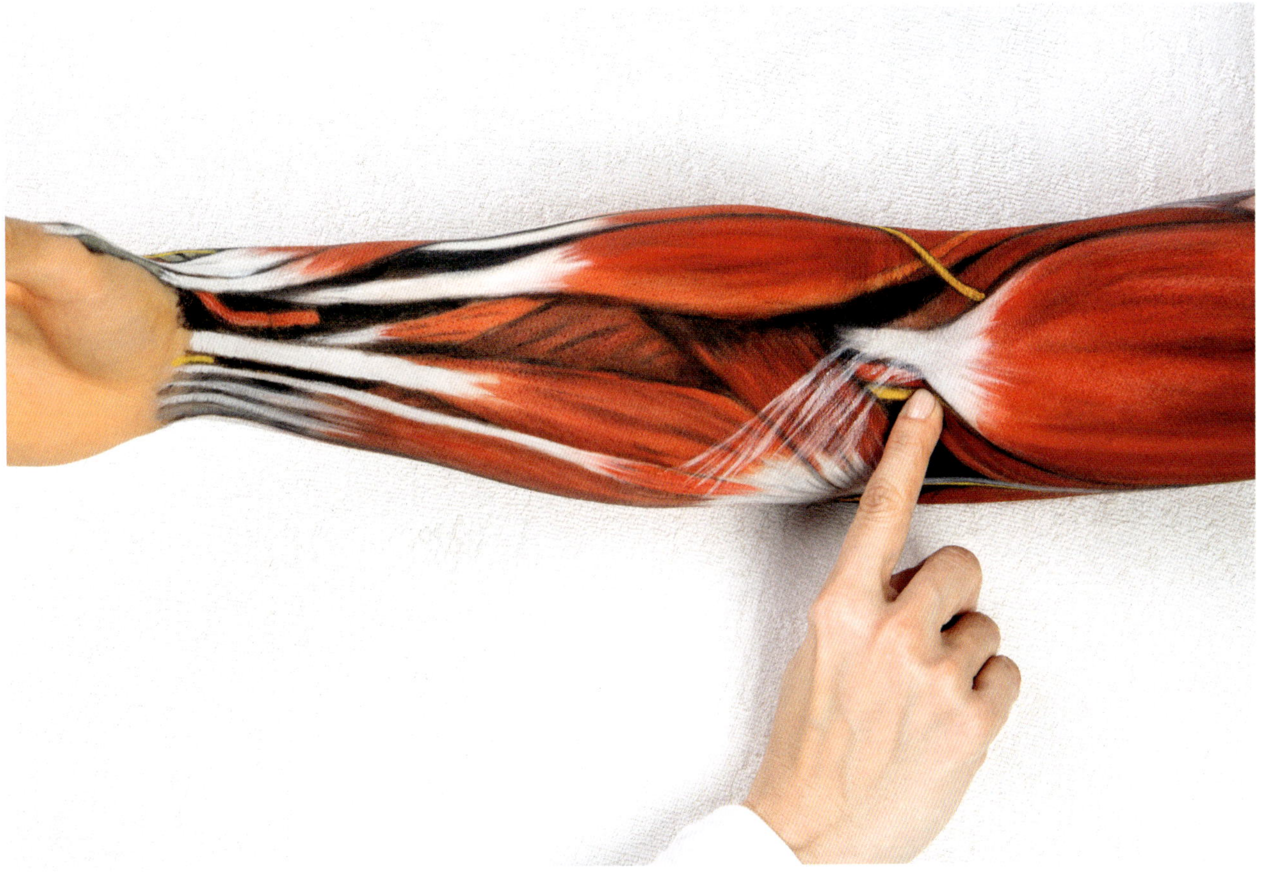

Ausgangsposition des Patienten

Sitzend, der Ellenbogen gebeugt, der Unterarm in Außenrotation.

Ausgangsposition der Therapeutin

Sitzend, dem Patienten zugewandt.

Ausführung der Palpation

Die Therapeutin palpiert und bewertet den Mediannerv lateral der A. brachialis. Die Auflagefläche für die Palpation bietet der M. brachialis.

8.17. M. brachialis

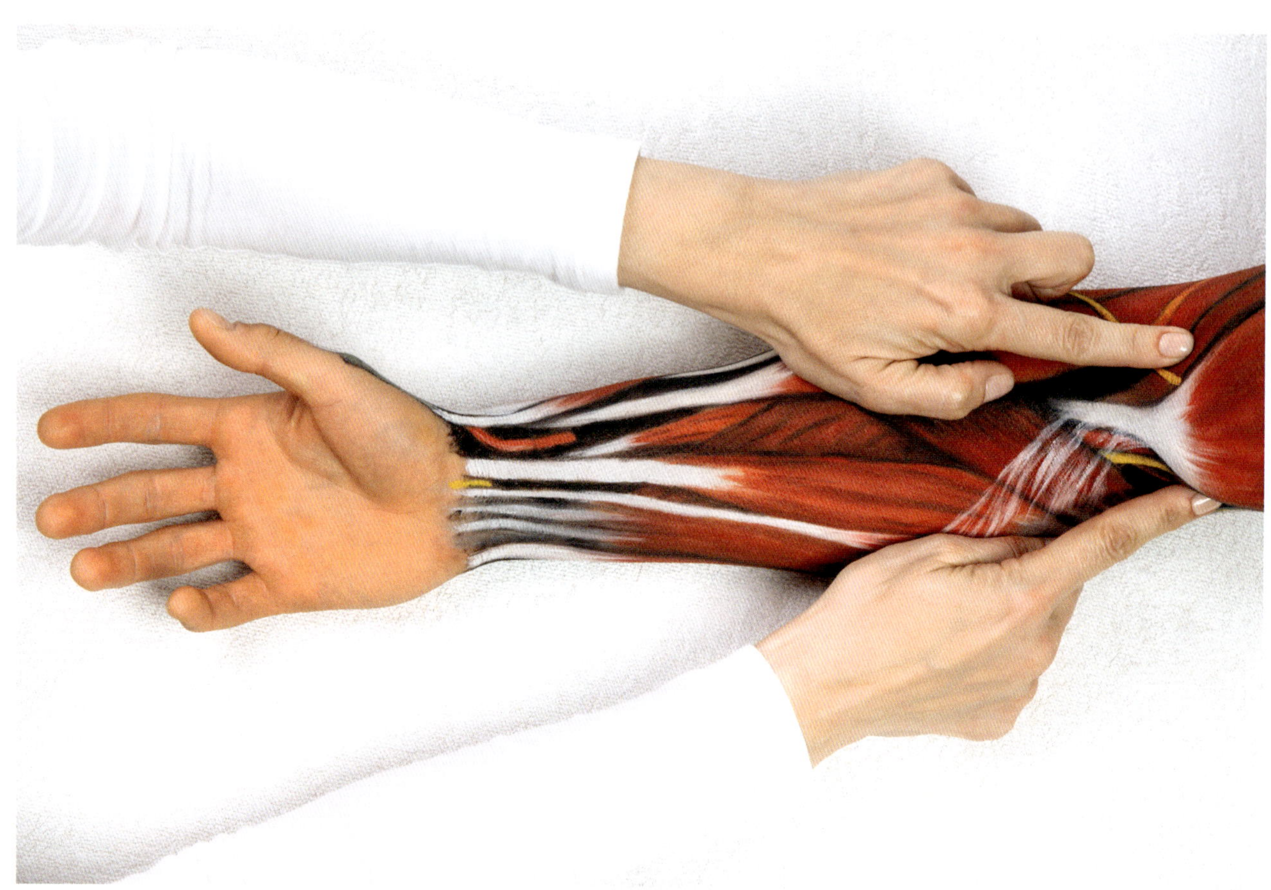

Ausgangsposition des Patienten

Sitzend, der Ellenbogen gebeugt, der Unterarm in Außenrotation.

Ausgangsposition der Therapeutin

Sitzend, dem Patienten zugewandt. Die Zeigefinger beider Hände liegen entsprechend lateral und medial der Bizepssehne.

Ausführung der Palpation

Die Therapeutin palpiert und bewertet den M. brachialis lateral und medial der Bizepssehne.

8.18. M. brachialis (medialer Rand)

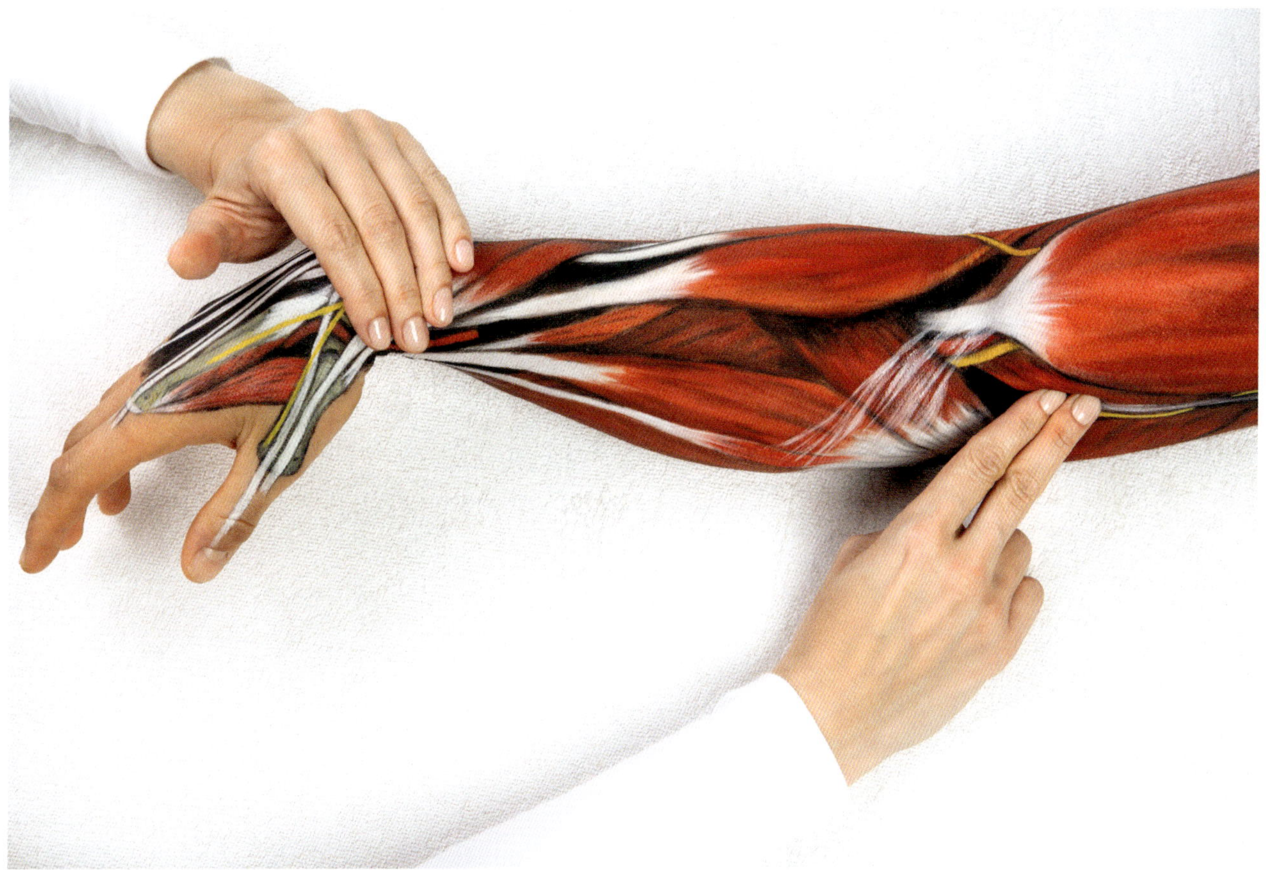

Ausgangsposition des Patienten

Sitzend. Der Patient beugt den Ellenbogen in der Außenrotationsstellung des Unterarmes.

Ausgangsposition der Therapeutin

Sitzend, dem Patienten zugewandt.

Ausführung der Palpation

Die Therapeutin palpiert und bewertet den Innenrand des M. brachialis. Die Finger bewegen sich von der Bizepssehne in die Richtung des Sulcus intermuscularis medialis.

8.19. Sehne des M. brachialis

M. brachialis – Tendo

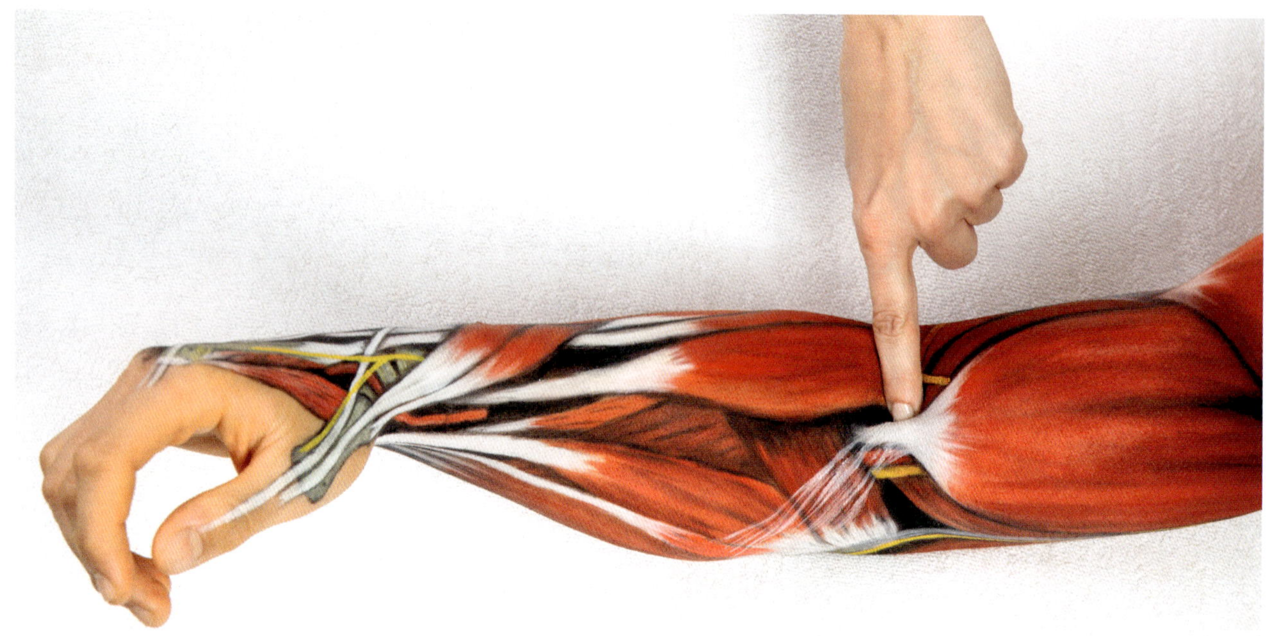

Ausgangsposition des Patienten

Sitzend, der Ellenbogen liegt auf der Unterlage.

Ausgangsposition der Therapeutin

Der Zeigefinger liegt in der Tiefe unterhalb der Bizepssehne.

Ausführung der Palpation

Die Therapeutin palpiert und bewertet die Brachialissehne. Der Zeigefinger schaut in die Richtung des proximalen Endes (Epiphyse) der Ulna.

8.20. M. brachialis (lateraler Rand)

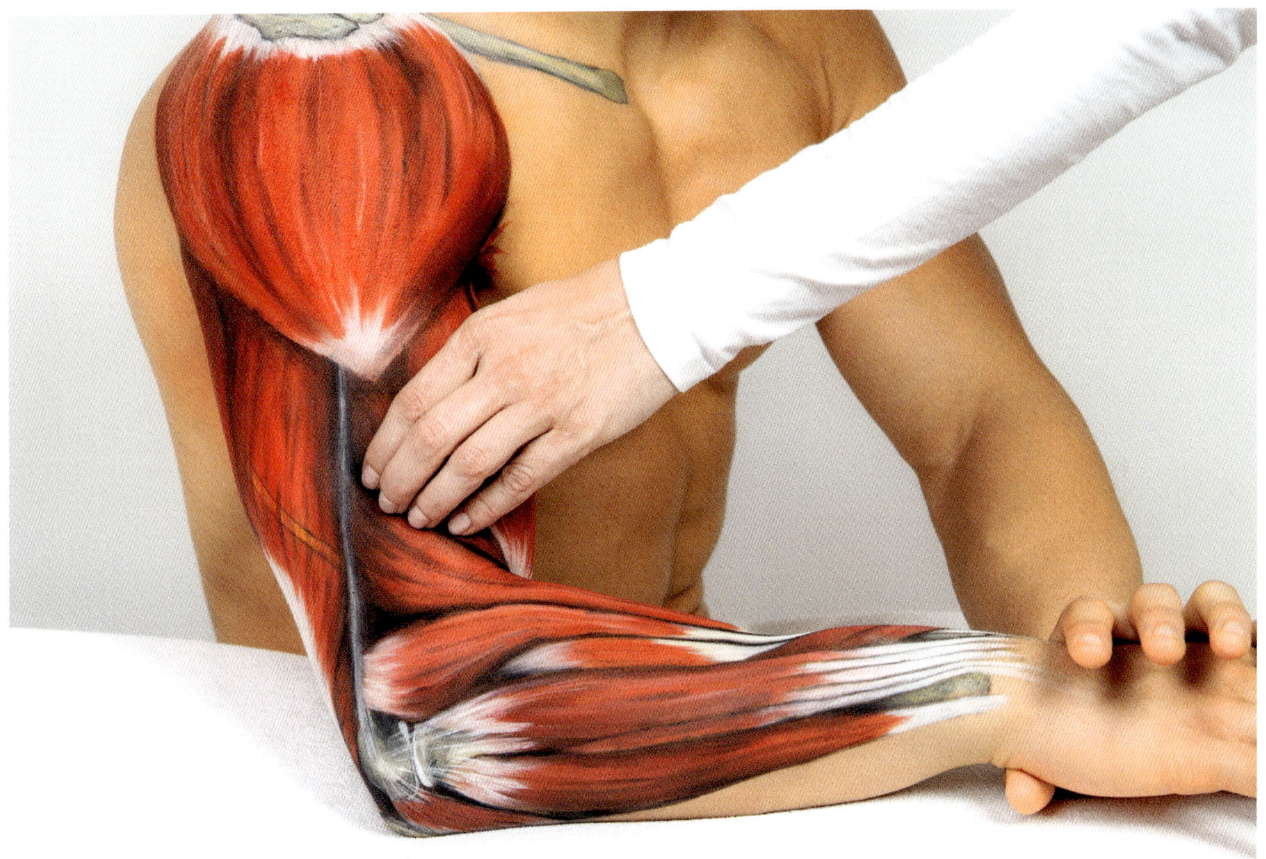

Ausgangsposition des Patienten

Sitzend, der Arm in Abduktion und Flexion. Der Unterarm liegt auf der Unterlage. Der Patient beugt den Ellenbogen. Der Unterarm alternierend in Außenrotation und in Neutralstellung.

Ausgangsposition der Therapeutin

Stehend, vor dem Patienten.

Ausführung der Palpation

Die Therapeutin palpiert und bewertet den lateralen Rand des M. brachialis zwischen dem Sulcus intermuscularis lateralis und dem lateralen Rand des Bizeps. Sie beurteilt den Sulcus zwischen dem M. brachialis und dem oberen Rand des M. brachioradialis.

8.21. M. brachialis (lateraler Teil)

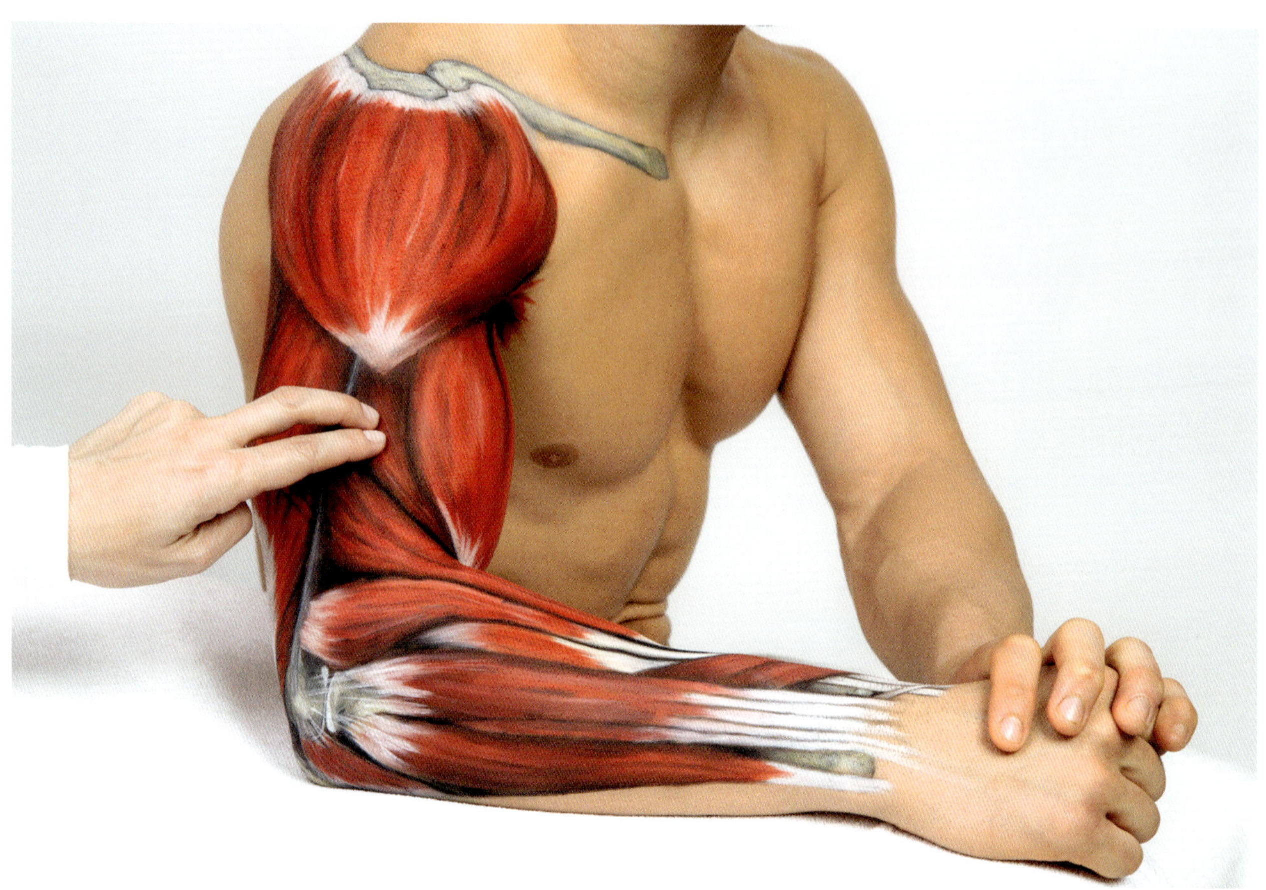

Ausgangsposition des Patienten

Sitzend, der Arm in Abduktion und Flexion. Der Unterarm liegt auf der Unterlage. Der Patient beugt den Ellenbogen in der Außenrotationsstellung des Unterarmes.

Ausgangsposition der Therapeutin

Sitzend, seitlich des Patienten von der Seite der Palpation.

Ausführung der Palpation

Die Therapeutin palpiert und bewertet den M. brachialis zwischen dem Sulcus intermuscularis lateralis und dem lateralen Rand des Bizeps.

8.22. Septum intermusculare brachii mediale

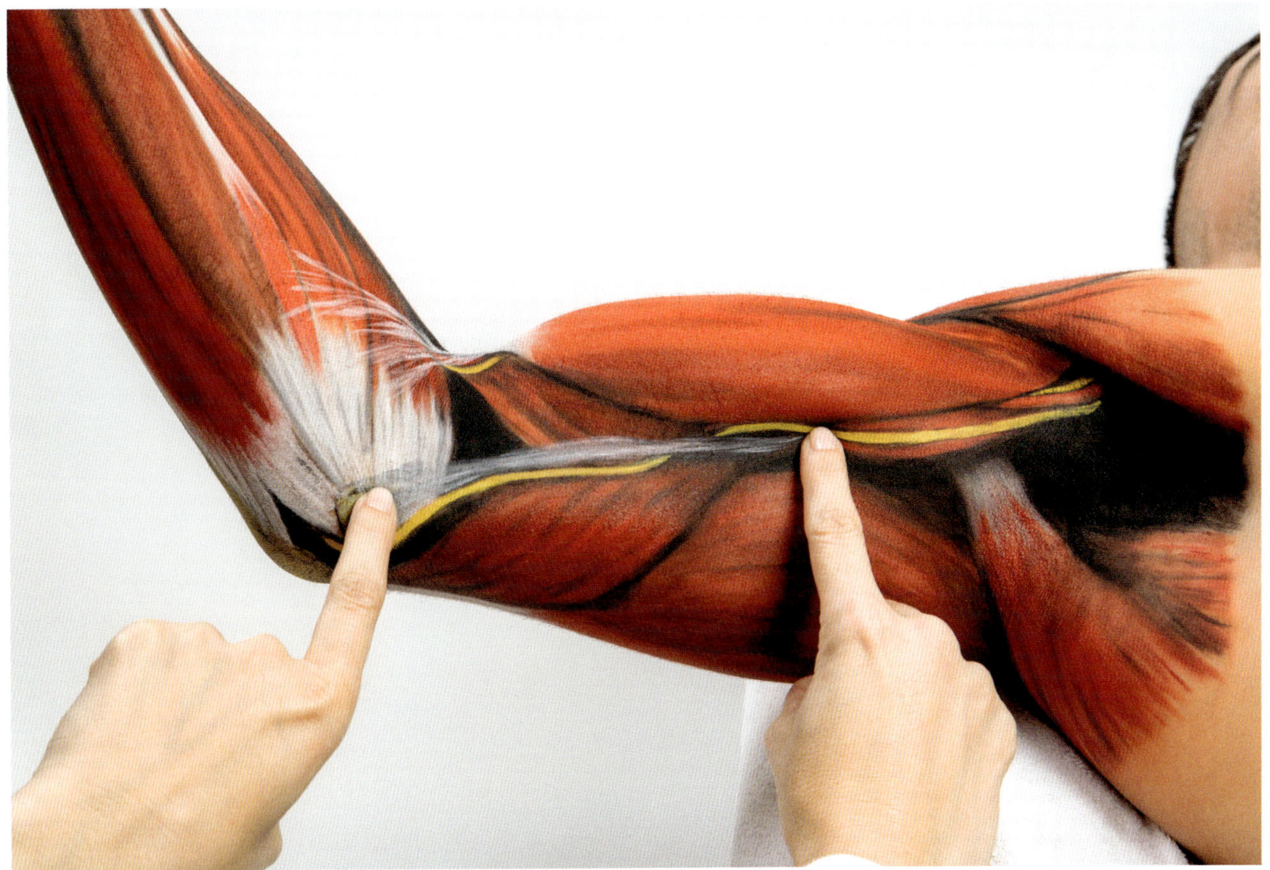

Ausgangsposition des Patienten

Rückenlage, der Arm in Abduktion.

Ausgangsposition der Therapeutin

Stehend, seitlich, auf der Beckenhöhe des Patienten. Der Zeigefinger der linken Hand befindet sich am medialen Epicondylus des Humerus. Der Zeigefinger der rechten Hand liegt am Ansatz des M. coracobrachialis.

Ausführung der Palpation

Die Therapeutin lokalisiert den Verlauf des Septum intermusculare brachii mediale zwischen dem medialen Epicondylus des Humerus und der Ansatzstelle des M. coracobrachialis am Humerus.

8.23. Septum intermusculare brachii mediale (Untersuchung)

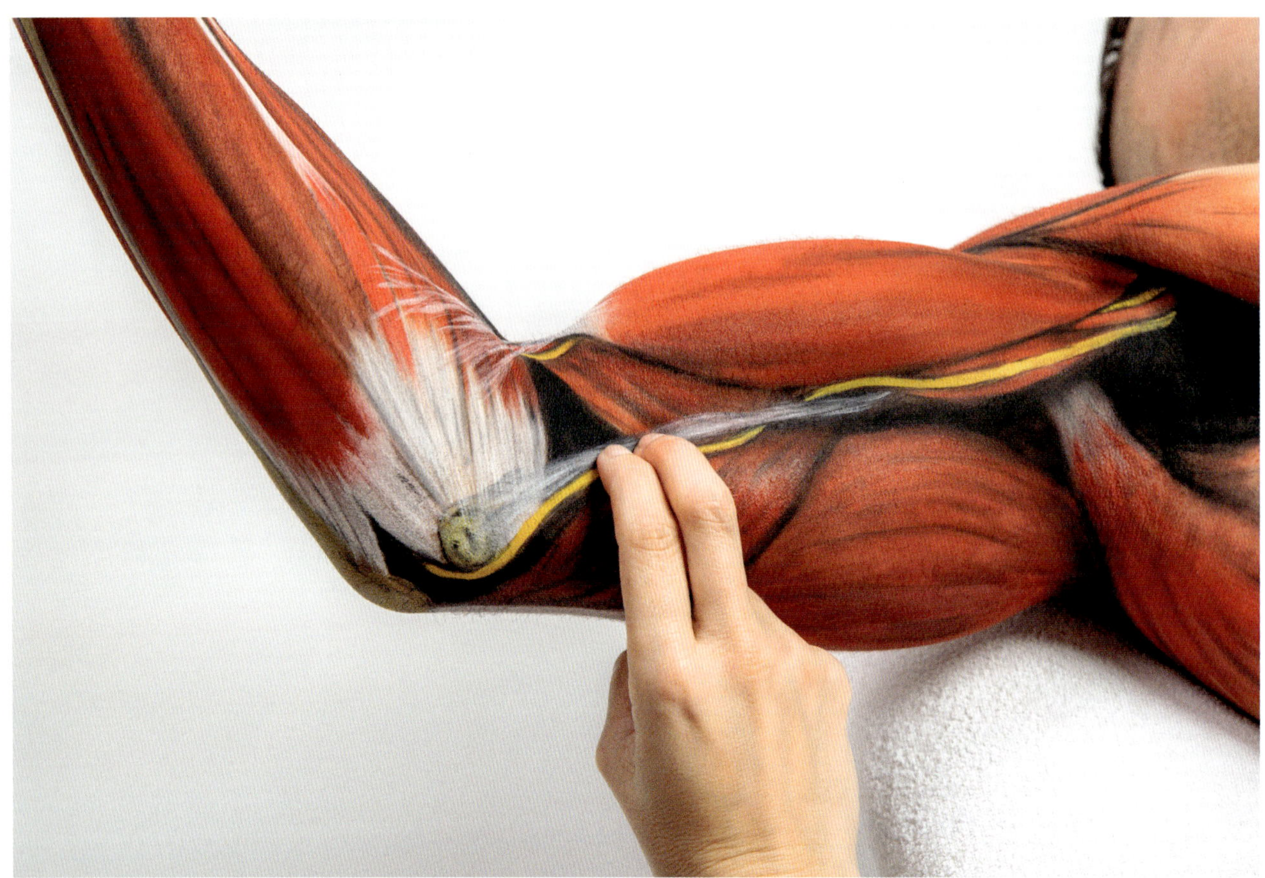

Ausgangsposition des Patienten

Rückenlage, der Arm in Abduktion.

Ausgangsposition der Therapeutin

Stehend, seitlich, auf der Beckenhöhe des Patienten.

Ausführung der Palpation

Die Therapeutin palpiert und bewertet das Septum intermusculare brachii mediale proximal des Epicondylus medialis des Humerus. Der Patient beugt und streckt alternierend den Ellenbogen.

8.24. Ulnarnerv

N. ulnaris

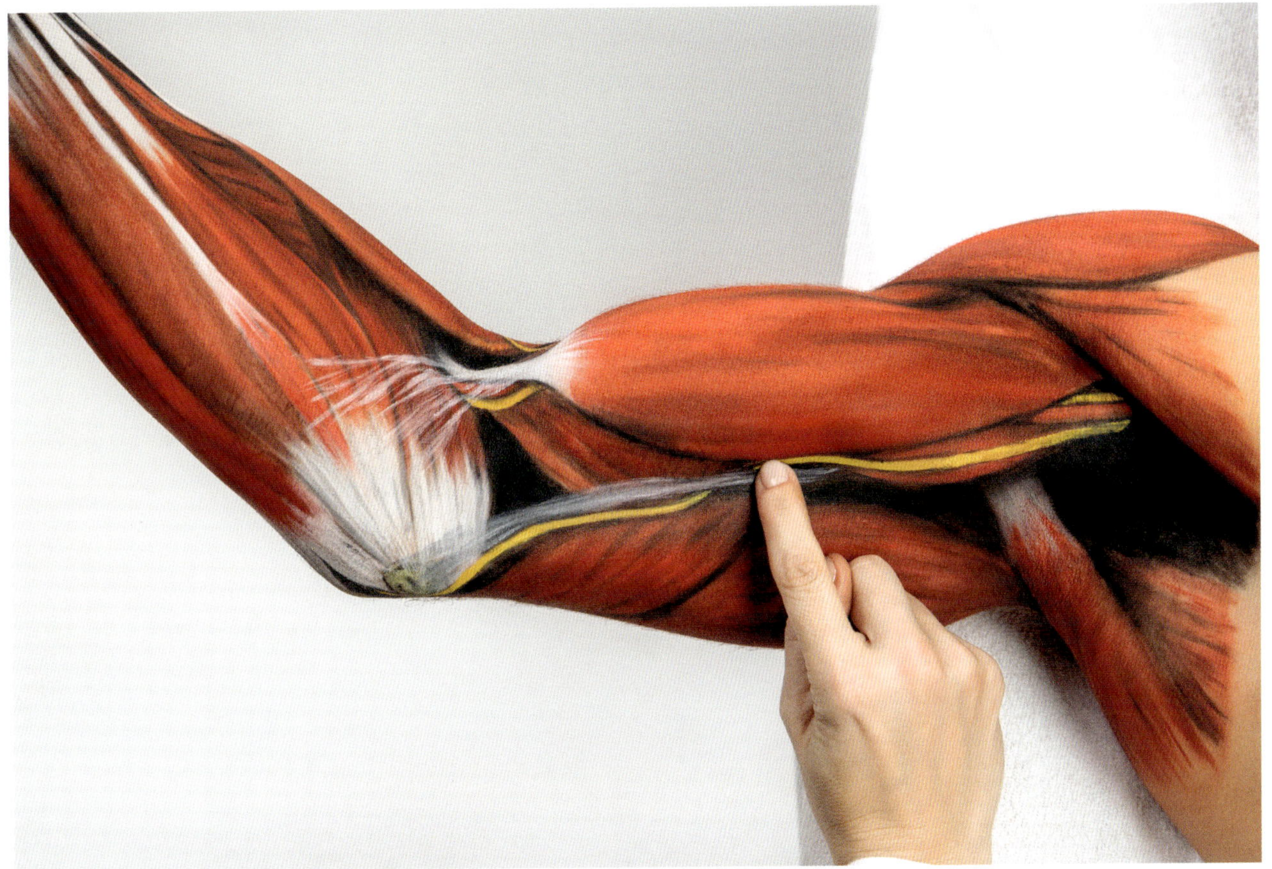

Ausgangsposition des Patienten

Rückenlage, der Arm in Abduktion.

Ausgangsposition der Therapeutin

Stehend, seitlich, auf der Beckenhöhe des Patienten. Der Zeigefinger befindet sich auf der medialen Seite des Armes, distal des sehnigen Ansatzes des M. coracobrachialis.

Ausführung der Palpation

Die Therapeutin palpiert und bewertet den Ulnarnerv auf der medialen Seite des Oberarmes. Sie versucht die Durchtrittsstelle des Ulnarnervs durch das Septum intermusculare mediale zu lokalisieren.

8.25. Trizepssehne

M. triceps brachii – Tendo

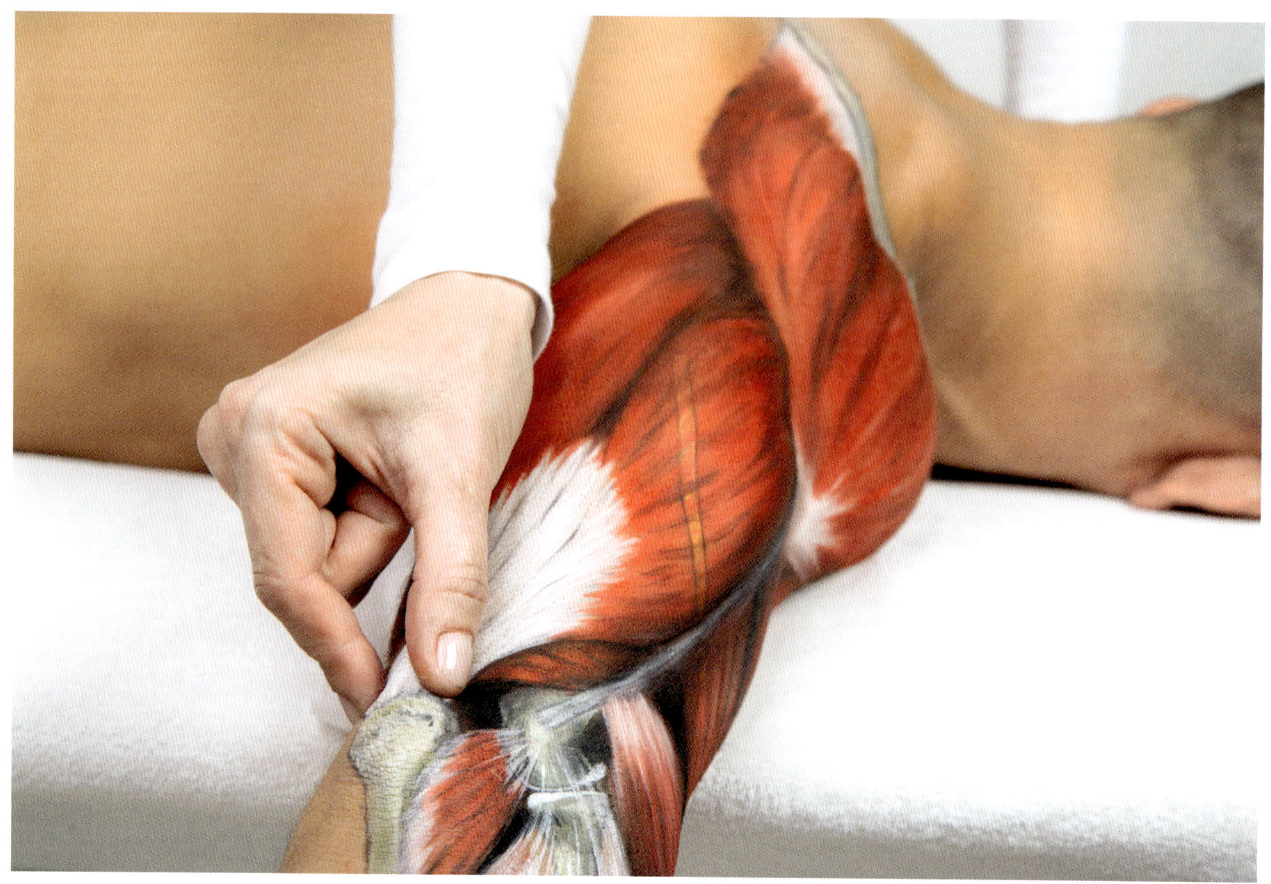

Ausgangsposition des Patienten

Bauchlage, der Arm in Abduktion.

Ausgangsposition der Therapeutin

Stehend, seitlich des Patienten, von der Gegenseite der Palpation.

Ausführung der Palpation

Die Therapeutin palpiert und bewertet die Sehne des M. triceps brachii proximal des Olecranons. Der Patient streckt den Ellenbogen.

8.26. Trizeps (lateraler Kopf)

M. triceps brachii, Caput laterale

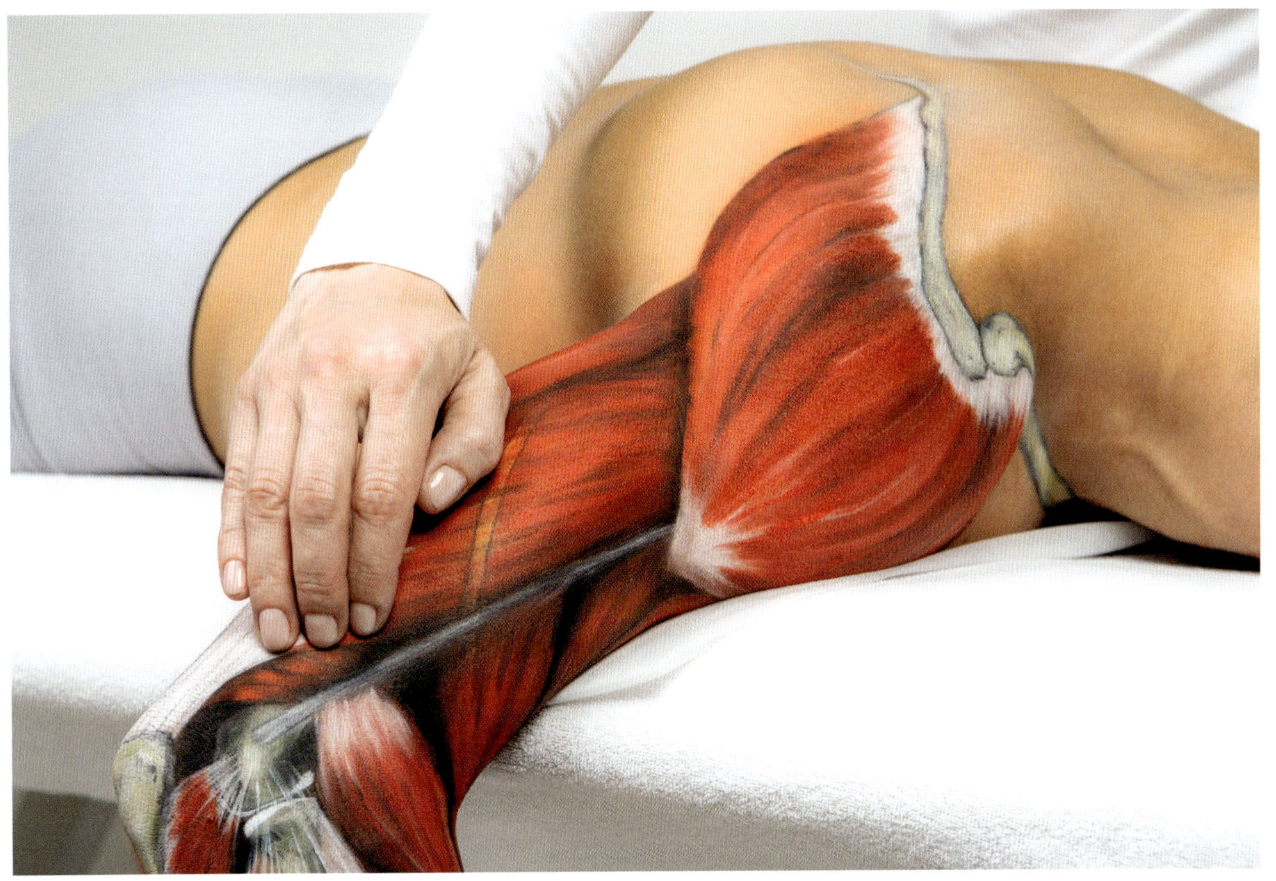

Ausgangsposition des Patienten

Bauchlage, der Arm in Abduktion.

Ausgangsposition der Therapeutin

Stehend, seitlich des Patienten, von der Gegenseite der Palpation.

Ausführung der Palpation

Die Therapeutin palpiert und bewertet den lateralen Trizepskopf von der Muskelsehne in die Richtung des Septum intermusculare laterale. Der Patient streckt den Ellenbogen.

8.27. Trizeps (medialer Kopf)

M. triceps brachii, Caput mediale

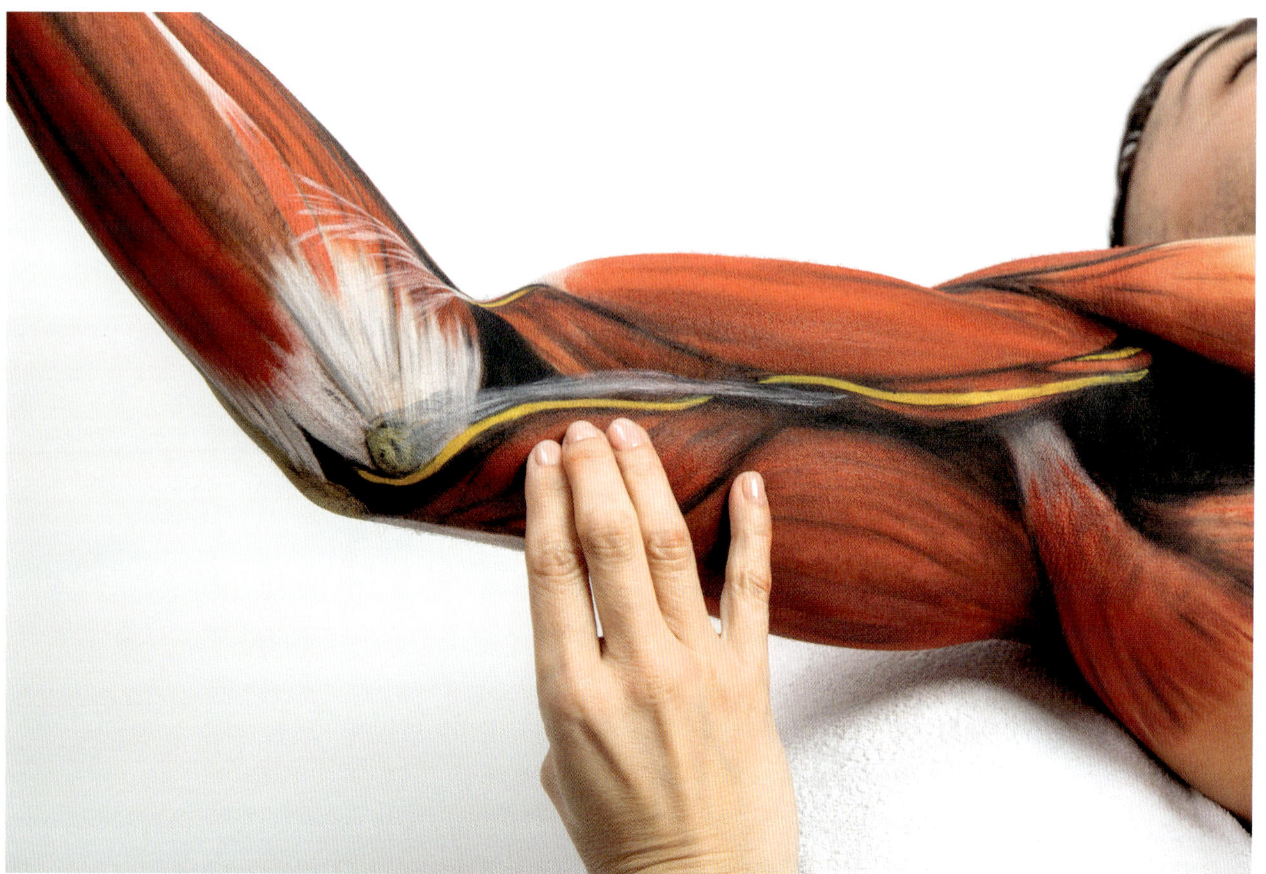

Ausgangsposition des Patienten

Bauchlage, der Arm in Abduktion.

Ausgangsposition der Therapeutin

Stehend, seitlich, auf der Beckenhöhe des Patienten.

Ausführung der Palpation

Die Therapeutin palpiert und bewertet den medialen Trizepskopf von der Muskelsehne in die Richtung des Septum intermusculare mediale. Der Patient streckt den Ellenbogen.

8.28. Radialnerv (Sulcus)

N. radialis

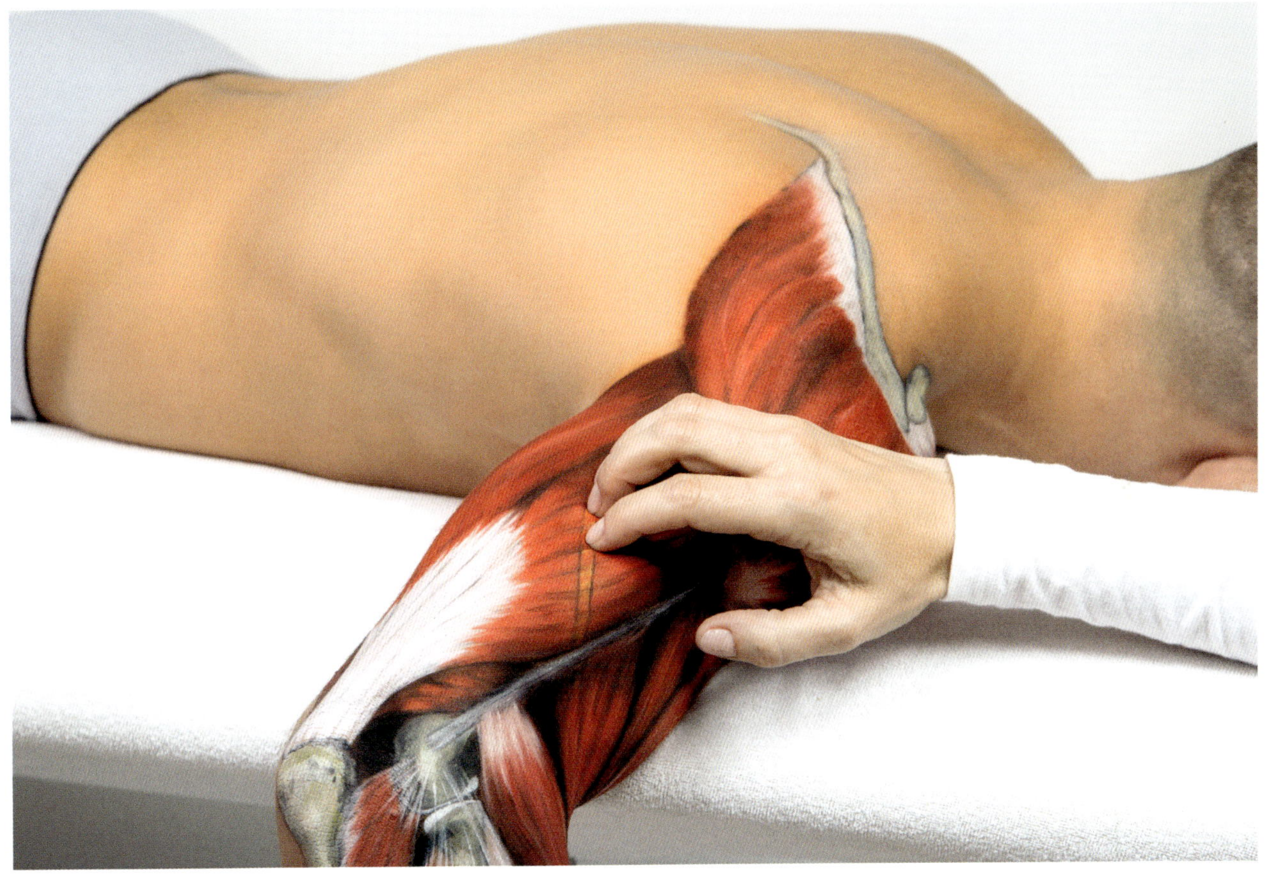

Ausgangsposition des Patienten

Bauchlage, der Arm in Abduktion.

Ausgangsposition der Therapeutin

Stehend, seitlich auf der Schulterhöhe des Patienten von der Seite der Palpation.

Ausführung der Palpation

Die Therapeutin palpiert und bewertet den Radialnerv. Die Auflagefläche für die Palpation bietet der hintere Oberarm. Der Nerv verläuft im Sulcus des Humerus. Er ist von der Hinterseite des Oberarmes mit dem langen Trizepskopf und von der Außenseite mit dem lateralen Trizepskopf bedeckt. Der M. triceps wurde als eine transparente Struktur abgebildet.

8.29. Radialnerv (Septum intermusculare)

N. radialis

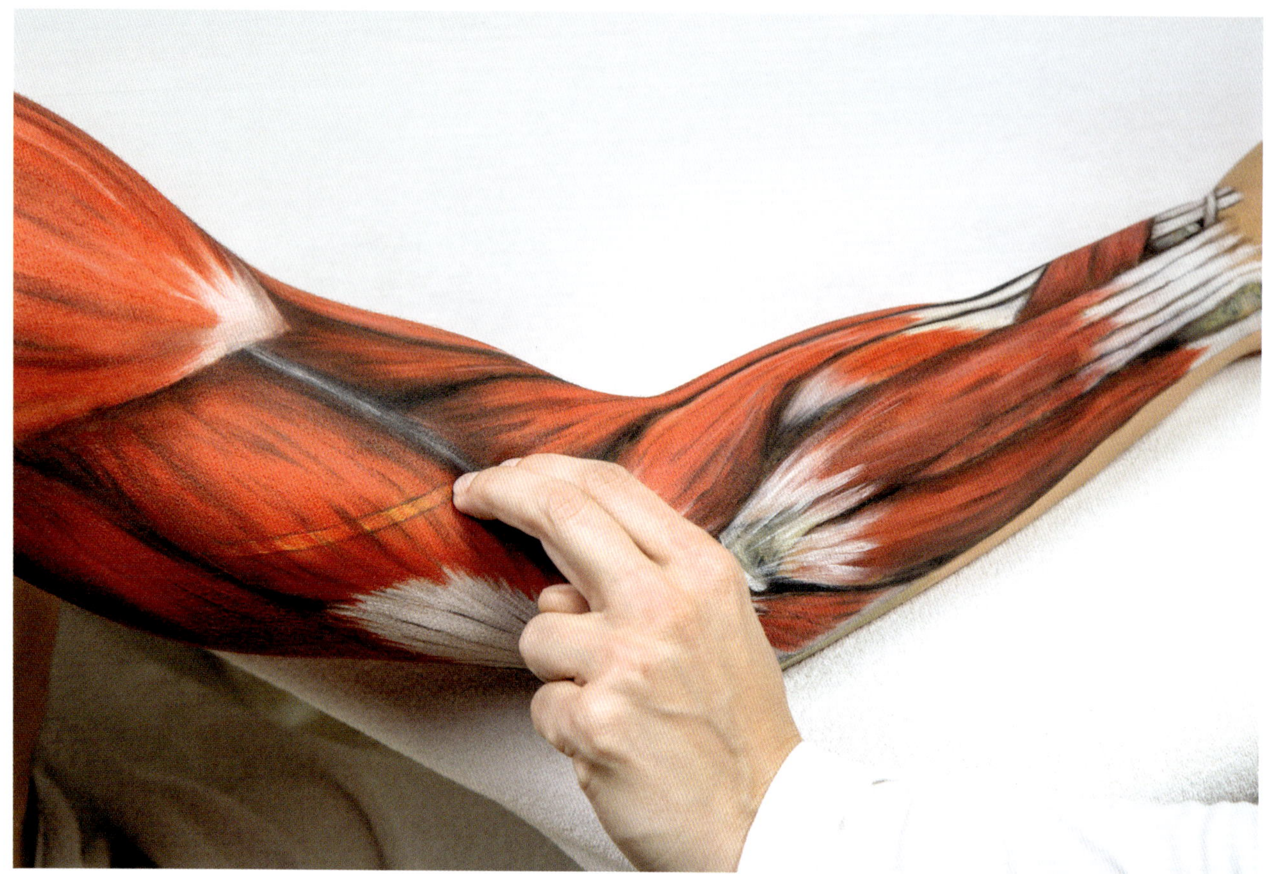

Ausgangsposition des Patienten

Sitzend, der Arm in Abduktion und Flexion. Der Unterarm liegt auf der Unterlage.

Ausgangsposition der Therapeutin

Stehend, seitlich des Patienten, von der Seite der Palpation.

Ausführung der Palpation

Die Therapeutin palpiert und bewertet den Radialnerv auf der lateralen Seite des Oberarmes, auf der Höhe des Septum intermusculare laterale. Der M. triceps brachii wurde als eine transparente Struktur abgebildet.

8.30. Radialnerv

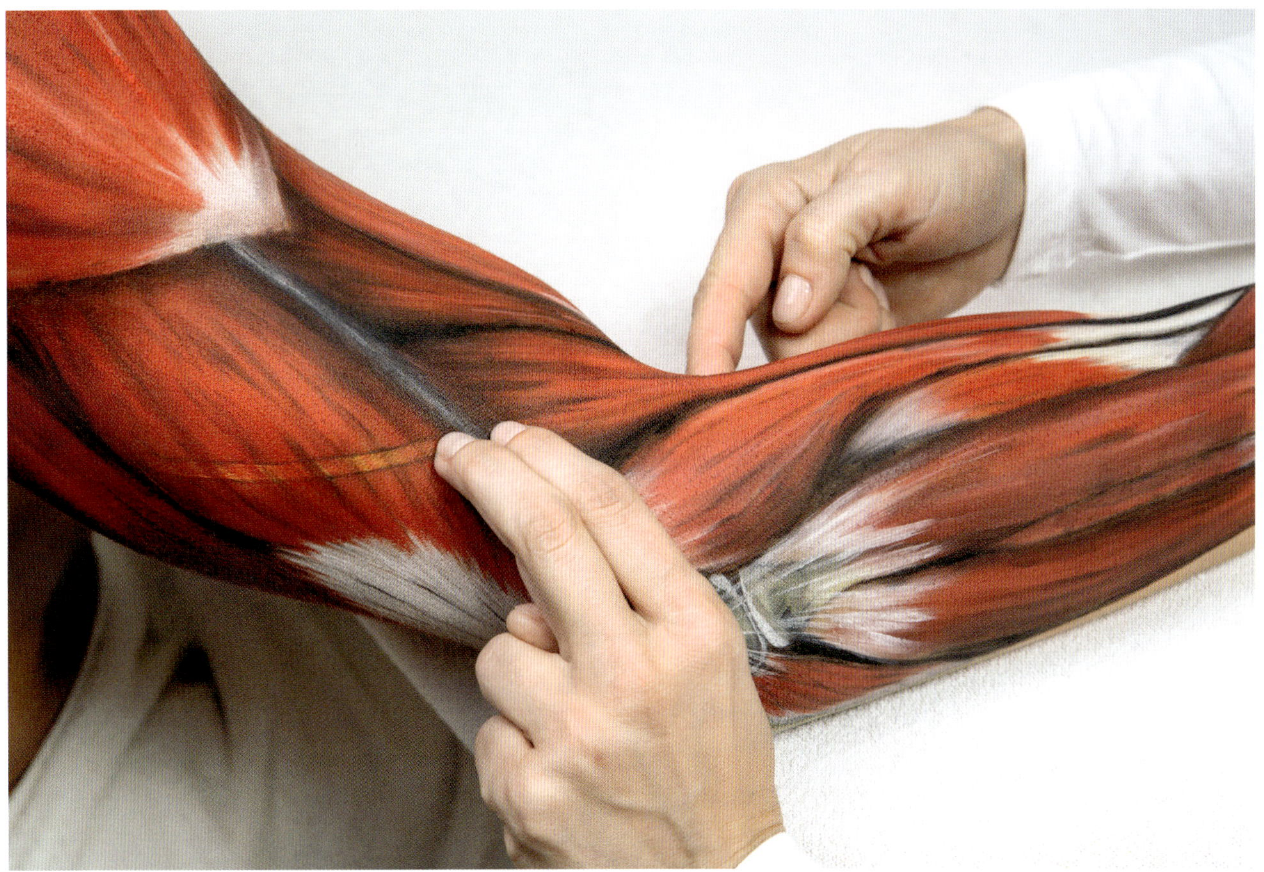

Ausgangsposition des Patienten

Sitzend, der Arm in Abduktion und Flexion. Der Unterarm liegt auf der Unterlage.

Ausgangsposition der Therapeutin

Stehend, seitlich des Patienten.

Ausführung der Palpation

Die Therapeutin lokalisiert den Verlauf des Radialnervs zwischen dem Septum intermusculare laterale und der Ellenbeuge. Die Finger der linken Hand befinden sich an dem Septum intermusculare laterale, der Zeigefinger der rechten Hand liegt in der Ellenbeuge. Der M. triceps brachii wurde als eine transparente Struktur abgebildet.

8.31. Radialnerv – Teil 1 (Hautäste)

N. radialis

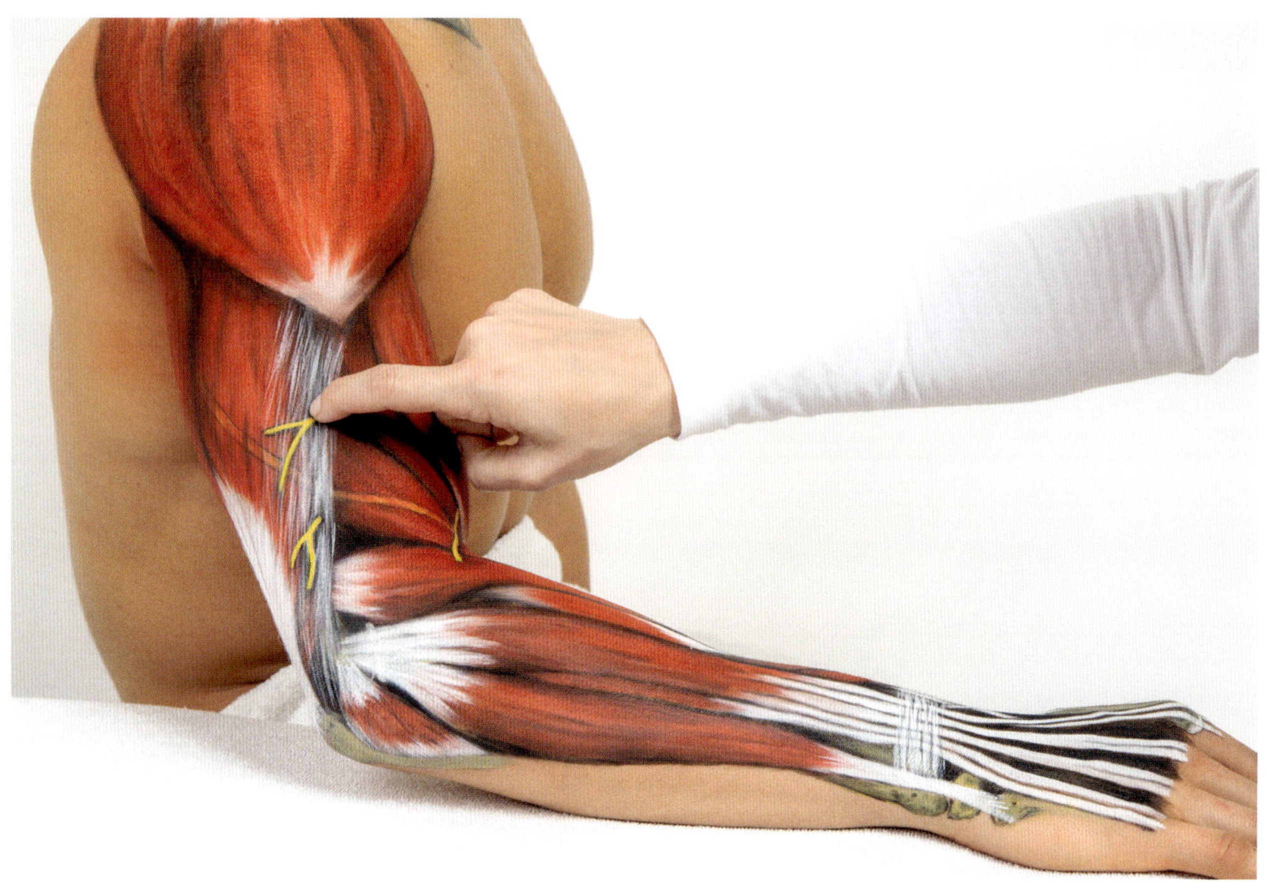

Ausgangsposition des Patienten

Sitzend, der Arm in Abduktion und Flexion. Der Unterarm liegt auf der Unterlage.

Ausgangsposition der Therapeutin

Stehend, seitlich des Patienten, von der Seite der Palpation.

Ausführung der Palpation

Die Therapeutin palpiert und bewertet das Septum intermusculare laterale am oberen Rand des M. brachioradialis. Sie versucht die Austrittstelle des sensorischen Astes des N. radialis zu lokalisieren.

8.32. Radialnerv – Teil 2 (Hautäste)

N. radialis

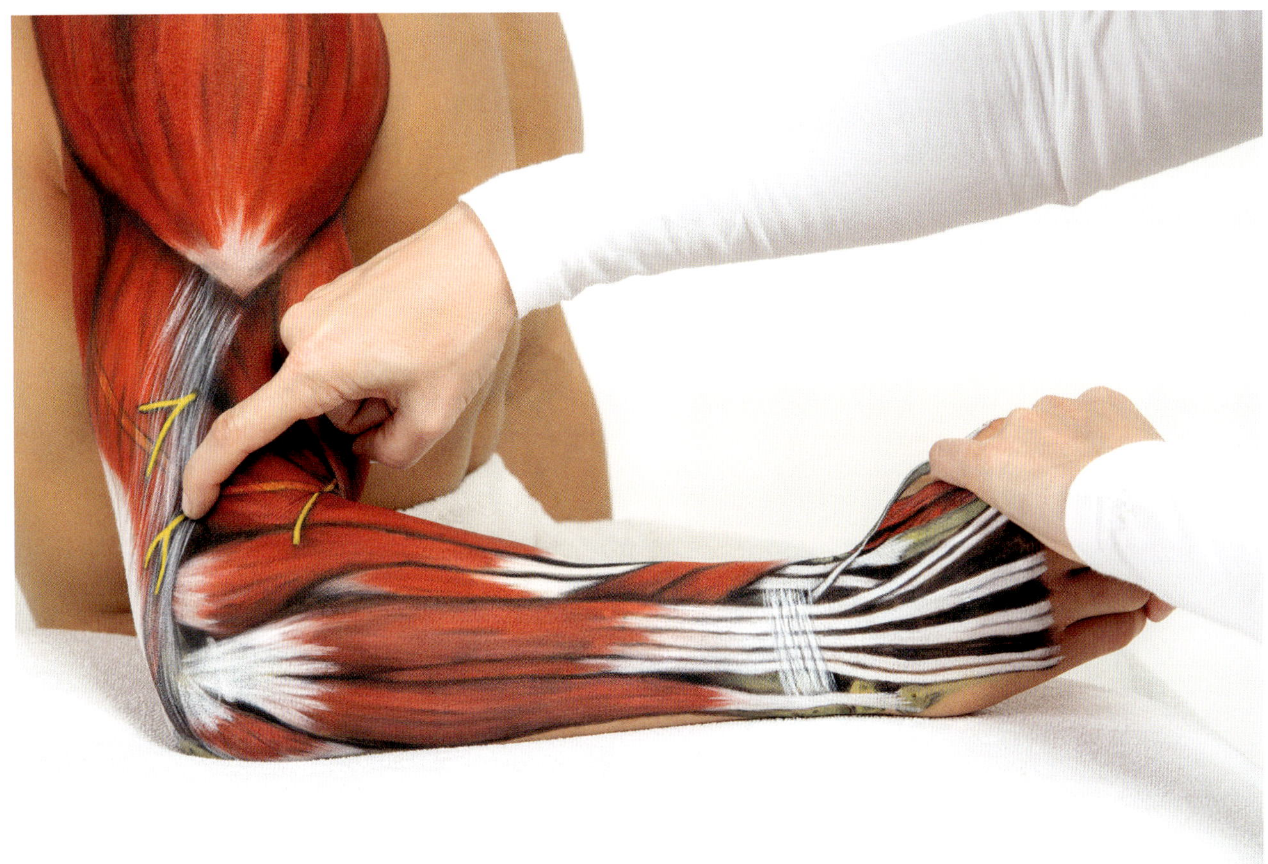

Ausgangsposition des Patienten

Sitzend, der Arm in Abduktion und Flexion. Der Unterarm liegt auf der Unterlage.

Ausgangsposition der Therapeutin

Stehend, seitlich des Patienten, von der Seite der Palpation.

Ausführung der Palpation

Die Therapeutin palpiert und bewertet das Septum intermusculare laterale am unteren Rand des M. brachioradialis. Sie versucht die Austrittstelle des sensorischen Astes des N. radialis zu lokalisieren.

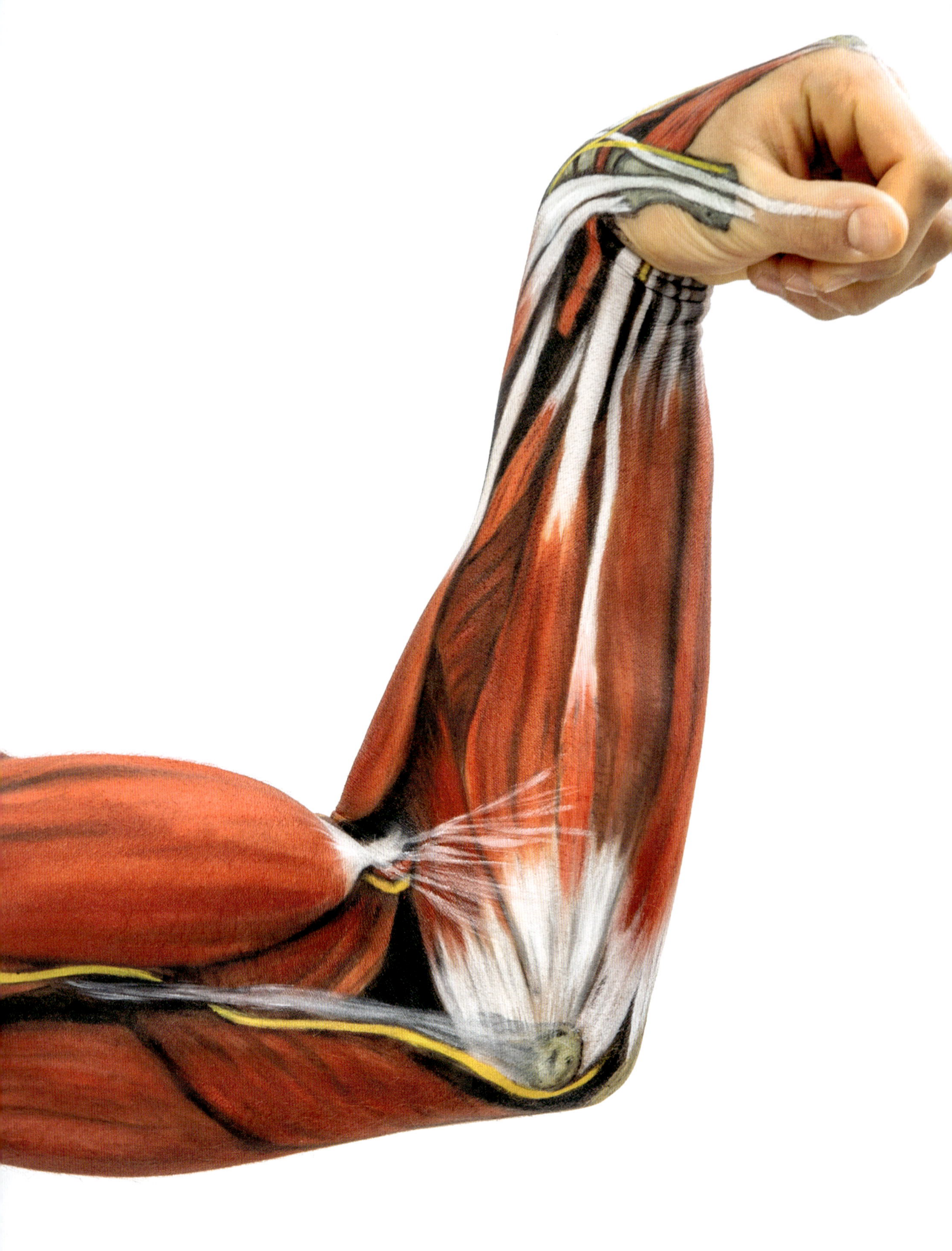

9 ELLENBOGEN

9.1. Olecranon

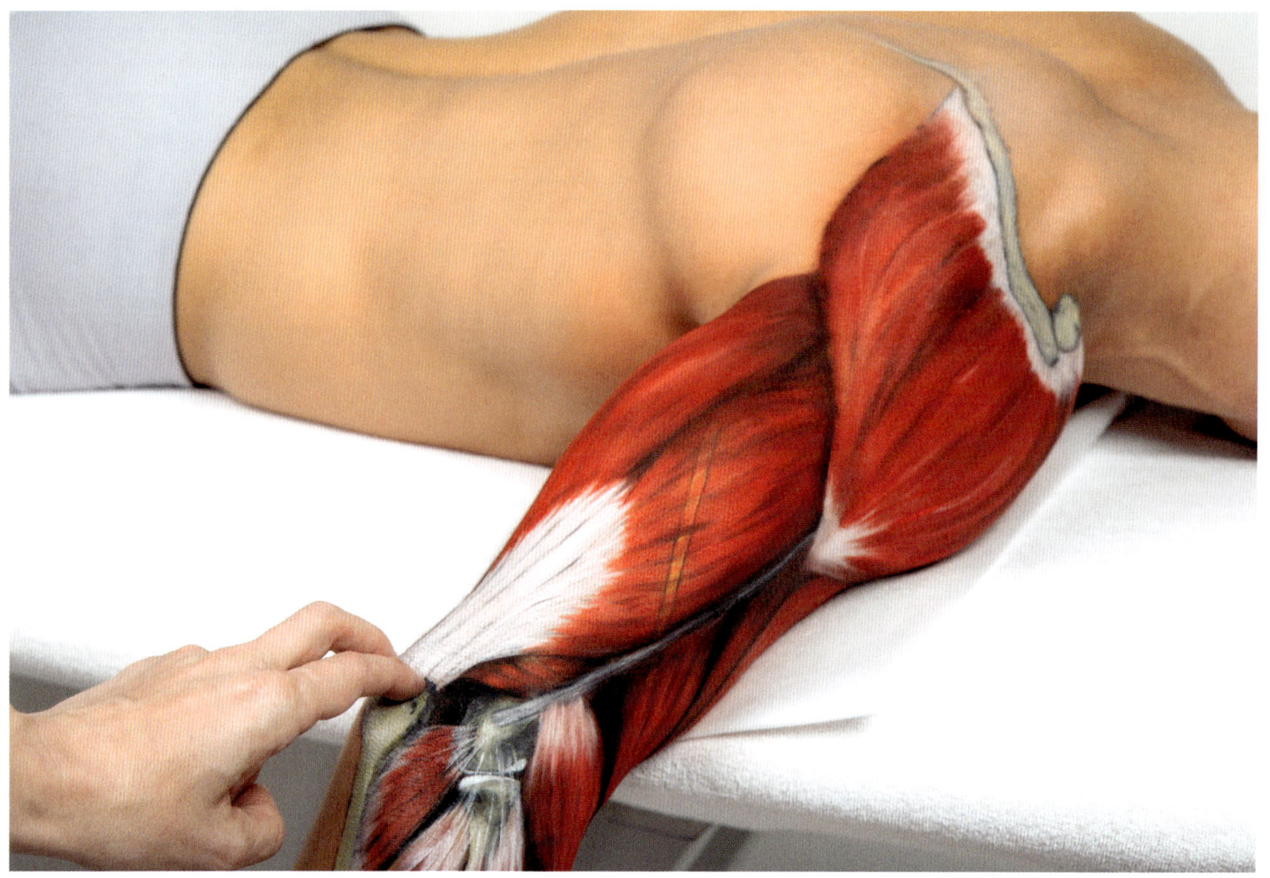

Ausgangsposition des Patienten

Sitzend, der Arm abduziert.

Ausgangsposition der Therapeutin

Stehend, seitlich des Patienten, auf der Ellenbogenhöhe.

Ausführung der Palpation

Die Therapeutin palpiert das Olecranon distal des sehnigen Ansatzes des M. triceps brachii.

9.2. Elle

Ulna

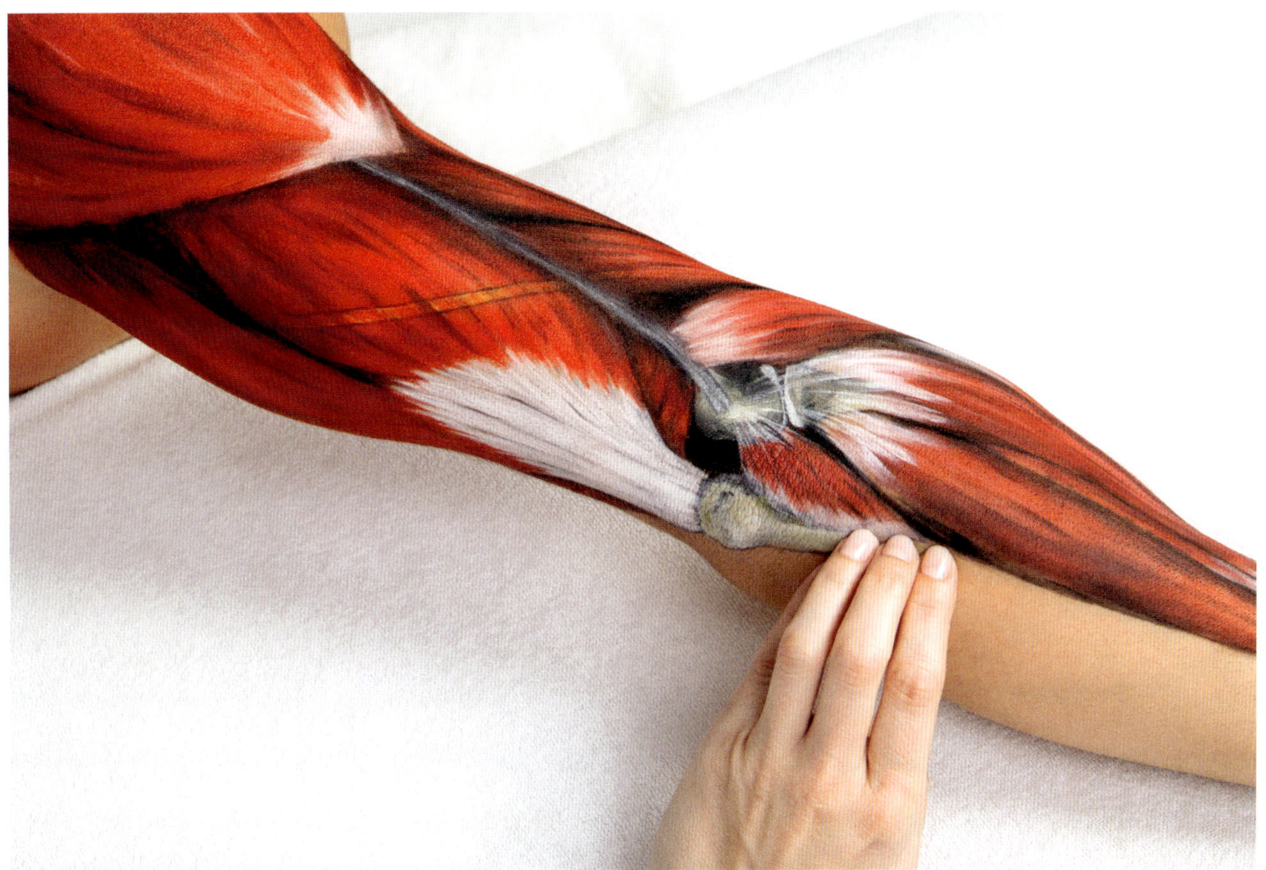

Ausgangsposition des Patienten

Sitzend, die Hand liegt auf der Unterlage, der Ellenbogen ist gestreckt.

Ausgangsposition der Therapeutin

Stehend, seitlich, auf der Handhöhe des Patienten.

Ausführung der Palpation

Die Therapeutin palpiert und bewertet die Hinterkante der Ulna. Sie bewegt die Finger vom Olecranon in die Richtung der Ellenbeuge, der Hinterkante der Ulna folgend.

9.3. Epicondylus lateralis humeri – Teil 1

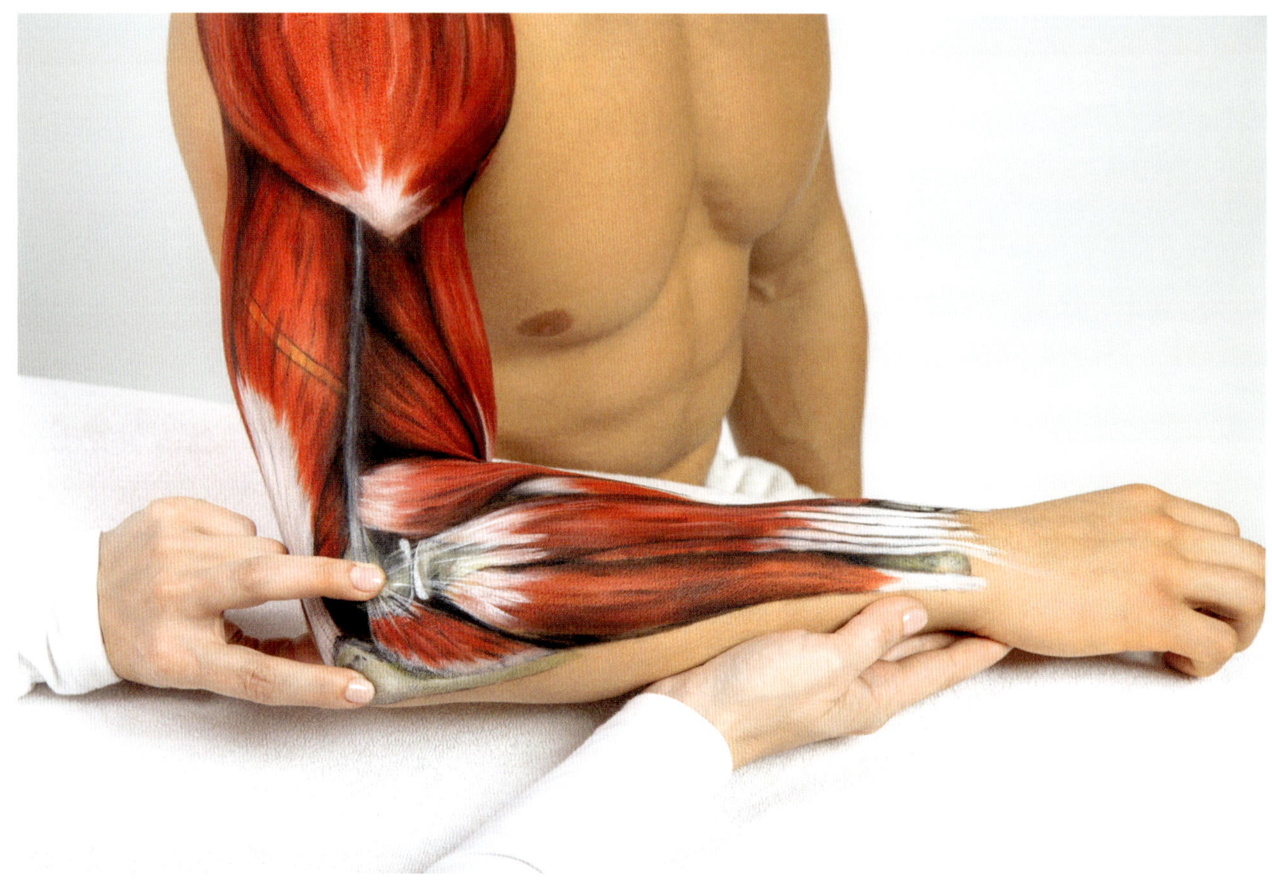

Ausgangsposition des Patienten

Sitzend, der Arm in Abduktion und Flexion. Der Unterarm liegt auf der Unterlage.

Ausgangsposition der Therapeutin

Stehend, seitlich, auf der Handhöhe des Patienten. Der Zeigefinger befindet sich am Olecranon.

Ausführung der Palpation

Die Therapeutin lokalisiert den Epicondylus lateralis des Humerus, proximal und lateral des Olecranons. Bei 90 Grad Ellenbogenflexion bilden die gedachten Linien, die die beiden Epicondyli und das Olecranon verbinden, ein gleichschenkliges Dreieck.

9.4. Epicondylus lateralis humeri – Teil 2

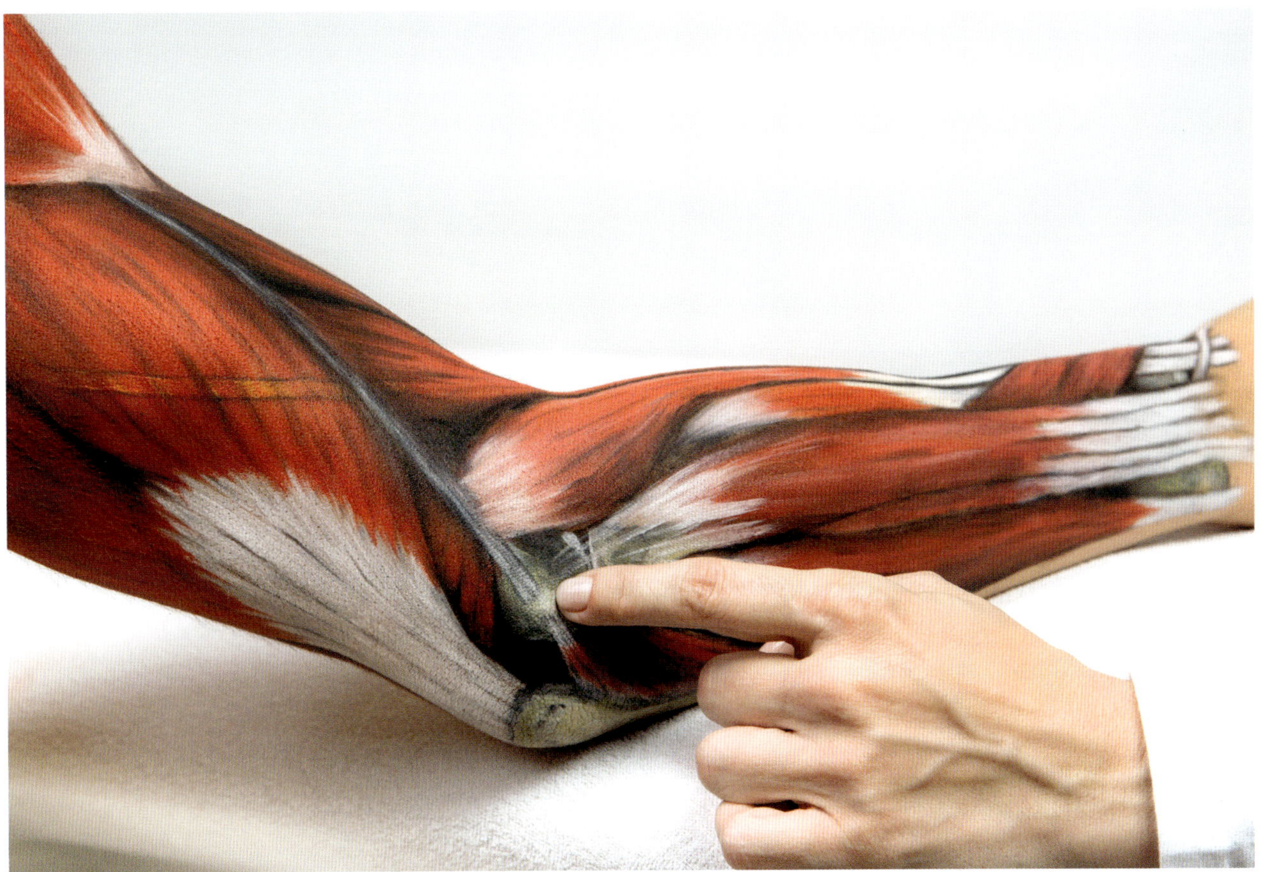

Ausgangsposition des Patienten

Sitzend, der Arm in Abduktion und Flexion. Der Unterarm liegt auf der Unterlage.

Ausgangsposition der Therapeutin

Stehend, seitlich auf der Handhöhe des Patienten.

Ausführung der Palpation

Die Therapeutin palpiert und bewertet den Epicondylus lateralis des Humerus. Der Epicondylus ist als der prominenteste Teil des Kondylus des Humerus tastbar.

9.5. Oberarmköpfchen

Capitulum humeri

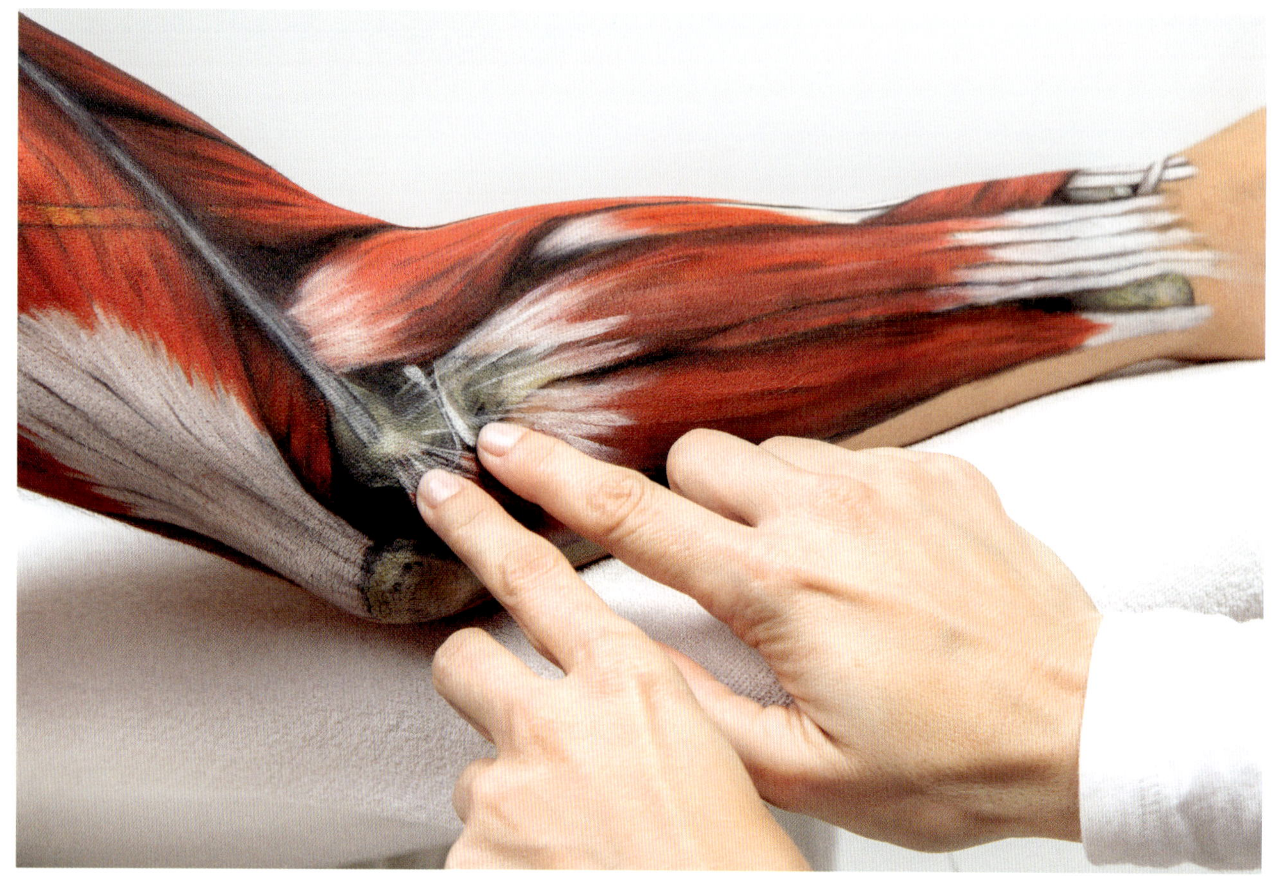

Ausgangsposition des Patienten

Sitzend, der Arm in Abduktion und Flexion. Der Unterarm liegt auf der Unterlage.

Ausgangsposition der Therapeutin

Stehend, seitlich, auf der Handhöhe des Patienten.

Ausführung der Palpation

Die Therapeutin palpiert und bewertet das Oberarmköpfchen. Sie bewegt den Zeigefinger der linken Hand distal des Epicondylus lateralis des Humerus in die Richtung des Radius. Der Zeigefinger der rechten Hand ermittelt die Lage des Radiuskopfes. Der Ursprung des M. extensor digitorum und des M. extensor carpi ulnaris wurde transparent dargestellt.

9.6. Humeroradialgelenk

Art. humeroradialis

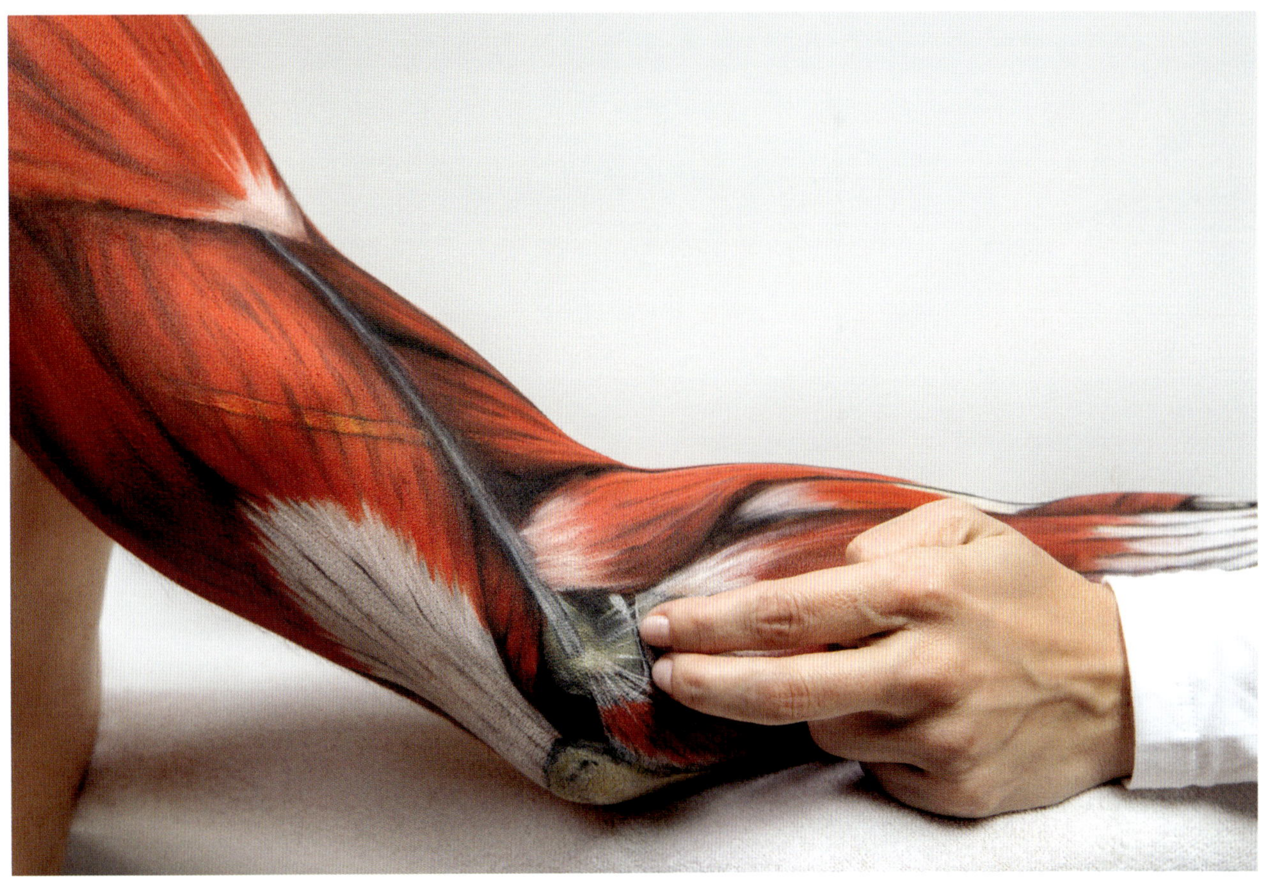

Ausgangsposition des Patienten

Sitzend, der Arm in Abduktion und Flexion. Der Unterarm liegt auf der Unterlage.

Ausgangsposition der Therapeutin

Stehend, seitlich, auf der Ellenbogenhöhe des Patienten.

Ausführung der Palpation

Die Therapeutin palpiert und bewertet den Gelenkspalt des Humeroradialgelenks. Die Finger bewegen sich vom Humeruskopf in die Richtung des Radius. Der Ursprung des M. extensor digitorum wurde transparent dargestellt.

9.7. Radiuskopf

Caput radii

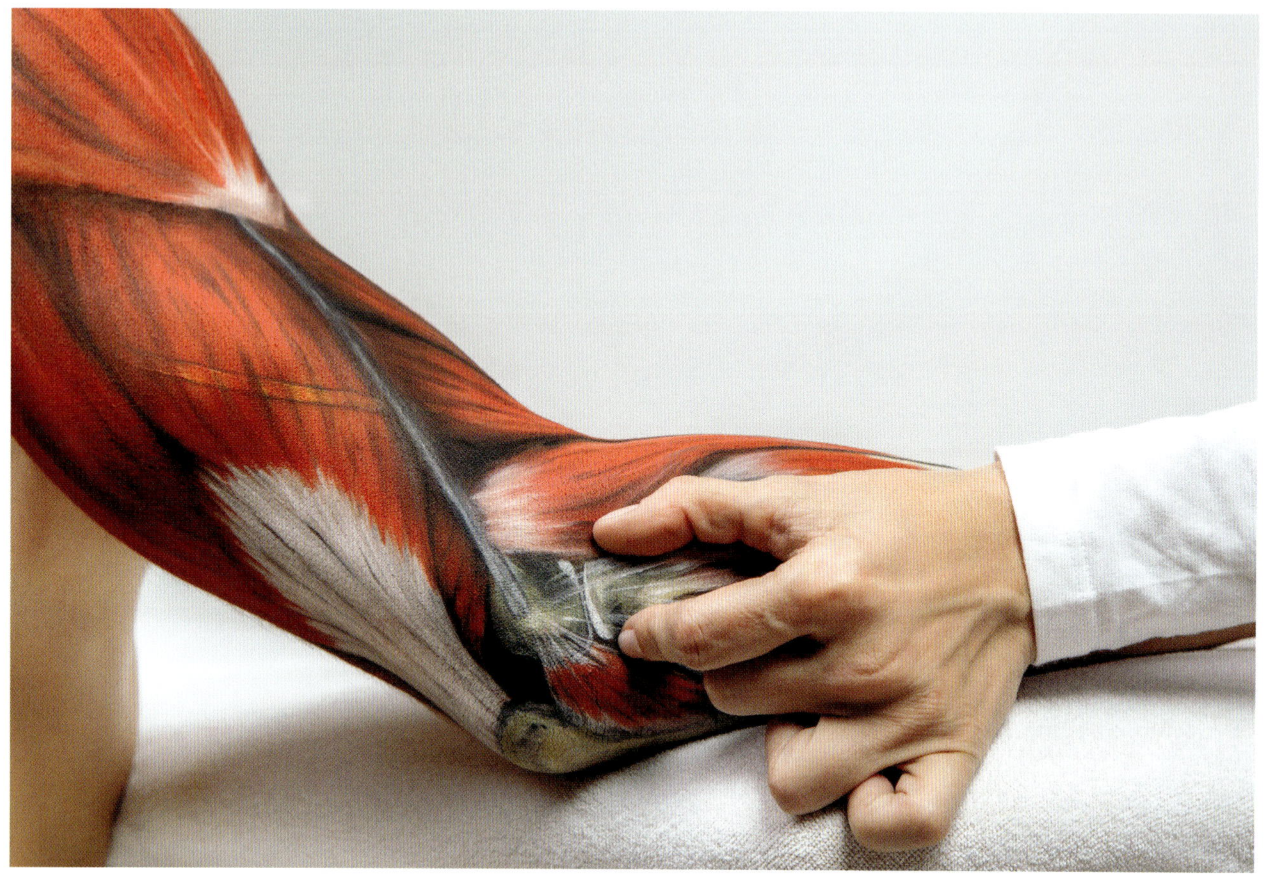

Ausgangsposition des Patienten

Sitzend, der Arm in Abduktion und Flexion. Der Unterarm liegt auf der Unterlage.

Ausgangsposition der Therapeutin

Stehend, seitlich, auf der Ellenbogenhöhe des Patienten.

Ausführung der Palpation

Die Therapeutin umfasst mit dem Daumen und dem Zeigefinger den Radiuskopf. Der Ursprung des M. extensor digitorum wurde transparent dargestellt.

9.8. Radiuskopf (Untersuchung)

Caput radii

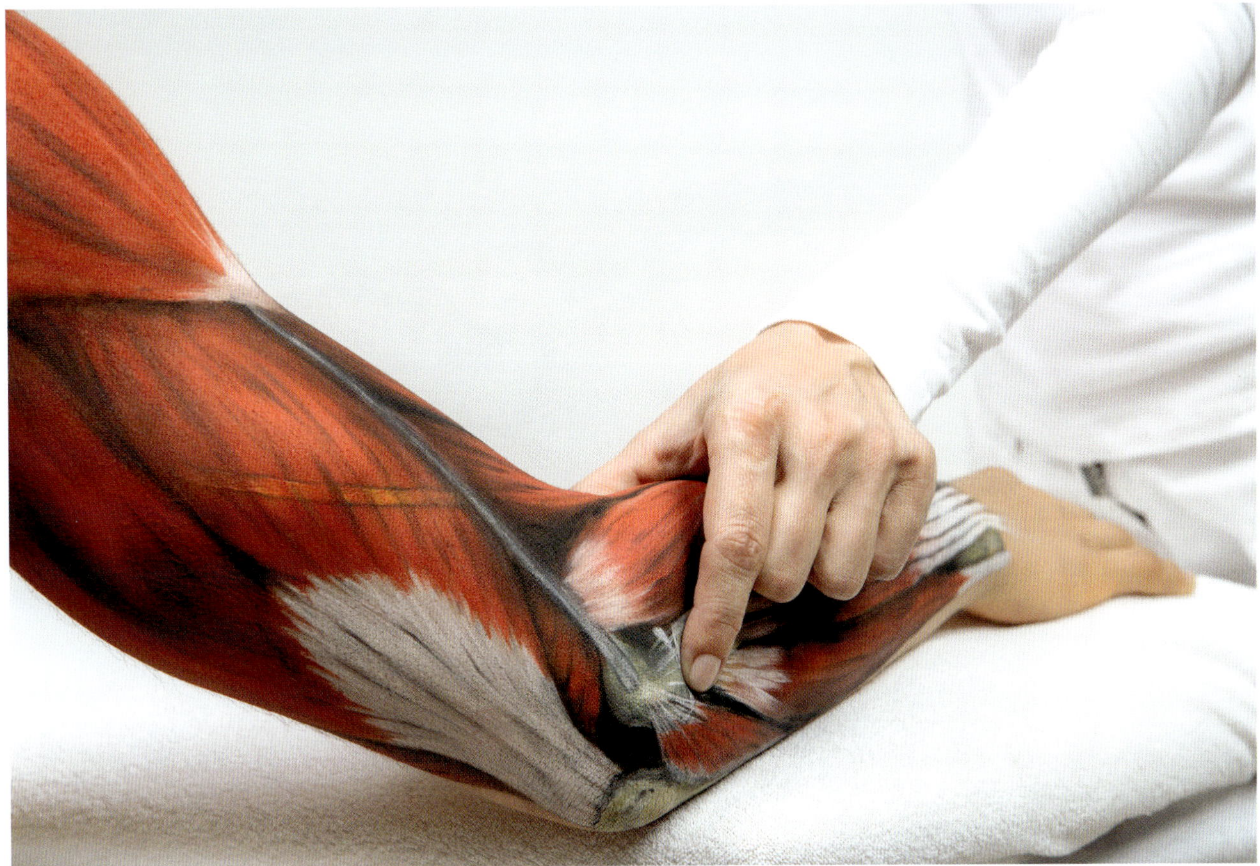

Ausgangsposition des Patienten

Sitzend, der Arm in Abduktion und Flexion. Der Unterarm liegt auf der Unterlage.

Ausgangsposition der Therapeutin

Stehend, dem Patienten zugewandt. Der Daumen liegt in der Ellenbeuge. Der Zeigefinger liegt auf der lateralen Seite des Humeruskopfes.

Ausführung der Palpation

Die Therapeutin umfasst den Radiuskopf von der Seite der Ellenbeuge, unterhalb des M. brachioradialis, auf der lateralen Seite des Unterarmes. Die Rotationsbewegung des Unterarmes ermöglicht die Beweglichkeitsbewertung des Radiuskopfes. Der Ursprung des M. extensor digitorum wurde transparent dargestellt.

9.9. M. anconeus

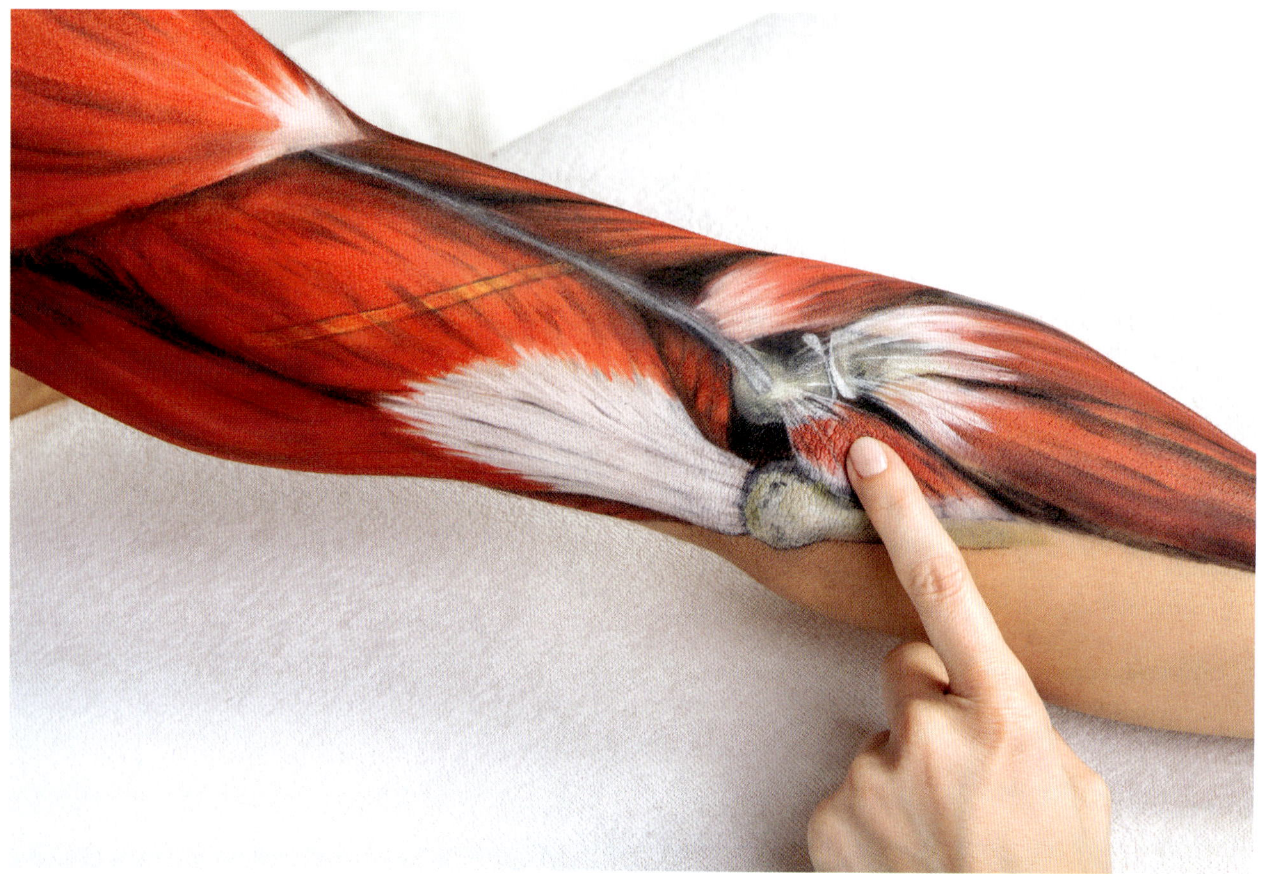

Ausgangsposition des Patienten

Sitzend, der Arm abduziert, der Ellenbogen gestreckt.

Ausgangsposition der Therapeutin

Stehend oder sitzend, seitlich des Patienten, auf der Ellenbogenhöhe.

Ausführung der Palpation

Die Therapeutin palpiert und bewertet den M. anconeus, zwischen dem Epicondylus lateralis des Humerus und der Diaphyse der Ulna (Ulnaschaft). Der M. anconeus ist ein Teil der Muskulatur des hinteren Oberarmes.

9.10. Epicondylus humeri medialis, Olecranon

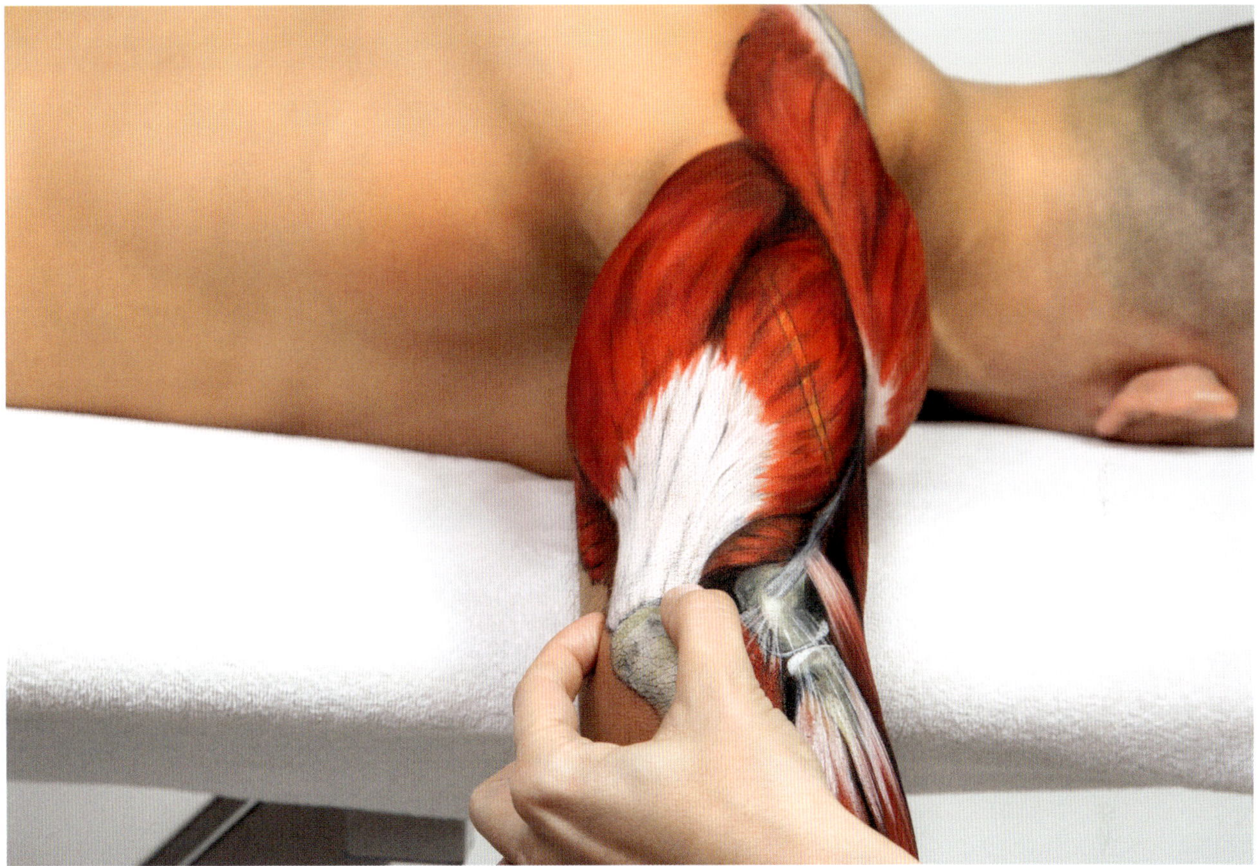

Ausgangsposition des Patienten

Bauchlage, der Arm abduziert.

Ausgangsposition der Therapeutin

Sitzend, seitlich des Patienten, auf der Ellenbogenhöhe.

Ausführung der Palpation

Die Therapeutin lokalisiert den Epicondylus medialis des Humerus, proximal des Olecranons und medial von ihm. Bei 90 Grad Ellenbogenflexion bilden die gedachten Linien, die die beiden Epicondyli und das Olecranon verbinden, ein gleichschenkliges Dreieck.

9.11. Sulcus des Ulnarnervs

Sulcus n. ulnaris

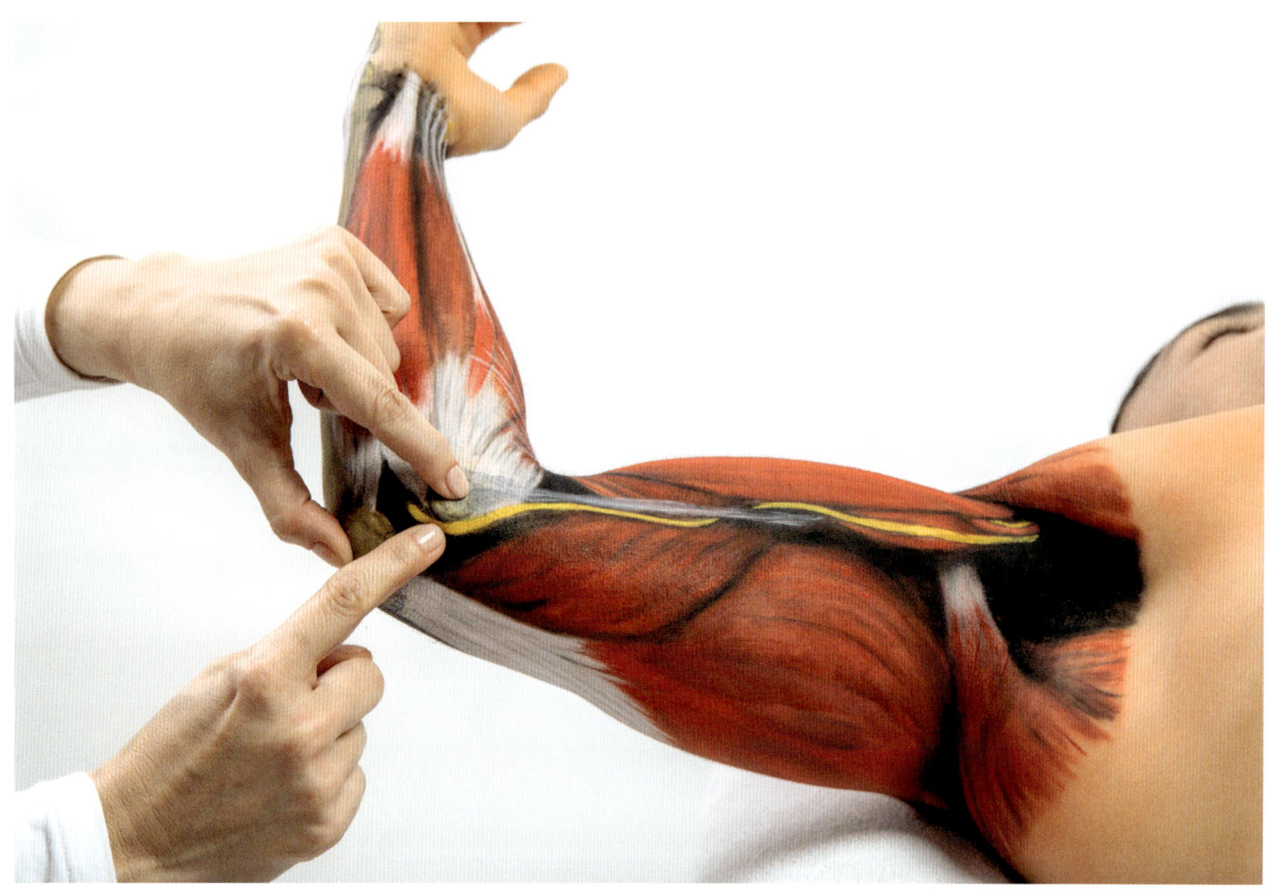

Ausgangsposition des Patienten

Rückenlage, der Arm abduziert.

Ausgangsposition der Therapeutin

Stehend, seitlich, auf der Beckenhöhe des Patienten. Der Daumen liegt am Olecranon. Der Zeigefinger befindet sich am Epicondylus medialis des Humerus.

Ausführung der Palpation

Die Therapeutin palpiert die Region zwischen dem Olecranon und dem Epicondylus medialis des Humerus. Auf der Hinterseite des Epicondylus befindet sich der Sulcus des Ulnarnervs.

9.12. Ulnarnerv

N. ulnaris

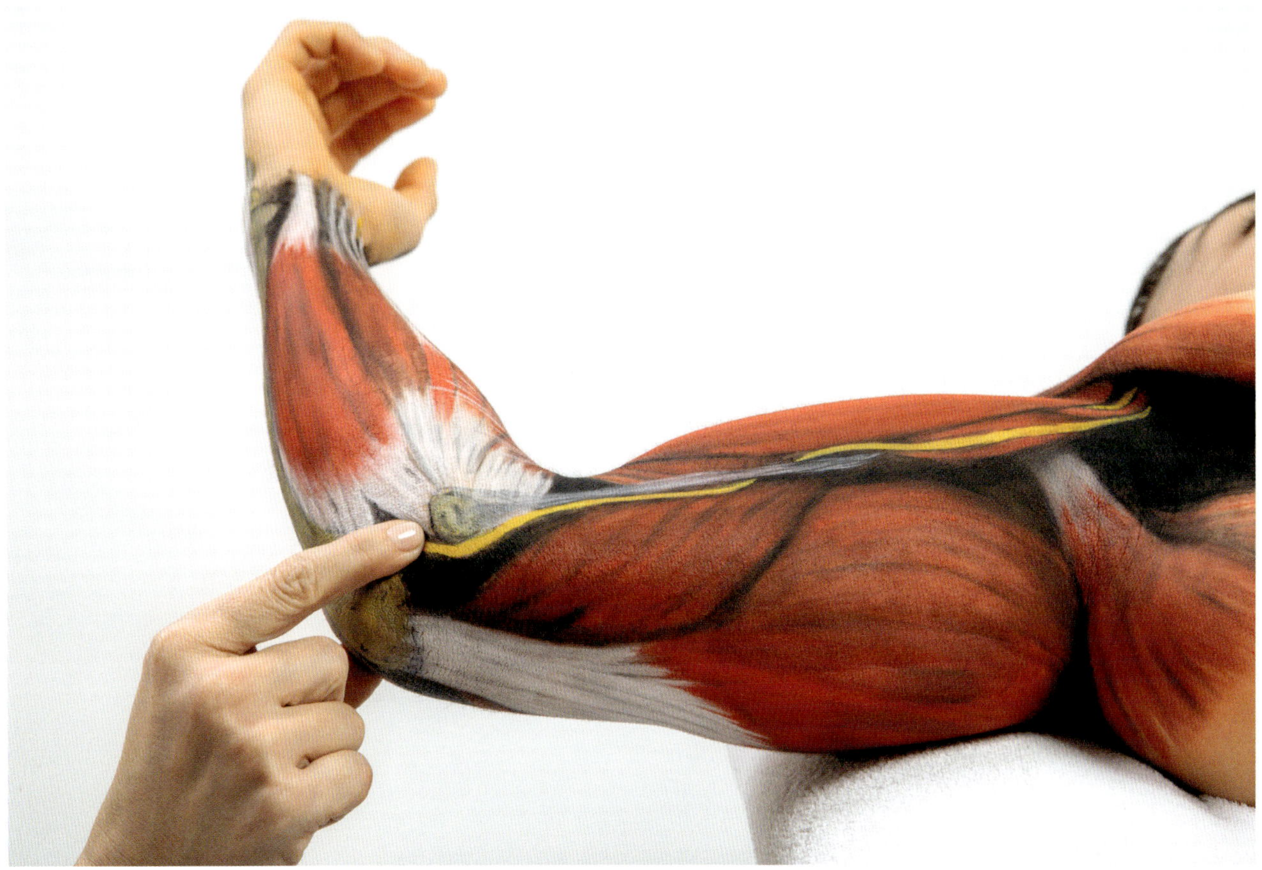

Ausgangsposition des Patienten

Rückenlage, der Arm abduziert.

Ausgangsposition der Therapeutin

Stehend, seitlich, auf der Beckenhöhe des Patienten. Der Zeigefinger befindet sich auf der Hinterseite des Epicondylus medialis des Humerus.

Ausführung der Palpation

Die Therapeutin palpiert und bewertet den Ulnarnerv im Sulcus auf der Hinterseite des Epicondylus medialis des Humerus. Die Palpation wird quer zum Verlauf des Nervs durchgeführt. Der Ulnarnerv liegt oft oberflächlich im Sulcus und ist unter der Haut tastbar.

9.13. M. pronator teres

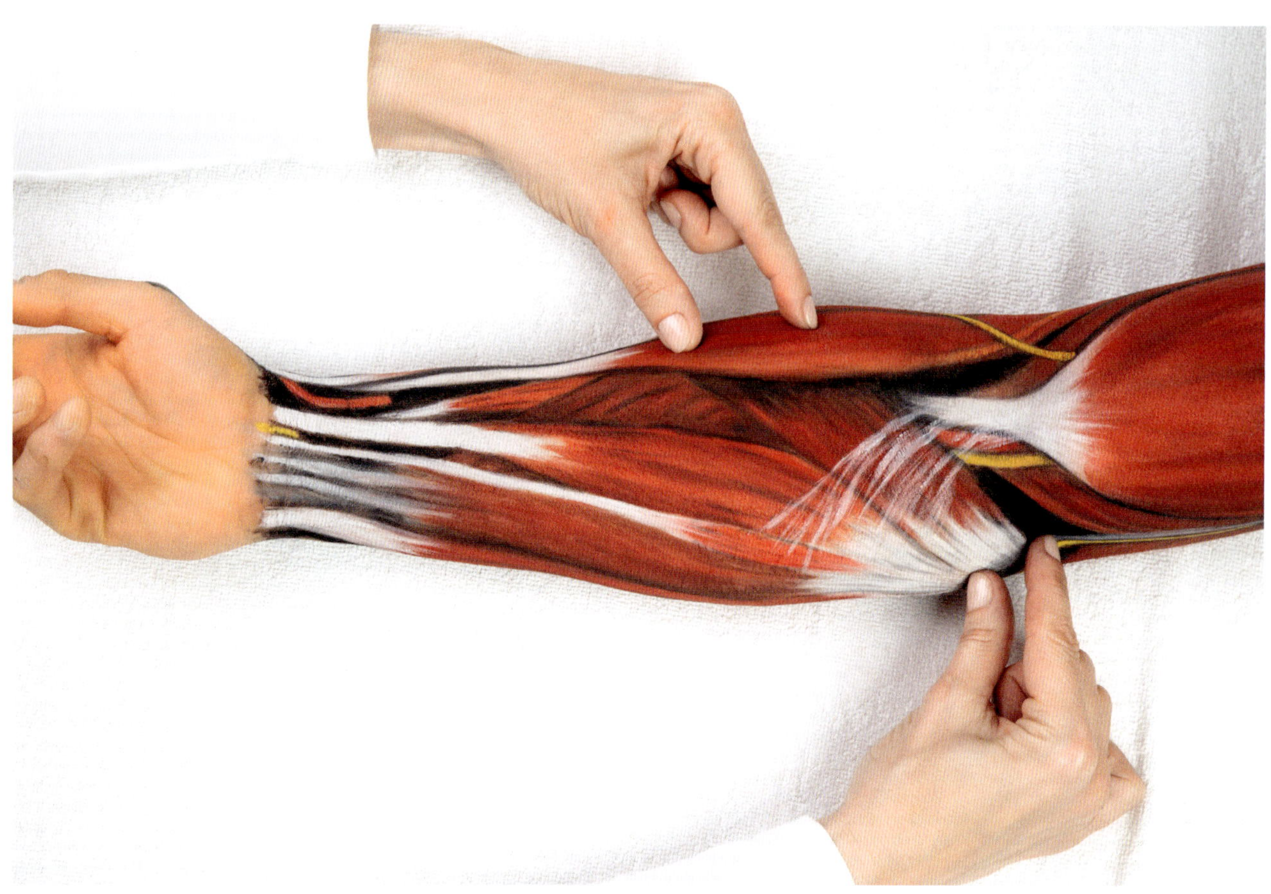

Ausgangsposition des Patienten

Sitzend, der Ellenbogen gebeugt, der Unterarm in Außenrotation.

Ausgangsposition der Therapeutin

Stehend, vor dem Patienten.

Ausführung der Palpation

Die Therapeutin lokalisiert den Verlauf des M. pronator teres. Der Muskel bildet die mediale Abgrenzung der Ellenbeuge.

9.14. M. pronator teres (oberer Rand)

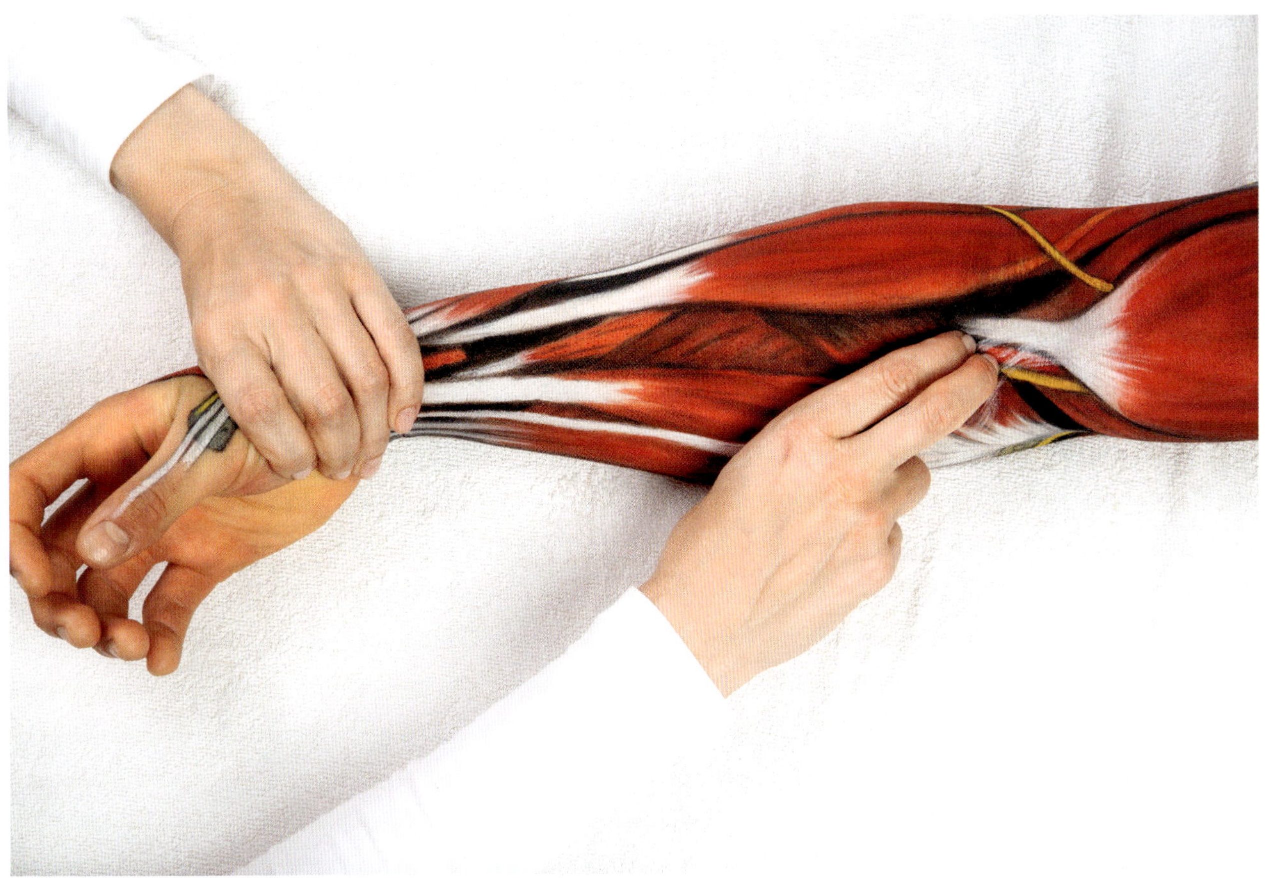

Ausgangsposition des Patienten

Sitzend, der Ellenbogen gebeugt, der Unterarm in Außenrotation.

Ausgangsposition der Therapeutin

Stehend, vor dem Patienten. Die linke Hand gibt Widerstand gegen aktive Innenrotation des Unterarmes des Patienten.

Ausführung der Palpation

Die Therapeutin palpiert und bewertet den oberen Rand des M. pronator teres. Der Muskel bildet die mediale Abgrenzung der Ellenbeuge.

9.15. M. pronator teres (unterer Rand)

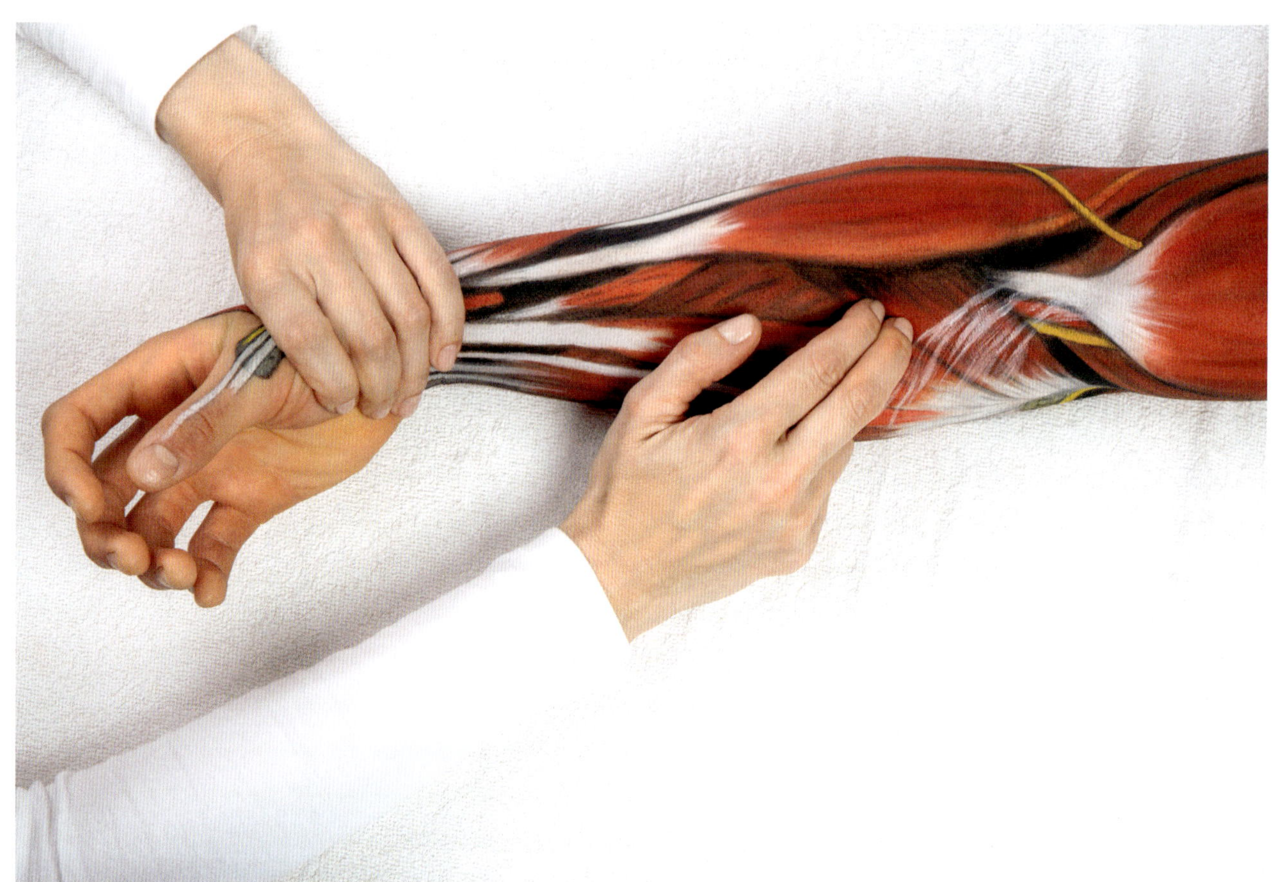

Ausgangsposition des Patienten

Sitzend, der Ellenbogen gebeugt, der Unterarm in Außenrotation.

Ausgangsposition der Therapeutin

Stehend, vor dem Patienten. Die linke Hand gibt Widerstand gegen aktive Innenrotation des Unterarmes des Patienten.

Ausführung der Palpation

Die Therapeutin palpiert und bewertet den unteren Rand des M. pronator teres. Beide Muskelränder verlaufen parallel zueinander.

9.16. Bizepsaponeurose

Aponeurosis m. bicipitis brachii

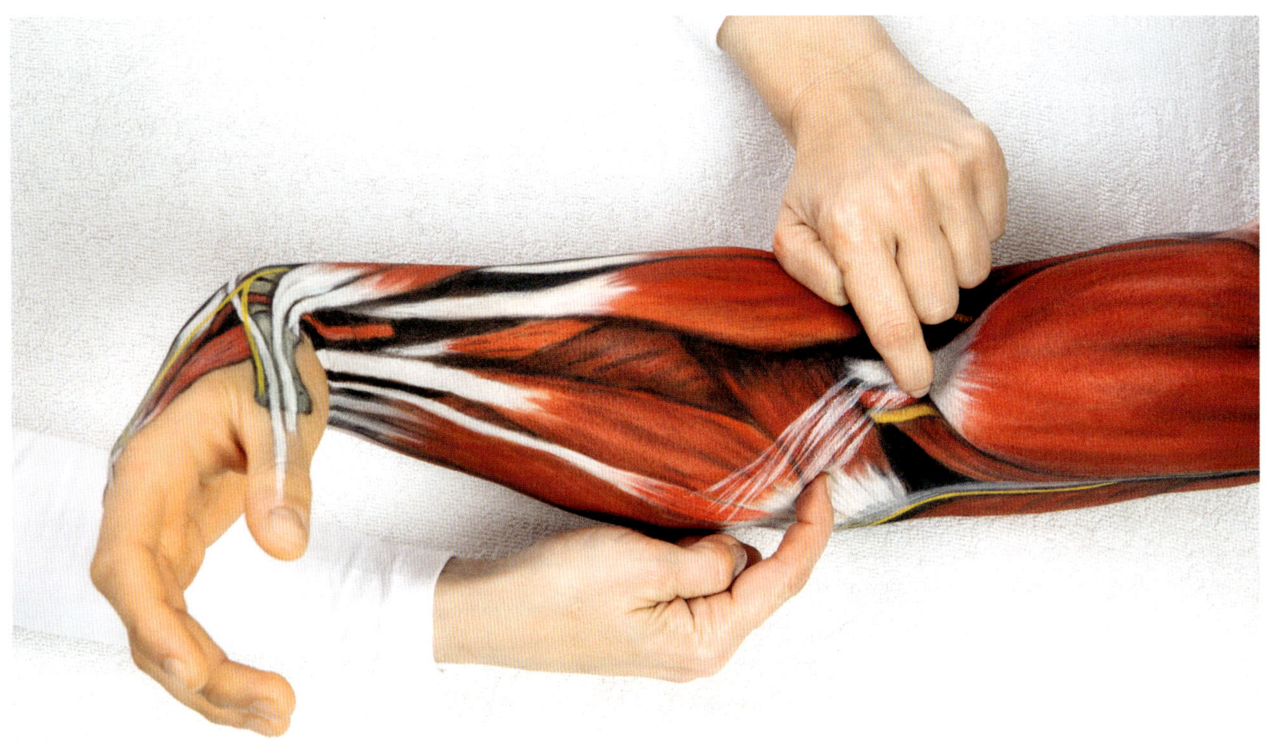

Ausgangsposition des Patienten

Sitzend, der Ellenbogen gebeugt, der Unterarm in Außenrotation.

Ausgangsposition der Therapeutin

Stehend, seitlich des Patienten, auf der Beckenhöhe. Der Zeigefinger der linken Hand befindet sich auf der Innenseite der Bizepssehne.

Ausführung der Palpation

Die Therapeutin palpiert und bewertet die obere Grenze der Bizepsaponeurose. Die Aponeurose bedeckt teilweise den M. pronator teres und den Ursprung der vorderen Muskelgruppe des Unterarmes.

9.17. M. brachioradialis

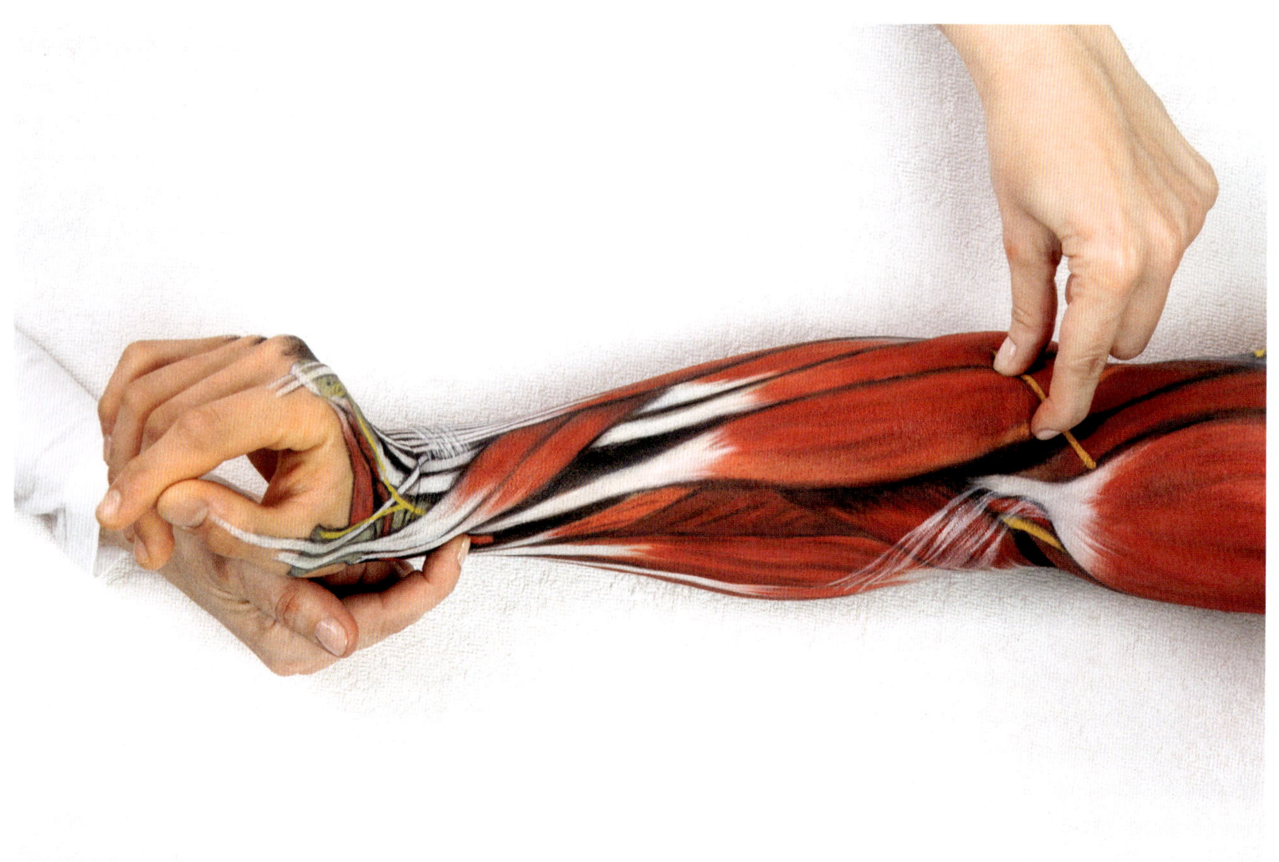

Ausgangsposition des Patienten

Sitzend, der Unterarm in Außenrotation.

Ausgangsposition der Therapeutin

Stehend, seitlich des Patienten, auf der Unterarmhöhe.

Ausführung der Palpation

Die Therapeutin lokalisiert palpatorisch den Verlauf des M. brachioradialis von der Region der Ellenbeuge bis zur vorderen Seite des Radius, oberhalb des Processus styloideus radii. Der vordere Rand des Muskels bildet die laterale Abgrenzung der Ellenbeuge.

9.18. M. supinator

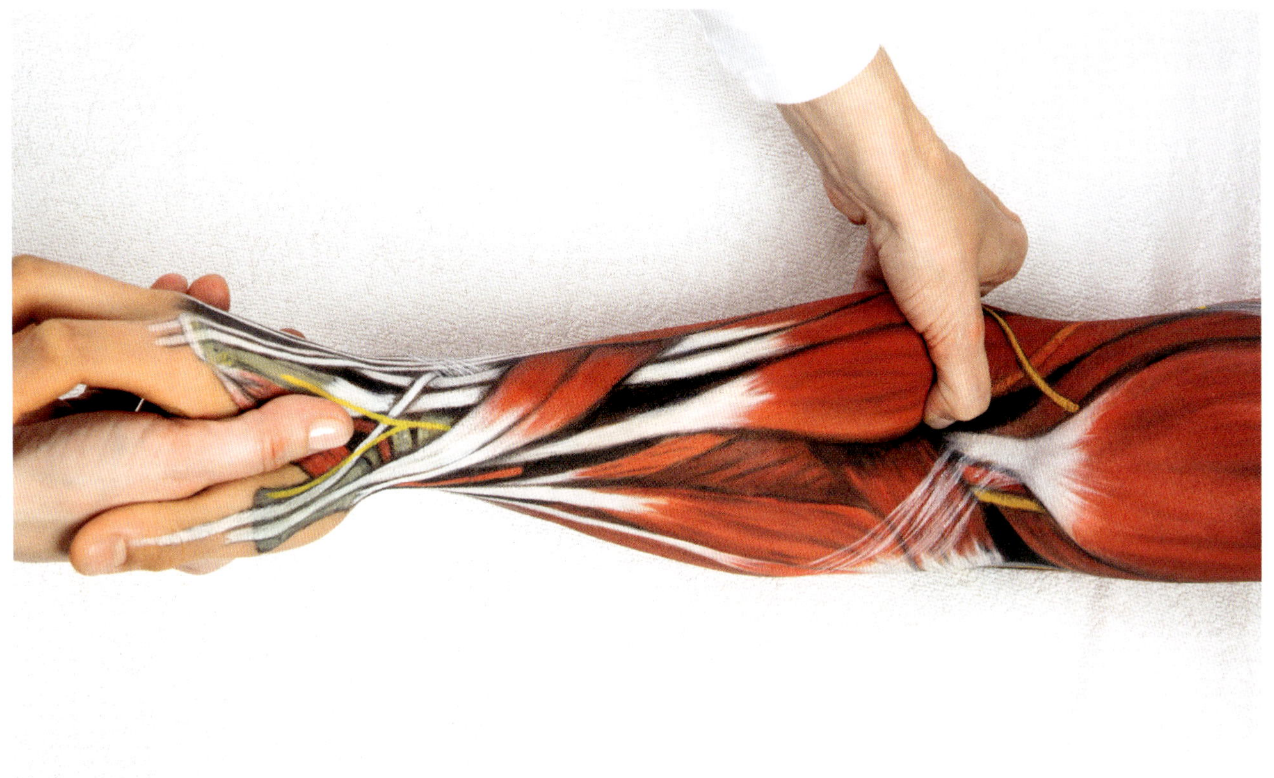

Ausgangsposition des Patienten

Sitzend, der Unterarm in Innenrotation.

Ausgangsposition der Therapeutin

Stehend, dem Patienten zugewandt. Der Daumen liegt in der Ellenbeuge direkt am vorderen Rand des M. brachioradialis. Der Zeigefinger befindet sich lateral des Radiuskopfes.

Ausführung der Palpation

Die Therapeutin palpiert und bewertet die Spannung des M. supinator in der Ellenbeuge während der Außenrotation des Unterarmes, die von dem Patienten gegen Widerstand ausgeführt wird.

9.19. Radialnerv – Teil 1

N. radialis

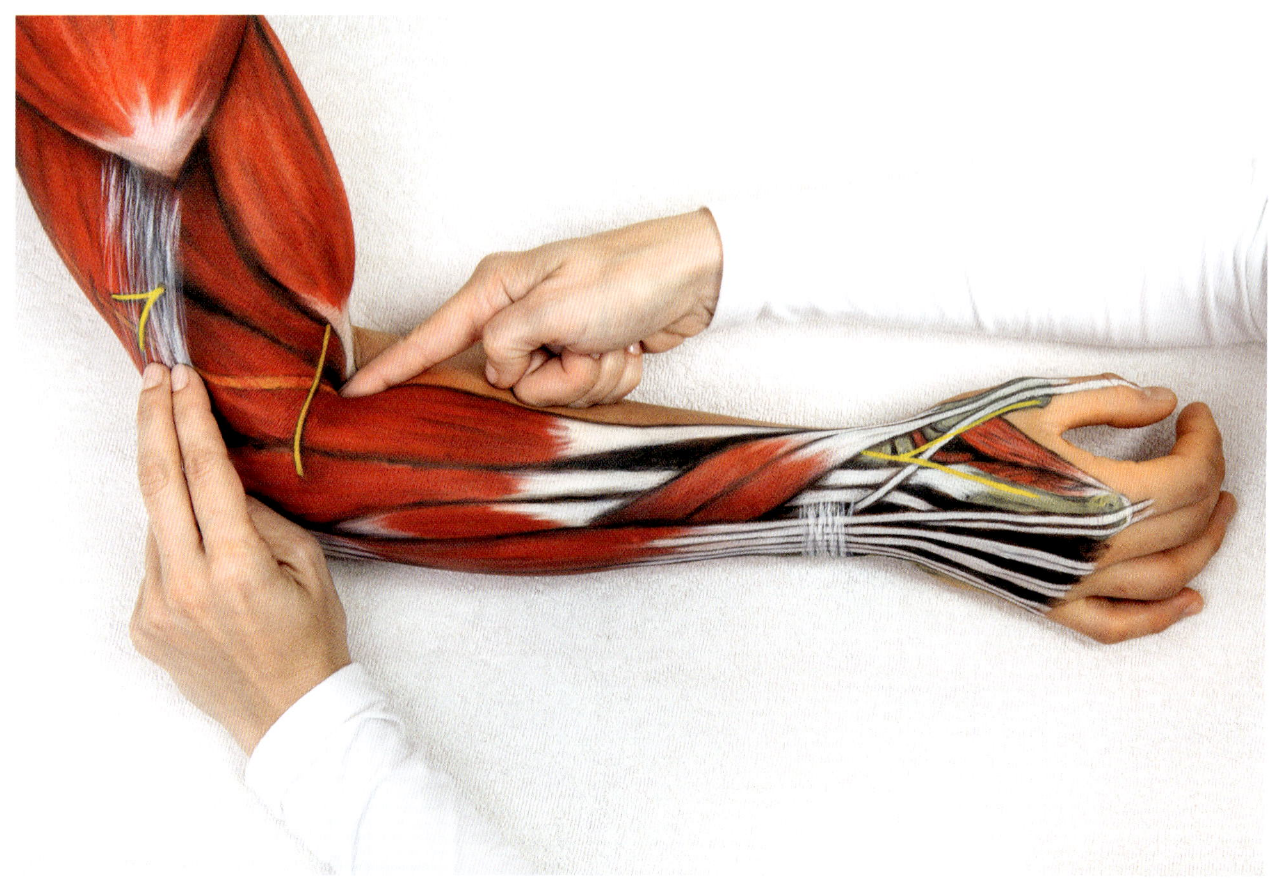

Ausgangsposition des Patienten

Sitzend, der Arm in Abduktion und Flexion. Der Unterarm liegt auf der Unterlage.

Ausgangsposition der Therapeutin

Stehend, vor dem Patienten, in der Verlängerung des Unterarmes.

Ausführung der Palpation

Die Therapeutin lokalisiert die Grenze des Radialnervs zwischen dem Septum intermusculare laterale und der Ellenbeuge. Die Finger der linken Hand liegen am Septum intermusculare laterale und der Zeigefinger der rechten Hand befindet sich in der Ellenbeuge. Der M. brachioradialis wurde transparent dargestellt.

9.20. Radialnerv – Teil 2

N. radialis

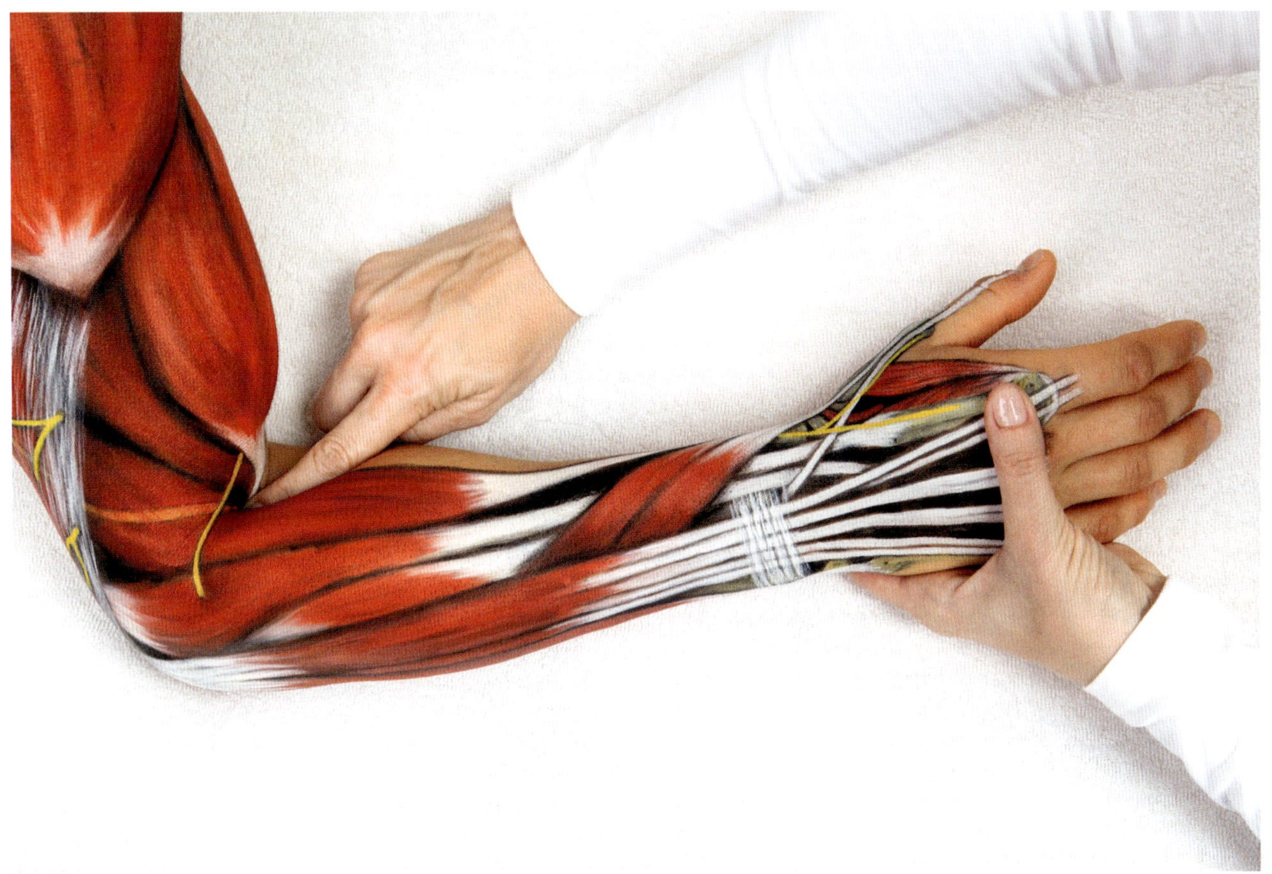

Ausgangsposition des Patienten

Sitzend, der Arm in Abduktion und Flexion. Der Unterarm liegt auf der Unterlage.

Ausgangsposition der Therapeutin

Stehend, vor dem Patienten, in der Verlängerung des Unterarmes. Der Zeigefinger der rechten Hand befindet sich in der Ellenbeuge, lateral der Bizepssehne.

Ausführung der Palpation

Die Therapeutin provoziert den Radialnerv in der Ellenbeuge. Der Zeigefinger ist zum M. supinator gerichtet. Der M. brachioradialis wurde transparent dargestellt.

9.21. N. musculocutaneus

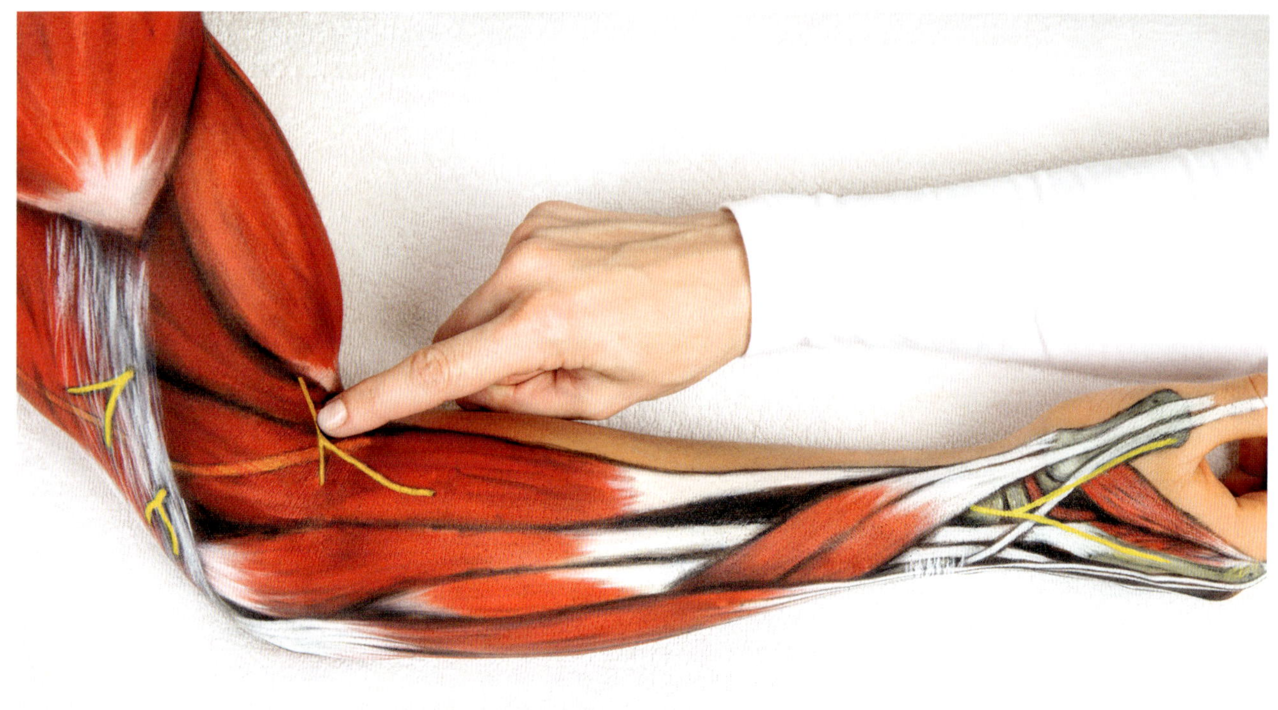

Ausgangsposition des Patienten

Sitzend, der Arm in Abduktion und Flexion. Der Unterarm liegt auf der Unterlage.

Ausgangsposition der Therapeutin

Sitzend, vor dem Patienten, in der Verlängerung des Unterarmes. Der Zeigefinger befindet sich am lateralen Rand der Bizepssehne.

Ausführung der Palpation

Die Therapeutin lokalisiert den sensorischen Ast des N. musculocutaneus, den sog. N. cutaneus antebrachii lateralis (den lateralen Hautnerv des Unterarmes). Sie beurteilt den Nerv quer zu seinem Verlauf. Den Finger bewegt sie in die Richtung der lateralen Seite der Ellenbeuge.

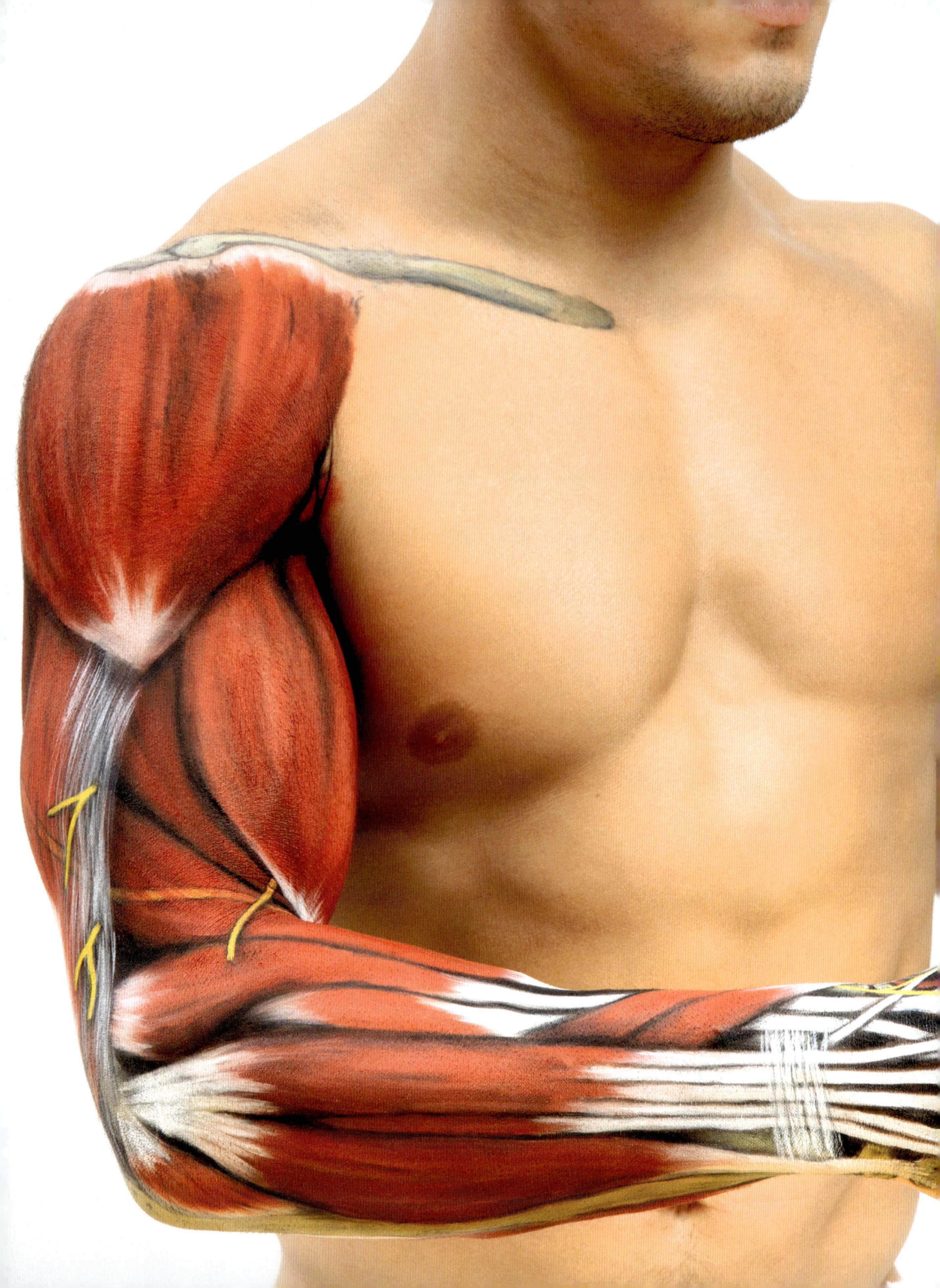

10 PROXIMALER UNTERARM

10.1. M. brachioradialis
10.1 . M. brachioradialis
10.2 . M. brachioradialis (Muskelbauch)
10.3 . M. brachioradialis (unterer Rand)
10.4 . M. extensor carpi radialis longus
10.5 . M. extensor carpi radialis longus (oberer Rand)
10.6 . M. extensor carpi radialis longus (unterer Rand – Teil 1)
10.7 . M. extensor carpi radialis longus (unterer Rand – Teil 2)
10.8 . M. extensor carpi radialis longus
10.9 . M. extensor carpi radialis longus
10.10. M. extensor digitorum
10.11 . M. extensor digitorum (Muskelbauch)
10.12 . Sulcus zwischen dem M. extensor carpi radialis und dem M. extensor digitorum
10.13 . M. extensor carpi radialis brevis
10.14 . M. extensor carpi radialis brevis (Sehne)
10.15 . M. extensor carpi radialis brevis (Sehne)
10.16 . Sulcus zwischen den Handgelenksextensoren
10.17 . M. extensor carpi radialis brevis
10.18 . Sehnen der radialen Handgelenksextensoren
10.19 . M. extensor digiti minimi
10.20 . M. extensor carpi ulnaris
10.21 . Sulcus zwischen dem M. extensor carpi ulnaris und dem M. extensor digiti minimi
10.22 . M. extensor carpi ulnaris (unterer Rand)
10.23 . M. extensor carpi ulnaris (Muskelbauch)
10.24 . Elle
10.25 . M. flexor carpi ulnaris – Teil 1
10.26 . M. flexor carpi ulnaris – Teil 2
10.27 . Gemeinsamer Ursprung
10.28 . M. flexor carpi radialis
10.29 . M. palmaris longus

10.1. M. brachioradialis

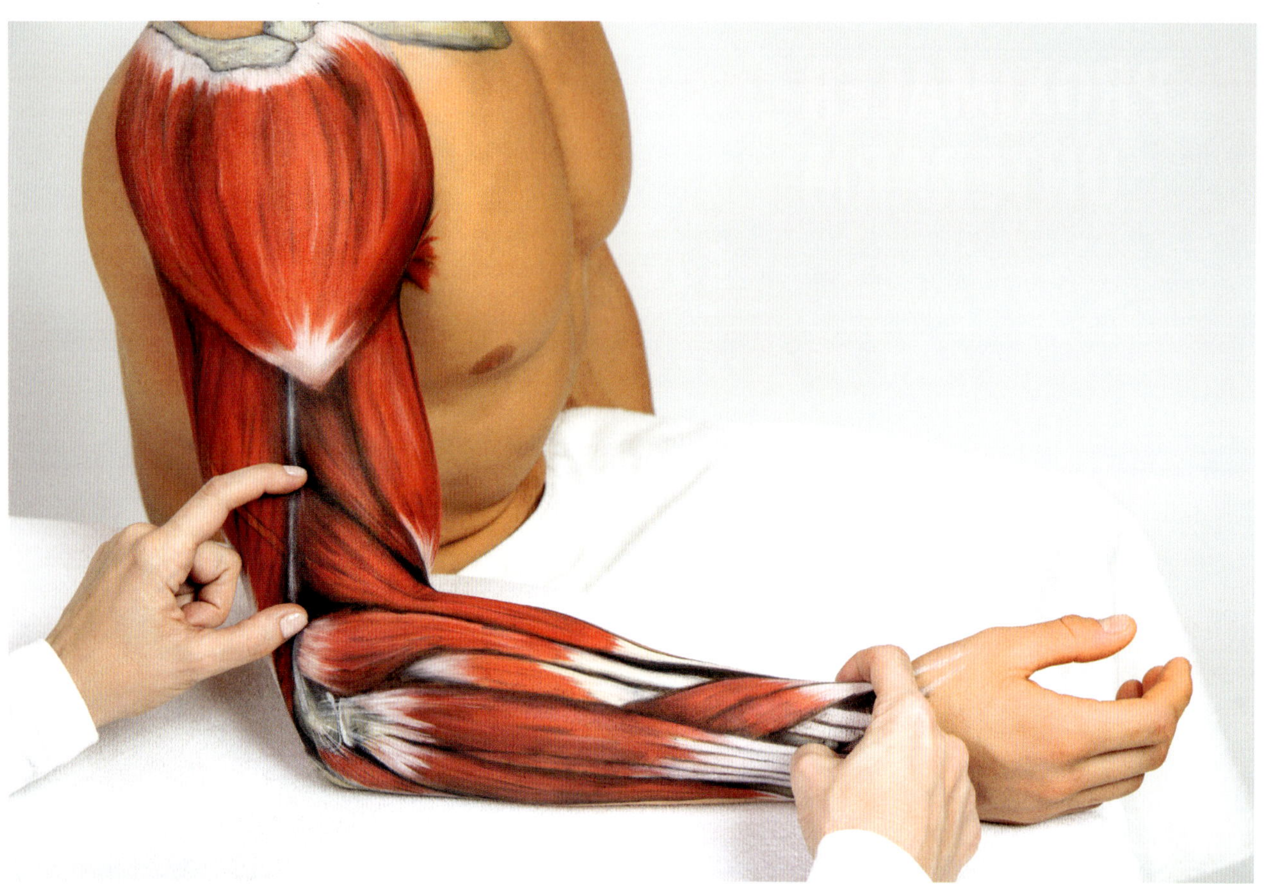

Ausgangsposition des Patienten

Sitzend, der Arm in Abduktion und Flexion. Der Unterarm liegt auf der Unterlage.

Ausgangsposition der Therapeutin

Sitzend, seitlich des Patienten.

Ausführung der Palpation

Die Therapeutin lokalisiert mit den Fingern und ermittelt den Verlauf des M. brachioradialis von dem Septum intermusculare laterale des Oberarmes zur Vorderseite des Radius, oberhalb des Processus styloideus.

10.2. M. brachioradialis (Muskelbauch)

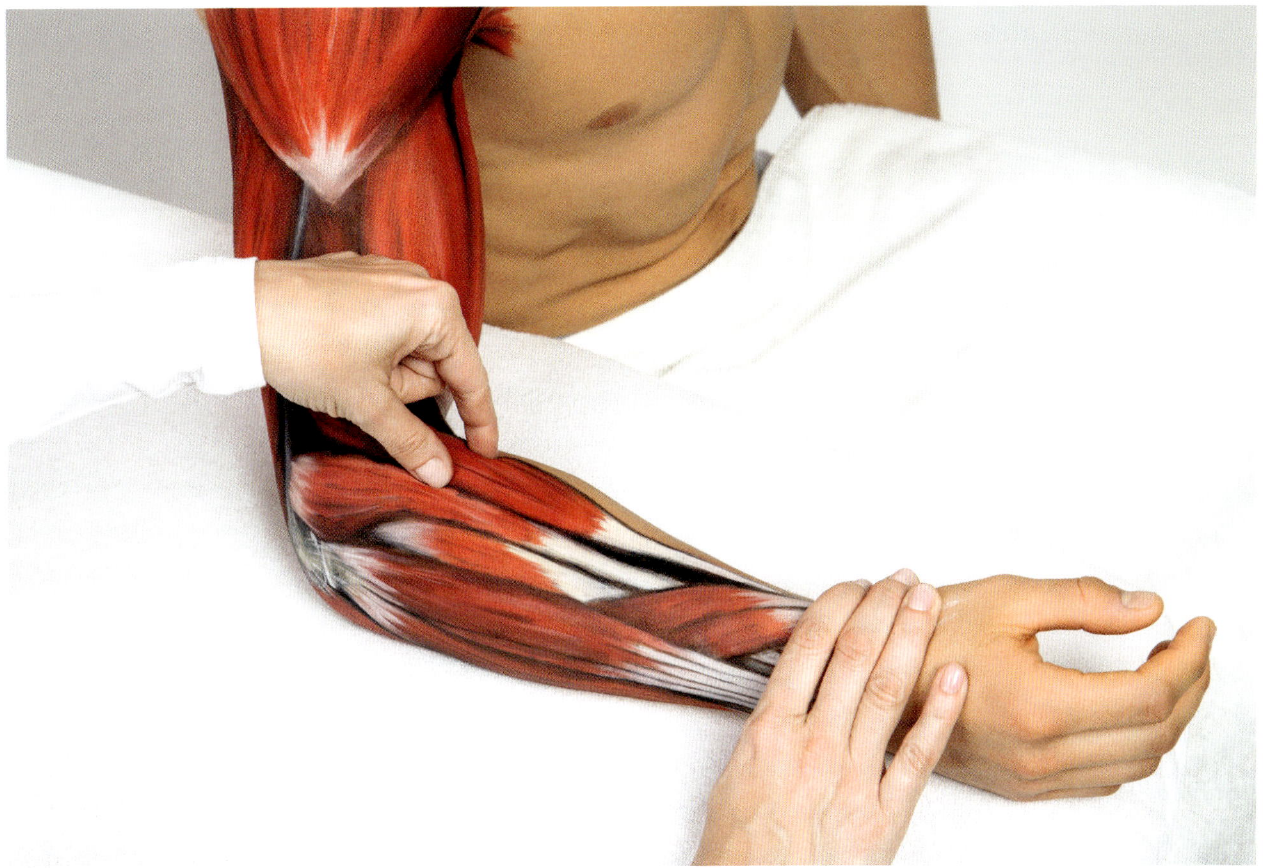

Ausgangsposition des Patienten

Sitzend, der Arm in Abduktion und Flexion. Der Unterarm liegt auf der Unterlage in Neutralstellung zwischen Innen- und Außenrotation.

Ausgangsposition der Therapeutin

Sitzend, seitlich des Patienten.

Ausführung der Palpation

Die Therapeutin palpiert und bewertet den Muskelbauch des M. brachioradialis im proximalen Teil des Unterarmes. Der Patient beugt den Ellenbogen.

10.3. M. brachioradialis (unterer Rand)

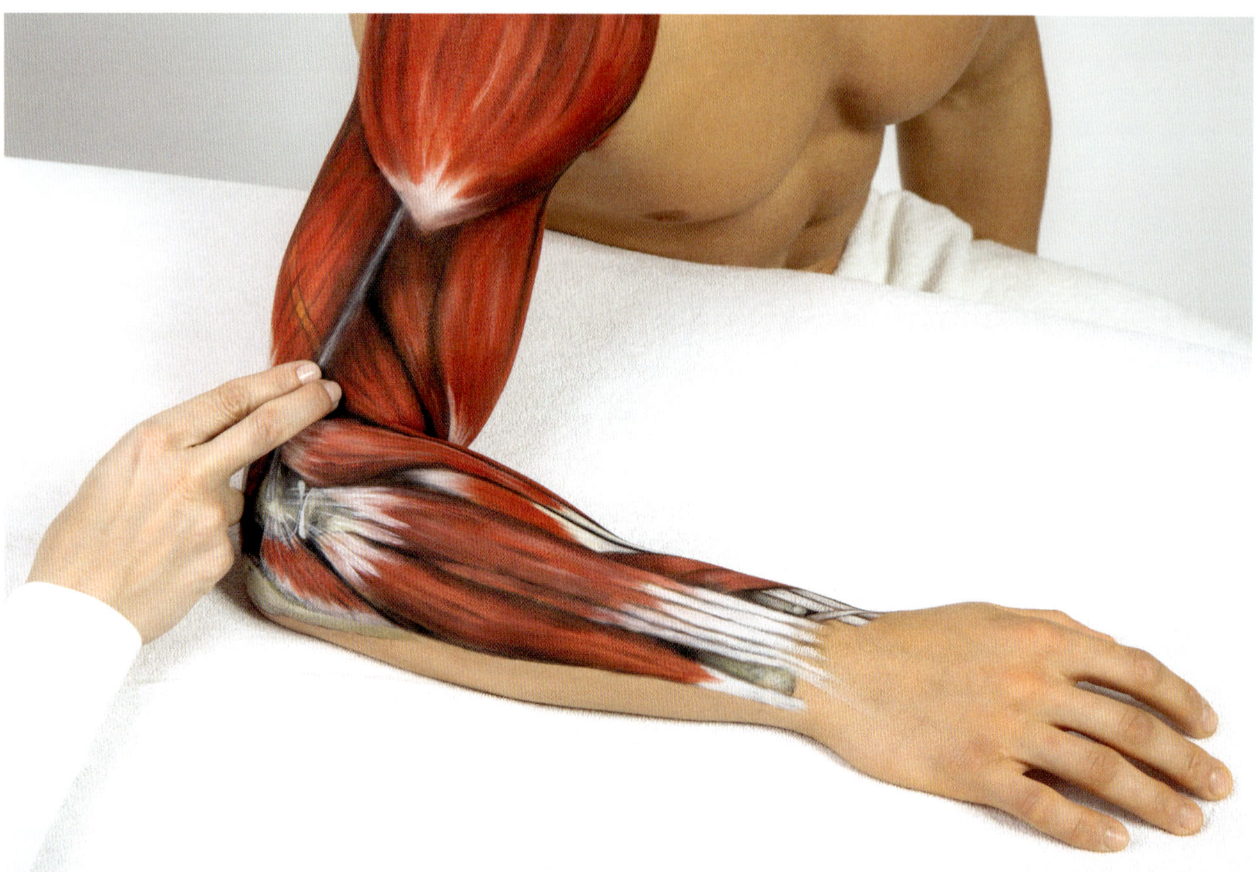

Ausgangsposition des Patienten

Sitzend, der Arm in Abduktion und Flexion. Der Unterarm liegt auf der Unterlage.

Ausgangsposition der Therapeutin

Sitzend, seitlich des Patienten.

Ausführung der Palpation

Die Therapeutin palpiert und bewertet den unteren Rand des M. brachioradialis. Sie bewegt die Finger vom Septum intermusculare laterale des Oberarmes in die Richtung der Ellenbeuge. Bei 90 Grad Ellenbogenflexion ist der Verlauf des unteren Muskelrandes am Arm horizontal.

10.4. M. extensor carpi radialis longus

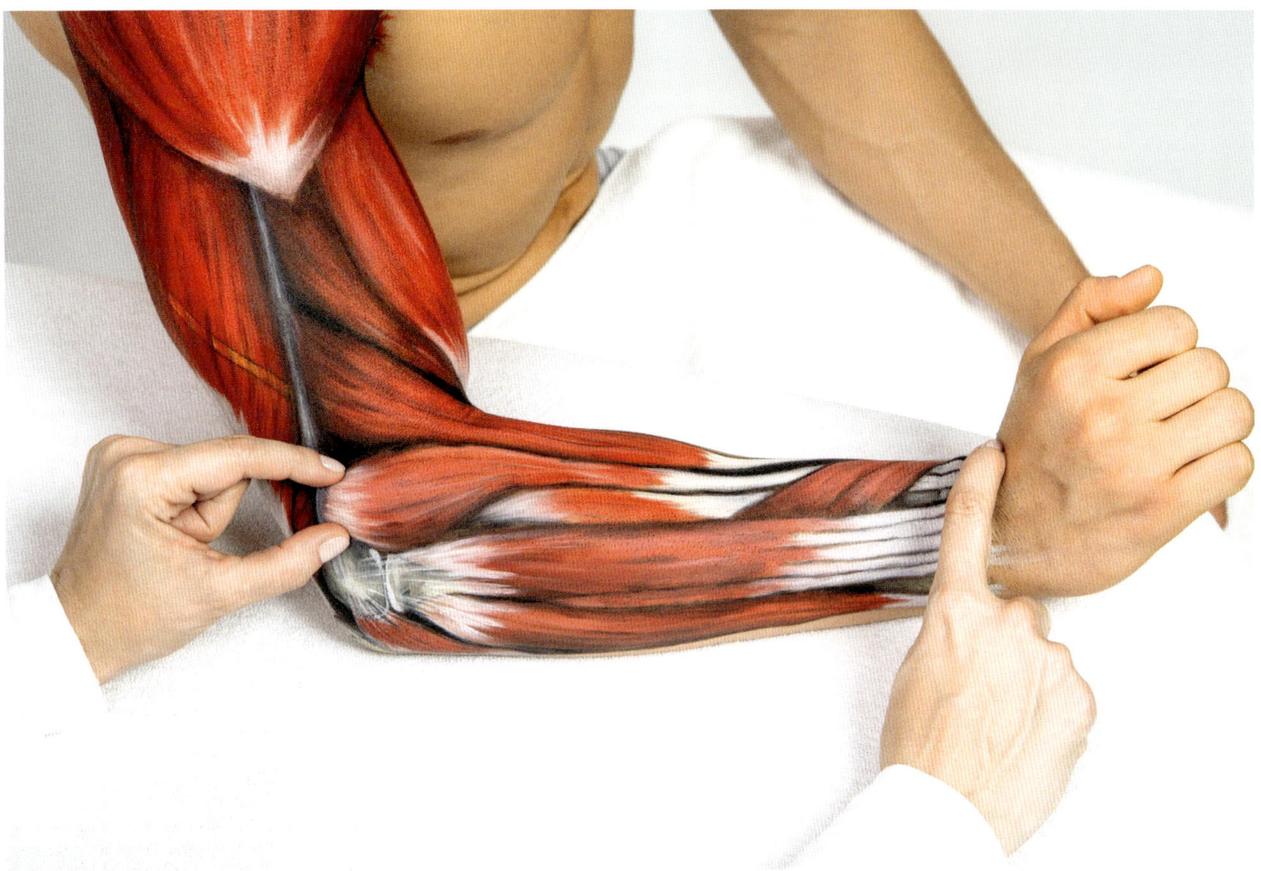

Ausgangsposition des Patienten

Sitzend, der Arm in Abduktion und Flexion. Der Unterarm liegt auf der Unterlage.

Ausgangsposition der Therapeutin

Sitzend, seitlich des Patienten.

Ausführung der Palpation

Die Therapeutin lokalisiert mit den Fingern und ermittelt den Verlauf des M. extensor carpi radialis longus vom Septum intermusculare laterale des Oberarmes zur Basis des zweiten Mittelhandknochens. Der Patient macht eine Extension und Abduktion im Handgelenk. Die von dem Patienten ausgeführten Bewegungen werden in Bezug auf die anatomische Lage beschrieben.

10.5. M. extensor carpi radialis longus (oberer Rand)

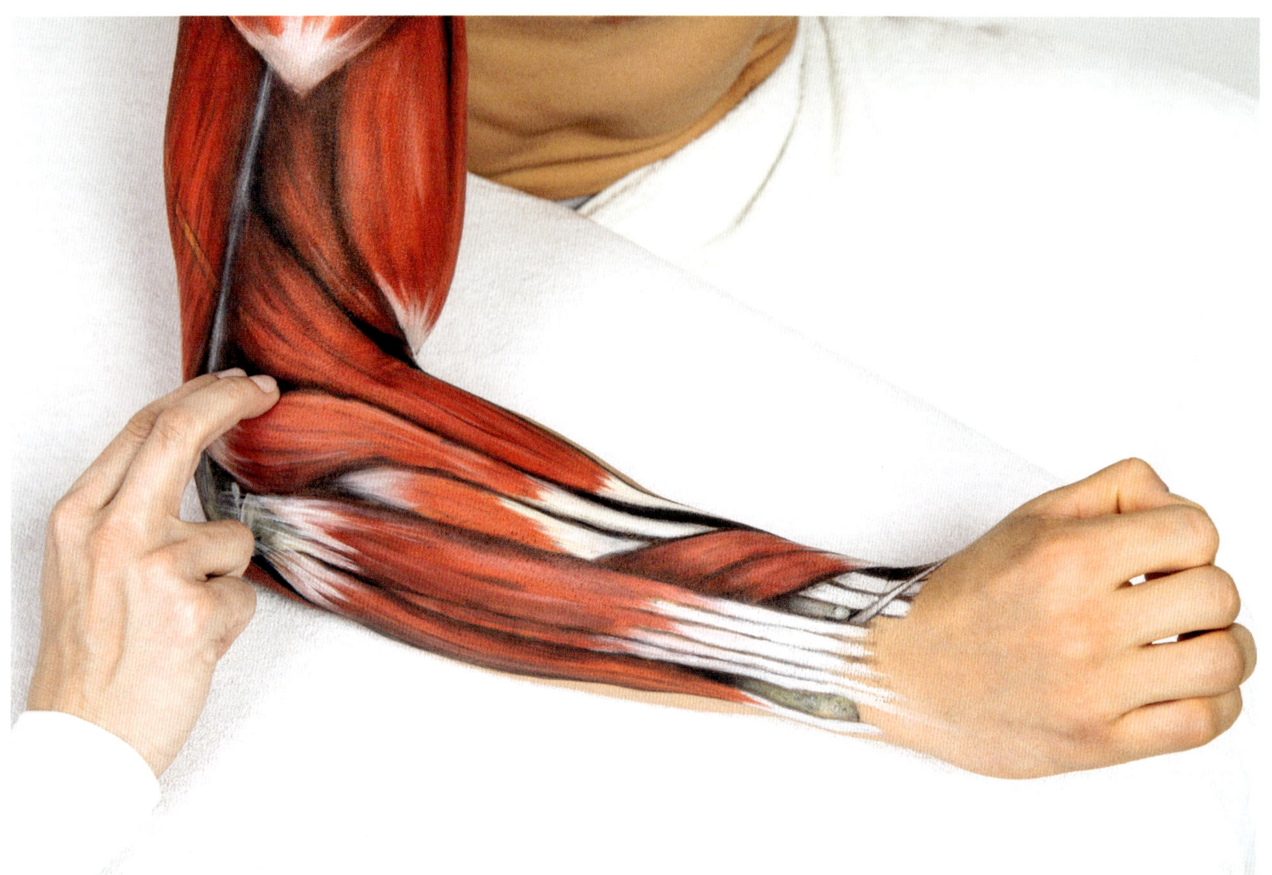

Ausgangsposition des Patienten

Sitzend, der Arm in Abduktion und Flexion. Der Unterarm liegt auf der Unterlage.

Ausgangsposition der Therapeutin

Sitzend, seitlich des Patienten.

Ausführung der Palpation

Die Therapeutin palpiert und bewertet den oberen Rand des M. extensor carpi radialis longus. Sie bewegt die Finger entlang des Septum intermusculare laterale und unterhalb des unteren Randes des M. brachioradialis. Der Patient macht eine Extension und Abduktion im Handgelenk. Die von dem Patienten ausgeführten Bewegungen werden in Bezug auf die anatomische Lage beschrieben.

10.6. M. extensor carpi radialis longus (unterer Rand – Teil 1)

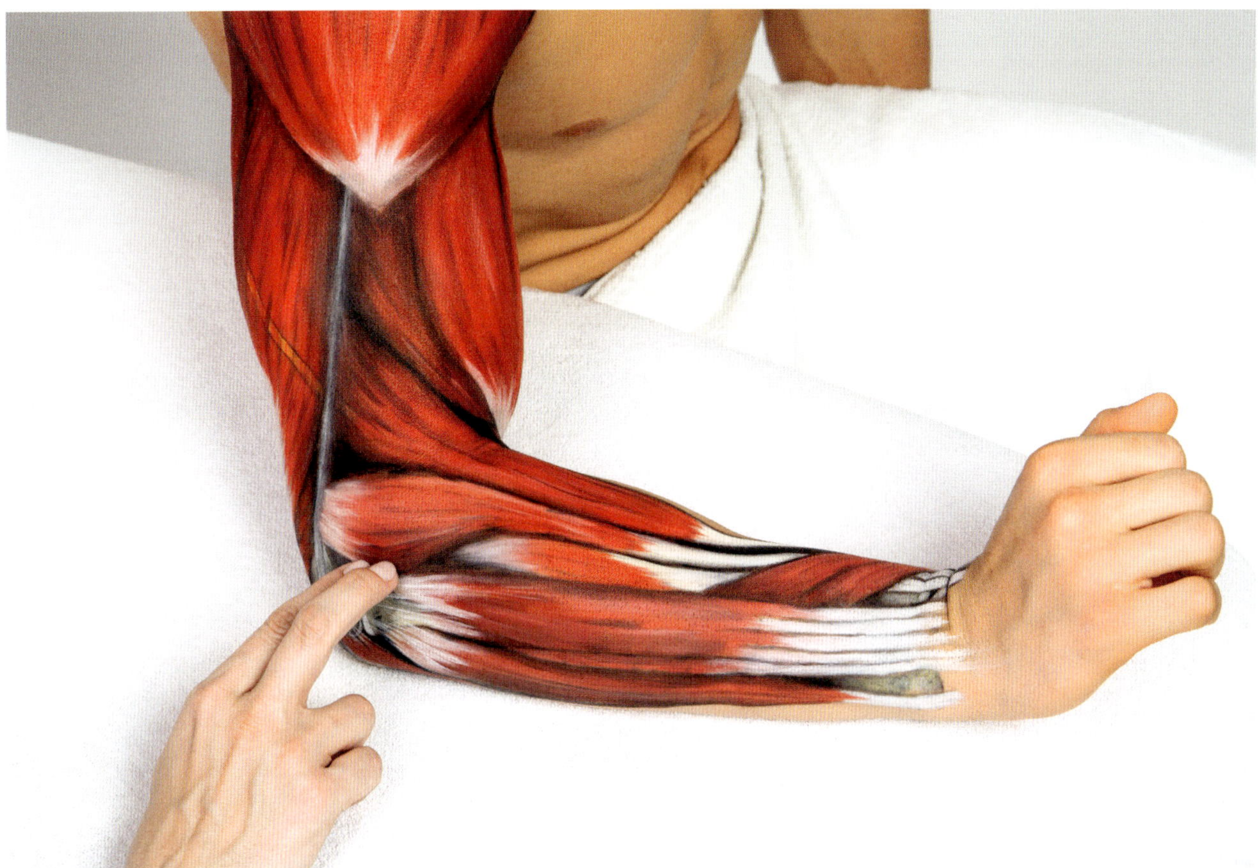

Ausgangsposition des Patienten

Sitzend, der Arm in Abduktion und Flexion. Der Unterarm liegt auf der Unterlage.

Ausgangsposition der Therapeutin

Sitzend, seitlich des Patienten.

Ausführung der Palpation

Die Therapeutin palpiert und bewertet den unteren Rand des M. extensor carpi radialis longus direkt am M. extensor digiti. Der untere Rand des M. extensor carpi radialis longus ist abgerundet. Der Patient macht eine Extension und Abduktion im Handgelenk. Die von dem Patienten ausgeführten Bewegungen werden in Bezug auf die anatomische Lage beschrieben.

10.7. M. extensor carpi radialis longus (unterer Rand – Teil 2)

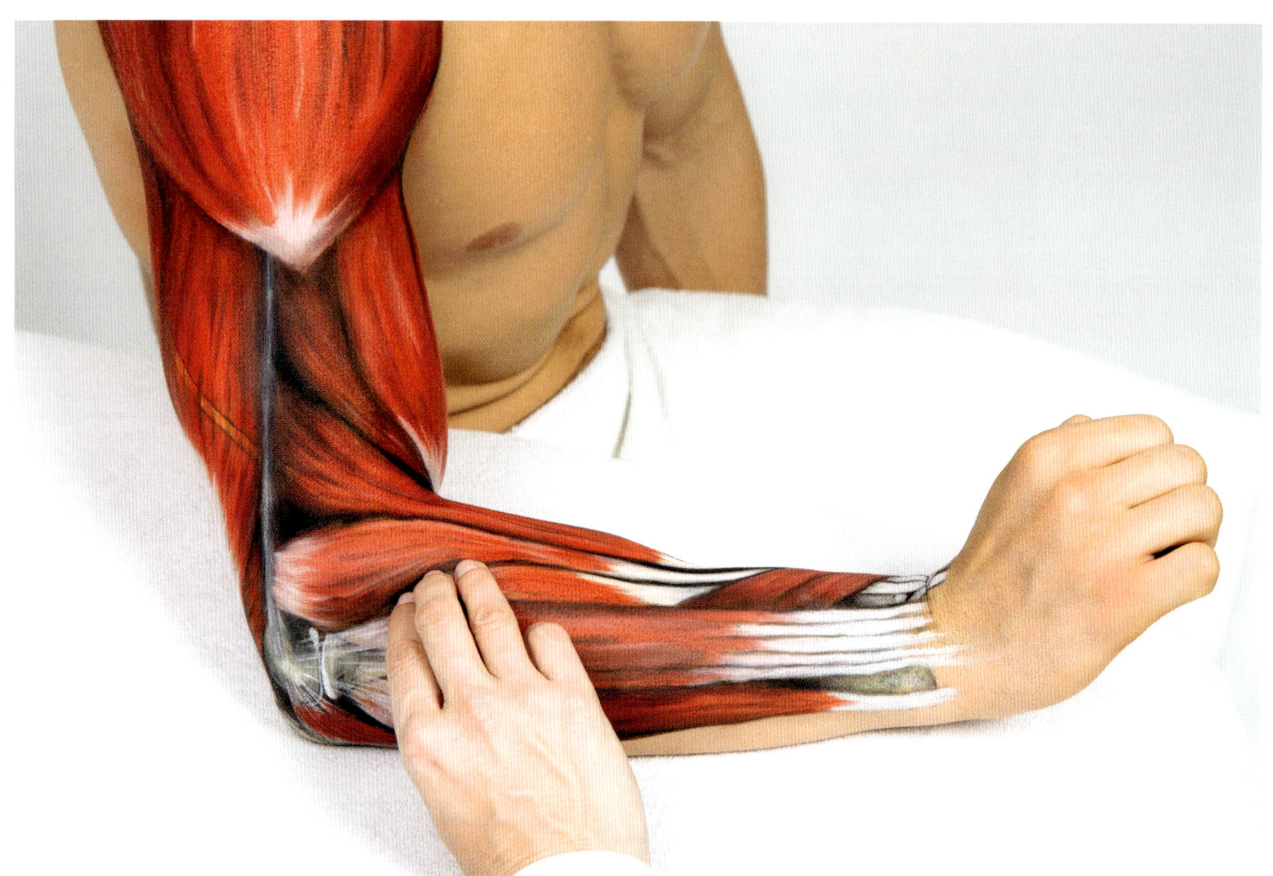

Ausgangsposition des Patienten

Sitzend, der Arm in Abduktion und Flexion. Der Unterarm liegt auf der Unterlage.

Ausgangsposition der Therapeutin

Sitzend, seitlich des Patienten.

Ausführung der Palpation

Die Therapeutin palpiert und bewertet den unteren Rand des M. extensor carpi radialis longus direkt am M. extensor carpi radialis brevis. Der Patient macht eine Extension und Abduktion im Handgelenk. Die von dem Patienten ausgeführten Bewegungen werden in Bezug auf die anatomische Lage beschrieben.

10.8. M. extensor carpi radialis longus

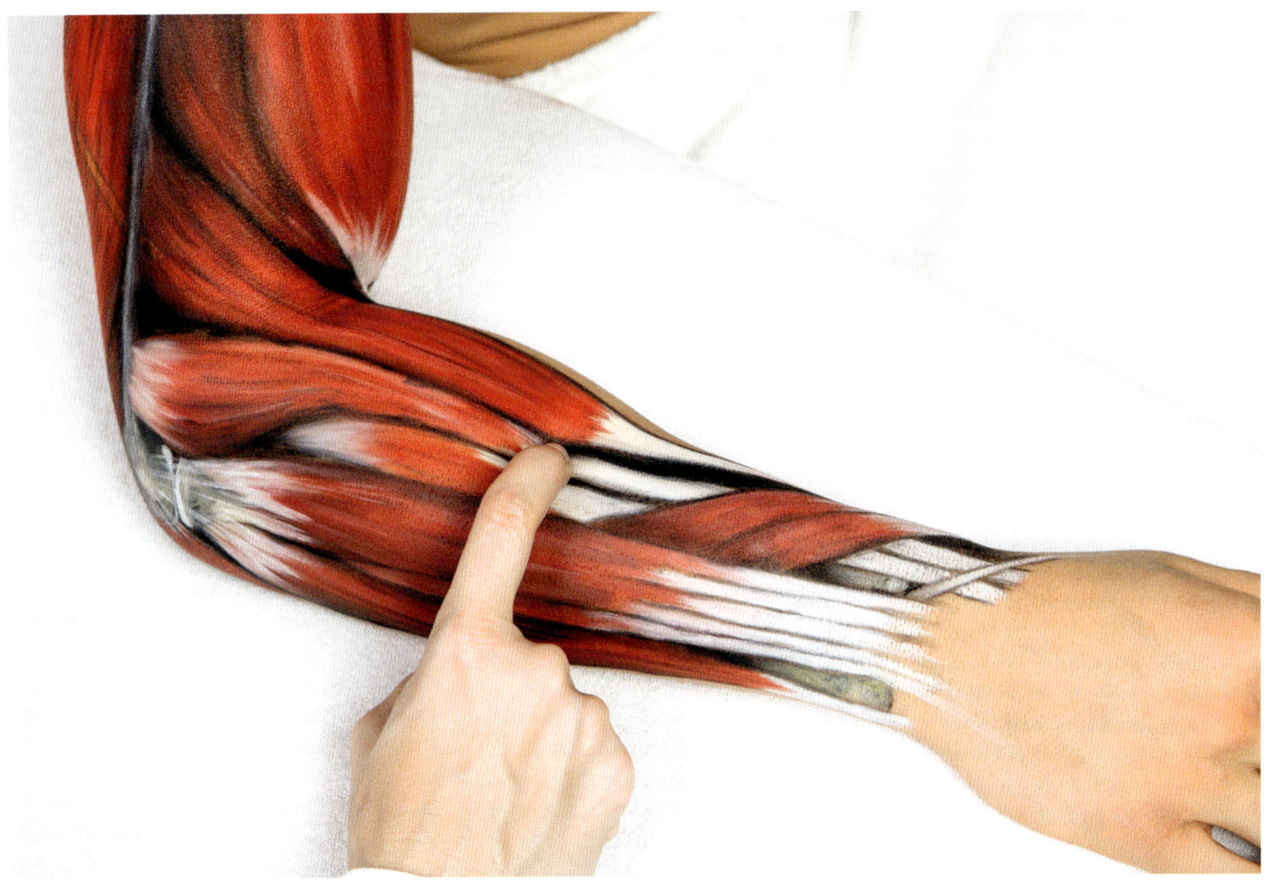

Ausgangsposition des Patienten

Sitzend, der Arm in Abduktion und Flexion. Der Unterarm liegt auf der Unterlage.

Ausgangsposition der Therapeutin

Sitzend, seitlich des Patienten.

Ausführung der Palpation

Die Therapeutin palpiert und bewertet den M. extensor carpi radialis longus am Übergang zwischen dem Muskelbauch und der Sehne.

10.9. Sehne des M. extensor carpi radialis longus

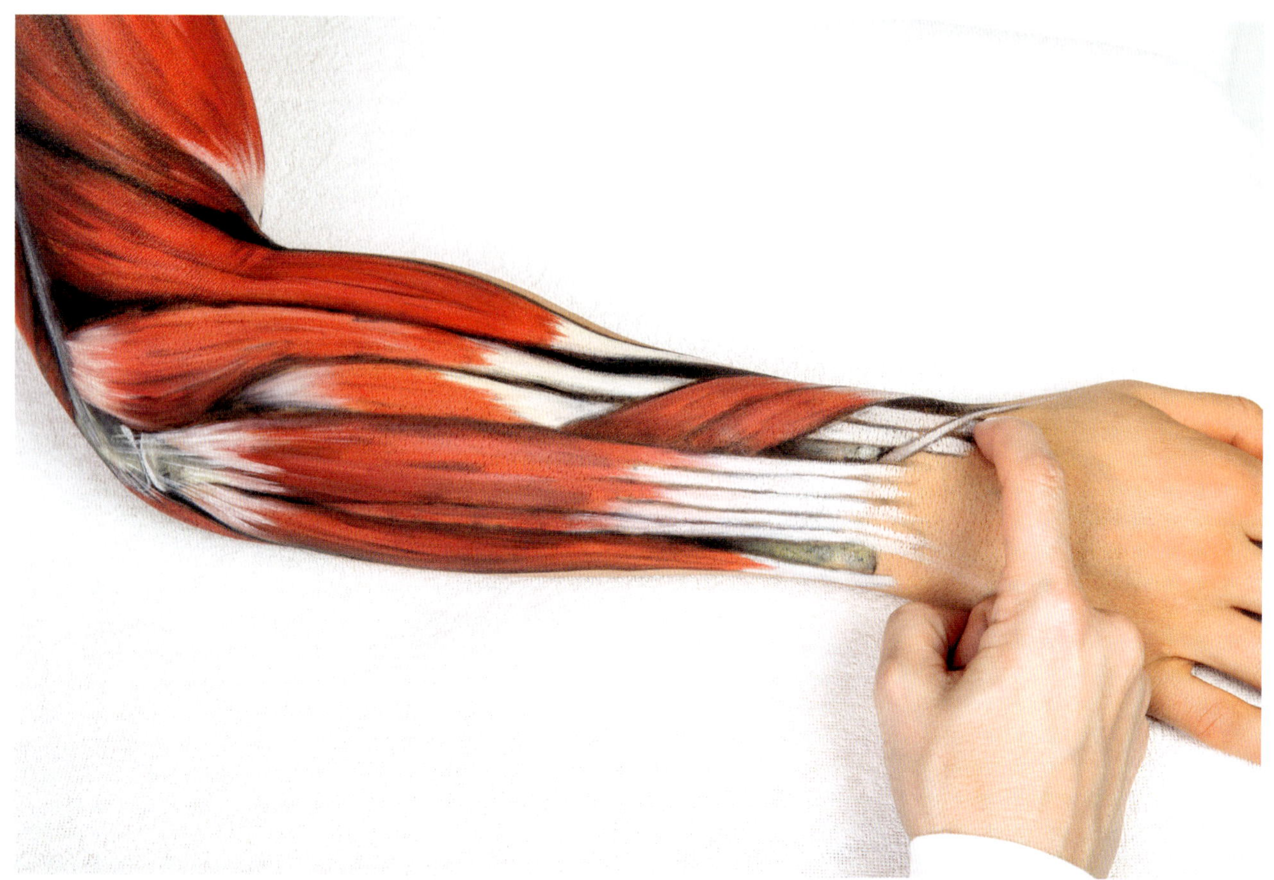

Ausgangsposition des Patienten

Sitzend, der Arm in Abduktion und Flexion. Der Unterarm liegt auf der Unterlage.

Ausgangsposition der Therapeutin

Sitzend, seitlich des Patienten.

Ausführung der Palpation

Die Therapeutin palpiert und bewertet die Sehne des M. extensor carpi radialis longus. Der Ansatz der Sehne befindet sich an der Basis des zweiten Mittelhandknochens.

10.10. M. extensor digitorum

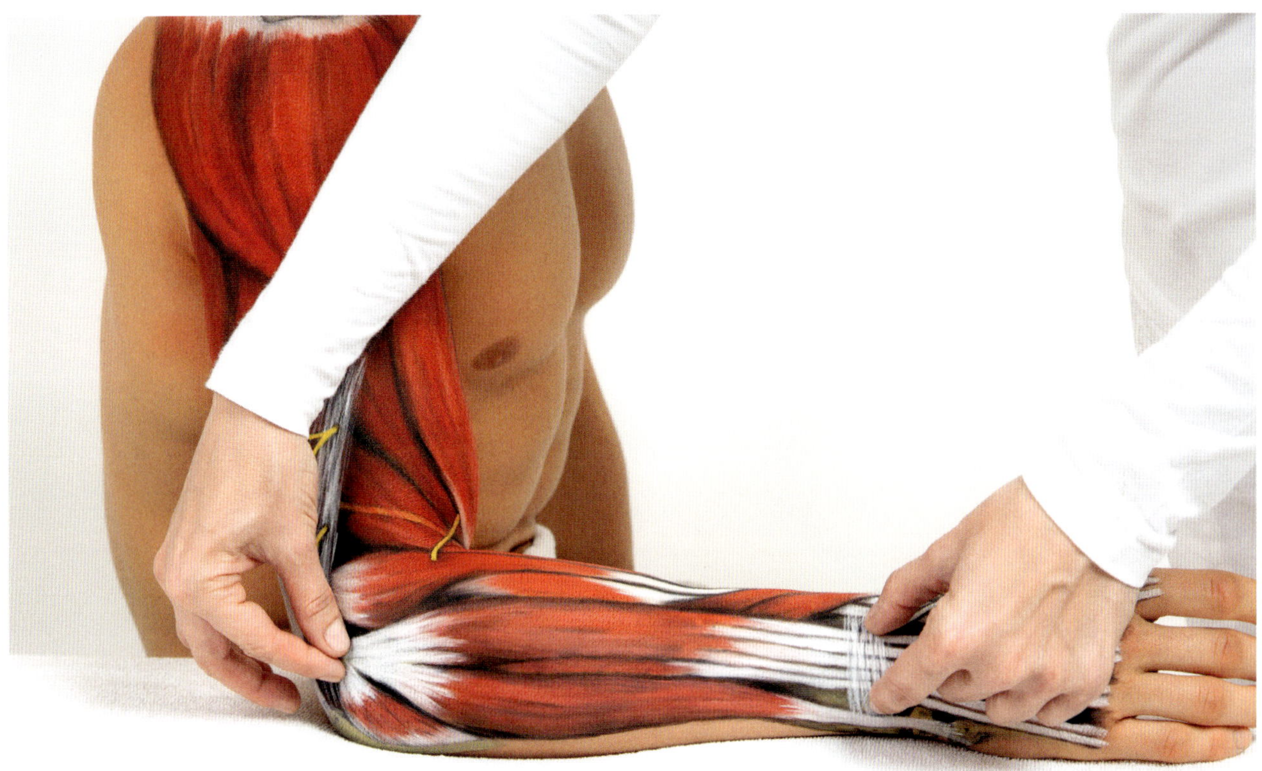

Ausgangsposition des Patienten

Sitzend, der Arm in Abduktion und Flexion. Der Unterarm liegt auf der Unterlage.

Ausgangsposition der Therapeutin

Sitzend, seitlich des Patienten.

Ausführung der Palpation

Die Therapeutin lokalisiert mit den Fingern und ermittelt den Verlauf des M. extensor digitorum vom Epicondylus lateralis des Humerus zum Retinaculum extensorum. Die Sehnen, die am Unterarm zu den einzelnen Fingern verlaufen, haben eine parallele Lage.

10.11. M. extensor digitorum (Muskelbauch)

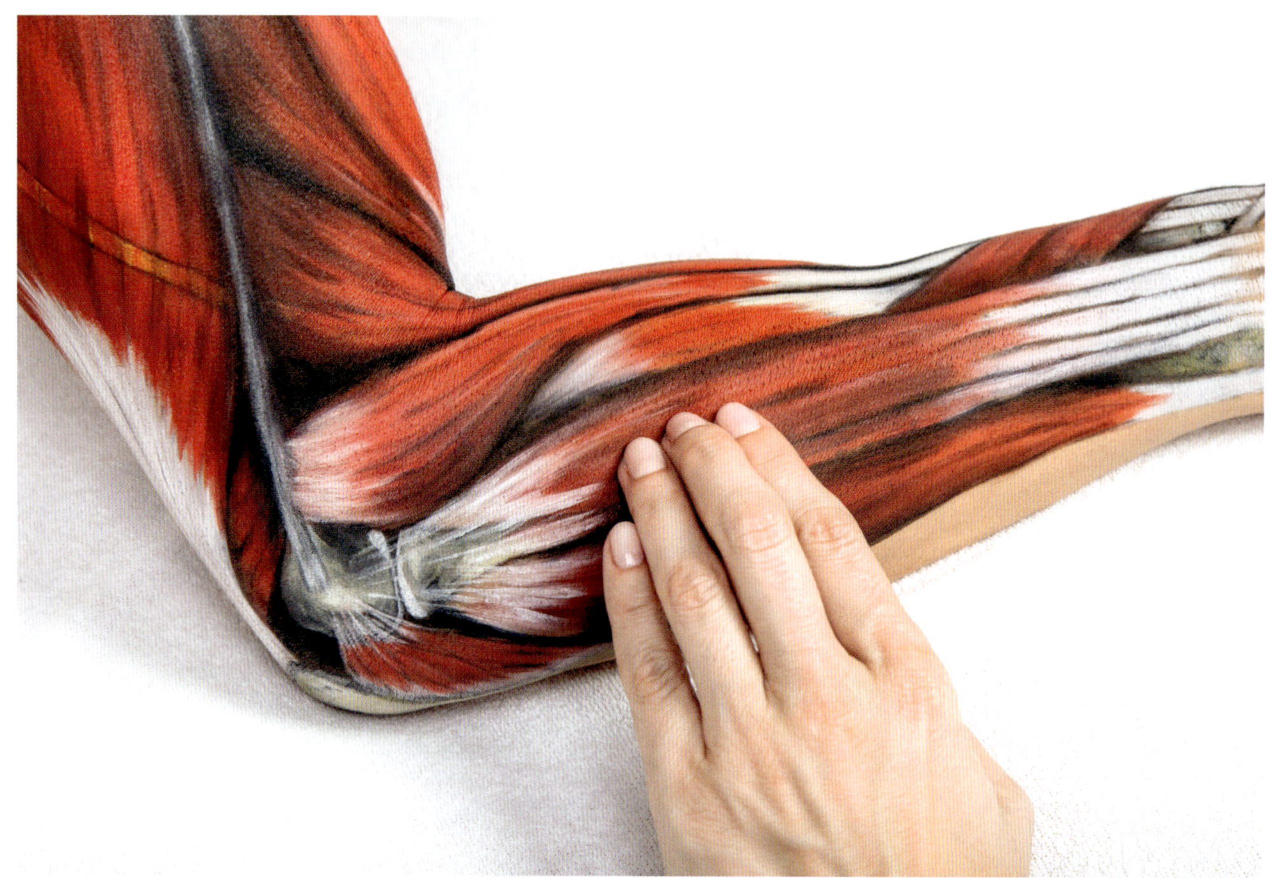

Ausgangsposition des Patienten

Sitzend, der Arm in Abduktion und Flexion. Der Unterarm liegt auf der Unterlage.

Ausgangsposition der Therapeutin

Sitzend, seitlich des Patienten.

Ausführung der Palpation

Die Therapeutin palpiert und bewertet den M. extensor digitorum. Sie nimmt die Spannung der einzelnen Muskelfasern bei aktiver Fingerstreckung des Patienten wahr.

10.12. Sulcus zwischen M. extensor carpi radialis und M. extensor digitorum

M. extensor carpi radialis, M. extensor digitorum – Sulcus intermuscularis

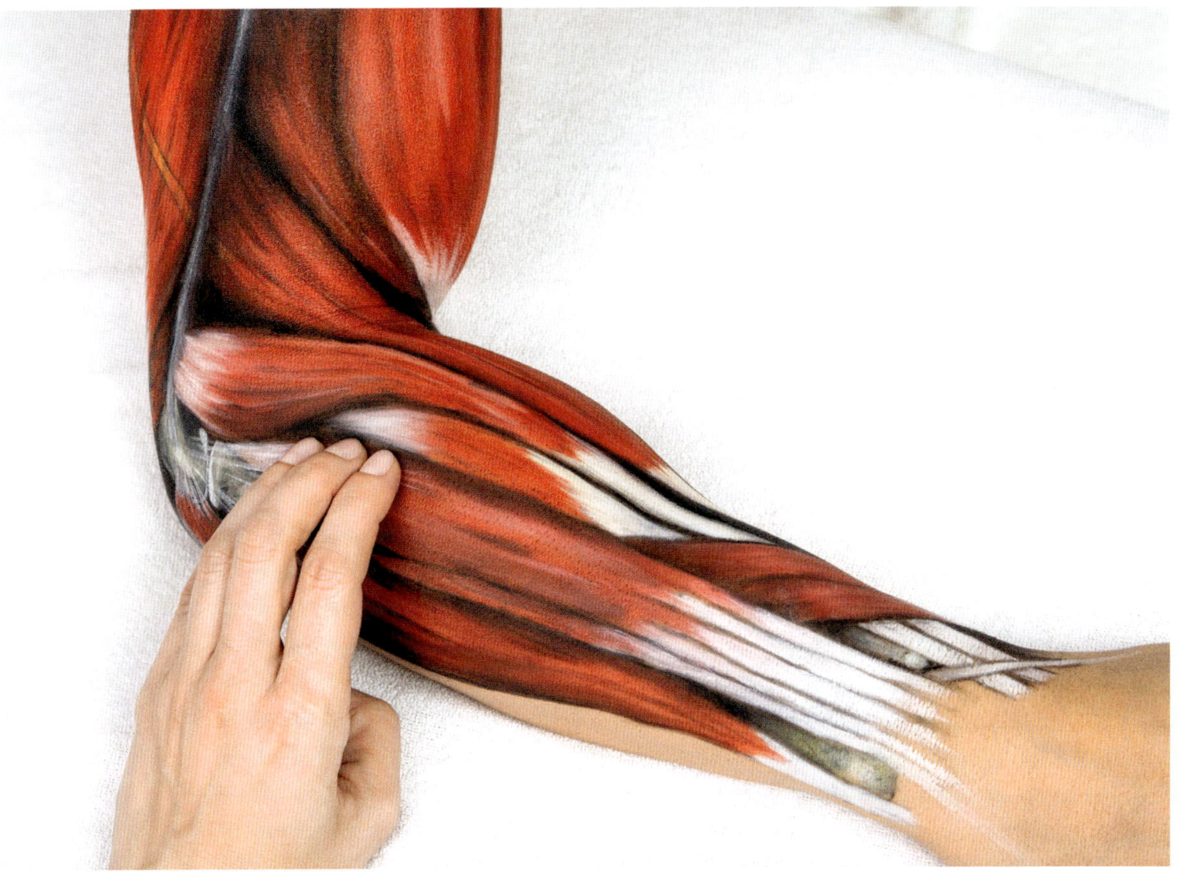

Ausgangsposition des Patienten

Sitzend, der Arm in Abduktion und Flexion. Der Unterarm liegt auf der Unterlage.

Ausgangsposition der Therapeutin

Sitzend, seitlich des Patienten.

Ausführung der Palpation

Die Therapeutin palpiert und bewertet den M. extensor digitorum. Sie nimmt die Spannung der einzelnen Muskelfasern bei aktiver Fingerstreckung des Patienten wahr.

10.13. M. extensor carpi radialis brevis

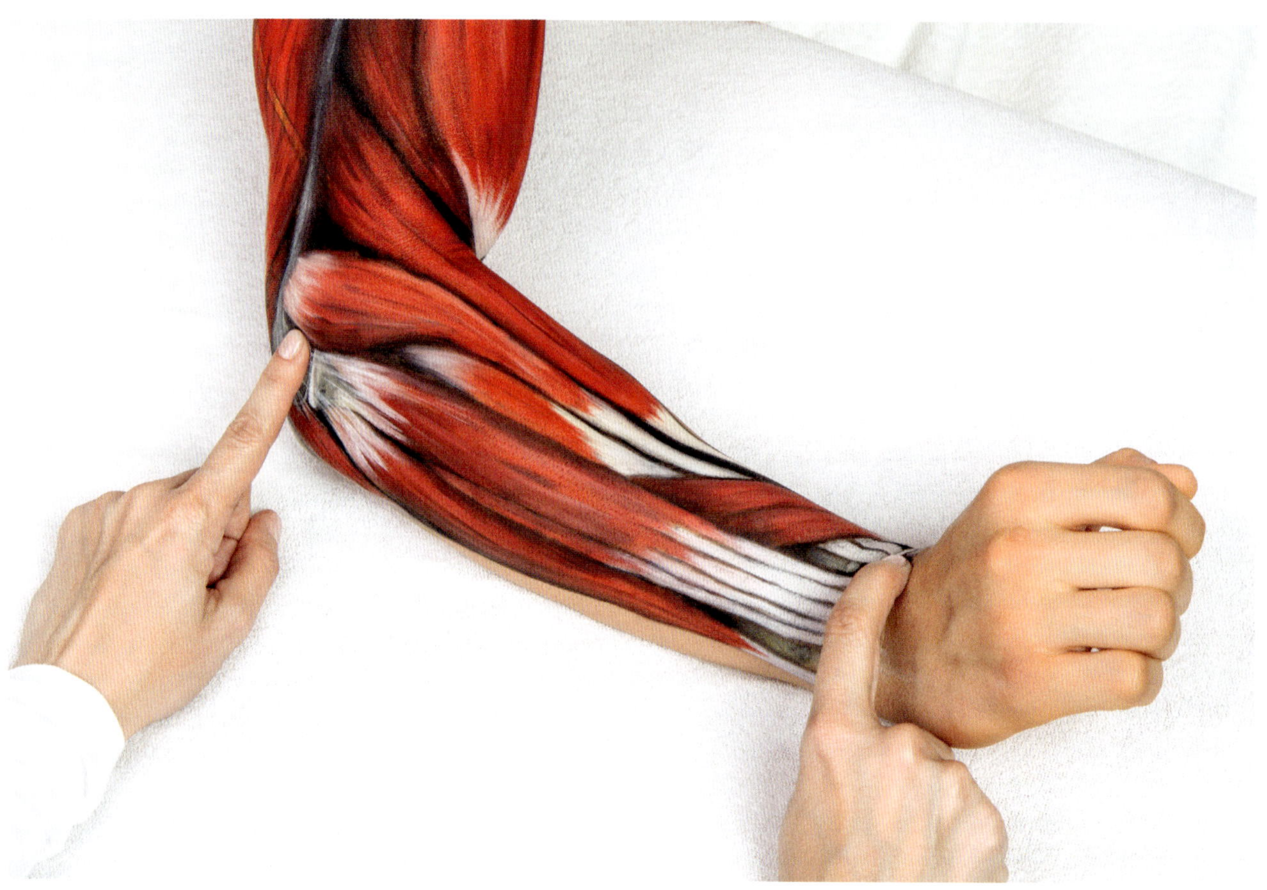

Ausgangsposition des Patienten

Sitzend, der Arm in Abduktion und Flexion. Der Unterarm liegt auf der Unterlage.

Ausgangsposition der Therapeutin

Sitzend, seitlich des Patienten.

Ausführung der Palpation

Die Therapeutin lokalisiert mit den Fingern und ermittelt den Verlauf des M. extensor carpi radialis brevis vom Epicondylus lateralis des Humerus zur Basis des dritten Mittelhandknochens.

10.14. M. extensor carpi radialis brevis (Sehne)

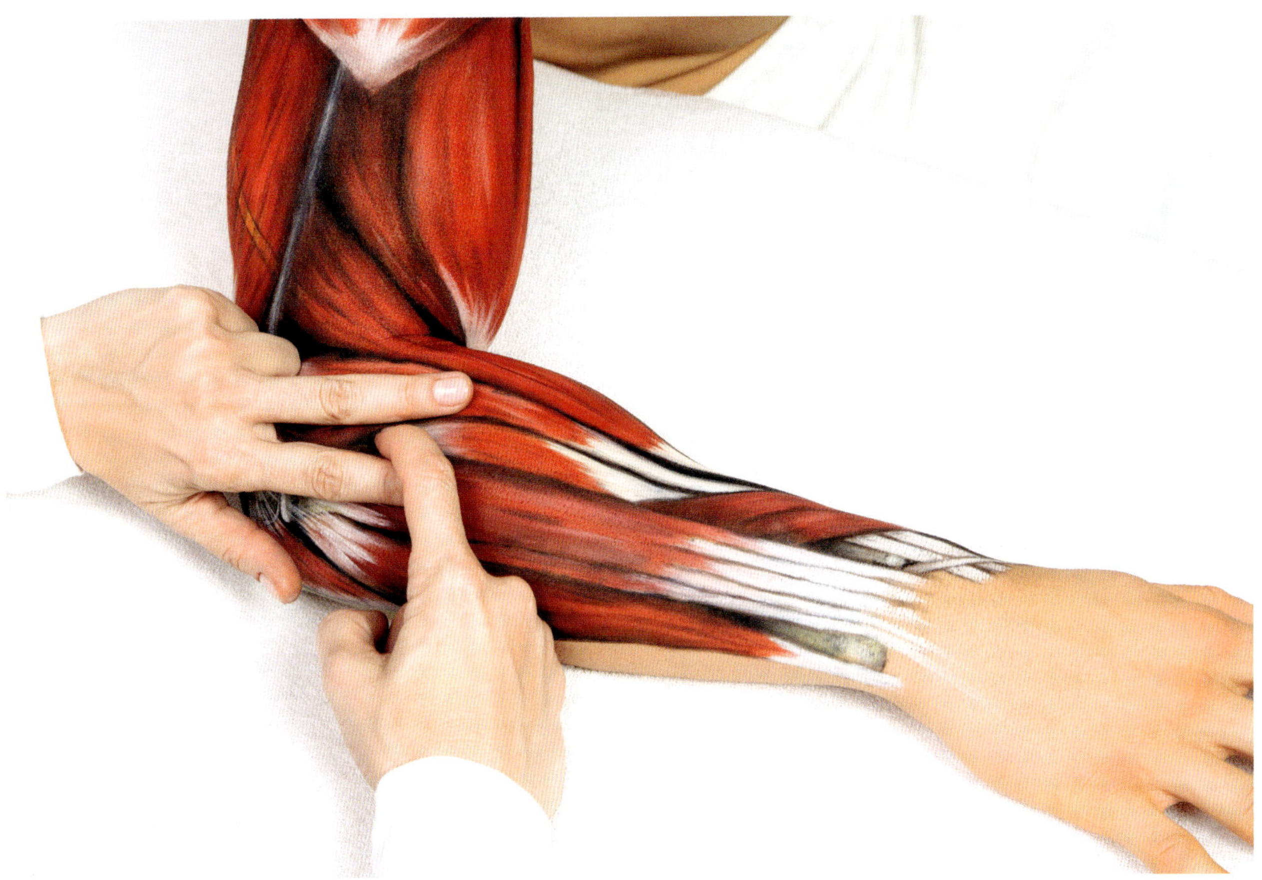

Ausgangsposition des Patienten

Sitzend, der Arm in Abduktion und Flexion. Der Unterarm liegt auf der Unterlage.

Ausgangsposition der Therapeutin

Stehend, seitlich des Patienten, auf der Unterarmhöhe. Die Finger der linken Hand ermitteln den Verlauf des M. extensor carpi radialis longus und des M. extensor digitorum.

Ausführung der Palpation

Die Therapeutin lokalisiert mit den Fingern den Verlauf der proximalen Sehne des M. extensor carpi radialis brevis. Der Zeigefinger der Therapeutin schaut in die Richtung des Epicondylus lateralis des Humerus.

10.15. M. extensor carpi radialis brevis (Sehne)

M. extensor carpi radialis brevis – Tendo

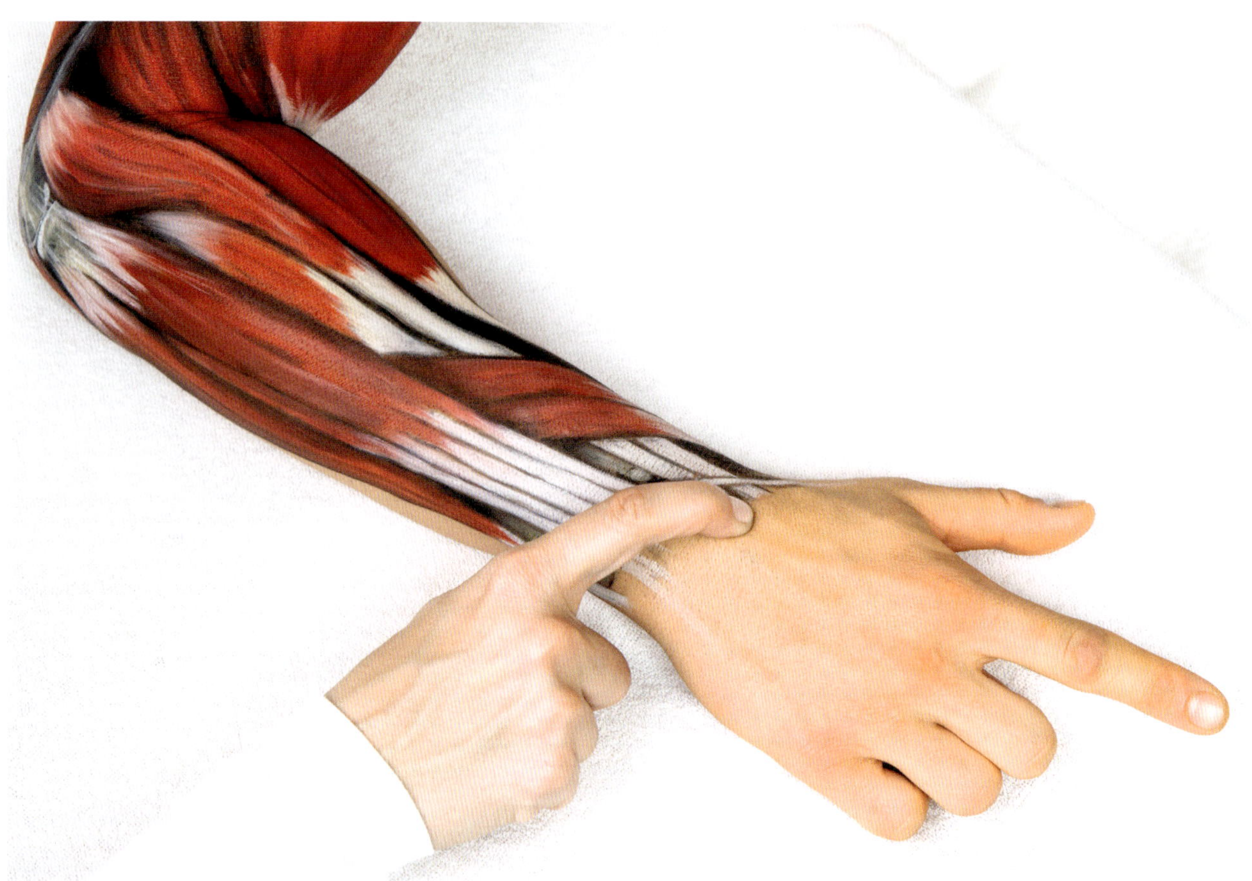

Ausgangsposition des Patienten

Sitzend, der Arm in Abduktion und Flexion. Der Unterarm liegt auf der Unterlage.

Ausgangsposition der Therapeutin

Stehend, seitlich des Patienten, auf der Unterarmhöhe. Die Finger der linken Hand ermitteln den Verlauf des M. extensor carpi radialis longus und des M. extensor digitorum.

Ausführung der Palpation

Die Therapeutin palpiert und bewertet die distale Sehne des M. extensor carpi radialis brevis. Die Sehne setzt an der Basis des dritten Mittelhandknochens an.

10.16. Sulcus zwischen den Handgelenksextensoren

M. extensor carpi radialis longus, M. extensor carpi radialis bervis – Sulcus intermuscularis

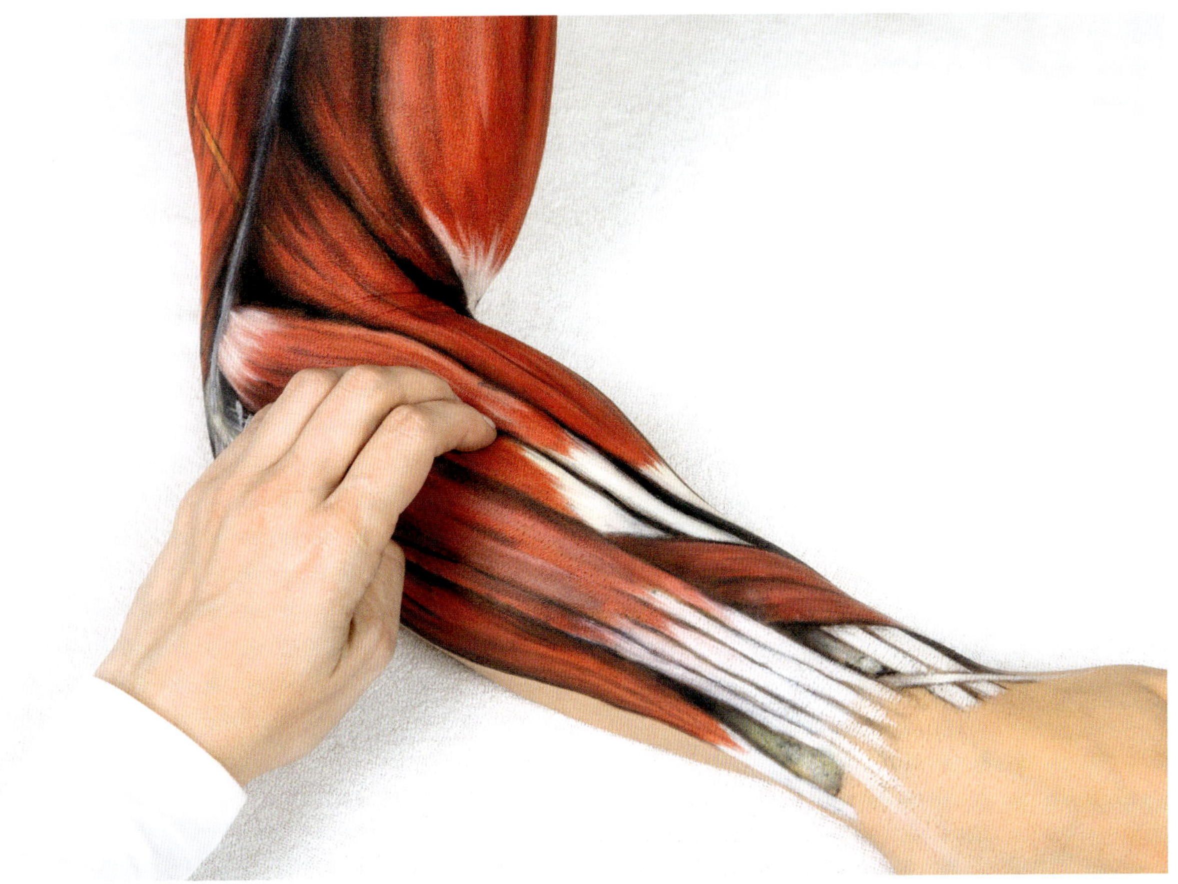

Ausgangsposition des Patienten

Sitzend, der Arm in Abduktion und Flexion. Der Unterarm liegt auf der Unterlage.

Ausgangsposition der Therapeutin

Stehend, seitlich des Patienten, auf der Unterarmhöhe. Die Finger liegen am unteren Rand des M. extensor radialis longus.

Ausführung der Palpation

Die Therapeutin palpiert und bewertet den Sulcus zwischen dem M. extensor carpi radialis longus und brevis. Sie bewegt die Finger in die Richtung des Handgelenks. Am distalen Unterarm sind die Sehnen der beiden radialen Handgelenksextensoren vom M. abductor pollicis longus und vom Extensor pollicis brevis bedeckt.

10.17. M. extensor carpi radialis brevis

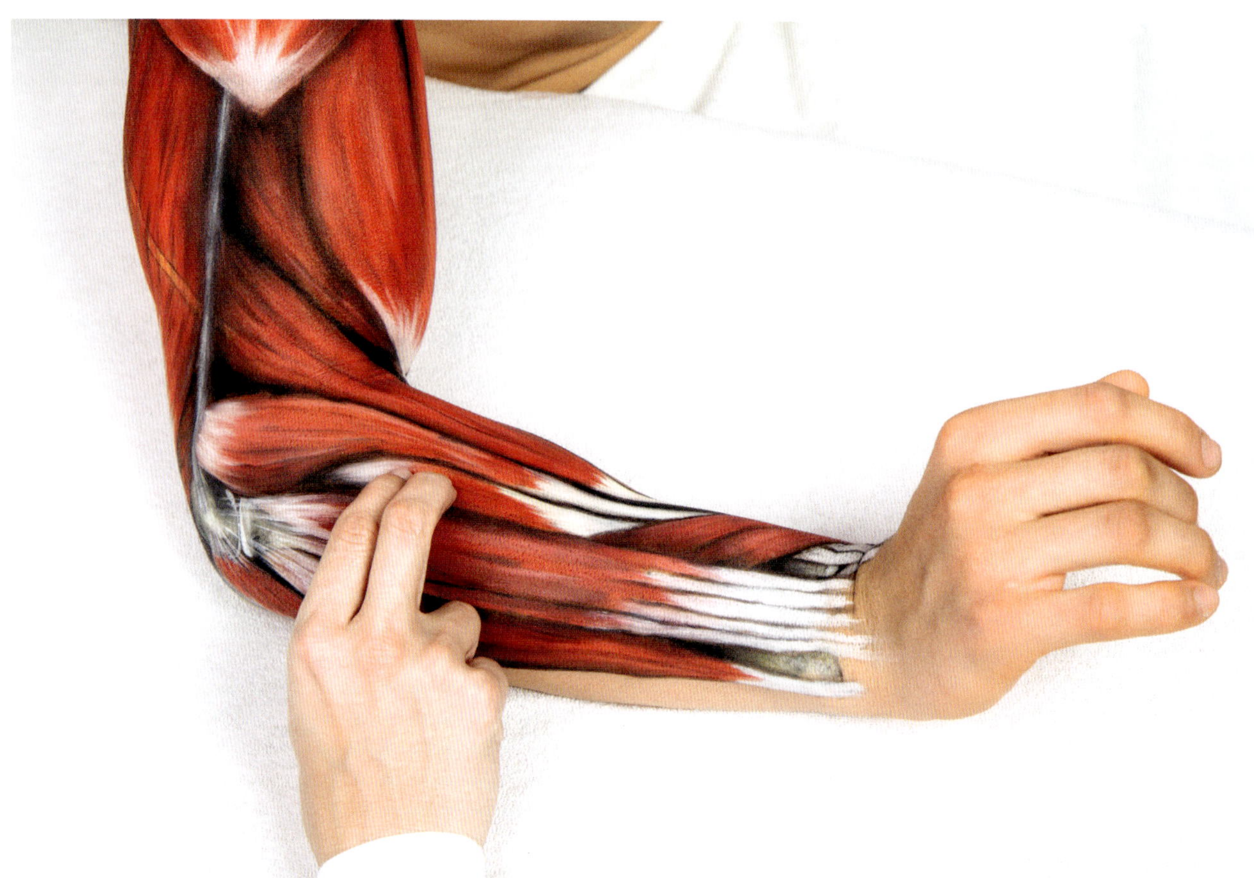

Ausgangsposition des Patienten

Sitzend, der Arm in Abduktion und Flexion. Der Unterarm liegt auf der Unterlage.

Ausgangsposition der Therapeutin

Sitzend, seitlich des Patienten.

Ausführung der Palpation

Die Therapeutin palpiert und bewertet den extensor carpi radialis brevis zwischen dem M. extensor carpi radialis longus und dem M. extensor digitorum. Der Patient macht eine Handgelenksextension.

10.18. Radiale Handgelenksextensoren – Sehnen

M. extensor carpi radialis longus et M. extensor carpi radialis brevis – Tendines

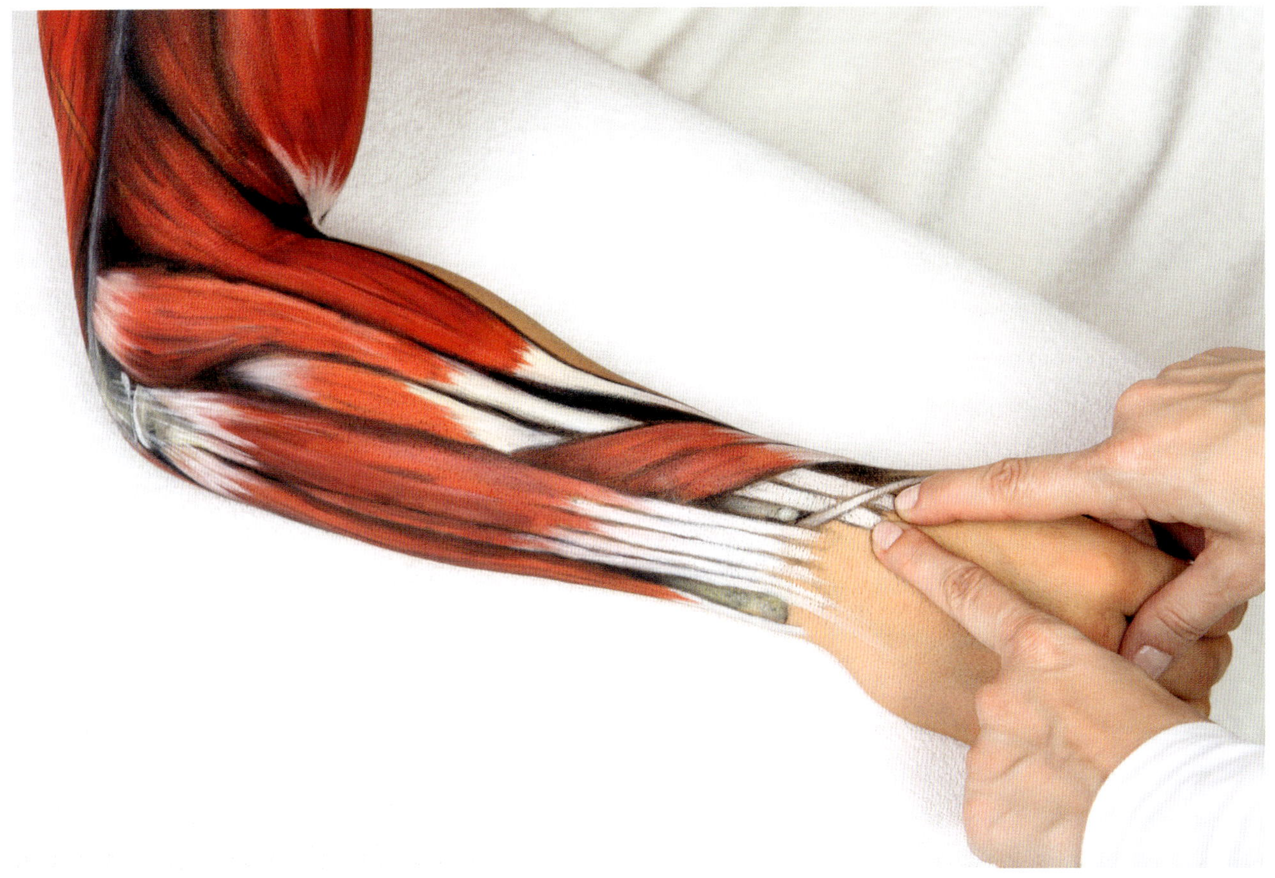

Ausgangsposition des Patienten

Sitzend, der Arm in Abduktion und Flexion. Der Unterarm liegt auf der Unterlage.

Ausgangsposition der Therapeutin

Sitzend, dem Patienten zugewandt.

Ausführung der Palpation

Die Therapeutin lokalisiert den Verlauf der radialen Handgelenkextensoren auf der Höhe des Handgelenks. Zwischen den Sehnen ist eine V-förmige Spalte sichtbar.

10.19. M. extensor digiti minimi

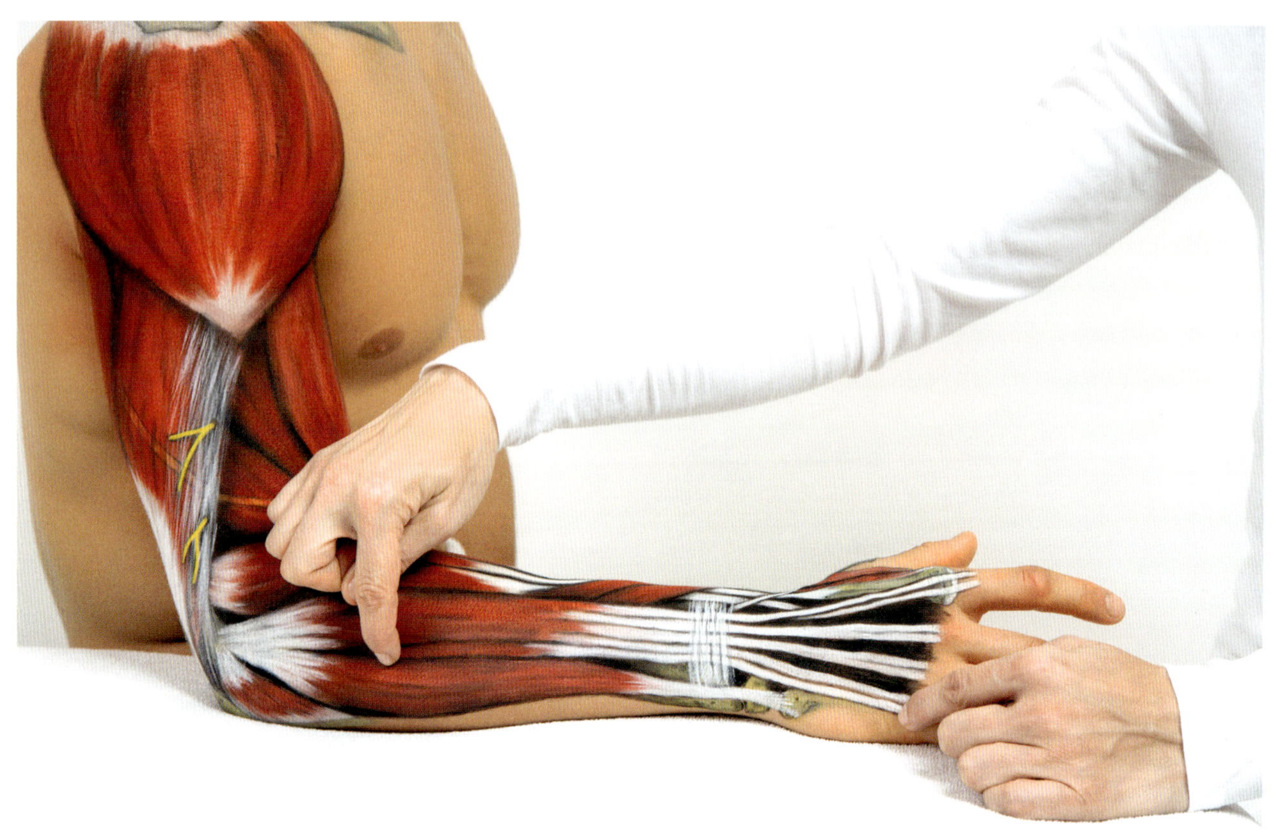

Ausgangsposition des Patienten

Sitzend, der Arm in Abduktion und Flexion. Der Unterarm liegt auf der Unterlage.

Ausgangsposition der Therapeutin

Sitzend, dem Patienten zugewandt.

Ausführung der Palpation

Die Therapeutin lokalisiert den Verlauf des M. extensor digiti minimi. Der Zeigefinger der rechten Hand befindet sich unterhalb des unteren Randes des M. extensor digitorum. Der Zeigefinger der linken Hand liegt am Kopf des fünften Mittelhandknochens.

10.20. M. extensor carpi ulnaris

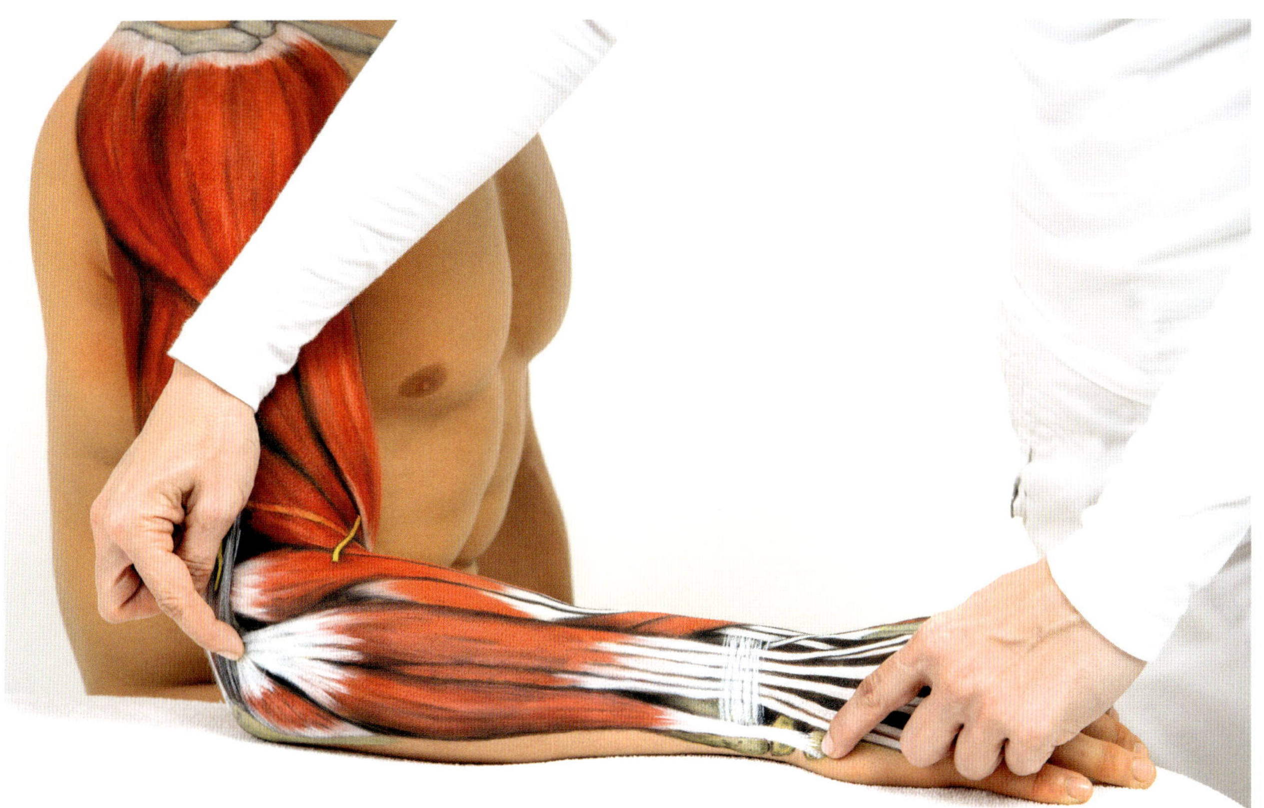

Ausgangsposition des Patienten

Sitzend, der Arm in Abduktion und Flexion. Der Unterarm liegt auf der Unterlage.

Ausgangsposition der Therapeutin

Sitzend, dem Patienten zugewandt.

Ausführung der Palpation

Die Therapeutin lokalisiert den Verlauf des M. extensor carpi ulnaris zwischen dem Epicondylus lateralis des Humerus und der Basis des fünften Mittelhandknochens.

10.21. Sulcus zwischen dem M. extensor carpi ulnaris und dem M. extensor digiti minimi

M. extensor carpi ulnaris, M. extensor digiti minimi – Sulcus intermuscularis

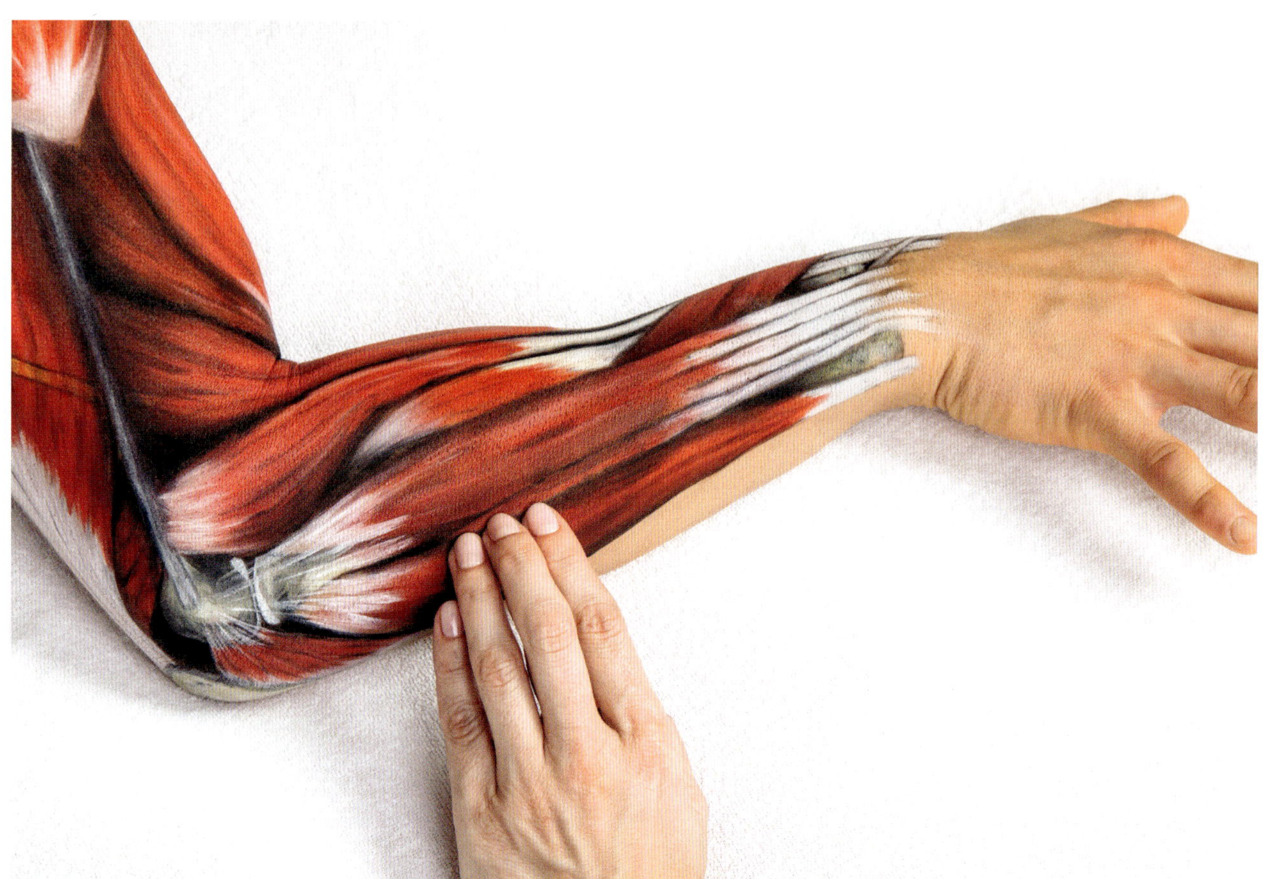

Ausgangsposition des Patienten

Sitzend, der Arm in Abduktion und Flexion. Der Unterarm liegt auf der Unterlage.

Ausgangsposition der Therapeutin

Stehend, seitlich des Patienten, auf der Höhe des Unterarmes.

Ausführung der Palpation

Die Therapeutin palpiert und bewertet den Sulcus zwischen dem M. extensor carpi ulnaris und dem M. extensor digiti minimi. Der Patient macht eine Extension und Adduktion im Handgelenk. Die von dem Patienten ausgeführten Bewegungen werden in Bezug auf die anatomische Lage beschrieben.

10.22. M. extensor carpi ulnaris (unterer Rand)

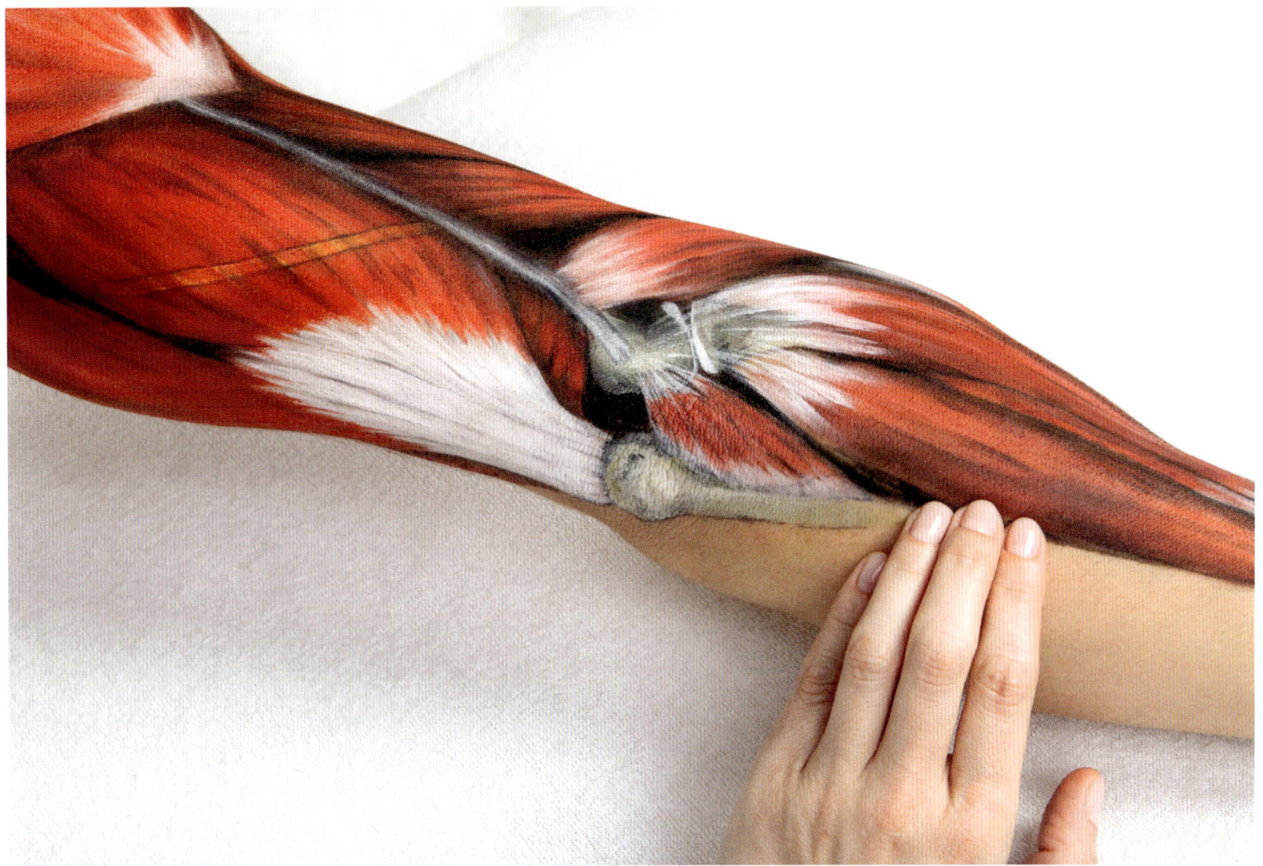

Ausgangsposition des Patienten

Sitzend, der Arm in Abduktion und Flexion. Der Unterarm liegt auf der Unterlage.

Ausgangsposition der Therapeutin

Stehend, seitlich des Patienten.

Ausführung der Palpation

Die Therapeutin palpiert und bewertet den unteren Rand des M. extensor carpi ulnaris. Sie palpiert entlang der hinteren Kante der Ulna. Der Patient macht eine Extension und Adduktion im Handgelenk. Die von dem Patienten ausgeführten Bewegungen werden in Bezug auf die anatomische Lage beschrieben.

10.23. M. extensor carpi ulnaris (Muskelbauch)

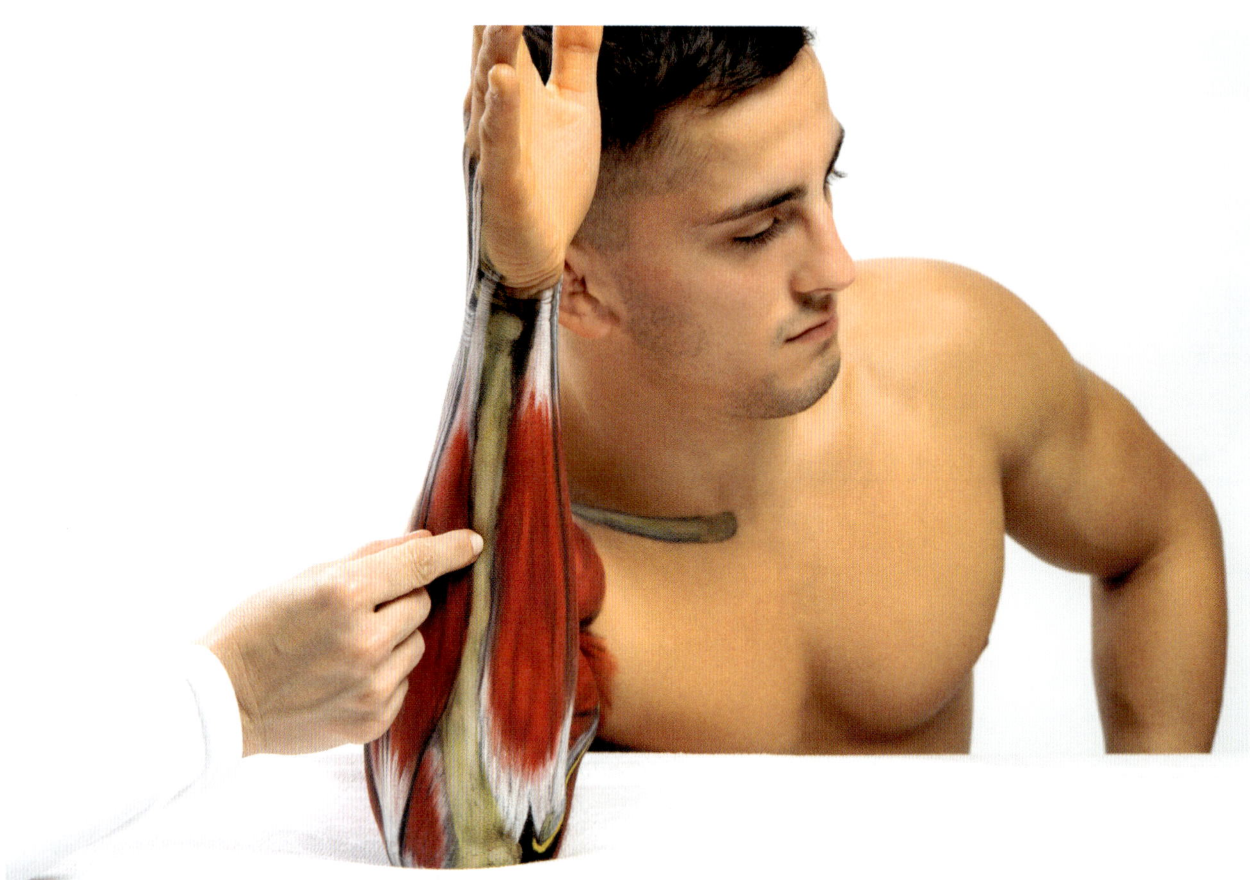

Ausgangsposition des Patienten

Sitzend, der Ellenbogen auf der Unterlage aufgestützt.

Ausgangsposition der Therapeutin

Stehend, seitlich des Patienten, auf der Höhe des Unterarmes.

Ausführung der Palpation

Die Therapeutin umfasst den Muskelbauch des M. extensor carpi ulnaris. Die Finger liegen lateral der hinteren Kante der Ulna. Der Patient macht eine Extension und Adduktion im Handgelenk. Die von dem Patienten ausgeführten Bewegungen werden in Bezug auf die anatomische Lage beschrieben.

10.24. Elle

Ulna

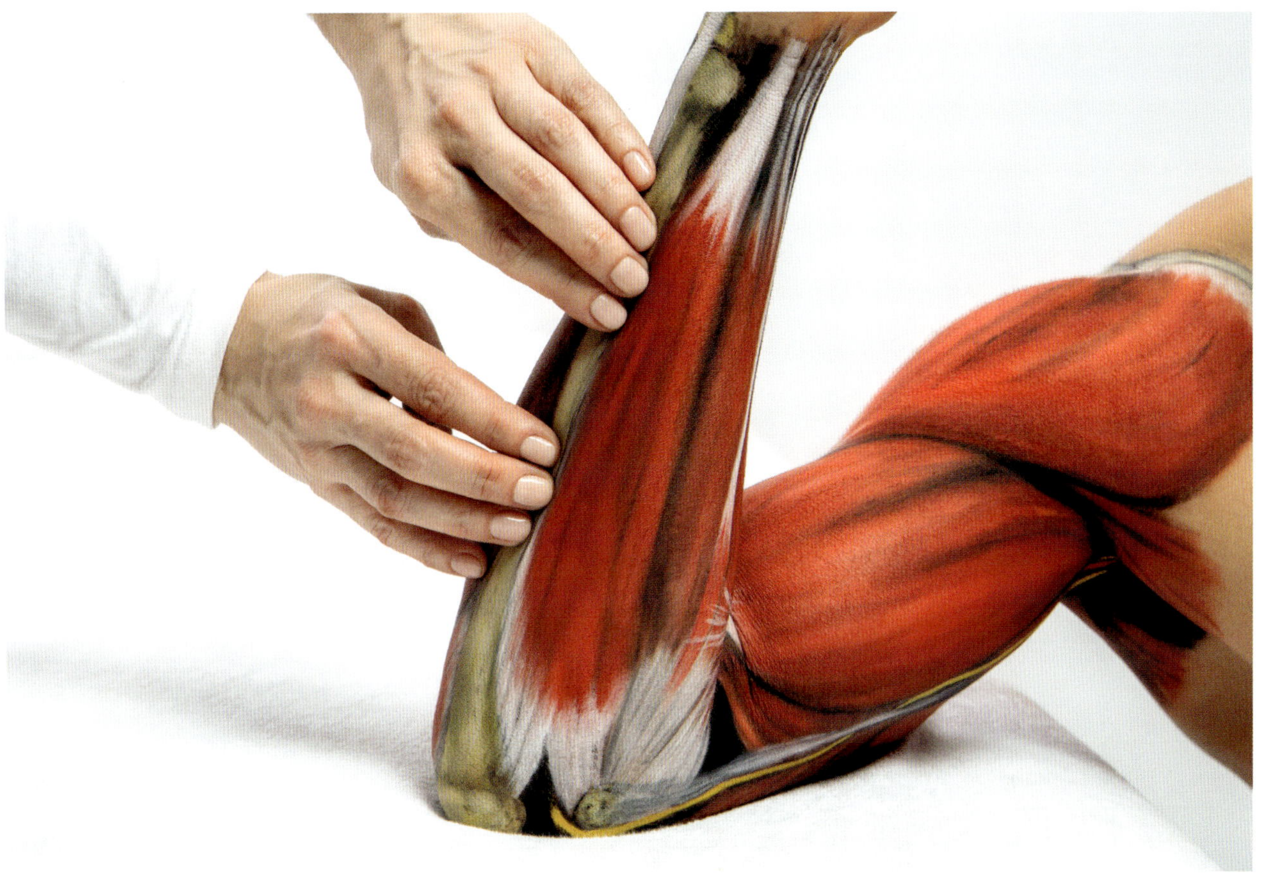

Ausgangsposition des Patienten

Sitzend, der Ellenbogen liegt auf der Unterlage.

Ausgangsposition der Therapeutin

Stehend, seitlich des Patienten, auf der Höhe des Unterarmes.

Ausführung der Palpation

Die Therapeutin palpiert und bewertet die vordere Kante der Ulna. Sie bewegt die Finger vom Olecranon in Richtung des Processus styloideus der Ulna.

10.25. M. flexor carpi ulnaris – Teil 1

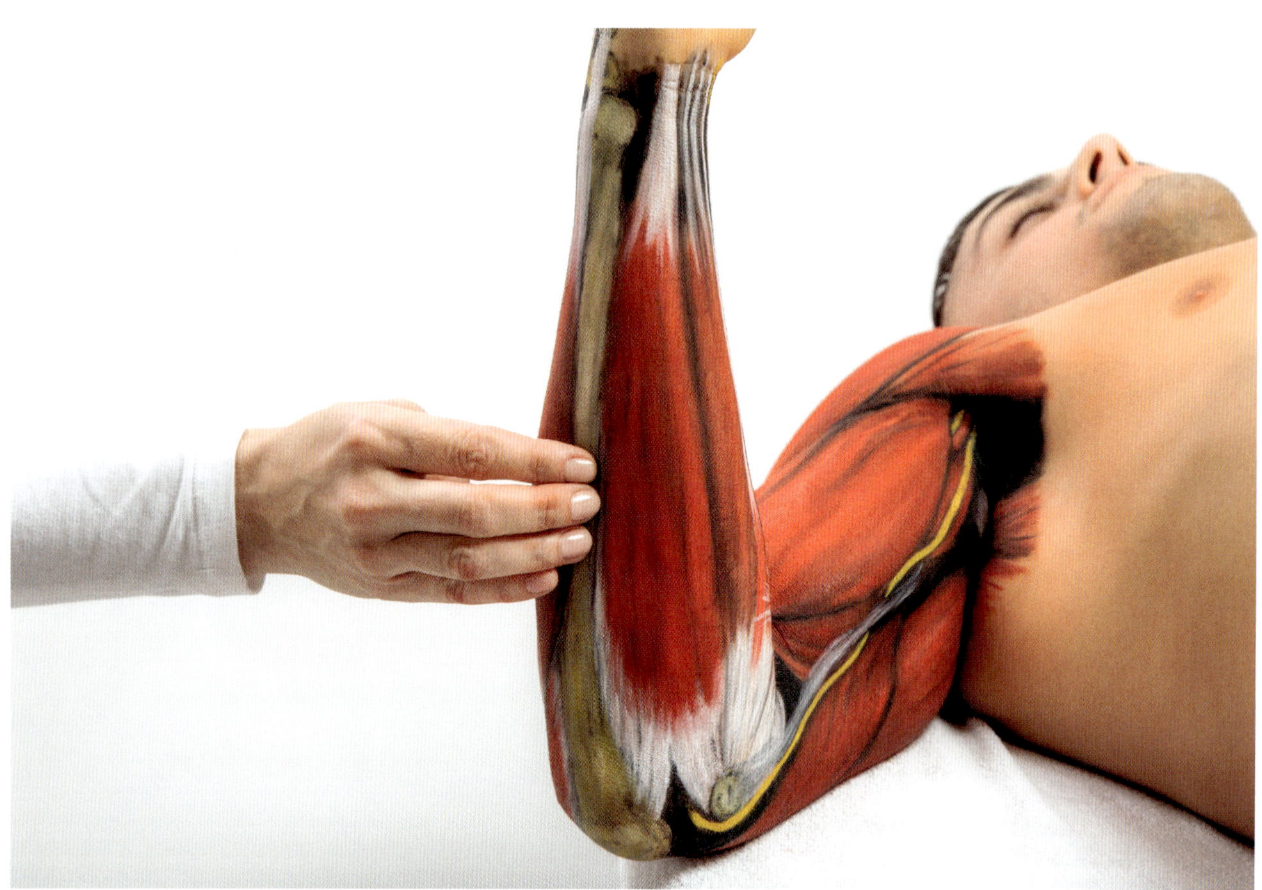

Ausgangsposition des Patienten

Rückenlage, der Ellenbogen gebeugt, der Unterarm schaut zur Decke.

Ausgangsposition der Therapeutin

Sitzend, seitlich des Patienten.

Ausführung der Palpation

Die Therapeutin palpiert und bewertet den hinteren Rand des M. flexor carpi ulnaris entlang der vorderen Kante der Ulna. Der Patient macht eine Extension und Adduktion im Handgelenk. Die von dem Patienten ausgeführten Bewegungen werden in Bezug auf die anatomische Lage beschrieben.

10.26. M. flexor carpi ulnaris – Teil 2

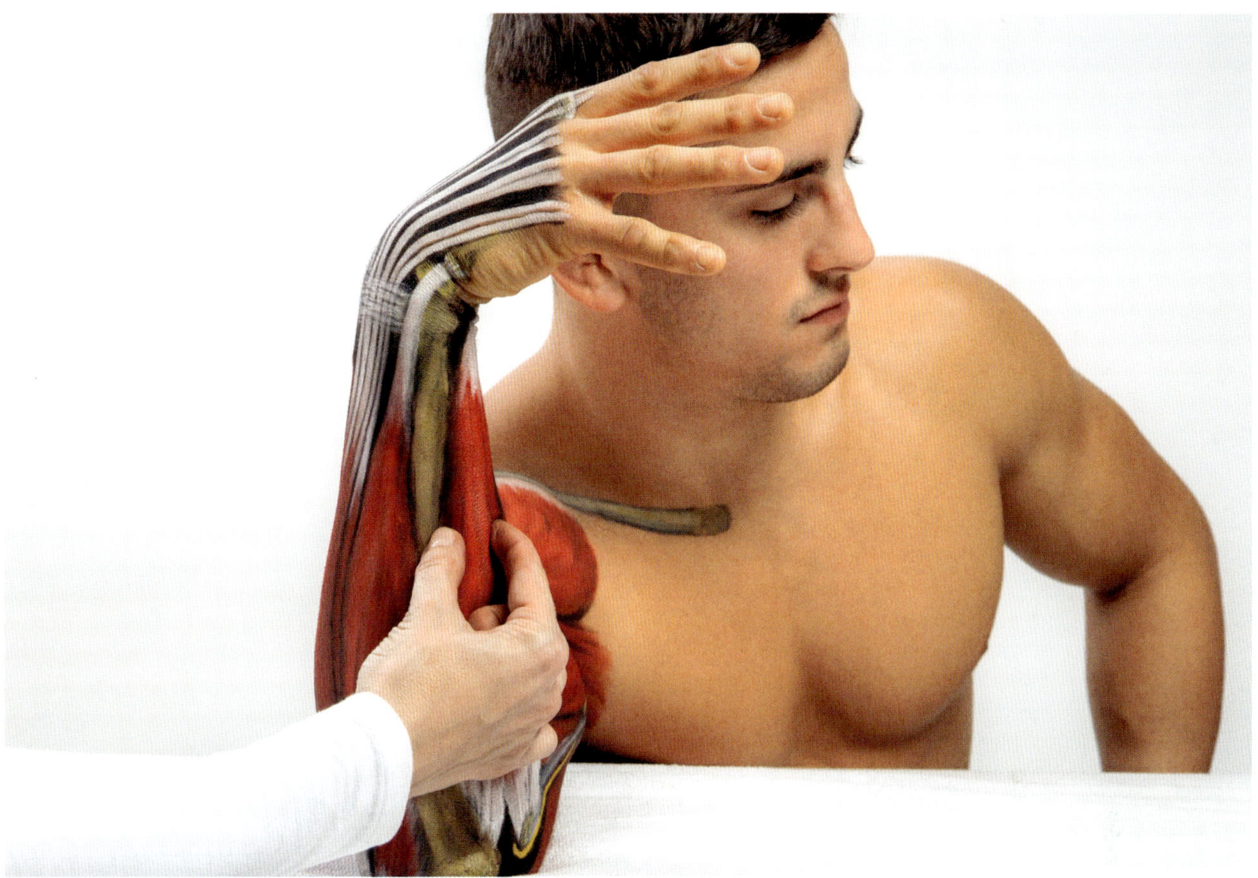

Ausgangsposition des Patienten

Rückenlage, der Ellenbogen gebeugt, auf der Unterlage.

Ausgangsposition der Therapeutin

Sitzend, seitlich des Patienten.

Ausführung der Palpation

Die Therapeutin umfasst den Muskelbauch des M. flexor carpi ulnaris. Die Finger liegen von beiden Seiten des Muskels, ventral des Vorderrandes der Ulna. Der Patient macht eine Extension und Adduktion im Handgelenk. Die von dem Patienten ausgeführten Bewegungen werden in Bezug auf die anatomische Lage beschrieben.

10.27. Gemeinsamer Ursprung

Caput commune

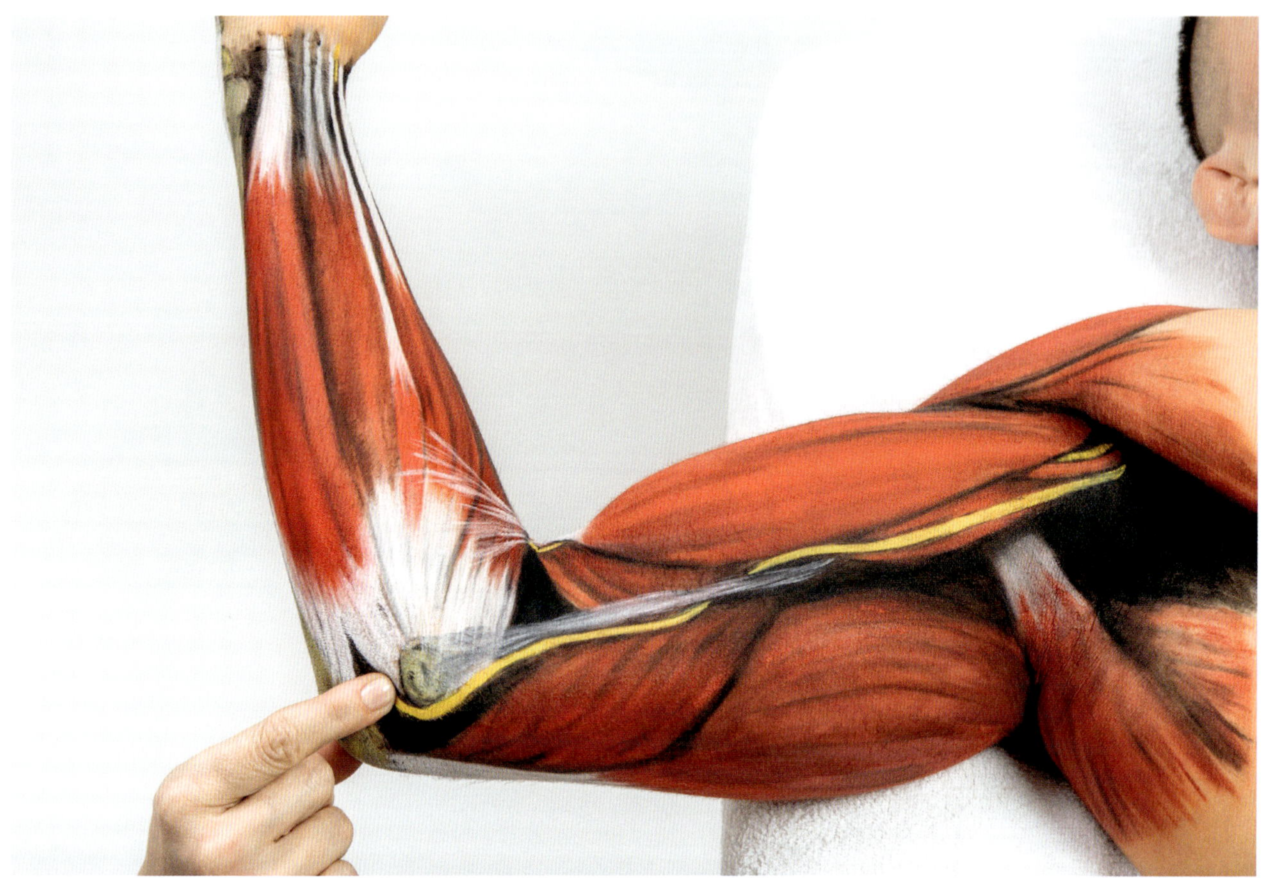

Ausgangsposition des Patienten

Rückenlage, der Oberarm abduziert.

Ausgangsposition der Therapeutin

Stehend, seitlich des Patienten, auf der Beckenhöhe. Der Zeigefinger unterhalb des Epicondylus medialis des Humerus.

Ausführung der Palpation

Die Therapeutin palpiert und bewertet den gemeinsamen Ursprung der vorderen Unterarmgruppe, vom Epicondylus medialis des Humerus ausgehend. Das sog. Caput commune ist der Ursprung des M. pronator teres, M. flexor carpi radialis, M. palmaris longus, M. flexor carpi ulnaris, Flexor digitorum superficialis und des M. flexor pollicis longus.

10.28. M. flexor carpi radialis

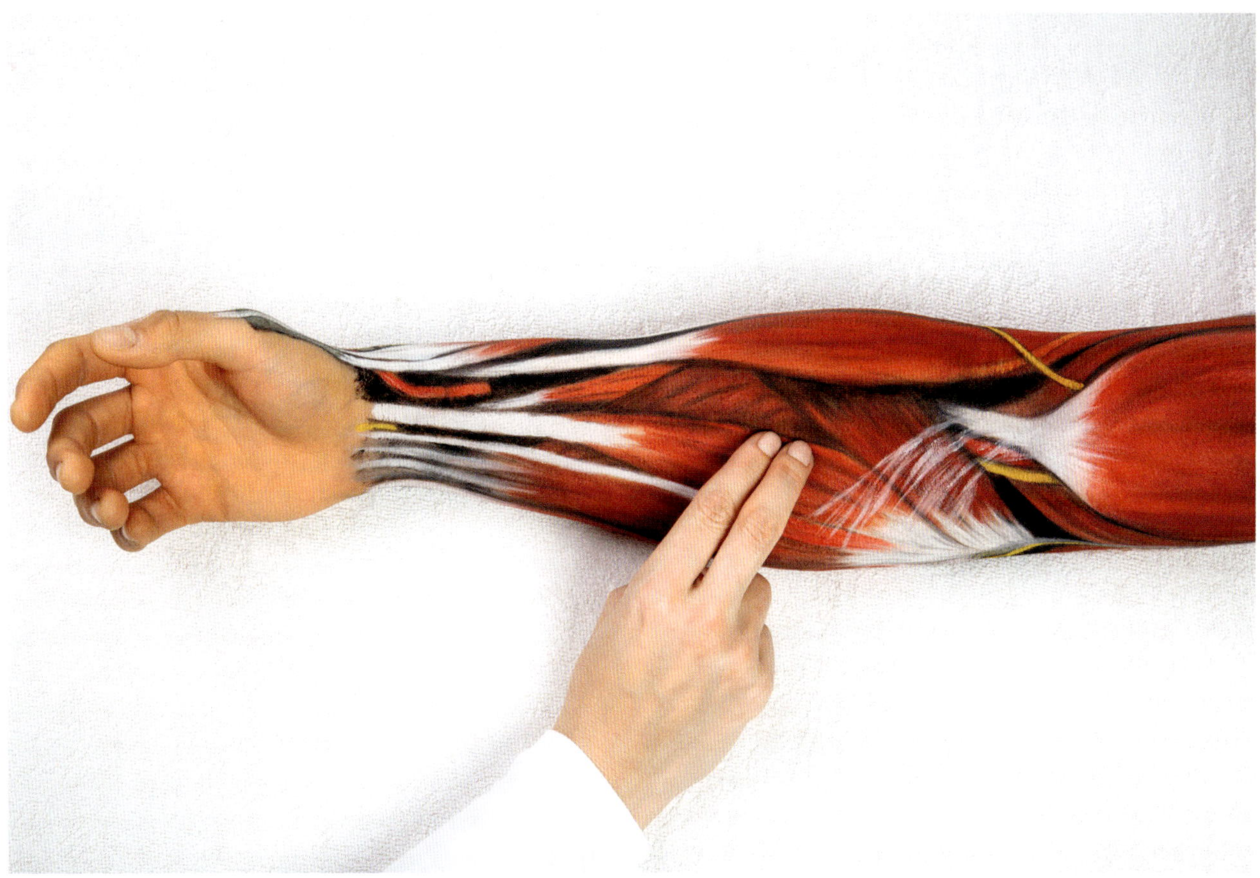

Ausgangsposition des Patienten

Rückenlage, der Oberarm liegt auf der Unterlage.

Ausgangsposition der Therapeutin

Sitzend, seitlich des Patienten.

Ausführung der Palpation

Die Therapeutin palpiert und bewertet den M. flexor carpi radialis. Die Palpation findet im Verlauf des Muskels von der distalen Sehne des Muskels in die Richtung des Epicondylus medialis des Humerus statt.

10.29. M. palmaris longus

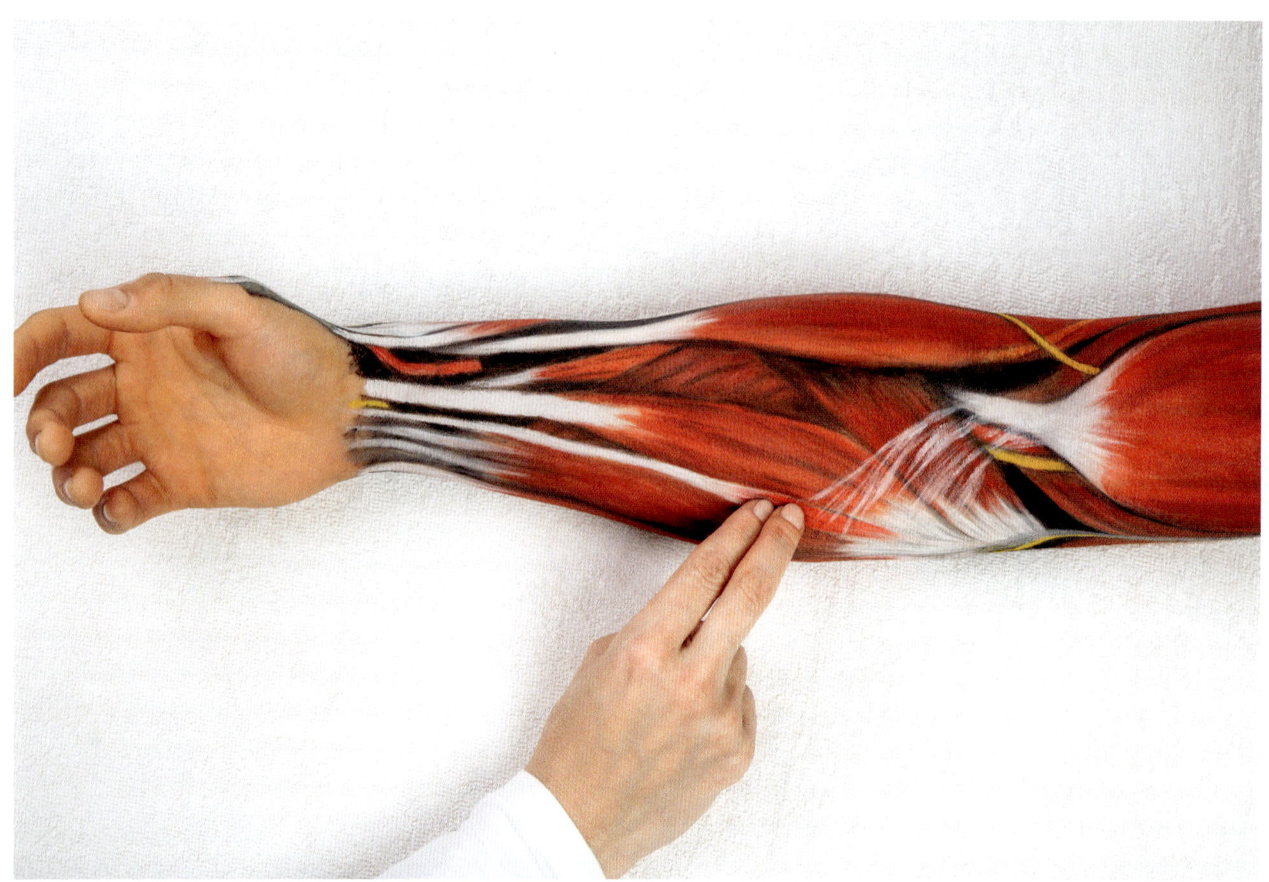

Ausgangsposition des Patienten

Sitzend, der Unterarm liegt auf der Unterlage.

Ausgangsposition der Therapeutin

Sitzend, seitlich des Patienten.

Ausführung der Palpation

Die Therapeutin palpiert und bewertet den M. palmaris longus. Bei der Palpation bewegen sich die Finger von der distalen Sehne des Muskels in die Richtung des Epicondylus medialis des Humerus. Der M. palmaris longus ist anatomisch nicht konstant und kann ausbleiben.

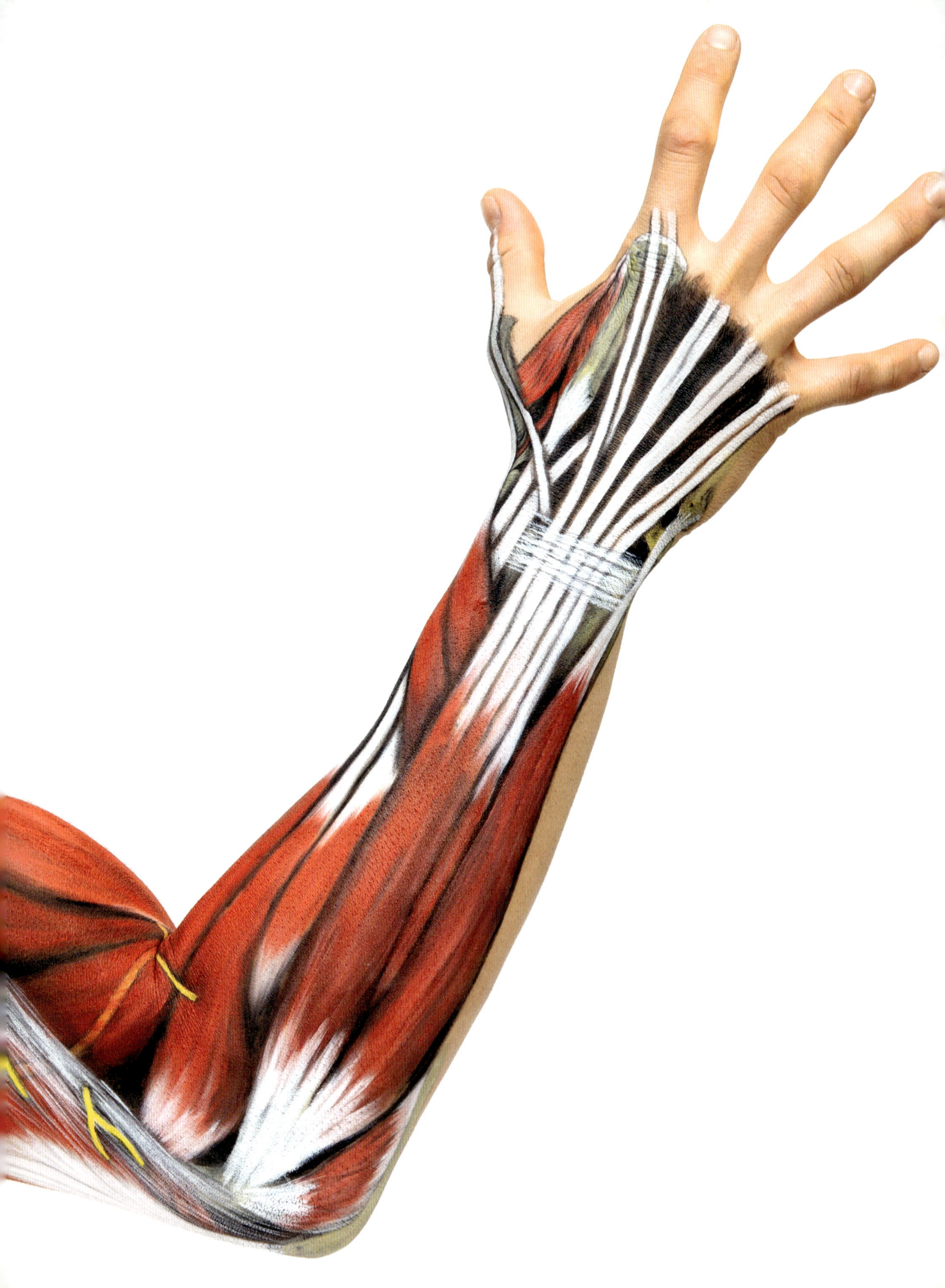

11 DISTALER UNTERARM

11.1. Lister-Tuberkel – Teil 1 (Tuberculum dorsale des Radius)

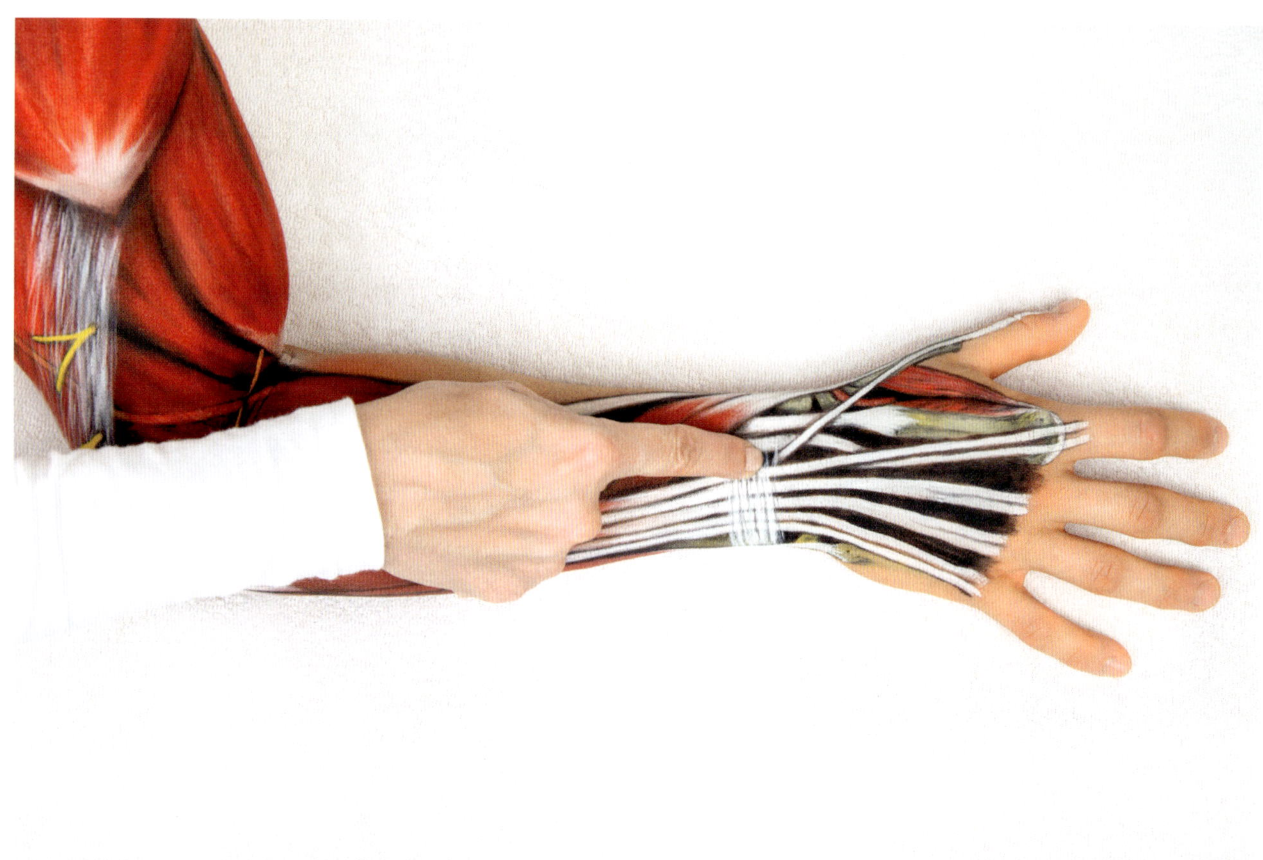

Ausgangsposition des Patienten

Sitzend, die Hand liegt auf der Unterlage.

Ausgangsposition der Therapeutin

Sitzend, seitlich des Patienten.

Ausführung der Palpation

Die Therapeutin lokalisiert und palpiert das Tuberculum auf der dorsalen Seite des Radius (sog. Lister-Tuberkel).

11.2. Lister-Tuberkel – Teil 2 (Tuberculum dorsale des Radius)

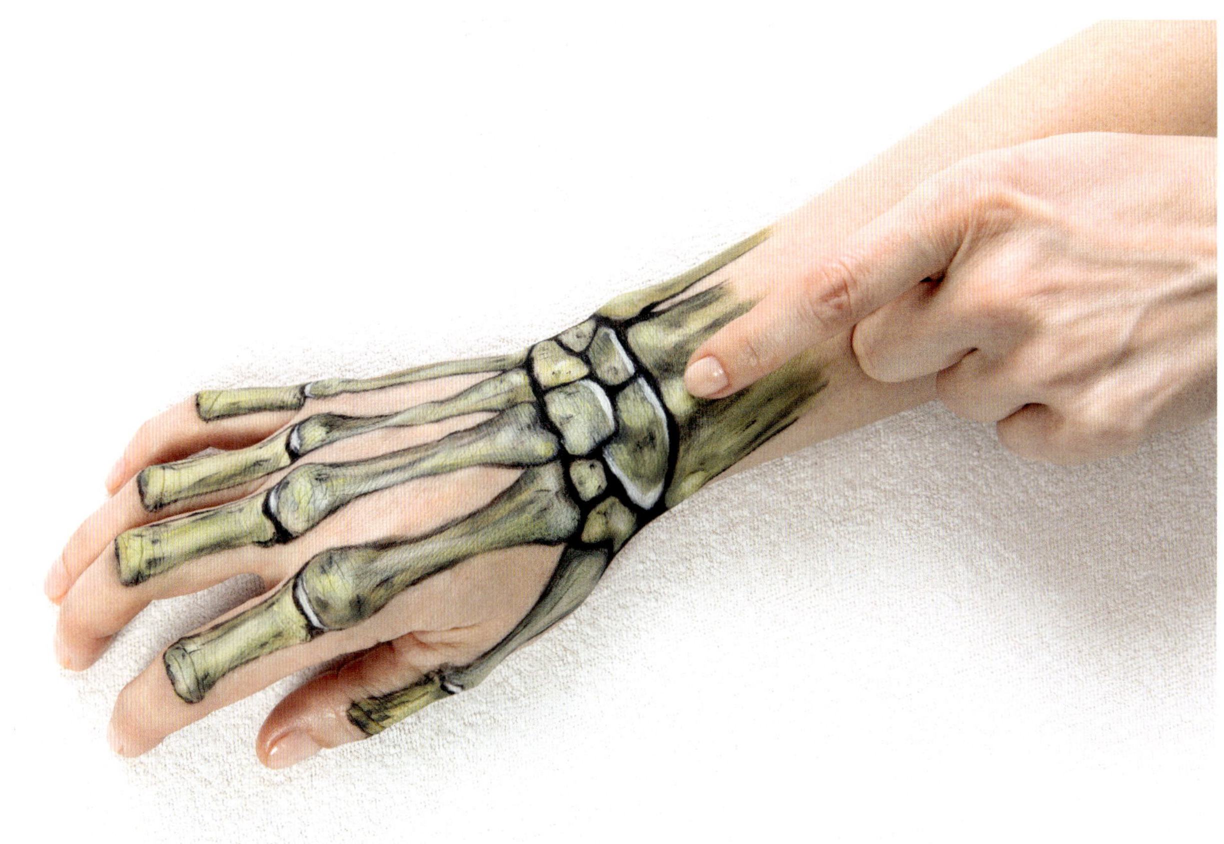

Ausgangsposition des Patienten

Sitzend, die Hand liegt auf der Unterlage.

Ausgangsposition der Therapeutin

Sitzend, seitlich des Patienten.

Ausführung der Palpation

Die Therapeutin lokalisiert und palpiert das Tuberculum auf der dorsalen Seite des Radius (sog. Lister-Tuberkel).

11.3. Dorsale Seite des Radius (Knochenrand)

Radius – Facies posterior

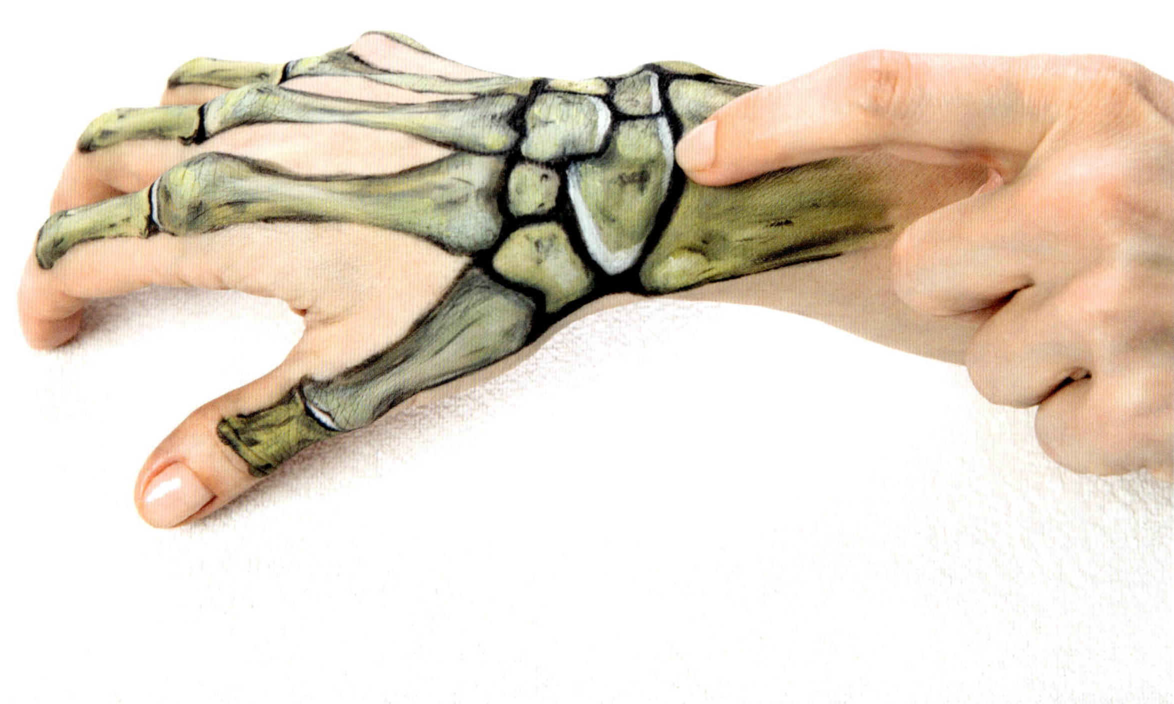

Ausgangsposition des Patienten

Sitzend, die Hand liegt auf der Unterlage.

Ausgangsposition der Therapeutin

Sitzend, seitlich des Patienten.

Ausführung der Palpation

Die Therapeutin lokalisiert und palpiert den Rand des Radius am distalen Ende des Knochens. Der Zeigefinger rutscht in die Richtung des Kahnbeins. Die Bewertung kann man auch in die umgekehrte Richtung durchführen. In diesem Fall rutscht man mit dem Zeigefinger vom Handgelenk nach proximal, bis man auf die Knochenkante des Radius stößt.

11.4. Griffelfortsatz des Radius

Processus styloideus radii

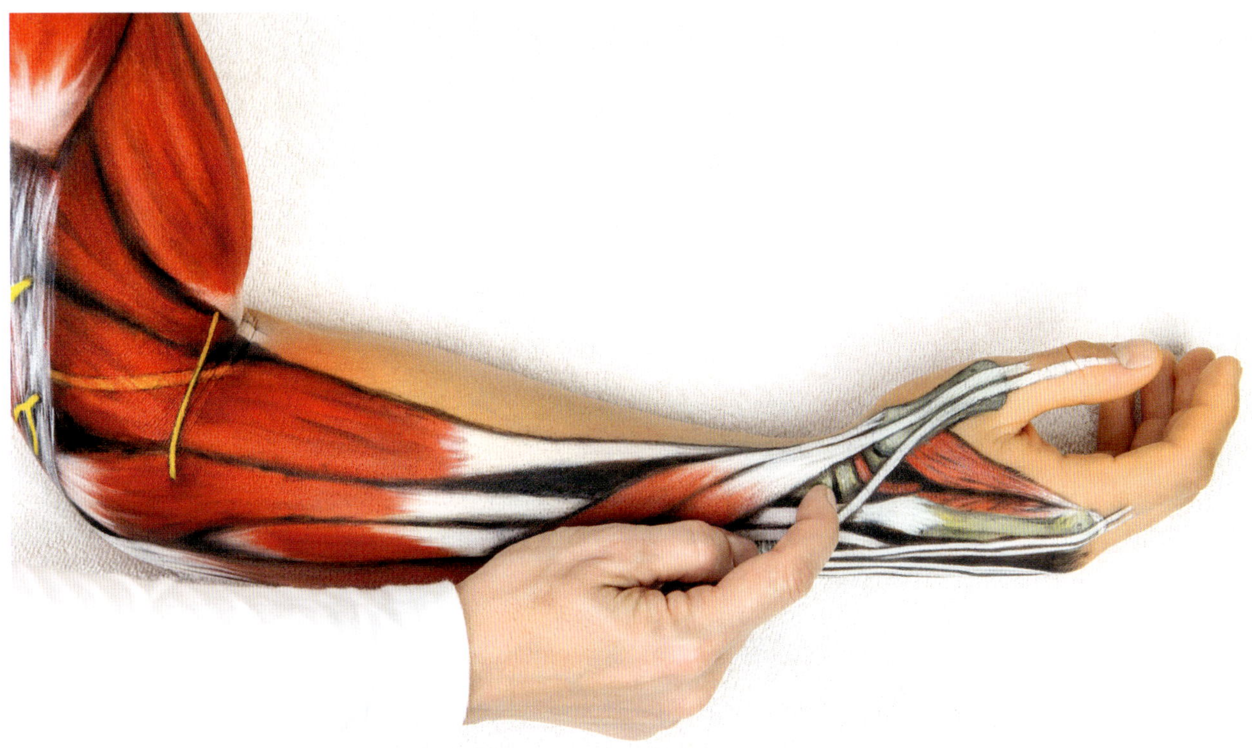

Ausgangsposition des Patienten

Sitzend, die Hand liegt auf der Unterlage.

Ausgangsposition der Therapeutin

Sitzend, seitlich des Patienten.

Ausführung der Palpation

Die Therapeutin lokalisiert und palpiert den Griffelfortsatz des Radius in der anatomischen Tabatière (im Bereich der Foveola radialis). Distal vom Processus styloideus befindet sich das Kahnbein (das Os scaphoideum).

11. 5. Retinaculum extensorum

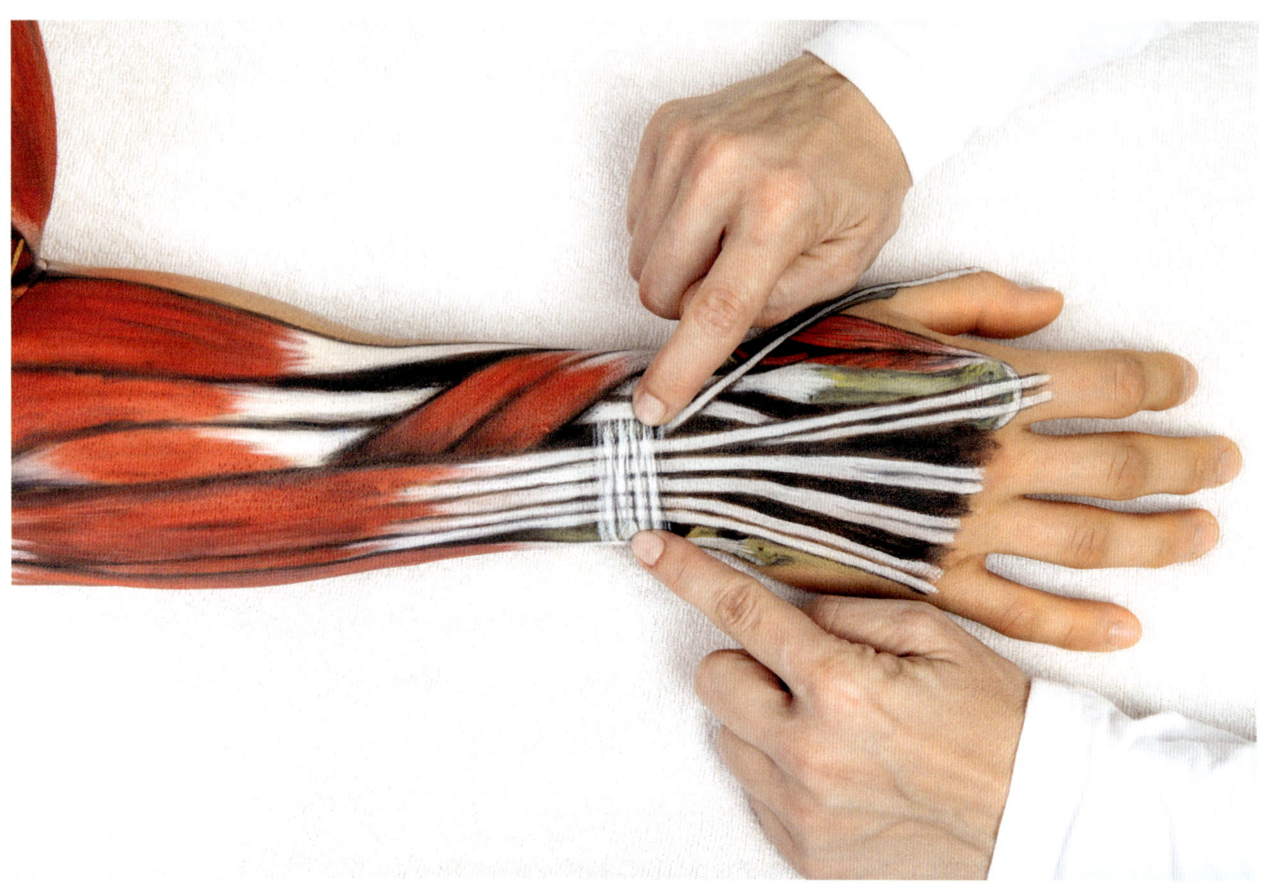

Ausgangsposition des Patienten

Sitzend, die Hand liegt auf der Unterlage.

Ausgangsposition der Therapeutin

Sitzend, dem Patienten zugewandt. Der Zeigefinger der rechten Hand befindet sich am Lister-Tuberkel, der Zeigefinger der linken Hand lokalisiert den Ulnakopf.

Ausführung der Palpation

Die Therapeutin lokalisiert das Retinaculum extensorum zwischen den distalen Strukturen des Unterarmes.

11.6. Ulnakopf

Caput ulnae

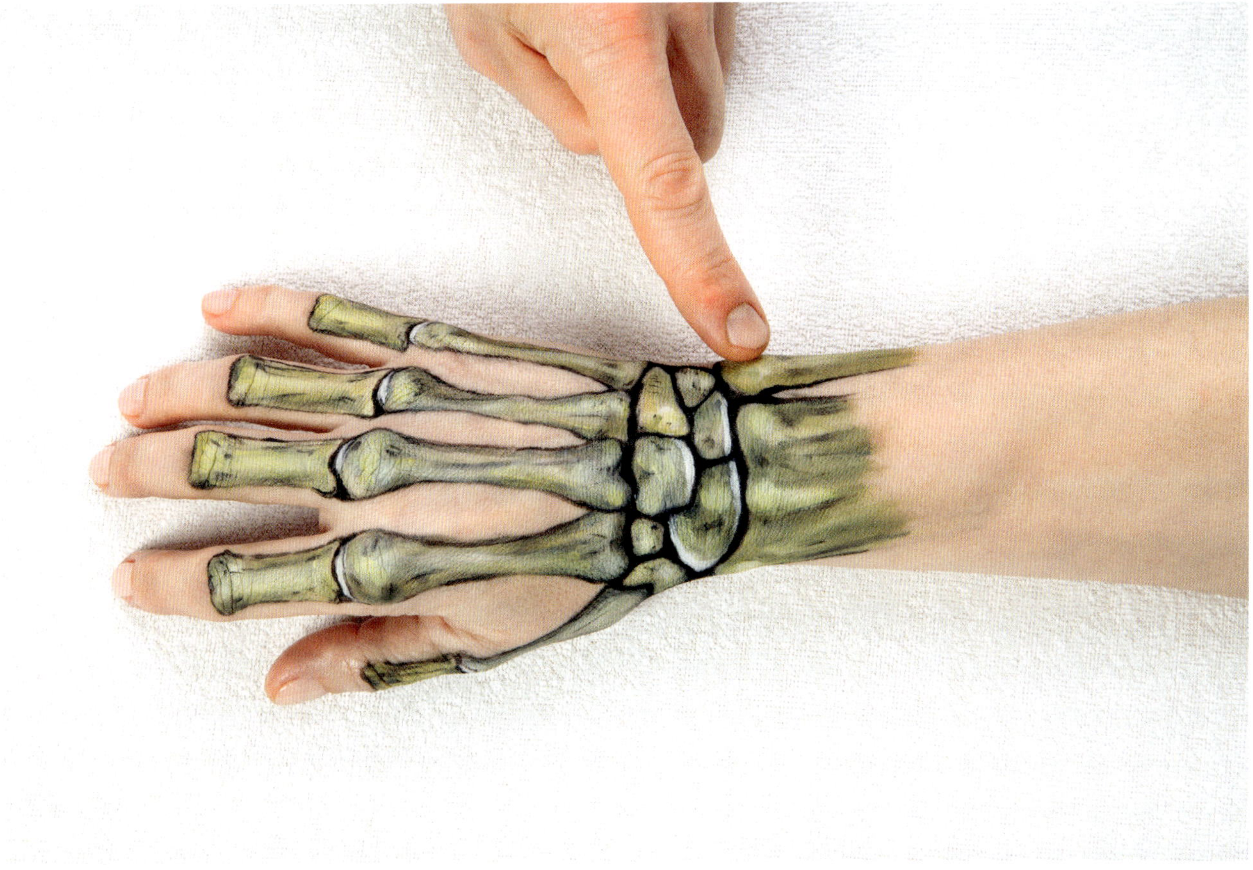

Ausgangsposition des Patienten

Sitzend, die Hand liegt auf der Unterlage.

Ausgangsposition der Therapeutin

Sitzend, dem Patienten zugewandt.

Ausführung der Palpation

Die Therapeutin lokalisiert und palpiert den Ulnakopf. In der Innenrotation des Unterarmes ist der Kopf (Caput ulnae) gut tastbar und sogar sichtbar.

11.7. Distales Radioulnargelenk

Art. radioulnaris distalis

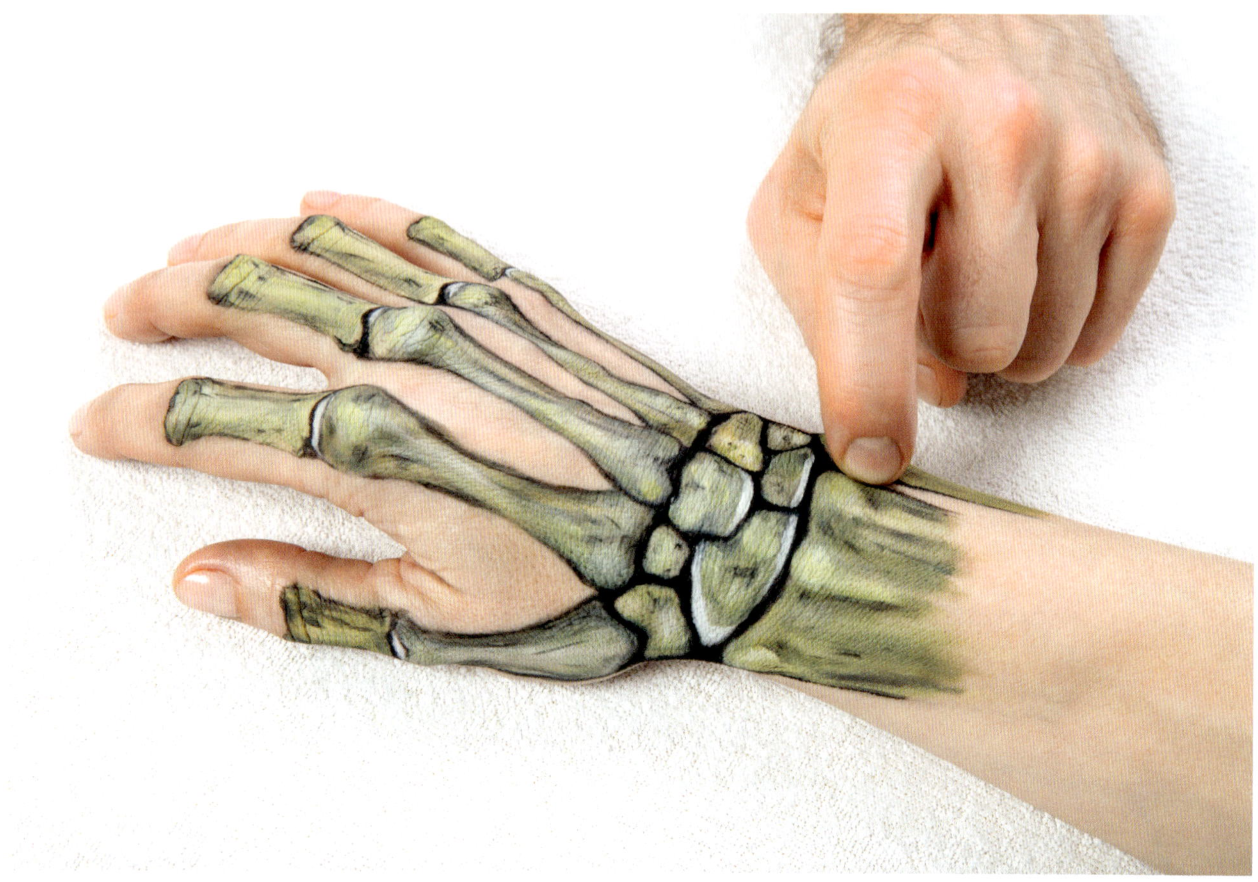

Ausgangsposition des Patienten

Sitzend, die Hand liegt auf der Unterlage.

Ausgangsposition der Therapeutin

Sitzend, seitlich des Patienten.

Ausführung der Palpation

Die Therapeutin palpiert und bewertet das distale Radioulnargelenk. Sie versetzt den Finger vom Caput ulnae nach radial. Der Finger liegt auf der dorsalen Seite des Gelenkspaltes.

11.8. Distales Radioulnargelenk (Untersuchung)

Art. radioulnaris distalis

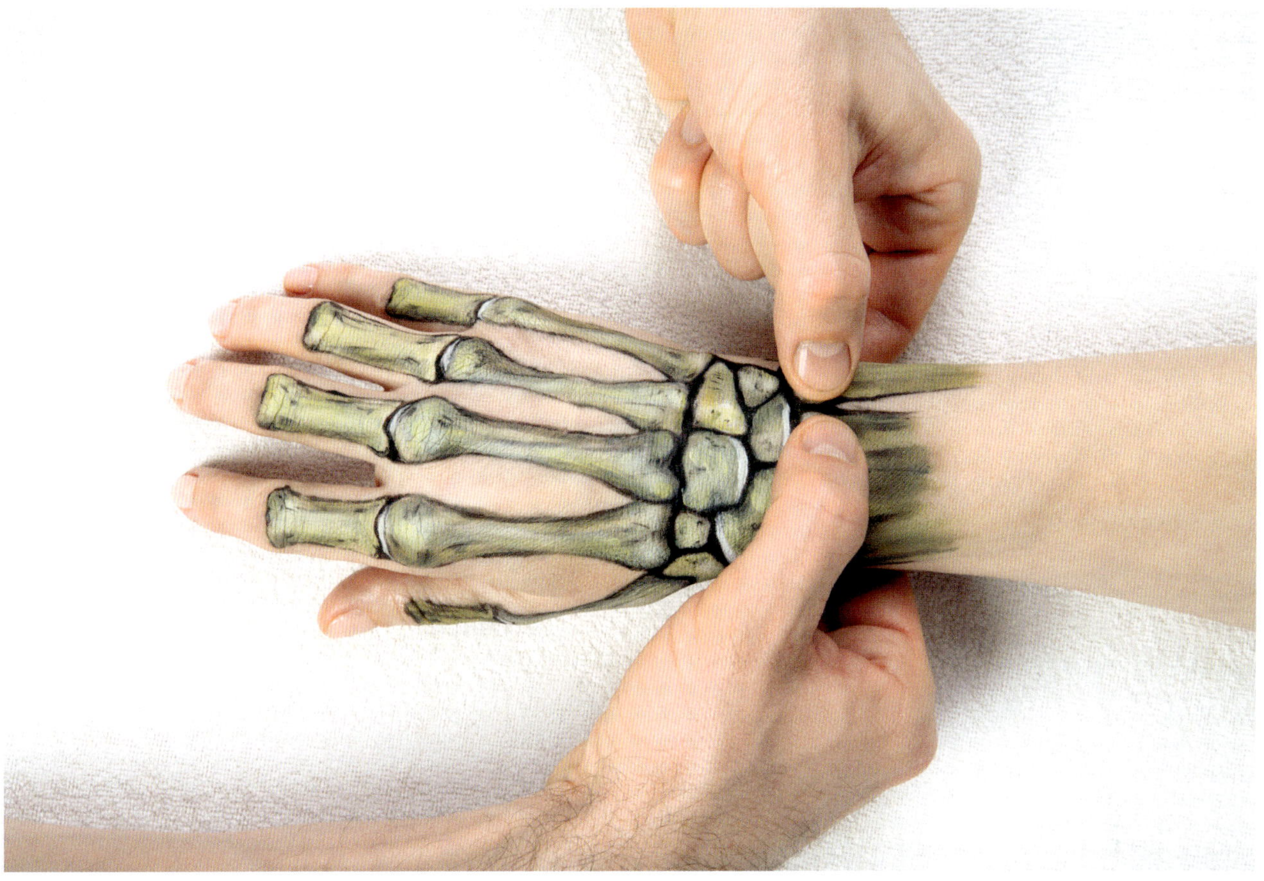

Ausgangsposition des Patienten

Sitzend, die Hand liegt auf der Unterlage.

Ausgangsposition der Therapeutin

Sitzend, seitlich des Patienten.

Ausführung der Palpation

Die Therapeutin untersucht die Beweglichkeit zwischen dem Radius und der Ulna. Sie fixiert den Radius und bewegt die Ulna.

11.9. Griffelfortsatz der Ulna

Processus styloideus ulnae

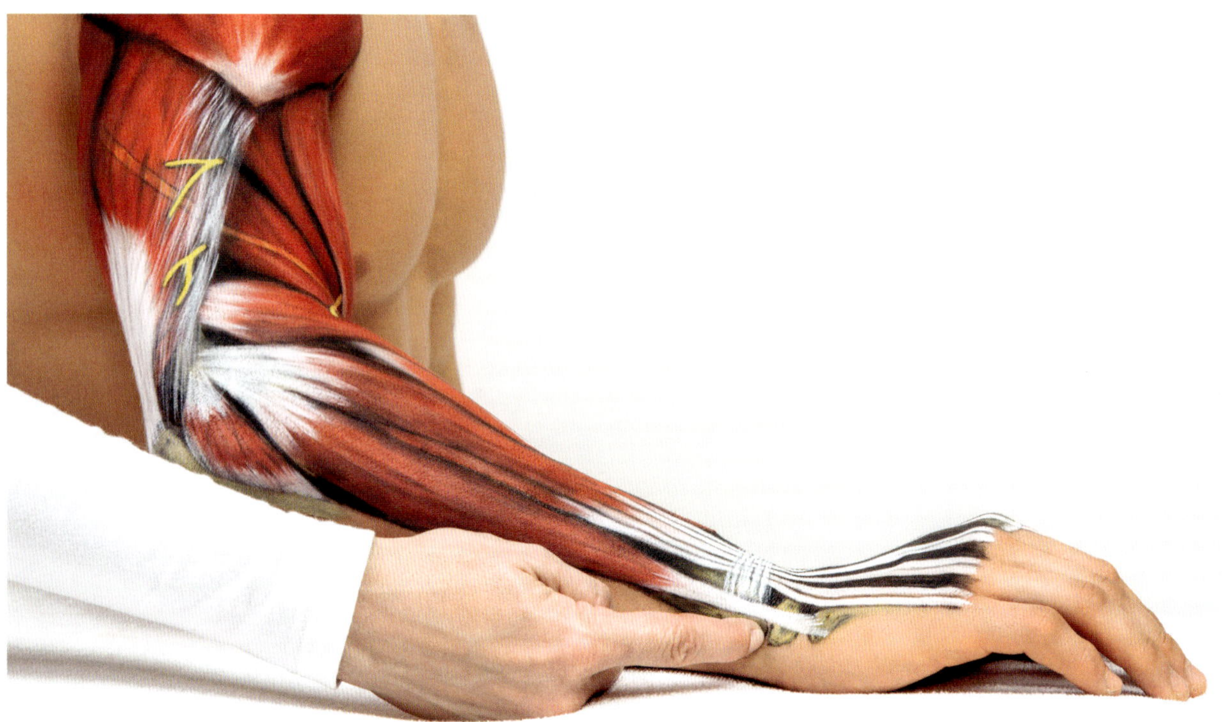

Ausgangsposition des Patienten

Sitzend, die Hand liegt auf der Unterlage.

Ausgangsposition der Therapeutin

Sitzend, seitlich des Patienten.

Ausführung der Palpation

Die Therapeutin lokalisiert und palpiert den Griffelfortsatz der Ulna. Der Finger bewegt sich entlang der Ulna in die Richtung des Handgelenks. Sie lokalisiert den Griffelfortsatz zwischen der Sehne des M. extensor carpi ulnaris und der Sehne des M. flexor carpi ulnaris.

11.10. Griffelfortsatz der Ulna, Griffelfortsatz des Radius

Processus styloideus ulnae, Processus styloideus radii

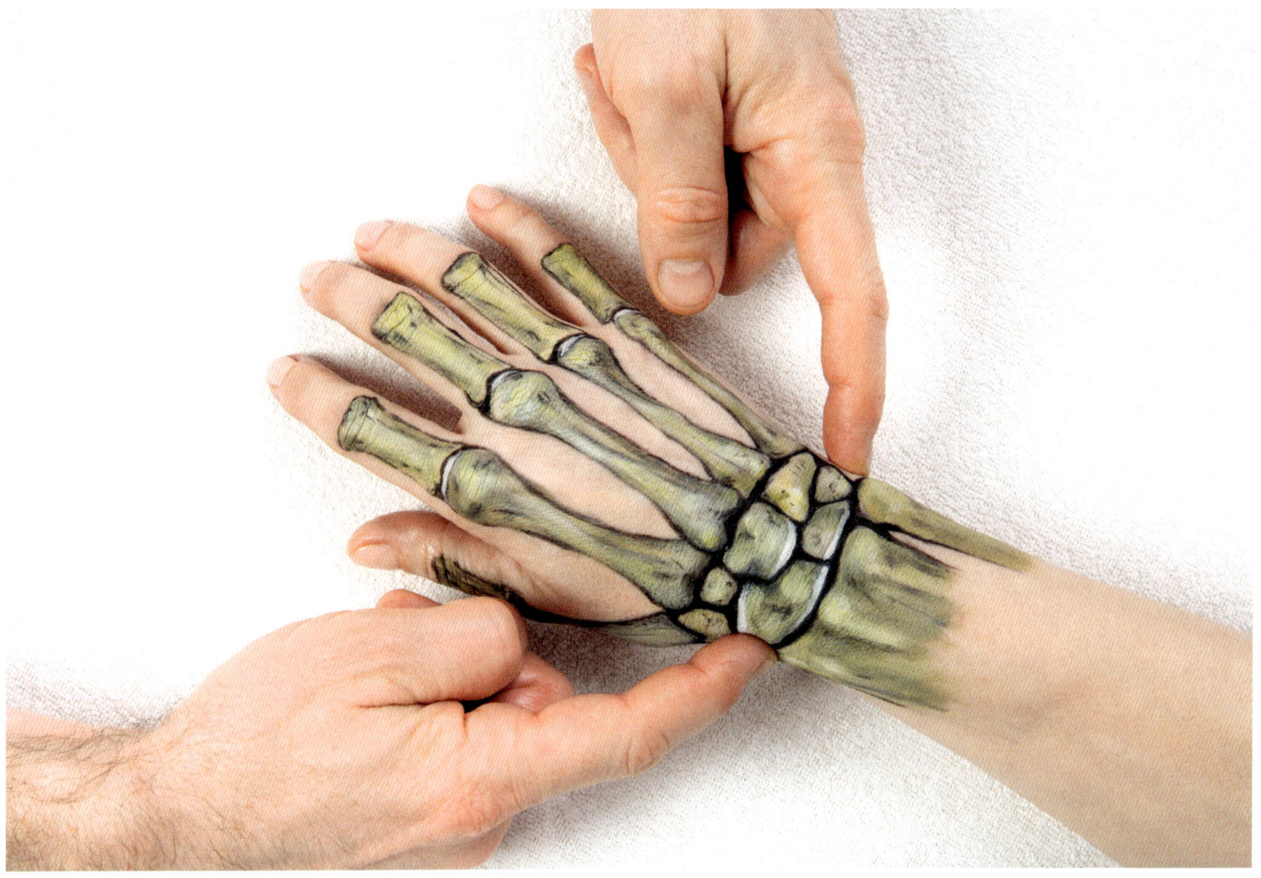

Ausgangsposition des Patienten

Sitzend, die Hand liegt auf der Unterlage.

Ausgangsposition der Therapeutin

Sitzend, seitlich des Patienten.

Ausführung der Palpation

Die Therapeutin lokalisiert und palpiert den Griffelfortsatz der Ulna und den Griffelfortsatz des Radius. Die Finger liegen an den Spitzen der beiden Fortsätze.

11.11. Sehnen des M. extensor digitorum

M. extensor digitorum – Tendines

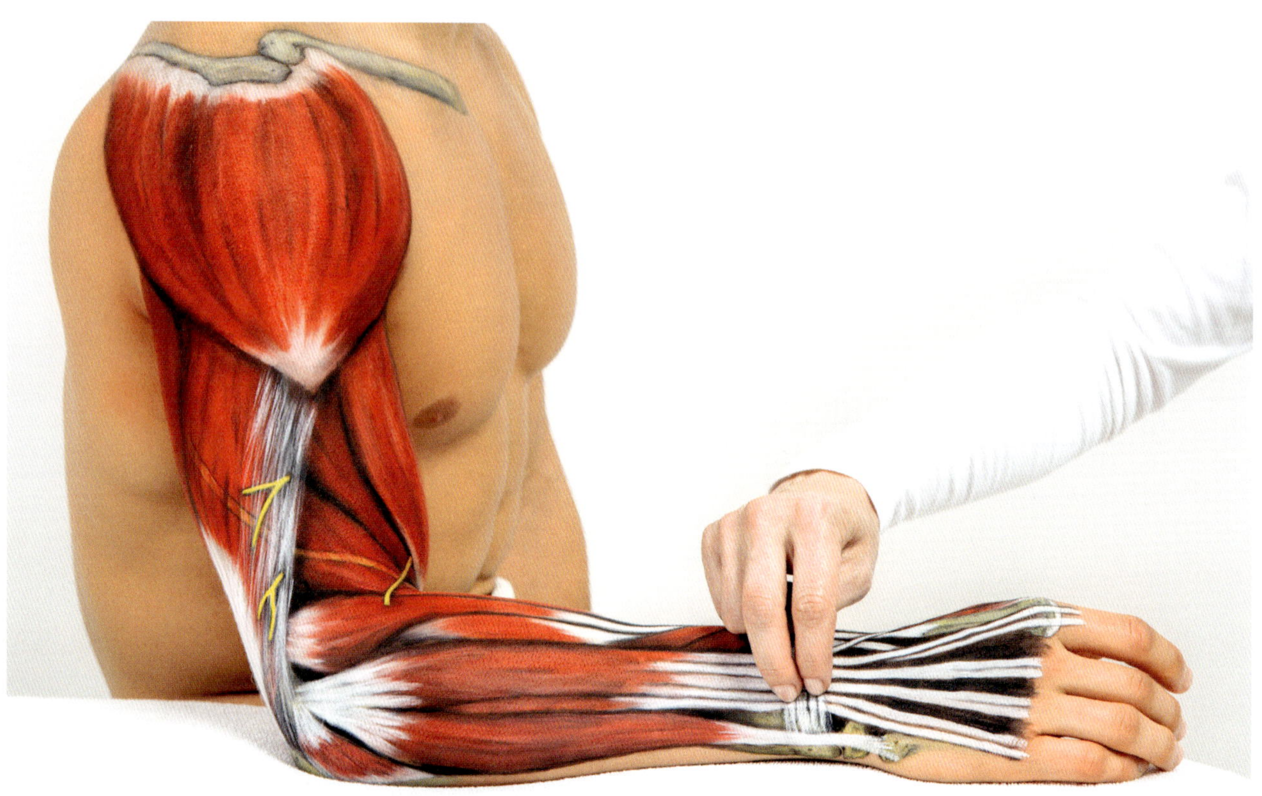

Ausgangsposition des Patienten

Sitzend, die Hand liegt auf der Unterlage.

Ausgangsposition der Therapeutin

Sitzend, dem Patienten zugewandt.

Ausführung der Palpation

Die Therapeutin palpiert und bewertet die Sehnen des M. extensor digitorum. Sie versetzt die Finger vom Tuberculum dorsale in die Richtung des Caput ulnae. Die Beurteilung wird durch das Retinaculum extensorum durchgeführt.

11.12. Retinaculum extensorum

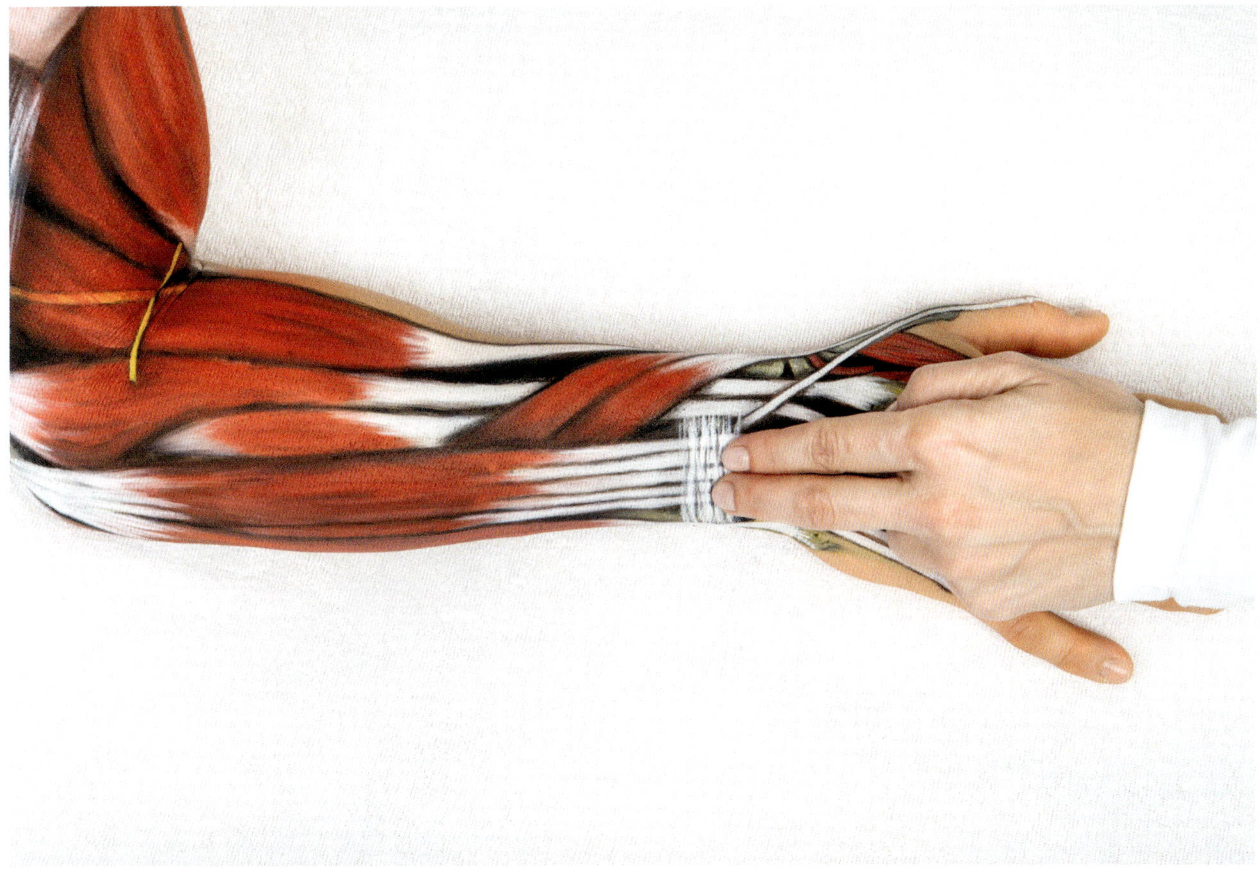

Ausgangsposition des Patienten

Sitzend, die Hand liegt auf der Unterlage.

Ausgangsposition der Therapeutin

Sitzend, dem Patienten zugewandt.

Ausführung der Palpation

Die Therapeutin palpiert und bewertet das Retinaculum extensorum. Die Finger liegen zwischen dem Tuberculum dorsale des Radius und dem Caput ulnae.

11.13. Sehne des M. extensor carpi ulnaris

M. extensor carpi ulnaris – Tendo

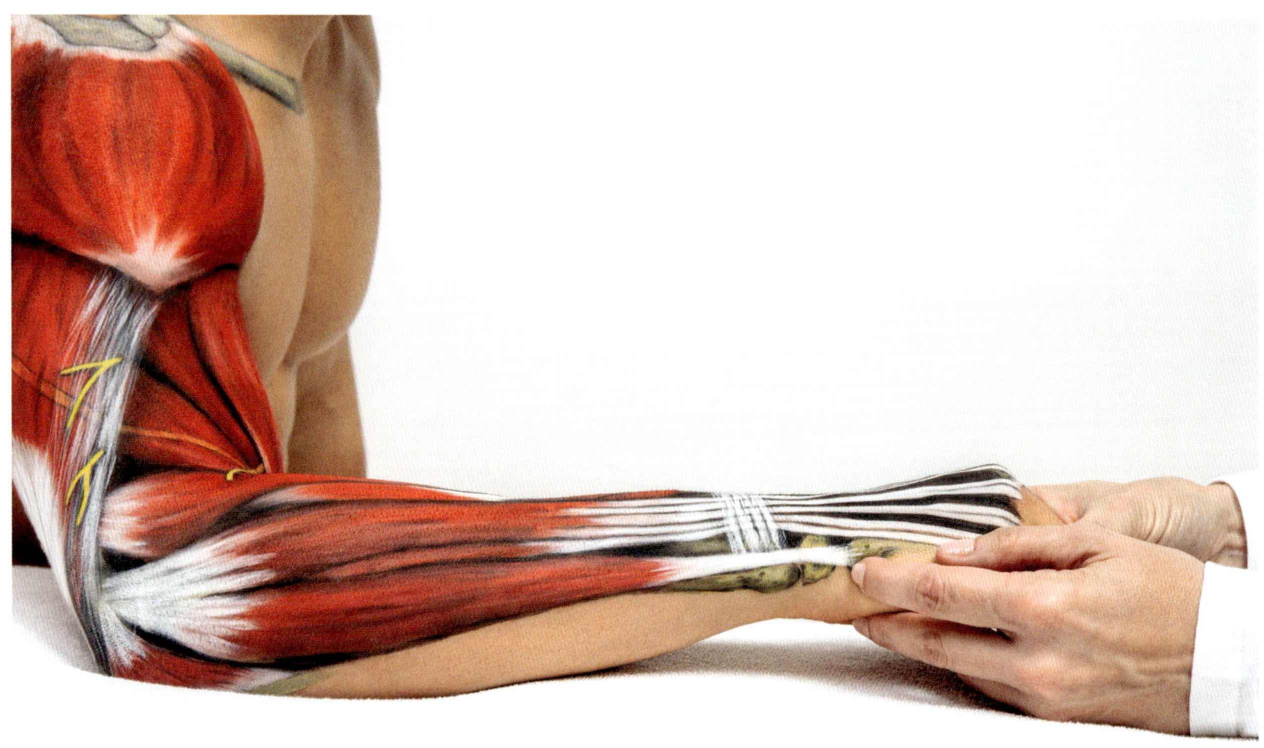

Ausgangsposition des Patienten

Sitzend, die Hand liegt auf der Unterlage.

Ausgangsposition der Therapeutin

Sitzend, dem Patienten zugewandt.

Ausführung der Palpation

Die Therapeutin palpiert und bewertet die Sehne des M. extensor carpi ulnaris. Der Zeigefinger befindet sich dorsal an der Basis des fünften Mittelhandknochens. Der Patient macht eine Extension und Adduktion im Handgelenk. Die von dem Patienten ausgeführten Bewegungen werden in Bezug auf die anatomische Lage beschrieben.

11.14. Sehne des M. extensor pollicis longus

M. extensor pollicis longus – Tendo

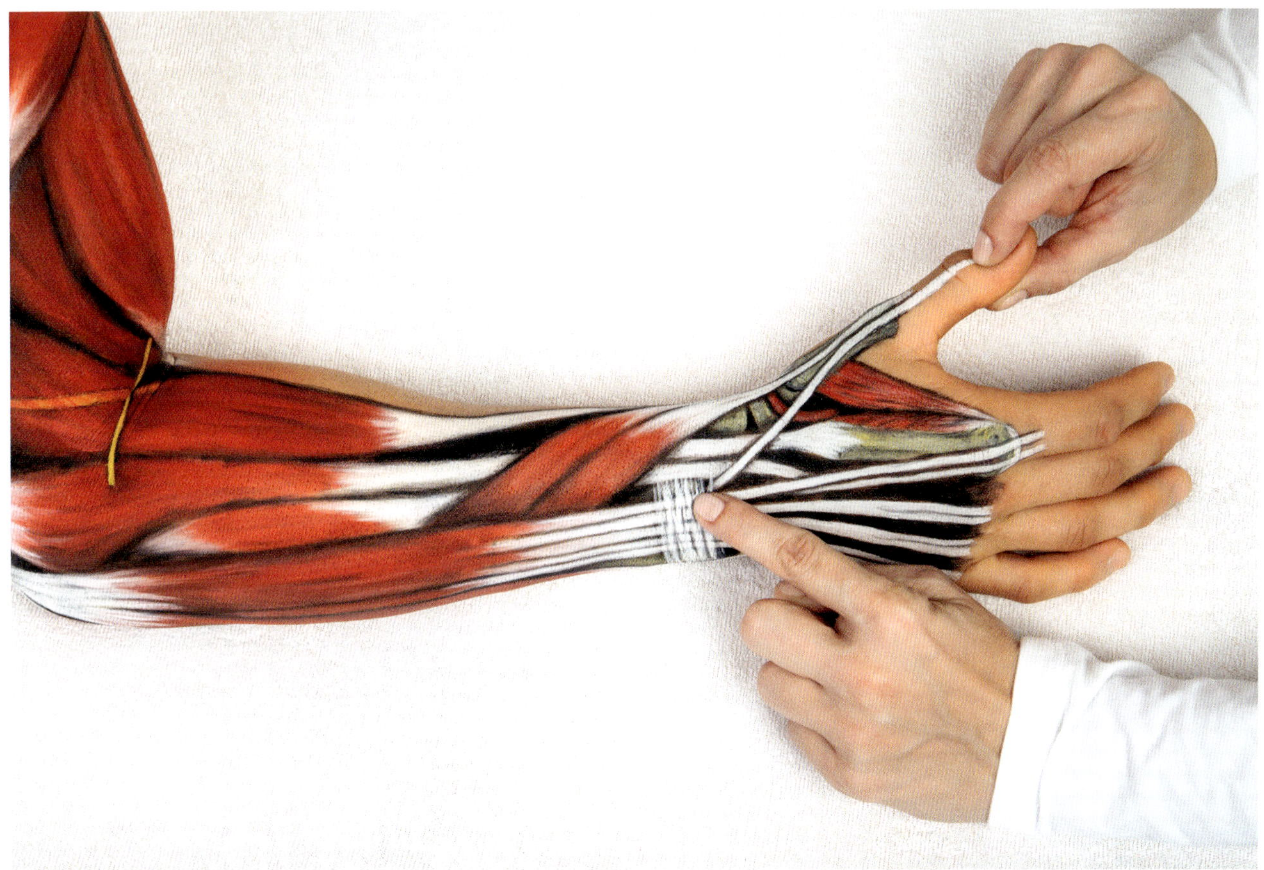

Ausgangsposition des Patienten

Sitzend, die Hand liegt auf der Unterlage.

Ausgangsposition der Therapeutin

Sitzend, dem Patienten zugewandt.

Ausführung der Palpation

Die Therapeutin lokalisiert den Sehnenrand des M. extensor pollicis longus zwischen dem Tuberculum dorsale und der distalen Phalanx des Daumens.

11.15. Sehne des M. extensor pollicis longus (Untersuchung)

M. extensor pollicis longus – Tendo

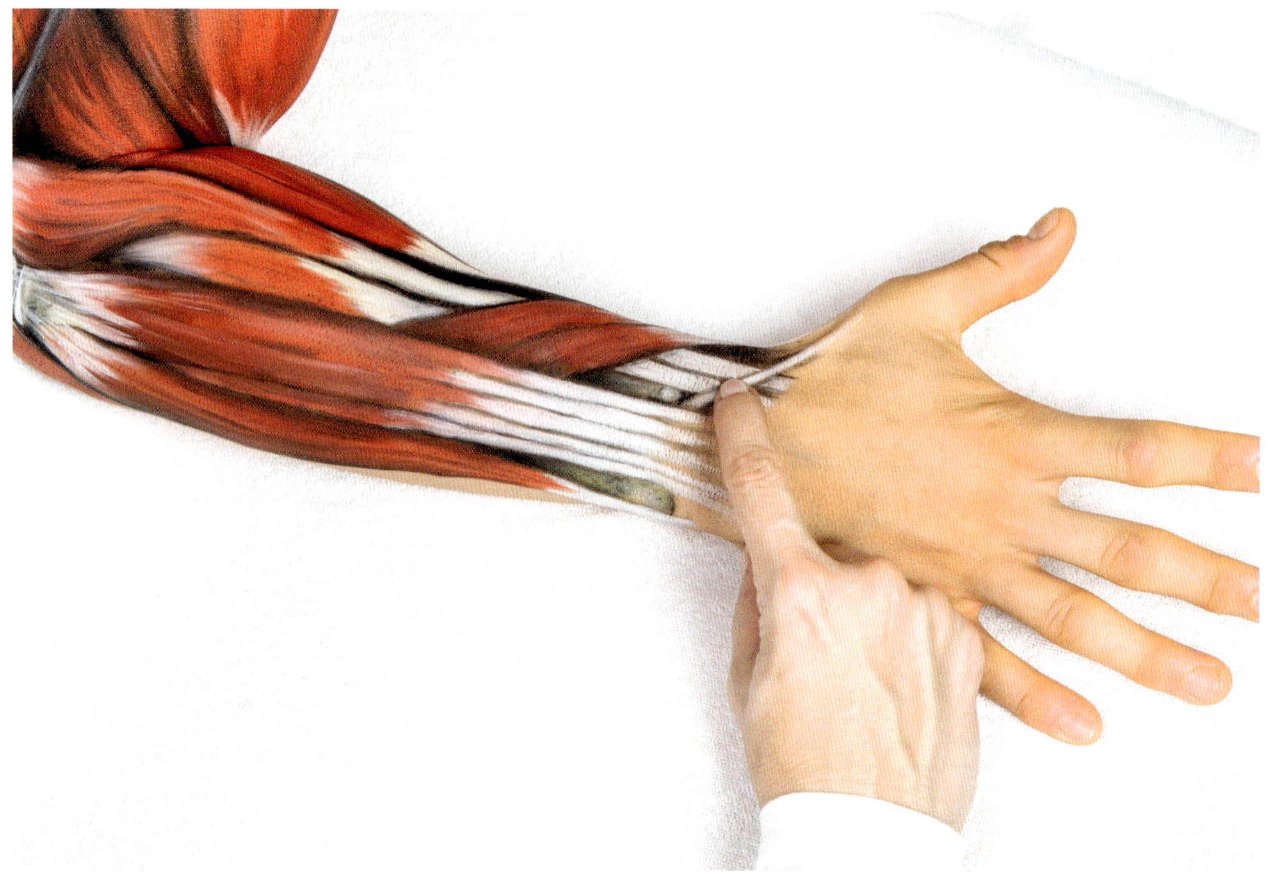

Ausgangsposition des Patienten

Sitzend, der Arm in Abduktion und Flexion. Der Unterarm liegt auf der Unterlage.

Ausgangsposition der Therapeutin

Sitzend, dem Patienten zugewandt.

Ausführung der Palpation

Die Therapeutin palpiert und bewertet die Sehne des M. extensor pollicis longus auf der Höhe des Handgelenkes. Die Sehne des M. extensor pollicis longus liegt oberflächlich in Bezug auf die Sehnen der radialen Hendgelenksextensoren.

11.16. Sehne des M. extensor carpi radialis longus

M. extensor carpi radialis longus – Tendo

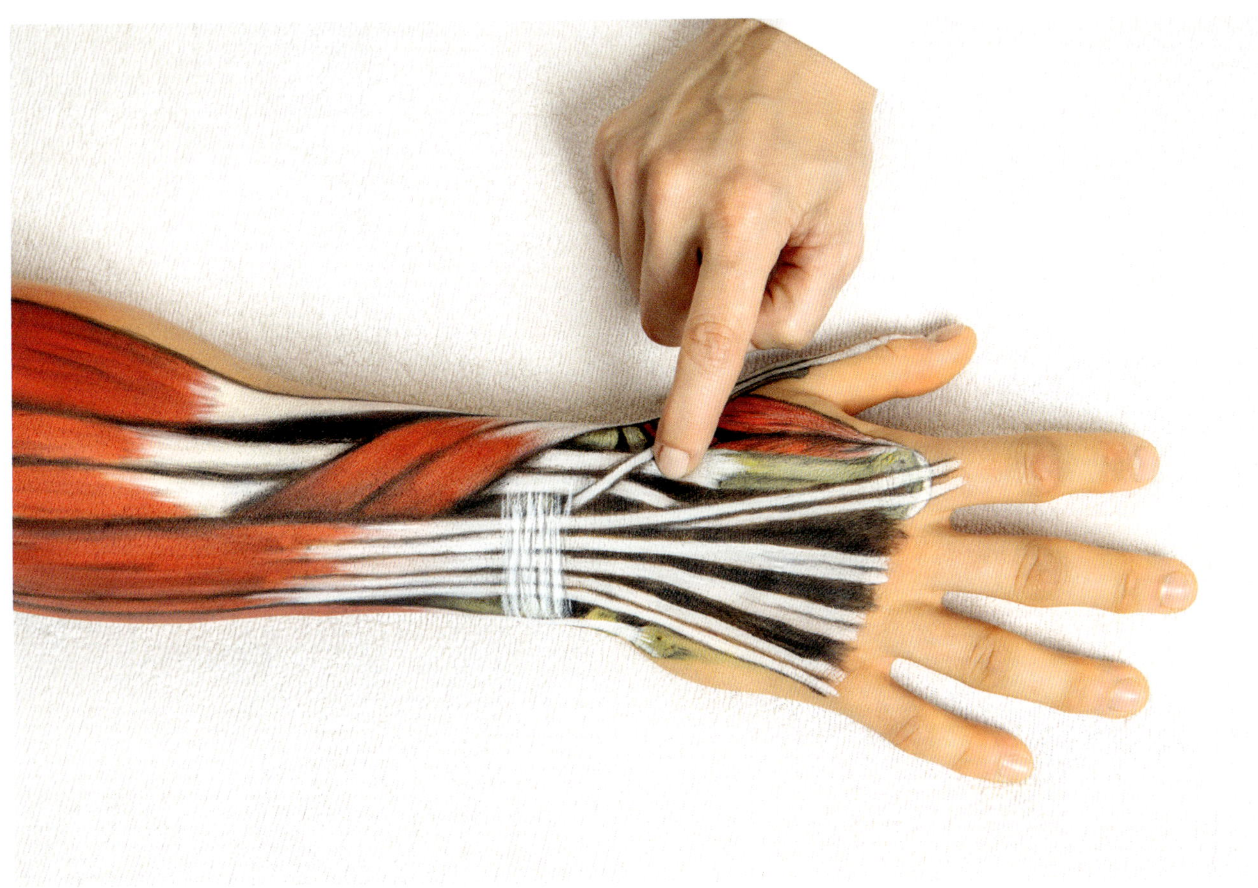

Ausgangsposition des Patienten

Sitzend, der Unterarm liegt auf der Unterlage.

Ausgangsposition der Therapeutin

Sitzend, dem Patienten zugewandt.

Ausführung der Palpation

Die Therapeutin palpiert und bewertet die distale Sehne des M. extensor carpi radialis longus. Die Sehne setzt an der Basis des zweiten Mittelhandknochens an.

11.17. Sehne des M. extensor carpi radialis brevis

M. extensor carpi radialis brevis – Tendo

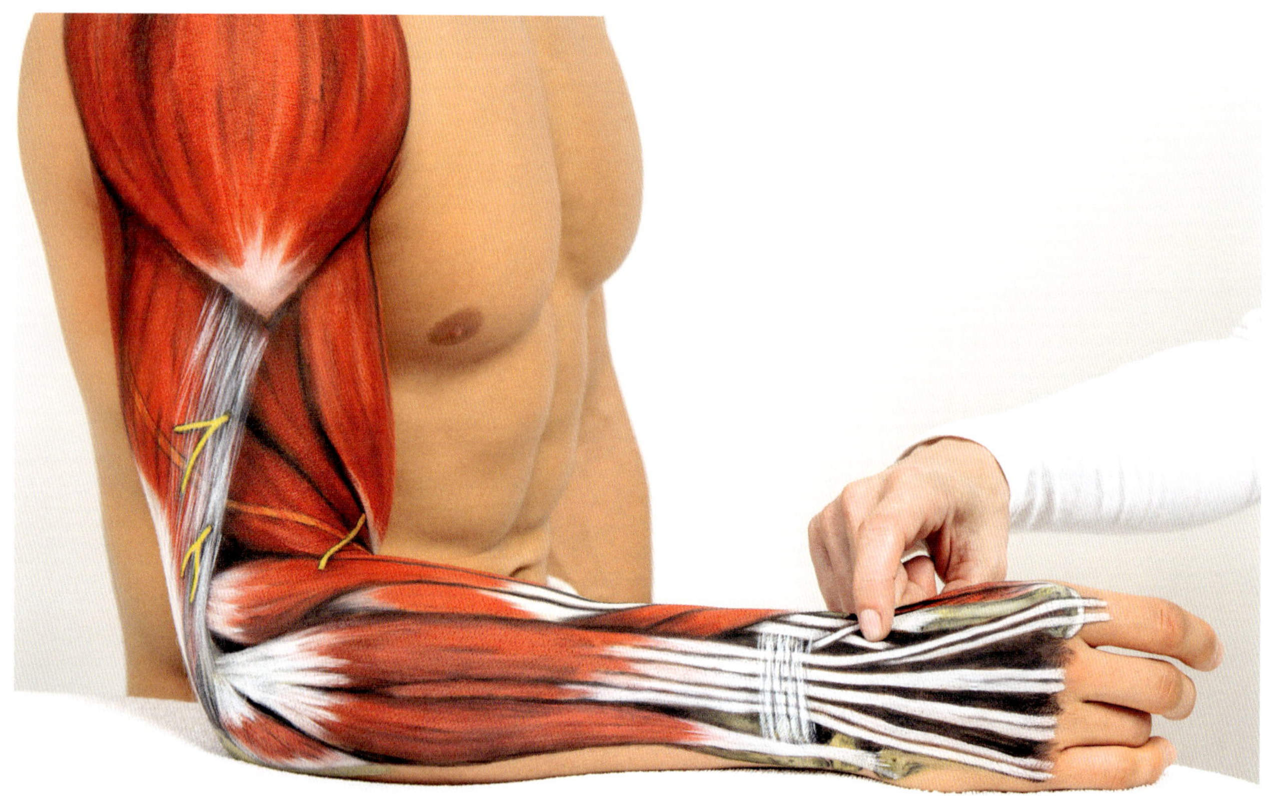

Ausgangsposition des Patienten

Sitzend, der Unterarm liegt auf der Unterlage.

Ausgangsposition der Therapeutin

Sitzend, dem Patienten zugewandt.

Ausführung der Palpation

Die Therapeutin lokalisiert und palpiert den Spalt zwischen den Sehnen der radialen Handgelenksextensoren auf der Höhe der Handwurzel. Der zwischen den Sehnen sichtbare Spalt ist V-förmig.

11.18. Anatomische Tabatière

Foveola radialis

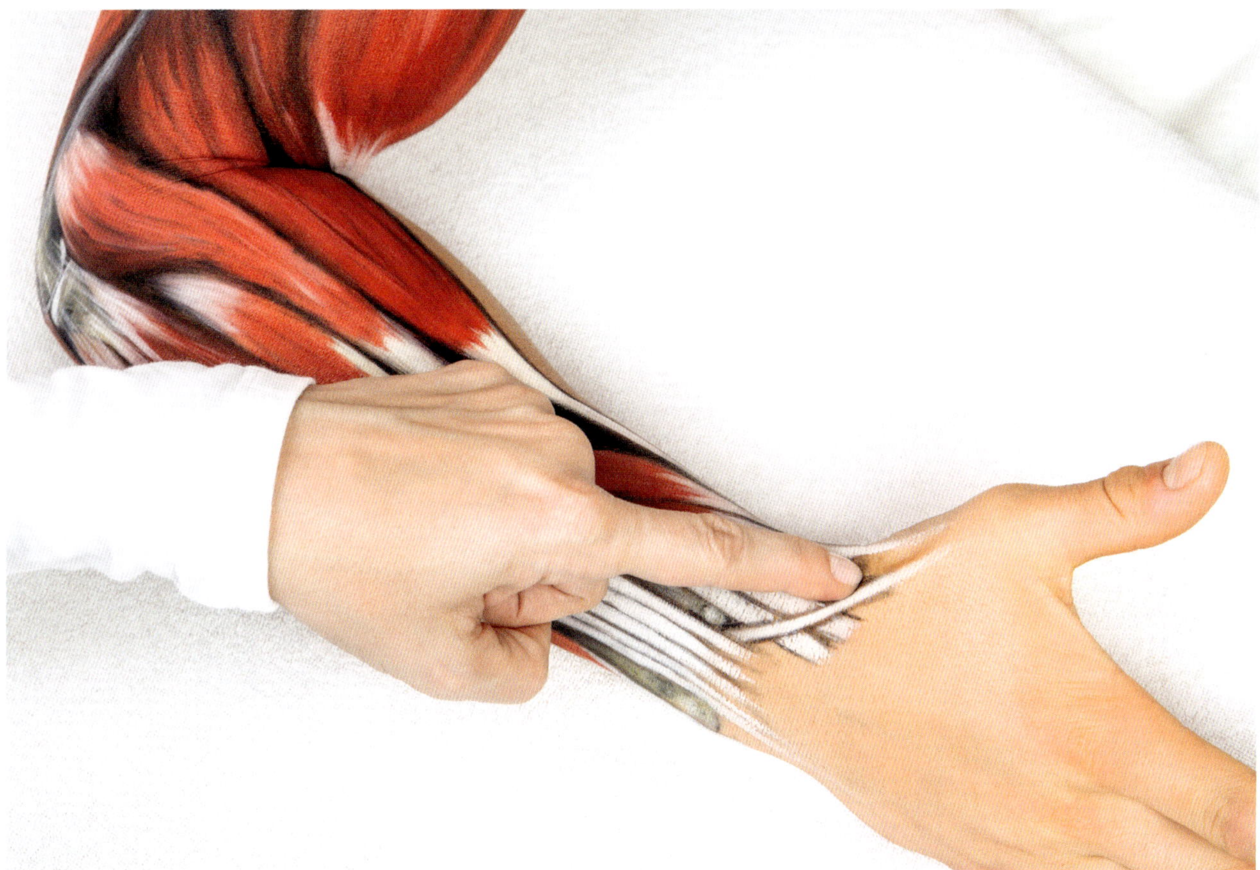

Ausgangsposition des Patienten

Sitzend, der Unterarm liegt auf der Unterlage.

Ausgangsposition der Therapeutin

Sitzend, seitlich des Patienten.

Ausführung der Palpation

Die Therapeutin lokalisiert die sog. anatomische Tabatière. Die anatomische Tabatière ist von der Sehne des M. extensor pollicis longus und der Sehne des M. extensor pollicis brevis begrenzt.

11.19. M. abductor pollicis longus, M. extensor pollicis brevis

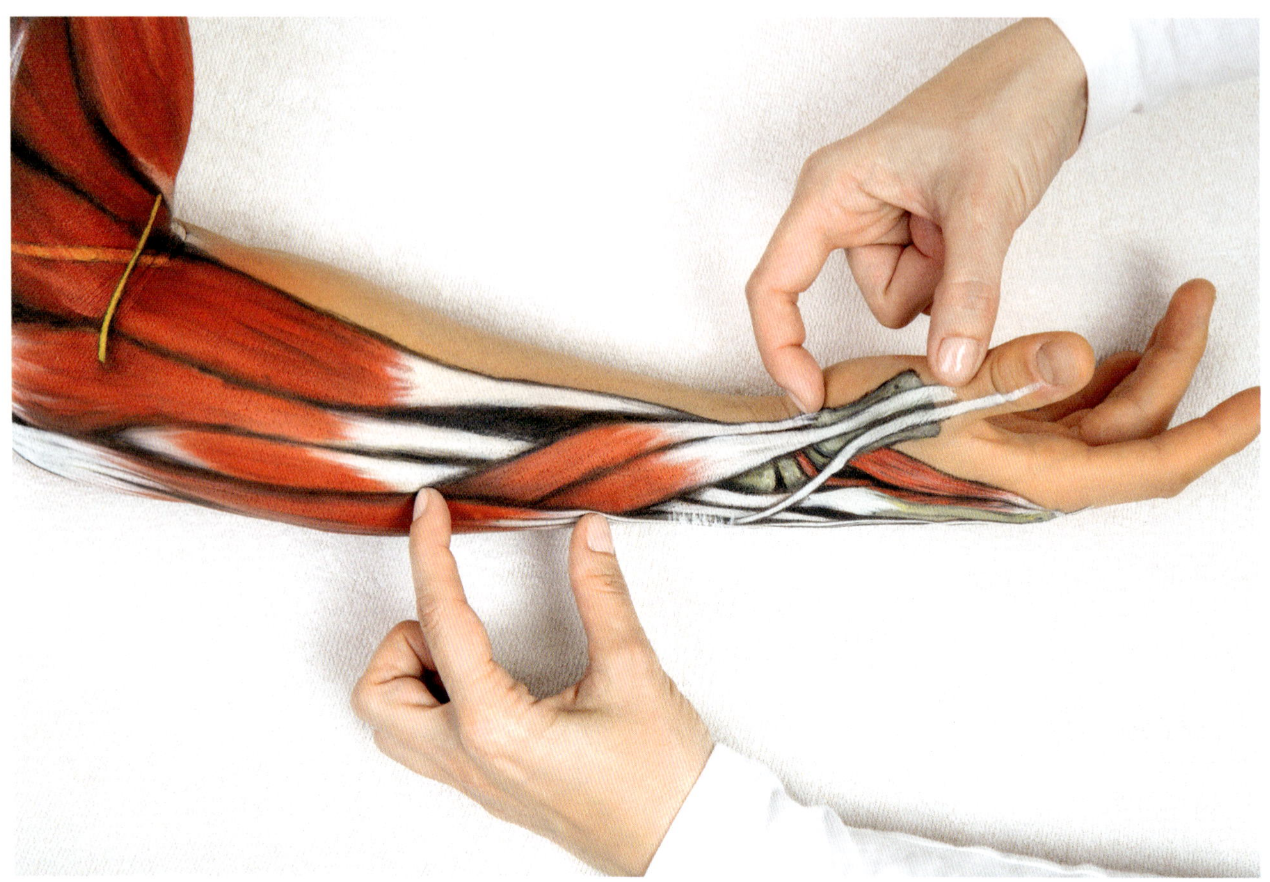

Ausgangsposition des Patienten

Sitzend, der Arm befindet sich in Abduktion und Flexion. Der Unterarm liegt auf der Unterlage.

Ausgangsposition der Therapeutin

Sitzend, dem Patienten zugewandt.

Ausführung der Palpation

Die Therapeutin lokalisiert den Verlauf des M. abductor pollicis longus und des M. extensor pollicis brevis. Die Finger der rechten Hand liegen auf der Höhe der Sehnen und die Finger der linken Hand befinden sich auf der Höhe der Muskelbäuche der oben genannten Muskeln. Die Muskelbäuche des M. abductor pollicis longus und des M. extensor pollicis brevis sind in ihrem proximalen Anteil vom M. extensor digitorum bedeckt.

11.20. M. extensor pollicis brevis

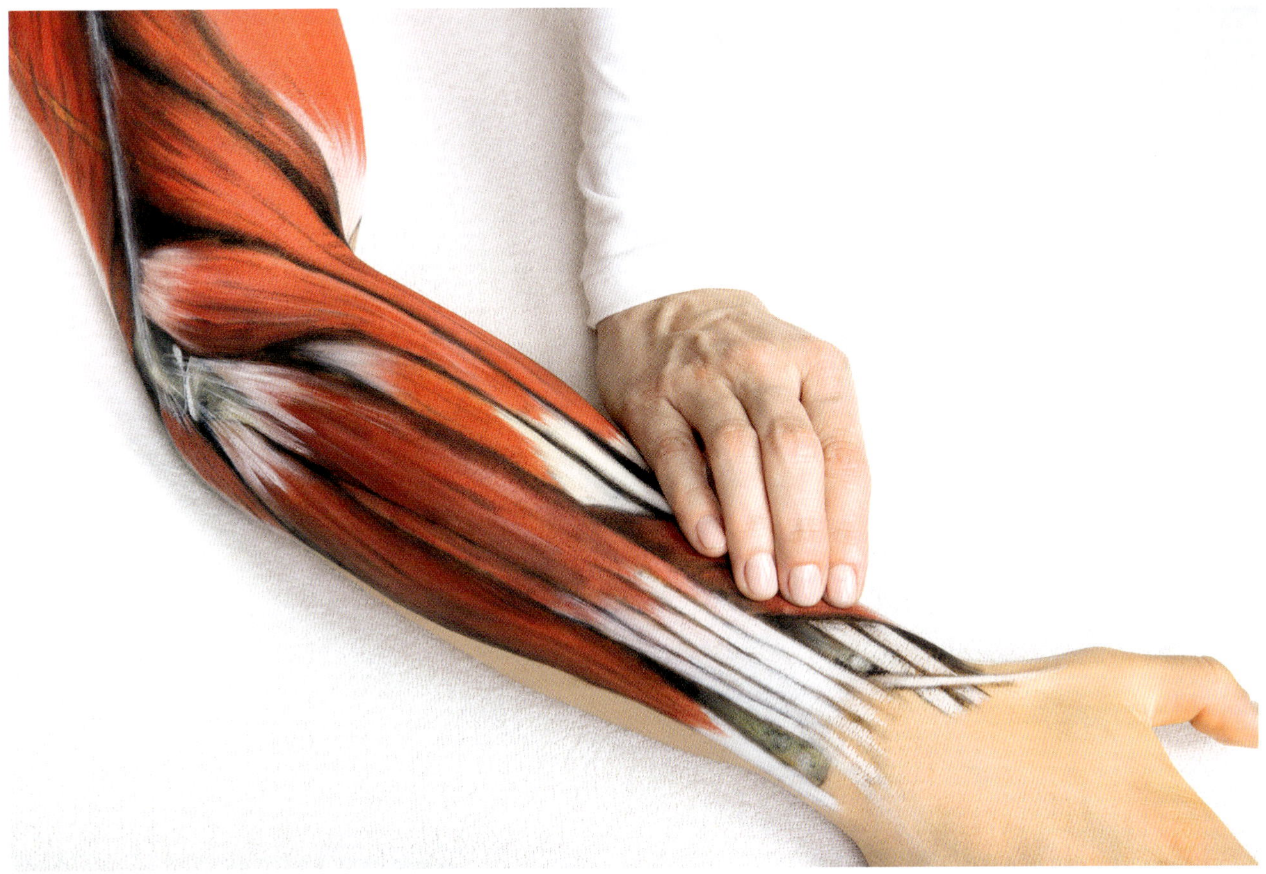

Ausgangsposition des Patienten

Sitzend, der Arm befindet sich in Abduktion und Flexion. Der Unterarm liegt auf der Unterlage.

Ausgangsposition der Therapeutin

Sitzend, seitlich des Patienten.

Ausführung der Palpation

Die Therapeutin palpiert und bewertet den Muskelbauch des M. extensor pollicis brevis auf der lateralen Seite des Radius. Die Muskelbäuche des M. extensor pollicis brevis und des M. abductor pollicis longus bedecken die Sehnen der radialen Handgelenksextensoren.

11.21. M. abductor pollicis longus

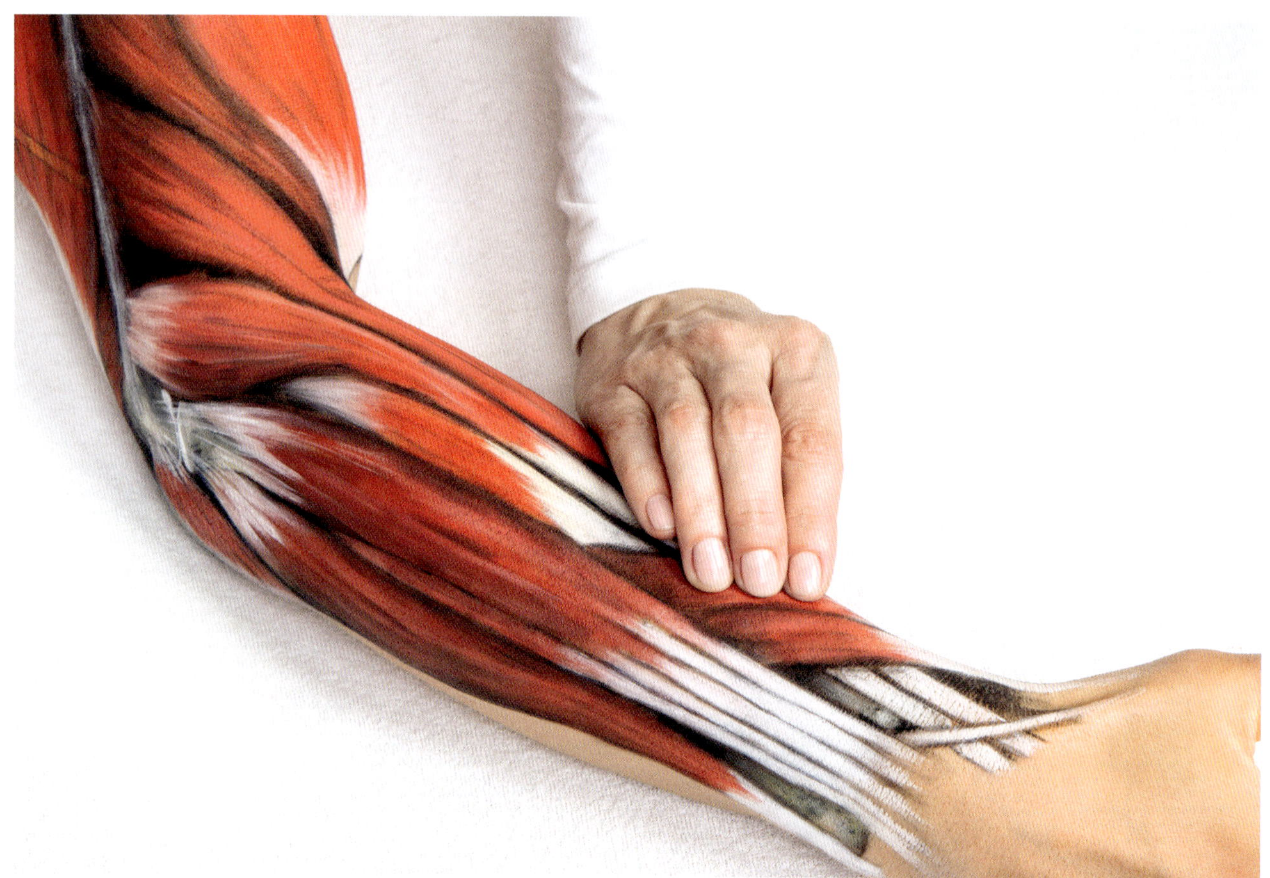

Ausgangsposition des Patienten

Sitzend, der Arm befindet sich in Abduktion und Flexion. Der Unterarm liegt auf der Unterlage.

Ausgangsposition der Therapeutin

Sitzend, seitlich des Patienten.

Ausführung der Palpation

Die Therapeutin palpiert und bewertet den Muskelbauch des M. abductor pollicis longus auf der lateralen Seite des Radius. Die Muskelbäuche des M. extensor pollicis brevis und des M. abductor pollicis longus bedecken die Sehnen der radialen Handgelenksextensoren.

11.22. Sulcus zwischen M. abductor pollicis longus und M. extensor pollicis brevis

M. abductor pollicis longus, M. extensor pollicis brevis – Sulcus intermuscularis

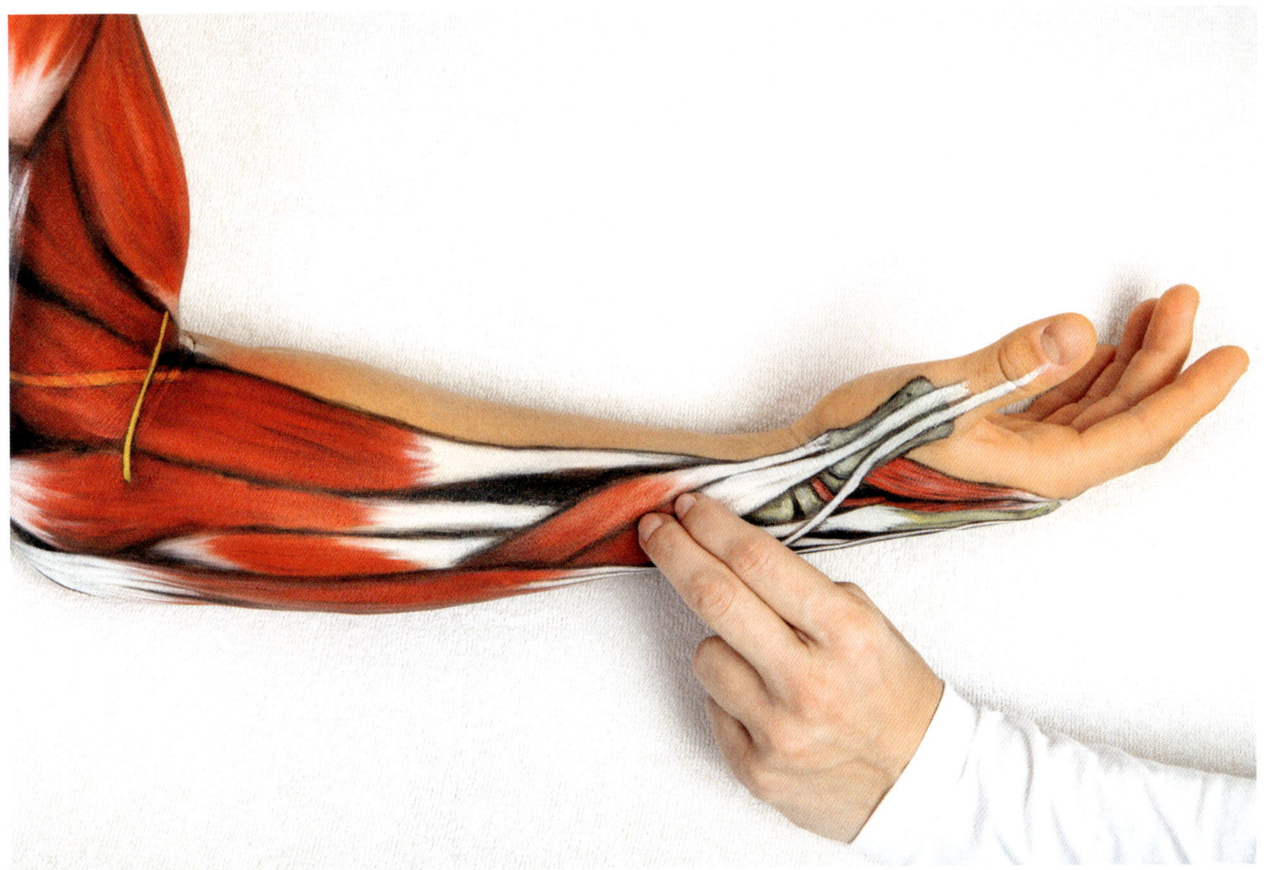

Ausgangsposition des Patienten

Sitzend, der Arm befindet sich in Abduktion und Flexion. Der Unterarm liegt auf der Unterlage.

Ausgangsposition der Therapeutin

Sitzend, dem Patienten zugewandt.

Ausführung der Palpation

Die Therapeutin palpiert und bewertet den Sulcus zwischen dem M. abductor pollicis longus und dem M. extensor pollicis brevis. Auf der lateralen Seite des Radius liegen die beiden Muskelbäuche parallel zueinander.

11.23. Sulcus zwischen der Sehne des M. abductor pollicis longus und der Sehne des M. extensor pollicis brevis

M. abductor pollicis longus, M. extensor pollicis brevis – Sulcus intermuscularis

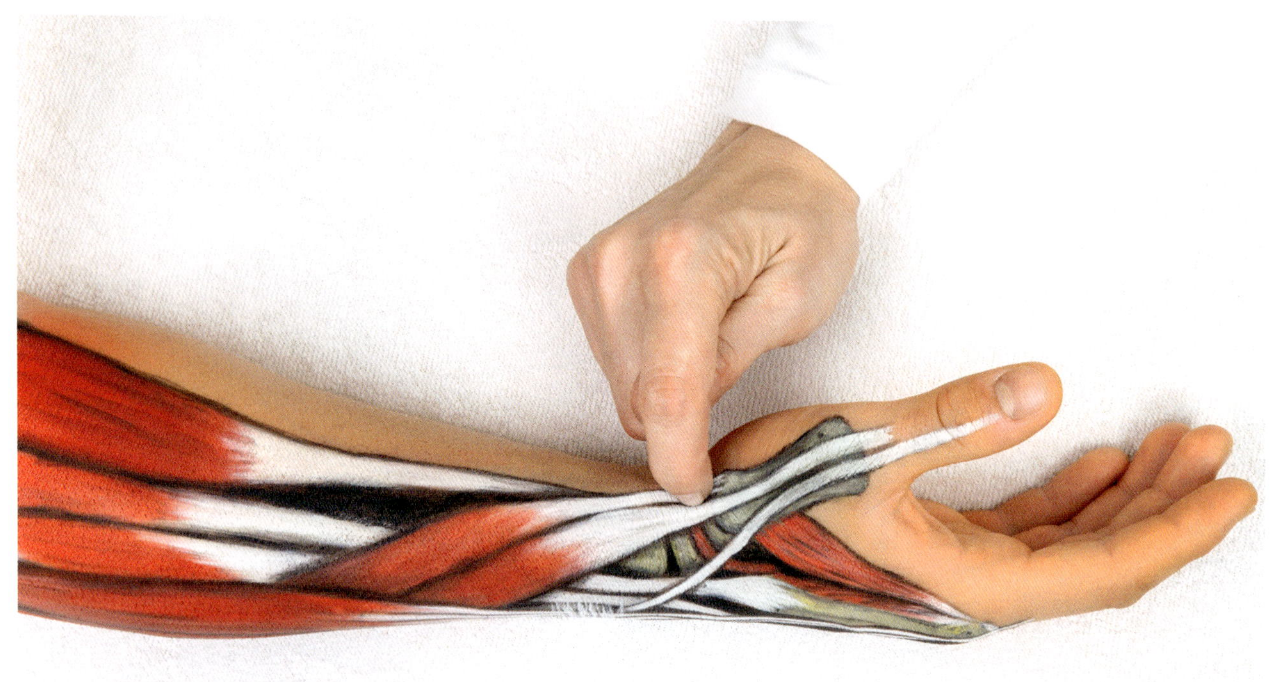

Ausgangsposition des Patienten

Sitzend, der Unterarm liegt auf der Unterlage.

Ausgangsposition der Therapeutin

Sitzend, dem Patienten zugewandt.

Ausführung der Palpation

Die Therapeutin palpiert und bewertet den Sulcus zwischen den Sehnen des M. abductor pollicis longus und des M. extensor pollicis brevis. Die Nagelspitze liegt in einem schmalen Spalt zwischen den Sehnen.

11.24. Oberflächlicher Ast des Ulnarnervs

N. radialis – Ramus superficialis

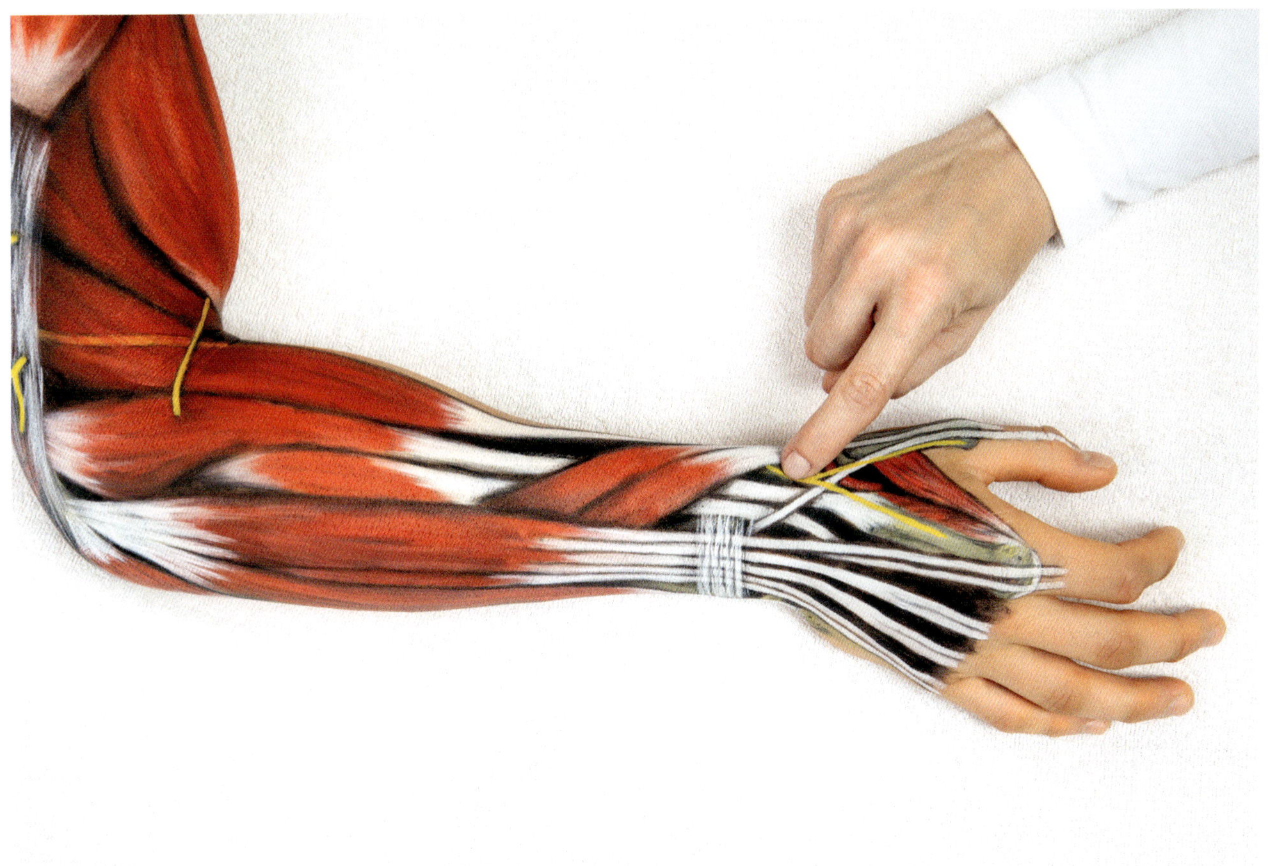

Ausgangsposition des Patienten

Sitzend, der Unterarm liegt auf der Unterlage.

Ausgangsposition der Therapeutin

Sitzend, dem Patienten zugewandt.

Ausführung der Palpation

Die Therapeutin lokalisiert den oberflächlichen Ast des Ulnarnervs zwischen der Sehne des M. extensor pollicis longus und der Sehne des M. extensor pollicis brevis, auf der Ebene der distalen Epyphyse des Radius.

11.25. Sehne des M. brachioradialis – Teil 1

M. brachioradialis – Tendo

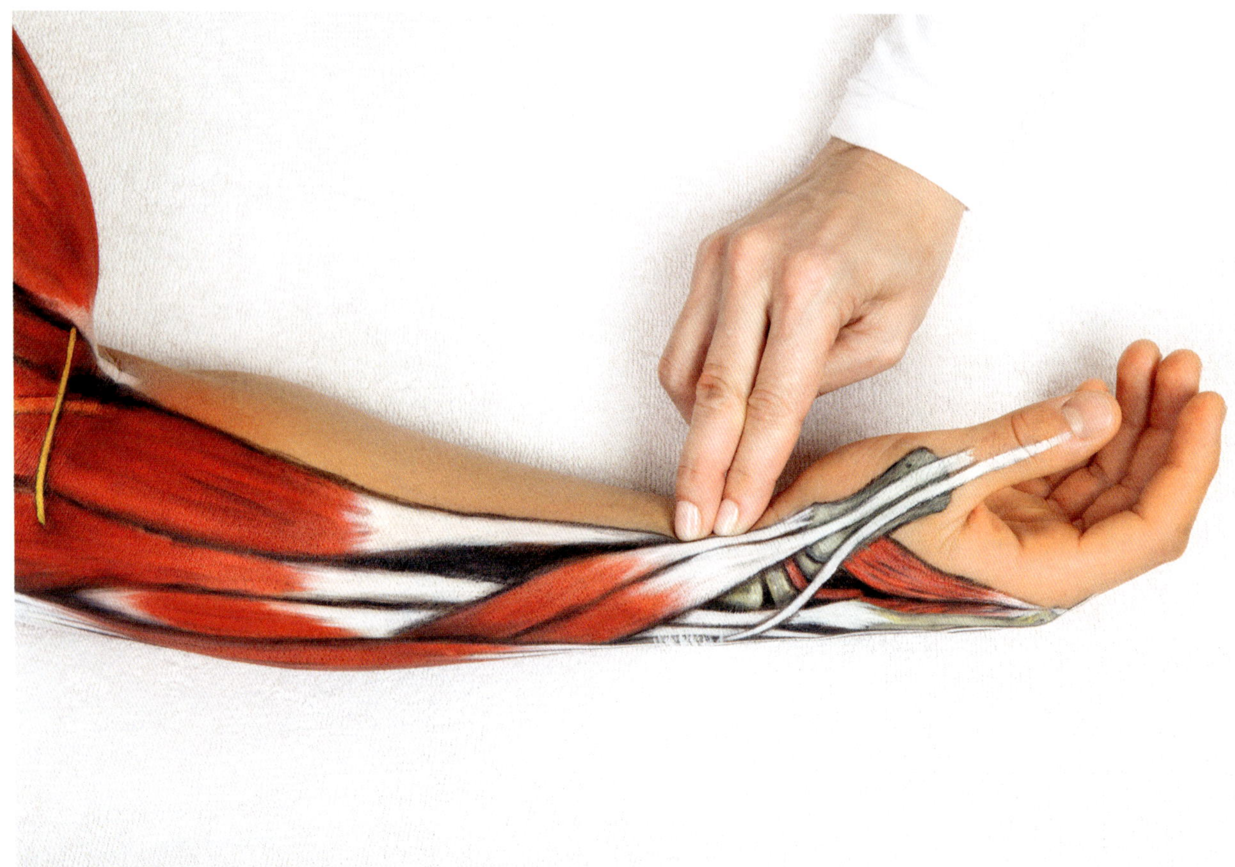

Ausgangsposition des Patienten

Sitzend, der Unterarm liegt auf der Unterlage.

Ausgangsposition der Therapeutin

Sitzend, dem Patienten zugewandt.

Ausführung der Palpation

Die Therapeutin palpiert und bewertet die distale Sehne des M. brachioradialis. Der Finger liegt auf der vorderen Seite des Radius, proximal des Processus styloideus. Die Sehne ist breit und flach.

11.26. Sehne des M. brachioradialis – Teil 2

M. brachioradialis – Tendo

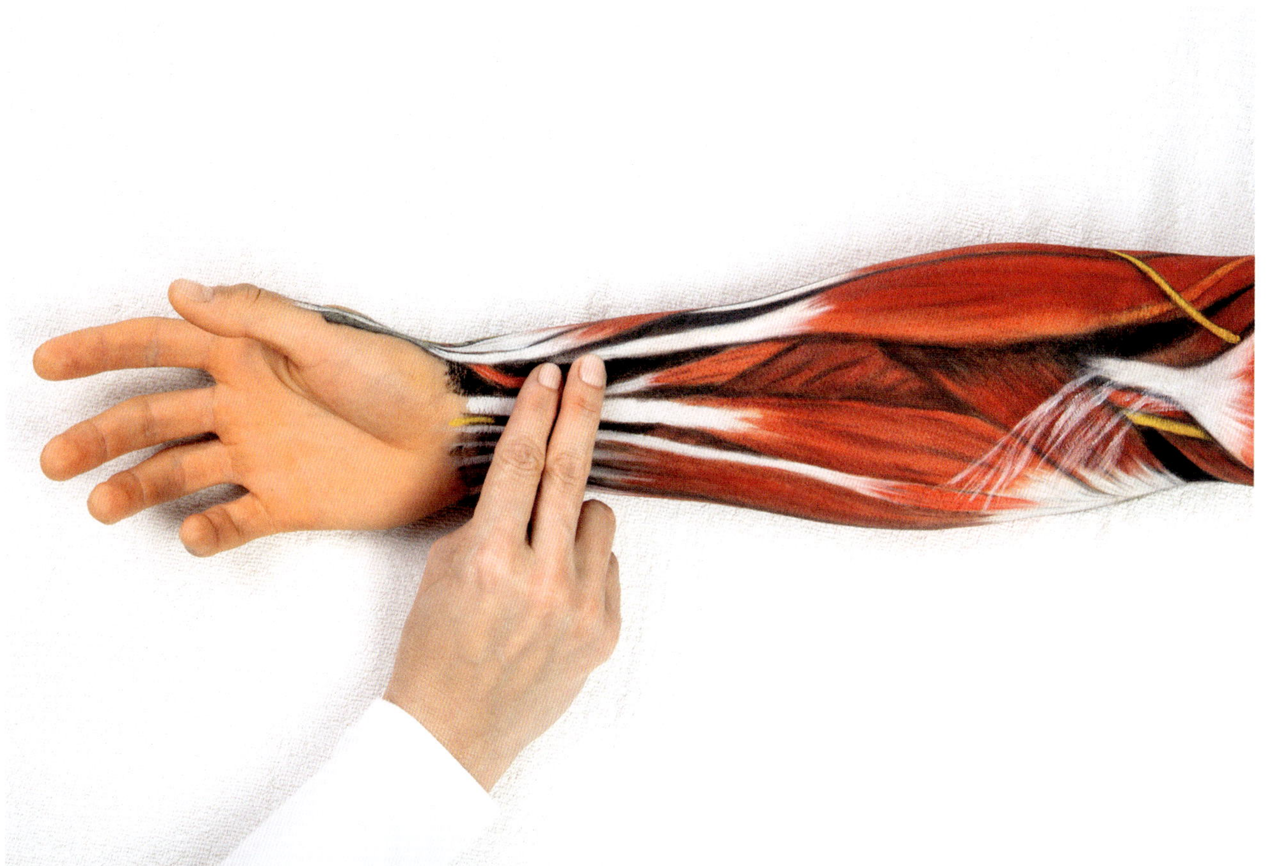

Ausgangsposition des Patienten

Sitzend, der Unterarm liegt auf der Unterlage.

Ausgangsposition der Therapeutin

Sitzend, dem Patienten zugewandt.

Ausführung der Palpation

Die Therapeutin palpiert und bewertet die distale Sehne des M. brachioradialis. Der Finger liegt auf der vorderen Seite des Radius, proximal des Processus styloideus, lateral der A. radialis. Die Sehne ist breit und flach. Die von dem Patienten ausgeführten Bewegungen werden in Bezug auf die anatomische Lage beschrieben.

11.27. A. radialis – Teil 1

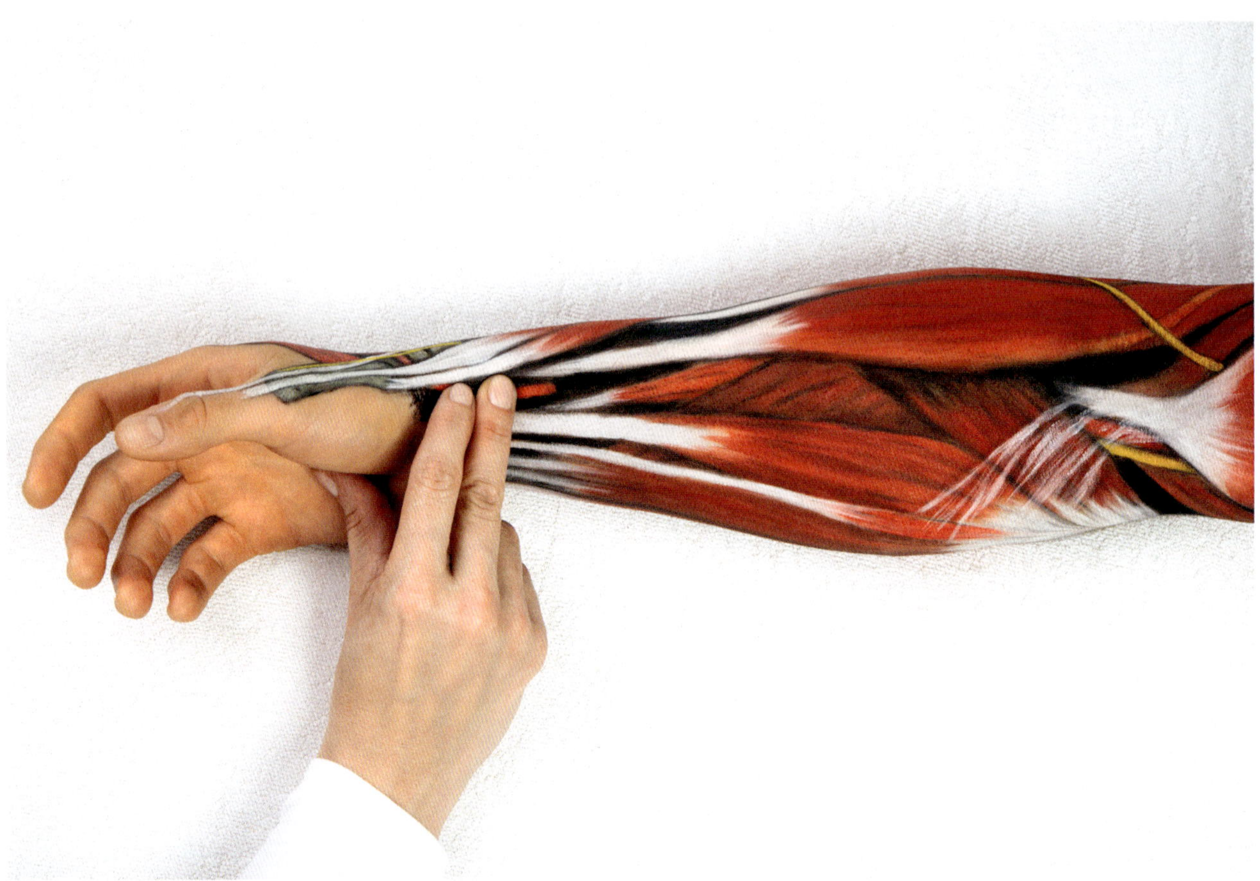

Ausgangsposition des Patienten

Sitzend, der Unterarm liegt auf der Unterlage.

Ausgangsposition der Therapeutin

Sitzend, dem Patienten zugewandt.

Ausführung der Palpation

Die Therapeutin palpiert den Puls an der A. radialis. Die Finger liegen auf der Vorderseite des Radius zwischen der Sehne des M. brachioradialis und der des M. flexor carpi radialis.

11.28. A. radialis – Teil 2

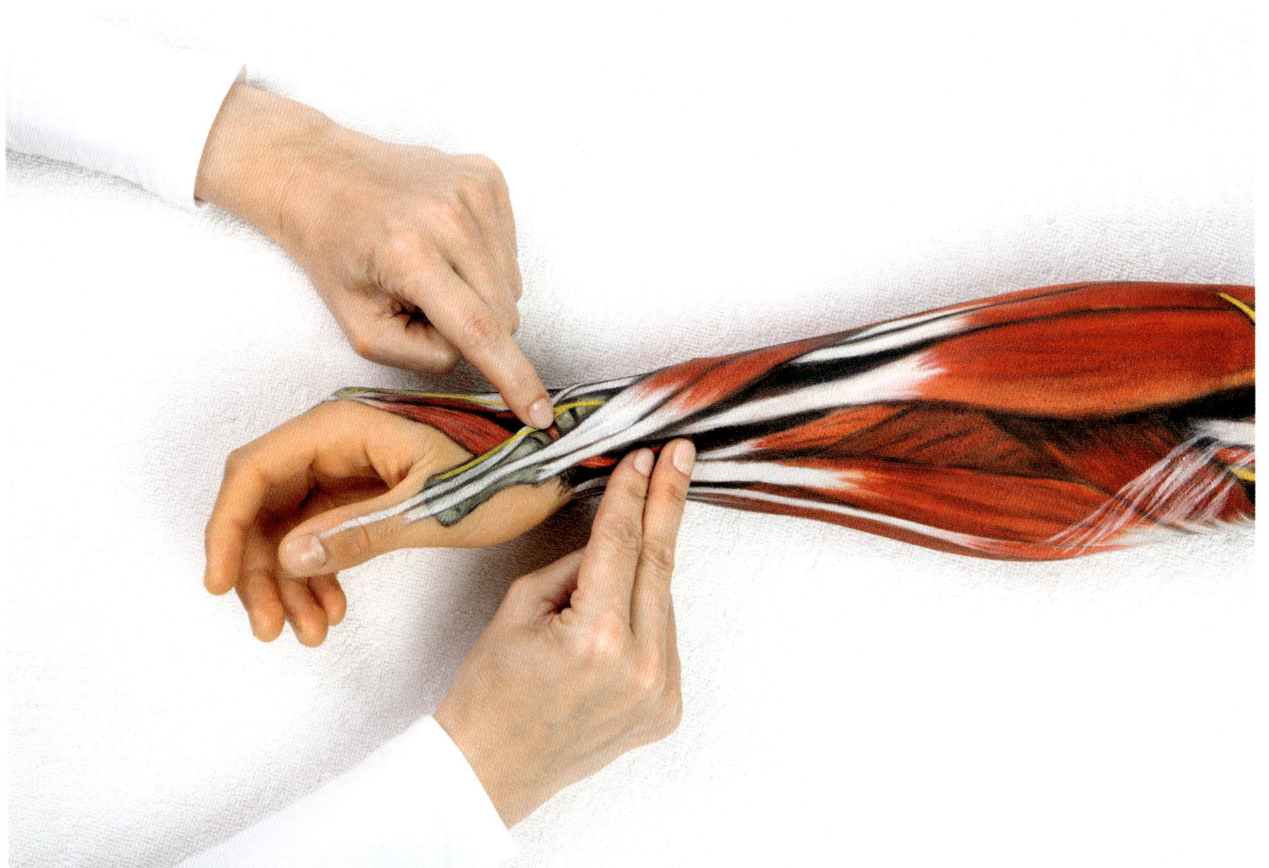

Ausgangsposition des Patienten

Sitzend, der Unterarm liegt auf der Unterlage.

Ausgangsposition der Therapeutin

Stehend, vor dem Patienten. Der Zeigefinger der linken Hand in der anatomischen Tabatière.

Ausführung der Palpation

Die Therapeutin palpiert den Puls an der A. radialis. Die Finger der rechten Hand liegen auf der Vorderseite des Radius. Der Zeigefinger der linken Hand ertastet den Puls im Bereich der sog. anatomischen Tabatière.

11.29. Sehne des M. flexor carpi radialis – Teil 1

M. flexor carpi radialis – Tendo

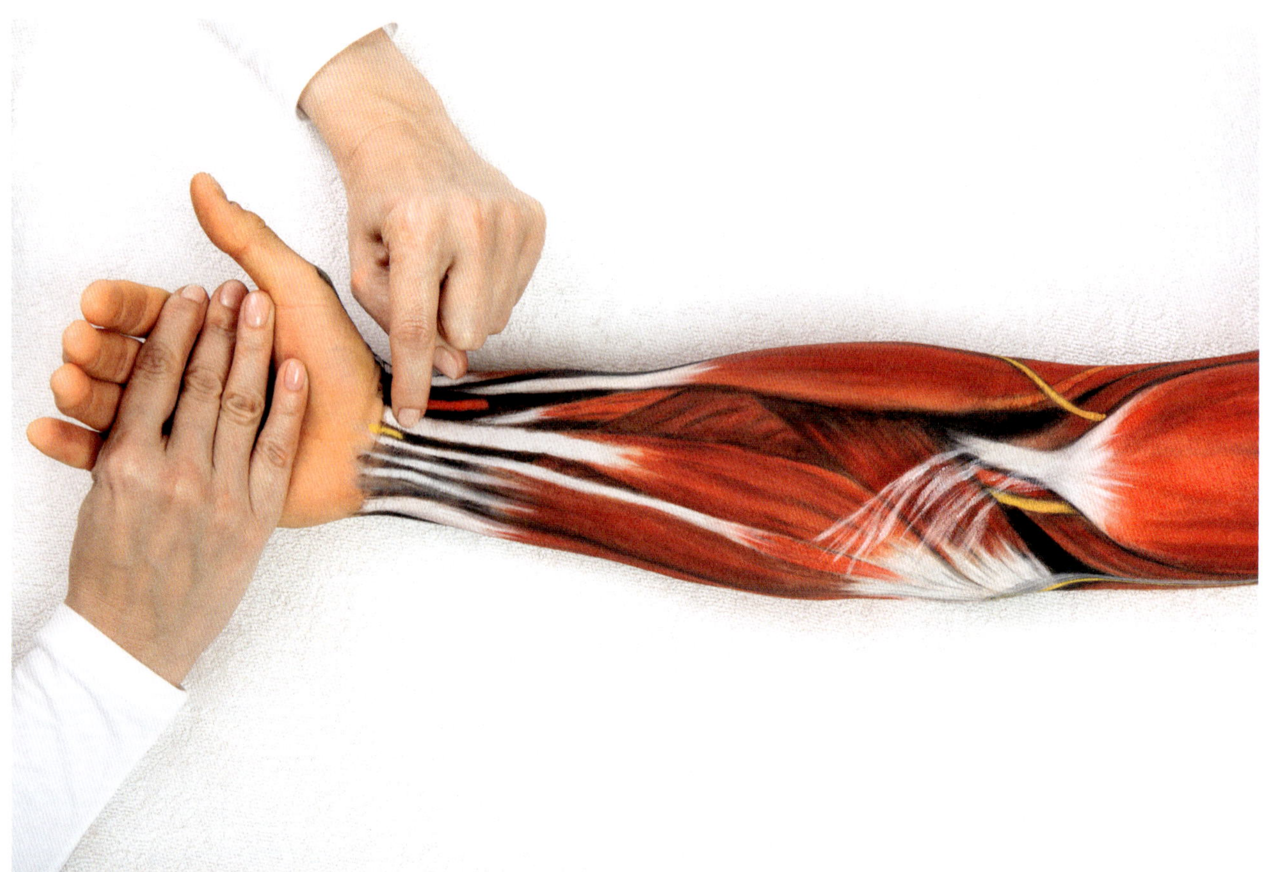

Ausgangsposition des Patienten

Sitzend, der Unterarm liegt auf der Unterlage.

Ausgangsposition der Therapeutin

Sitzend, dem Patienten zugewandt.

Ausführung der Palpation

Die Therapeutin palpiert und bewertet die Sehne des M. flexor carpi radialis. Die Sehne liegt oberflächlich, ist massiv und sichtbar auf der Vorderseite der distalen Epiphyse des Radius. Der Patient macht eine Flexion und Abduktion im Handgelenk. Die von dem Patienten ausgeführten Bewegungen werden in Bezug auf die anatomische Lage beschrieben.

11.30. Sehne des M. flexor carpi radialis – Teil 2

M. flexor carpi radialis – Tendo

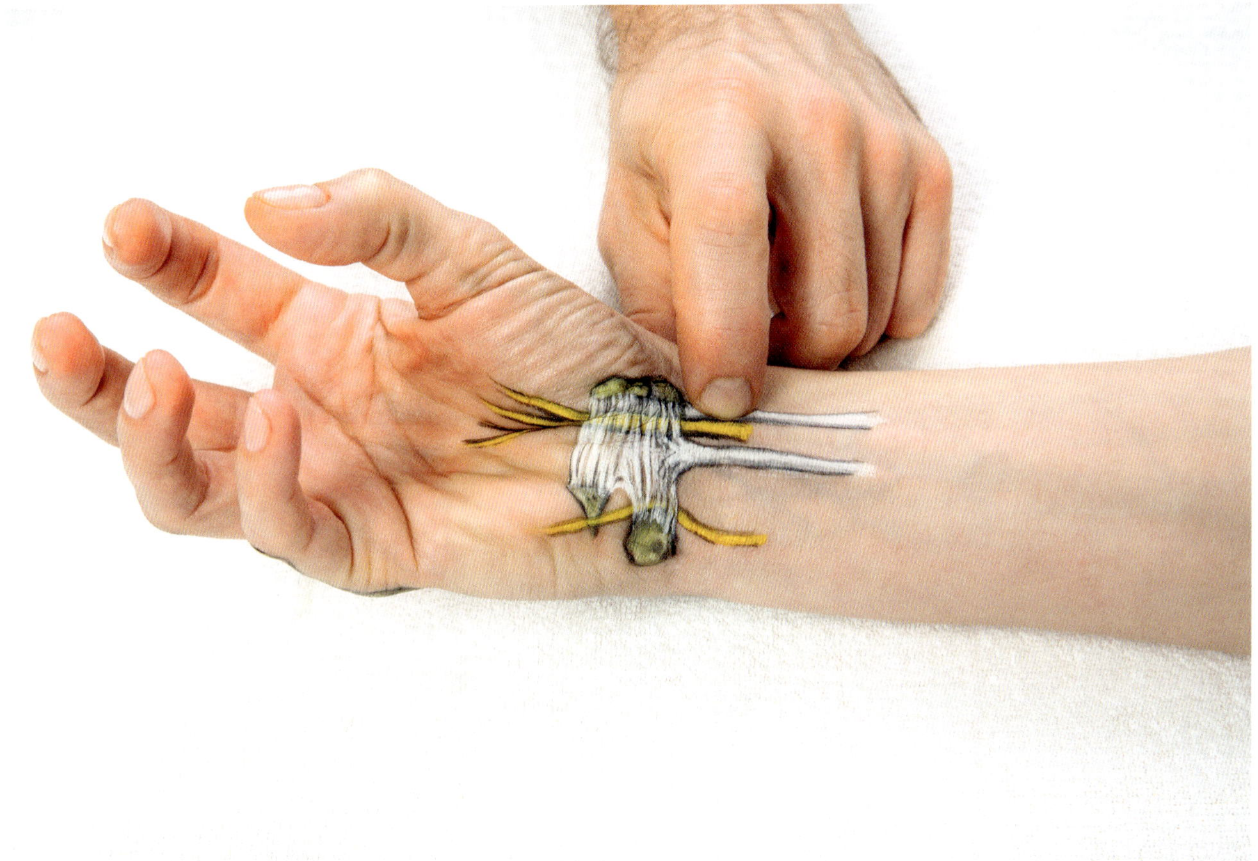

Ausgangsposition des Patienten

Sitzend, der Unterarm liegt auf der Unterlage.

Ausgangsposition des Therapeuten

Sitzend, dem Patienten zugewandt.

Ausführung der Palpation

Der Therapeut palpiert und bewertet die Sehne des M. flexor carpi radialis. Die Sehne liegt oberflächlich, ist massiv und sichtbar auf der Vorderseite der distalen Epiphyse des Radius.

11.31. Sehne des M. flexor carpi radialis – Teil 3

M. flexor carpi radialis – Tendo

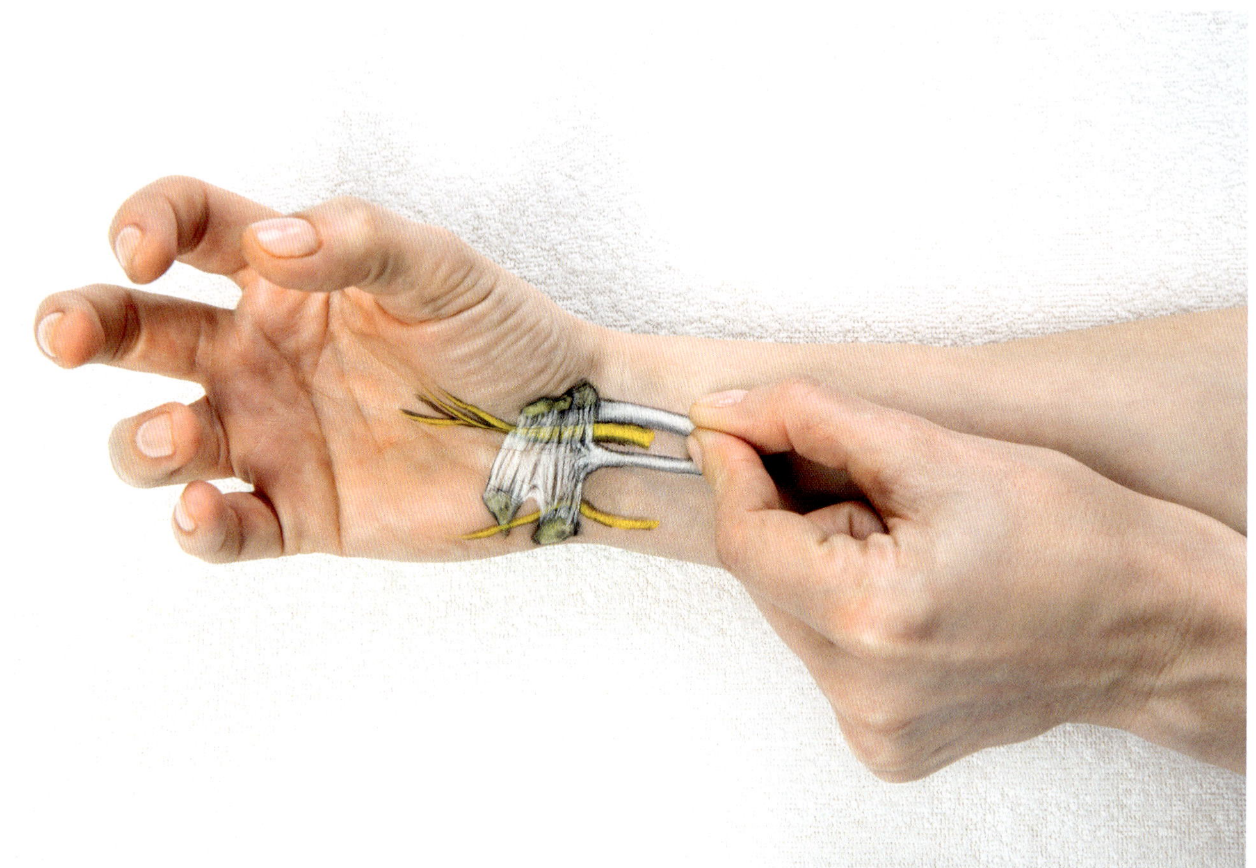

Ausgangsposition des Patienten

Sitzend, der Unterarm liegt auf der Unterlage.

Ausgangsposition der Therapeutin

Sitzend, seitlich des Patienten.

Ausführung der Palpation

Die Therapeutin palpiert und bewertet die Sehne des M. flexor carpi radialis. Die Sehne liegt oberflächlich, ist massiv und sichtbar auf der Vorderseite der distalen Epiphyse des Radius.

11.32. M. flexor pollicis longus

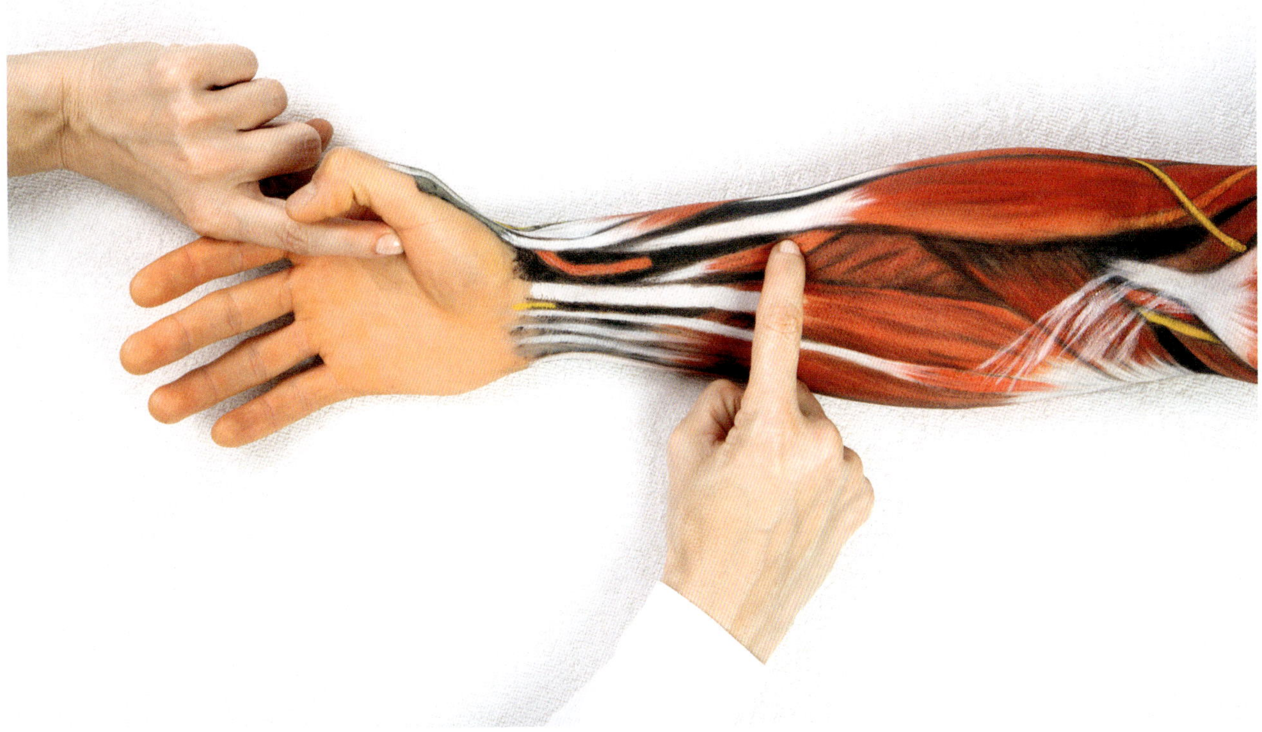

Ausgangsposition des Patienten

Sitzend, der Unterarm liegt auf der Unterlage.

Ausgangsposition der Therapeutin

Sitzend, dem Patienten zugewandt.

Ausführung der Palpation

Die Therapeutin palpiert und bewertet den M. flexor pollicis longus zwischen dem M. flexor carpi radialis und der Sehne des M. brachioradialis. Der Zeigefinger der linken Hand beurteilt die Sehne des M. flexor pollicis longus auf der volaren Seite der Hand. Der Patient beugt den Daumen.

11.33. Sehne des M. flexor pollicis longus – Teil 1

M. flexor pollicis longus – Tendo

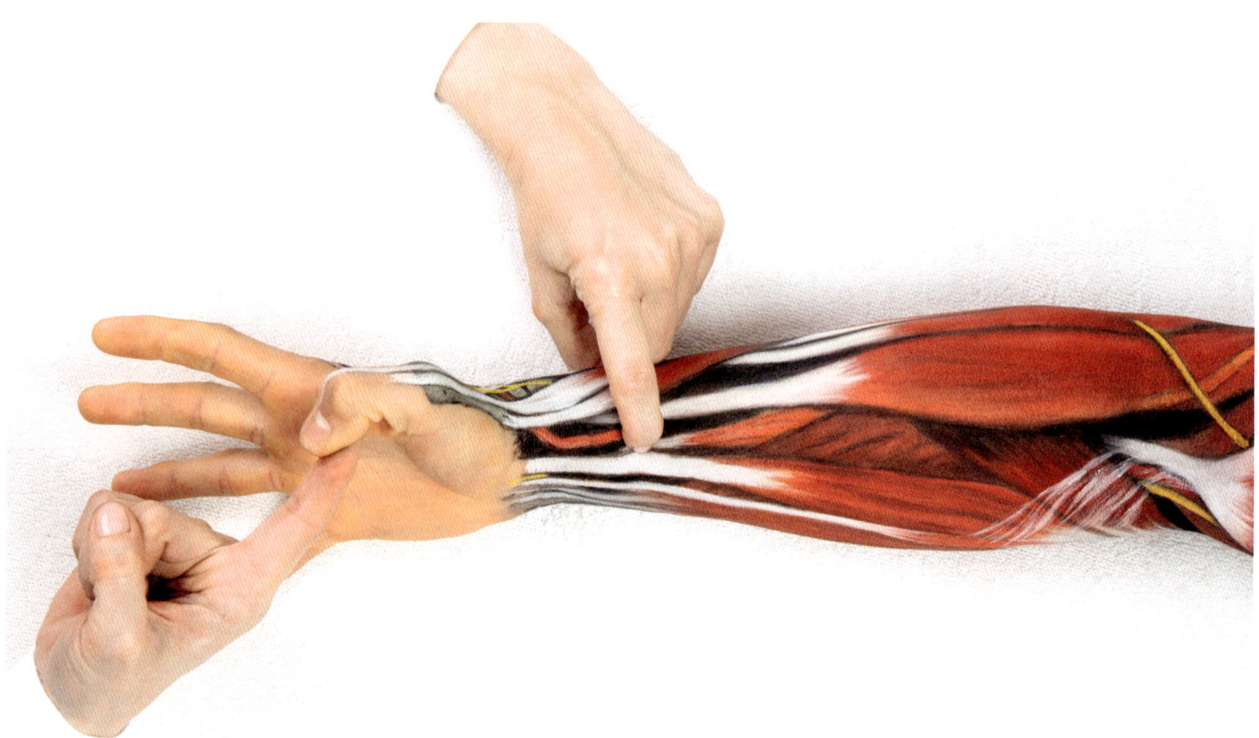

Ausgangsposition des Patienten

Sitzend, der Unterarm liegt auf der Unterlage.

Ausgangsposition der Therapeutin

Sitzend, dem Patienten zugewandt.

Ausführung der Palpation

Die Therapeutin palpiert und bewertet die Sehne des M. flexor pollicis longus. Der Zeigefinger der linken Hand liegt auf der radialen Seite der Sehne des M. flexor pollicis longus. Der Patient beugt den Daumen.

11.34. Sehne des M. flexor pollicis longus – Teil 2

M. flexor pollicis longus – Tendo

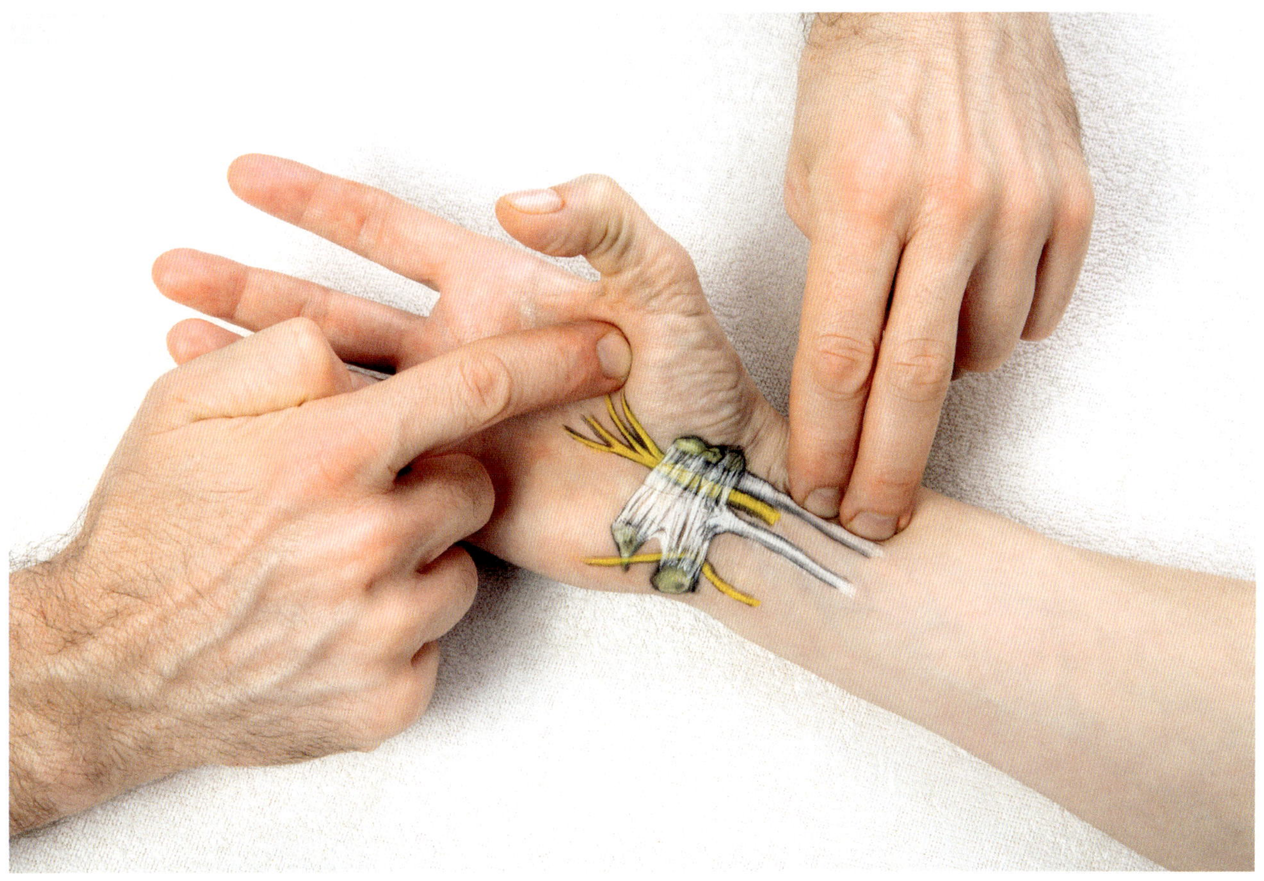

Ausgangsposition des Patienten

Sitzend, der Unterarm liegt auf der Unterlage.

Ausgangsposition der Therapeutin

Sitzend, dem Patienten zugewandt.

Ausführung der Palpation

Die Therapeutin palpiert und bewertet die Sehne des M. flexor pollicis longus. Der Zeigefinger der linken Hand liegt radial der Sehne des M. flexor pollicis longus. Der Patient beugt den Daumen.

11.35. Sehne des M. palmaris longus – Teil 1

M. palmaris longus – Tendo

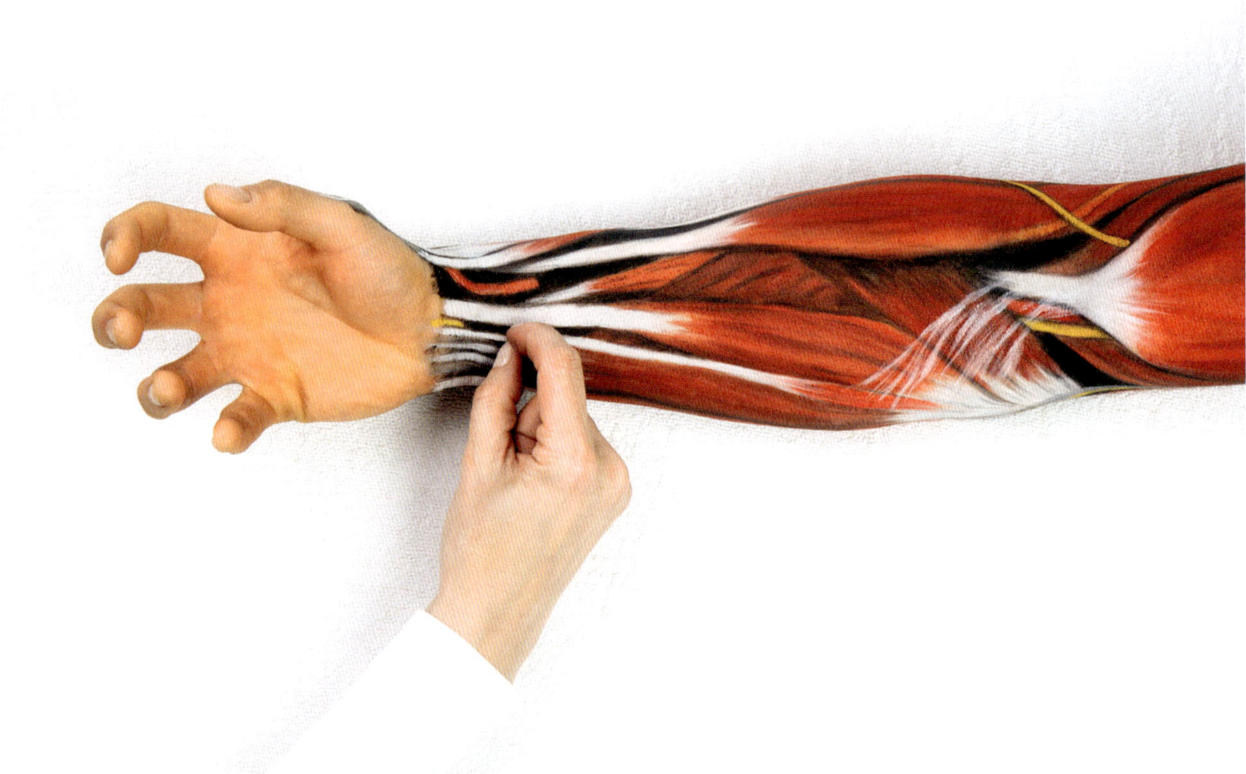

Ausgangsposition des Patienten

Sitzend, der Unterarm liegt auf der Unterlage.

Ausgangsposition der Therapeutin

Sitzend, dem Patienten zugewandt.

Ausführung der Palpation

Die Therapeutin palpiert und bewertet die Sehne des M. palmaris longus. Die Sehne liegt oberflächlich, ist dünn und sichtbar auf der ventralen Seite der distalen Epiphyse des Radius. Die Finger des Patienten sind gebeugt. Der M. palmaris longus ist anatomisch nicht konstant und kann ausbleiben.

11.36. Sehne des M. palmaris longus – Teil 2

M. palmaris longus – Tendo

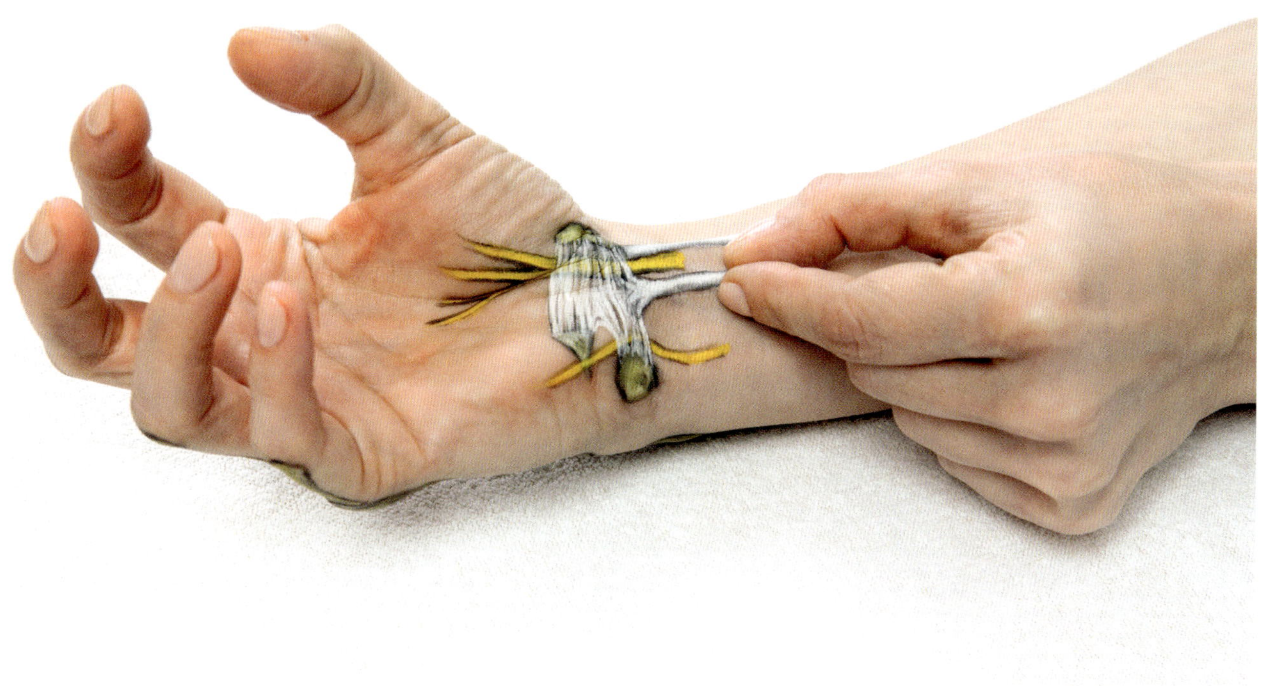

Ausgangsposition des Patienten

Sitzend, der Unterarm liegt auf der Unterlage.

Ausgangsposition der Therapeutin

Sitzend, dem Patienten zugewandt.

Ausführung der Palpation

Die Therapeutin palpiert und bewertet die Sehne des M. palmaris longus. Die Sehne liegt oberflächlich, ist dünn und sichtbar auf der ventralen Seite der distalen Epiphyse des Radius. Die Finger des Patienten sind gebeugt. Der M. palmaris longus ist anatomisch nicht konstant und kann ausbleiben.

11.37. Mediannerv – Teil 1

N. medianus

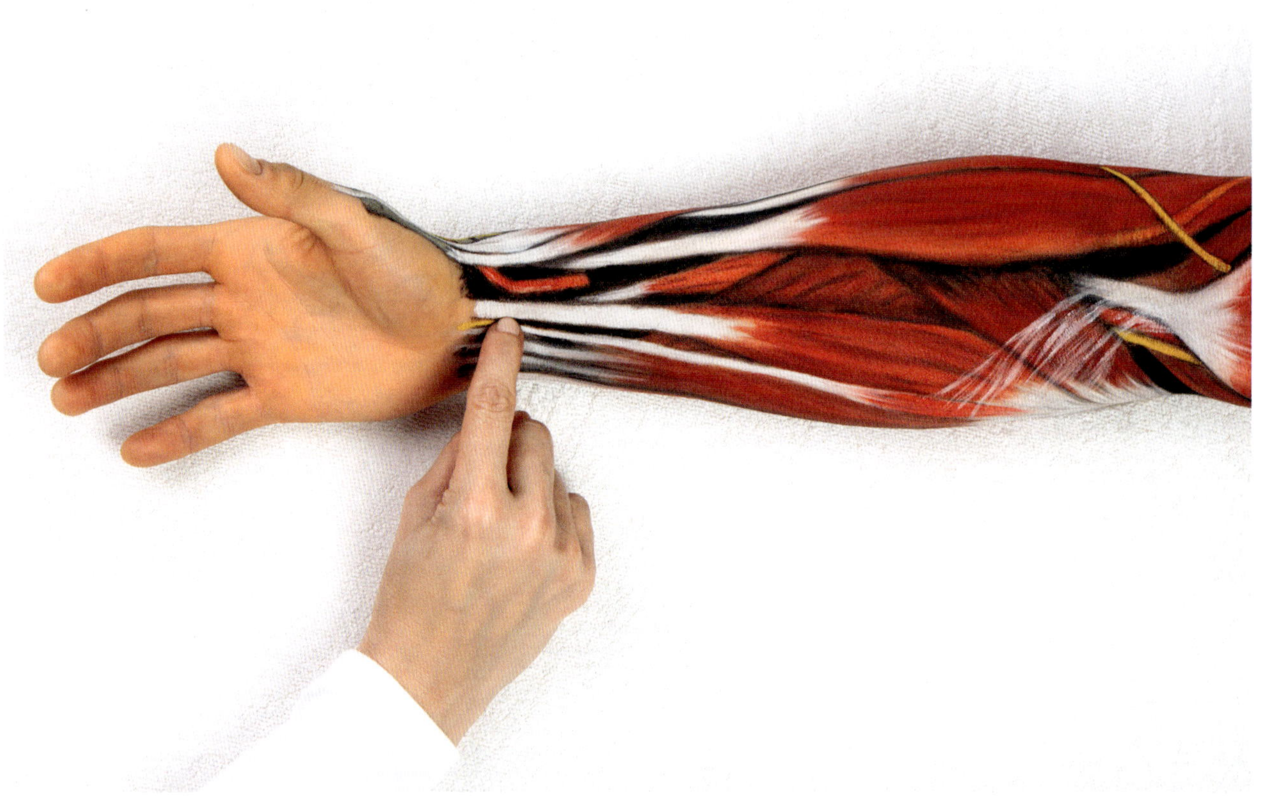

Ausgangsposition des Patienten

Sitzend, der Unterarm liegt auf der Unterlage.

Ausgangsposition der Therapeutin

Sitzend, dem Patienten zugewandt.

Ausführung der Palpation

Die Therapeutin lokalisiert mit dem Zeigefinger den Mediannerv. Der Nerv befindet sich zwischen der Sehne des M. flexor carpi radialis und der Sehne des M. palmaris longus.

11.38. Mediannerv – Teil 2

N. medianus

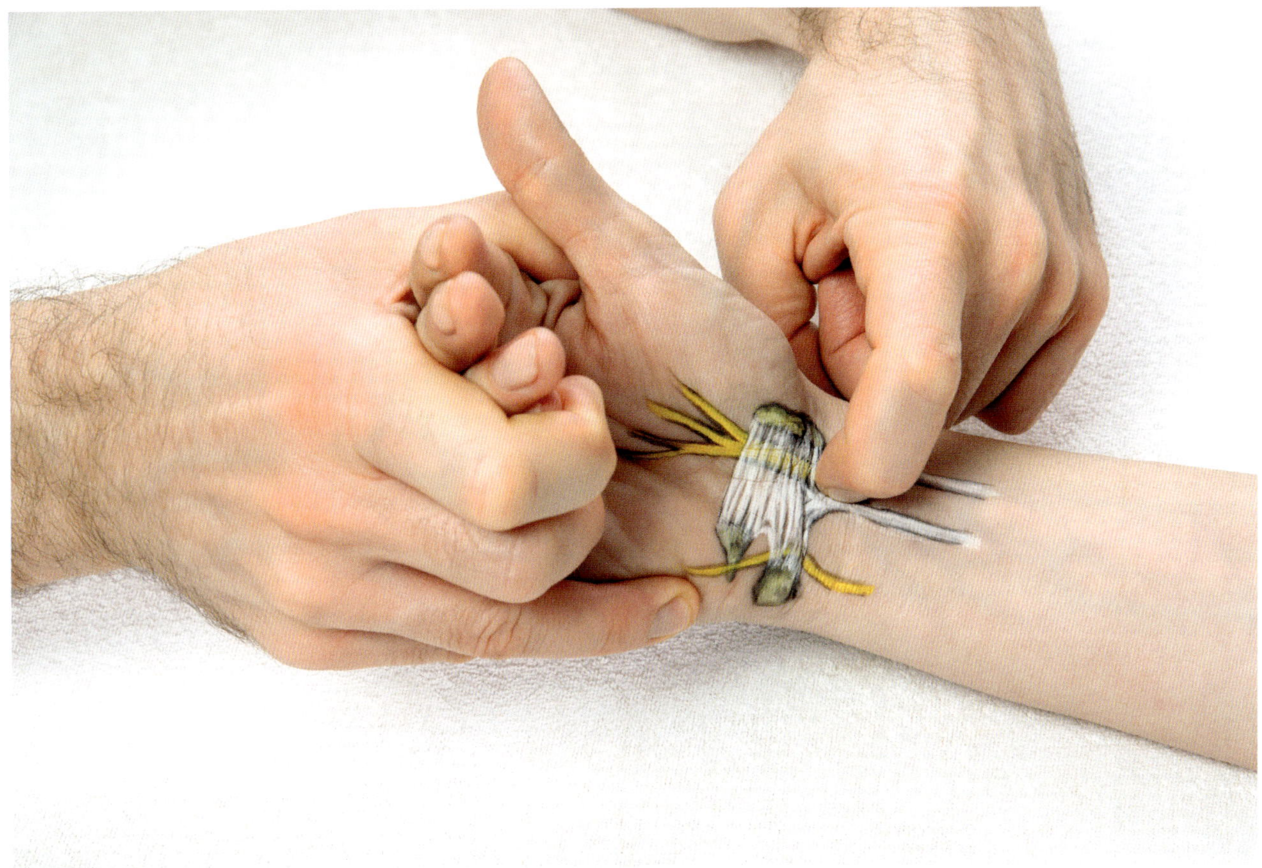

Ausgangsposition des Patienten

Sitzend, der Unterarm liegt auf der Unterlage.

Ausgangsposition der Therapeutin

Sitzend, dem Patienten zugewandt.

Ausführung der Palpation

Die Therapeutin lokalisiert mit dem Zeigefinger den Mediannerv. Sie komprimiert den Bereich zwischen der Sehne des M. flexor carpi radialis und der Sehne des M. palmaris longus.

11.39. Mediannerv – Teil 3

N. medianus

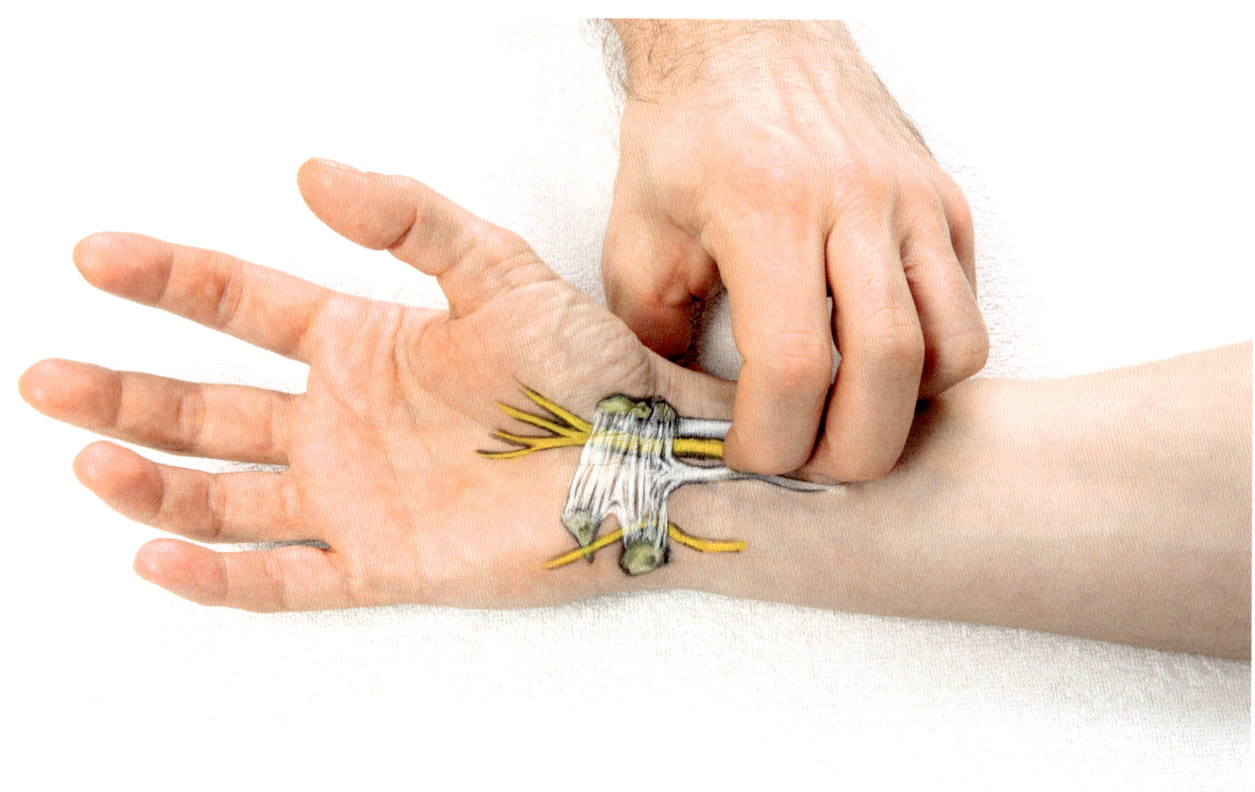

Ausgangsposition des Patienten

Sitzend, der Unterarm liegt auf der Unterlage.

Ausgangsposition der Therapeutin

Sitzend, dem Patienten zugewandt.

Ausführung der Palpation

Die Therapeutin komprimiert den Bereich zwischen der Sehne des M. flexor carpi radialis und der Sehne des M. palmaris longus. Sie bewegt die Finger nach proximal, im Verlauf des Nervs.

11.40. Sehnen des M. flexor digitorum superficialis – Teil 1

M. flexor digitorum superficialis – Tendines

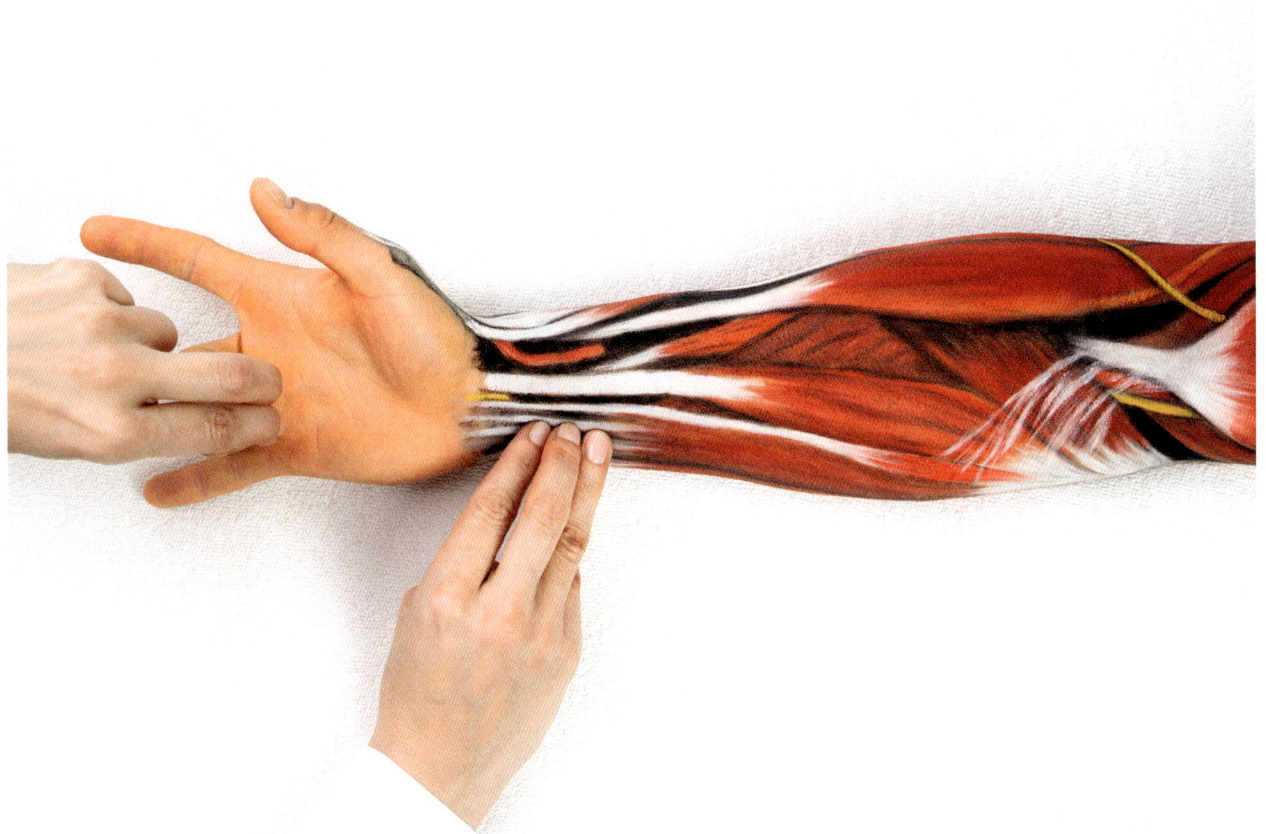

Ausgangsposition des Patienten

Sitzend, der Unterarm liegt auf der Unterlage. Der Patient beugt die Finger.

Ausgangsposition der Therapeutin

Sitzend, dem Patienten zugewandt.

Ausführung der Palpation

Die Therapeutin palpiert und bewertet die Sehnen des M. flexor digitorum superficialis bei Anspannung des Muskels. Die Finger liegen zwischen der Sehne des M. flexor carpi ulnaris und der Sehne des M. palmaris longus.

11.41. A. ulnaris

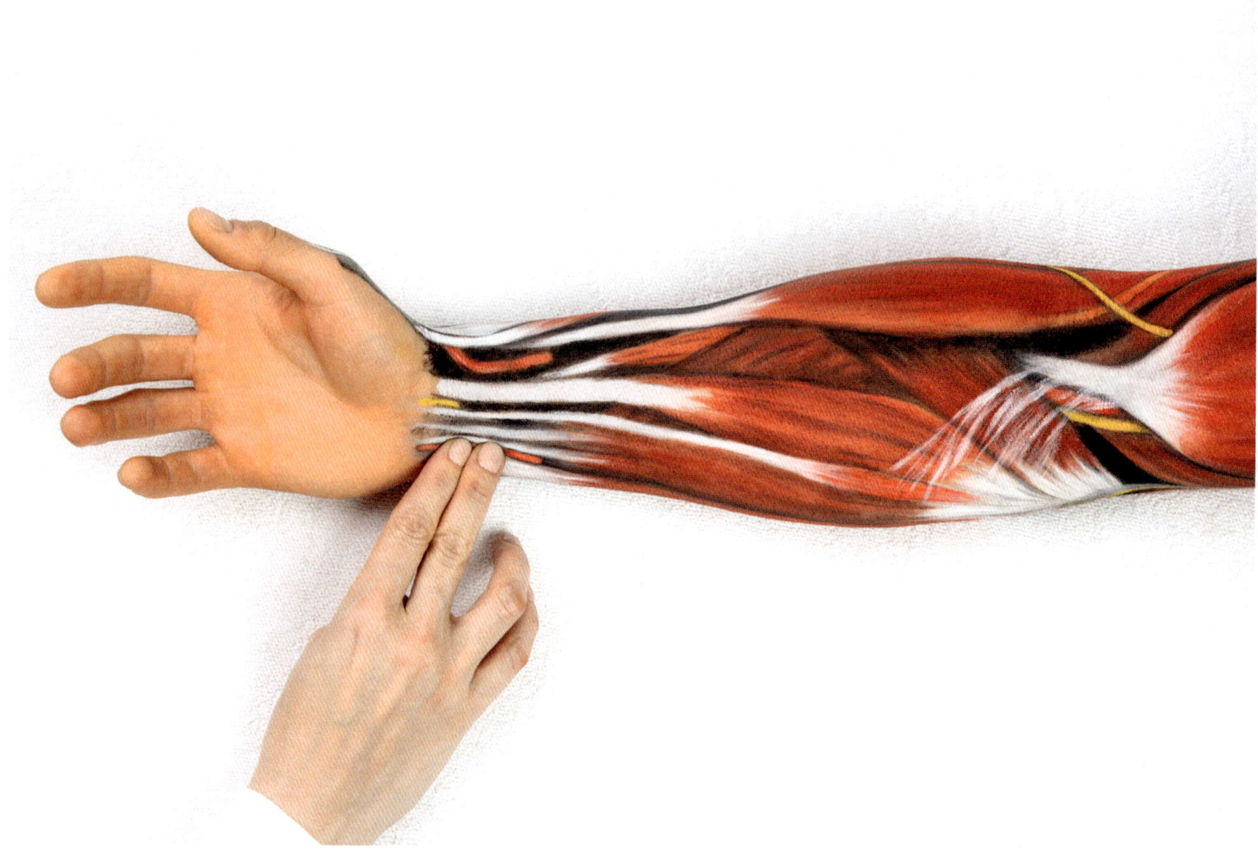

Ausgangsposition des Patienten

Sitzend, der Unterarm liegt auf der Unterlage.

Ausgangsposition der Therapeutin

Sitzend, dem Patienten zugewandt.

Ausführung der Palpation

Die Therapeutin palpiert den Puls an der A. ulnaris auf der volaren Seite der distalen Ulna. Die Finger für die Palpation liegen zwischen der Sehne des M. flexor carpi ulnaris und den Sehnen des M. flexor digitorum.

11.42. Sehnen des M. flexor digitorum superficialis – Teil 2

M. flexor digitorum superficialis – Tendines

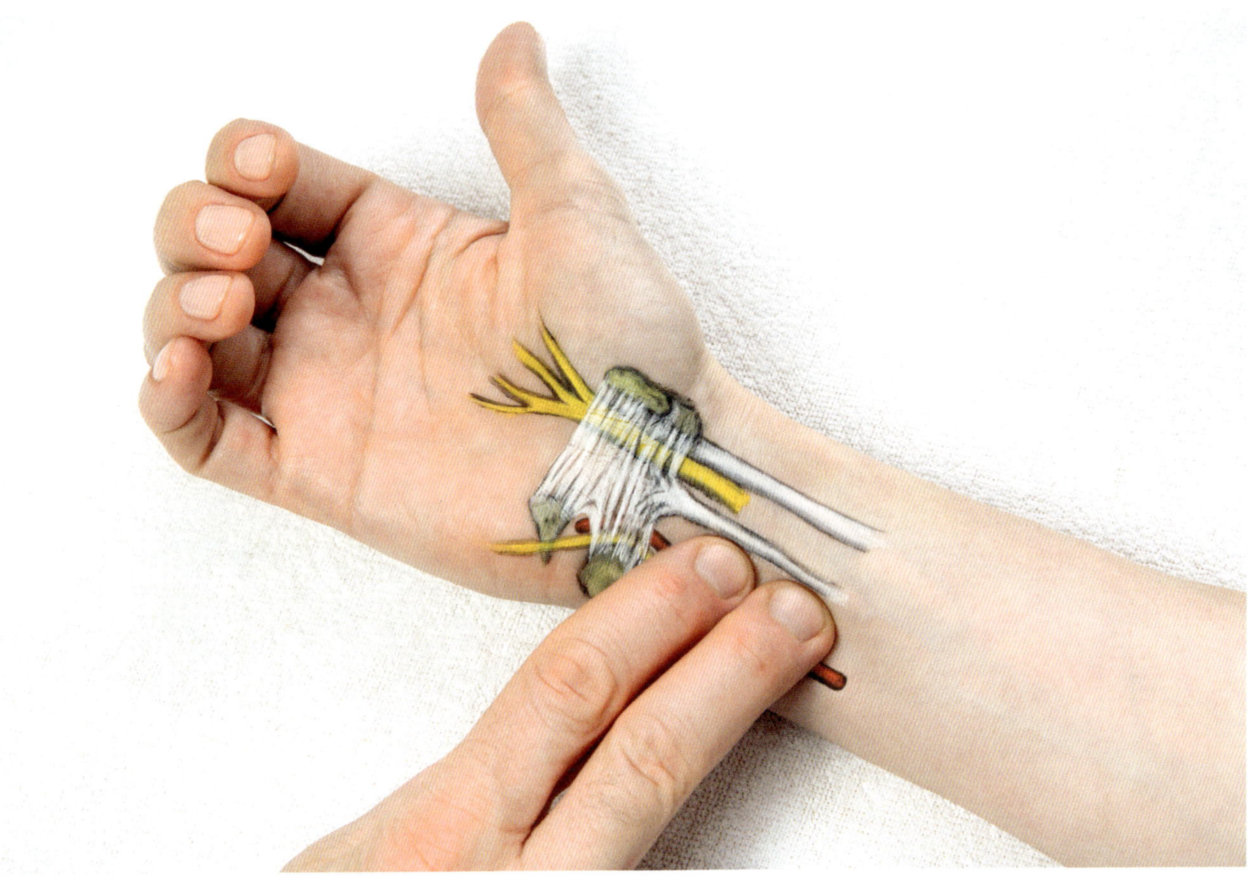

Ausgangsposition des Patienten

Sitzend, der Unterarm liegt auf der Unterlage. Der Patient beugt die Finger.

Ausgangsposition der Therapeutin

Sitzend, dem Patienten zugewandt.

Ausführung der Palpation

Die Therapeutin palpiert und bewertet die Sehnen des M. flexor digitorum superficialis. Die Finger rutschen von der Sehne des M. flexor carpi ulnaris über die A. ulnaris in die Richtung der Sehne des M. palmaris longus. Die Palpation wird oberhalb des proximalen Endes des Retinaculum flexorum durchgeführt.

11.43. Sehne des M. flexor carpi ulnaris – Teil 1

M. flexor carpi ulnaris – Tendo

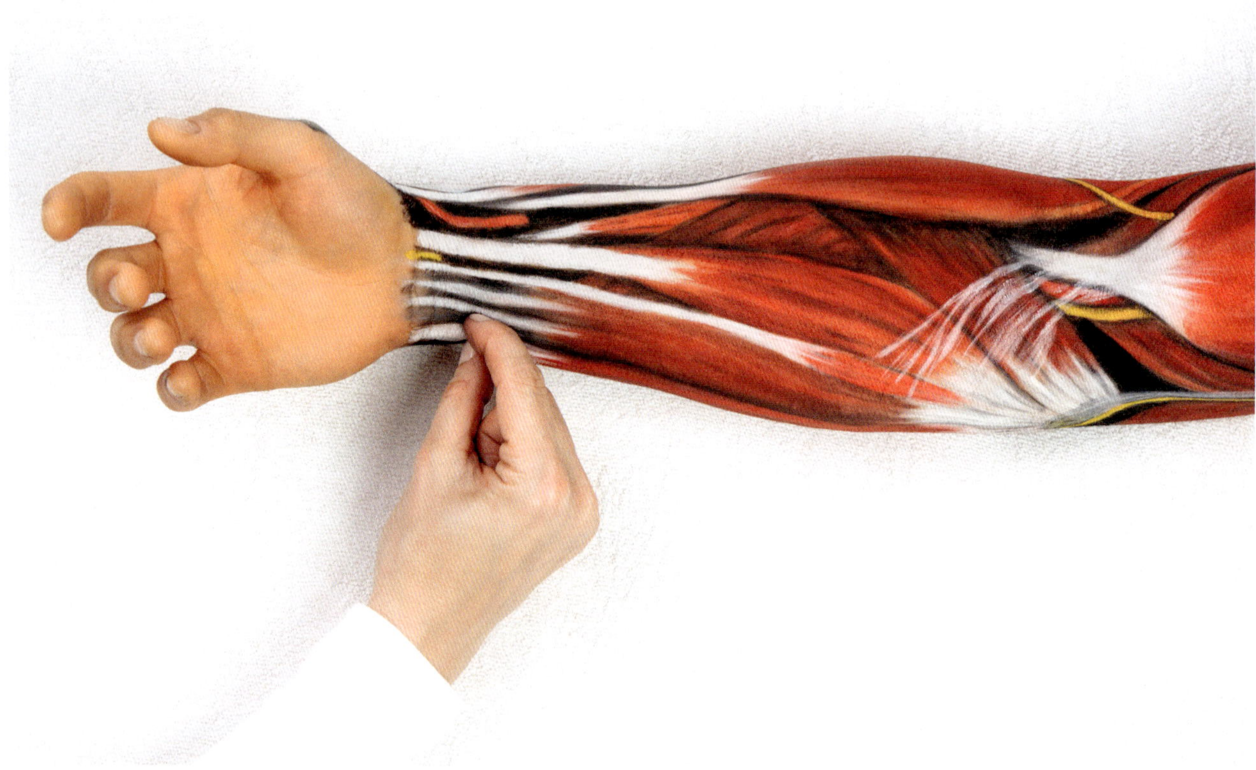

Ausgangsposition des Patienten

Sitzend, der Unterarm liegt auf der Unterlage.

Ausgangsposition der Therapeutin

Sitzend, dem Patienten zugewandt.

Ausführung der Palpation

Die Therapeutin palpiert und bewertet die Sehne des M. flexor carpi ulnaris auf der ventralen Seite der Ulna. Sie umfasst die Sehne proximal des Ansatzes am Erbsenbein (Os pisiforme). Der Patient beugt und adduziert das Handgelenk. Die von dem Patienten ausgeführten Bewegungen werden in Bezug auf die anatomische Lage beschrieben.

11.44. Sehne des M. flexor carpi ulnaris – Teil 2

M. flexor carpi ulnaris – Tendo

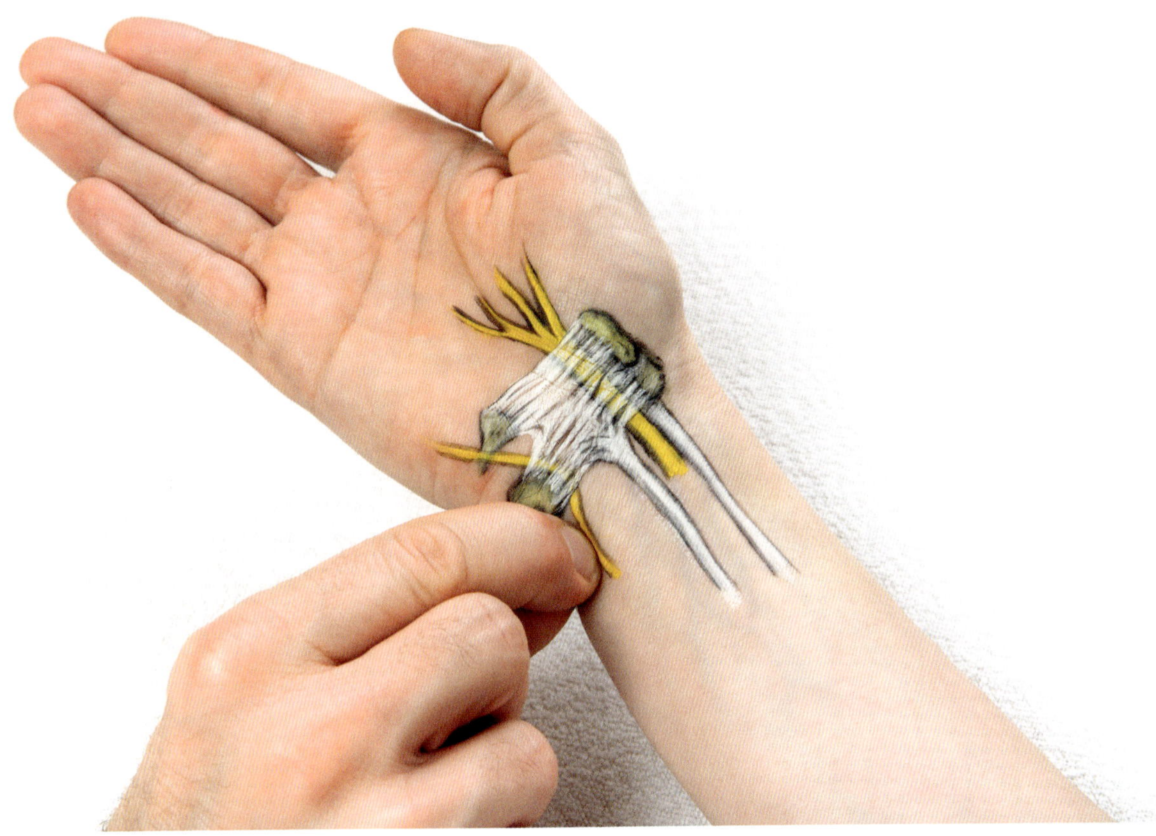

Ausgangsposition des Patienten

Sitzend, der Unterarm liegt auf der Unterlage.

Ausgangsposition der Therapeutin

Sitzend, seitlich des Patienten.

Ausführung der Palpation

Die Therapeutin palpiert und bewertet die Sehne des M. flexor carpi ulnaris auf der ventralen Seite der Ulna. Sie umfasst die Sehne proximal des Ansatzes am Erbsenbein (Os pisiforme). Der Patient beugt und adduziert das Handgelenk. Die von dem Patienten ausgeführten Bewegungen werden in Bezug auf die anatomische Lage beschrieben.

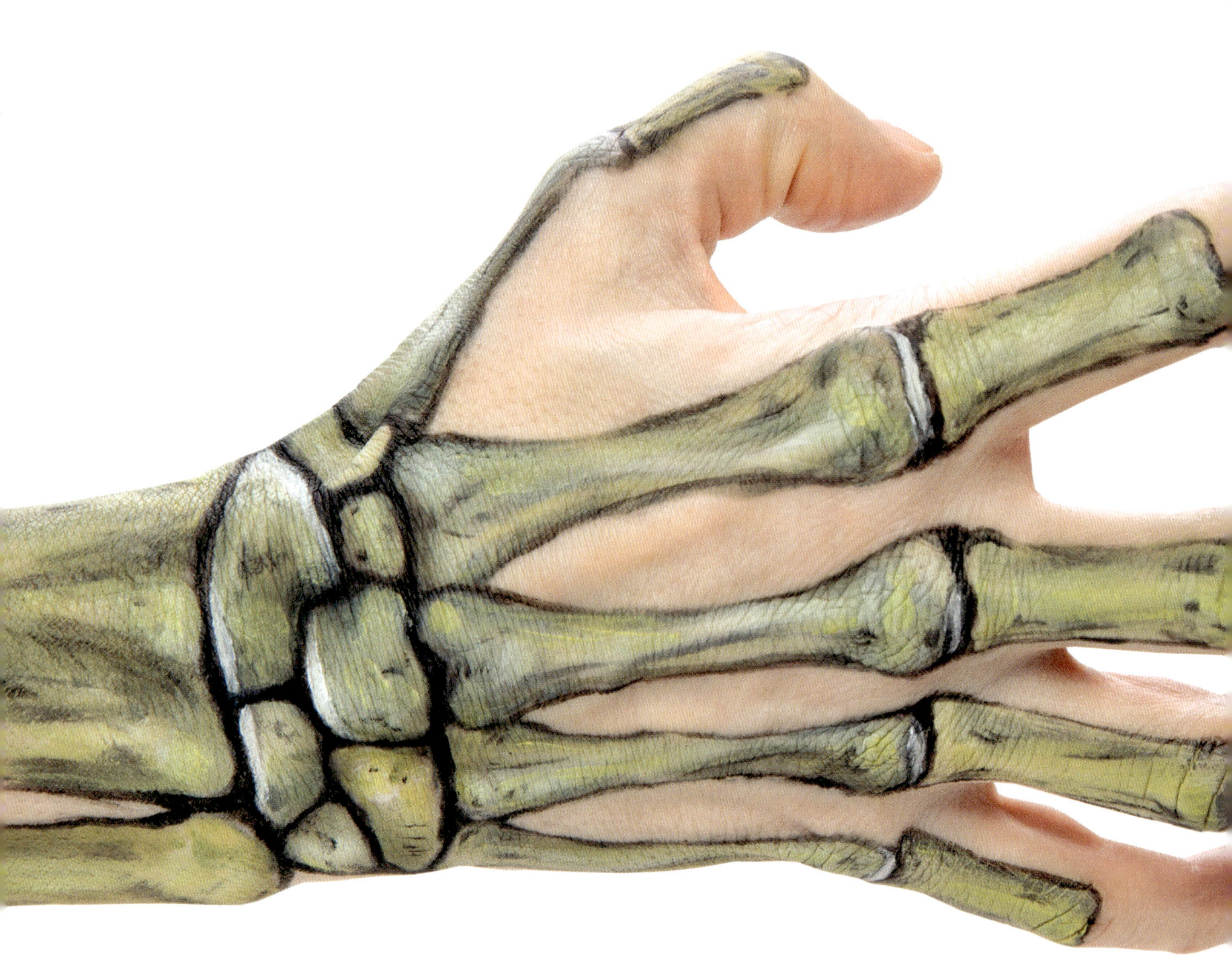

12 HANDGELENK

12.1. Kahnbein, Scaphoid – Teil 1

Os scaphoideum

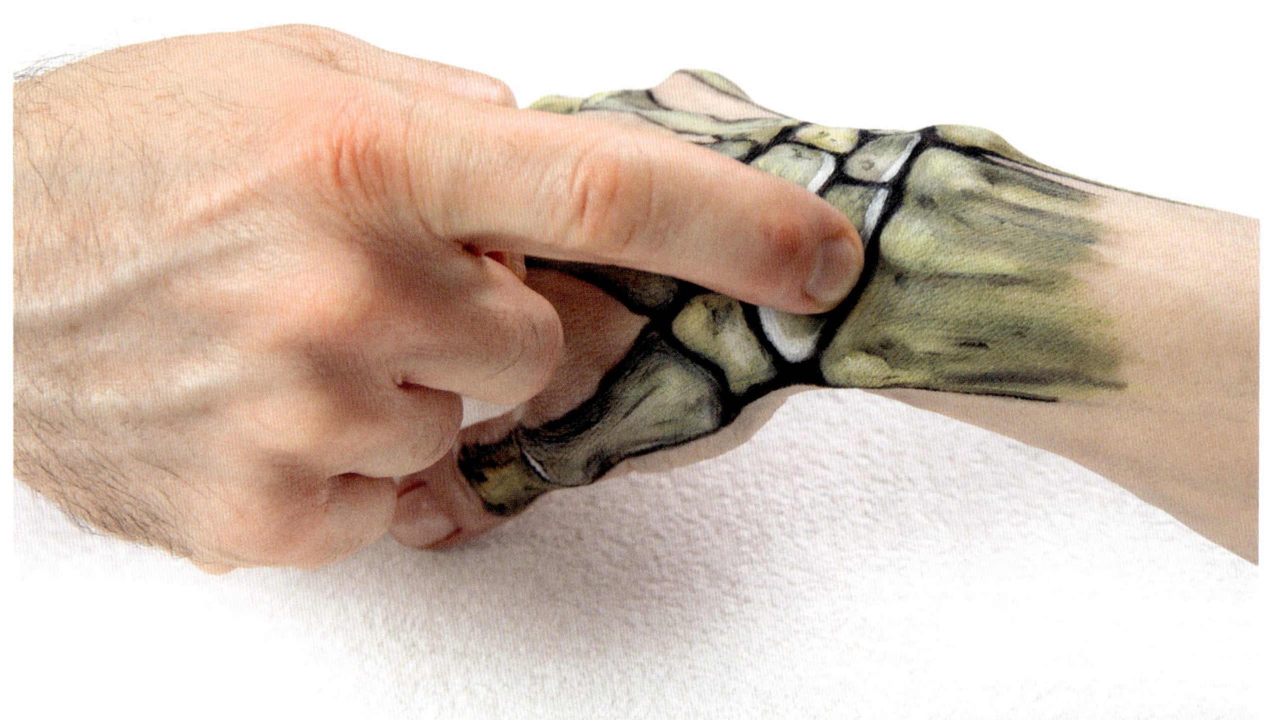

Ausgangsposition des Patienten

Sitzend, die Hand in Pronation, auf der Unterlage aufgelegt.

Ausgangsposition des Therapeuten

Sitzend, dem Patienten zugewandt.

Ausführung der Palpation

Der Therapeut palpiert das Scaphoid. Ein Finger liegt am Ende des distalen Radius in der Spalte zwischen dem Tuberculum dorsale und dem Processus styloideus. Die Bewertung erfolgt im Bereich zwischen den Sehnen der radialen Handextensoren.

12.2. Kahnbein, Scaphoid – Teil 2

Os scaphoideum

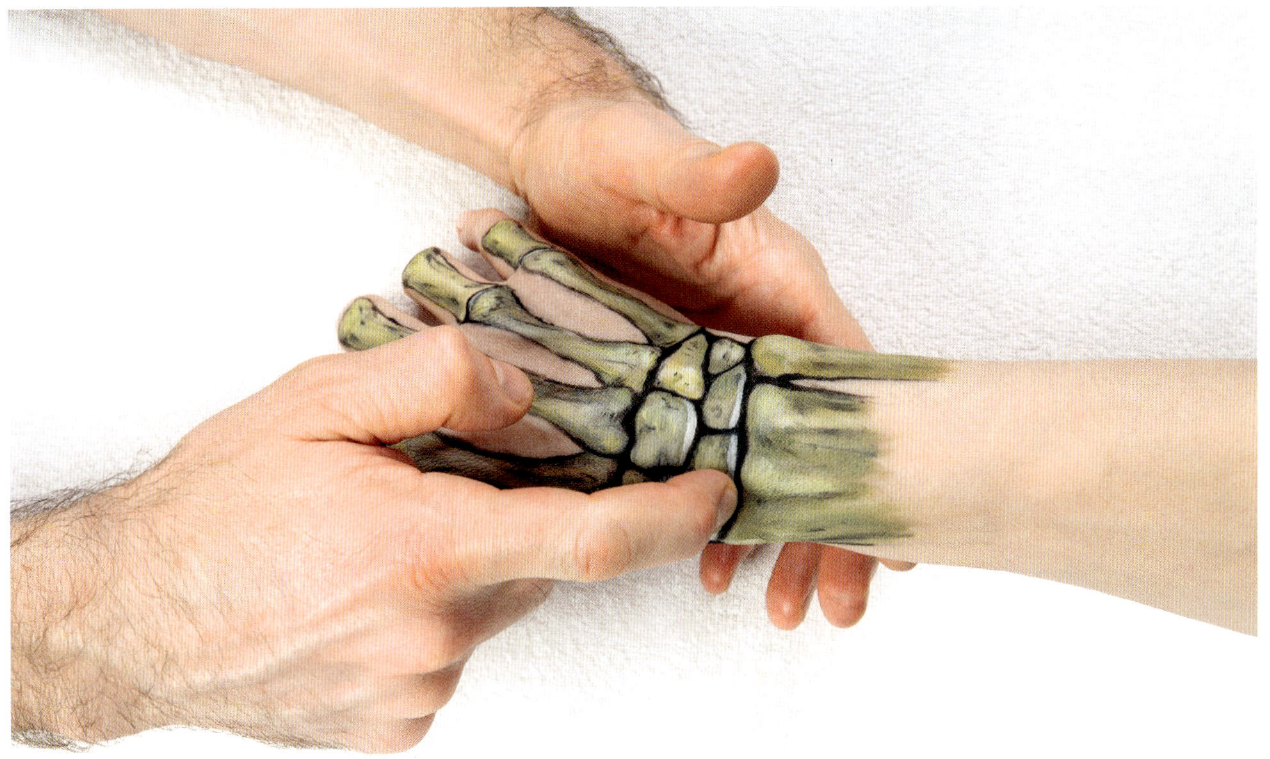

Ausgangsposition des Patienten

Sitzend, die Hand in Pronation, auf der Unterlage aufgelegt.

Ausgangsposition des Therapeuten

Sitzend, dem Patienten zugewandt.

Ausführung der Palpation

Der Therapeut palpiert und bewertet das Scaphoid distal des Tuberculum dorsale des Radius.

12.3. Kahnbein, anatomische Tabatière, Speichengrübchen – Teil 1

Os scaphoideum, Foveola radialis

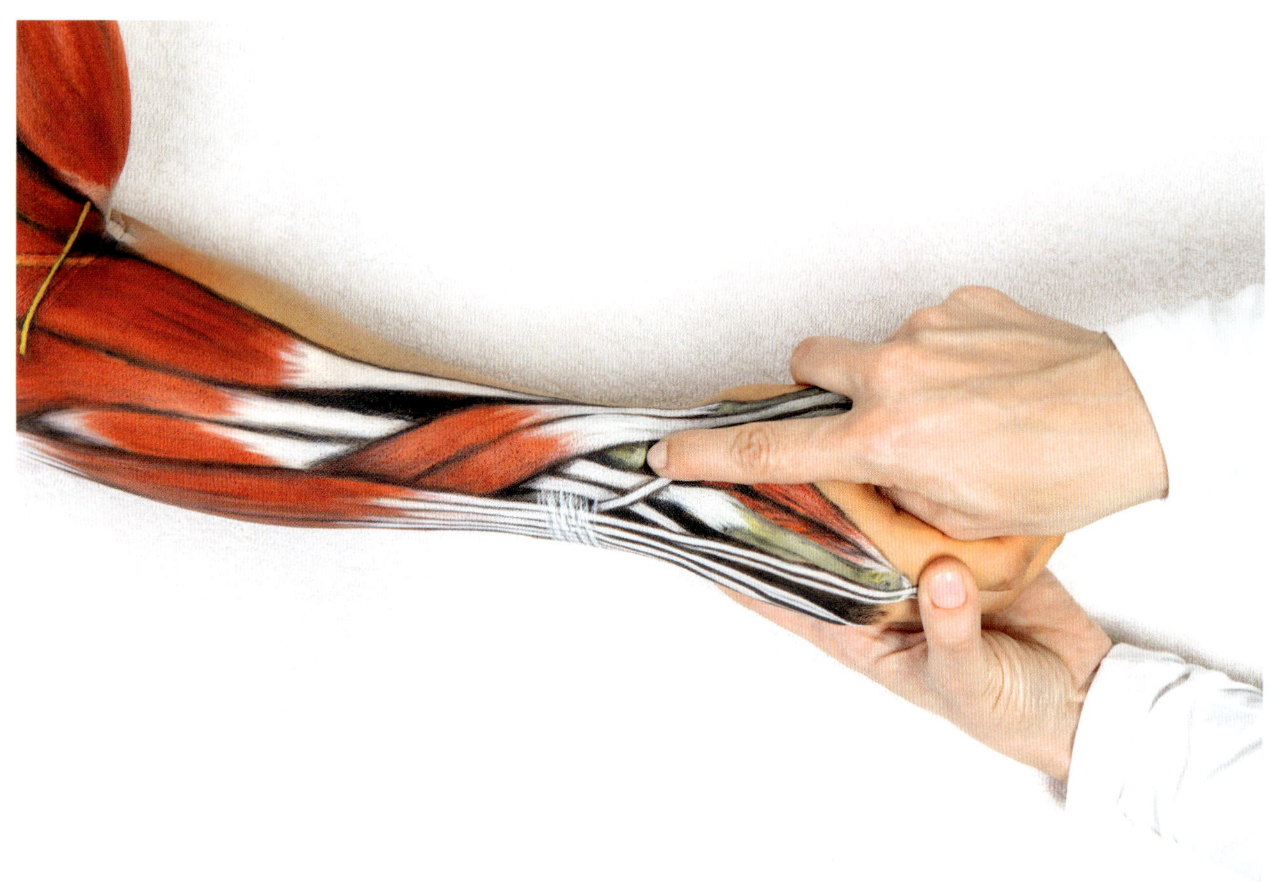

Ausgangsposition des Patienten

Sitzend, die Hand in Pronation, auf der Unterlage aufgelegt.

Ausgangsposition des Therapeuten

Sitzend, dem Patienten zugewandt.

Ausführung der Palpation

Der Therapeut palpiert das Scaphoid. Der Zeigefinger liegt dicht distal des Processus styloideus des Radius im Bereich der Foveola radialis (sog. anatomische Tabatière). Durch passive Adduktion der Hand wird die Lokalisation (das Ertasten) des ersten Knochens der proximalen Handwurzelreihe erleichtert. Die von dem Patienten ausgeführten Bewegungen werden in Bezug auf die anatomische Lage beschrieben.

12.4. Kahnbein, anatomische Tabatière, Speichengrübchen – Teil 2

Os scaphoideum, Foveola radialis

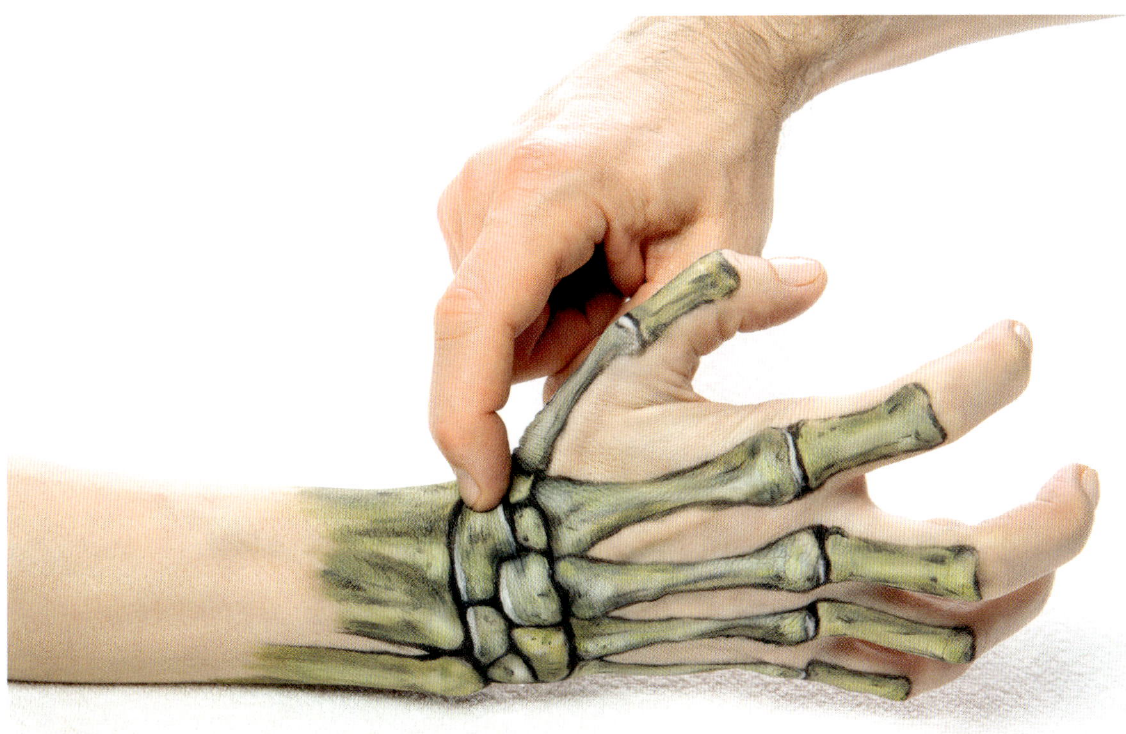

Ausgangsposition des Patienten

Sitzend, die Hand in Pronation, auf der Unterlage aufgelegt. Der Daumen in Extension und Abduktion im Metacarpophalangealgelenk.

Ausgangsposition des Therapeuten

Sitzend, dem Patienten zugewandt.

Ausführung der Palpation

Der Therapeut palpiert das Scaphoid. Der Zeigefinger liegt distal des Processus styloideus des Radius im Bereich der Foveola radialis (sog. anatomische Tabatière).

12.5. Kahnbeinhöcker

Tuberculum ossis scaphoidei

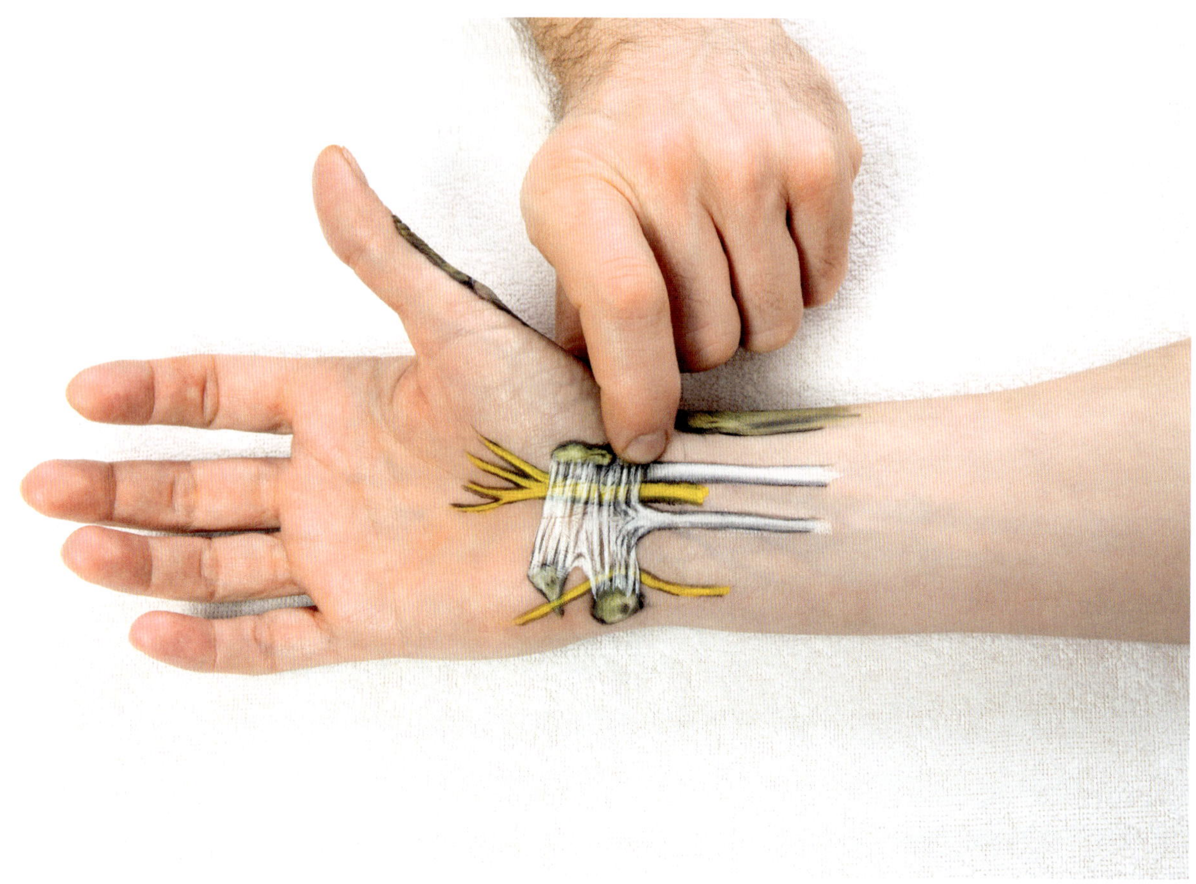

Ausgangsposition des Patienten

Sitzend, die Hand in Supination, auf der Unterlage aufgelegt. Der Daumen in Extension und Abduktion im Metacarpophalangealgelenk.

Ausgangsposition des Therapeuten

Sitzend, dem Patienten zugewandt.

Ausführung der Palpation

Der Therapeut palpiert und bewertet das Tuberkulum des Scaphoids auf der volaren Seite (Handflächenseite) des Kahnbeins. Der palpierende Finger wird vom Processus styloideus in Richtung des proximalen Handballens versetzt.

12.6. Radiokarpalgelenk, Speiche, Kahnbein

Articulatio radiocarpalis, Radius, Os scaphoideum

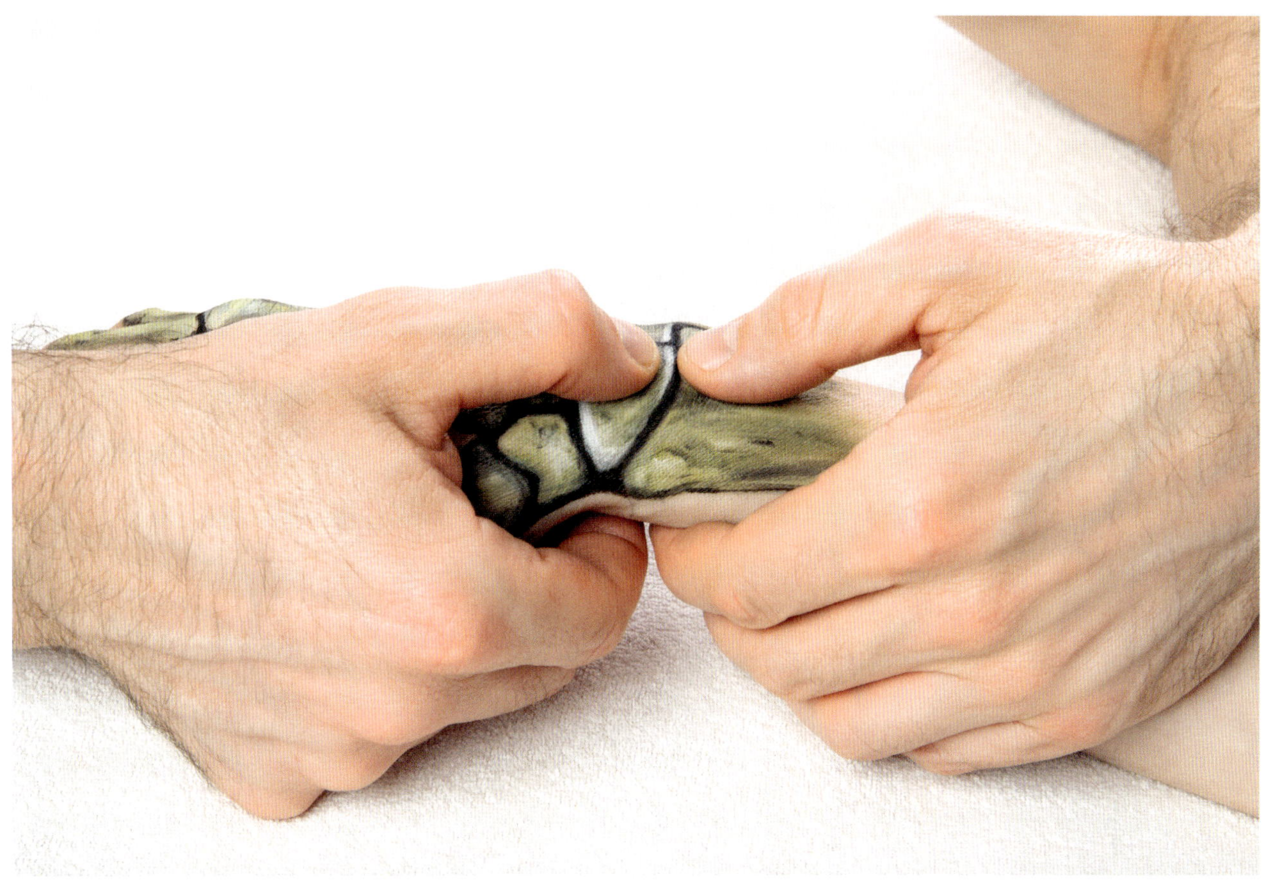

Ausgangsposition des Patienten

Sitzend, die Hand in Pronation, auf der Unterlage aufgelegt.

Ausgangsposition des Therapeuten

Sitzend, dem Patienten zugewandt. Der Therapeut umfasst mit der einen Hand das distale Ende des Radius, mit der anderen Hand das Scaphoid.

Ausführung der Palpation

Der Therapeut palpiert und bewertet die Beweglichkeit des Gelenks zwischen der Speiche (Radius) und dem Kahnbein (Scaphoid). Der proximale Gelenkpartner wird fixiert, der distale mobilisiert.

12.7. Mondbein

Os lunatum

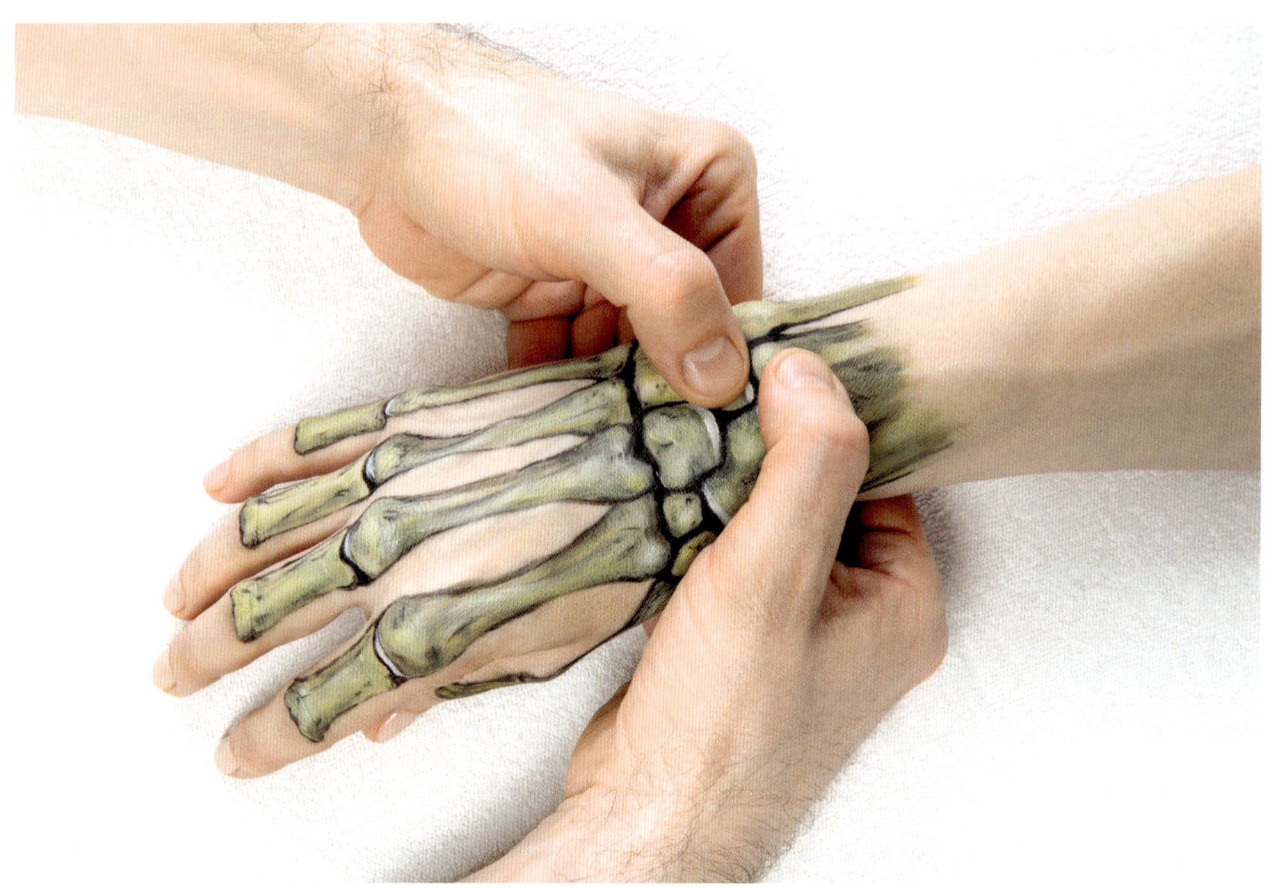

Ausgangsposition des Patienten

Sitzend, die Hand in Pronation, auf der Unterlage aufgelegt.

Ausgangsposition des Therapeuten

Sitzend, dem Patienten zugewandt. Der Therapeut umfasst mit der rechten Hand das distale Ende des Radius. Der linke Daumen ruht auf dem Os lunatum, distal vom distalen Radioulnargelenk.

Ausführung der Palpation

Der Therapeut palpiert und bewertet die Beweglichkeit zwischen dem Radius und dem Os lunatum. Der proximale Gelenkpartner wird fixiert, der distale mobilisiert.

12.8. Kahnbein-, Mondbeinmobilisation

Os scaphoideum, Os lunatum (Mobilisation)

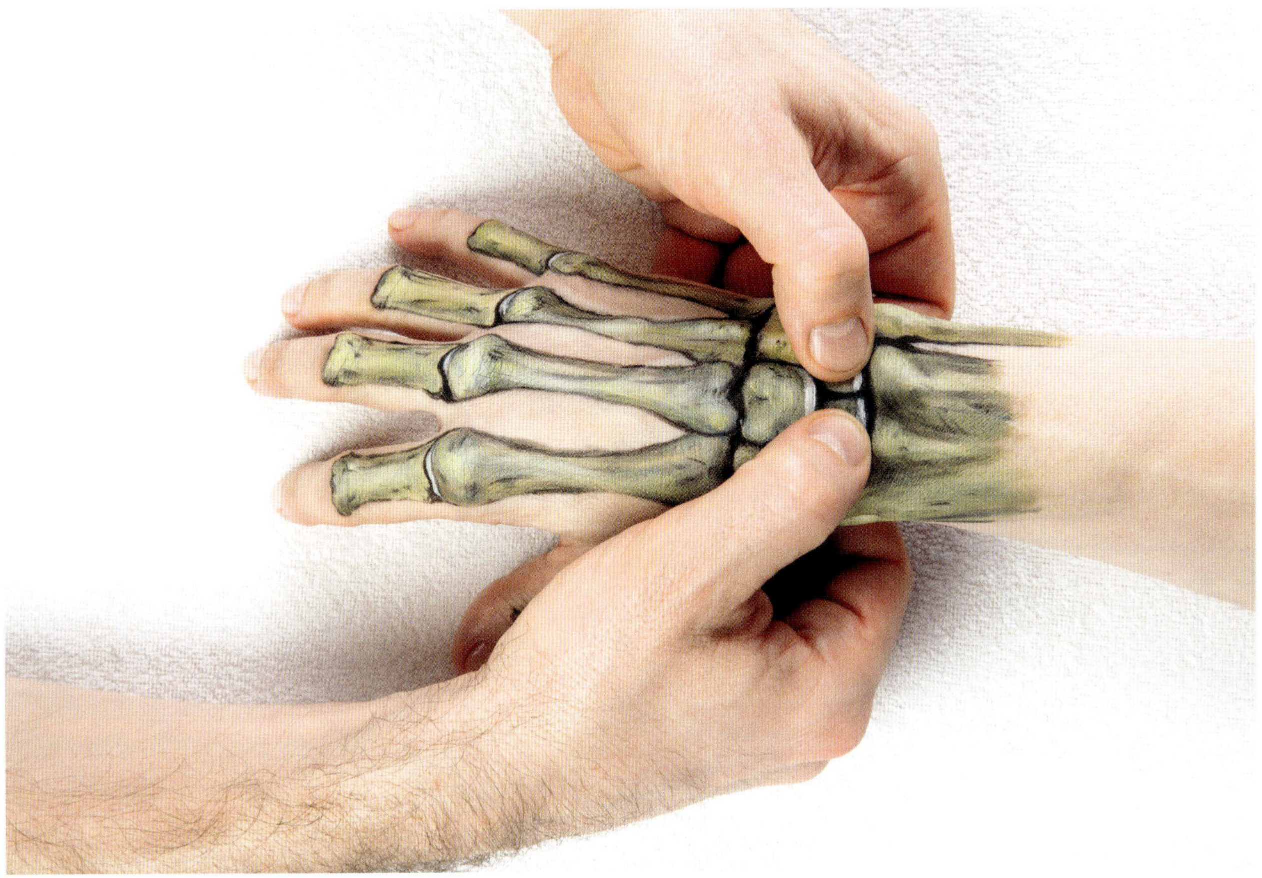

Ausgangsposition des Patienten

Sitzend, die Hand in Pronation, auf der Unterlage aufgelegt.

Ausgangsposition des Therapeuten

Sitzend, dem Patienten zugewandt. Der Therapeut umfasst mit der linken Hand das Os lunatum und mit der rechten Hand das Os scaphoideum.

Ausführung der Palpation

Der Therapeut mobilisiert das Gelenk zwischen den beiden Handwurzelknochen (Os lunatum u. Os scaphoideum).

12.9. Dreiecksbein

Os triquetrum

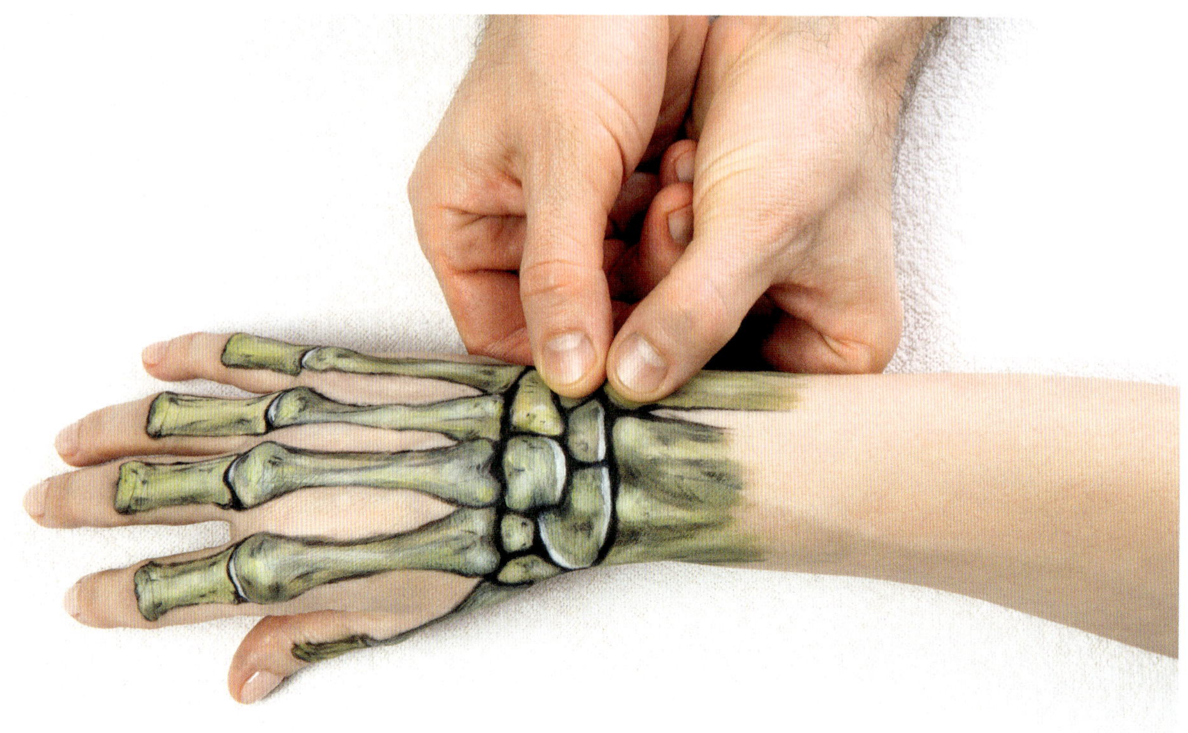

Ausgangsposition des Patienten

Sitzend, die Hand in Pronation, auf der Unterlage aufgelegt.

Ausgangsposition des Therapeuten

Sitzend, dem Patienten zugewandt.

Ausführung der Palpation

Der Therapeut palpiert und bewertet die Beweglichkeit zwischen der Ulna und dem Os triquetrum. Der proximale Gelenkpartner wird fixiert, der distale mobilisiert. Das Os triquetrum artikuliert mit der Gelenkscheibe (auch Fibrocartilago interarticularis o. Discus articularis genannt).

12.10. Erbsenbein – Teil 1

Os pisiforme

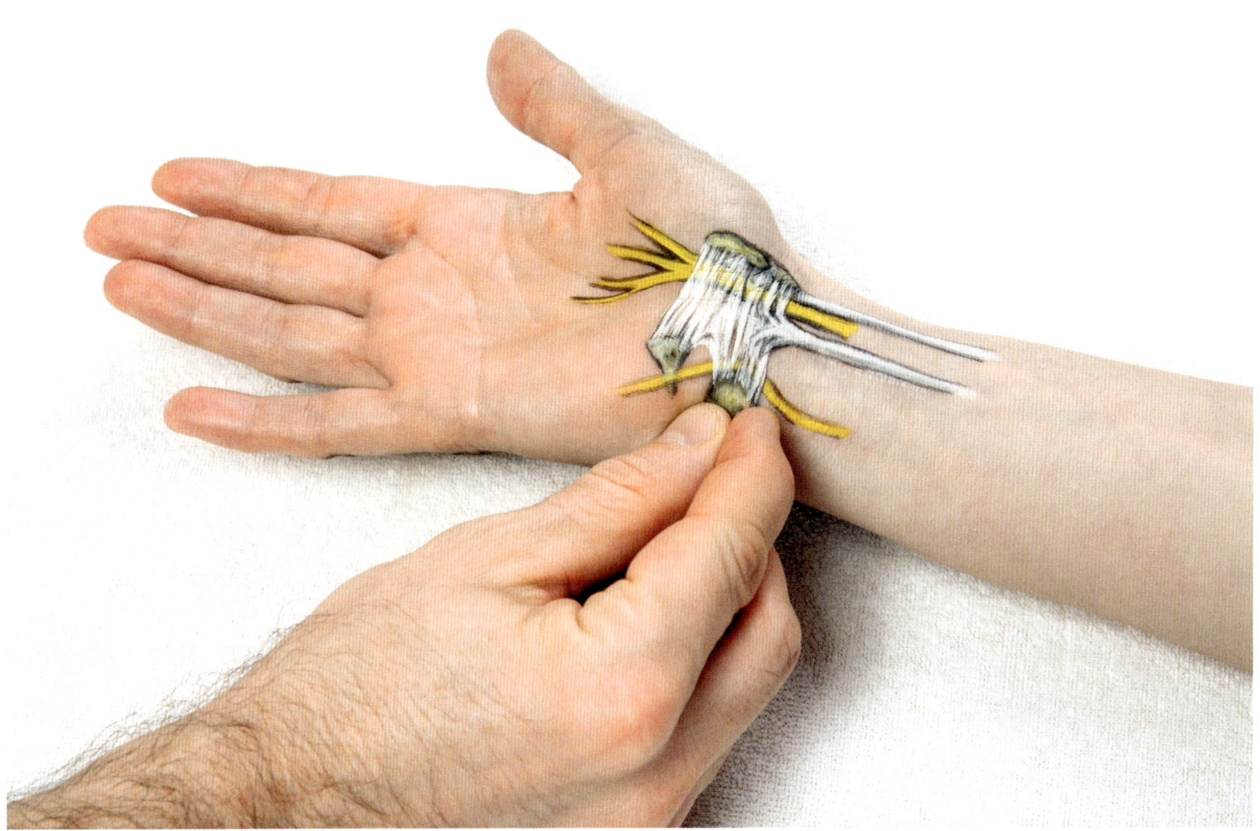

Ausgangsposition des Patienten

Sitzend, die Hand in Supination, auf der Unterlage aufgelegt.

Ausgangsposition des Therapeuten

Sitzend, dem Patienten zugewandt.

Ausführung der Palpation

Der Therapeut palpiert und bewertet das Os pisiforme von der Volarseite (Handflächenseite) der proximalen Handwurzelreihe. Die Beweglichkeit zwischen dem Os pisiforme und dem Os triquetrum wird erfasst.

12.11. Erbsenbein – Teil 2

Os pisiforme

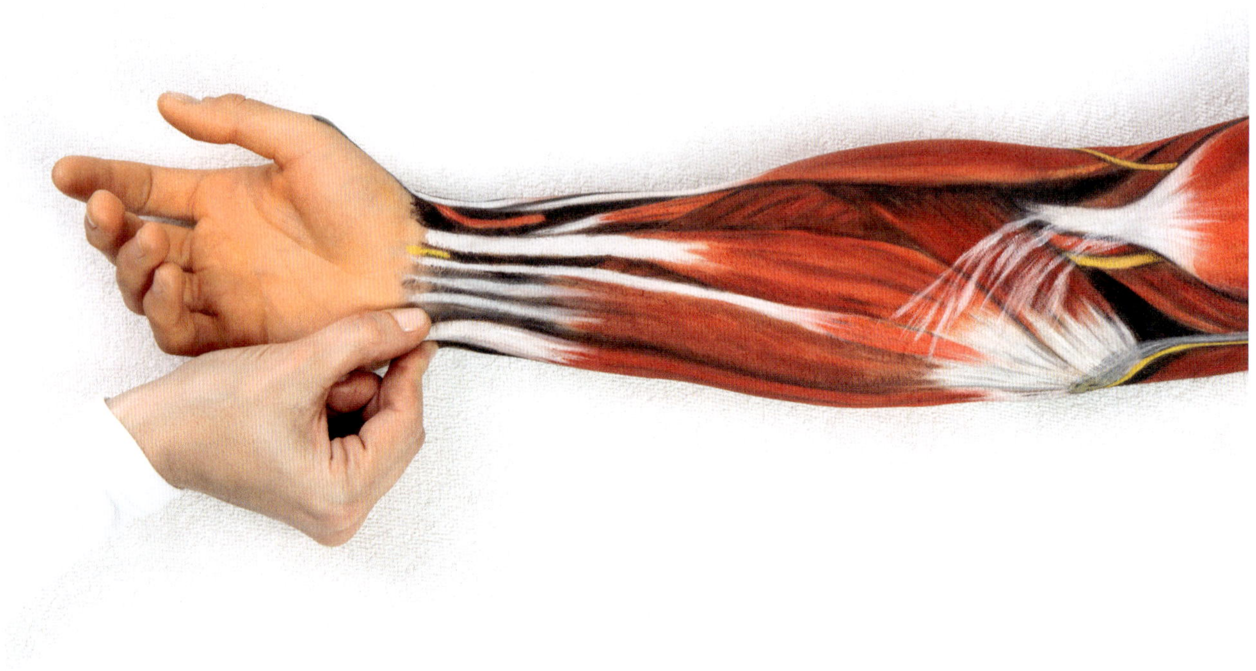

Ausgangsposition des Patienten

Sitzend, die Hand in Supination, auf der Unterlage aufgelegt.

Ausgangsposition des Therapeuten

Sitzend, dem Patienten zugewandt.

Ausführung der Palpation

Der Therapeut palpiert und bewertet das Os pisiforme von der Volarseite (Handflächenseite) der proximalen Handwurzelreihe. Am Os pisiforme setzt die Sehne des M. flexor carpi ulnaris an.

12.12. Ulnarnerv, Guyon-Loge

Nervus ulnaris

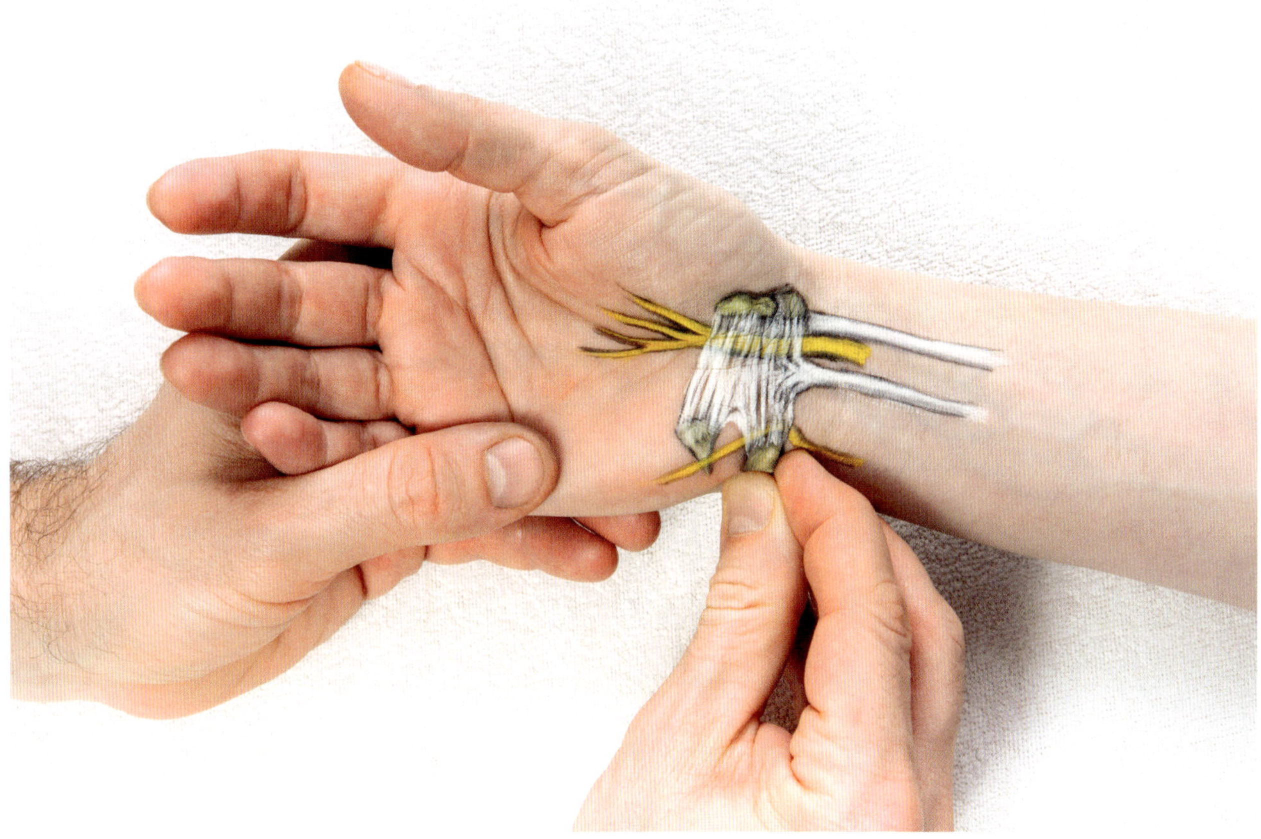

Ausgangsposition des Patienten

Sitzend, die Hand in Supination, auf der Unterlage aufgelegt.

Ausgangsposition des Therapeuten

Sitzend, dem Patienten zugewandt.

Ausführung der Provokation

Der Therapeut provoziert den Ulnarnerv durch die Kompression des Os pisiforme in Richtung des Hamulus des Os hamatum (Hakenfortsatz).

12.13. Proximale Handwurzelreihe (Adduktion)

Ossa carpalia – pars proximalis

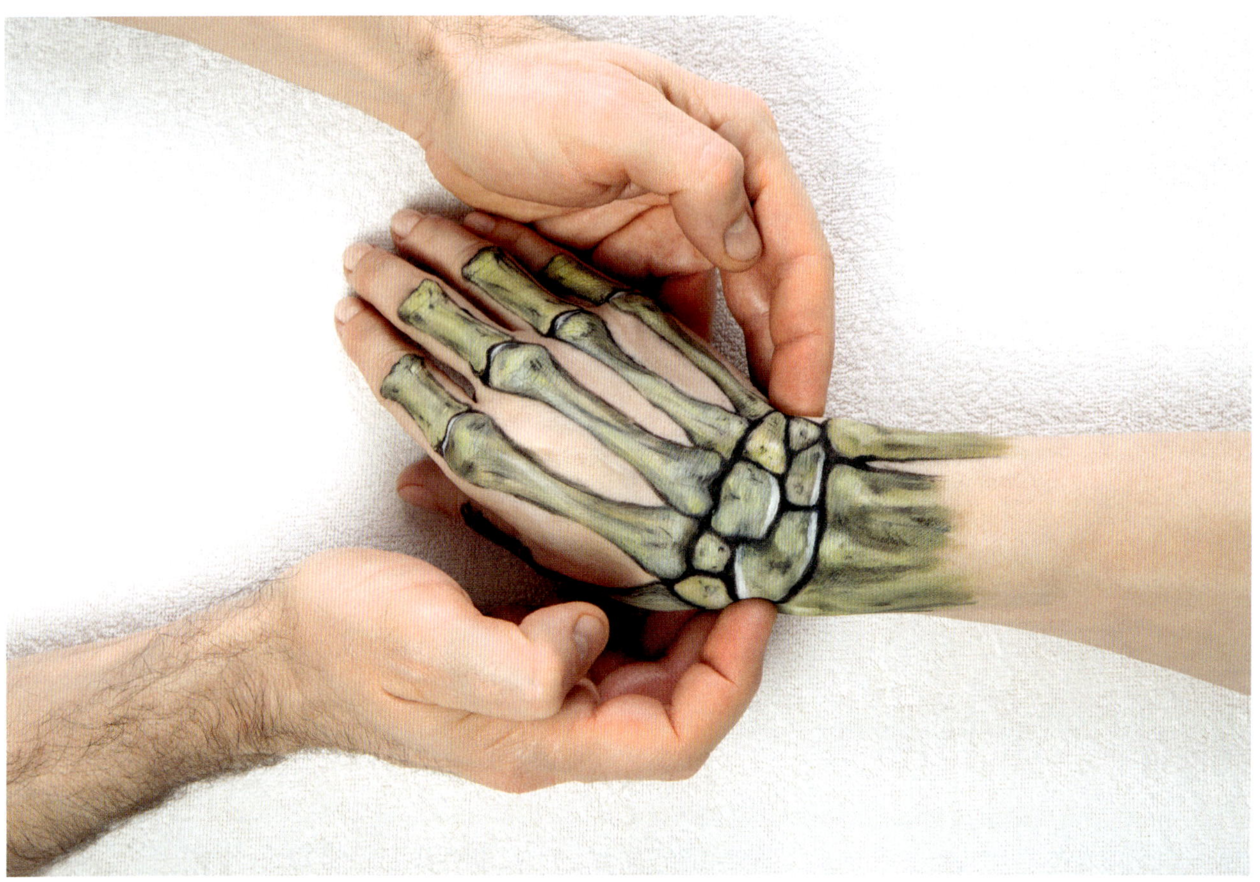

Ausgangsposition des Patienten

Sitzend, die Hand in Supination, auf der Unterlage aufgelegt.

Ausgangsposition des Therapeuten

Sitzend, dem Patienten zugewandt. Die Zeigefinger beider Hände distal der Processus styloidei der Unterarmknochen.

Ausführung der Palpation

Der Therapeut palpiert die Knochen der proximalen Handwurzelreihe. Bei der Adduktionsbewegung des untersuchten Handgelenks ertastet man das Os scaphoideum distal des Processus styloideus des Radius. Die von dem Patienten ausgeführten Bewegungen werden in Bezug auf die anatomische Lage beschrieben.

12.14. Proximale Handwurzelreihe (Abduktion)

Ossa carpalia – pars proximalis

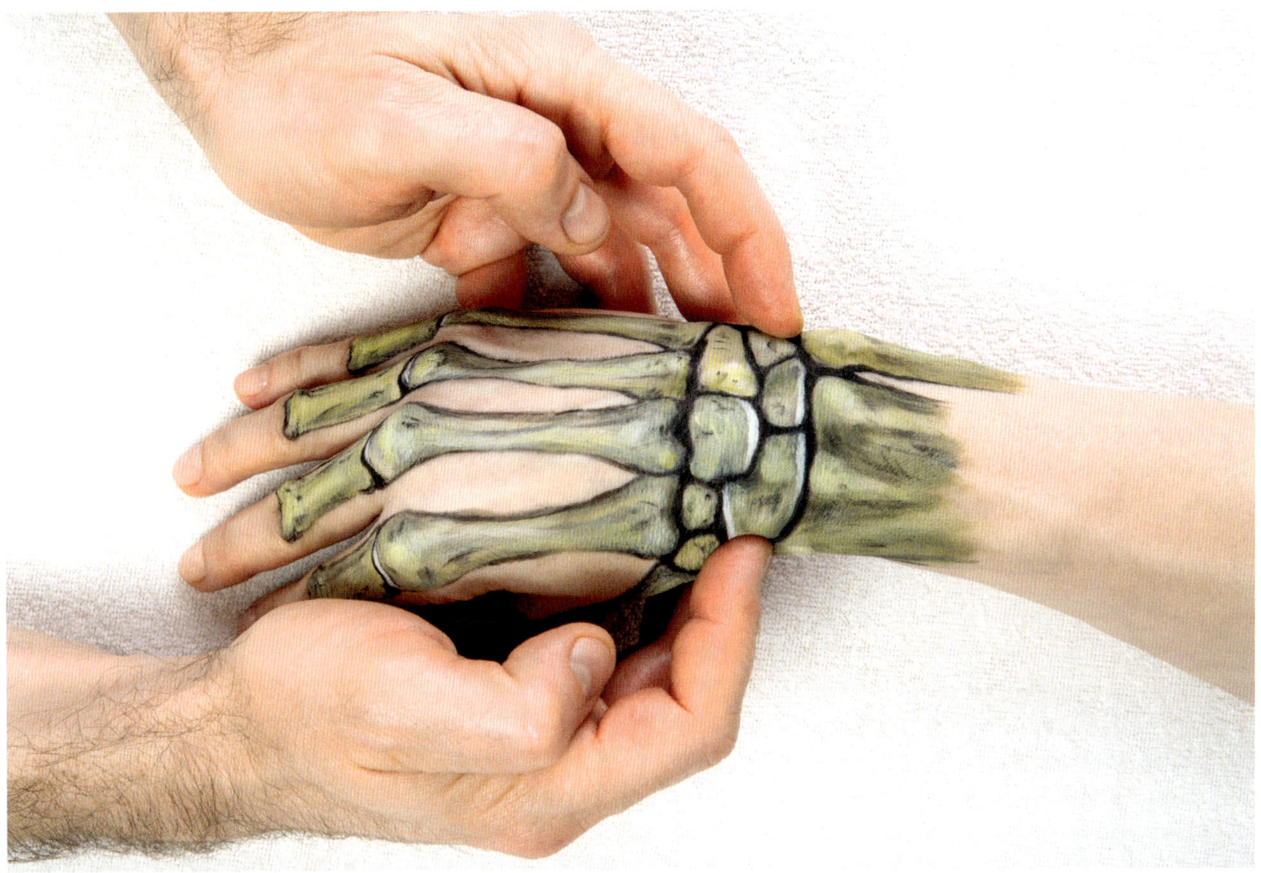

Ausgangsposition des Patienten

Sitzend, die Hand in Supination, auf der Unterlage aufgelegt.

Ausgangsposition des Therapeuten

Sitzend, dem Patienten zugewandt. Die Zeigefinger beider Hände distal der Processus styloidei der Unterarmknochen.

Ausführung der Palpation

Der Therapeut palpiert die Knochen der proximalen Handwurzelreihe. Bei der Abduktionsbewegung des untersuchten Handgelenks ertastet er das Os triquetrum distal des Processus styloideus der Ulna. Die von dem Patienten ausgeführten Bewegungen werden in Bezug auf die anatomische Lage beschrieben.

12.15. Großes Vieleckbein – Teil 1

Os trapezium

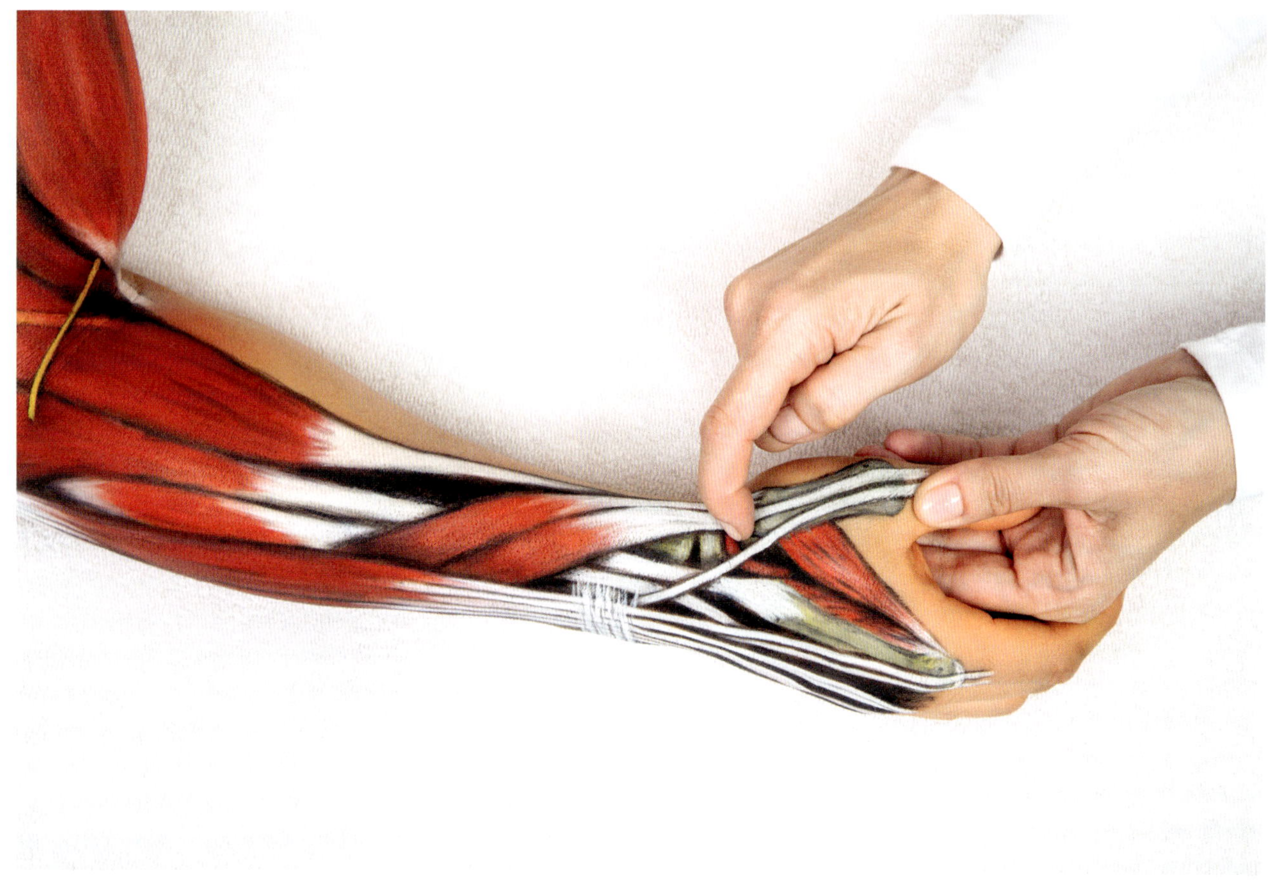

Ausgangsposition des Patienten

Sitzend, die Hand auf der Unterlage aufgelegt.

Ausgangsposition des Therapeuten

Sitzend, dem Patienten zugewandt.

Ausführung der Palpation

Der Therapeut palpiert das Os trapezium im Bereich der Foveola radialis (auch Speichengrübchen genannt). Der Zeigefinger liegt proximal der Basis des ersten Mittelhandknochens.

12.16. Großes Vieleckbein – Teil 2

Os trapezium

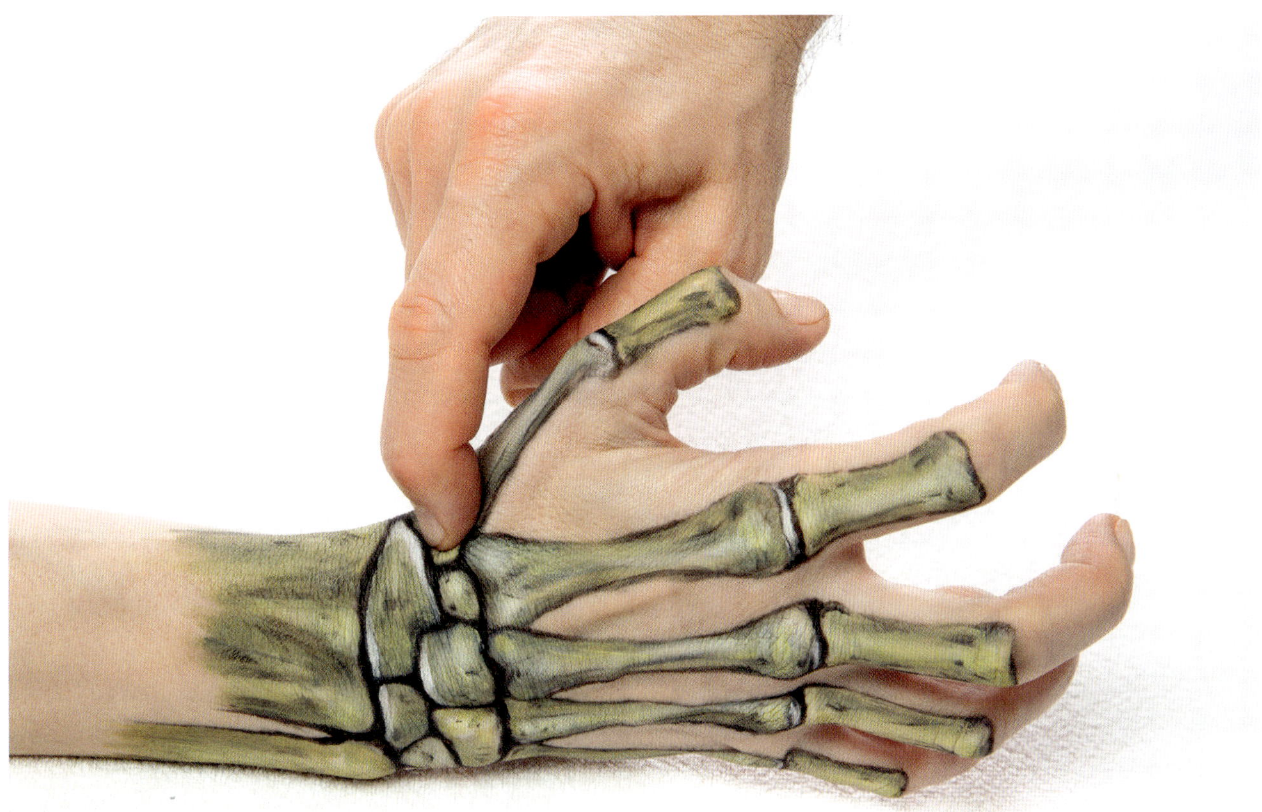

Ausgangsposition des Patienten

Sitzend, die Hand auf der Unterlage aufgelegt. Das Daumengrundgelenk in Extension für die Ertastung des Speichengrübchens.

Ausgangsposition des Therapeuten

Sitzend, dem Patienten zugewandt.

Ausführung der Palpation

Der Therapeut palpiert das Os trapezium in der Foveola radialis (auch Speichengrübchen genannt). Der Zeigefinger liegt proximal der Basis des ersten Mittelhandknochens.

12.17. Höcker des großen Vieleckbeins

Tuberculum ossis trapezii

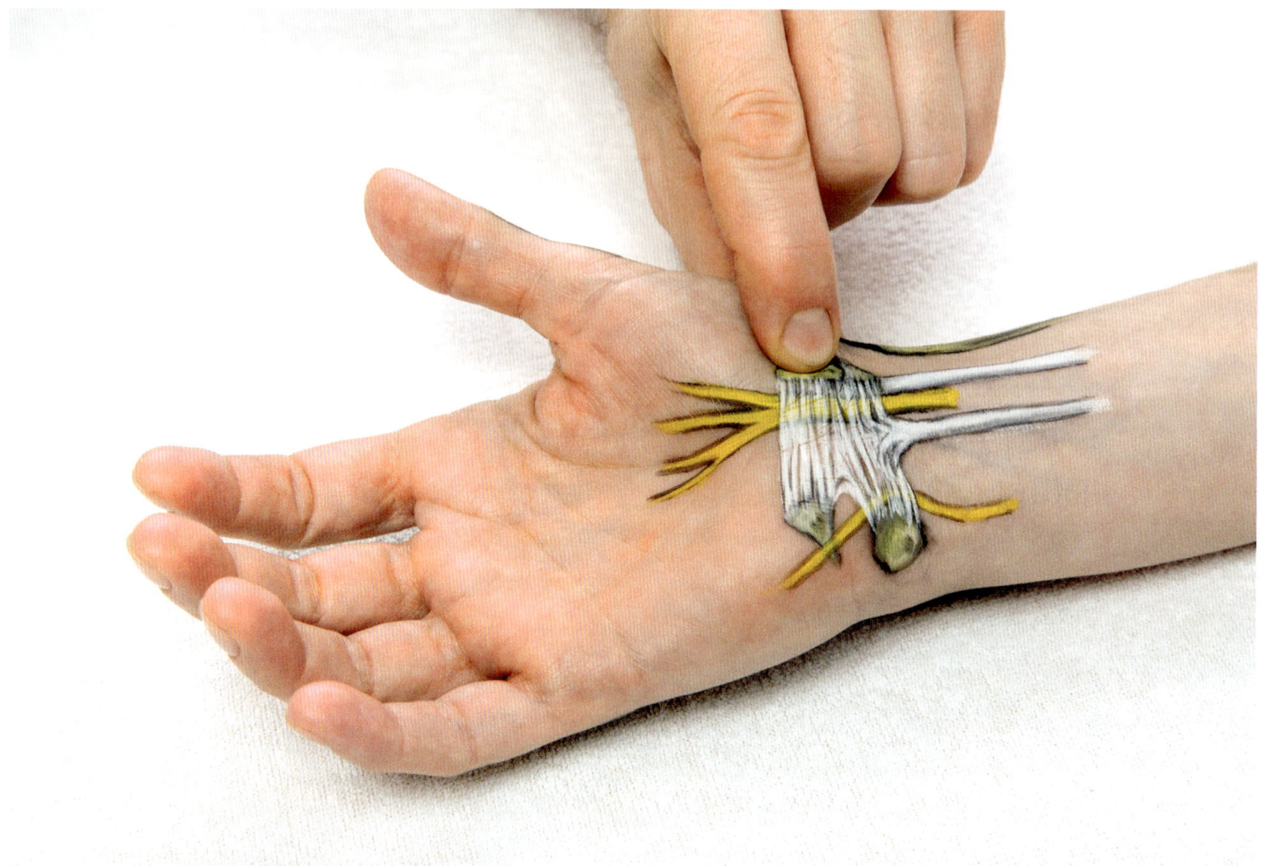

Ausgangsposition des Patienten

Sitzend, die Hand in Supination, auf der Unterlage aufgelegt.

Ausgangsposition des Therapeuten

Sitzend, dem Patienten zugewandt.

Ausführung der Palpation

Der Therapeut palpiert das Tuberkel auf der Volarseite des großen Vieleckbeins. Für die Palpation rutscht er mit dem Finger distal vom Tuberkel des Scaphoids.

12.18. Großes Vieleckbein, erster Mittelhandknochen

Os trapezium, Os metacarpale I

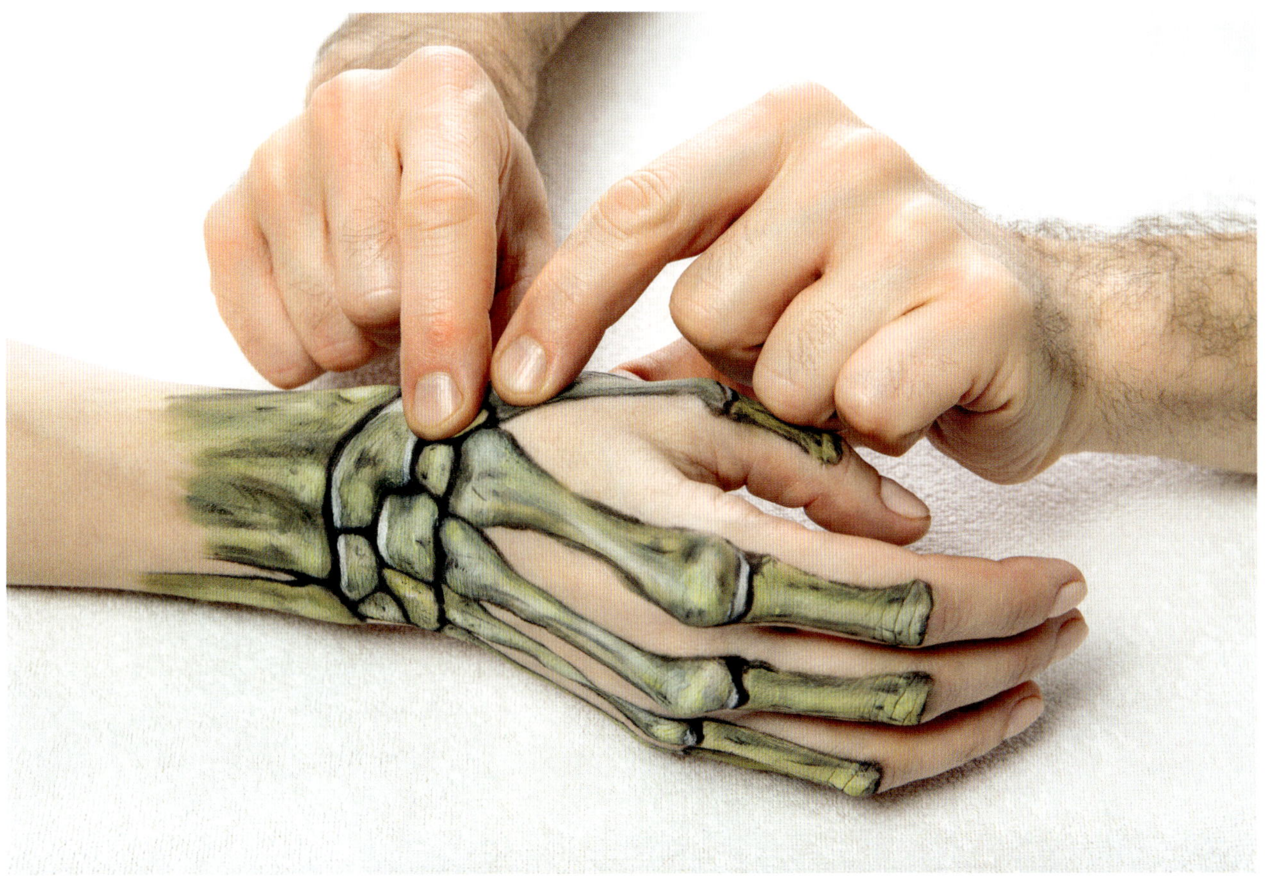

Ausgangsposition des Patienten

Sitzend, die Hand auf der Unterlage aufgelegt.

Ausgangsposition des Therapeuten

Sitzend, seitlich des Patienten.

Ausführung der Palpation

Der Therapeut palpiert und bewertet die Beweglichkeit zwischen dem Skaphoid und dem ersten Mittelhandknochen. Der proximale Gelenkpartner wird fixiert, der distale mobilisiert.

12.19. Kopfbein

Os capitatum

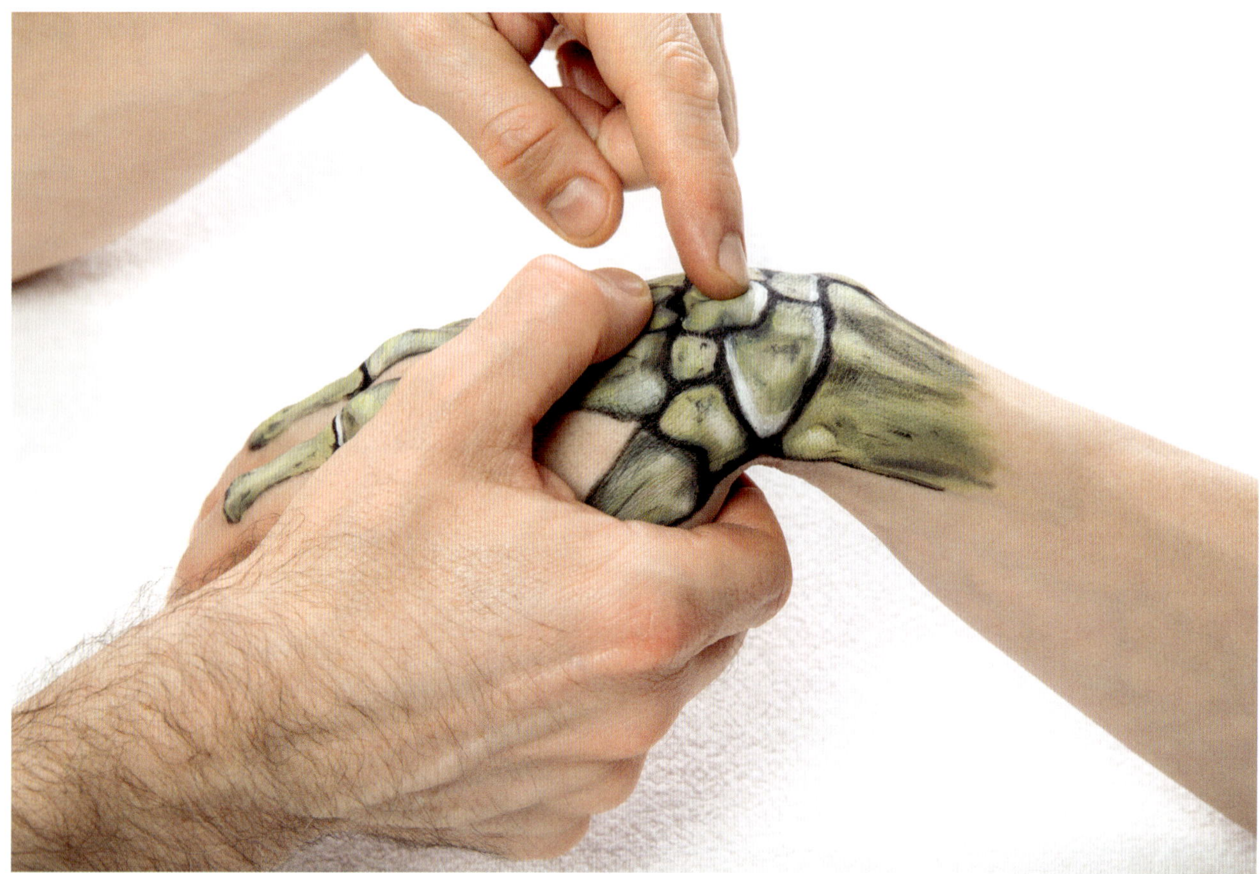

Ausgangsposition des Patienten

Sitzend, der Ellenbogen auf der Unterlage aufgelegt.

Ausgangsposition des Therapeuten

Sitzend, dem Patienten zugewandt. Der Therapeut führt eine passive Flexion im Handgelenk durch.

Ausführung der Palpation

Der Therapeut ertastet das Os capitatum. Der Finger wird auf die distale Handwurzelreihe in der Verlängerung des dritten Mittelhandknochens gelegt.

12.20. Kopfbein, dritter Mittelhandknochen

Os capitatum, Os metacarpale III

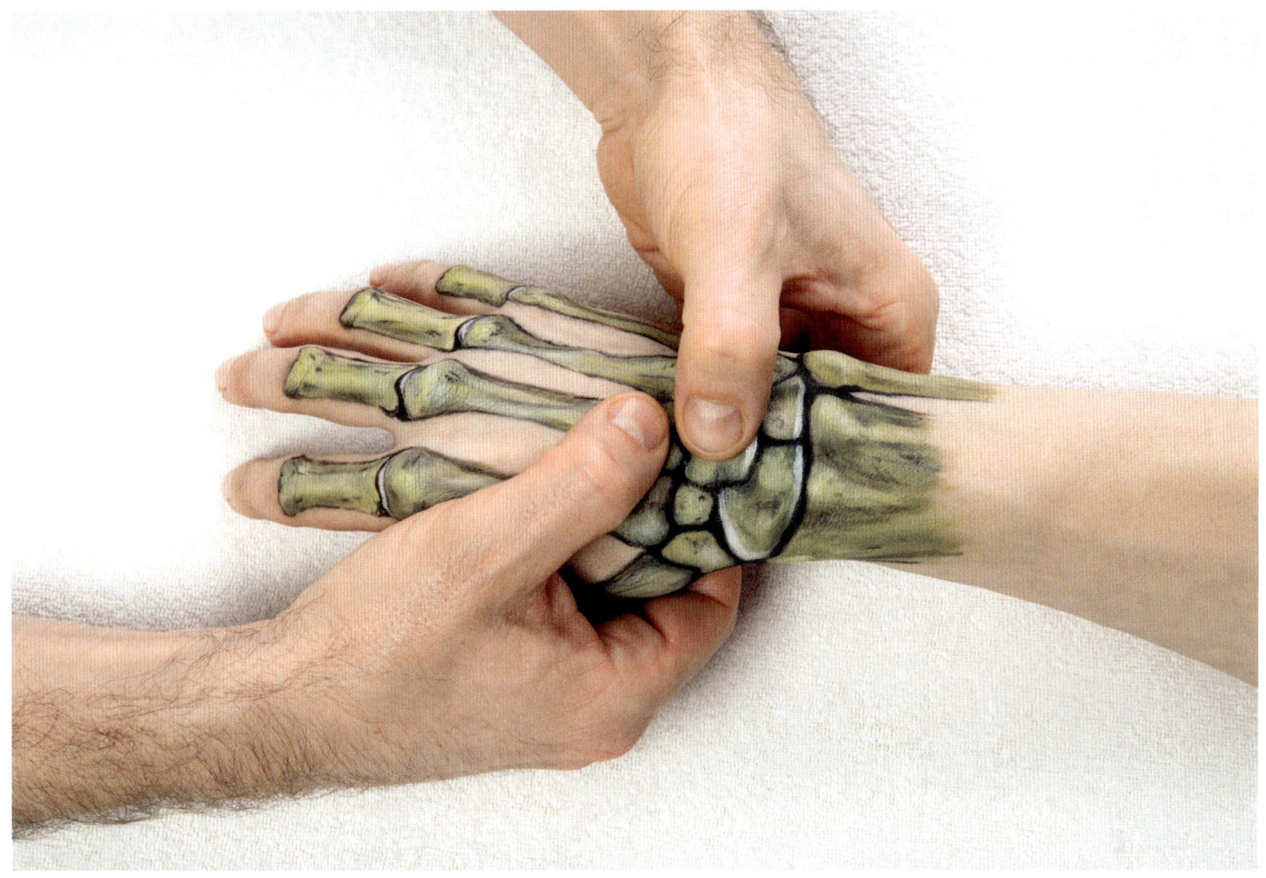

Ausgangsposition des Patienten

Sitzend, die Hand auf der Unterlage aufgelegt.

Ausgangsposition des Therapeuten

Sitzend, dem Patienten zugewandt.

Ausführung der Palpation

Der Therapeut palpiert und bewertet die Beweglichkeit zwischen dem Os capitatum und dem dritten Mittelhandknochen. Der proximale Gelenkpartner wird fixiert, der distale mobilisiert.

12.21. Kopfbein, Mondbein

Os capitatum, Os lunatum

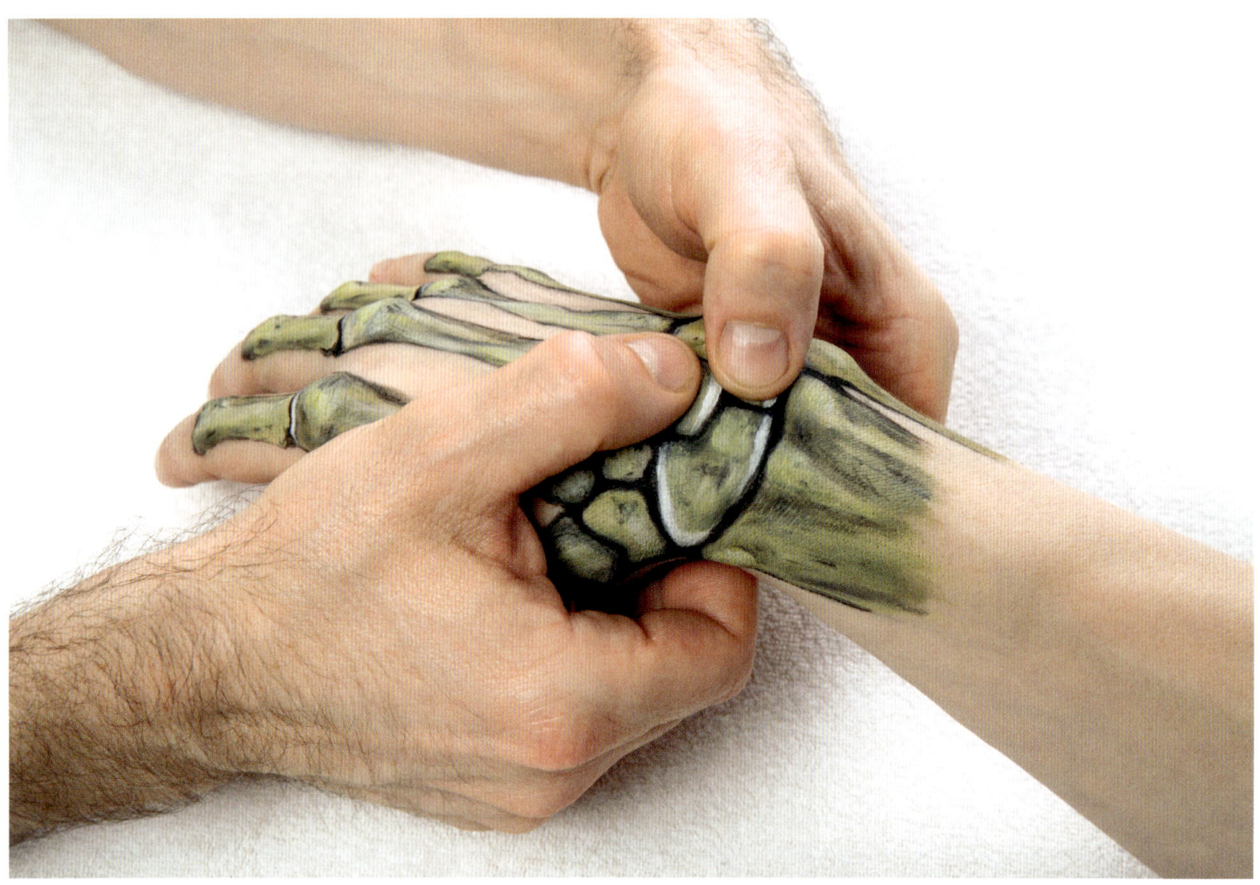

Ausgangsposition des Patienten

Sitzend, die Hand auf der Unterlage aufgelegt.

Ausgangsposition des Therapeuten

Sitzend, dem Patienten zugewandt. Mit der einen Hand umfasst der Therapeut das Os capitatum, mit der anderen Hand das Os lunatum.

Ausführung der Palpation

Der Therapeut palpiert und bewertet die Beweglichkeit zwischen dem Os capitatum und dem Os lunatum. Der proximale Gelenkpartner wird fixiert, der distale mobilisiert.

12.22. Kopfbein, Kahnbein

Os capitatum, Os scaphoideum

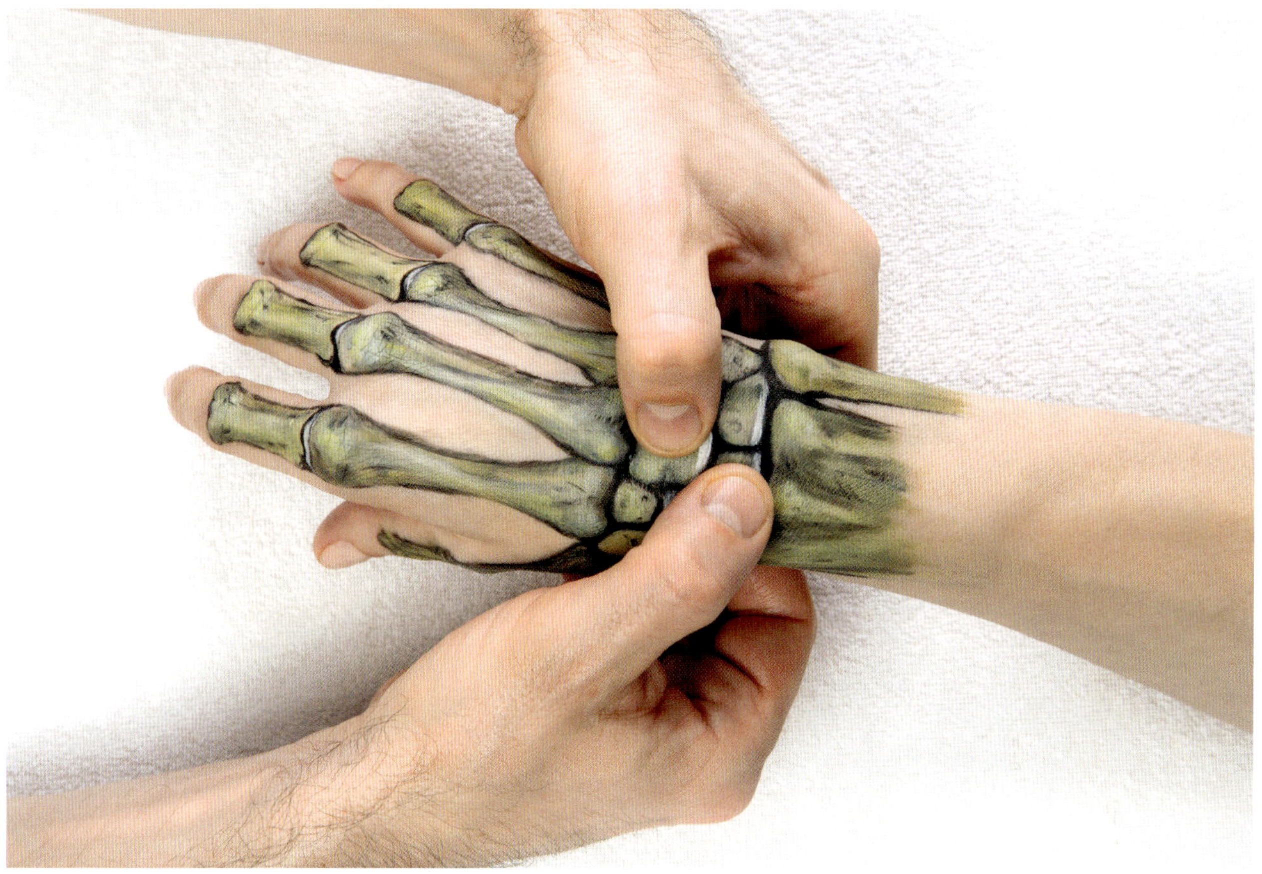

Ausgangsposition des Patienten

Sitzend, die Hand in Pronation, auf der Unterlage aufgelegt.

Ausgangsposition des Therapeuten

Sitzend, dem Patienten zugewandt. Mit der einen Hand umfasst der Therapeut das Os capitatum, mit der anderen Hand das Os Scaphoideum.

Ausführung der Palpation

Der Therapeut palpiert und bewertet die Beweglichkeit zwischen dem Os capitatum und dem Os scaphoideum. Der proximale Gelenkpartner wird fixiert, der distale mobilisiert.

12.23. Kleines Vieleckbein – Teil 1

Os trapezoideum

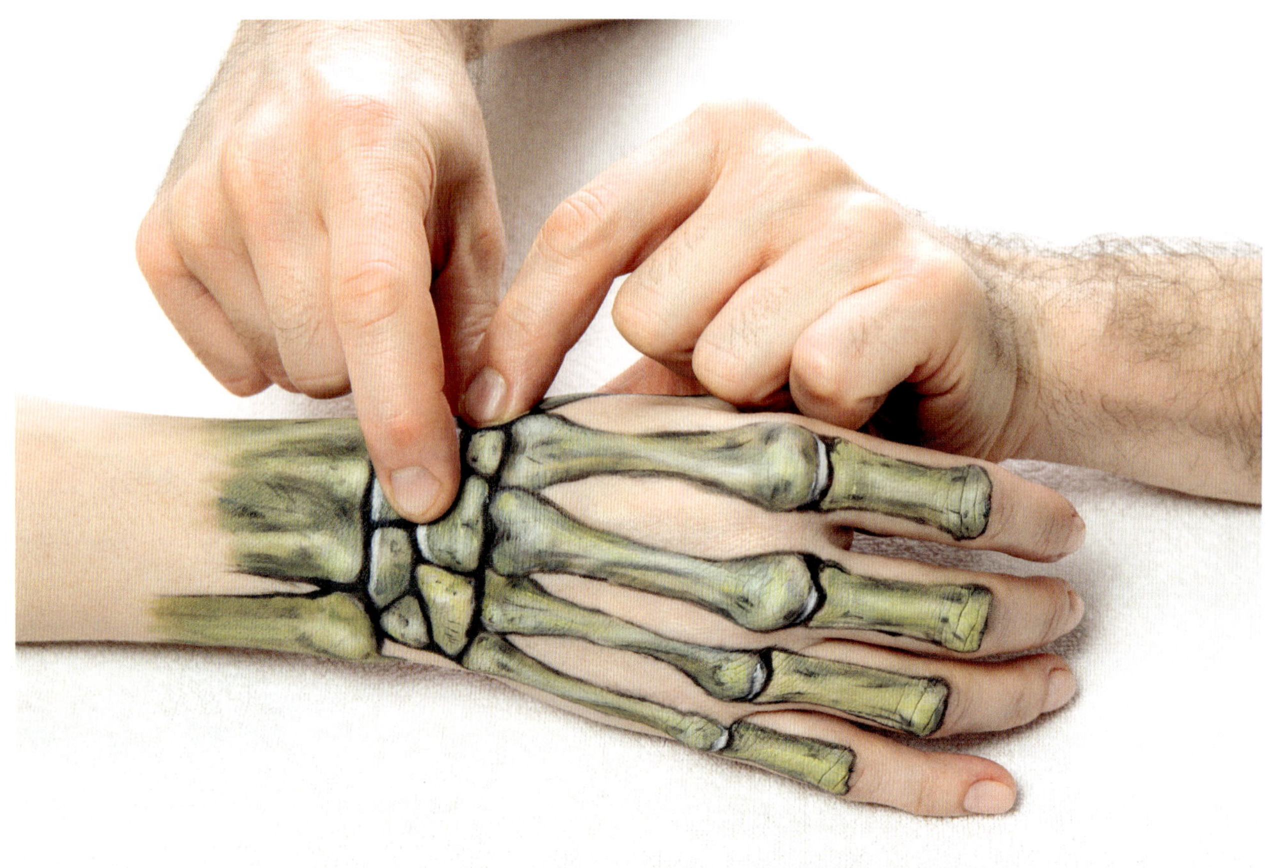

Ausgangsposition des Patienten

Sitzend, die Hand auf der Unterlage aufgelegt.

Ausgangsposition des Therapeuten

Sitzend, dem Patienten zugewandt. Der eine Zeigefinger ruht auf dem Os trapezoideum, der andere auf dem Os capitatum.

Ausführung der Palpation

Der Therapeut lokalisiert den Gelenkspalt (die Abgrenzung) zwischen dem Os trapezoideum und dem Os capitatum. Proximal der Basis des zweiten Mittelhandknochens befindet sich das kleine Vieleckbein.

12.24. Kleines Vieleckbein – Teil 2

Os trapezoideum

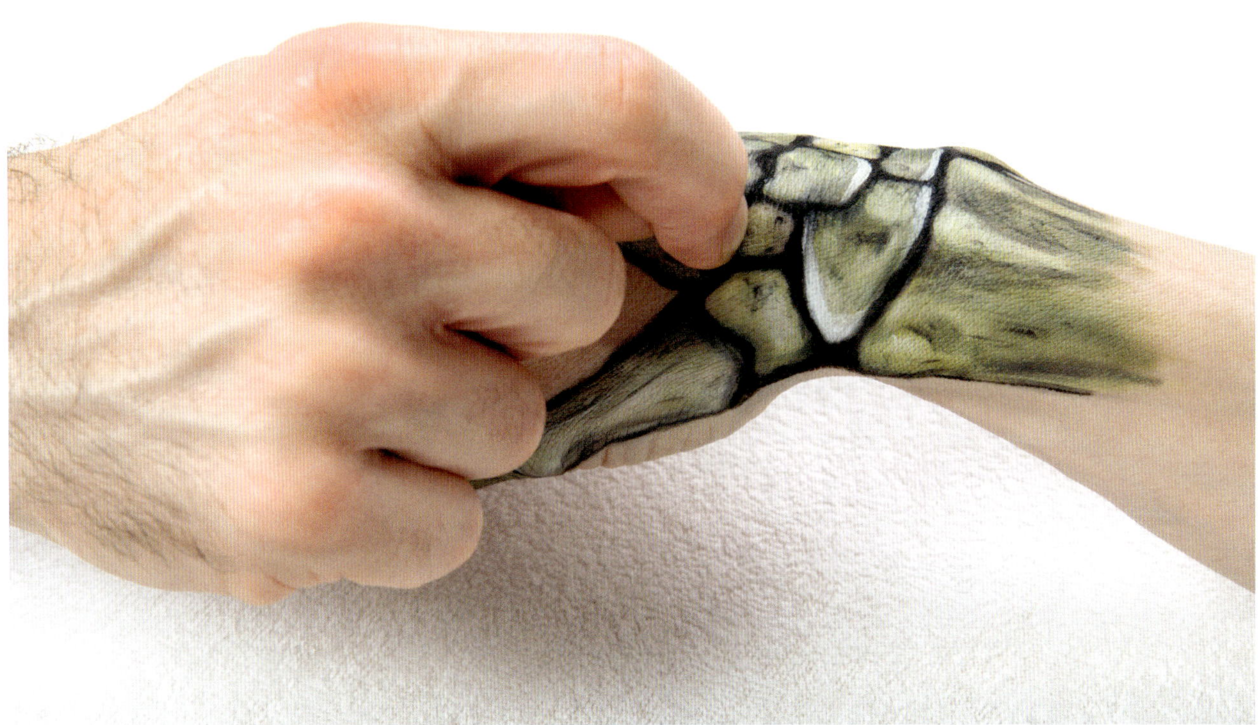

Ausgangsposition des Patienten

Sitzend, die Hand in Pronation, auf der Unterlage aufgelegt.

Ausgangsposition des Therapeuten

Sitzend, dem Patienten zugewandt.

Ausführung der Palpation

Der Therapeut ertastet und bewertet das Os trapezoideum. Der Zeigefinger liegt proximal der Basis des zweiten Mittelhandknochens.

12.25. Os trapezoideum, Os metacarpale II (kleines Vieleckbein, zweiter Mittelhandknochen)

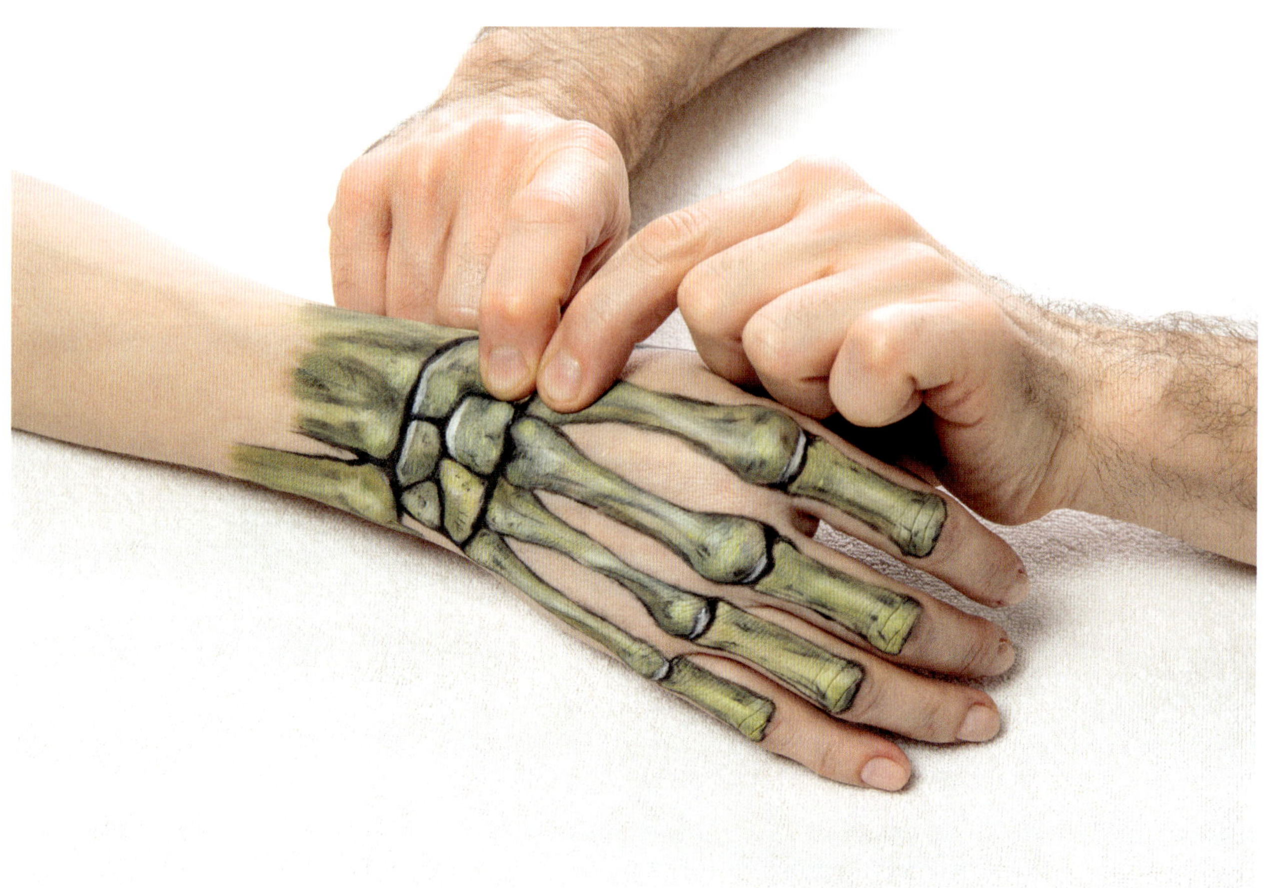

Ausgangsposition des Patienten

Sitzend, die Hand in Pronation, auf der Unterlage aufgelegt.

Ausgangsposition des Therapeuten

Sitzend, dem Patienten zugewandt. Der rechte Zeigefinger ruht auf dem Os trapezoideum und der linke Zeigefinger auf der Basis des zweiten Mittelhandknochens.

Ausführung der Palpation

Der Therapeut palpiert und bewertet die Beweglichkeit zwischen dem Os trapezoideum und dem zweiten Mittelhandknochen. Der proximale Gelenkpartner wird fixiert, der distale mobilisiert.

12.26. Haken des Hakenbeins

Hamulus ossis hamati

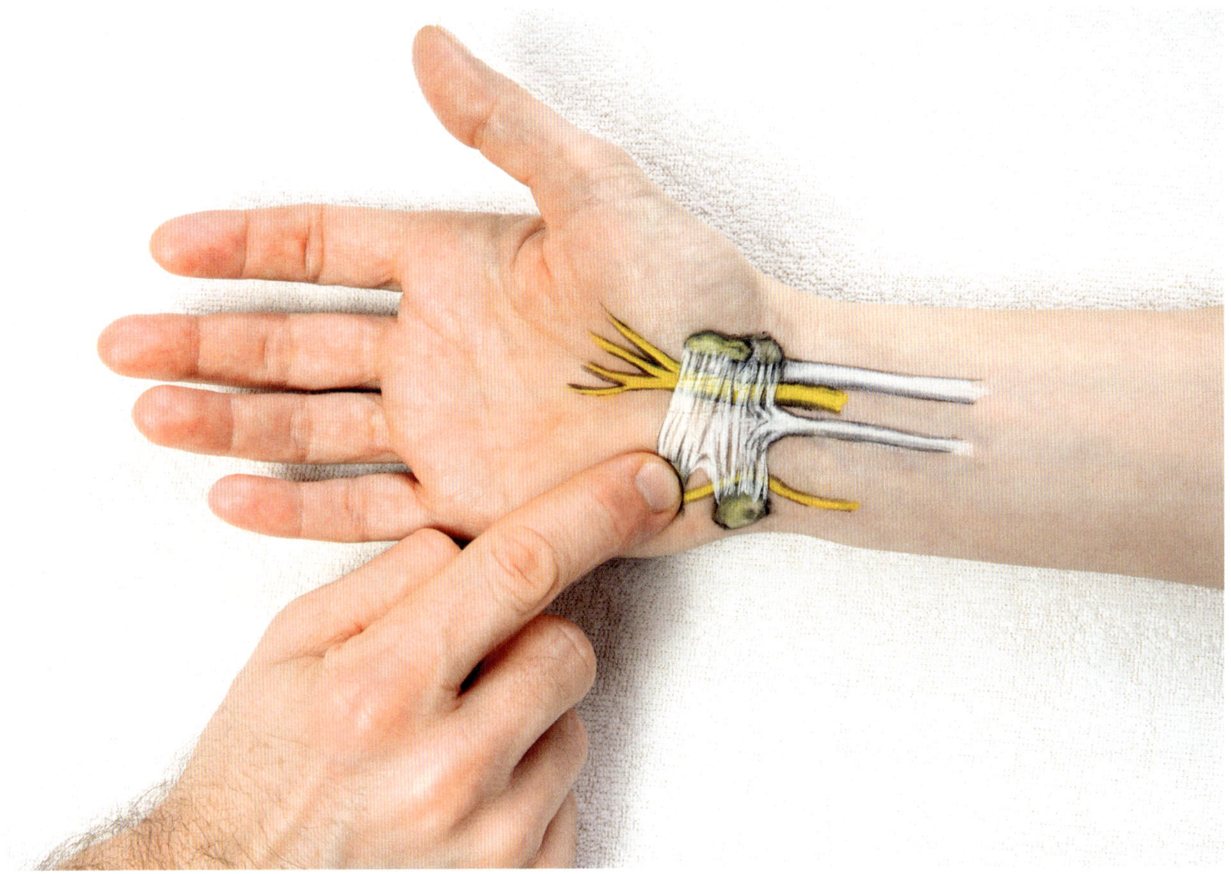

Ausgangsposition des Patienten

Sitzend, die Hand in Supination, auf der Unterlage aufgelegt.

Ausgangsposition des Therapeuten

Sitzend, seitlich des Patienten.

Ausführung der Palpation

Der Therapeut palpiert das Os hamatum. Der Hamulus wird entlang der Linie zwischen dem Os pisiforme und dem Kopf des zweiten Mittelhandknochens ertastet.

12.27. Hakenbein, vierter Mittelhandknochen

Os hamatum, Os metacarpale IV

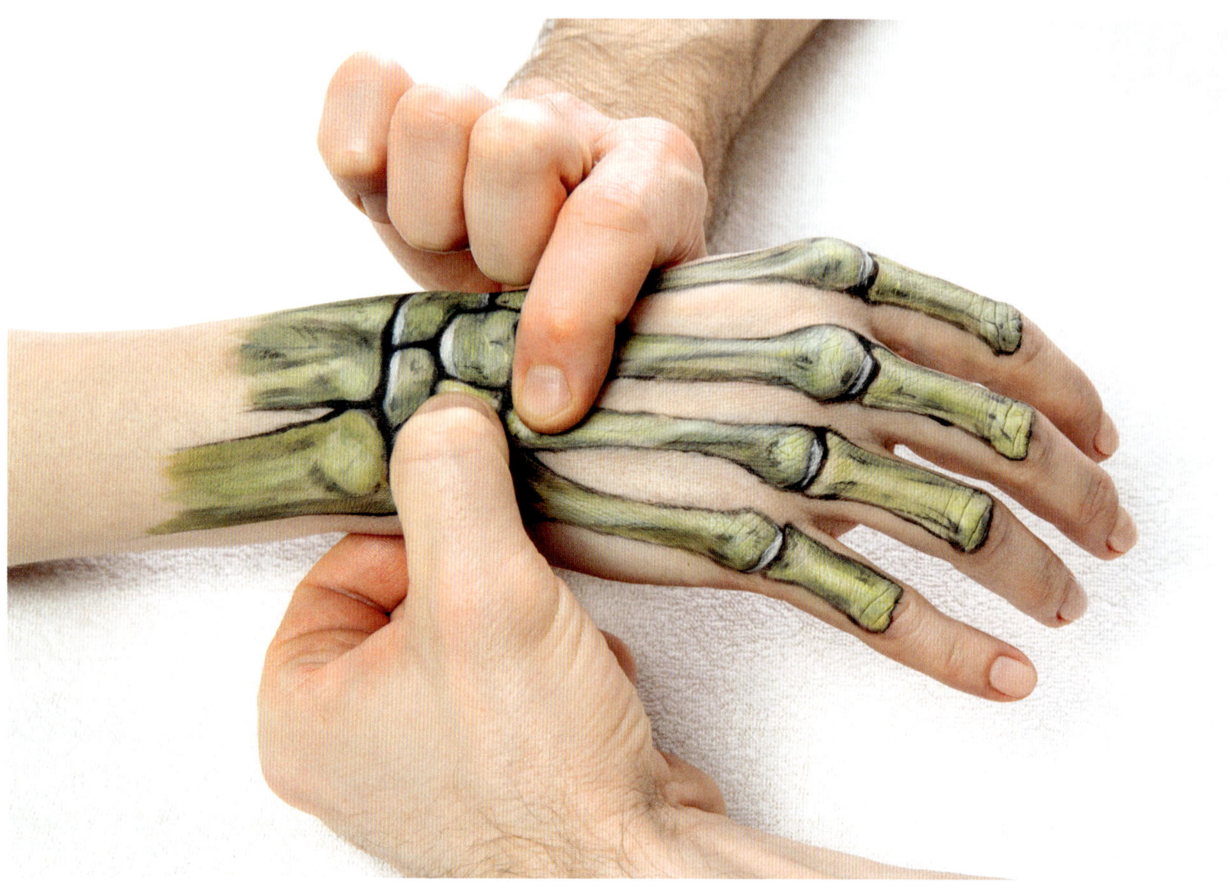

Ausgangsposition des Patienten

Sitzend, die Hand in Supination, auf der Unterlage aufgelegt.

Ausgangsposition des Therapeuten

Sitzend, dem Patienten zugewandt. Die Finger der rechten Hand auf der Volar- und Dorsalseite der Basis des vierten Mittelhandknochens. Der linke Daumen auf der Dorsalseite der Handwurzel, proximal der Basis des vierten Mittelhandknochens. Der linke Zeigefinger auf der Volarseite, auf dem Hamulus des Os hamatum.

Ausführung der Palpation

Der Therapeut palpiert und bewertet die Beweglichkeit zwischen dem Os hamatum und dem vierten Mittelhandknochen. Der proximale Gelenkpartner wird fixiert, der distale mobilisiert.

12.28. Höcker des großen Vieleckbeins, Kahnbeinhöcker

Tuberculum ossis trapezii, Tuberculum ossis scaphoidei

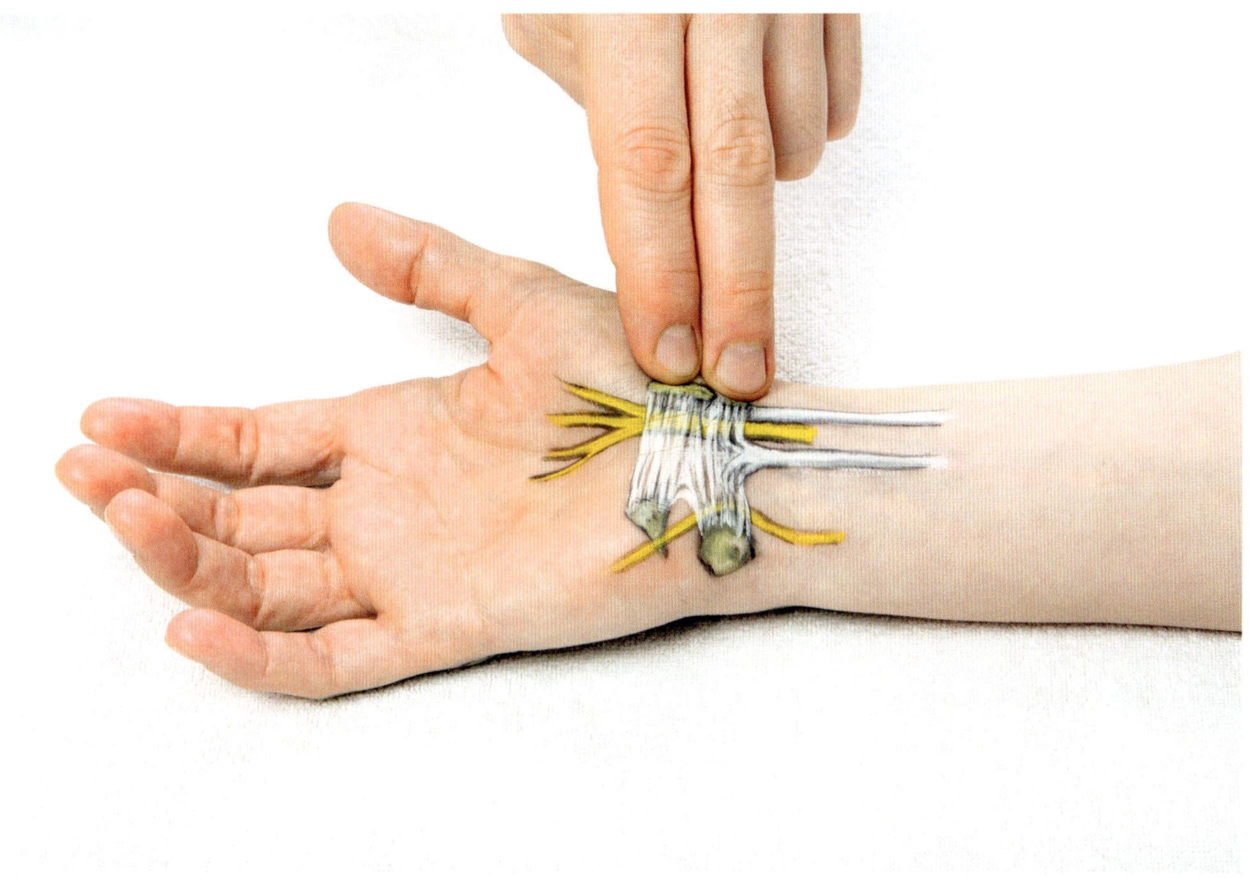

Ausgangsposition des Patienten

Sitzend, die Hand in Supination.

Ausgangsposition des Therapeuten

Sitzend, seitlich des Patienten.

Ausführung der Palpation

Der Therapeut erfasst die Höcker des Os trapezium und des Os scaphoideum auf der Höhe vom proximalen Handballen. Die von den beiden Höckern gebildete Struktur wird als die Eminentia carpi radialis bezeichnet (die Vorwölbung der radialen Handgelenkseite).

12.29. Retinaculum flexorum (Lig. carpi transversum) – Teil 1

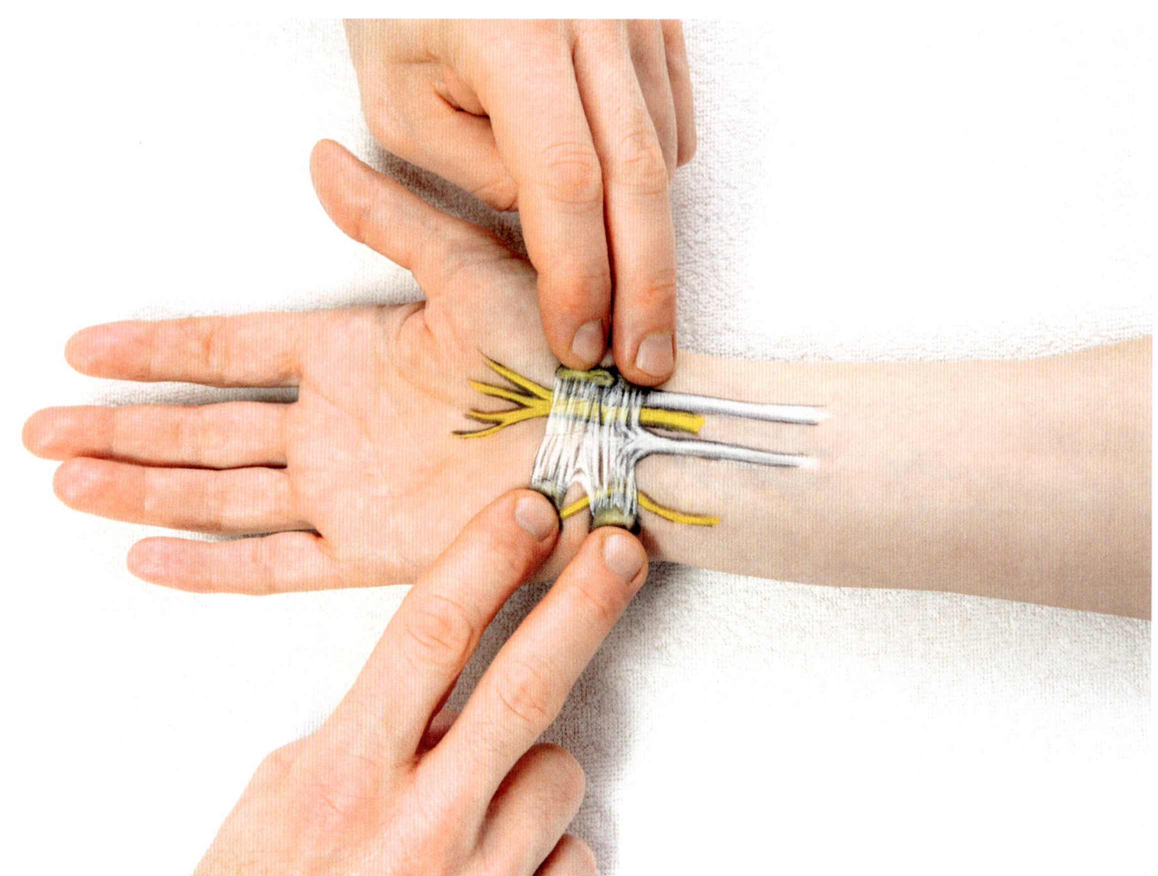

Ausgangsposition des Patienten

Sitzend, die Hand in Supination, auf der Unterlage aufgelegt.

Ausgangsposition des Therapeuten

Sitzend, seitlich des Patienten. Die Finger der einen Hand ruhen auf dem Tuberculum des Os scaphoideum und dem Tuberculum des Os trapezium, die Finger der anderen Hand dagegen auf dem Os pisiforme und dem Hamulus des Os hamatum.

Ausführung der Palpation

Die Lokalisation des Retinaculum flexorum wird bestimmt, indem die Finger des Therapeuten an der knöchernen Abgrenzung des Karpaltunels gesetzt werden. Die Eminentia carpi ulnaris (die ulnare Vorwölbung) wird von dem Tuberculum des Os scaphoideum und dem Tuberculum des Os trapezium gebildet, die Eminentia carpi radialis (die radiale Vorwölbung) von dem Os pisiforme und dem Hamulus des Os hamatum.

12.30. Retinaculum flexorum (Lig. carpi transversum), Teil 2

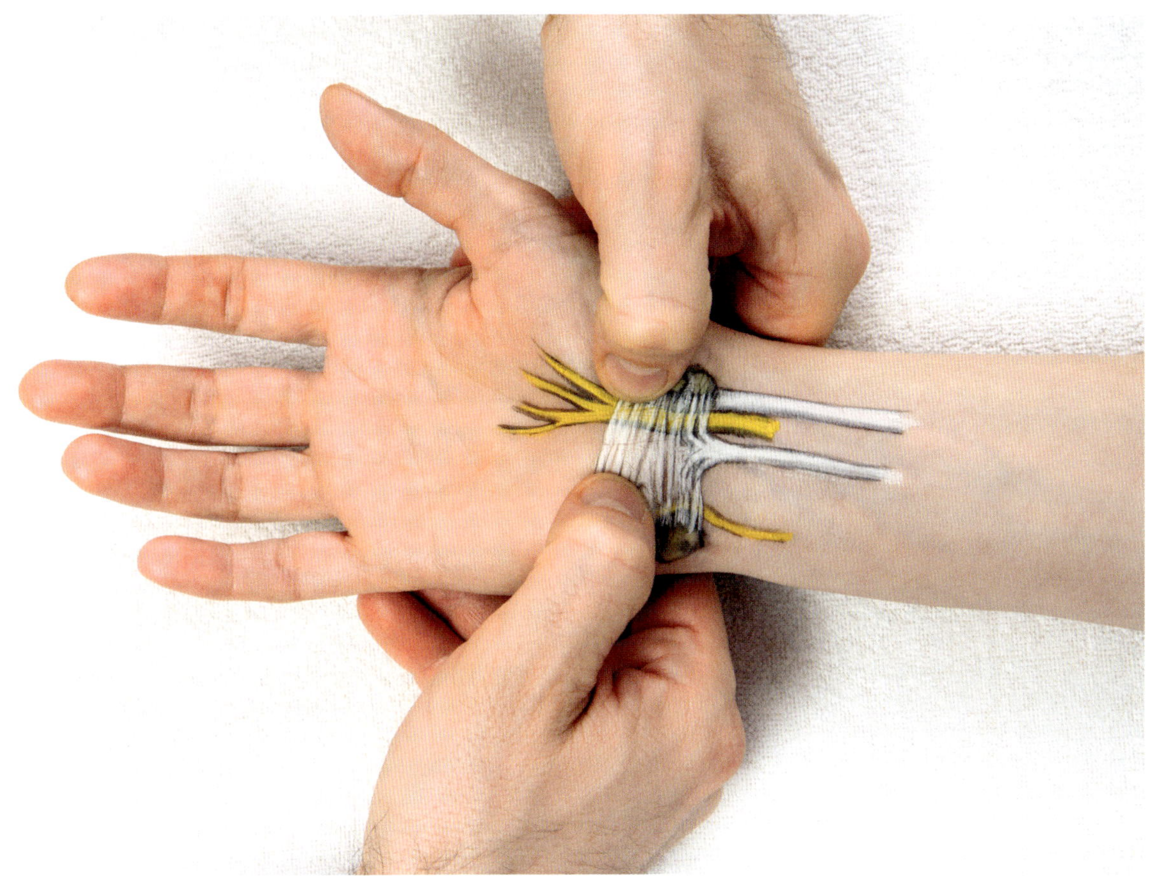

Ausgangsposition des Patienten

Sitzend, die Hand in Supination, auf der Unterlage aufgelegt.

Ausgangsposition des Therapeuten

Sitzend, seitlich des Patienten.

Ausführung der Palpation

Der Therapeut palpiert und bewertet das Retinaculum flexorum im distalen Anteil und seine Anheftungen am Tuberculum des Os trapezium und am Hamulus des Os hamatum.

12.31. Retinaculum flexorum (Lig. carpi transversum), Teil 3

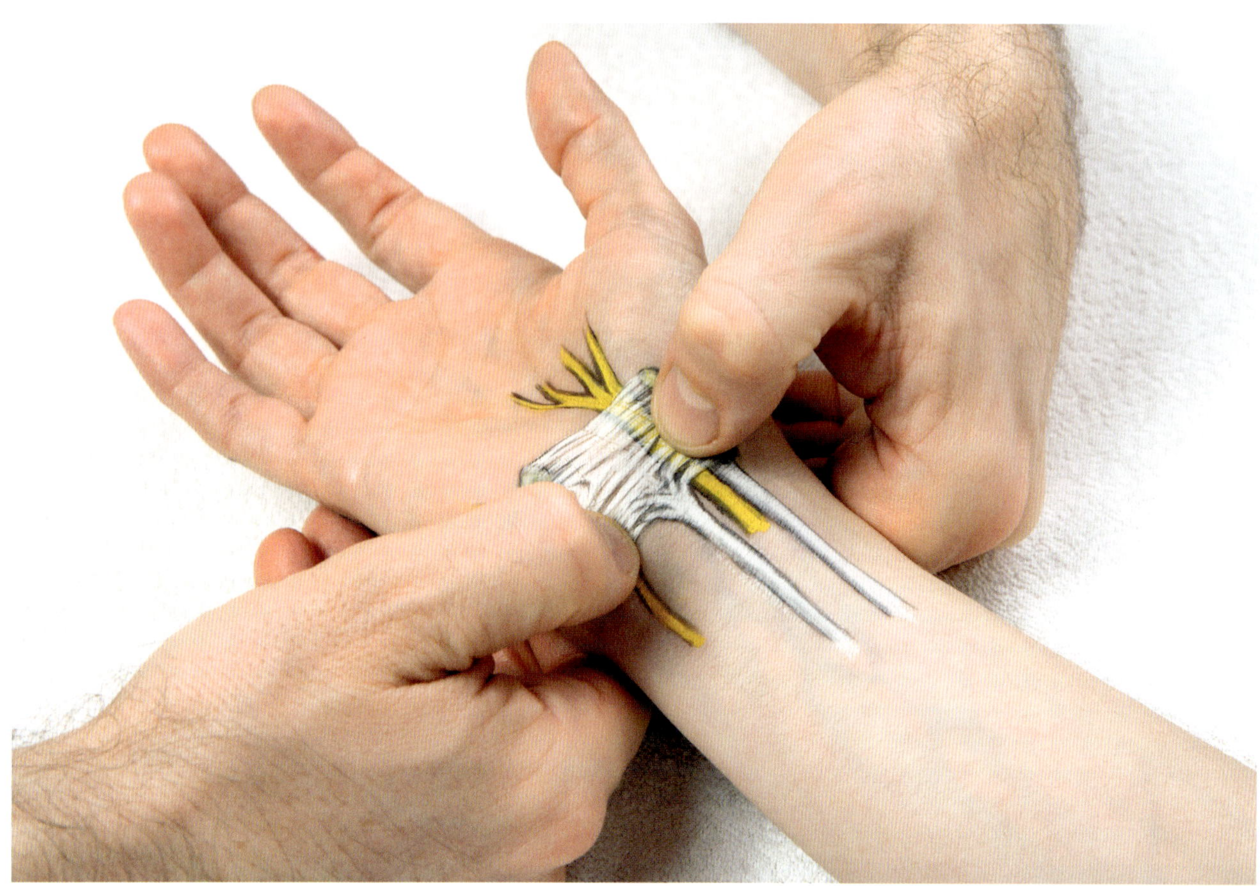

Ausgangsposition des Patienten

Sitzend, die Hand in Supination, auf der Unterlage aufgelegt.

Ausgangsposition des Therapeuten

Sitzend, seitlich des Patienten.

Ausführung der Palpation

Der Therapeut palpiert und bewertet das Retinaculum flexorum im proximalen Anteil und seine Anheftungen am Os pisiforme und am Tuberculum des Os scaphoideum.

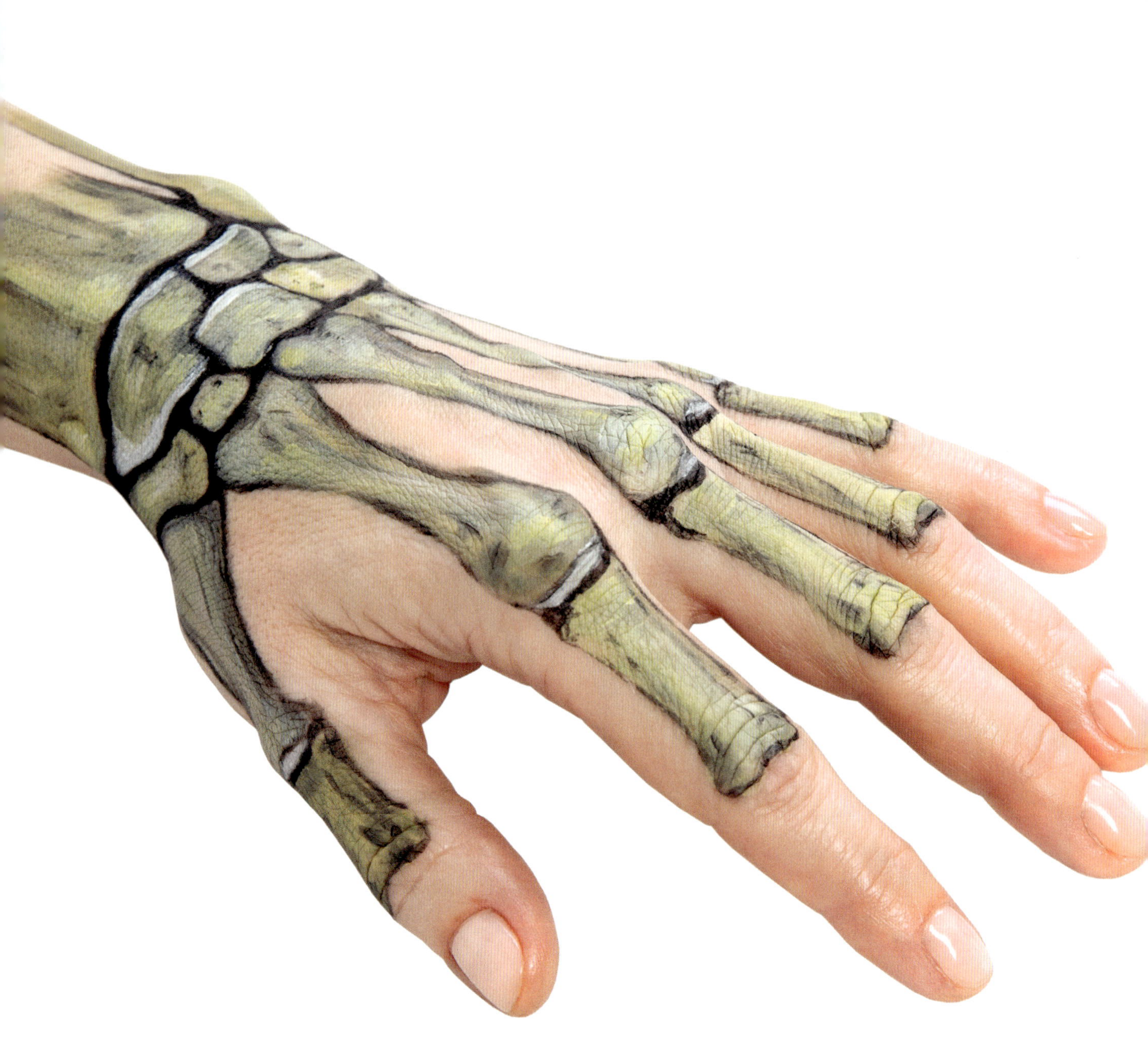

13 HAND

- 13.1. Erster Mittelhandknochen (Basis)
- 13.2. Sehne des M. abductor pollicis longus
- 13.3. Erster Mittelhandknochen (Kopf)
- 13.4. Sehne des M. extensor pollicis brevis
- 13.5. Sehne des M. extensor pollicis longus
- 13.6. Zweiter Mittelhandknochen (dorsale Seite)
- 13.7. Zweiter Mittelhandknochen (Diaphyse – dorsale Seite)
- 13.8. Zweiter Mittelhandknochen (Diaphyse)
- 13.9. Zweiter Mittelhandknochen (Basis) – Teil 1
- 13.10. Zweiter Mittelhandknochen (Basis) – Teil 2
- 13.11. Zweiter Mittelhandknochen, Sehne des M. extensor carpi radialis longus
- 13.12. Sehne des M. extensor carpi radialis longus
- 13.13. Zweiter Mittelhandknochen (Kopf) – Teil 1
- 13.14. Zweiter Mittelhandknochen (Kopf) – Teil 2
- 13.15. Zweiter Mittelhandknochen, proximales Fingerglied des Zeigefingers – Teil 1
- 13.16. Zweiter Mittelhandknochen, proximales Fingerglied des Zeigefingers – Teil 2
- 13.17. Sehne des M. extensor indicis
- 13.18. Erster Mittelhandknochen, zweiter Mittelhandknochen
- 13.19. Dritter Mittelhandknochen (Basis)
- 13.20. Sehne des M. extensor carpi radialis brevis
- 13.21. Vierter Mittelhandknochen (Basis)
- 13.22. Fünfter Mittelhandknochen (Basis)
- 13.23. Sehnen des M. extensor digitorum
- 13.24. Zweiter Zwischenknochenspalt
- 13.25. Zweiter und dritter Mittelhandknochen (Mobilisation)
- 13.26. Erster M. interosseus dorsalis – Teil 1
- 13.27. Erster M. interosseus dorsalis – Teil 2
- 13.28. A. radialis
- 13.29. M. opponens pollicis
- 13.30. M. abductor pollicis brevis
- 13.31. M. flexor pollicis brevis, M. flexor pollicis longus
- 13.32. M. adductor pollicis – Teil 1
- 13.33. M. adductor pollicis – Teil 2
- 13.34. M. abductor digiti minimi
- 13.35. M. flexor digiti minimi brevis

13.1. Erster Mittelhandknochen (Basis)

Os metacarpale I – Basis

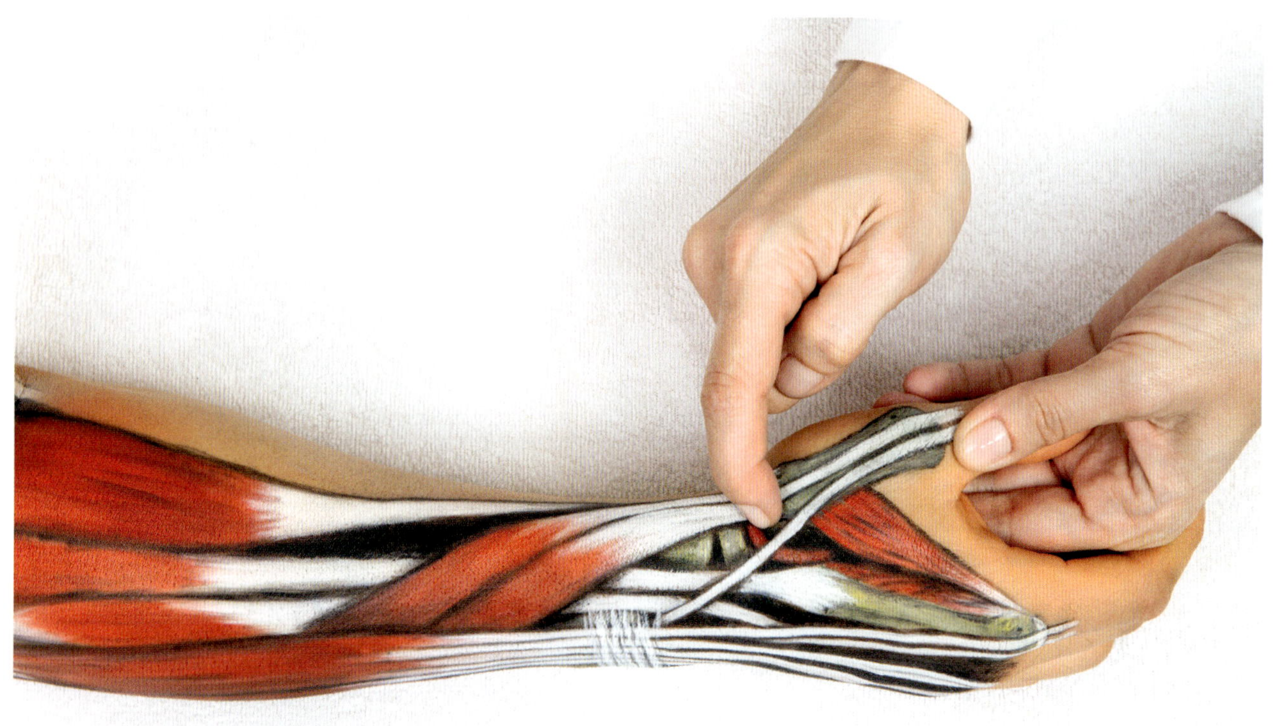

Ausgangsposition des Patienten

Sitzend, die Hand liegt auf der Unterlage.

Ausgangsposition der Therapeutin

Sitzend, dem Patienten zugewandt.

Ausführung der Palpation

Die Therapeutin palpiert und bewertet die Basis des ersten Mittelhandknochens, an der Sehne des M. extensor pollicis brevis.

13.2. Sehne des M. abductor pollicis longus

M. abductor pollicis longus – Tendo

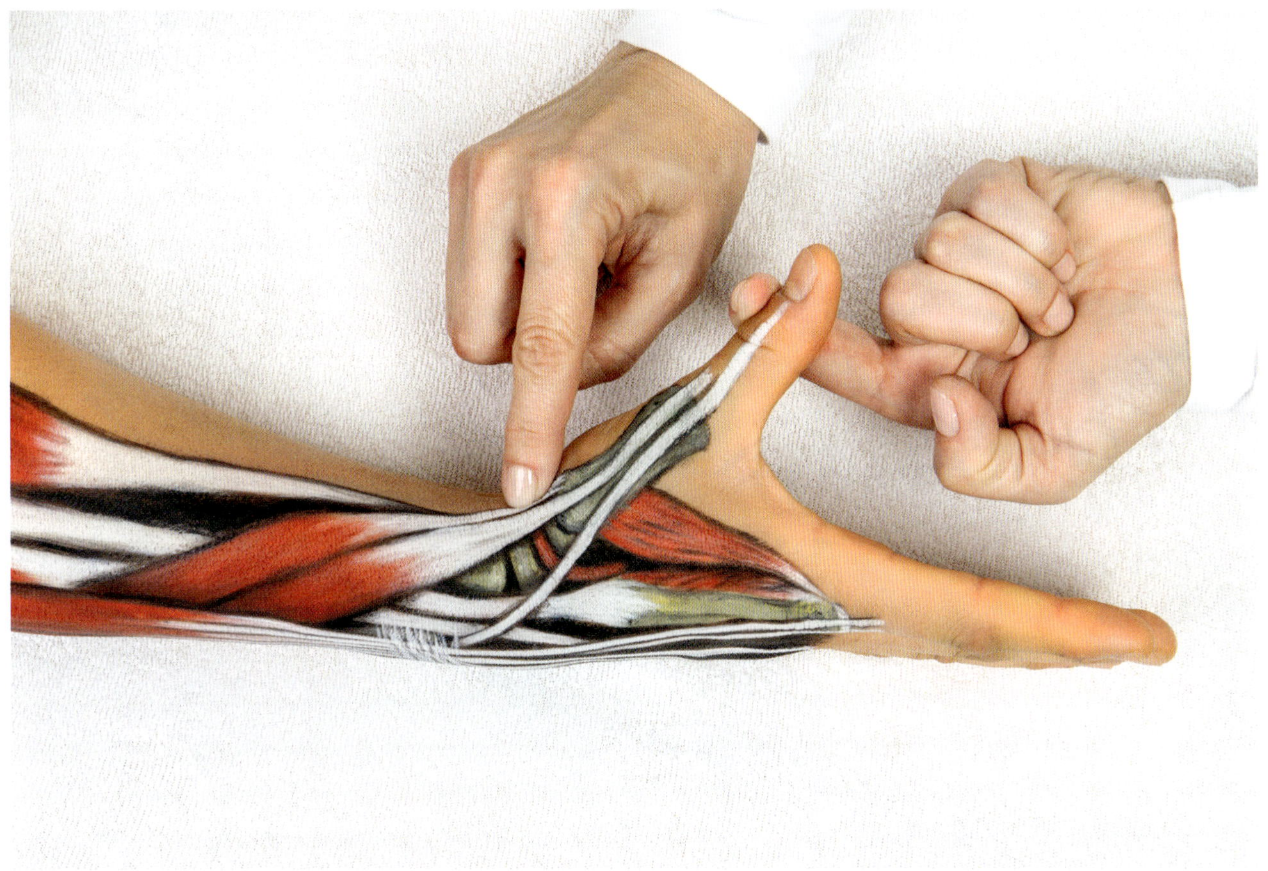

Ausgangsposition des Patienten

Sitzend, die Hand liegt auf der Unterlage.

Ausgangsposition der Therapeutin

Sitzend, dem Patienten zugewandt.

Ausführung der Palpation

Die Therapeutin palpiert die Sehne des M. abductor pollicis longus. Der Zeigefinger liegt am Tuberkel auf der radialen Basisseite des ersten Mittelhandknochens. Ein Finger der anderen Hand leistet Widerstand gegen Abduktion des Daumens. Der Patient abduziert den Daumen.

13.3. Erster Mittelhandknochen (Kopf)

Os metacarpale I – Caput

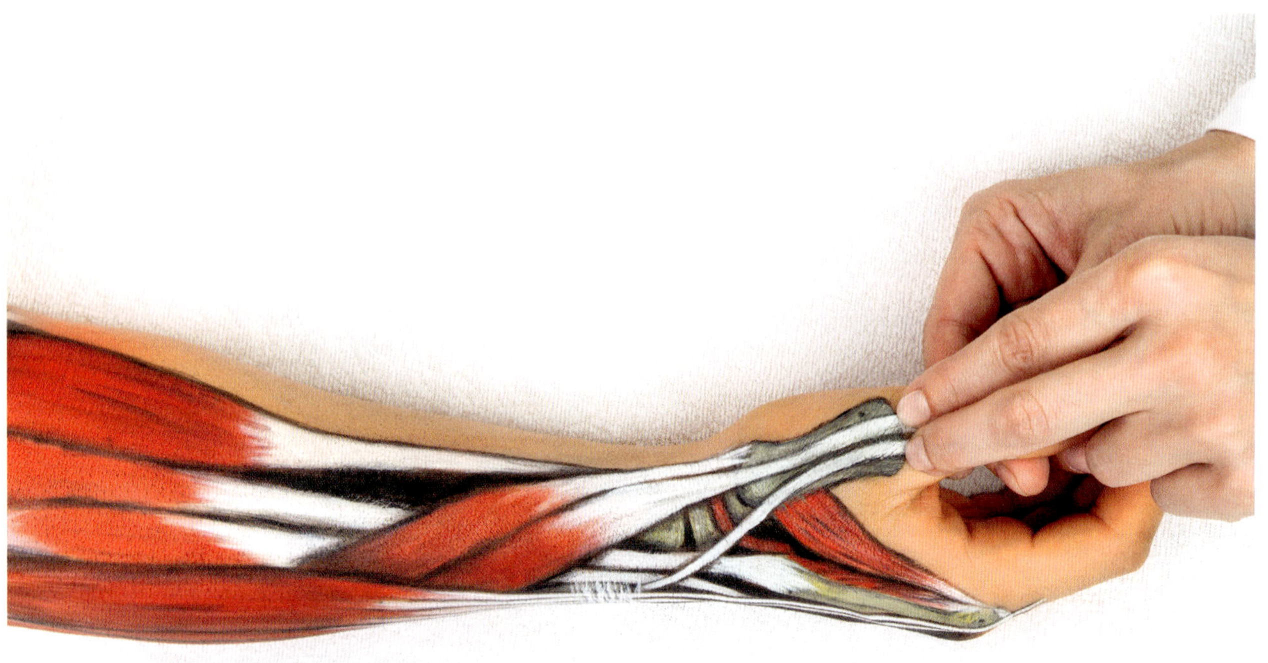

Ausgangsposition des Patienten

Sitzend, die Hand liegt auf der Unterlage.

Ausgangsposition der Therapeutin

Sitzend, dem Patienten zugewandt.

Ausführung der Palpation

Die Therapeutin lokalisiert und palpiert den Kopf des ersten Mittelhandknochens. Auf der dorsalen Fläche des ersten Mittelhandknochens sieht man die Sehnen der Daumenextensoren.

13.4. Sehne des M. extensor pollicis brevis

M. extensor pollicis brevis – Tendo

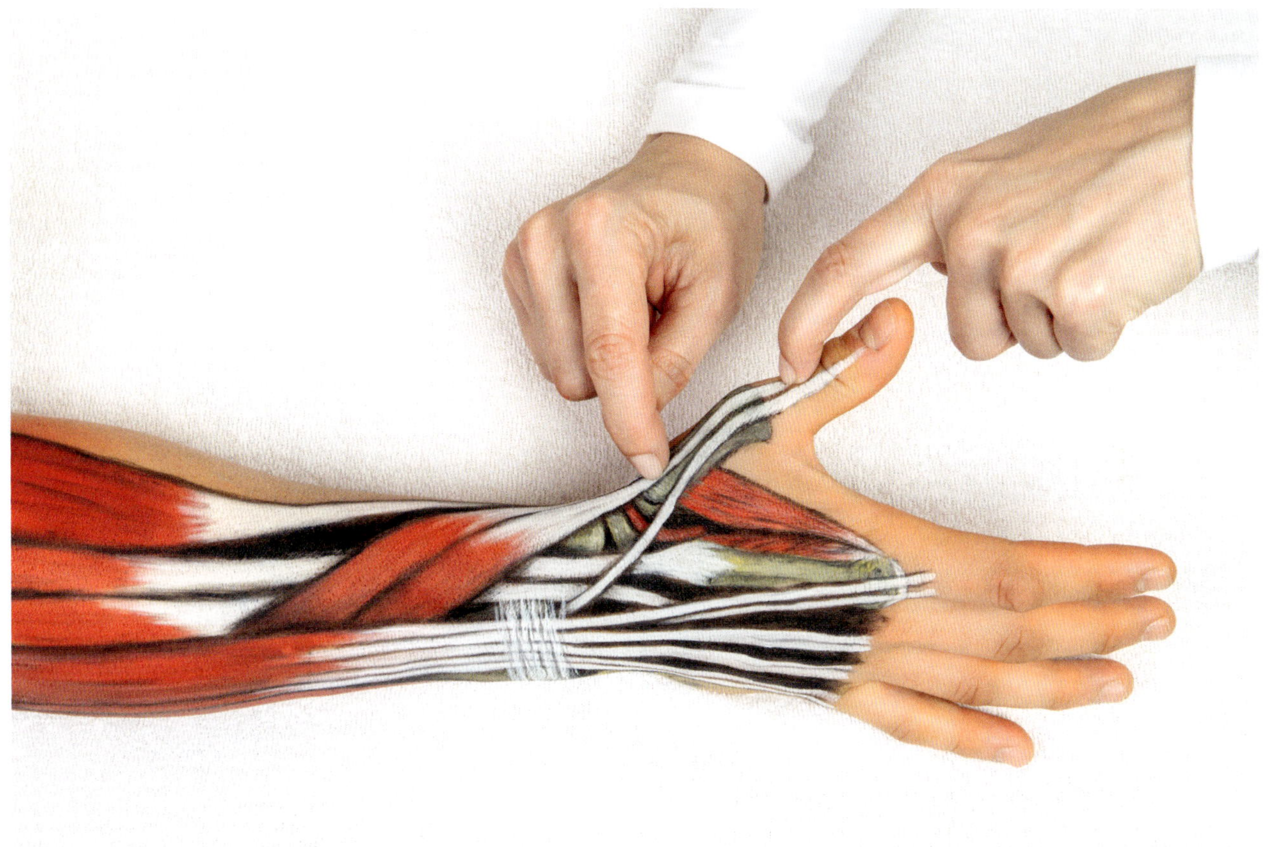

Ausgangsposition des Patienten

Sitzend, die Hand liegt auf der Unterlage.

Ausgangsposition der Therapeutin

Sitzend, dem Patienten zugewandt.

Ausführung der Palpation

Die Therapeutin palpiert und bewertet die Sehne des M. extensor pollicis brevis auf der dorsalen Fläche des ersten Mittelhandknochens. Der Patient streckt den Daumen gegen Widerstand der Therapeutin, der am proximalen Fingerglied des ersten Mittelhandhnochens geleistet wird.

13.5. Sehne des M. extensor pollicis longus

M. extensor pollicis longus – Tendo

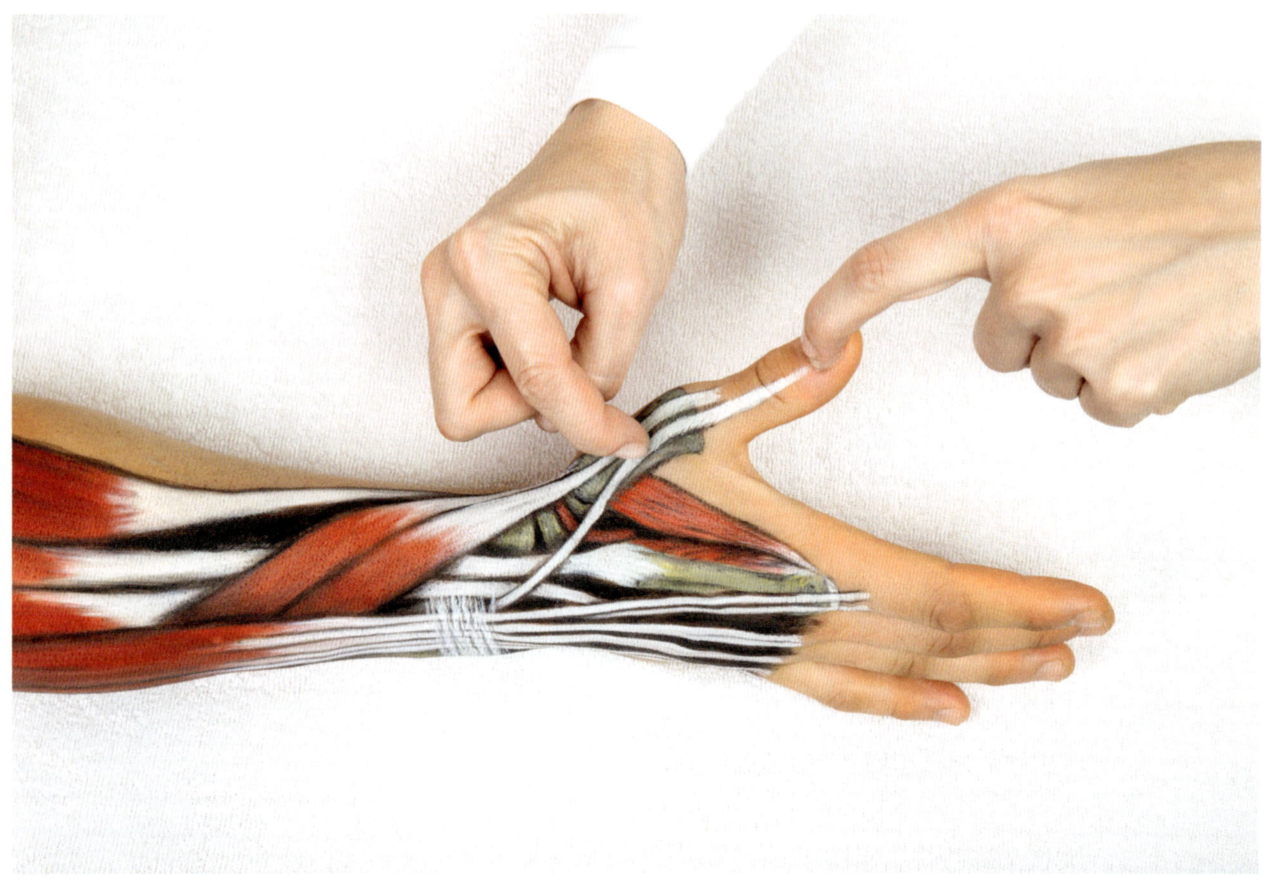

Ausgangsposition des Patienten

Sitzend, die Hand liegt auf der Unterlage.

Ausgangsposition der Therapeutin

Sitzend, dem Patienten zugewandt.

Ausführung der Palpation

Die Therapeutin palpiert und bewertet die Sehne des M. extensor pollicis longus auf der dorsalen Fläche des ersten Mittelhandknochens. Der Patient streckt den Daumen gegen Widerstand der Therapeutin, der am distalen Fingerglied des ersten Mittelhandhnochens appliziert wird.

13.6. Zweiter Mittelhandknochen (dorsale Seite)

Os metacarpale II

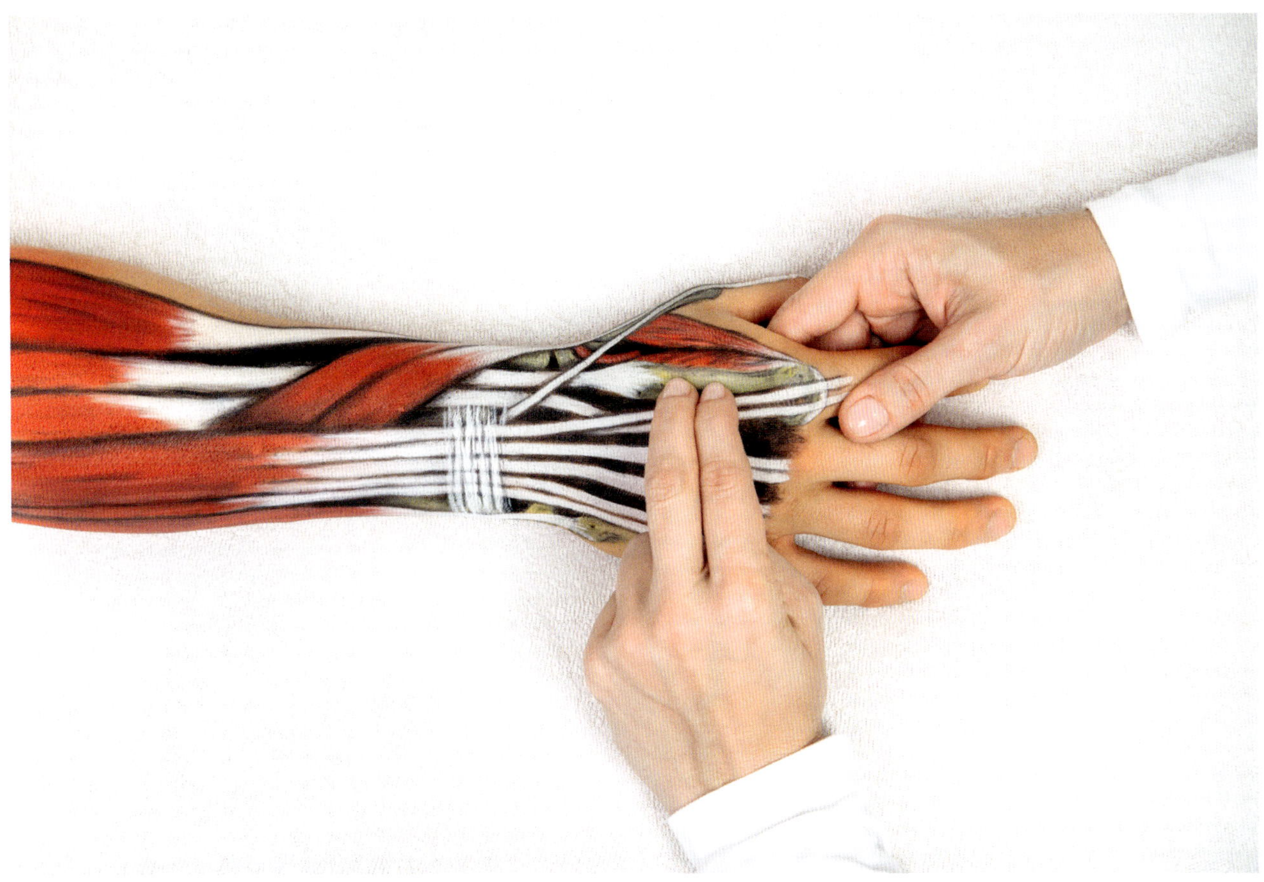

Ausgangsposition des Patienten

Sitzend, die Hand liegt auf der Unterlage.

Ausgangsposition der Therapeutin

Sitzend, dem Patienten zugewandt.

Ausführung der Palpation

Die Therapeutin palpiert und bewertet die dorsale Fläche des zweiten Mittelhandknochens. Die Finger befinden sich radial von den Extensorensehnen des Zeigefingers.

13.7. Zweiter Mittelhandknochen (Diaphyse – dorsale Seite)

Os metacarpale II

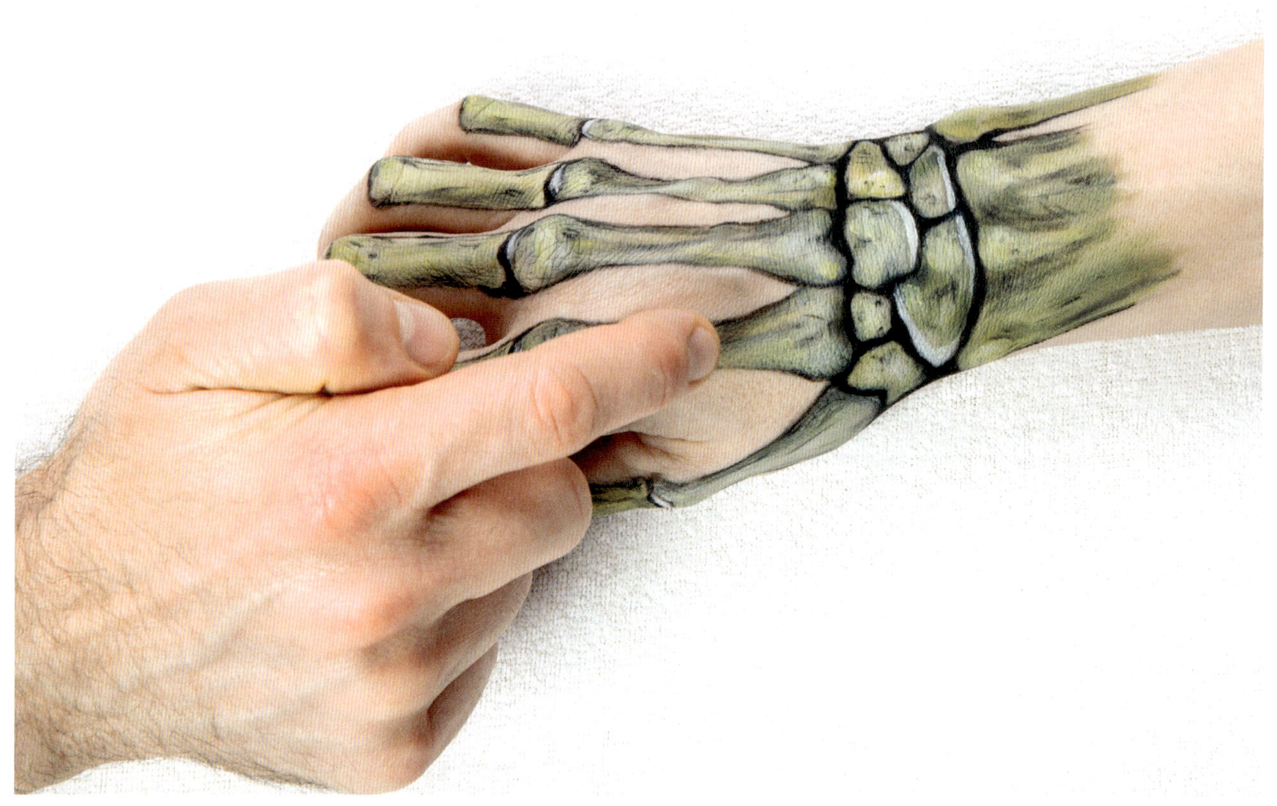

Ausgangsposition des Patienten

Sitzend, die Hand liegt auf der Unterlage.

Ausgangsposition des Therapeuten

Sitzend, dem Patienten zugewandt.

Ausführung der Palpation

Der Therapeut lokalisiert und palpiert die dorsale Fläche des zweiten Mittelhandknochens. Die dorsale Seite der Epiphyse ist leicht konvex.

13.8. Zweiter Mittelhandknochen (Diaphyse)

Os metacarpale II

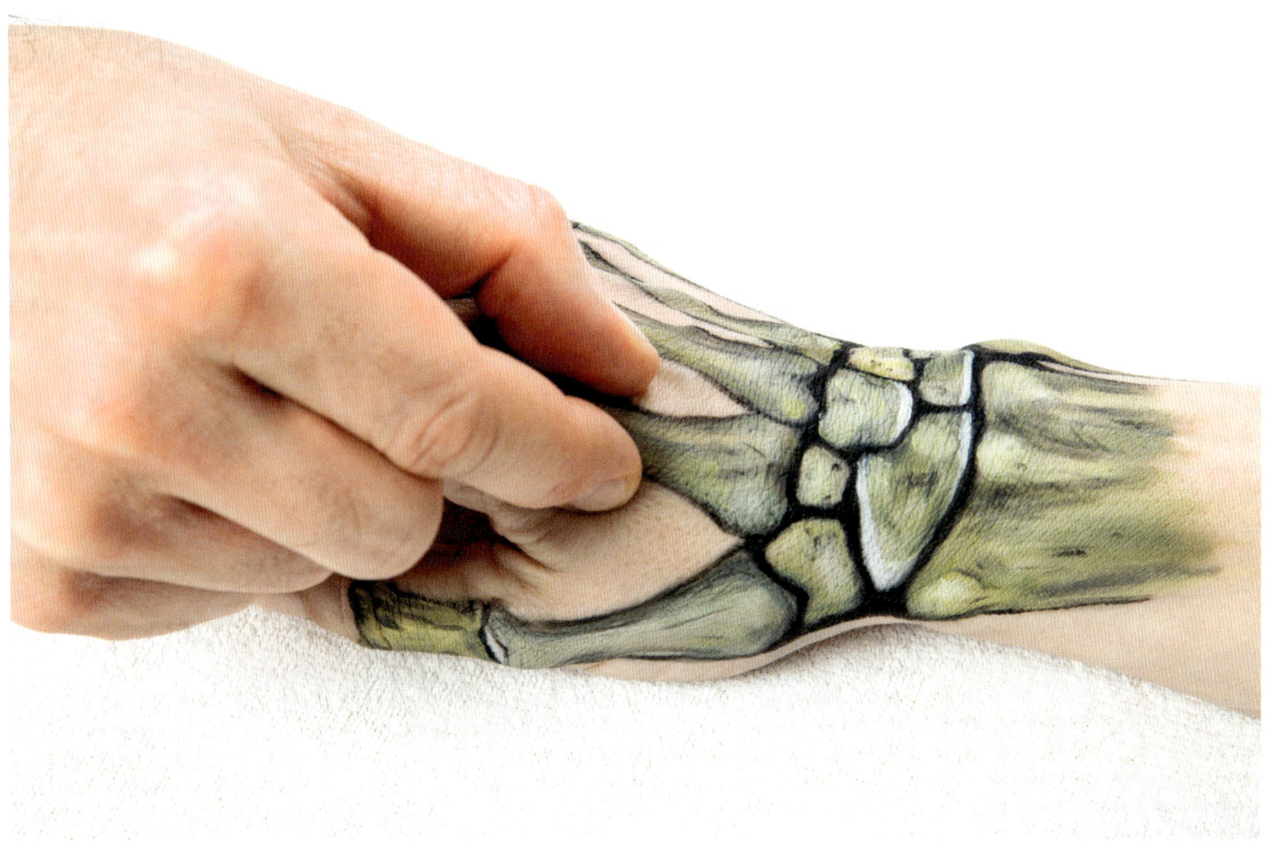

Ausgangsposition des Patienten

Sitzend, die Hand liegt auf der Unterlage.

Ausgangsposition des Therapeuten

Sitzend, dem Patienten zugewandt.

Ausführung der Palpation

Der Therapeut umfasst die Diaphyse des zweiten Mittelhandknochens an der Verengung des Knochens. Der Querschnitt des Knochens ist dreieckig.

13.9. Zweiter Mittelhandknochen (Basis) – Teil 1

Os metacarpale II – Basis

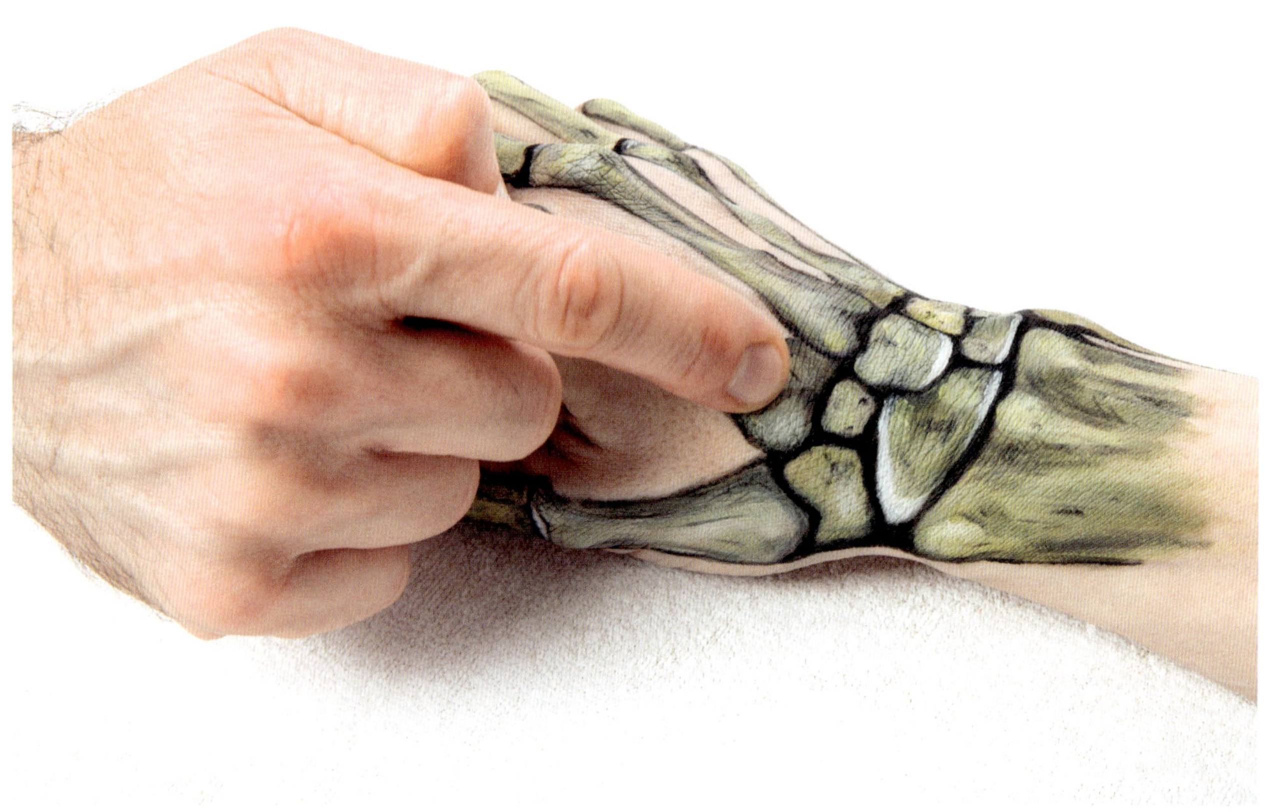

Ausgangsposition des Patienten

Sitzend, die Hand liegt auf der Unterlage.

Ausgangsposition des Therapeuten

Sitzend, dem Patienten zugewandt.

Ausführung der Palpation

Der Therapeut lokalisiert und palpiert das proximale Ende des zweiten Mittelhandknochens. Die Form der Basis ist sechseckig.

13.10. Zweiter Mittelhandknochen (Basis) – Teil 2

Os metacarpale II – Basis

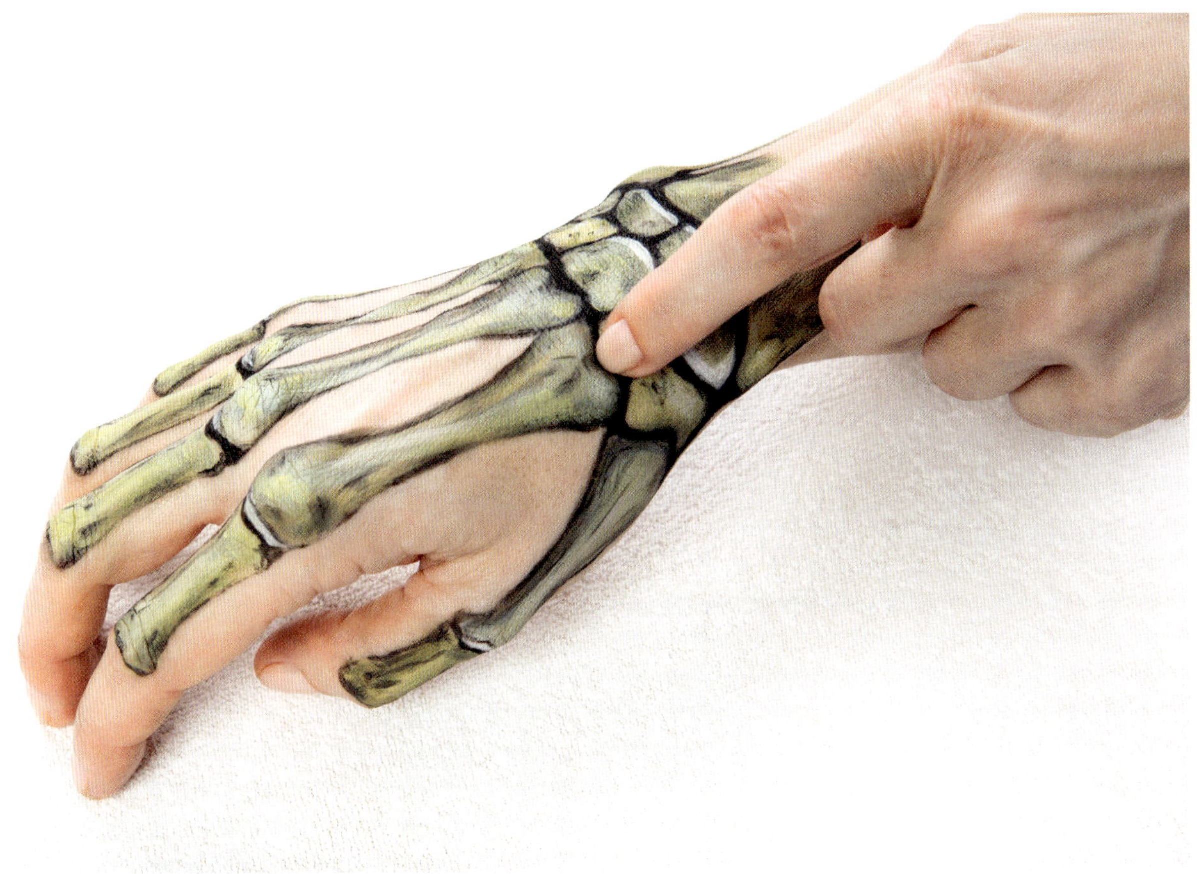

Ausgangsposition des Patienten

Sitzend, die Hand liegt auf der Unterlage.

Ausgangsposition des Therapeuten

Sitzend, dem Patienten zugewandt.

Ausführung der Palpation

Der Therapeut lokalisiert und palpiert die Basis des zweiten Mittelhandknochens. Der Finger liegt am Gelenkspalt des Carpometacarpalgelenks.

13.11. Zweiter Mittelhandknochen, Sehne des M. extensor carpi radialis longus

Os metacarpale II, M. extensor carpi radialis longus – Tendo

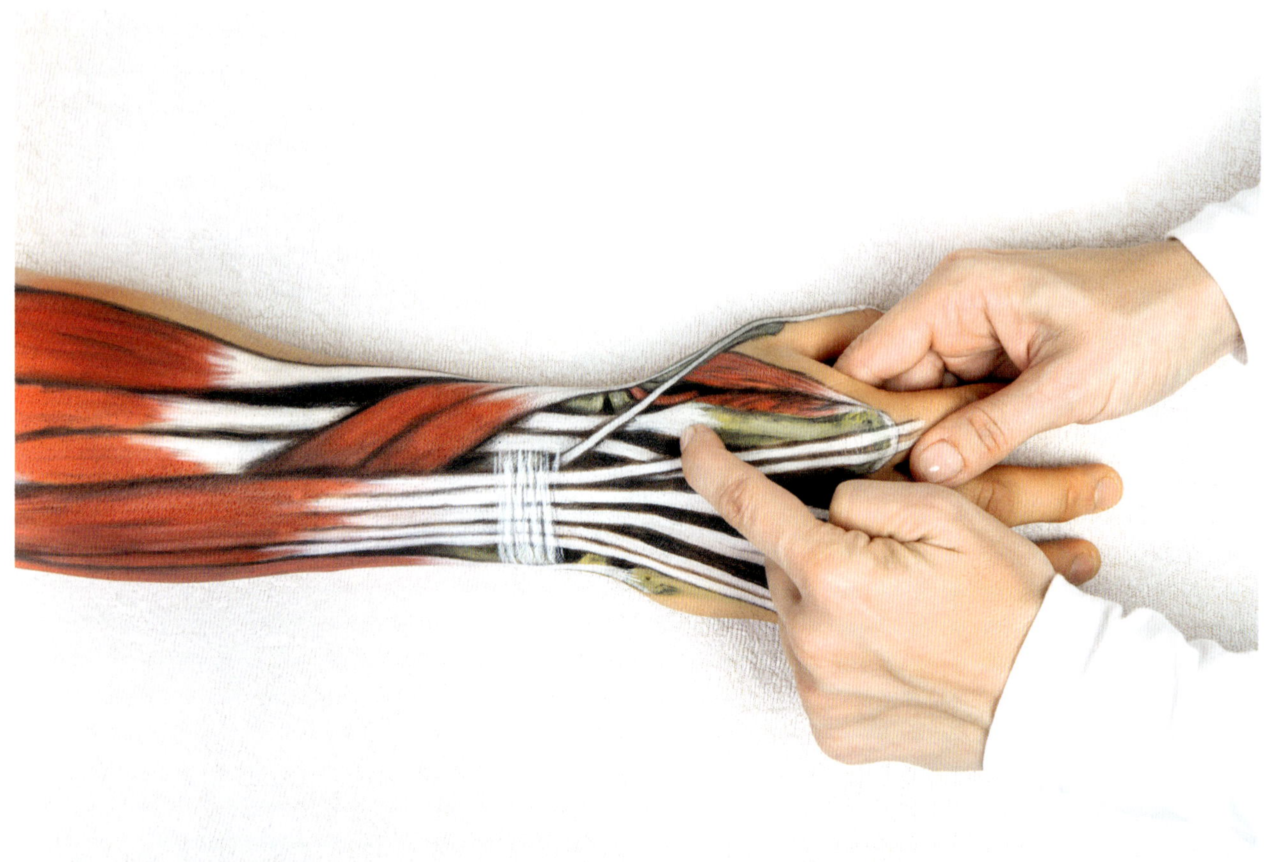

Ausgangsposition des Patienten

Sitzend, die Hand liegt auf der Unterlage.

Ausgangsposition der Therapeutin

Sitzend, dem Patienten zugewandt.

Ausführung der Palpation

Die Therapeutin palpiert und bewertet die Basis des zweiten Mittelhandknochens und die Sehne des M. extensor carpi radialis longus.

13.12. Sehne des M. extensor carpi radialis longus

M. extensor carpi radialis longus – Tendo

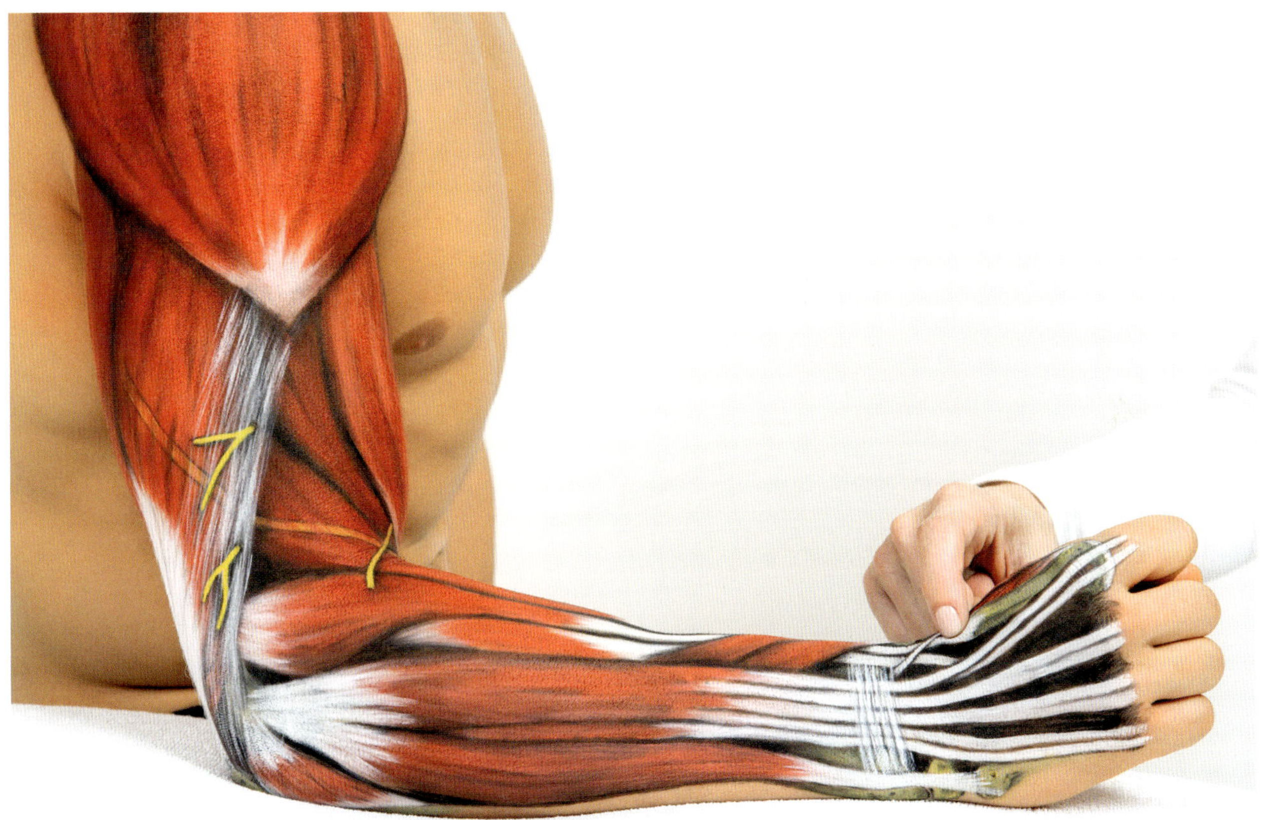

Ausgangsposition des Patienten

Sitzend, die Hand liegt auf der Unterlage.

Ausgangsposition der Therapeutin

Sitzend, dem Patienten zugewandt.

Ausführung der Palpation

Die Therapeutin palpiert und bewertet die distale Sehne des M. extensor carpi radialis longus. Die Sehne setzt an der Basis des zweiten Mittelhandknochens an. Der Patient macht eine Extension und Abduktion im Handgelenk. Die von dem Patienten ausgeführten Bewegungen werden in Bezug auf die anatomische Lage beschrieben.

13.13. Zweiter Mittelhandknochen (Kopf) – Teil 1

Os metacarpale II – Caput

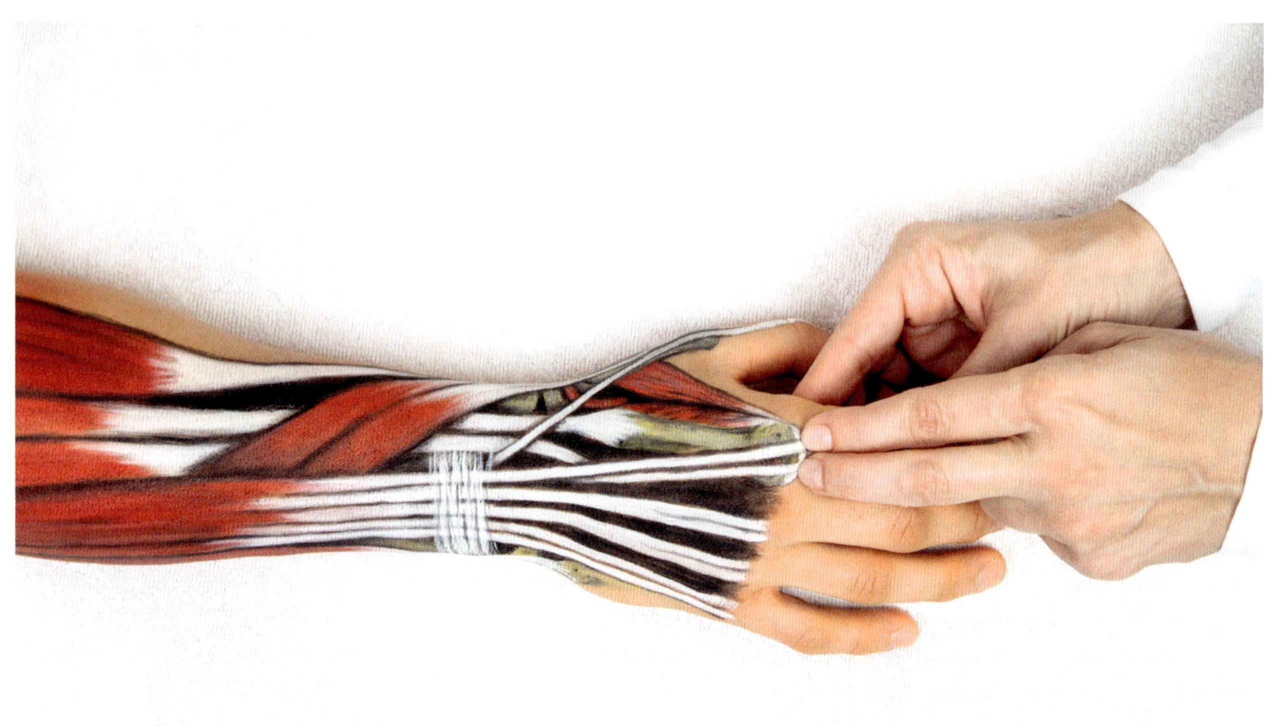

Ausgangsposition des Patienten

Sitzend, die Hand liegt auf der Unterlage.

Ausgangsposition der Therapeutin

Sitzend, dem Patienten zugewandt.

Ausführung der Palpation

Die Therapeutin lokalisiert und palpiert den Kopf des zweiten Mittelhandknochens. Über die dorsale Fläche des Konchens verlaufen die Sehnen der Fingerextensoren. Das distale Ende des Knochens bildet eine kugelförmige Gelenkfläche.

13.14. Zweiter Mittelhandknochen (Kopf) – Teil 2

Os metacarpale II – Caput

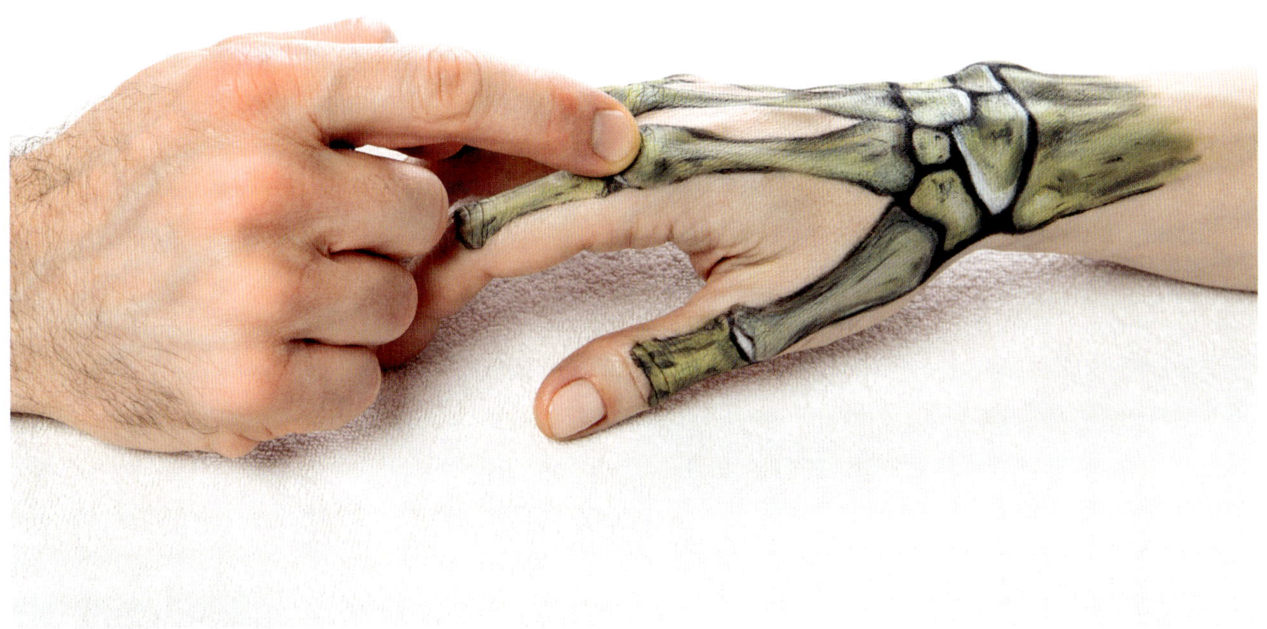

Ausgangsposition des Patienten

Sitzend, die Hand liegt auf der Unterlage.

Ausgangsposition des Therapeuten

Sitzend, dem Patienten zugewandt.

Ausführung der Palpation

Der Therapeut lokalisiert und palpiert den Kopf des zweiten Mittelhandknochens. Das distale Ende des Knochens bildet eine kugelförmige Gelenkfläche.

13.15. Zweiter Mittelhandknochen, proximales Fingerglied des Zeigefingers – Teil 1

Os metacarpale II, Phalanx proximalis

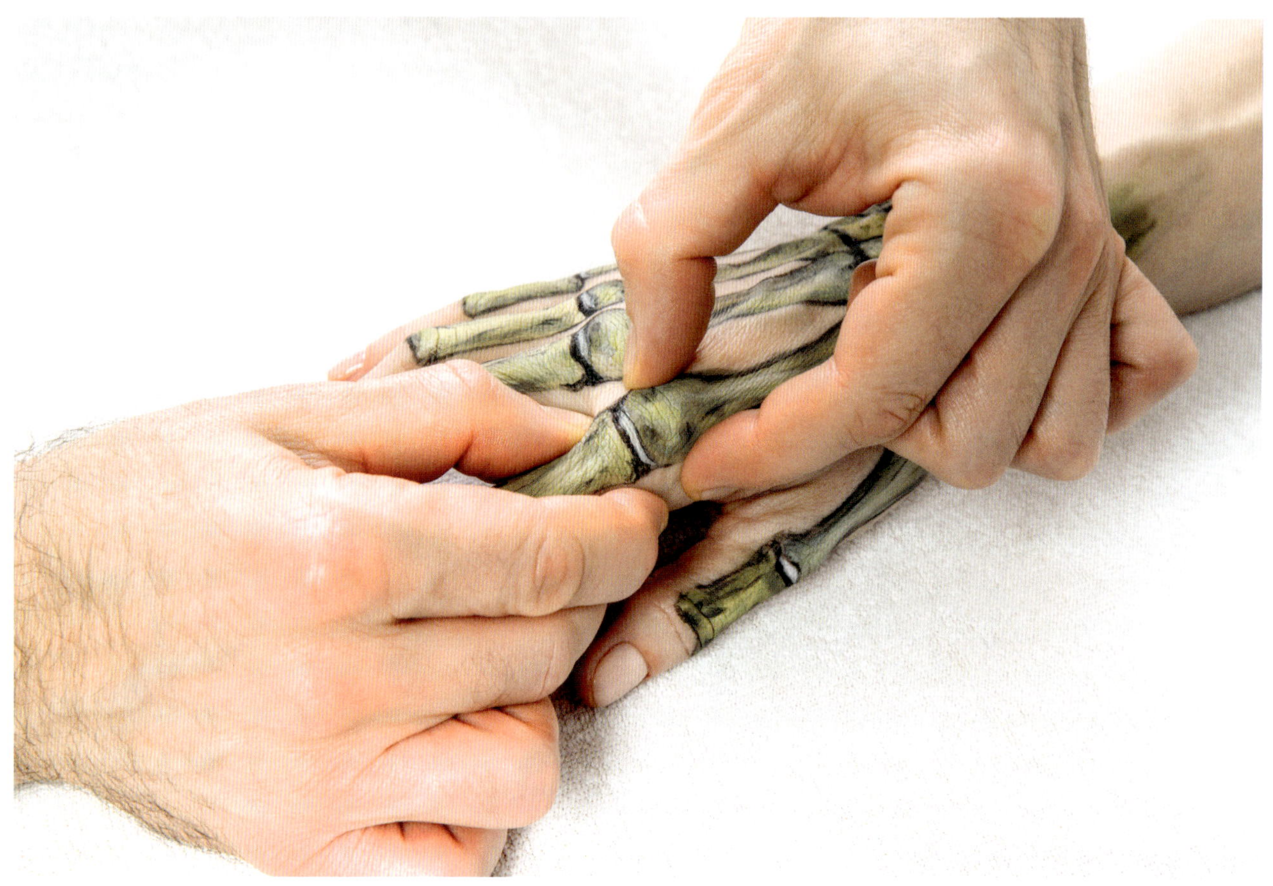

Ausgangsposition des Patienten

Sitzend, die Hand liegt auf der Unterlage.

Ausgangsposition des Therapeuten

Sitzend, dem Patienten zugewandt.

Ausführung der Palpation

Der Therapeut palpiert und bewertet die Beweglichkeit im Gelenk zwischen dem zweiten Mittelhandknochen und dem proximalen Fingerglied des Zeigefingers. Der proximale Gelenkpartner wird fixiert, der distale mobilisiert (in Ab- und Adduktion).

13.16. Zweiter Mittelhandknochen, proximales Fingerglied des Zeigefingers – Teil 2

Os metacarpale II, Phalanx proximalis

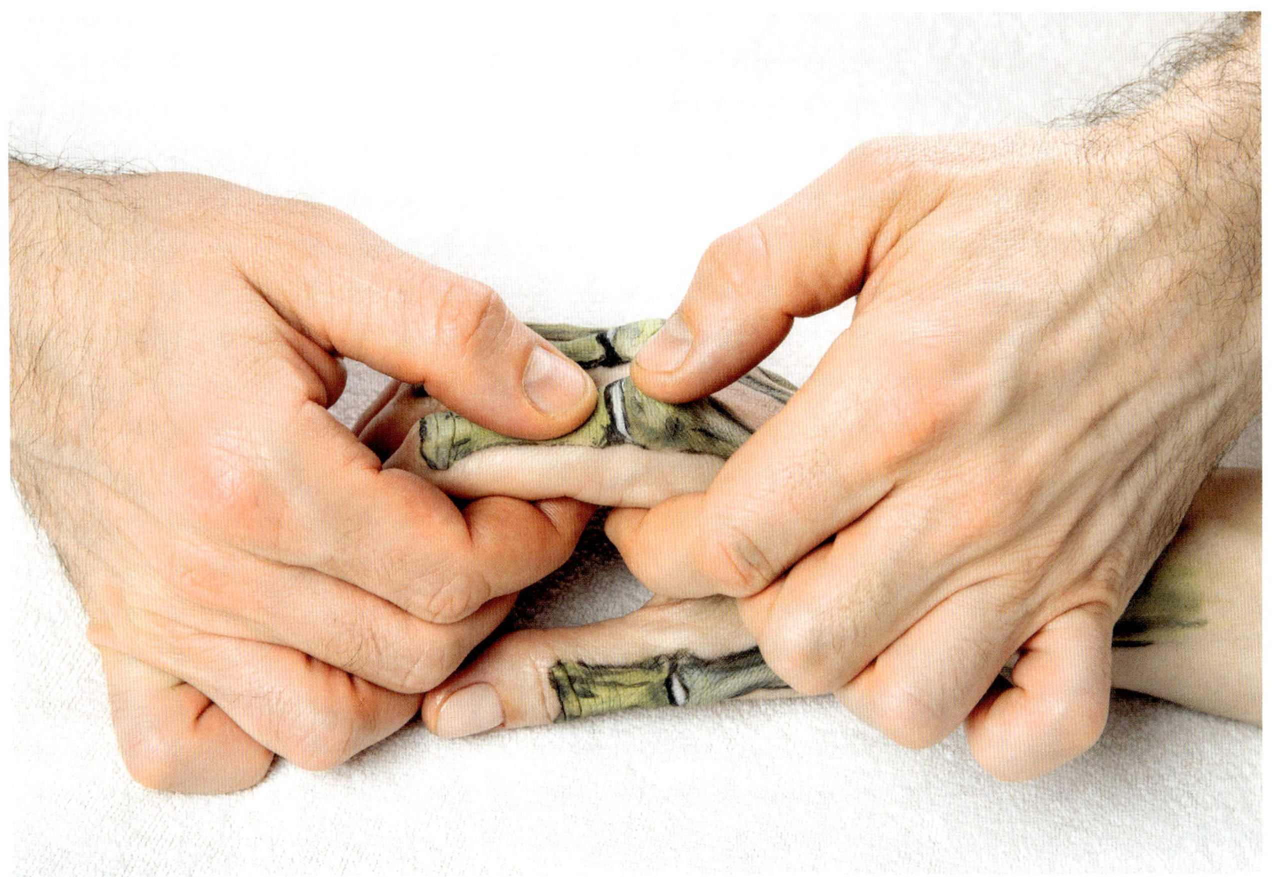

Ausgangsposition des Patienten

Sitzend, die Hand liegt auf der Unterlage.

Ausgangsposition des Therapeuten

Sitzend, dem Patienten zugewandt.

Ausführung der Palpation

Der Therapeut palpiert und bewertet die Beweglichkeit im Gelenk zwischen dem zweiten Mittelhandknochen und dem proximalen Fingerglied des Zeigefingers. Der proximale Gelenkpartner wird fixiert, der distale mobilisiert (in Flexion und Extension).

13.17. Sehne des M. extensor indicis

M. extensor indicis – Tendo

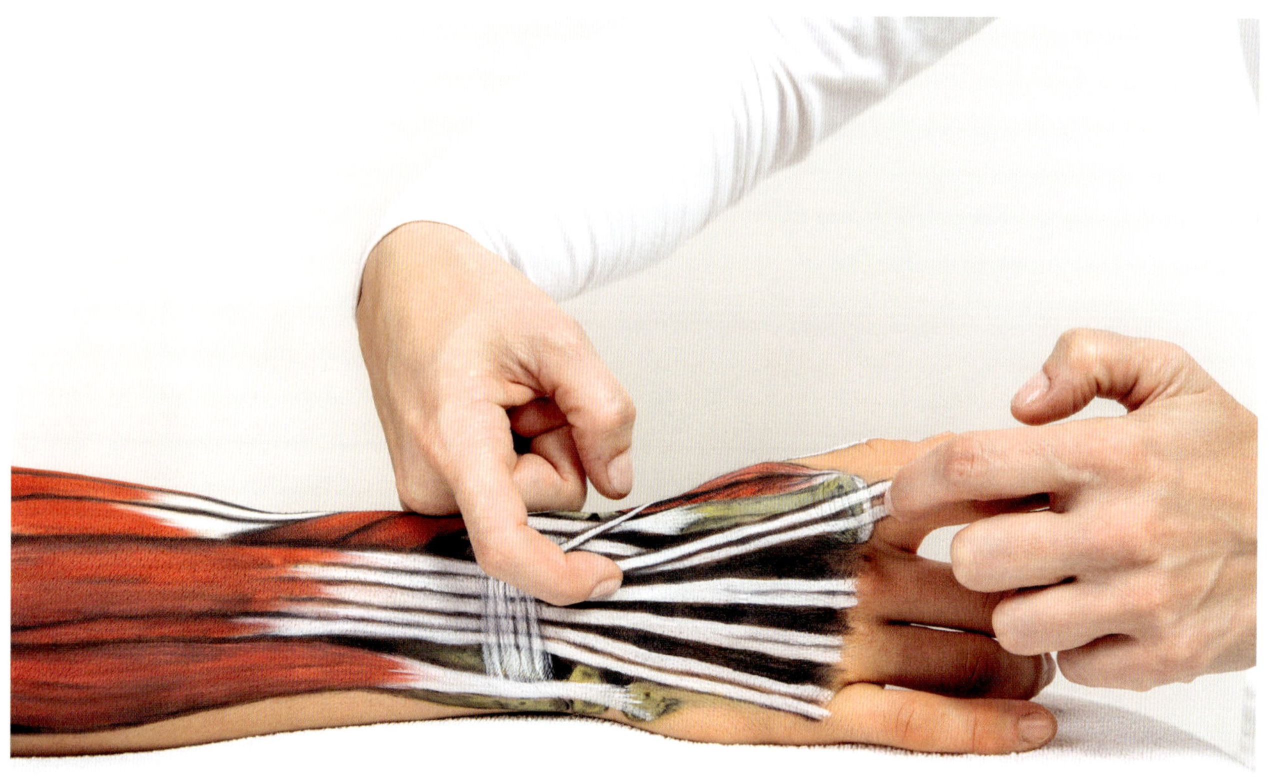

Ausgangsposition des Patienten

Sitzend, die Hand liegt auf der Unterlage.

Ausgangsposition der Therapeutin

Sitzend, dem Patienten zugewandt.

Ausführung der Palpation

Die Therapeutin palpiert und bewertet die Sehne des M. extensor indicis (der Muskel ist ein Teil der tiefen Schicht). Auf der dorsalen Fläche des zweiten Mittelhandknochens ist eine Sehne des Fingerstreckers für den Zeigefinger sichtbar.

13.18. Erster Mittelhandknochen, zweiter Mittelhandknochen

Os metacarpale I, II

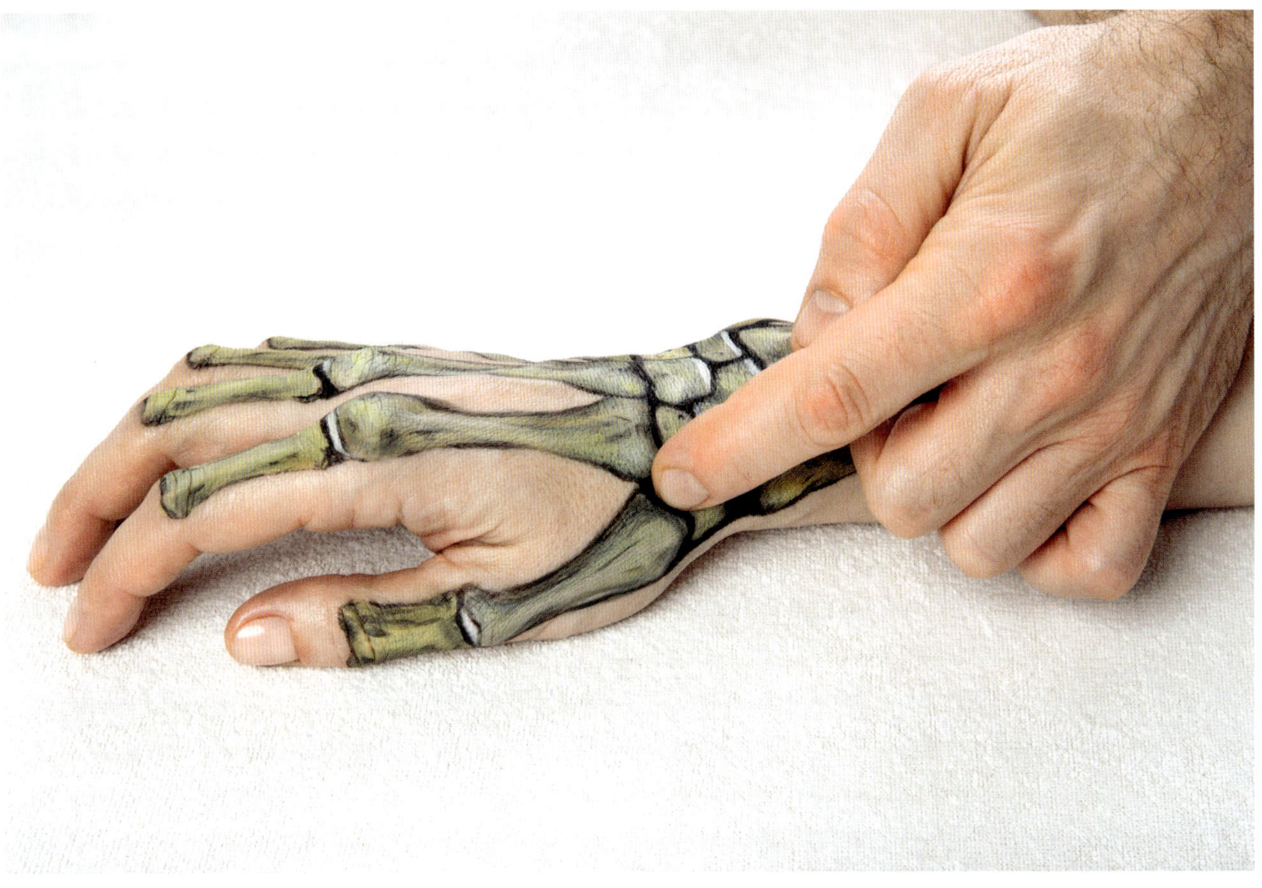

Ausgangsposition des Patienten

Sitzend, die Hand liegt auf der Unterlage.

Ausgangsposition des Therapeuten

Sitzend, seitlich des Patienten.

Ausführung der Palpation

Der Therapeut lokalisiert und palpiert den Gelenkspalt zwischen der Basis des ersten und des zweiten Mittelhandknochens.

13.19. Dritter Mittelhandknochen (Basis)

Os metacarpale III – Basis

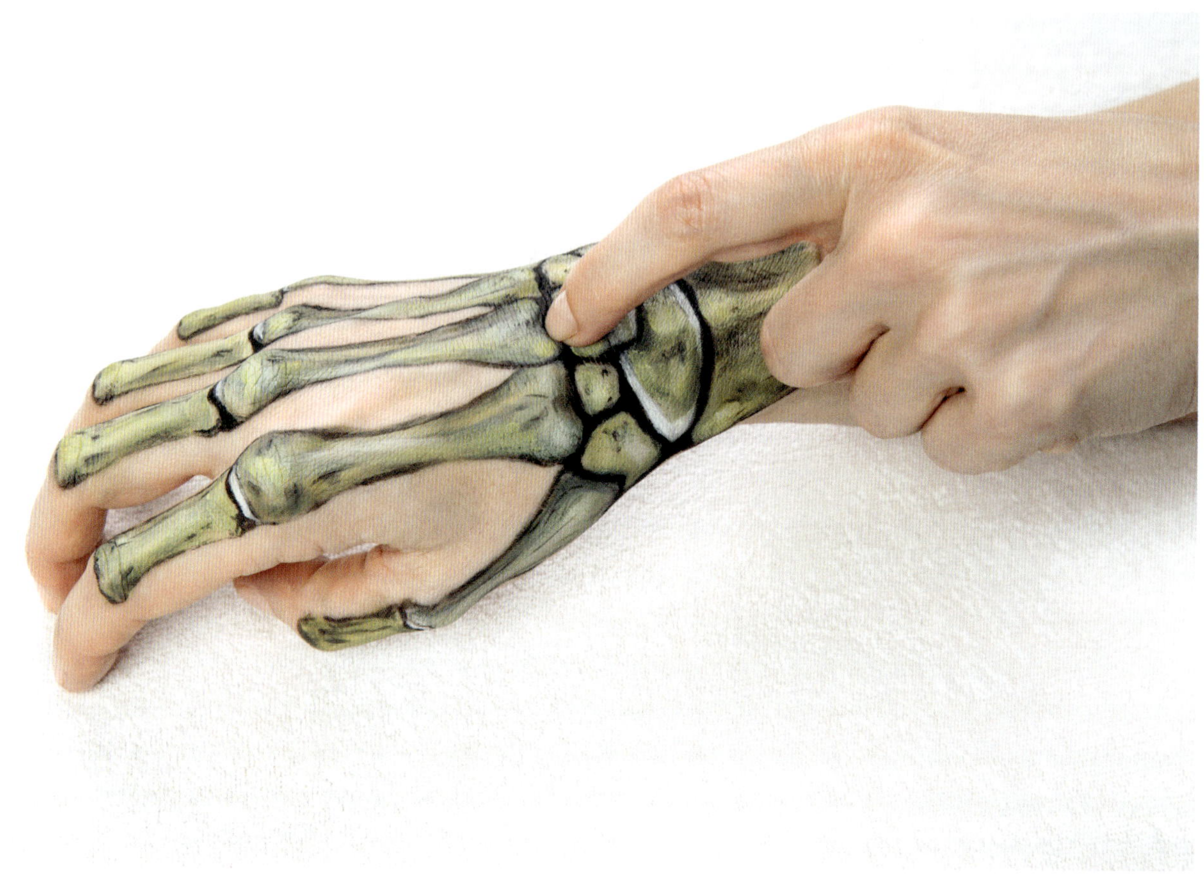

Ausgangsposition des Patienten

Sitzend, die Hand liegt auf der Unterlage.

Ausgangsposition der Therapeutin

Sitzend, seitlich des Patienten.

Ausführung der Palpation

Die Therapeutin lokalisiert und palpiert den dritten Mittelhandknochen. Die Basen der Mittelhandknochen liegen dorsaler als die Knochen der distalen Handwurzelreihe. Von der Handwurzel kommend stößt man mit dem Finger auf die Basen der Mittelhandknochen. Von der Mittelhand kommend rutscht der Finger in die Vertiefung der distalen Handwurzerreihe.

13.20. Sehne des M. extensor carpi radialis brevis

M. extensor carpi radialis brevis – Tendo

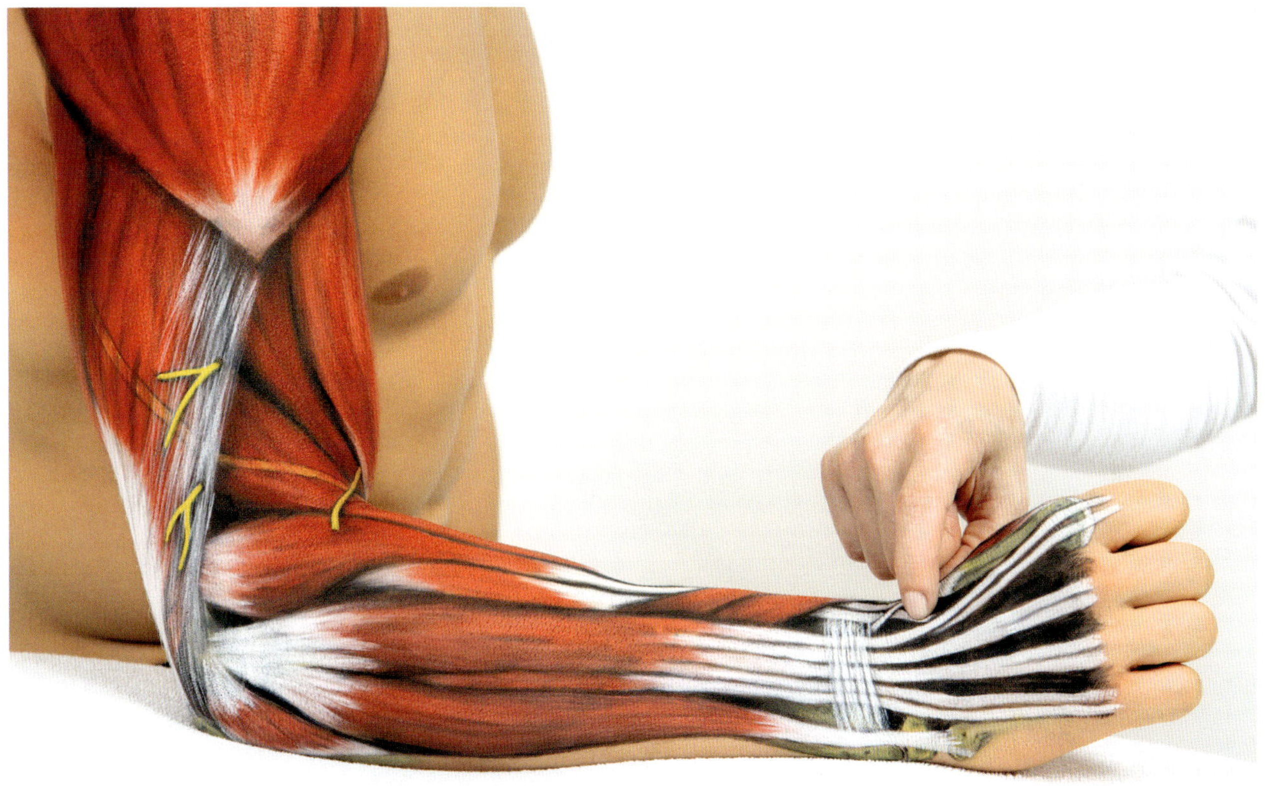

Ausgangsposition des Patienten

Sitzend, die Hand liegt auf der Unterlage.

Ausgangsposition der Therapeutin

Sitzend, dem Patienten zugewandt.

Ausführung der Palpation

Die Therapeutin palpiert und bewertet die distale Sehne des M. extensor carpi radialis brevis. Die Sehne setzt an der Basis des dritten Mittelhandknochens an.

13.21. Vierter Mittelhandknochen (Basis)

Os metacarpale IV – Basis

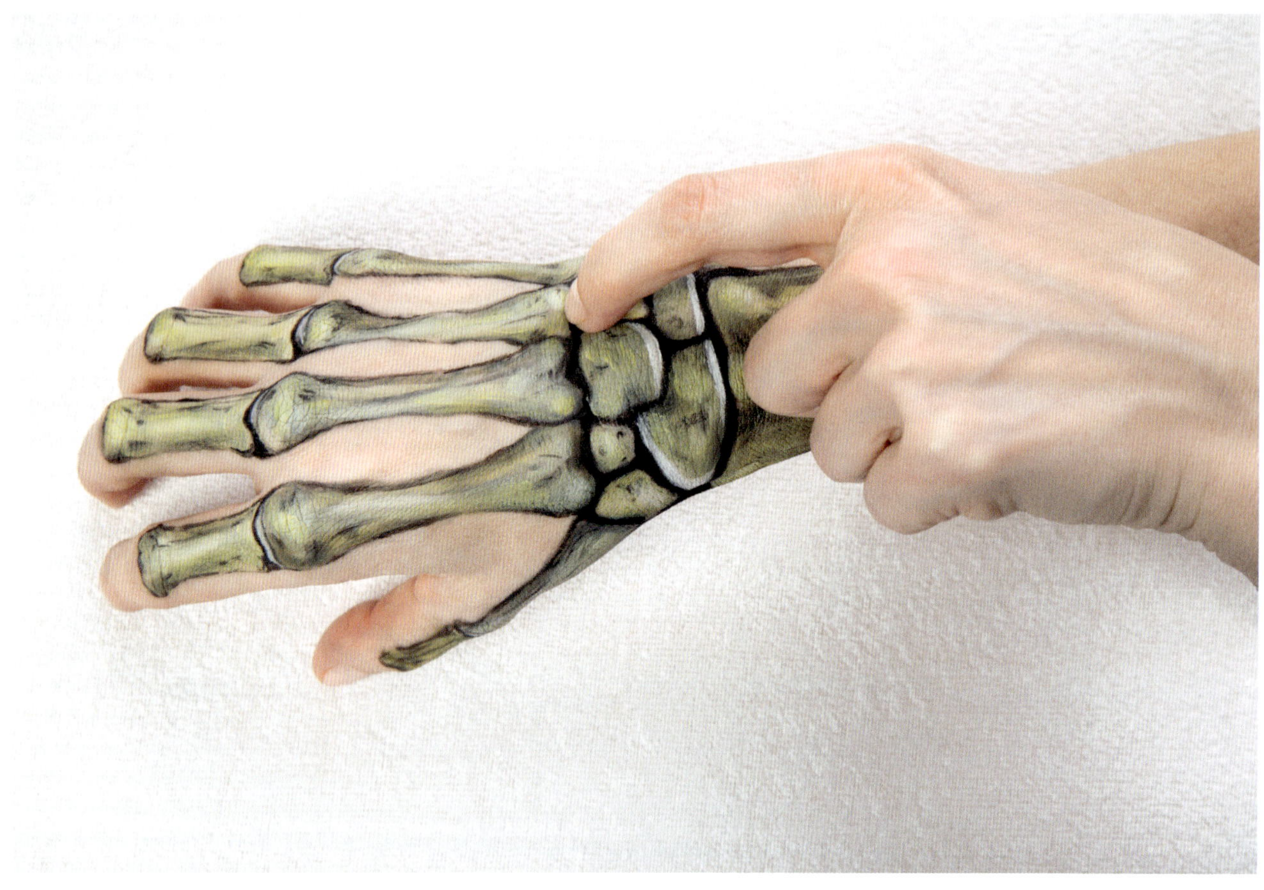

Ausgangsposition des Patienten

Sitzend, die Hand liegt auf der Unterlage.

Ausgangsposition der Therapeutin

Sitzend, dem Patienten zugewandt.

Ausführung der Palpation

Die Therapeutin palpiert und bewertet die Basis des vierten Mittelhandknochens. Sie lokalisiert den metacarpocarpalen Gelenkspalt. Die Gelenkfläche des vierten Mittelhandknochens artikuliert mit dem Kopfbein (Os capitatum) und dem Hakenbein (Os hamatum). Ansonsten artikuliert er mit dem dritten und dem fünften Mittelhandknochen.

13.22. Fünfter Mittelhandknochen (Basis)

Os metacarpale V, – Basis

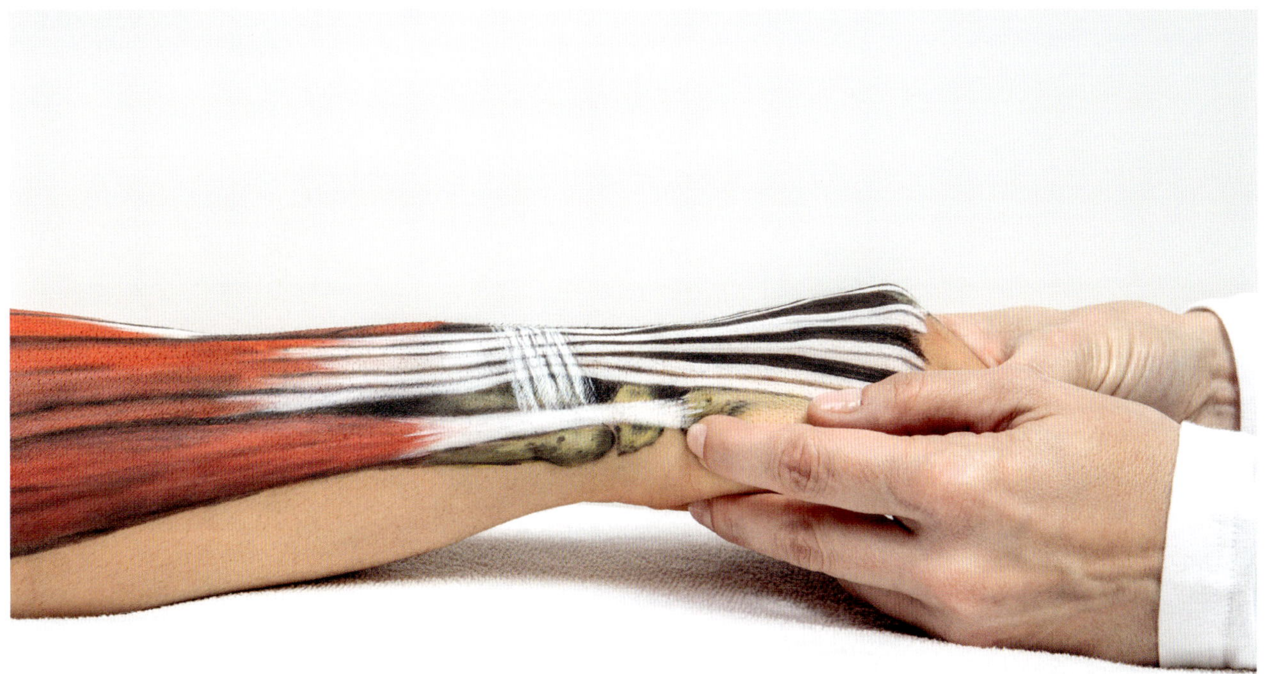

Ausgangsposition des Patienten

Sitzend, die Hand liegt auf der Unterlage.

Ausgangsposition der Therapeutin

Sitzend, dem Patienten zugewandt.

Ausführung der Palpation

Die Therapeutin lokalisiert und palpiert den Höcker an der Basis des fünften Mittelhandknochens und den sehnigen Ansatz des M. extensor carpi ulnaris.

13.23. Sehnen des M. extensor digitorum

M. extensor digitorum – Tendines

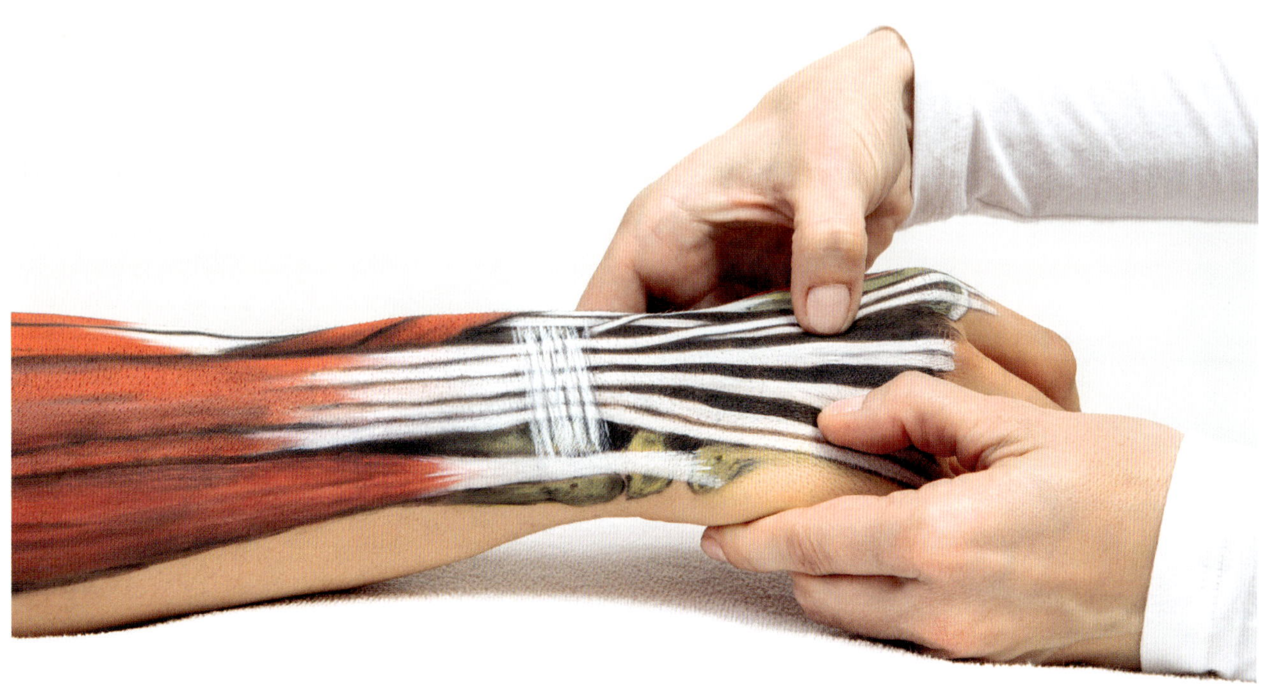

Ausgangsposition des Patienten

Sitzend, die Hand liegt auf der Unterlage.

Ausgangsposition der Therapeutin

Sitzend, dem Patienten zugewandt.

Ausführung der Palpation

Die Therapeutin palpiert und bewertet die Sehnen des M. extensor digitorum auf der dorsalen Fläche der Mittelhandknochen; die Sehne des M. extensor digitorum und die Sehne des M. extensor digiti minimi.

13.24. Zweiter Zwischenknochenspalt

Spatium interosseum metacarpi

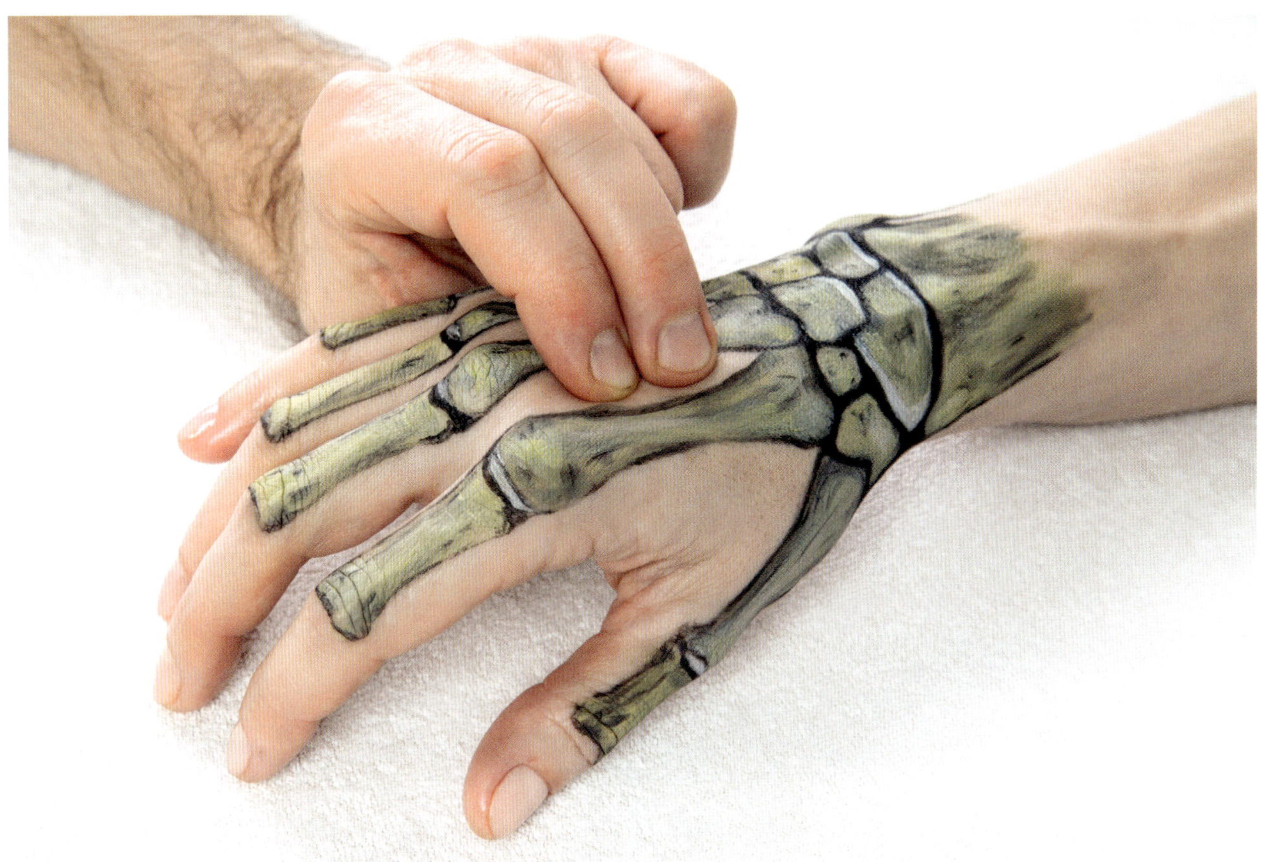

Ausgangsposition des Patienten

Sitzend, die Hand liegt auf der Unterlage.

Ausgangsposition des Therapeuten

Sitzend, dem Patienten zugewandt.

Ausführung der Palpation

Die Finger des Therapeuten liegen im Spalt zwischen dem zweiten und dem dritten Mittelhandknochen. Der Therapeut palpiert und bewertet die Mm. interossei dorsales.

13.25. Zweiter und dritter Mittelhandknochen (Mobilisation)

Os metacarpale II, III

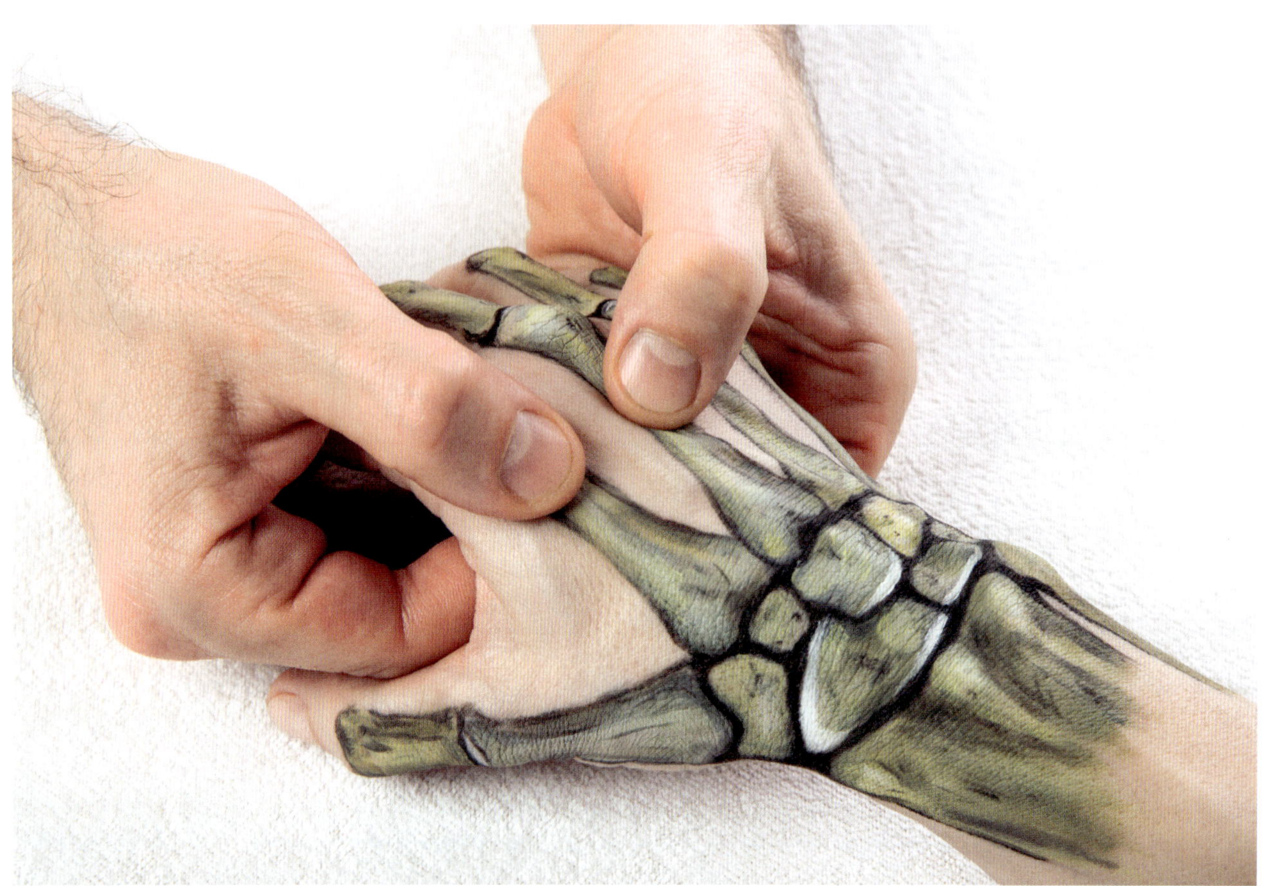

Ausgangsposition des Patienten

Sitzend, die Hand liegt auf der Unterlage.

Ausgangsposition des Therapeuten

Sitzend, dem Patienten zugewandt.

Ausführung der Palpation

Der Therapeut bewertet die Beweglichkeit zwischen dem zweiten und dem dritten Mittelhandknochen.

13.26. Erster M. interosseus dorsalis – Teil 1

M. interosseus dorsalis, I

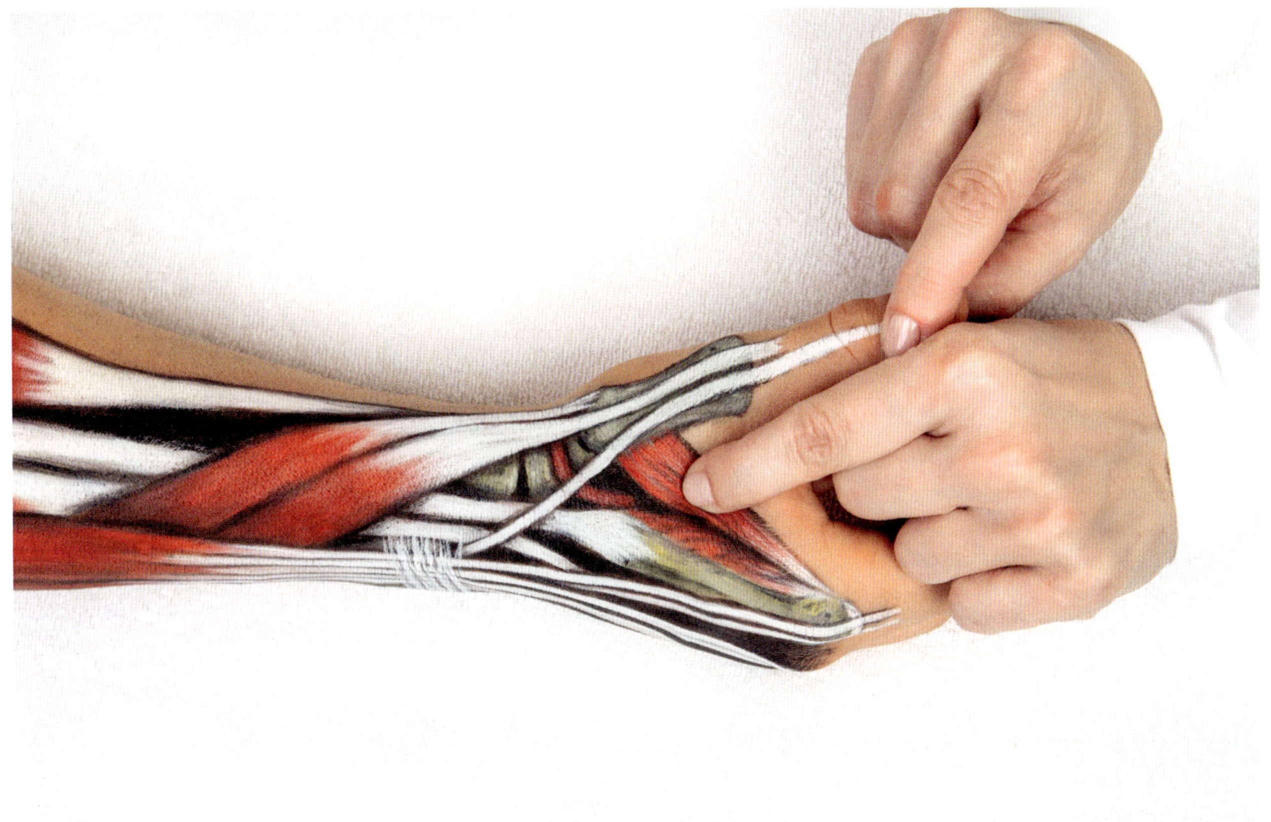

Ausgangsposition des Patienten

Sitzend, die Hand liegt auf der Unterlage.

Ausgangsposition der Therapeutin

Sitzend, dem Patienten zugewandt.

Ausführung der Palpation

Die Therapeutin palpiert und bewertet den ersten M. interosseus dorsalis. Der Zeigefinger ertastet die dorsale Fläche des ersten Zwischenknochenspalts der Mittelhand. Der erste M. interosseus dorsalis ist zweiköpfig.

13.27. Erster M. interosseus dorsalis – Teil 2

M. interosseus dorsalis, I

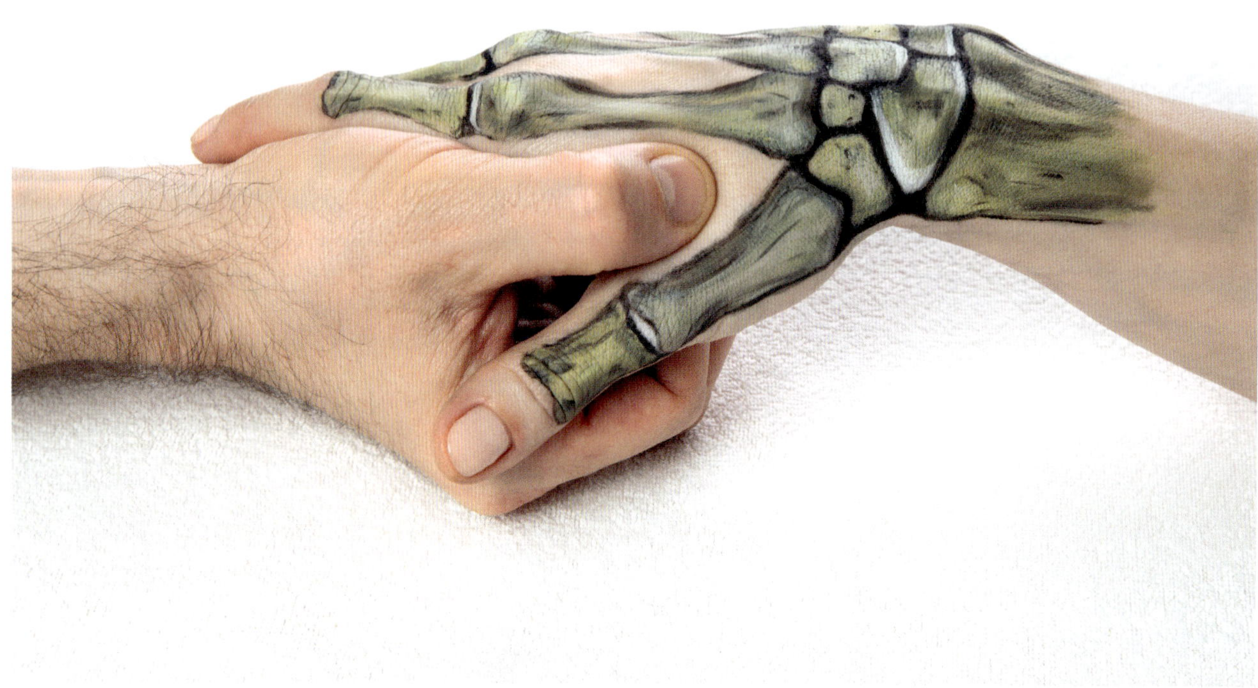

Ausgangsposition des Patienten

Sitzend, die Hand liegt auf der Unterlage.

Ausgangsposition des Therapeuten

Sitzend, dem Patienten zugewandt.

Ausführung der Palpation

Der Therapeut palpiert und bewertet den ersten M. interosseus dorsalis. Der Daumen ertastet die dorsale Fläche des ersten Zwischenknochenspalts der Mittelhand. Der erste M. interosseus dorsalis ist zweiköpfig.

13.28. A. radialis

A. radialis

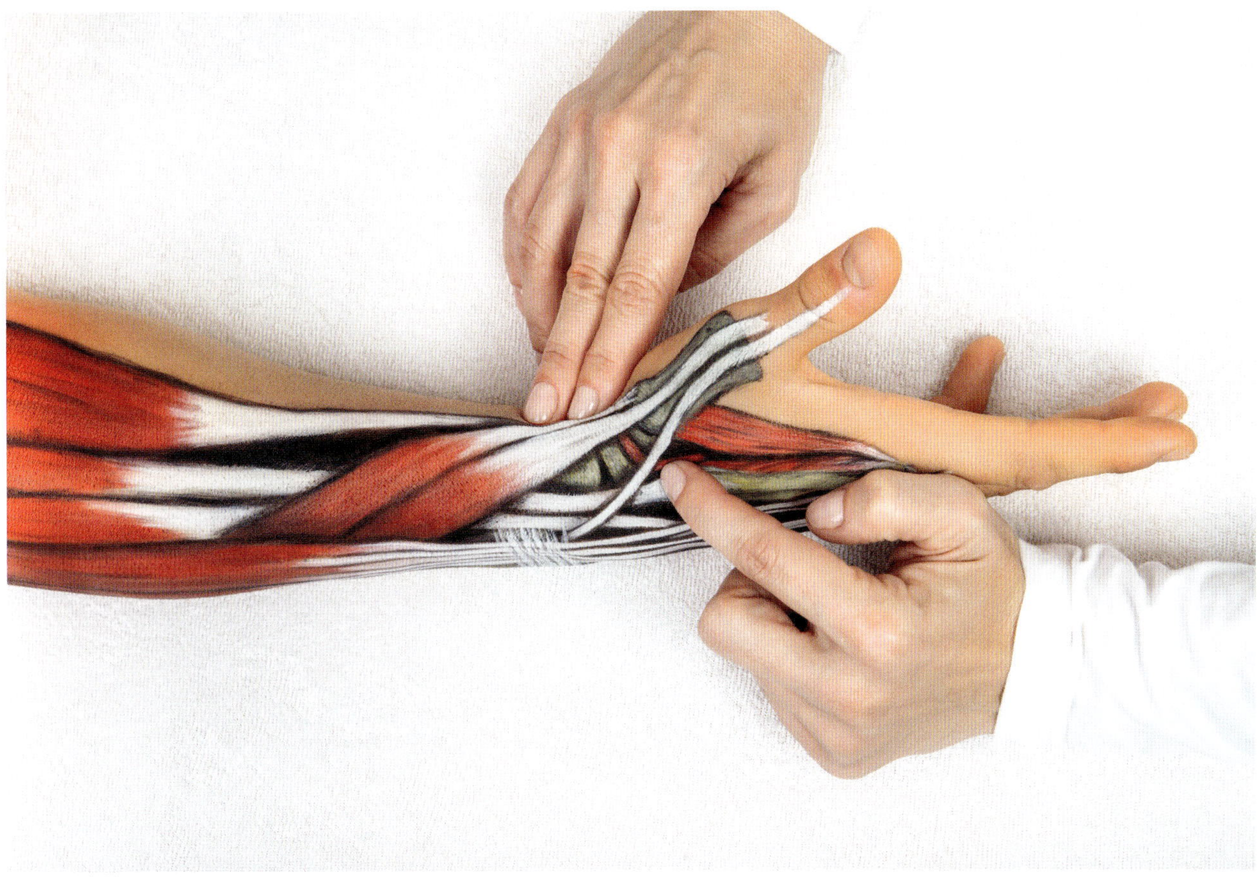

Ausgangsposition des Patienten

Sitzend, die Hand liegt auf der Unterlage.

Ausgangsposition der Therapeutin

Sitzend, dem Patienten zugewandt.

Ausführung der Palpation

Die Therapeutin ertastet den Puls an der A. radialis. Die Finger der rechten Hand liegen auf der ventralen Fläche des Radius. Der Zeigefinger der linken Hand zeigt den Verlauf der A. radialis zwischen den beiden Köpfen des ersten M. interosseus dorsalis.

13.29. M. opponens pollicis

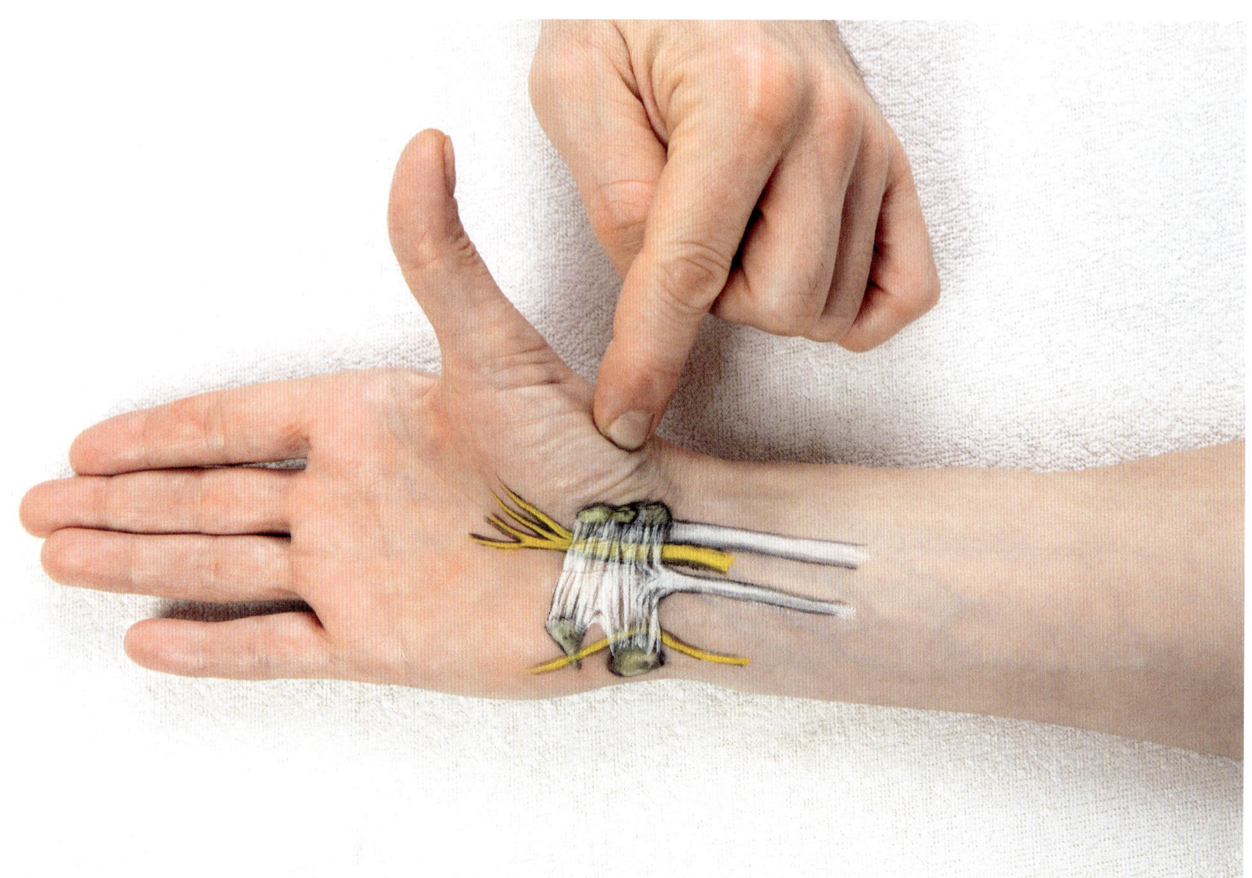

Ausgangsposition des Patienten

Sitzend.

Ausgangsposition des Therapeuten

Sitzend, dem Patienten zugewandt. Der Zeigefinger zwischen dem Höcker des Os trapezium und der radialen Fläche des ersten Mittelhandknochens.

Ausführung der Palpation

Der Therapeut palpiert und bewertet den M. opponens pollicis. Er nimmt die Spannung des Muskels wahr, der sich tiefer unter dem M. abductor pollicis brevis befindet. Auf dem Bild sieht man die Anfangsphase der Oppositionsbewegung.

13.30. M. abductor pollicis brevis

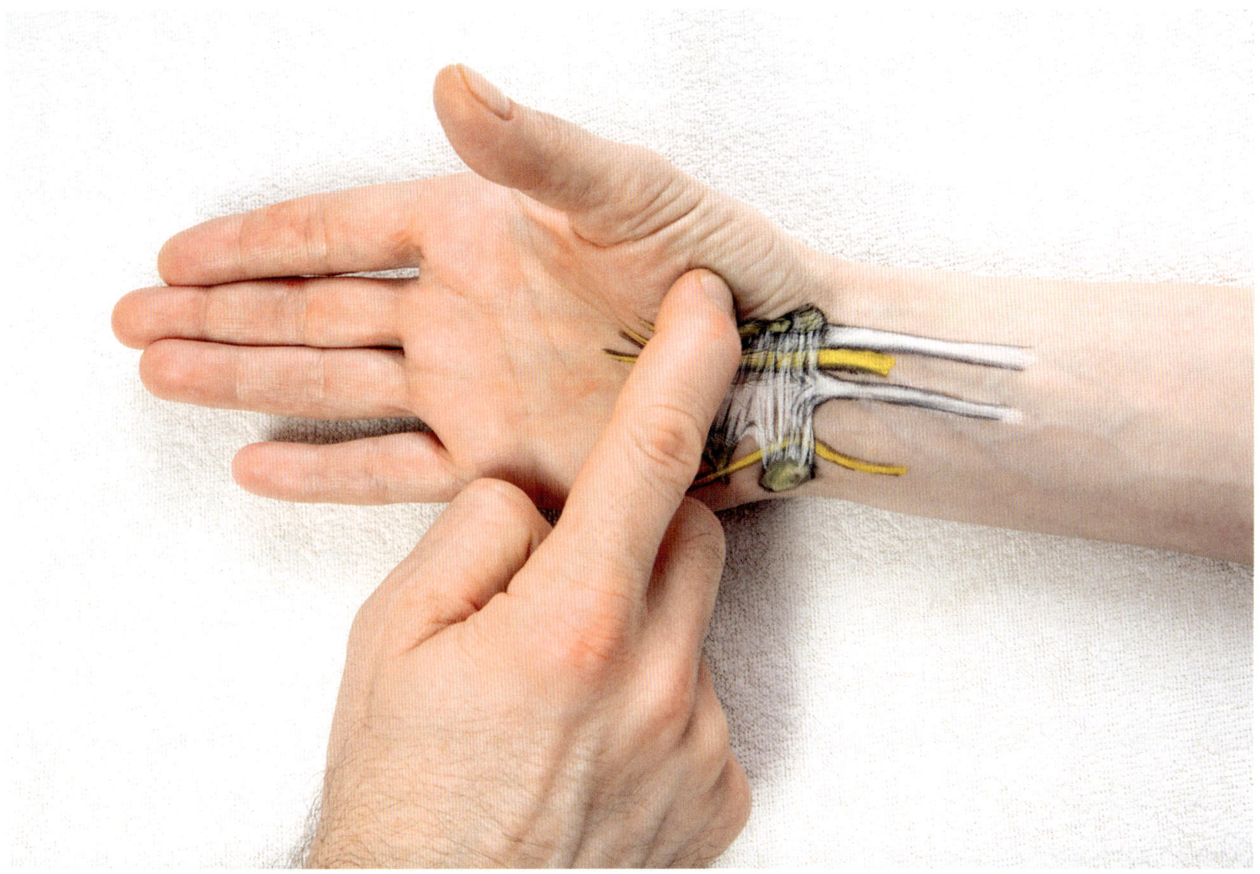

Ausgangsposition des Patienten

Sitzend, die Hand liegt auf der Unterlage.

Ausgangsposition des Therapeuten

Sitzend, dem Patienten zugewandt. Der Zeigefinger zwischen der Handfläche des Kahnbeins und des Os trapezium und dem lateralen Rand der Basis des proximalen Fingergliedes des Daumens.

Ausführung der Palpation

Der Therapeut palpiert und bewertet den M. abductor pollicis brevis. Er nimmt die Spannung des oberflächlich gelegenen Muskels wahr. Der Patient abduziert den Daumen.

13.31. M. flexor pollicis brevis, M. flexor pollicis longus

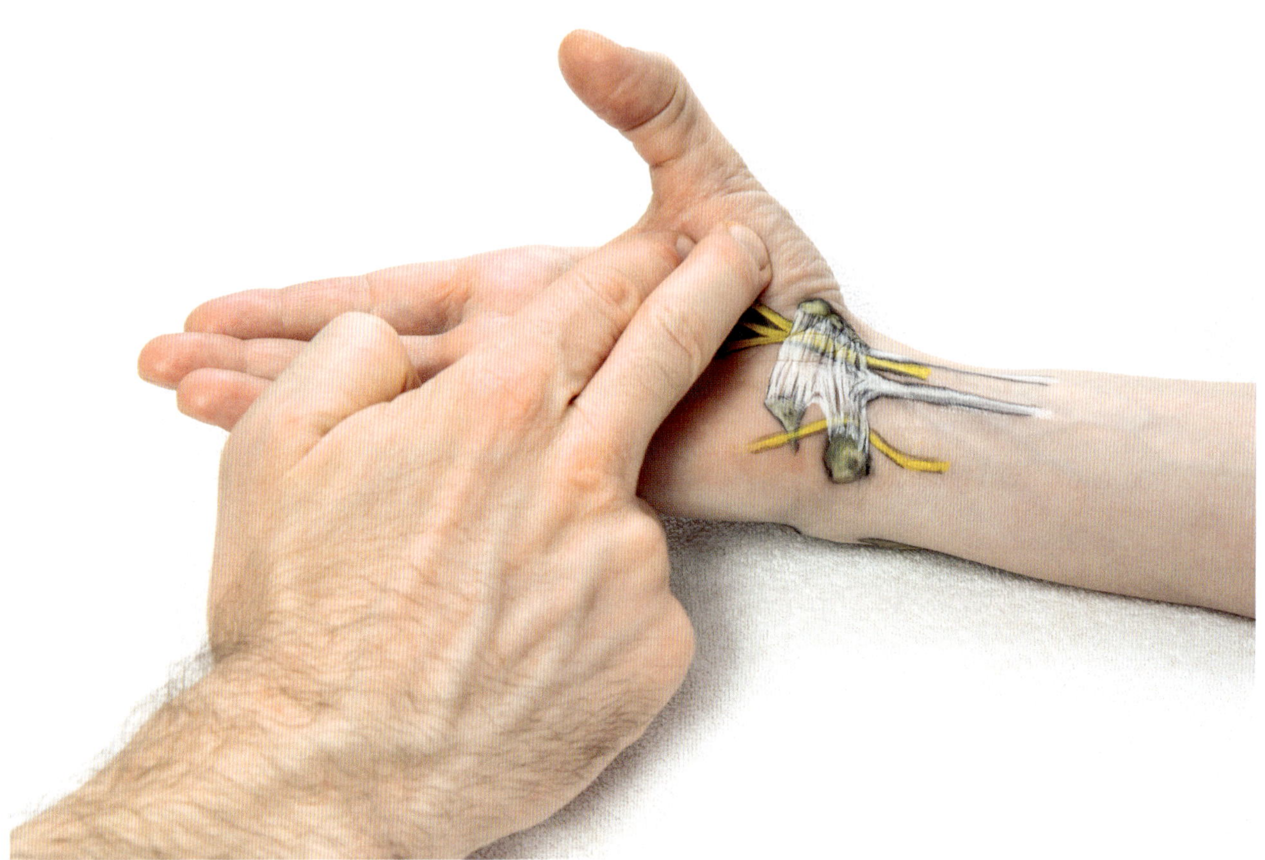

Ausgangsposition des Patienten

Sitzend, die Hand liegt auf der Unterlage.

Ausgangsposition des Therapeuten

Sitzend, dem Patienten zugewandt.

Ausführung der Palpation

Der Therapeut palpiert und bewertet die Spannung des M. flexor pollicis brevis und die Sehne des M. flexor pollicis longus. Der Patient beugt den Daumen.

13.32. M. adductor pollicis – Teil 1

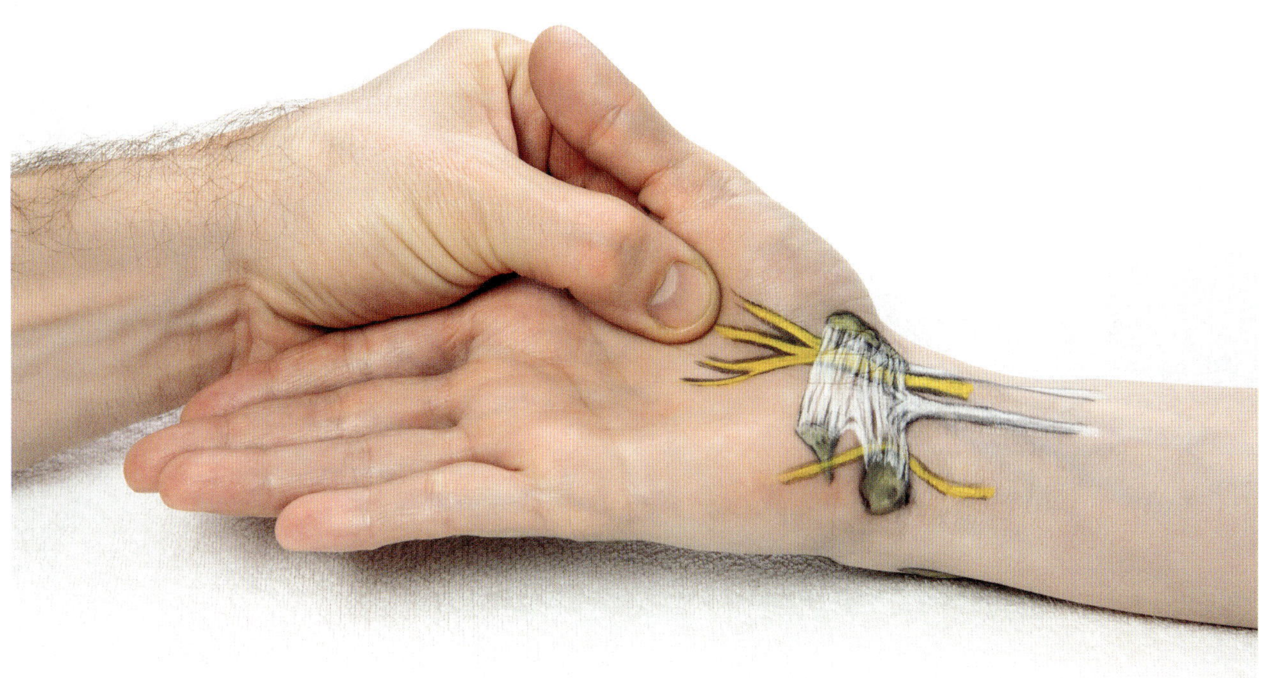

Ausgangsposition des Patienten

Sitzend, die Hand liegt auf der Unterlage.

Ausgangsposition des Therapeuten

Sitzend, dem Patienten zugewandt. Der Therapeut umfasst die Muskeln des Daumenballens im Bereich des ersten Zwischenknochenspaltes. Die Finger liegen volar und dorsal – distal des ersten M. interosseus.

Ausführung der Palpation

Der Therapeut palpiert und bewertet die Spannung des M. adductor pollicis. Der Patient adduziert den Daumen.

13.33. M. adductor pollicis – Teil 2

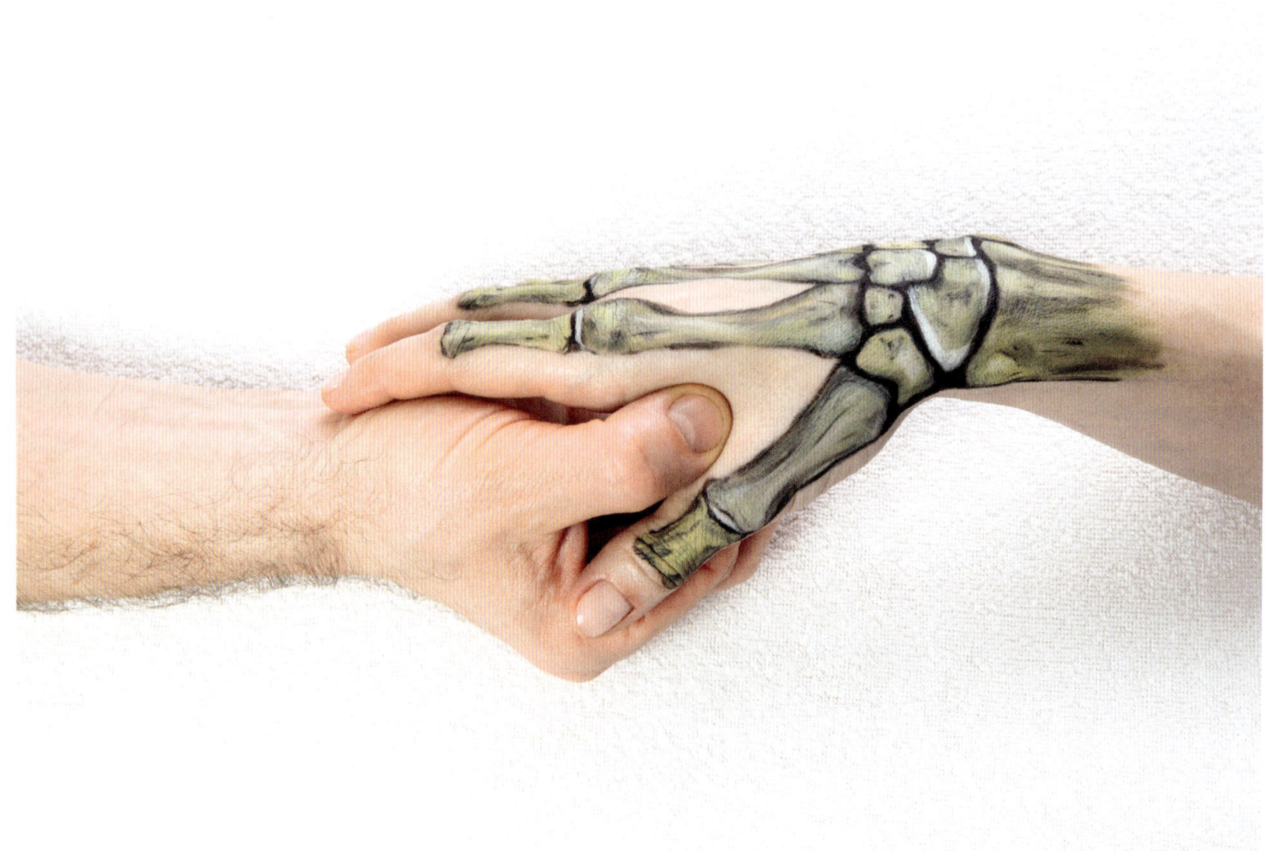

Ausgangsposition des Patienten

Sitzend, die Hand liegt auf der Unterlage.

Ausgangsposition des Therapeuten

Sitzend, dem Patienten zugewandt. Der Therapeut umfasst die Muskeln des Daumenballens im Bereich des ersten Zwischenknochenspaltes. Die Finger liegen volar und dorsal – distal des ersten M. interosseus.

Ausführung der Palpation

Der Therapeut palpiert und bewertet die Spannung des M. adductor pollicis. Der Patient adduziert den Daumen.

13.34. M. abductor digiti minimi

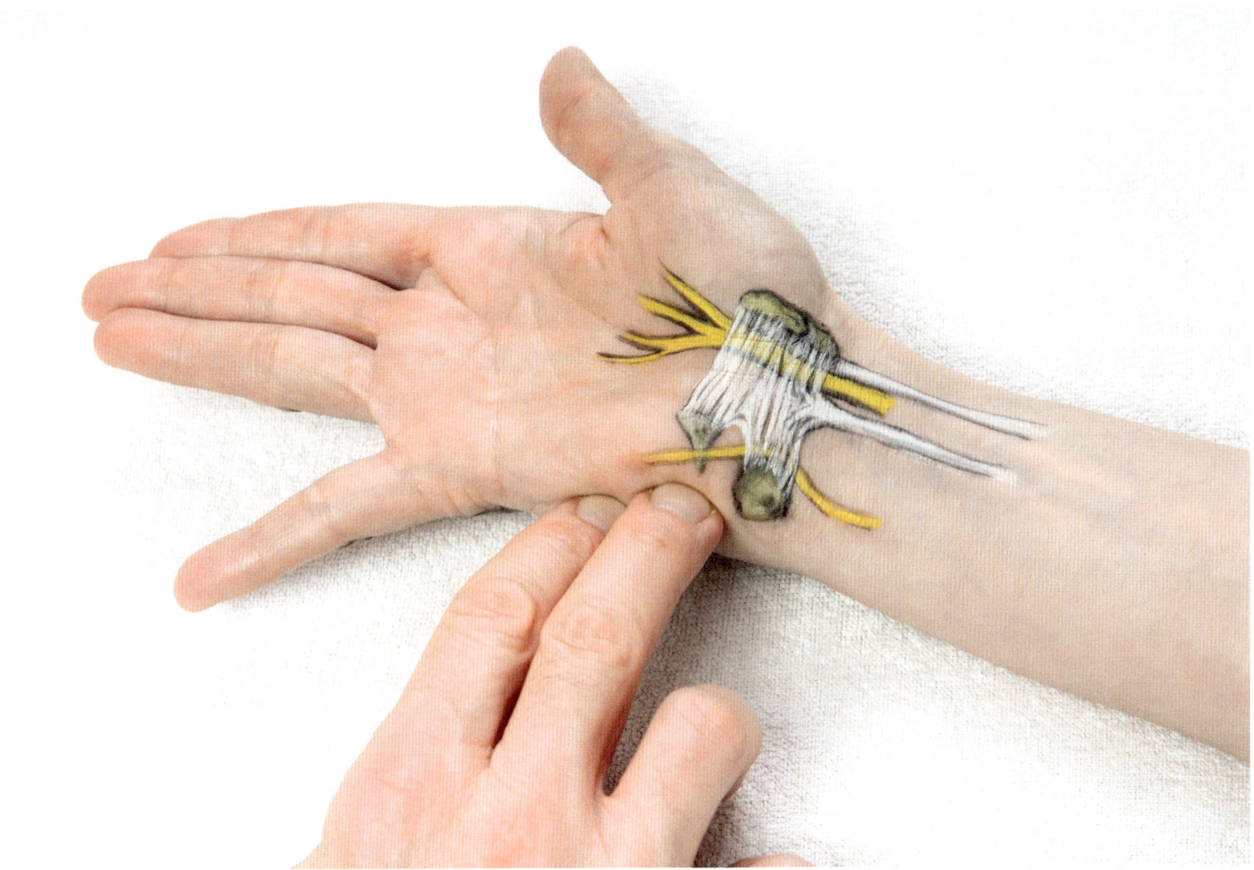

Ausgangsposition des Patienten

Sitzend, die Hand liegt auf der Unterlage.

Ausgangsposition des Therapeuten

Sitzend, dem Patienten zugewandt. Die Finger liegen zwischen dem Erbsenbein (Os pisiforme) und der ulnaren Fläche der proximalen Fingergliedbasis des Kleinfingers.

Ausführung der Palpation

Der Therapeut palpiert und bewertet die Spannung des M. abductor digiti minimi. Der Patient abduziert den Kleinfinger.

13.35. M. flexor digiti minimi brevis

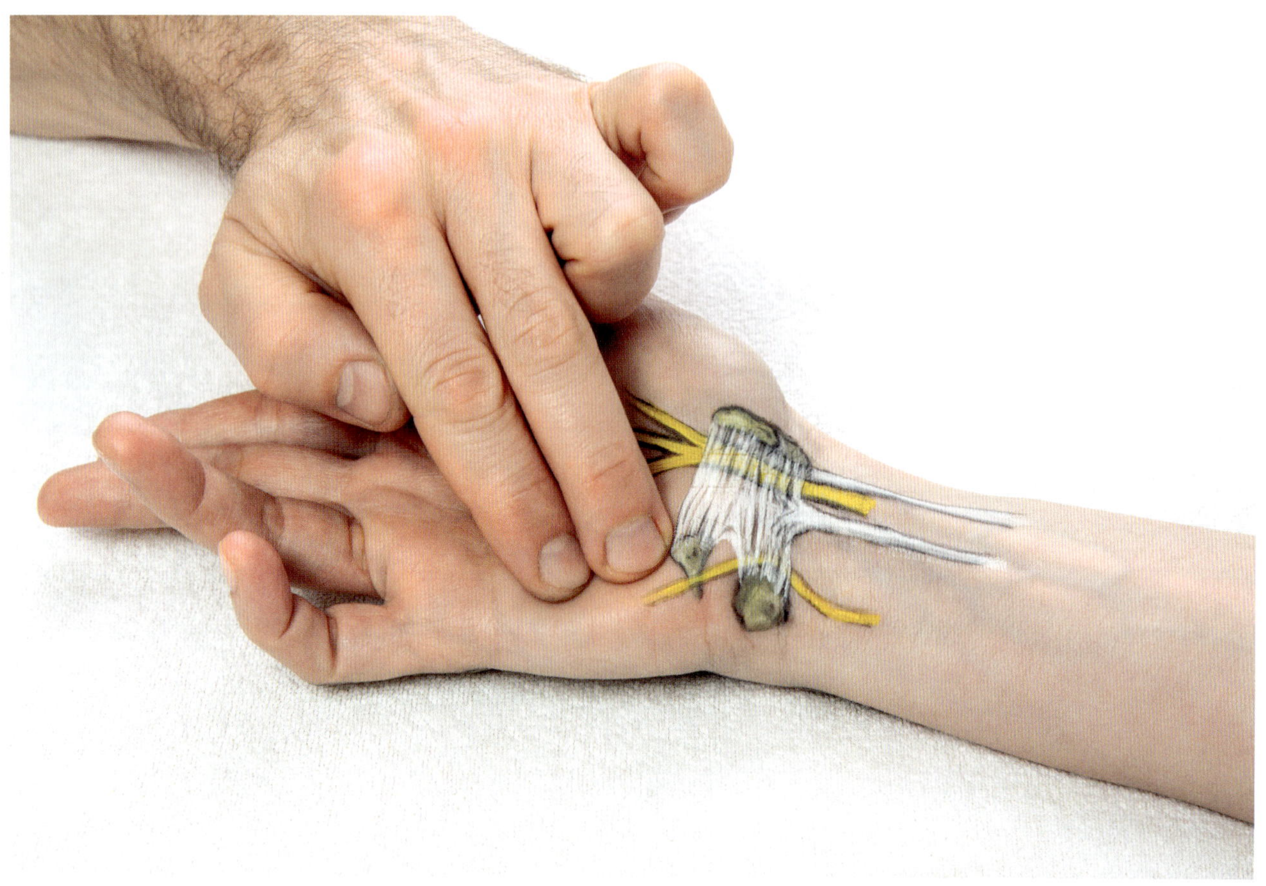

Ausgangsposition des Patienten

Sitzend, die Hand liegt auf der Unterlage.

Ausgangsposition des Therapeuten

Sitzend, dem Patienten zugewandt. Die Finger liegen zwischen dem Haken des Hakenbeins (Hamulus des Os hamatum) und der Handfläche der proximalen Fingergliedbasis des Kleinfingers.

Ausführung der Palpation

Der Therapeut palpiert und bewertet die Spannung des M. flexor digiti minimi brevis. Der Patient beugt den Kleinfinger.